WIESEL 骨科手术学
骨肿瘤外科

Operative Techniques in Orthopaedic Surgical Oncology
2nd Edition

WIESEL 骨科手术学

Operative Techniques Surgery, 2nd Edition

总主编·Sam W. Wiesel | 总主译·张长青 | 总主审·曾炳芳

WIESEL 骨科手术学·足踝外科
主编·Mark E. Easley
主译·施忠民 | 梅国华 | 顾文奇

WIESEL 骨科手术学·小儿骨科
主编·John M. Flynn | Wudbhav N. Sankar
主译·张长青 | 陈博昌

WIESEL 骨科手术学·创伤外科
主编·Paul Tornetta III
主译·李晓林 | 孙玉强 | 罗从风

WIESEL 骨科手术学·肩肘外科
主编·Gerald R. Williams Jr. | Matthew L. Ramsey | Brent B. Wiesel
主译·张长青 | 张伟 | 陈云丰

WIESEL 骨科手术学·运动医学
主编·Mark D. Miller
主译·赵金忠

WIESEL 骨科手术学·关节重建外科
主编·Javad Parvizi | Richard H. Rothman
主译·张先龙 | 盛加根 | 沈灏

WIESEL 骨科手术学·手腕肘外科
主编·Thomas R. Hunt III
副主编·Brian D. Adams
主译·柴益民

WIESEL 骨科手术学·脊柱外科
主编·John M. Rhee | Scott D. Boden
主译·张长青 | 徐建广

WIESEL 骨科手术学·骨肿瘤外科
主编·Martin M. Malawer | James C. Wittig | Jacob Bickels
主译·董扬

总主编
Sam W. Wiesel

总主译　张长青 ｜ 总主审　曾炳芳

WIESEL 骨科手术学

骨肿瘤外科

（第二版）

Operative Techniques in Orthopaedic Surgical Oncology
2nd Edition

主　编
Martin M. Malawer ｜ James C. Wittig ｜ Jacob Bickels

主　译
董扬

上海科学技术出版社

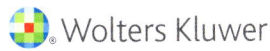

图书在版编目（ＣＩＰ）数据

WIESEL骨科手术学. 骨肿瘤外科 /（美）山姆·威塞尔（Sam W. Wiesel）总主编；张长青总主译. -- 上海：上海科学技术出版社，2022.1
书名原文：Operative Techniques in Orthopaedic Surgical Oncology, 2nd edition
ISBN 978-7-5478-5543-0

Ⅰ. ①W… Ⅱ. ①山… ②张… Ⅲ. ①骨肿瘤—外科手术 Ⅳ. ①R68

中国版本图书馆CIP数据核字（2021）第222334号

This is a translation of Operative Techniques in Orthopaedic Surgical Oncology, 2nd edition by Martin M.Malawer, James C. Wittig, Jacob Bickels; Sam W. Wiesel, editor-in-chief.
Wolters Kluwer Health did not participate in the translation of this title and therefore it does not take any responsibility for the inaccuracy or errors of this translation.
Published by arrangement with Wolters Kluwer Health Inc., USA.

本书提供了药物的适应证、不良反应以及剂量用法的准确资料，但这些信息可能会发生变化，故强烈建议读者查阅书中所提药物的制造商提供的产品说明书。本书力求提供准确的信息以及已被广泛接受的技术和方法。但是，作者、编辑和出版者不保证书中的信息完全没有任何错误；对于因使用本书中的资料而造成的直接或间接的损害也不负有任何责任。

上海市版权局著作权合同登记号　图字：09-2017-458号

WIESEL骨科手术学·骨肿瘤外科

总主编　Sam W. Wiesel
主　编　Martin M. Malawer　James C. Wittig　Jacob Bickels
总主译　张长青
总主审　曾炳芳
主　译　董扬

上海世纪出版（集团）有限公司
上海科学技术出版社　出版、发行
（上海市闵行区号景路159弄A座9F-10F）
邮政编码201101　www.sstp.cn
浙江新华印刷技术有限公司印刷
开本889×1194　1/16　印张28.5
字数900千字
2022年1月第1版　2022年1月第1次印刷
ISBN 978-7-5478-5543-0/R·2419
定价：398.00元

本书如有缺页、错装或坏损等严重质量问题，请向工厂联系调换

内容提要

美国著名出版公司 Lippincott Williams & Wilkins 2011年推出骨科手术学巨著 *Operative Techniques in Orthopaedic Surgery*，上海科学技术出版社于2013年引进并出版其中文版，此番再次引进第二版。第二版在保持原有学科框架的基础上，对临床骨科各亚学科的各项手术技术进行了更新和补充，正文内容扩充了3500多面、800多万字，细分为足踝外科、小儿骨科、创伤外科、肩肘外科、运动医学、关节重建外科、手腕肘外科、脊柱外科、骨肿瘤外科9个分册。同时，第二版传承了第一版诸多先进的编写理念，以大量的手术实例图片配合简明、精练的文字，一步步（step-by-step）向读者阐明怎样做手术（how-to-do），版式新颖，图文并茂；在手术原则和技术细节方面言简意赅，没有长篇赘述，而是使用项目符号引领，方便读者阅读和查找；每项手术操作结束后都有高度概括的"要点与失误防范"，系作者多年临床经验的高度浓缩，也是本书的精华所在。本套书内容全面、系统，实用性强，适合各级临床骨科医生及研究生阅读使用。

本套书包括9个分册：

足踝外科·手术技术涵盖足踝部创伤、骨病、矫形和运动损伤，从常见疾病手术到复杂重建手术的指征、手术相关解剖、手术切口选择、手术技巧及术后处理等，全方位阐释相关手术技术的要点和诀窍，并按手术步骤提供高清图示。

小儿骨科·论述儿童创伤、先天性和发育性肢体畸形疾患的诊断与治疗，详细阐述了临床适用的各种手术操作程序、手术技术要点、使用的材料、常见手术陷阱及相关并发症等。

创伤外科·详细阐述四肢与骨盆创伤及并发症与后遗症的手术方式，包括骨折的内固定与外固定术、关节融合术、关节置换术、跟腱修补技术、骨折畸形愈合的矫正、骨筋膜室综合征切开术等。

肩肘外科·论述肩肘关节创伤、运动损伤及关节相关疾患的诊断与治疗，详细阐述临床适用的各种手术操作程序、手术技术要点、使用的材料、常见手术陷阱及相关并发症等。

运动医学·全面介绍肩、肘、髋、膝等关节运动损伤的解剖基础、发病机制、诊断与治疗，重点论述关节镜在治疗肩、肘、髋、膝等关节运动损伤中的临床应用。

关节重建外科·论述常见髋关节和膝关节疾病的发病机制、诊断与鉴别诊断、相关应用解剖，常用保髋、保膝手术的适应证及手术技术，髋、膝关节置换术的手术原则与技术细节，术后常见并发症的处理，以及复杂髋、膝关节翻修手术中常用的重建技术。

手腕肘外科·论述手、腕、肘部疾病的手术方式，包括骨折脱位、关节不稳定、肌腱神经血管损伤病变、关节炎、感染、挛缩、热损伤、软组织缺损、肿瘤及先天性疾病等。

脊柱外科·以颈椎和胸腰椎各种术式为主线，论述脊柱退变、创伤、畸形、肿瘤及小儿脊柱相关疾患的诊断与治疗，详细阐述了临床适用的各种手术操作程序、手术技术要点、使用的材料、常见手术陷阱及相关并发症等。

骨肿瘤外科·论述了所有肢体、骨盆和肩胛带肿瘤，以及腹部和躯干部位骨与软组织肿瘤的流行病学、临床症状、影像学特征、病理学、治疗方案、手术方法和注意事项等。

献　词

致骨科肿瘤学领域的三位伟大的创新者、开拓者和具有批判性思维的学者。我很高兴与他们共事，尽管他们不再与我们在一起，但他们的"遗产"仍然弥足珍贵。

Kenneth C. Francis博士：纽约大学医学院骨外科教授，第一位被任命为斯隆·凯特林癌症中心骨肿瘤（现为骨科肿瘤学）科主任的骨科医生。

Ralph Marcove博士：Kenneth C. Francis博士第一个也是唯一的同事，他成为斯隆·凯特林癌症中心骨肿瘤服务部负责人。

Francis博士和Marcove博士在20世纪70年代独立开发了骨肿瘤手术和假肢置换保肢手术的原始技术，两位外科医生都是具有前瞻性思维的学者，并且拥有出色的手术技术。他们将大多数骨和软组织肉瘤患者"可接受"的治疗模式从截肢改为保肢手术。他们各自独立开发了肩部、肩胛骨、部分和全股骨以及胫骨近端的假体置换术，并发表了各自的手术技术相关论文。

最后，致佛罗里达大学骨科教授兼主席William F. Enneking博士，我在他的指导下完成了研究生学习。在自然生物学的发展和分类以及骨骼和软组织肉瘤的生长方面，他是一位杰出的老师和学者。他对解剖部位的重要性以及肿瘤间隔和筋膜边界概念的观点，为保肢手术提供了良好的生物学基础。Enneking博士的职业生涯大部分时间都在盖恩斯维尔度过，他开发了至今仍在使用的最初的肌肉骨骼肿瘤分期系统。他培养了几代骨科医生，尤其是当今许多骨肿瘤科医生。

——MM

我想把这本书献给我亲爱的父母、兄弟、姐妹和侄女，在他们的支持下我才能在医学院及作为住院医师和骨肿瘤科医师取得成功。我还要感谢我的导师和朋友Martin Malawer博士，他在我研究生期间为我打下了最牢固的骨肿瘤学基础，并且多年来一直鼓励我前进。

——JW

这本书献给我亲爱的妻子Shelly，她在我忙于工作的时候，支持我并抚养我们四个可爱的孩子。我衷心希望这些内容给读者带来一些帮助。

——JB

致　谢

　　Halstead曾经说过："手术室是外科医生的实验室。"至今仍是如此。本书中描述的外科技术是经过30年、在超过6000名患者的治疗中发展起来的。我们要感谢患者对我们的信任，他们相信我们有能力恢复四肢功能，而不是截肢。对于那些确实需要截肢的患者，我们深知他们有巨大的保肢意愿。手术和外科技术发展基于患者、研究学者和外科医生之间的三方交流，这种语言和非语言的交流一直是本书中提出的许多概念、思想和动机的基础。我们要感谢所有我们培训过的成员和研究员。如果没有Joyce Hurwitz杰出的艺术技巧，这本书将完成不了。Hurwitz女士已经与笔者紧密合作了30年，出版了多种出版物，还共同合作了演讲、绘制海报和教学参考资料。她对外科手术解剖学的深刻了解，对科学的兴趣和动力使她的天赋得到了进一步发挥。最后，要感谢各位同仁的辛勤工作和奉献精神。特别感谢我们的高级研究助理Kristen Kellar-Graney，他费心费时，否则这本书将无法完成。不言而喻，如此庞大的文本内容花费了作者们大量的时间，这是异常艰苦的工作，我们因此忽略了家庭，我们对家庭成员深表感谢。

Martin M. Malawer, MD, FACS, 2011

译者名单

总主译
张长青

总主审
曾炳芳

执行秘书
陈　醇

骨肿瘤外科·译者名单

主　译
董　扬

副主译
杨庆诚　袁　霆

参译人员
（以姓氏笔画为序）

王　磊　朱弘一　杨　帆　杨庆诚　宋　飒　宋文奇　张春林
张智长　陈　欣　陈宇杰　徐铮宇　高　洪　唐剑飞　嵇伟平

学术秘书
杨　帆

编者名单

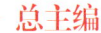 主编

Martin M. Malawer, MD, FACS
Director of Orthopedic Oncology
Professor, Orthopedic Surgery
George Washington University School of Medicine
Professor (Clinical Scholar) of Orthopedics and
Professor of Pediatrics (Hematology and Oncology)
Georgetown University School of Medicine
Washington, District of Columbia
Consultant, Pediatric and Surgery Branch
National Cancer Institute
National Institutes of Health
Bethesda, Maryland

James C. Wittig, MD
Vice Chairman
Chief, Orthopedic Oncology
Department of Orthopedic Surgery
Director, Sarcoma Division
John Theurer Cancer Center
Hackensack University Medical Center
Hackensack, New Jersey
Professor of Orthopedic Surgery
Director of Orthopedic Oncology
Department of Orthopedic Surgery
Seton Hall University School of Health and Medical Sciences
South Orange, New Jersey

Jacob Bickels, MD
The National Unit of Orthopedic Oncology
Tel-Aviv Sourasky Medical Center
Professor of Orthopedic Surgery
Sackler Faculty of Medicine
Tel-Aviv University
Tel-Aviv, Israel

 总主编

Sam W. Wiesel, MD
Chairman and Professor
Department of Orthopaedic Surgery
Georgetown University Medical School
Washington, DC

编著者

Adesegun Abudu, FRCS
Orthopaedic Surgeon
Oncology Service—Oncology Unit
Royal Orthopaedic Hospital
Birmingham, United Kingdom

Jacob Bickels, MD
The National Unit of Orthopedic Oncology
Tel-Aviv Sourasky Medical Center
Professor of Orthopedic Surgery
Sackler Faculty of Medicine
Tel-Aviv University
Tel-Aviv, Israel

Loretta B. Chou, MD
Professor and Chief of Foot and Ankle Surgery
Department of Orthopaedic Surgery
Stanford University
Stanford, California

Ernest U. Conrad III, MD
Professor, Director of Sarcoma Service
Department of Orthopaedics and Sports Medicine
University of Washington School of Medicine Director
Department of Orthopaedics and Sports Medicine
Seattle Children's Hospital
Seattle, Washington

Braden J. Criswell, MD
Palo Alto Medical Foundation Research Institute
Palo Alto, California

Jeffrey J. Eckardt, MD
Professor and Chair
Department of Orthopaedic Surgery
University of California, Los Angeles
Attending Surgeon
Department of Orthopaedic Surgery
UCLA Medical Center
Santa Monica & Ronald Reagan UCLA
Medical Center
Los Angeles, California

Yair Gortzak, MD
Head of the Orthopedic Oncology Clinic
Tel Aviv Sourasky Medical Center
Tel Aviv, Israel

Robert Grimer, MD
Professor, Orthopedic Oncology
Consultant Orthopaedic Surgeon
The Oncology Unit
Royal Orthopaedic Hospital
Birmingham, United Kingdom

Eyal Gur, MD
Director, Unit of Microsurgery
Head, Department of Reconstructive and Aesthetic Surgery
Department of Plastic Surgery
Tel Aviv Sourasky Medical Center
Senior Lecturer
Sackler School of Medicine, Tel Aviv University
Tel Aviv, Israel

Yvette Ho, MD
Resident Physician
Department of Orthopedic Surgery
Maimonides Medical Center
Brooklyn, New York

Lee Jeys, MD
Consultant Surgeon
Department of Oncology
Royal Orthopaedic Hospital
Birmingham, United Kingdom

Norio Kawahara, MD, PhD
Clinical Professor
Department of Orthopaedic Surgery
Kanazawa University School of Medicine
Ishikawa, Japan

Kristen Kellar-Graney, MS
Tumor Biologist and Clinical Researcher
Washington Musculoskeletal Tumor Center
Bethesda, Maryland

Piya Kiatisevi, MD
Orthopaedic Oncology Unit
Institute of Orthopaedics
Lerdsin Hospital
Bangkok, Thailand

Yehuda Kollender, MD
Department Director
Attending Surgeon, National Unit of Orthopedic Oncology
Tel Aviv Sourasky Medical Center
Senior Lecturer
Sackler School of Medicine, Tel Aviv University
Tel Aviv, Israel

Jennifer Lisle, MD
Assistant Professor of Orthopedics and Rehabilitation
Assistant Professor of Pediatrics
University of Vermont College of Medicine
The University of Vermont Children's Hospital
Burlington, Vermont

Martin M. Malawer, MD, FACS
Director of Orthopedic Oncology
Professor, Orthopedic Surgery
George Washington University School of Medicine
Professor (Clinical Scholar) of Orthopedics
and Professor of Pediatrics (Hematology and Oncology)
Georgetown University School of Medicine
Washington, District of Columbia
Consultant, Pediatric and Surgery Branch
National Cancer Institute
National Institutes of Health
Bethesda, Maryland

Hideki Murakami, MD
Lecturer of Orthopaedic Surgery
Department of Orthopaedic Surgery
Kanazawa University School of Medicine
Ishikawa, Japan

Vincent Ng, MD
Senior Fellow
Attending
Department of Orthopaedics and
Sports Medicine
University of Washington School of
Medicine
University of Washington Medical
Center
Seattle, Washington

Xiaohui Niu, MD
Professor
Department of Orthopedic Oncology
Peking University
Chief
Department of Orthopedic Oncology
Beijing Ji Shui Tan Hospital
Beijing, China

Tamir Pritsch, MD
Department of Orthopaedic Surgery
Tel Aviv Sourasky Medical Center
Tel Aviv, Israel

Amir Sternheim, MD
Attending Orthopaedic Surgeon
Specialist in Oncology, Hip and
Knee Surgery
National Unit of Orthopaedic
Oncology
Tel Aviv Sourasky Medical Center
Tel Aviv, Israel

Daria Brooks Terrell, MD
Department of Orthopedic Surgery
Vice Chairman of the Department of
Surgery
St. Bernard Hospital
Chicago, Illinois

Katsuro Tomita, MD, PhD
Professor Emeritus
Department of Orthopaedic Surgery
Kanazawa University
President
Kanazawa University Hospital
Ishikawa, Japan

Jason Weisstein, MD, MPH, FACS
Director of Total Joint Replacement
Surgery
and Musculoskeletal Oncology
Desert Orthopedic Center
Rancho Mirage, California

James C. Wittig, MD
Vice Chairman
Chief, Orthopedic Oncology
Department of Orthopedic Surgery
Director, Sarcoma Division
John Theurer Cancer Center
Hackensack University Medical
Center
Hackensack, New Jersey
Professor of Orthopedic Surgery
Director of Orthopedic Oncology
Department of Orthopedic Surgery
Seton Hall University School of
Health and Medical Sciences
South Orange, New Jersey

Yehuda Wolf, MD
Clinical Associate Professor
Department of Surgery
Tel Aviv University
Department Head
Department of Vascular Surgery
Tel Aviv Sourasky Medical Center
Tel Aviv, Israel

Hairong Xu, MD
Professor
Department of Orthopedic Oncology
Peking University
Chief
Department of Orthopedic Oncology
Beijing Ji Shui Tan Hospital
Beijing, China

Ravit Yanko-Arzi, MD
Attending Surgeon
Department of Plastic Surgery
Tel Aviv Sourasky Medical Center
Tel Aviv, Israel

Arik Zaretski, MD
Head of the Micro-Surgery Division
of the Plastic Surgery Department
Tel Aviv Ichilov Hospital
Tel Aviv Sourasky Medical Center
Tel Aviv, Israel

中文版前言

《WIESEL骨科手术学》是一部比肩世界骨科学巨著《坎贝尔骨科学》的扛鼎之作，在国内外都有巨大的影响力。2010年前后，上海科学技术出版社引进《WIESEL骨科手术学》英文版第一版，我组织我科有经验的专家和骨干医生，开始了该书的翻译工作。2013年该书中文版在大陆地区出版和发行，受到国内广大骨科医生的欢迎，已成为骨科医生最重要的手术学参考工具书之一。我自己也将该书作为案头书，遇到有困惑的手术，就翻开看一看，我感觉该书的实用性与其他骨科学术著作相比有明显优势。

近十年是中国骨科学发展最迅猛的时期，一大批年轻骨科医生在实践中成长，技术水平有非常大的提高，一些亚专业技术也逐渐发展至国际领先水平。然而也必须看到，我国骨科的临床水平还存在着巨大的不平衡，各级医院临床医生的技术能力还有较大差距，所以在学习国际先进技术的同时，加强临床规范，依然任重道远。

正如Sam W. Wiesel教授所言，每位手术者计划开展一项手术时，都需思考三个主要问题：为何要做该手术？何时是最佳手术时机？采用哪些手术技巧比较合适？作为一位从事骨科专业学术研究和临床工作三十多年的老医生，我依然在临床一线耕耘，能够充分理解学无止境的道理，每次手术对我来说都是一次学习之旅。面对患者，我们必须认真思考：需要手术治疗吗？采用哪些手术方法或技巧更合适呢？

在当前，如何把握手术指征、减少非必要手术，是我们需要直面和解决的问题。同时，不断提升手术的精确性，提高手术的技巧，让手术更加完美，这也是骨科医生追求的目标。

希望该套书中文版的出版，能助力提高中国骨科医生技术水平。也希望中国骨科医生研发新技术，为骨科事业的发展提供中国的解决方案。

张长青

2021年8月

英文版前言（第二版）

修订 *Operative Techniques in Orthopaedic Surgery* 的宗旨一如既往：希望能够紧密结合临床，深度呈现"如何做好"骨科手术的步骤与各项细节。

尽管外科医生知道"为什么"和"何时"做手术，但本书中每个手术章节的前面，都对此有提纲挈领的阐述。

第二版九个分册的内容和图表都经仔细审阅并更新过。每个分册主编添加了一些手术章节，且内容更加侧重于手术操作，更便于获取和检索。

每位分册主编和章节编者都是其所在学术领域的知名专家，他们不惜耗费大量的时间和精力编写本书。我为能和这些了不起的专家共事而备受鼓舞，并为能参与这项有意义的工作而感到荣幸之至。

我还要感谢 Wolters Kluwer 出版公司的所有员工。Dave Murphy 对初版和新版都提出了很多中肯的建议，让我获益匪浅。我同时还要感谢 Bob Hurley，他是本书第一版的大力推动者，对本书再版依然给予了大力支持。

最后，特别感谢 Brian Brown，本套书新任的文字编辑，非常有幸能和他共事，本书的出版离不开他出色的工作。

Sam W. Wiesel，MD
2015年2月2日

英文版前言（第一版）

每位手术者在计划进行手术时，都必然要思考三个主要的问题：为何要做这个手术（目的），根据疾病的进程何时最适合手术（时机），以及要采用哪些手术技术（技巧）。本书以一种细致和分步讲述的风格，详细介绍了绝大多数骨科手术的具体技巧。至于手术的目的和时机，在每一种手术的开篇部分以提要的形式进行简述。当然，所有手术者都应充分理解有关手术目的和时机的基本原则，并针对具体的病例选择恰当的手术。本书的重点是回顾和阐明所要开展的手术的具体步骤。

《WIESEL 骨科手术学》有别于其他学术专著的特点在于让人一目了然，每种手术既以系统的统一格式进行描述，又充分体现每位作者的原创性和特色。一旦开卷，读者可以尽览各种手术的各个重要步骤。

本书共分为九个部分：运动医学，骨盆与下肢创伤，成人重建外科，小儿骨科，骨肿瘤外科，手、腕和前臂，肩肘外科，足踝外科，以及脊柱外科。每个部分均由本专业学科领域享有盛誉且临床经验丰富的专家负责编纂。他们力邀学界精英参与每一章的编写并负责最终的审校，为此耗费了巨大心力。我一直为身处如此完美和才华横溢的团队中而备受鼓舞，并为能参与如此有益的工作而深感荣幸。

最后，我想感谢为本书的出版作出卓越贡献的每个人。特别感谢 Dovetail Content Solutions 公司的 Grace Caputo 以及 Lippincott Williams & Wilkins 公司的 Dave Murphy 和 Eileen Wolfberg，感谢他们在本书成书过程中的无私参与和帮助指导。最后要感谢 Lippincott Williams & Wilkins 公司的 Bob Hurley，他富有效率的工作使本书原稿定稿后得以在第一时间出版发行。

Sam W. Wiesel，MD
2010 年 1 月 1 日

骨肿瘤外科·英文版序（第一版）

在过去的二十年里，骨与软组织肿瘤患者的治疗取得了显著的进展，患者的生存率和生活质量提高，这些治疗结果的变化反映了整个肿瘤学领域的趋势。

最显著的变化是在对每个肿瘤的特定部位、解剖特征的详细了解，以及对影响肿瘤局部扩散的因素认识的基础上，改进了骨与软组织肿瘤的手术技术。骨肿瘤学的手术技术详细介绍了这些患者手术方法的重要变化，截肢曾经是骨和软组织肉瘤患者的主要治疗手段。随着新的肿瘤切除方法及重建技术的出现，截肢已大部分被保肢手术所取代，这些技术可以用十年前不可能的方式恢复肢体功能。尽管某些局部扩散的患者仍然需要进行截肢术，但大多数患者仍有望通过先进的外科技术保留最大限度的肢体功能。保肢手术的复杂性导致开展手术所需的专业知识发生了变化，并且更多的专家专注于骨与软组织肿瘤，为患者提供这些最先进技术带来了益处。

对骨与软组织肿瘤患者治疗的第二个变化是采用了综合疗法，通过手术、放疗和化疗的结合，以综合方式最大限度地提高生存率和生活质量。局部放射治疗对实现肿瘤局部控制产生了深远的影响，外科医生和放射科医生之间合作制订手术方案，最大限度地结合使用这两种有效的治疗方式。虽然增加放疗对整体生存率的影响尚未得到证实，但接受这种综合治疗的患者在生活质量方面取得了显而易见的提高。

影响骨与软组织肿瘤患者生存率的第三个变化是积极切除转移性病灶，对于有局部转移癌的成年患者，手术仍然是最有效的治疗方法，通过切除转移病灶，可以实现持久的无病生存和提高总体生存率。虽然辅助化疗对许多儿童骨与软组织肿瘤的治疗产生了巨大的影响，但化疗对成人的影响仍然存在争议。尽管在多种类型的骨与软组织肿瘤的成年患者中可以看到短暂的反应，但很少能够治愈，因此对于骨与软组织肿瘤的患者开发更有效的全身治疗仍然是该病患者未来治疗的主要挑战。

本书所述的应用于肿瘤综合治疗的最先进的外科技术，可以为骨与软组织肿瘤患者提供巨大的益处。

Steven A. Rosenberg，MD

骨肿瘤外科·英文版前言（第一版）

这是这个系列的第三本书，它记录并详细介绍了骨肿瘤学领域外科技术的进展和创新。1992年，Sugarbaker 和 Malawer 医生出版了 *Musculoskeletal Surgery for Cancer: Principles and Techniques*，该书共30章，黑白印刷，详细介绍了骨肿瘤学的新进展。该书曾经和现在均作为骨科肿瘤学领域的标准，被翻译成简体中文、西班牙文、俄文和葡萄牙文。

2001年，Malawer 和 Sugarbaker 出版了一本经过全面修订和更新的教科书 *Musculoskeletal Cancer Surgery: Treatment of Sarcomas and Allied Diseases*，这本书是基于50多年的外科和肿瘤学的经验、以彩色出版的第一本外科专著之一，包括全彩插图和示意图。2001年的版本由上海科学技术出版社出版中文版，并被一些大学和医院的许多骨肿瘤学家广泛使用。

本书是骨肿瘤学自然发展至今的代表作，标志了骨肿瘤学作为骨科领域一个真正的分支学科的发展趋势。本书作者 James C. Wittig 医生、Jacob Bickels 医生，他们和 Malawer 医生撰写的内容代表了60多年来致力于骨和软组织肉瘤治疗的外科经验。本书为系列书的第4部分（*Oncology, of Operative Techniques in Orthopaedic Oncology*, Volume 2, edited by Sam W. Wiesel），分4篇，共42章：第1篇为外科治疗；第2篇为肩胛带和上肢；第3篇为脊柱和骨盆；第4篇为下肢。此外，首次有25个手术视频和大多数章节相关，其中许多视频在很多国际会议上播放。因此，外科医生可以从此书得到迄今为止最完整的视觉教学信息。

编写这本书的目的和上一版一样，是为了详细说明每一个手术的技术、适应证和解剖结构。在前一版的前言中有提到："手术需要良好的视野，外科医生就是在一个三维的视觉空间里进行手术的。"这一概念在今天同样适用，而且可以通过数字、三维、导航和其他实时成像技术得到增强。前一版的序言还表示："因此，本书的大部分内容都附有手术过程的照片和插图，以及作者认为特别重要的术前研究。强调了手术描述、解剖描述以及每项影像学研究对每项手术的意义……作者的目的是以一种简单的可视化格式呈现这些数据。"

希望本书能对所有从事骨与软组织肉瘤治疗的外科医生有所帮助，此外，本版加强了骨肿瘤学领域技术基础的描述。

Martin M. Malawer，MD

Musculoskeletal Cancer Surgery: Treatment of Sarcomas and Allied Diseases

英文版前言

以下是 Martin M. Malawer 和 Paul H. Sugarbaker 编写的 *Musculoskeletal Cancer Surgery: Treatment of Sarcomas and Allied Diseases*（Kluwer Academic Press）一书的前言。

在过去的二十年里，骨与软组织肉瘤手术经历了巨大的变化，保肢手术是这一外科专业发展进步起来的标志。20世纪70年代，专业的骨肿瘤科医生的标志是进行高水平截肢术，这是骨肿瘤科医生和普通骨科医生的区别。保肢手术的发展，加上影像学和化疗的进展，创造了骨与软组织肿瘤（骨科）学科，今天所做的这些手术在20年前几乎不存在。今天，90%～95%的骨和软组织肉瘤可以通过保肢手术治疗。本书的目的是以简洁、有条理的形式介绍涉及整个肌肉骨骼系统（包括上肢、下肢、骨盆和肩胛带）的保肢手术的外科技术。这些技术是外科手术的一个集合，过去只有普通外科医生、血管外科医生、整形外科医生和骨科医生才会感兴趣。这些综合治疗策略和技术的发展创造了我们今天所知的骨与软组织肿瘤手术领域。

两位作者 Martin M. Malawer 医生和 Paul H. Sugarbaker 医生，各有二十多年的手术经验。Malawer 医生是乔治华盛顿大学、儿童医院国家医学中心和华盛顿癌症研究所骨肿瘤学系教授，Sugarbaker 医生在马里兰州贝塞斯达的国家癌症研究所期间研发了本书中介绍的几种技术，他们的经验为本书奠定了理论基础。这两位作者在过去20年里研发了这些章节中描述的技术。

这本书的目的是详细地说明骨与软组织系统保肢手术的分步方法。这些技术虽然不是唯一的，但作者根据自身的经验对其进行了详细的描述，这些经验始于20世纪70年代早期，至今仍在继续使用。Malawer 医生报道了大量保肢手术和假体重建的不同技术。同种异体骨移植技术在20世纪70年代初发展起来，直到20世纪80年代才得到广泛应用。手术需要良好的视野，外科医生就是在一个三维的视觉空间里进行手术的，因此这本书的大部分内容都附有手术过程的照片和插图，以及作者认为特别重要的术前研究，强调了手术描述、解剖描述以及每项影像学研究对手术的意义。

自20世纪70年代中期以来，两位作者为大约4 000名儿童和成人良性、恶性和转移性病变患者提供了外科治疗。每一个手术过程中都保留了详细的图片，包括手术照片、病理切片、色谱仪切片和所有主要病例的重要影像学图片。这些资料存放在华盛顿癌症研究所的骨肿瘤和肌肉骨骼研究中心，可供美国和国际外科医生与肿瘤学家用于研究。

鉴于保肢手术的复杂性和多重影像学研究，作者的目的是以一种简单的可视化形式呈现这些数据。大多数章节的参考文献都不多，因为所描述的技术是作者自己研发的。每章引用了最新的文献。

这本书共36章，分为4篇，涵盖了所有肢体、骨盆和肩胛带肿瘤，以及腹部和躯干肉瘤手术的基本病理学、手术技术与处理方法。

第1篇中第1章讨论骨和软组织肉瘤的流行病学、影像学特征和病理学。第2章讨论活检。在第3章中讨论了化疗，并概述了对骨和软组织肉瘤有效的化疗药物，Dennis Priebat 医生详细介绍了过去20年来发展起来的化疗策略。第4章介绍了一种用于治疗肉瘤的新技术，即孤立肢体灌注。美国国家癌症研究所放射肿瘤科主任 Brian Fulle 医生在第5章中描述了四肢肉瘤放射治疗的最新和最全面的策略。第6章讨论了冷冻手术在某些骨肿瘤治疗中的应用。这项技术是由 Ralph Marcove 医生在斯隆·凯特琳癌症中心研发的，并已被作者继续使用。第7章和第8章总结了腹部和盆腔肉瘤的治疗。作者 Sugarbaker 医生在过去25年里独特地发展了许多技术。第9章、第10章和第11章分别概述了肩胛带、骨盆和转移性骨肿瘤的治疗。这些章节为本书其余部分中指定的保肢手术奠定了基础。

第2篇详细介绍了臀大肌群、内收肌群、股四头肌群、股后肌群和腘窝肌群的下肢肌群肿瘤切除技术。

第3篇讨论外科截肢在骨科肿瘤手术中的应用，大多是高级截肢术，而骨科医师和普通外科医师往往对此并不熟悉。描述了上肢截肢和各种类型的半骨盆切除术。Sugarbaker 医生开发了一种适用于骨盆和臀部结构严重污染的患者的前侧肌皮瓣技术，这些患者无法通过标准的后皮瓣半骨盆切除术切除。这些手术通常被认为是困难和激进的，但至今仍然用来治疗某些不能通过保肢手术治疗的患者。幻肢痛是癌症患者截肢后的一种并发症，在第24章中进行了讨论，由于化疗药物的神经作用以及这些患者的年龄影响，幻肢痛经常发生，Lee Ann Rhodes 医生描述了幻肢痛的治疗注意事项。

第4篇详细介绍了骨盆、股骨近端和远端、胫骨近端、腓骨、肱骨近端和肩胛骨周围的保肢手术。虽然这些手术在当今世界的许多医学中心进行，但其技术、发病率和并发症有很大的不同。Malawer 医生描述了他在过去的20年中不断完善的技术，从外科医生的角度出发，概述了每个解剖部位所需的分期研究和独特的解剖学注意事项，并提出了评估影像学研究的特殊注意事项。

附录中包括骨科医生感兴趣的两章。附录A描述了 Constantine Karakousis 医生为切除盆腔肿瘤而设计的腹部-腹股沟切口，这是腹膜内和腹膜外联合入路。Charles Kuntz 医生讨论了犬骨肉瘤，犬骨肉瘤是一种非常常见的疾病，犬保肢手术是一种良好的骨科动物模型，已引起骨肿瘤科医生的兴趣。

Martin M. Malawer，MD

目 录

第1篇 手术　SURGICAL MANAGEMENT

第1章 骨与软组织肿瘤概述和术前评估　*1*
Overview of Musculoskeletal Tumors and Preoperative Evaluation

第2章 骨与软组织肿瘤的病理活检　*26*
Biopsy of Musculoskeletal Tumors

第3章 假体重建概述　*36*
Overview of Endoprosthetic Reconstruction

第4章 可延长式假体　*48*
Expandable Prostheses

第5章 转移性骨肿瘤的手术治疗策略　*58*
Surgical Management of Metastatic Bone Disease: General Considerations

第6章 骨肿瘤的冷冻消融治疗　*68*
Cryosurgical Ablation of Bone Tumors

第7章 光动力学消融治疗肌肉骨骼肿瘤　*78*
Photodynamic Ablation of Musculoskeletal Tumors

第2篇 肩胛带和上肢　SHOULDER GIRDLE AND UPPER EXTREMITIES

第8章 肩胛带周围切除的概述　*83*
Overview of Resections around the Shoulder Girdle

第9章 全肩胛骨切除肿瘤后假体重建　*94*
Total Scapular Resections with Endoprosthetic Reconstruction

第10章 肱骨近端切除加假体置换术：关节内和关节外切除术　*103*
Proximal Humerus Resection with Endoprosthetic Replacement: Intra-articular and Extra-articular Resections

第 11 章　肱骨远端肿瘤切除后假体重建　*117*
Distal Humeral Resection with Prosthetic Reconstruction

第 12 章　转移性骨肿瘤的外科治疗：肱骨病损　*127*
Surgical Management of Metastatic Bone Disease: Humeral Lesions

第 13 章　腋窝探查与肿瘤切除术　*138*
Axillary Space Exploration and Resections

第 14 章　肩胛带离断术　*147*
Forequarter Amputation

第 15 章　肘上和肘下截肢术　*161*
Above-Elbow and Below-Elbow Amputations

第 3 篇　脊柱和骨盆　SPINE AND PELVIS

第 16 章　脊柱原发性和转移性肿瘤：全脊椎切除术　*168*
Primary and Metastatic Tumors of the Spine: Total En Bloc Spondylectomy

第 17 章　骶骨肿瘤的外科治疗　*179*
Surgical Management of Sacral Tumors

第 18 章　骨盆切除术概述：外科分类和术式选择　*197*
Overview on Pelvic Resections: Surgical Considerations and Classifications

第 19 章　臀大肌切除术　*217*
Buttockectomy

第 20 章　手术治疗转移性骨病：骨盆病损　*223*
Surgical Management of Metastatic Bone Disease: Pelvic Lesions

第 21 章　后侧皮瓣半骨盆切除术　*238*
Posterior Flap Hemipelvectomy

第 22 章　前侧皮瓣半骨盆切除术　*250*
Anterior Flap Hemipelvectomy

第 23 章　髋关节离断术和术后膝上假肢建立　*259*
Hip Disarticulation and Creating an Above-Knee Amputation Stump after Hip Disarticulation

第 4 篇　下肢　LOWER EXTREMITIES

第 24 章　股骨近端与全股骨切除并人工假体重建　*270*
Proximal and Total Femur Resection with Endoprosthetic Reconstruction

第25章　股骨远端切除并人工假体置换　*282*
Distal Femoral Resections with Endoprosthetic Replacement

第26章　胫骨近端切除并人工假体置换　*308*
Proximal Tibia Resection with Endoprosthetic Reconstruction

第27章　腓骨切除术　*321*
Fibular Resection

第28章　带蒂游离腓骨移植治疗节段性骨缺损　*333*
The Use of Free Vascularized Fibular Grafts for Reconstruction of Segmental Bone Defects

第29章　股四头肌切除术　*343*
Quadriceps Resections

第30章　内收肌群（股内侧）切除术　*354*
Adductor Muscle Group (Medial Thigh) Resection

第31章　腘绳肌群（股后侧）切除术　*360*
Hamstrings Muscle Group (Posterior Thigh) Resection

第32章　间隙肉瘤手术切除概述　*367*
Overview of Surgical Resection of Space Sarcomas

第33章　腘部切除术　*375*
Popliteal Resections

第34章　比目鱼肌切除术　*381*
Soleus Resection

第35章　手术治疗转移性骨病：股骨病灶　*387*
Surgical Management of Metastatic Bone Disease: Femoral Lesion

第36章　足和踝关节截肢：跖列切除术和跖跗关节（跟骰关节）　*402*
Foot and Ankle Amputations: Ray Resections and Lisfranc/Chopart

第37章　膝上截肢术　*414*
Above-Knee Amputation

第38章　膝下截肢术　*422*
Below-Knee Amputation

索引　*429*
Index

第 1 章　骨与软组织肿瘤概述和术前评估
Overview of Musculoskeletal Tumors and Preoperative Evaluation

Martin M. Malawer and Amir Sternheim

概述

- 掌握骨与软组织肿瘤的基本生物学及病理学知识,对于合理安排手术计划是非常重要的。
- 本章主要介绍骨与软组织肿瘤的基本生物学特性,以及肿瘤分期和手术切除的基本要点以及合理的治疗方案。
- 本章中所展示的是最常见的骨与软组织肿瘤的临床、影像及病理的特征。

流行病学

- 骨与软组织肿瘤发病率低但异质性强,在成人恶性肿瘤中占比<1%,在儿童恶性肿瘤中占到15%。
- 据美国统计显示,截至2013年,该类肿瘤每年的发病率没有明显变化。软组织肉瘤(soft tissue sarcoma, STS)发病数大约为11 400例/年[1],骨组织肉瘤为3 010例/年,大约有4 390人死于软组织肉瘤,1 440人死于骨恶性肿瘤。
- 在成年人原发性骨恶性肿瘤中,软骨肉瘤占>40%,骨肉瘤(osteosarcoma, OS)占28%,脊索瘤占10%,尤因肉瘤占8%,恶性纤维组织细胞瘤占4%,其余的病例为其他几种罕见的骨恶性肿瘤。
- 在儿童和青少年(<20岁)中,骨组织肉瘤(56%)和尤因肉瘤(34%)比软骨肉瘤(6%)更高发。
- 在美国,各种类型的骨组织肉瘤患者的5年生存率大约为70%,骨肉瘤和尤因肉瘤在15~29岁人群中最近的数据显示为60%。在美国15~29岁的人群中,该病的死亡率也是最高的。
- 据2013的数据统计,仅局部罹患软组织肉瘤的患者的5年生存率为83%,但只要出现其他系统的病灶(远处转移),该指标下降至16%[2]。

危险因素

- 骨与软组织肿瘤好发的危险因素包括:既往的放射治疗、化工品接触史(如氯乙烯、砷剂)、免疫缺陷疾病、创伤史(烧伤、冻伤)、组织的慢性刺激(异体移植、淋巴水肿、慢性炎症)、神经纤维瘤、Paget病、骨梗死、遗传癌症综合征[视网膜母细胞瘤、李法美尼综合征、加德纳综合征-遗传性肠息肉综合征、先天性血管萎缩皮肤异色病(Rothmund-Thomson综合征)、沃纳综合征(Werner综合征)、布卢姆综合征(面部红斑侏儒综合征)]、Marfucci综合征、多发性内生软骨瘤病(Ollier disease)和遗传性多发性骨疣。然而大多数患者并没有明确的病因。

病理生理学及生物学特性

- 肉瘤主要起源于中胚层。
- 软组织肉瘤主要根据与其相似的成熟组织类型分型。
  - 同样的,骨组织肉瘤的分型也是根据其所产生的骨基质类型。例如,具有成骨特点的被定义为骨肉瘤,具有成软骨特点的被定义为软骨肉瘤。
- 由于发生在骨与软组织处的肿瘤有相似的组织学起源和解剖环境,因此这类肿瘤有一些特殊的生物学特性。这些特性是肿瘤分型和制订治疗方案的理论基石。
  - 从组织学来看,肉瘤的恶性程度被分为低、中、重三级。级别的划分主要根据:肿瘤的形态学特征、多形性的程度、异型性、核分裂象、产生的基质类型、坏死程度。最主要的是肿瘤核分裂象计数和自发坏死的程度。
  - 肿瘤分级标志着肿瘤的生物侵犯能力和发生转移的可能性。低级别肿瘤发生转移的概率<15%,而高级别的概率>20%。
- 肉瘤的瘤体具有偏心性增长的特点,周围的组织多分化程度较低。
  - 良性肿瘤周围受挤压的组织细胞构成真性被膜,与之相比,肉瘤瘤体大多被反应区或假包膜包裹。这层假包膜中主要有被挤压的肿瘤细胞、反应性生成的纤维血管组织,以及混杂着与周围正常组织互相作用的多种炎性成分。
  - 反应区的厚度主要取决于肉瘤的组织学以及恶性程度。高级别肉瘤的局部反应区早已被肿瘤组织所侵犯,难以区分(图1A)。
- 反应区内的肿瘤组织被称为卫星灶。
- 高级别和某些低级别的肉瘤会突破假包膜,形成转移灶,我们称之为跳跃转移灶。一般分布于原发灶的同一解剖间室内。按照定义,这些局部微小的跳跃灶尚未进入循环转移(图1B)。

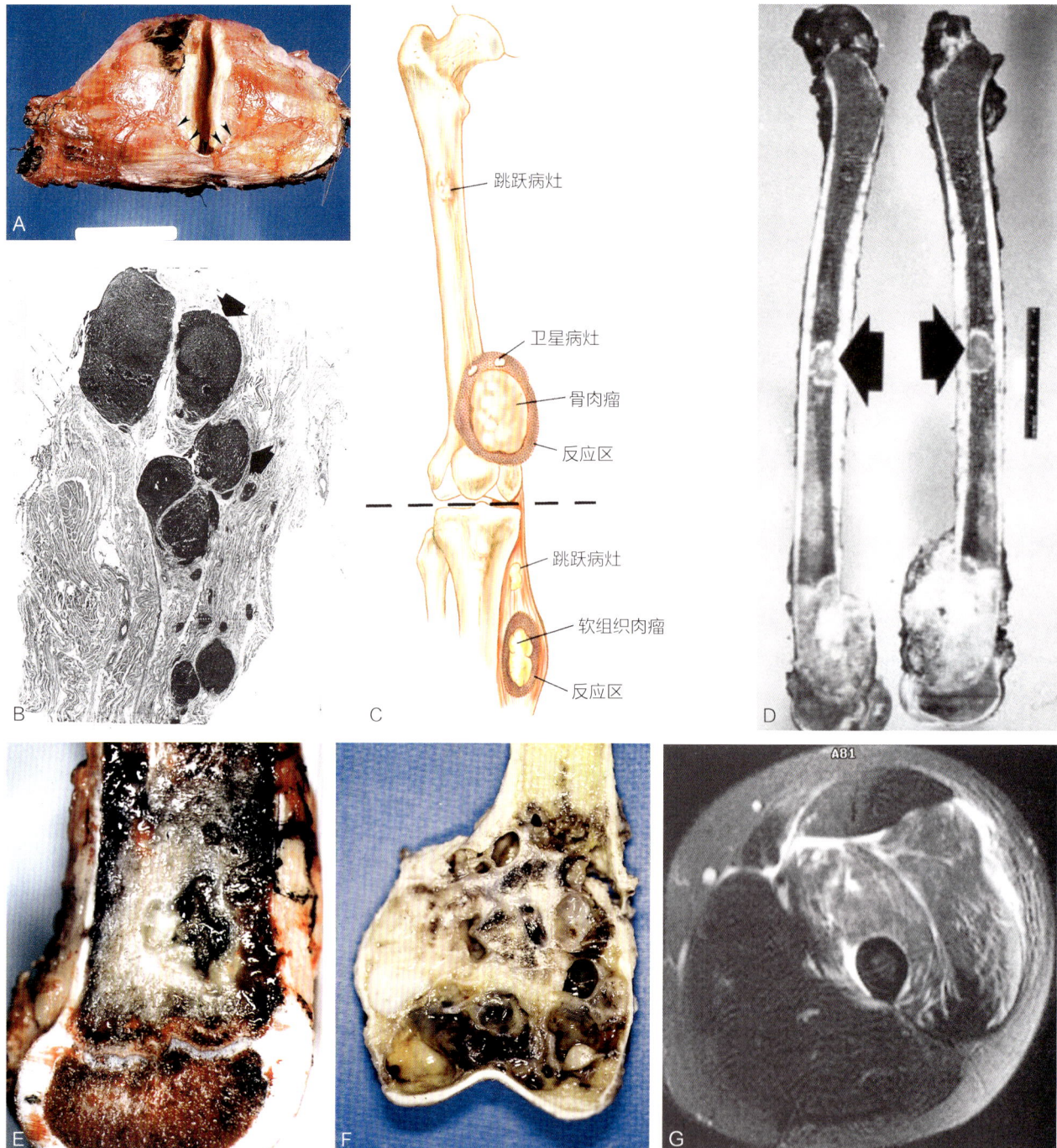

图1 A. 大体标本。高级别软组织肉瘤的假包膜（箭头所指），包膜中含有被挤压的肿瘤细胞以及充斥着反应区性炎症物质的纤维血管区域。B. 病理标本。多个卫星结节（箭头所指处）合并高级别的纤维组织细胞瘤，提示已侵犯正常软组织。C. 骨与软组织肉瘤的生物学特性。其中包括：反应带、间室内生长以及极少数的跳跃转移灶。跳跃结节并不是肿瘤母体在假包膜以外的延续，而卫星灶却是在假包膜内生成的。D. 大体标本。股骨远端骨肉瘤的跳跃灶（箭头所指处）。据统计，＜5%的患者在术前出现类似情况。E. 股骨远端高级别骨肉瘤的矢状面。虽然在这个病例中，生长板没有被肿瘤侵犯，但是也不能作为阻止肿瘤生长的解剖屏障，这可能是由于众多的血管经过生长板通向骨骺，成为肿瘤转移的通道。然而，在大多数情况下，关节软骨是肿瘤生长的解剖壁垒，很少被肿瘤直接侵犯。F. 股骨远端骨肉瘤的冠状面标本。虽然骨骺及内侧骨皮质被肿瘤侵犯，软组织破坏非常明显，关节面软骨却是完好的。这种现象使得多数患者在股骨远端关节内完整切除肿瘤成为可能。纤薄的关节软骨是阻挡肿瘤的重要屏障。G. MRI的轴位片显示在股外侧及股内侧肌中间的高级别平滑肌肉瘤，肉瘤没有穿透假包膜，沿顺时针方向，肿瘤位于外侧肌间隔、内侧肌间室以及缝匠肌和股直肌腱膜之间（版权：Martin M. Malawer）。

- 这个现象或许能够用来解释尽管肿瘤切除时已确定边缘"阴性"，但肿瘤依然局部复发。
- 虽然低级别肉瘤经常侵入反应区，但极少突破产生跳跃转移灶(图1C、D)。
- 解剖屏障一般会限制肉瘤的生长。局部解剖结构以其自身的天然屏障作用阻止肿瘤的生长。通常来说，肉瘤起初是在解剖间室内，沿着最小阻力的方向生长。只有在肿瘤晚期，间室壁(骨皮质及肌间隔)被侵犯，肿瘤才会侵犯邻近的间室。
  - 典型的肿瘤屏障包括关节软骨、骨皮质、筋膜层。生长板并不是肿瘤屏障，因为此处有很多能通往骨髓的血管穿过(图1E~G)。
- 被包围在解剖间室内的肉瘤被称为间室内肉瘤。
- 突破间室或在间室外生长的肿瘤被称为间室外肿瘤。例如，腘窝囊肿，以及腹股沟、缝匠肌、腋窝、肘窝囊肿等(图2A、B)。
- 大部分骨组织肉瘤在发现时已经跨越两个间室，它们突破骨皮质并向周围软组织侵犯。
- 上皮来源的癌肿一般都是作为转移性病灶出现在四肢，典型表现是直接侵犯周围组织，无论是否有解剖屏障(图2C~E)。
- 因为有关节软骨的阻挡，侵犯关节的肉瘤非常少见。肉瘤转移至关节的情况如下：
  - 出现病理性骨折，关节腔内受到肿瘤细胞污染。
  - 关节囊周围受侵犯。
  - 通过关节的结构(例如交叉韧带)作为肿瘤蔓延的通道(图3)。
  - 穿越关节的跳跃结节，在骨组织肉瘤中发生率<1%。
  - 直接侵犯关节腔。

骨与软组织的转移性肿瘤

- 和癌症不同，骨与软组织的转移性肿瘤只通过血行传播，四肢的肉瘤在肿瘤早期通过血液传到肺部，晚期出现骨转移。腹部及骨盆的软组织肉瘤主要转移至肝

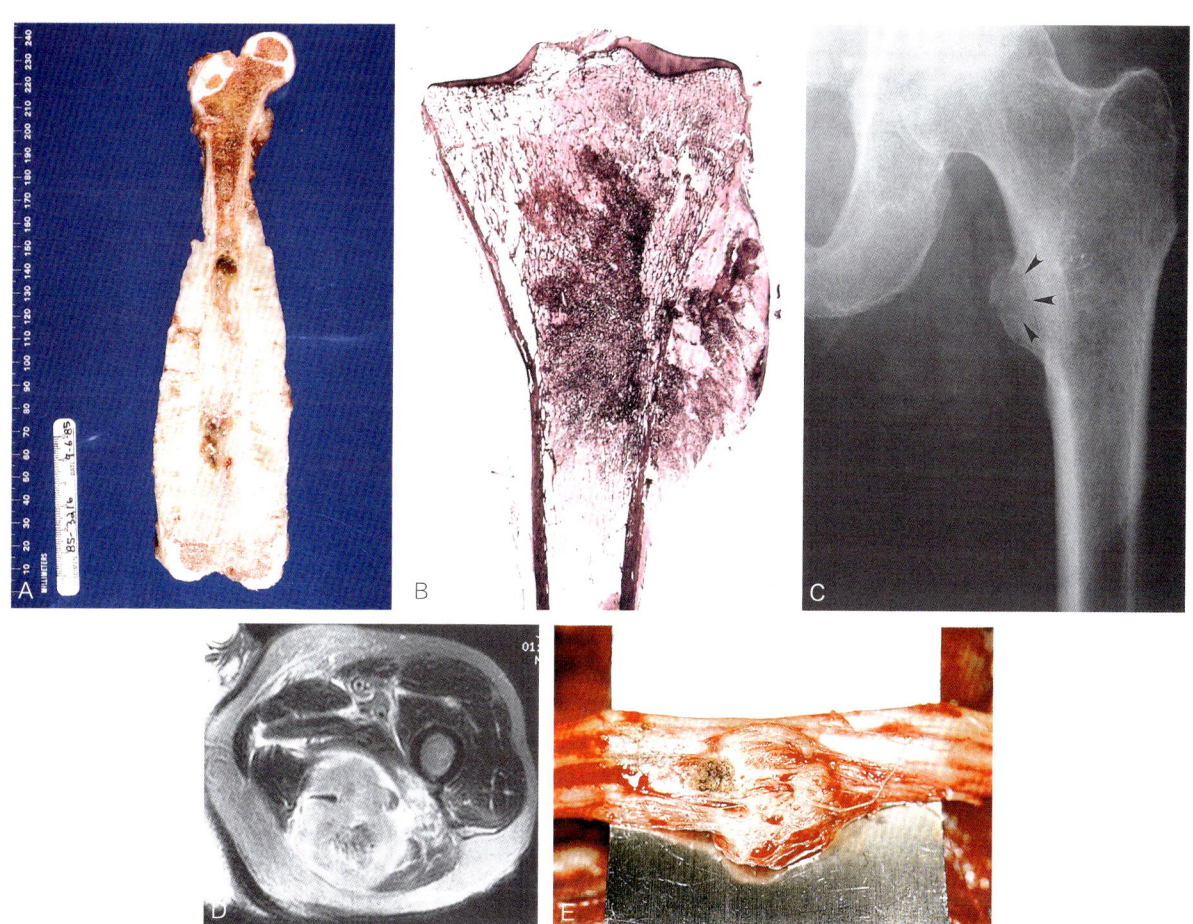

图2　间室外侵犯，股骨下2/3段尤因肉瘤（A）、胫骨近端骨肉瘤（B）。特别指出肿瘤的侵犯性，大多数高级别的骨组织肉瘤具有跨越两间室的特点（例如，它们不仅突破骨皮质，而且向周围软组织侵犯），肿瘤已到ⅡB期。C. X线片显示股骨近端骨质破坏合并小转子处的病理性骨折（箭头所指处）。D. MRI轴位片显示转移性膀胱癌侵犯大腿后侧。E. 术中探查坐骨神经，发现肿瘤已侵犯到坐骨神经鞘内（版权：Martin M. Malawer）。

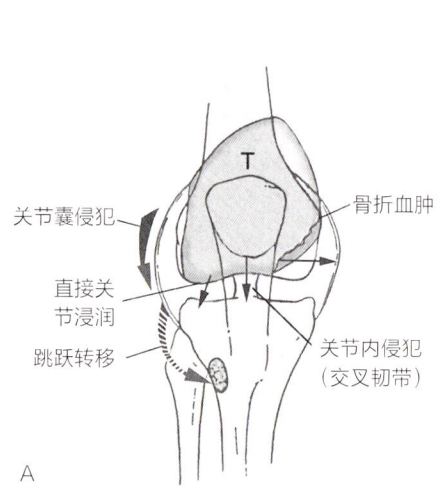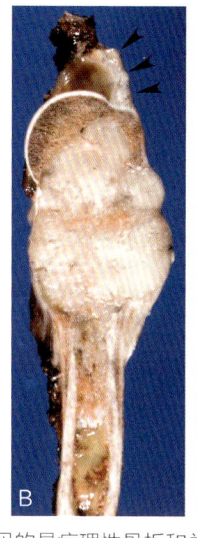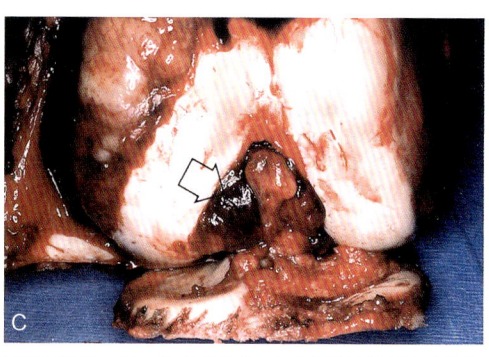

图3　骨肉瘤侵犯关节的五种机制。A. 最常见的是病理性骨折和关节囊侵犯。B. 肱骨近端骨肉瘤侵犯关节囊（箭头所指）。C. 股骨远端骨肉瘤侵入膝关节，膝关节交叉韧带受侵犯（箭头所指处为肿瘤），关节软骨完好。股骨高级别的肉瘤侵犯到膝关节的病例非常少见，但如果发生，必须行关节外肿瘤切除术（例如，股骨远端的完整切除，包括同侧膝关节及胫骨近端）（版权：Martin M. Malawer）。

脏和肺部。
- 低级别的肉瘤发生转移的概率较低（<15%），高级别则较高（>20%）。
- 转移至淋巴的肉瘤非常罕见，在最初确诊时就发生淋巴转移的概率为：软组织肉瘤中的发生率为13%，在骨肉瘤中为7%，出现淋巴转移与远处转移对预后的影响一样（图4）。
  - 与软组织肉瘤不同的是，许多高级别的骨肉瘤患者在确诊时即存在远处微小转移病灶。据估计，80%的患者在疾病诊断时已经发生了肺部的微小病灶转移。因此，在多数情况下，想治愈高级别的骨肉瘤必须包括全身化疗和手术。

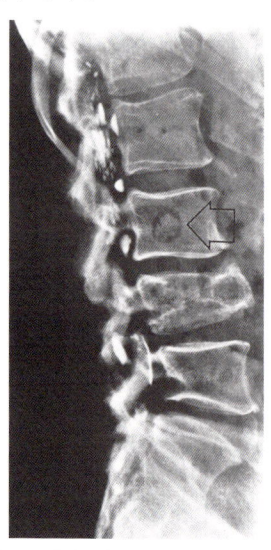

图4　转移性肉瘤。腰椎侧位X线片显示L3椎体内存在转移性高级别骨肉瘤（箭头所指处）（版权：Martin M. Malawer）。

- 高级别的软组织肉瘤发生远处转移的概率较低，因此，对于软组织肉瘤是否应行化疗及化疗是否影响生存率还存在争议。

影响预后的因素

- 影响骨肉瘤预后的因素包括肿瘤分级、大小、骨皮质破坏程度、局部及远处转移情况、对化疗的反应（肿瘤坏死率）。
- 影响软组织肉瘤预后的因素有肿瘤分级、大小、深度、年龄、切缘情况、部位（远、近端）、组织学类型、转移灶。

分期

- 肿瘤分期是依据其分化程度、局部及远处侵犯程度，是对肿瘤特别是恶性肿瘤进行进一步区分的一个非常重要的步骤。这对于制订治疗计划和评估患者预后非常关键。肿瘤分期的标准主要依靠体格检查、影像学结果。活检及病理学检查至关重要，但二者永远是最后一步。与癌症分期不同的是，在任何一个骨与软组织肿瘤分期系统中，肿瘤的组织学级别都是一个重要的变量。
- 最常用的软组织肉瘤的分期系统由美国癌症联合委员会（American Joint Committee on Cancer, AJCC）制订（表1）[3]，其主要根据Mermorial Sloan Kettering分期系统，但不适用于横纹肌肉瘤。批评者认为这一系统主要基于单中心的研究，没有接受过多中心的效度测试。骨与软组织委员会采用的分期系统是由Enneking等[4-6]提出，主要适用于恶性骨与软组织肿瘤（表2），AJCC改进了一些对于恶性骨肿瘤的分期（表3，表4）。

表1 AJCC制订的软组织肉瘤分期

原发灶(T)	
TX	原发肿瘤无法被检测到
T0	无证据证明原发肿瘤
T1	肿瘤最长径线≤5 cm（肿瘤的大小应该被当作是一个持续变化的量，所以需要持续测量）
T1a	表浅肿瘤[a]
T1b	深部肿瘤[a]
T2	肿瘤最大径线≥5 cm
T2a	表浅肿瘤[a]
T2b	深部肿瘤
区域淋巴结(N)	
NX	区域淋巴结是否转移无法判断
N0	无区域淋巴结转移
N1[b]	有区域淋巴结转移
远处转移(M)	
M0	无远处转移
M1	有远处转移
临床分期	

分期	T	N	M	G
ⅠA	T1a	N0	M0	G1,GX
	T1b	N0	M0	G1,GX
ⅠB	T2a	N0	M0	G1,GX
	T2b	N0	M0	G1,GX
ⅡA	T1a	N0	M0	G2,G3
	T1b	N0	M0	G2,G3
ⅡB	T2a	N0	M0	G2
	T2b	N0	M0	G2
Ⅲ	T2a，T2b	N0	M0	G3
	任何T	N1	M0	任何G
Ⅳ	任何T	任何N	M1	任何G

注：[a] 表浅肿瘤是指仅仅位于浅筋膜以外，且没有侵犯浅筋膜；深部肿瘤是指位于浅筋膜深面，或是在浅筋膜表面但是侵犯了甚至是穿透浅筋膜。[b] 有区域淋巴结转移但无远处转移的定为Ⅲ期。

经允许引自 American Joint Committee on Cancer. Soft tissue sarcoma. In: Edge SB, Byrd DR, Compton CC, et al, eds. AJCC Cancer Staging Manual, ed 7. New York: Springer, 2010:291-298.

表2 恶性骨肿瘤的Enneking分期系统

分期	组织学级别	部位[a]		转移
ⅠA	低级别	T1	间室内病灶	M0(无转移)
ⅠB	低级别	T2	间室外病灶	M0(无转移)
ⅡA	高级别	T1	间室内病灶	M0(无转移)
ⅡB	高级别	T2	间室外病灶	M0(无转移)
Ⅲ	转移性病灶	T1	间室内病灶	M1(区域转移或远处转移)
Ⅲ	转移性病灶	T2	间室外病灶	M1(区域转移或远处转移)

注：[a] 间室内肿瘤：骨肿瘤局限于骨皮质内；间室外肿瘤：骨肿瘤突破到骨皮质外。

经允许引自 Enneking WF. A system of staging musculoskeletal neoplasms. Clin Orthop Relat Res 1986;（204):9-24.

表3 AJCC制订的骨肉瘤的分期

分期	组织学分级	肿瘤大小
ⅠA	低级别	<8 cm
ⅠB	低级别	>8 cm
ⅡA	高级别	<8 cm
ⅡB	高级别	>8 cm
Ⅲ	任意组织学级别，有跳跃转移灶[a]	
Ⅳ	任意组织学级别，任意肿瘤大小，有远处转移	

注：[a]跳跃转移灶：在原发灶所处的骨上出现的与原发灶不连续的病灶。
经允许引自American Joint Committee on Cancer. Bone. In: Edge SB, Byrd DR, Compton CC, et al, eds. AJCC Cancer Staging Manual, ed 7. New York: Springer, 2010:281-290.

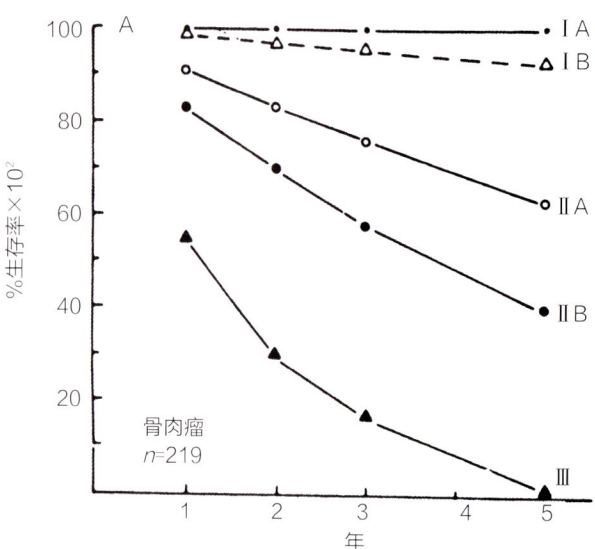

图5 219例原发性骨组织肉瘤患者Enneking各分期的生存率（版权：Martin M. Malawer）。

- 经典的Enneking分期依据以下三项：组织学分级（G）、原发部位（T）以及有无转移（M）。肿瘤发生部位可能是间室内（A）或间室外（B），这些信息的获得主要是依靠各种影像学检查。间室内肿瘤是指没有突破解剖屏障，如生长在骨、筋膜、滑膜组织、骨膜和软骨内的肿瘤。间室外肿瘤可能是起源于间室内但已侵犯间室壁，或是起源于间室外并一直处于间室外的肿瘤。一旦肿瘤发生远处转移或侵犯区域淋巴结，则归为Ⅲ期（M1）。
- Enneking分期依据的是当时的临床资料，当年还没有新辅助化疗，整间室切除手术比较盛行。因此，确诊时，肿瘤进展的程度、肿瘤和其所在间室边界的关系与需手术切除的范围密切相关。骨肉瘤的外科分期与患者生存期明显相关（图5）。自那时起，新辅助化疗也显示出其能缩小肿瘤体积、降低保肢手术难度、减小局部复发率的作用，所以整间室切除也几乎不再被应用。按照肿瘤的生物学特性对骨与软组织肿瘤进行分期的Enneking分期系统自1980年问世以来，一直被视为经典标准（表1～4）。
- 四肢软组织肉瘤的生存率因分期不同而各异：Ⅰ期：90％；Ⅱ期：70％；Ⅲ期：50％。

良性骨肿瘤的分期

- Enneking同时提出了良性骨肿瘤的分期系统，该分期系统目前仍是最常用的（表4）。该系统是根据肿瘤的生物学行为（包括临床特点及影像学特征）而拟定。与恶性肿瘤相似，良性骨肿瘤也是偏心性生长，并在宿体骨中形成反应带。反应带标志着肿瘤的生长速度：一般来说，在生长较慢的肿瘤周围，其反应带较厚，且界限清楚；而在生长较快、侵袭性较强的肿瘤周围，则往往看不到反应带。
- 1期是指静止期的良性骨肿瘤，这类肿瘤通常无主观症状，只是在偶然的影像学检查中被发现，其自然病程是生长缓慢，大多数有自愈倾向。病灶几乎不会恶变，仅行刮除术即可治愈。典型病变类型有骨纤维结构不良（非骨化性纤维瘤）、纤维骨皮质缺损（图6A）。

表4 良性骨与软组织肿瘤Enneking分期

分期	分级	生物学特性	软组织肿瘤	骨肿瘤
1	静止	静止性	脂肪瘤	非骨化性纤维瘤
2	活跃	增生活跃	血管瘤	动脉瘤样骨囊肿
3	侵袭	侵袭性	侵袭性纤维瘤	骨巨细胞瘤

注：经允许引自Enneking WF, Spanier SS, Goodman MA. A system for the surgical staging of musculoskeletal sarcoma. Clin Orthop Relat Res 1980;153:106-120.

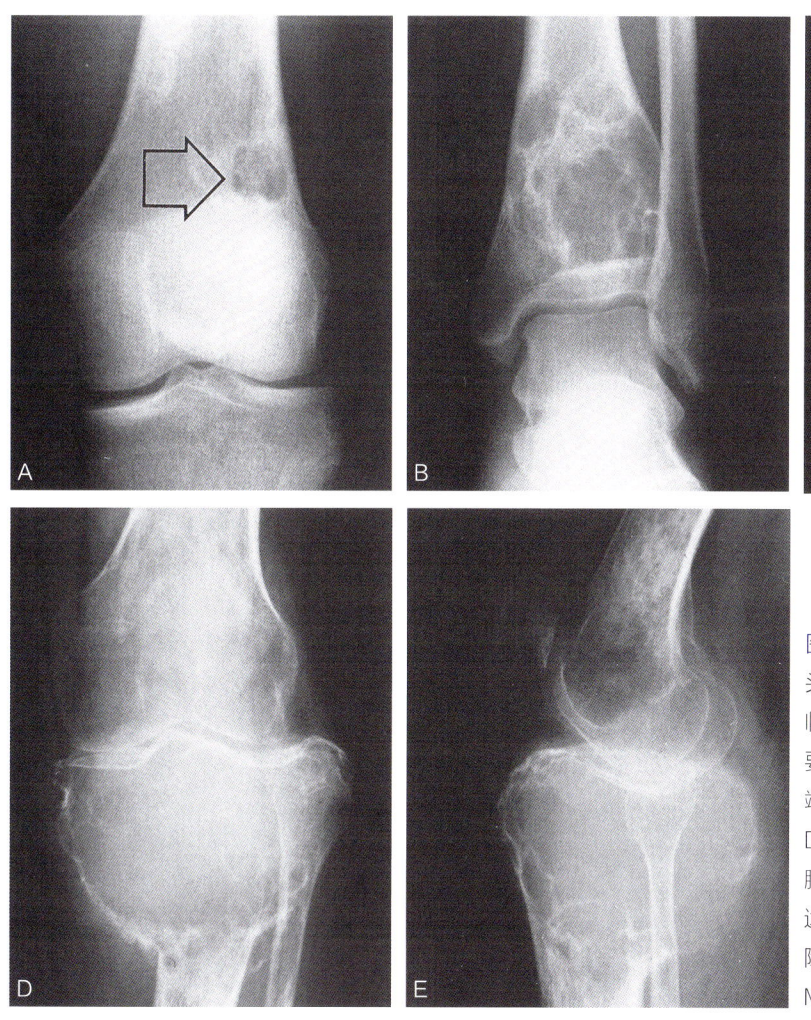

图6 A. 股骨远端非骨化性纤维瘤（箭头所指处）。许多病例中，病灶无明显临床症状。由于膝部受过创伤，所以需要拍摄平片。B、C. 分别显示胫骨远端动脉瘤样骨囊肿正位片和侧位片。D、E. 分别显示胫骨近端良性骨巨细胞瘤的正位片和侧位片。该肿瘤漏诊长达18个月，最后需行胫骨近端整体切除和假体重建术（版权：Martin M. Malawer）。

- 2期为活动期的良性骨肿瘤，它们生长较快，但不会破坏周围组织，有些病例会出现临床症状，刮除病灶和磨钻打磨能治愈多数病例(图6B~E)。
- 3期为具有侵袭性的良性骨肿瘤，其会破坏周围骨质，经常突破骨皮质并侵及周围软组织。局部病灶刮除配合液氮冷冻、激光刀或石炭酸可达到局部控制的治疗目的。经周围健康组织做广泛切除也是一种可选择的手术方法(图6D、E)。

骨与软组织肿瘤患者的评估

症状

- 骨肉瘤患者的典型表现为以间歇性疼痛开始，后逐渐进展为持续性疼痛，并常常伴有夜间痛。疼痛部位较深并伴有麻木，感觉类似牙痛。患高级别肿瘤的患者疼痛常超过几个月。相较而言，患低级别肿瘤的患者为中度疼痛，可持续超过半年，并常常伴有软组织肿胀。
- 软组织肉瘤可发生在身体各种部位，但下肢是最主要部位，发病率具体如下：
  - 下肢：46%。
  - 躯干：19%。
  - 上肢：13%。
  - 腹膜后：12%。
  - 头颈部：9%。
  - 其他部位：1%。
- 软组织肉瘤的症状和体征均无特异性。这些病灶常表现为无痛、生长缓慢的肿块，但有20%的患者表现为生长迅速、疼痛明显的肿块。

体格检查

- 对疑似骨、软组织肿瘤的患者必须行彻底的体检。患处要详查软组织肿块，同时检查皮肤变化、区域淋巴结情况，以及神经功能、血运是否正常。

影像学和其他检查

X线

- X线仍然是诊断骨肿瘤的关键检查，X线与体检、病史相结合能准确诊断超过80%的骨肿瘤患者。

- 由于X线能精细地显示骨小梁的情况,四肢的骨病变能在早期得到诊断,然而,骨盆及脊柱的病变常常直到骨质发生大量破坏才会被确诊。
- X线可以显示肿瘤所在的位置、骨皮质破坏或增厚的情况,以及肿瘤的骨膜反应(例如Codman三角和日光照射现象)、肿瘤产生的基质类型(成骨、成软骨或成纤维)、软组织钙化情况。

CT
- CT是评估骨质破坏程度的影像学方法之一。螺旋扫描仪可以提高二维及三维的重建能力。应确保足够小的窗宽以提供清晰的分辨率,特别是对于病灶及周围的神经血管束及肌群。采用层厚≤1 mm的方式扫描肿瘤,可以精确地三维重建。应用静脉造影可以显示肿瘤与动脉的关系、增强软组织肿瘤的显影,所以除非有明确禁忌证,否则都应使用。
- 结合静脉造影的三维CT重建能清楚地显示血管是否受到压迫而扭曲,或者甚至被肿瘤包绕(相对少见),这些信息有助于外科医生制订术前计划、确定手术入路,以及衡量需要将受累的大血管与肿瘤一起切除的可能性(图7A)。
- 评估肺部转移情况的首选方式是进行胸部CT扫描,它不仅能确定术前肿瘤分期,又能用于术后随访(图7B)。

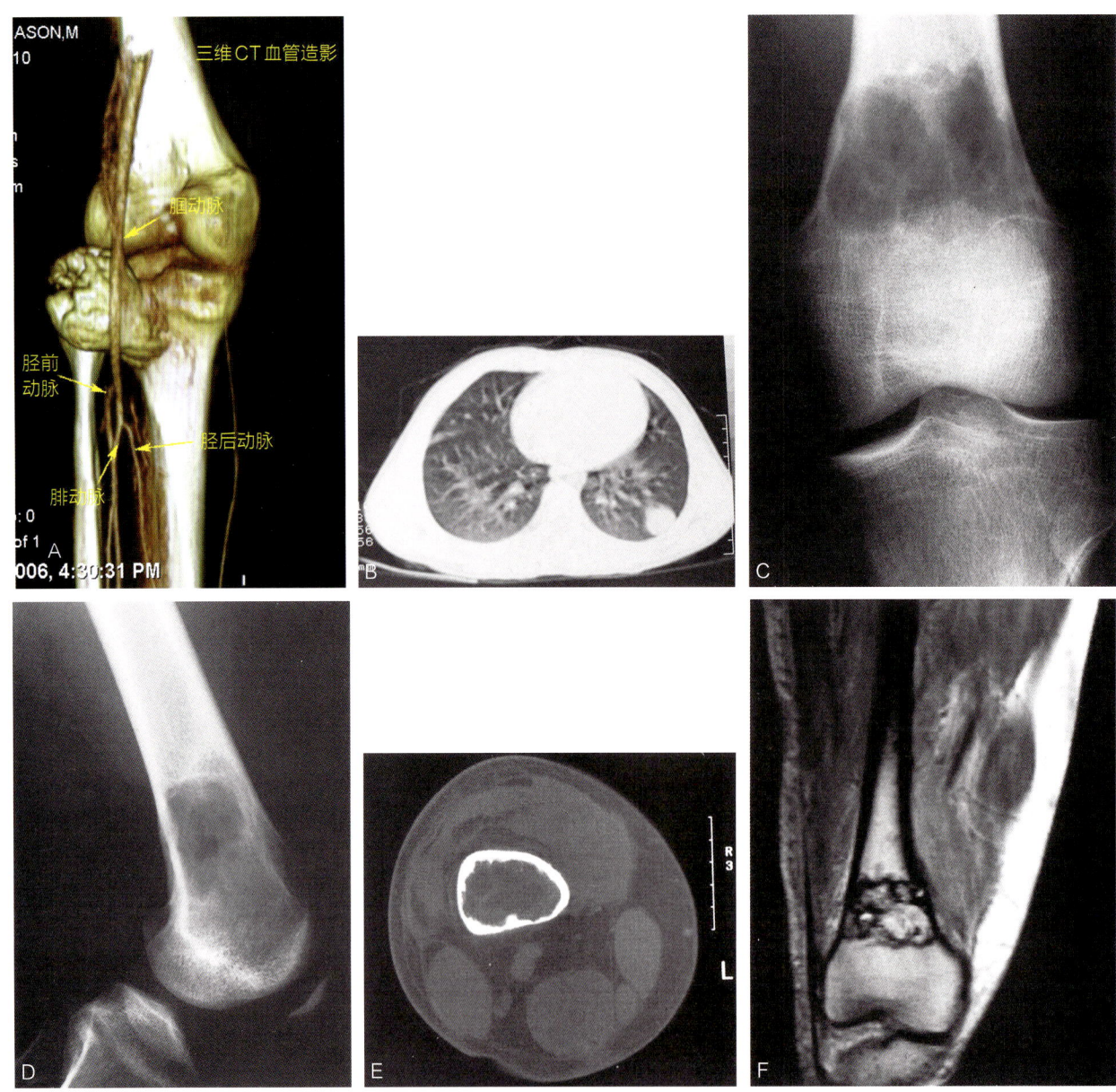

图7 A. 三维CT血管造影,它是评估骨肿瘤与相邻血管关系的新技术。该片显示了腘血管及其分支与胫骨后方骨肉瘤之间的相互关系。注意这些血管和肿瘤的毗邻情况。B. CT扫描显示肺转移。C、D. 股骨远端原发性淋巴瘤。X线片显示骨皮质尚完整。E. CT证实。F. MRI的T2加权像显示了骨髓腔内肿瘤侵犯的程度。

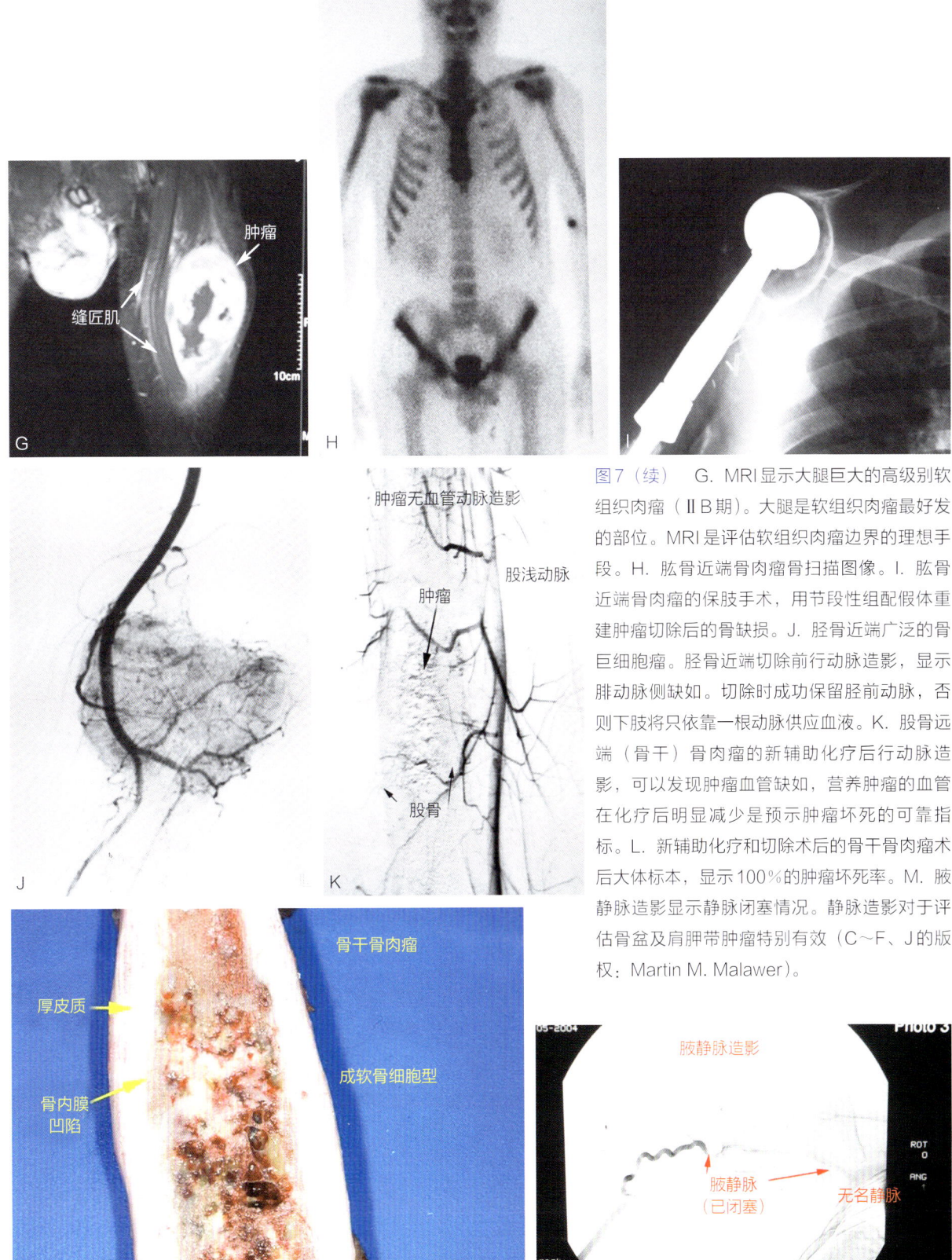

图7（续） G. MRI显示大腿巨大的高级别软组织肉瘤（ⅡB期）。大腿是软组织肉瘤最好发的部位。MRI是评估软组织肉瘤边界的理想手段。H. 肱骨近端骨肉瘤骨扫描图像。I. 肱骨近端骨肉瘤的保肢手术，用节段性组配假体重建肿瘤切除后的骨缺损。J. 胫骨近端广泛的骨巨细胞瘤。胫骨近端切除前行动脉造影，显示腓动脉侧缺如。切除时成功保留胫前动脉，否则下肢将只依靠一根动脉供应血液。K. 股骨远端（骨干）骨肉瘤的新辅助化疗后行动脉造影，可以发现肿瘤血管缺如，营养肿瘤的血管在化疗后明显减少是预示肿瘤坏死的可靠指标。L. 新辅助化疗和切除术后的骨干骨肉瘤术后大体标本，显示100%的肿瘤坏死率。M. 腋静脉造影显示静脉闭塞情况。静脉造影对于评估骨盆及肩胛带肿瘤特别有效（C～F、J的版权：Martin M. Malawer）。

MRI
- 已证明,在需评估骨肿瘤或软组织肉瘤的髓内或骨外软组织侵犯程度时,MRI优于CT(图7C~F)。
- 因为肿瘤信号强度的评估是通过与其相邻软组织比较,特别是骨骼肌与皮下脂肪确定的,MRI检查可以精确定位肿瘤的解剖部位和比邻关系。MRI检查还可以观察病灶三个切面的情况(轴位、矢状面和冠状面)。
- 增强MRI可以评估肿瘤与邻近血管之间的关系,特别是囊性病灶。同时还可以评估肿瘤与周围神经的关系。手术内植物或手术钛夹不是MRI的禁忌证。如果病灶与内植物相邻,图像可能被扭曲。
- MRI可以准确判断各种软组织肿瘤,包括脂肪瘤、脂肪肉瘤、滑膜囊肿、色素沉着绒毛结节性滑膜炎、血管瘤、纤维瘤等。血肿在MRI上有特征性表现,然而高级别肉瘤如有瘤体内出血,会有类似血肿的表现(图7G)。因此,对于单纯性血肿的诊断必须慎重,一旦做出,临床必须密切随访直到确诊。减少检查误差的关键在于缩小视窗并增加病灶切面数量,这点和CT检查相一致。
- MRI可以准确评价骨肿瘤髓腔内的侵犯程度,确定手术时截骨平面和安全边界。

骨扫描
- 目前骨扫描多用于诊断全身转移情况、多发性骨纤维结构不良,以及软组织肉瘤是否侵犯邻近的骨组织。对于诊断骨质病变,这种检查手段要比X线检查更为敏感(图7H、I)。
- 在骨扫描检查中,病灶在血流相和血池相的表现反映了肿瘤的生物学活动情况,或许可以用此来区分良、恶性肿瘤。这种特性被称为肿瘤区域充盈利。恶性肿瘤一般在血流相晚期出现摄取。通过比较新辅助化疗前后肿瘤区域增强的变化可以评估化疗效果。

其他检查方法
- 动脉造影术
  - 动脉造影术通常被用来显示动脉受压移位及闭塞的情况(常发生于肿瘤骨外部分较大时),同时也被用来发现肿瘤周围的异常血管以及已建立的侧支循环(图7J)。例如股骨近端骨肿瘤切除术中通常需要结扎股深动脉,术前必须做血管造影了解股浅动脉的通畅情况,否则结扎了股深动脉后会出现血管危象(严重的肢体缺血情况)。术前肿瘤评估的检查中,CT动脉造影有取代传统动脉造影的趋势。
  - 对于血行转移的恶性肿瘤的切除,如果预计要经病灶内手术,术前准备时做动脉栓塞术是很有效的手段。转移性肾上腺肿瘤就是一个典型的例子,如果术前不行动脉栓塞,术中有发生大出血可能。
  - 化疗效果可以通过连续动脉造影来反映。如果对术前化疗反应良好,可以发现肿瘤滋养血管会逐渐减少(图7K、L)。
- 静脉造影术
  - 静脉造影能显示穿过肿瘤周围大静脉部分或完全阻塞的情况,这往往是静脉直接受到肿瘤侵犯或是受到间接压迫所致。静脉造影能够直接显示深静脉血栓情况。
  - 静脉造影也能间接显示肿瘤侵犯肢体近端主要神经的情况,如果静脉造影显示腋静脉出现闭塞,那么臂丛一般已被肿瘤侵犯(图7M)。
- PET-CT
  - 正电子发射计算机断层扫描(PET)是一种功能性影像诊断技术,它能提供一些其他检查方式无法提供的信息。
  - 目前应用最广泛的示踪剂是氟代脱氧葡萄糖(FDG),一种葡萄糖的类似物。恶性肿瘤细胞的葡萄糖代谢较旺盛,而FDG则按一定比例被肿瘤细胞摄取。目前这种检查已被常规用于诊断早期肿瘤、评价化疗效果以及制订许多肿瘤(乳腺癌、肺癌、淋巴瘤)治疗方案。
  - 将PET-CT联合应用,不仅从功能学上,而且从形态学上可以对<1 cm的病灶进行检测,更有助于早期诊断肿瘤并减低假阴性率。FDG的摄取量是用SUV值来计算,因此能区分出是恶性肿瘤还是其他原因造成的摄取量升高,比如炎症或活动性感染等。
- 图8总结了原发性骨肉瘤在分期时用到的各种影像学检查方法。

活检
- 骨与软组织肿瘤活检的概念和临床应用将在第2章做详细说明。

实验室检查
- 实验室生化检查通常没有特异性。40岁以下患者的检查应包括血常规、红细胞沉降率(血沉)、外周血细胞涂片。40岁以上患者的检查应包括血钙、血磷、血清,以及尿电泳、尿常规检查。
- 在原发性骨肉瘤中,血清碱性磷酸酶的水平同预后相关,因此术前必须检测血清碱性磷酸酶水平。

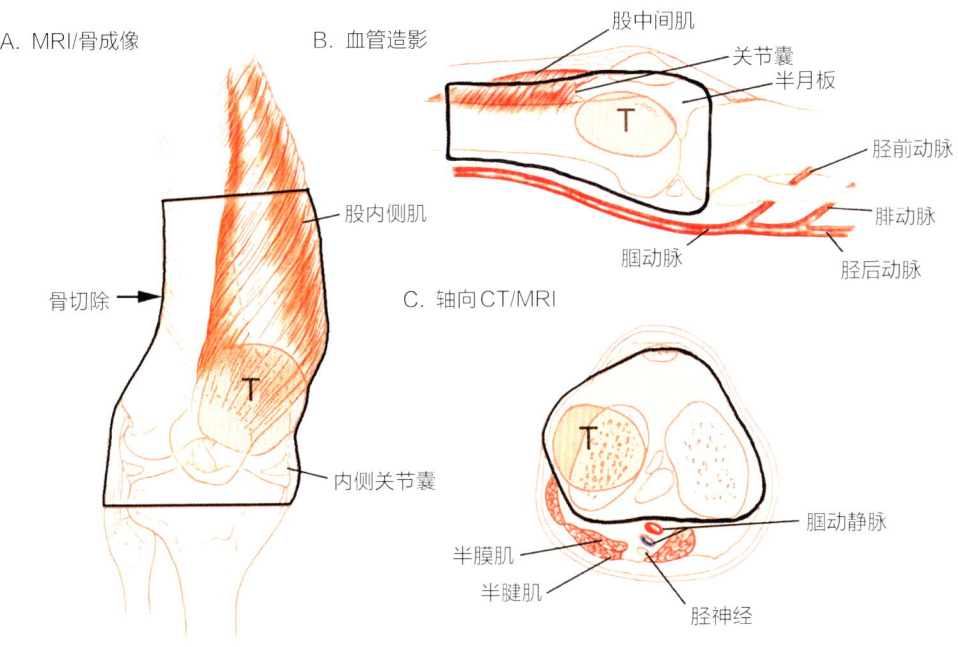

图8 骨组织肉瘤的术前影像学检查，常规包括骨扫描、MRI、血管造影等（版权：Martin M. Malawer）。

术前评估

- 患者年龄
  - 对于年轻患者（10～25岁），最常见的恶性骨肿瘤是骨肉瘤、尤因肉瘤以及白血病。最常见的良性骨肿瘤是骨软骨瘤、骨纤维结构不良以及嗜酸性肉芽肿。
  - 对于年纪较大的患者（40～80岁），最常见的恶性骨肿瘤是转移性肿瘤、多发性骨髓瘤以及淋巴瘤。
- 骨肿瘤的好发部位：一些特殊的肿瘤有特定的好发部位。
  - 造釉细胞瘤：常位于胫骨。
  - 软骨母细胞瘤：位于长骨骨骺端。
  - 骨巨细胞瘤：常位于关节软骨下的干骺端或突破骨骺，特别在膝关节周围。
  - 骨肉瘤：胫骨近端或股骨远端的干骺端。
  - 皮质旁骨肉瘤：股骨远端（皮质后方）。
  - 软骨肉瘤：常位于骨盆。
  - 脊索瘤：常位于骶骨。
  - 滑膜肉瘤：常见于足与踝关节。
  - 内生软骨瘤：常位于手指。
- 病灶的特点
  - 高级别肿瘤生长迅速，早期出现皮质破坏及膨胀性生长。典型表现为穿透性或虫蚀样改变。
  - 虽然低级别肿瘤生长缓慢，但有时同样会引起骨质破坏及生成软组织肿块。
- 病灶引起的骨组织局部反应
  - 高级别肿瘤生长迅速，骨组织对骨肿瘤的破坏没有抵御能力，易出现骨皮质破坏、骨膜反应（Codman三角和葱皮样反应）及软组织播散（日光放射现象）。
- 产生基质
  - 在成骨型肿瘤中，云层样骨矿化是典型表现。
  - 在成软骨型肿瘤中，软骨钙化是典型表现。
  - 成纤维型肿瘤中，毛玻璃样是典型表现。

手术治疗

手术方式分类

- 手术切除方式主要根据切除平面与肿瘤及假包膜的解剖关系分为：病灶内切除、边缘切除、广泛切除和根治性切除（图9）。
  - 病灶内切除是指在肿瘤内部做切除术，也就是只切除部分肿瘤，肿瘤的假包膜及肿瘤大体组织仍旧存留。
  - 边缘切除术是指沿着肿瘤假包膜切除肿瘤，但局部可能遗留微小病灶。
  - 广泛切除（整块切除术）是指完整切除，包括肿瘤的假包膜、周围的正常软组织。这种切除方式主要适用于肉瘤的切除手术中。然而，切除周边多少软组织最为恰当也是争论的焦点，目前公认的软组织肉瘤和骨肉瘤的切除范围是距离肿瘤边界0.5～2 cm。
  - 根治性切除包括肿瘤完整切除以及肿瘤所在解剖间室组织的切除。虽然传统意义上认为它是第4种切除方式，然而并不能确定肿瘤是否部分残留。换言之，根治性切除可以是边缘切除的效果，也可以是广泛切除的效果，主要取决于肿瘤离间室壁的距离。然而，根治性切除一般能避免跳跃转移灶残留的可能。

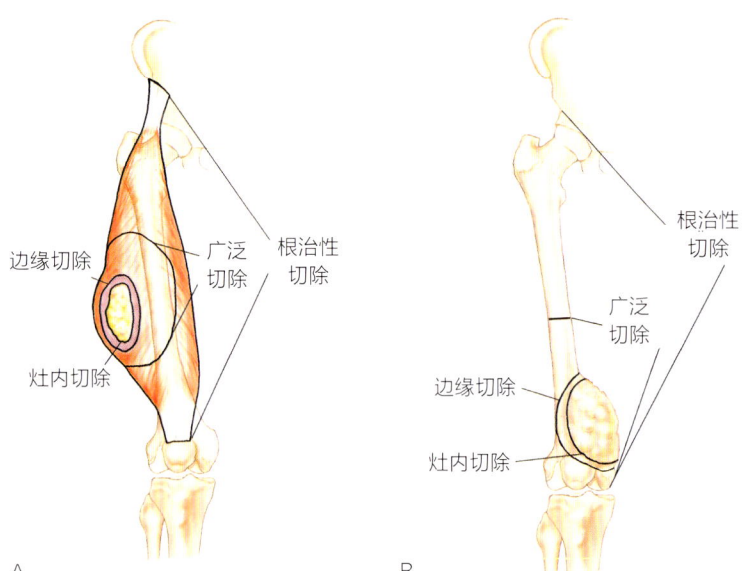

图9 A. 软组织肉瘤的各种切除方式。B. 骨肉瘤的各种切除方式。

- 通常，良性骨肿瘤采用病灶内切除（刮除、打磨及冷冻手术）或边缘切除的方法。原发性恶性骨肉瘤一般采用扩大切除术。转移性肿瘤要综合考虑手术方案：如果采用姑息性手术方法，可以采用病灶内切除；如果采用根治性的方法，例如乳腺癌出现孤立性骨转移灶，手术切除的范围应同原发性骨肉瘤一致（做广泛性切除术）。
- 成功的保肢手术取决于以下3个方面：
  - 肿瘤的切除。切除应严格按照无瘤原则，避免局部复发是手术成功的关键所在。
  - 骨的结构性重建。完整切除肿瘤后，一般骨缺损的平均长度为15～20 cm。虽然从切除程度来讲，有一些重建术可能优于其他，但是也并不绝对。骨重建的方式有很多，主要包括：假体置换（图10）、关节融合、同种异体骨移植或以上方式的不同组合。
  - 软组织及肌瓣的转移。肌瓣转移术的目的是覆盖切除的软组织、关闭创面、恢复肌力。皮肤及肌肉充分覆盖对降低术后致残率起着至关重要的作用。

手术切除的原则

- 重要的血管、神经必须未被肿瘤侵犯。
- 广泛切除瘤段时，周围一圈正常的肌肉组织能够完整切除。
- 术前所有的活检通道及可能被污染的组织必须在术中被完整切除。
- 术中骨切除时，应当在超出由骨扫描或MRI界定的病损边缘外2～3 cm处截骨（这是能避免肿瘤骨内播散的安全边界）。
- 相邻的关节及关节囊必须被切除。
- 必须行局部肌瓣转位，重建肌力以利术后功能恢复。
- 必须留有充分的软组织覆盖，减少皮瓣坏死及继发感染的可能[7]。

恶性骨肿瘤

- 原发性骨的恶性肿瘤起源于间充质细胞（肉瘤）和骨髓细胞（多发性骨髓瘤和淋巴瘤）。骨也是多种恶性肿瘤转移的靶向器官。最常见的骨间充质恶性肿瘤包括骨肉瘤及尤因肉瘤，通常好发于青少年和儿童。其他间充质肿瘤（如未分化多形性肉瘤、纤维肉瘤及软骨肉瘤）虽然偶见儿童病例，但大多发生于成人。多发性骨髓瘤以及转移性骨肿瘤的发生率随着患者年龄上升而升高，大多发生于年龄>40岁的患者。本章主要介绍原发性骨肉瘤的临床、影像及病理学特点和主要的治疗原则。
- 骨肉瘤为其他肉瘤治疗提供了样板。多药联合的辅助化疗已将患者的生存率从单纯手术时的15%～20%升高到今天的55%～80%。与此同时，随着假体重建技术的迅速提高，保肢手术逐步取代截肢术已成为标准的手术治疗方案。

骨肉瘤

- 骨肉瘤是最常见的原发性恶性骨肿瘤，是一类高级别的恶性梭形细胞肿瘤，起源于骨组织本身。与众不同的特征是它能产生肿瘤样类骨质或分化不成熟的骨质，这些都直接来源于恶性的梭形肿瘤细胞株。通常骨肉瘤好发于儿童和青少年。发生于40岁以上的患者一般都有既往疾病史，例如Paget病、放射性骨病、遗传性多发性骨疣或多发的骨纤维结构不良。
- 10～20岁的骨肉瘤发病率峰值接近每年为8/1 000 000，

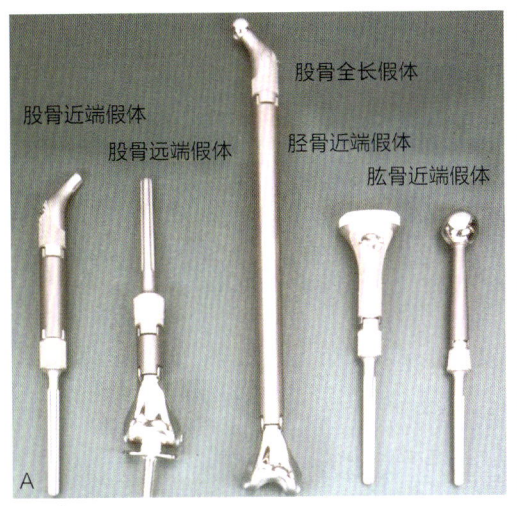
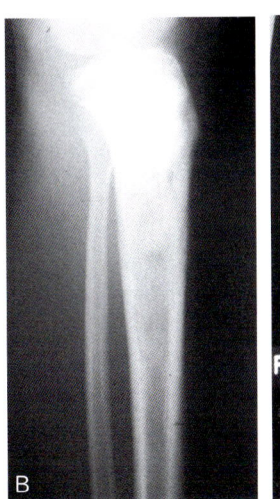
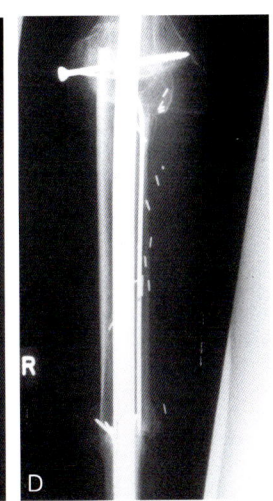
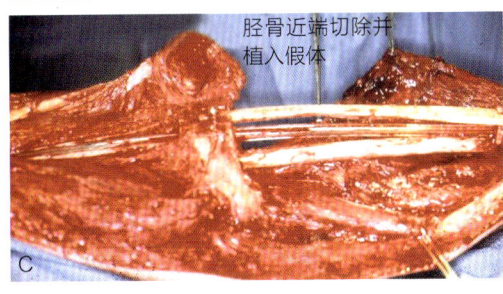

图10 A. 各种保肢手术假体类型。B～D. 胫骨近端骨肉瘤假体。B. 术前X线片。C. 术中摄片。D. 术后30年的随访照片（A的版权：Stryker Orthopaedics, Inc., Mahwah, NJ）。

近30年来骨肉瘤生存率明显提高，5年生存率已达60%，但是45岁以上的患者5年生存率仅为40%。
- 骨肉瘤好发于膝关节（50%），发生在肱骨近端的为25%。80%～90%的患者发生于四肢长管状骨，中轴骨（脊柱）几乎不会受累（图11）。
- 疼痛伴局部软组织肿胀是骨肉瘤患者最常见的主诉。体检常发现骨端有不能推动的、坚实的软组织肿块。全身症状非常少见，病理性骨折发生率＜1%。

影像学特点
- 典型的影像学特点是由肿瘤骨或钙化的软骨形成的巨大髓内硬化带，肿瘤的非钙化部分形成透光区，渗透性的破坏使得其边界不清，骨皮质同样出现破坏。骨膜掀起，肿瘤向骨外侵犯伴有软组织骨化。这些症状在其他疾病中不会出现。
- 根据影像学表现可以将骨肉瘤分成三大类（图12A～C）：硬化型骨肉瘤（32%）、溶骨型肉瘤（22%）、混合型骨肉瘤（46%）。虽然这三种骨肉瘤的生存率在统计学上并没有明显区别，但熟记它们的形态学特点非常重要。硬化型和混合型骨肉瘤诊断不困难，但是溶骨型骨肉瘤经常发生误诊。需与之鉴别诊断的肿瘤有骨巨细胞瘤、动脉瘤样骨囊肿、纤维肉瘤和未分化多形性肉瘤。

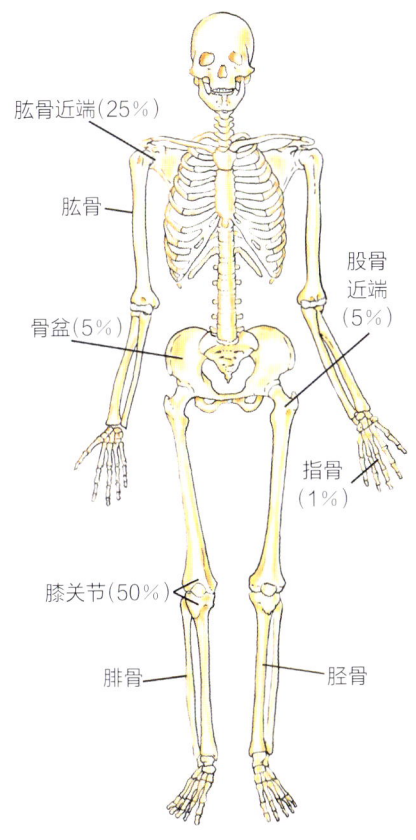

图11 骨肉瘤的好发部位分布。

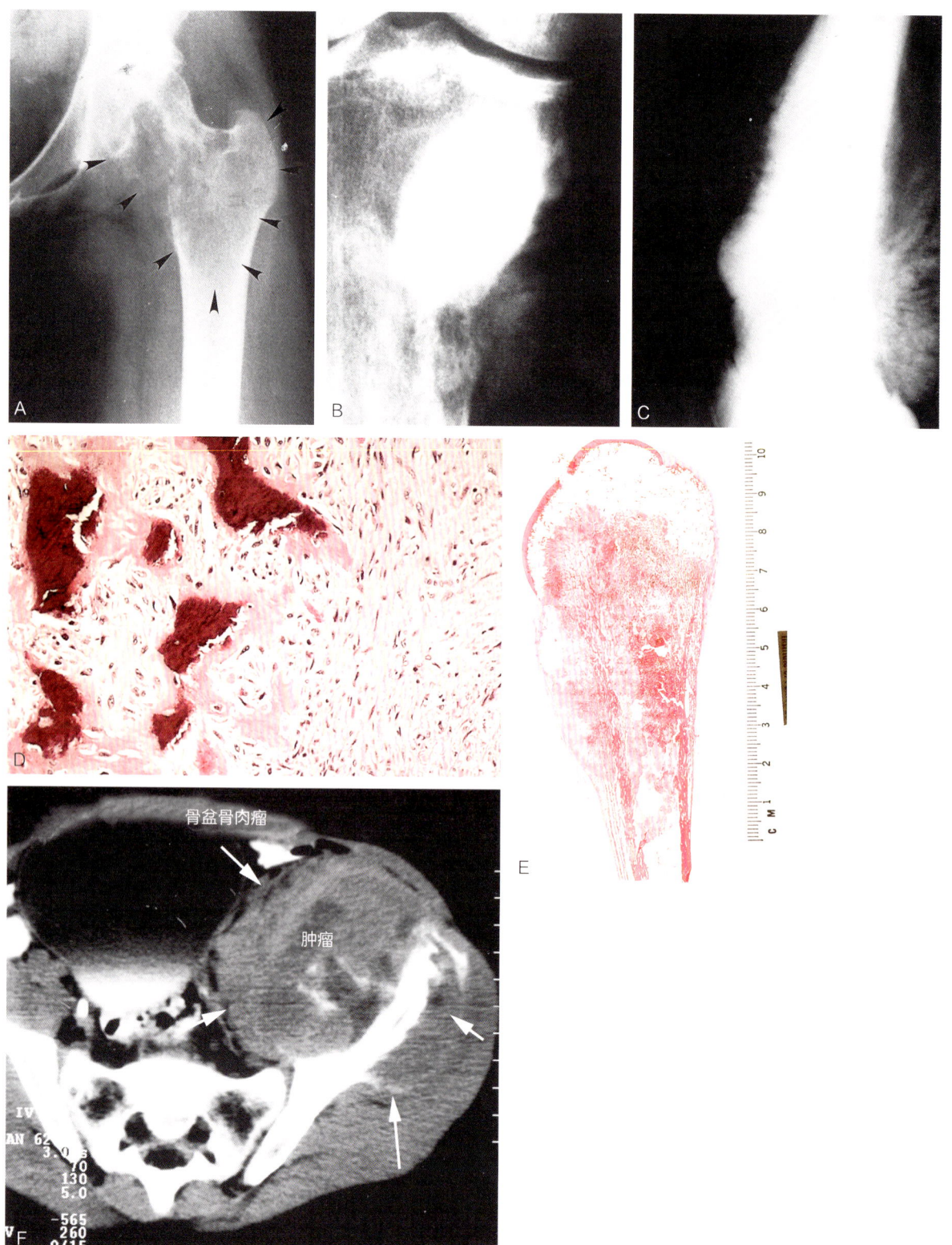

图12 三种影像学上不同类型的骨肉瘤：溶骨型（A，箭头所指处为肿瘤）、混合型（B）以及硬化型（C）。基质成分不同使得影像学上产生分型，而这种分型并不能预示肉瘤的生存率。D. 典型的高级别骨肉瘤中可见到大量多形性梭形细胞，周围密布网状蕾丝样幼稚类骨质。类骨质成分可能很少，也可能大部分都是。它们形成广泛的纵横交错的小梁结构，中间充填着恶性的成骨细胞。也可见到巨细胞。E. 病理标本，肱骨近端高级别的骨肉瘤，伴有皮质破坏，肿瘤突入软组织。病变骨的纵向部分常显示增大的骨髓腔。通过骨髓腔的跳跃灶很难被发现。髓腔内有很多坏死及囊肿。在确诊时，大多数肿瘤已形成了皮质破坏。进行性增大的肿瘤同时侵犯周围软组织。F. CT显示骨盆巨大骨肉瘤（A～E的版权：Martin M. Malawer）。

显微镜下特点
- 骨肉瘤的诊断主要根据以下几点：
  - 明确观察到的产生特殊类骨质的恶性细胞，基质中存在许多排列异常的高度非典型增生的细胞。
  - 多形性细胞中含有高度染色的不规则细胞核，极易分辨的非典型有丝分裂象。这些细胞之间是些看似精致的蕾丝样嗜伊红基质，被认为是恶性类骨质（图12D）。
- 根据骨肉瘤中占主要部分的组织类型，将其分成不同的组织学亚型。
  - 成骨型骨肉瘤的定义是指肿瘤能产生大量恶性类骨质，基质钙化现象普遍。
  - 某些肿瘤中恶性软骨占绝大部分，因此被定义为软骨母细胞型骨肉瘤。尽管有肿瘤软骨成分占了大多数，但因为出现恶性类骨质成分，仍要把这些肿瘤诊断为骨肉瘤。
  - 还有另一种变异情况，其特点就是大片增生的成纤维细胞，纵横交错。这些区域不能和纤维肉瘤相区别，并且只有通过病理切片检查才能判断其恶性类骨质的成分。
- 由于肿瘤侵犯骨皮质，骨膜被顶起，这引起了反应骨的生成。影像学上很有特征性，称之为Codman三角。病变骨的纵行剖面常表现出髓腔横径增宽。通过骨髓腔的跳跃灶很难被发现。髓腔内可能有坏死灶及出血灶。在确诊时，多数肿瘤已造成大量的骨皮质破坏。进行性增大的肿瘤同时侵犯周围软组织（图12E）。

自然病程及化疗
- 在新辅助化疗施行之前，有效的治疗只局限于激进的截肢术。一般在24个月内，大部分患者发生肺及其他骨的转移。术后2年总体生存率为5%～20%。生存率与病理类型、肿块大小、患者年龄及肿瘤恶性程度并无直接联系。最有意义的临床指标是肿瘤所在的解剖部位。骨盆及脊柱肿瘤的生存率比四肢的要低，胫骨的比股骨的生存率高（图12F）。
- 新辅助化疗的出现以及积极切除胸腔内的肺部转移灶，奇迹般地提高了骨肉瘤患者的总体生存率。截肢和保肢的患者在局部复发及总体生存率上已无明显区别。

总体治疗步骤
- 未发现转移的原发性骨肉瘤患者需要手术切除肿瘤并借助化疗消灭微小转移灶。80%～90%的患者适用该治疗方案。
- 化疗有多种药物和剂量方案。适合的药物包括大剂量的甲氨蝶呤（HDMTX）、盐酸多柔比星、顺铂。在很多单药研究中发现，异环磷酰胺的效果与多柔比星旗鼓相当，因此在目前正施行的许多方案中，异环磷酰胺已替代了甲氨蝶呤。多种药物联合使用，并配合不同剂量的方案被认为是骨肉瘤化疗的标准治疗措施。辅助性化疗的成功引导了人们对新辅助化疗（术前化疗）的探索。应用新辅助化疗后，肿瘤应答时会出现：软组织肿块缩小、有利于手术切除及保肢成功。新辅助化疗的有效性是通过镜下病理计算肿瘤坏死率来评价，这是一个重要的预后因素。
- 保肢手术是一种非常安全的手术，适用于85%～90%的患者。手术适用于所有的梭形细胞肉瘤，与组织学起源无关。保肢手术并配合有效的辅助化疗可以治疗大部分的骨肉瘤患者。想成功地治疗局部的骨肉瘤或其他肉瘤，需要多方协助和正确的分期、病理活检、手术、术前新辅助化疗、术后辅助化疗、放疗或两者联合。病灶评估的方法如前所述。术前，术者应明确病灶周围的局部解剖结构及软组织切除和重建的范围。
- 仅仅手术切除最多只能保证15%～20%的治愈率。保肢手术或截肢手术必须由经验丰富的骨肿瘤科医生根据术前病灶部位、肿瘤大小或髓外侵犯情况、有无远处转移以及患者的年龄、骨骼发育情况、生活习惯以及个人意愿等进行综合评判。截肢已不是常规手术，保肢应首先被考虑。现如今，采用密集的联合化疗能使患者获益最大。即使是被评估为不适合保肢的患者也需在术前行新辅助化疗，部分对化疗反应较好的患者或许能达到保肢的条件。对这些患者的管理，需要手术医生和化疗科医生保持密切协作。

骨肉瘤的变异类型
- 已被公认的骨肉瘤变异类型有11种，发生于颌骨的骨肉瘤是最常见的类型，发生于四肢最多的是骨旁及骨膜骨肉瘤。与传统的起源于骨（髓腔内）的骨肉瘤不同，骨旁骨肉瘤及骨膜骨肉瘤起源于骨表面（骨皮质旁）。
- 骨旁骨肉瘤
  - 骨旁骨肉瘤是最常见的异常变异体，约占所有骨肉瘤的4%。
  - 骨旁骨肉瘤是一种独特的骨肉瘤的变异类型，大约占全部骨肉瘤的4%。它起源于骨皮质，大多发生于年纪较大的患者，比起一般骨肉瘤预后较好。最好发于股骨远端，特征性改变是贴在骨的后缘（图13A～C）。肱骨近端及胫骨近端是其次的好发部位。

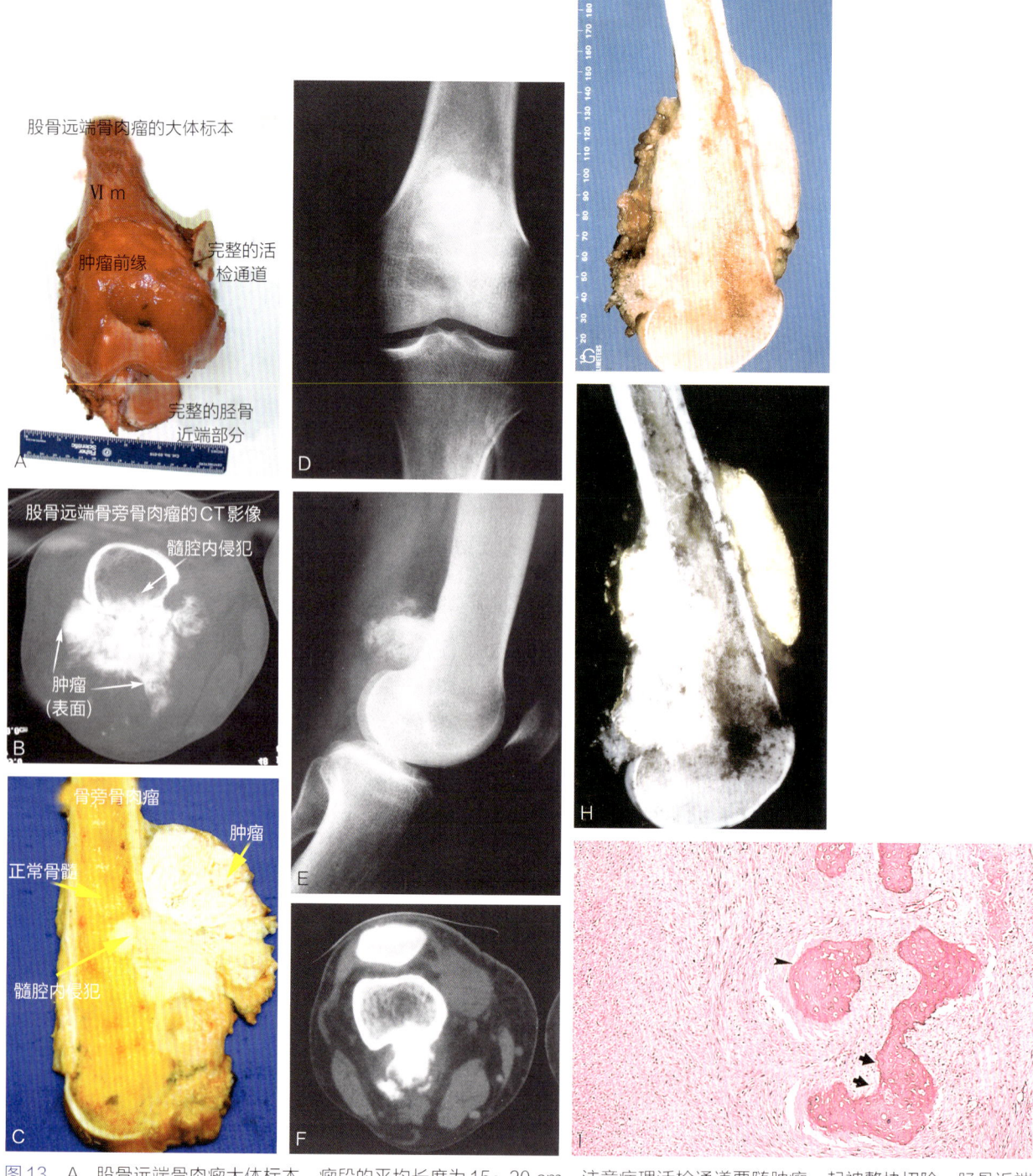

图13　A. 股骨远端骨肉瘤大体标本。瘤段的平均长度为15～20 cm。注意病理活检通道要随肿瘤一起被整块切除。胫骨近端也常规做整体切除。截骨范围参照术前CT及MRI。B. 骨旁骨肉瘤典型的CT影像。C. 股骨远端骨旁骨肉瘤大体标本，出现微小的骨内侵犯。D、E. 股骨远端正位片（D）、侧位片（E），可以发现股骨远端皮质的后方附着致密的、不规则的硬化病灶，股骨远端后侧面是骨旁骨肉瘤的好发部位。如果这个部位出现任何类型的硬化灶都要考虑到骨旁骨肉瘤这个诊断。F. CT清楚地显示骨旁骨肉瘤与骨髓腔的关系，肿瘤没有侵犯髓腔。与骨软骨瘤不同的是，骨旁骨肉瘤的内腔与骨干的髓腔没有连续性。G. 大体病理标本。H. 标本中发亮的是四环素荧光染色，提示肿瘤从后方皮质突破形成微小髓内病灶。I. 骨旁骨肉瘤。出现平行或交织在一起的骨小梁（箭头所指处），这可能是板层样或编织骨样基质，中间穿插的纤维胶原组织中有广泛的、温和的成纤维细胞（D～I的版权：Martin M. Malawer）。

- 骨旁骨肉瘤通常就是一个肿块，偶尔伴随疼痛。其自然病程是肿瘤增长速度缓慢，晚期才出现转移。长期生存率达到75%～80%。肿瘤起源于骨皮质，如同一个隆起的多结节肿物，部分病灶有软骨帽，类似骨软骨瘤。而肿瘤的其余部分可能侵犯周围软组织。肿瘤一般部分或整个包绕受累的骨干。与骨软骨瘤不同的是，骨干的髓腔与肿瘤的髓腔并不相连。
- 影像学上，骨旁骨肉瘤表现为巨大、致密、板块状的肿块，广泛附着在受累的骨段上，但不侵犯骨髓腔(图13D、E)。如果瘤段足够长，它可能包绕整个骨干。病灶周围要明显比中心分化更幼稚。尽管评估再仔细，髓内侵犯情况一般很难从X线片上判断，更为精准的检查必须依靠CT扫描。
- 与其他肿瘤不同的是，骨旁骨肉瘤的诊断必须结合临床、影像和病理(图13F～H)。大多数骨膜骨肉瘤呈现低级别，并不需要新辅助和辅助化疗，最佳治疗方案就是扩大切除术。最常见的误诊原因是缺乏经验的临床医生和病理医生将其诊断为骨软骨瘤、异位骨化或经典型骨肉瘤。在典型的低度恶性病灶中，可以见到类骨质形成不规则的骨小梁，犹如编织骨，周围被一片梭形细胞所包围，而这些梭形细胞中又广泛分布着温和的梭形成纤维细胞(图13I)。有时可以见到不典型的软骨样分化。组织学级别越高，髓内侵犯的概率越大，远处转移的概率也越大。

软骨肉瘤(中心及周围型)

临床特征及体格检查

- 软骨肉瘤患者中，一半患者发病年龄超过40岁，好发部位在骨盆、股骨和肩胛带，临床表现各不相同。周围型软骨肉瘤通常体积较大且不伴有疼痛，只有当发生机械性压迫后才出现局部症状。骨盆软骨肉瘤体积较大且易出现相应部位的疼痛，例如后背、大腿、坐骨神经继发骶丛神经刺激，侵犯到膀胱颈后出现尿道刺激症状，髂静脉回流障碍引起的患肢水肿，无痛性腹部包块。恰恰相反的是，中心型软骨肉瘤常伴有钝痛。巨型肿块很少见，疼痛常预示增生活跃，也是中心型的不祥之兆，但这也不能过分注意。通常来说，成年人X线检查发现良性软骨肿瘤并伴有疼痛，大部分可能为软骨肉瘤(图14A)。

影像学检查

- 中心型软骨肉瘤有两个显著的影像学特征[4]。其一是出现小的、易分辨的溶骨性病灶，周围有很窄的移行带，周边有轻度钙化及硬化表现。这是许多恶性骨肿瘤最常在影像学表现为良性的特征(图14B、C)。
- 第二种情况是局部没有明确的硬化带或很难界定。恶性的关键征象是骨内膜呈扇贝样变化。在X线片中很难诊断，可能被延误诊断很久。
- 周围型软骨肉瘤很容易诊断，因为骨表面突起巨大肿块，并有特征性的钙化现象。当然，软骨肉瘤精确诊断和侵袭性程度的评估还需要结合临床、影像、病理。通常，尽管软骨可能呈良性表现，靠近肢体近端或中轴骨的、骨骼发育成熟的，并伴有疼痛的多为恶性。

分级和预后

- 软骨肉瘤分为Ⅰ、Ⅱ、Ⅲ级，大多数为Ⅰ、Ⅱ级。中度级别的软骨肉瘤的远处转移率为15%～40%，高级别的为75%[3]。Ⅲ级软骨肉瘤的远处转移率类似骨肉瘤[9]。
- 总体上说，周围型的恶性程度比中心型的低。两者的10年生存率：周围型的为77%，中心型的为32%。
- 起源于骨软骨瘤的继发性软骨肉瘤有潜在的低度恶性可能(图14D、E)。85%为Ⅰ级，多发性良性骨软骨瘤或内生软骨瘤恶变的概率比单发的要高很多。骨盆、肩胛带及肋骨为最易恶变的部位。发生恶变的可能为20%～25%。

显微镜下病理特点

- 软骨肉瘤的镜下表现变化多端。高级别的很容易辨认，低级别的则很难同软骨瘤区分。病理和临床及影像学三结合至关重要，能避免严重的误诊。软骨肉瘤的恶性程度与临床生物学特性有关(图14F)。Ⅰ级的肿瘤特征是出现软骨细胞数量增多，周围基质呈软骨样而重点区域呈黏液样。
- Ⅱ级的标准是明显异形的细胞数量和区域显著增多，并出现不典型核分裂象，经常是多核象，该级别中最常见的是双核象。
- Ⅲ级软骨肉瘤相对少见，可以发现更多的核分裂象，这通常见于梭形细胞区域，表明细胞核有丝分裂十分活跃。软骨细胞有巨大畸形的细胞核，黏液样改变很普遍。

治疗

- 软骨肉瘤的治疗手段主要是手术切除。恶性程度高的软骨肉瘤的切除范围应参照骨肉瘤。起源部位以及事实证明，恶性程度较低的软骨肉瘤可行保肢术。最常见的四大好发部位是骨盆、股骨近端、肩胛带及长骨的骨干部分。

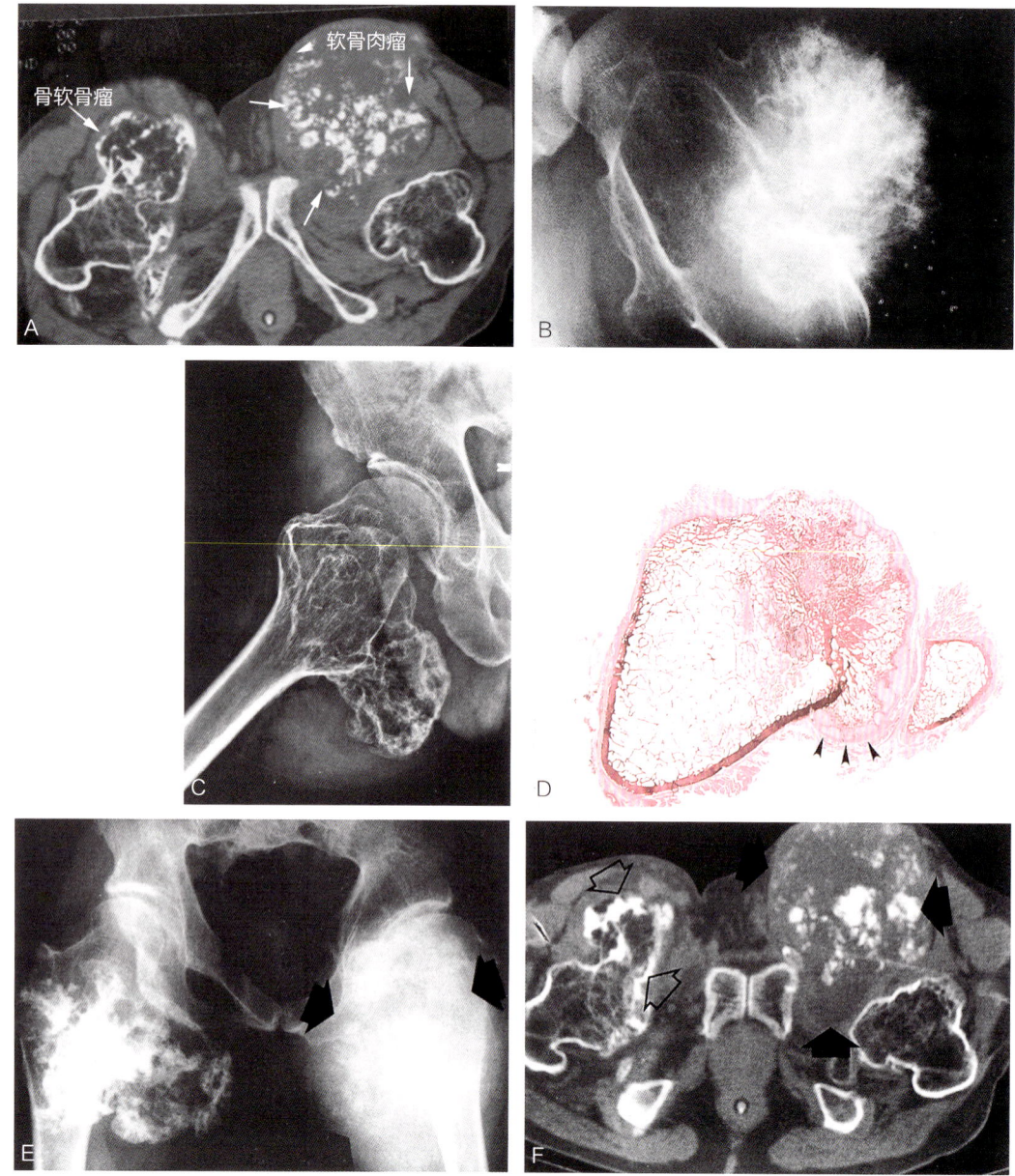

图14 A. 遗传性多发性外生骨疣患者骨盆的CT扫描。可以看到左髋为巨大软骨肉瘤，右髋为看似正常的骨软骨瘤。骨盆、肩胛带及肋骨是骨软骨瘤恶变的最常见部位，恶变率为20%～25%。B～D. 继发性低级别的软骨肉瘤，分别起源于肱骨近端（B）、股骨近端（C）、胫骨近端（D）（D. 箭头所指软骨帽已出现潜在恶变的倾向）。E、F. 该患者为遗传性多发性内生软骨瘤病，在其左股骨近端出现继发性软骨肉瘤。E. 平片显示右股骨近端巨大而貌似良性的内生软骨瘤，左侧股骨为巨大而边界不清的软骨肉瘤。F. CT显示两病灶明显的不同之处。左股骨出现具有破坏性的恶性肿瘤组织，已完全取代软骨瘤，并已向皮肤侵犯。对该患者实施了改良半骨盆切除术，术后随访10年，仍无瘤生存中（B～F的版权：Martin M. Malawer）。

软骨肉瘤的变异体
- 相对于典型的软骨肉瘤而言，主要有3种较少见的变异体，以下逐一简述（图15）。
  - 透明细胞型软骨肉瘤：是最为罕见的一种变异体类型，它生长缓慢，是一种局部复发的肿瘤，与软骨母细胞瘤相似，在成人病例中有潜在恶性可能。最棘手的临床困难是无法做到早发现，并常常与软骨母细胞瘤相混淆。局部多次复发后才会出现远处转移。主要治疗手段是行广泛切除术，往往不需要全身性治疗。
  - 间叶性软骨肉瘤：发病率低，侵袭性多变，病理学特点是呈双向性，即软骨岛中混杂着体积小而紧凑的细胞，易发生于扁骨，发生在长管状骨的罕见，易发生在年轻患者。转移的可能性高。10年生存率为28%，此型对放疗敏感。

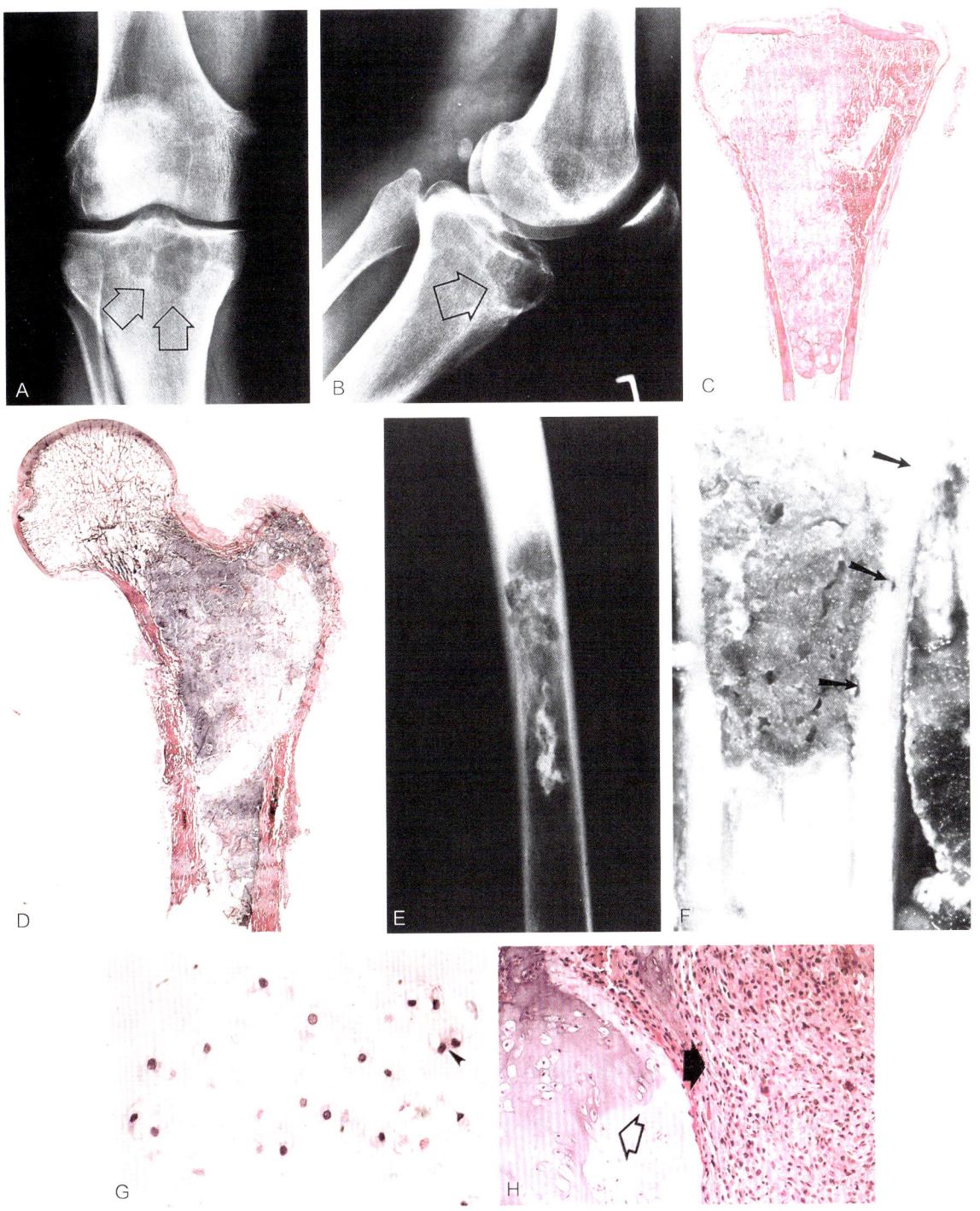

图15 A、B. 胫骨近端X线片。正侧位片显示中心型软骨肉瘤（箭头所指处）。位于胫骨近端中心型软骨肉瘤的断面（C）、股骨近端（D）。E. 股骨干平片显示中心型软骨肉瘤，出现明确的溶骨性病灶、明显的硬化带、钙化灶以及骨内膜呈扇贝样改变。免疫组化显示肿瘤细胞分化更为幼稚。F. 剖面清楚地显示了髓内软骨肉瘤小叶样结构和透明的玻璃样基质。注意箭头所指处是特征性骨内膜受到破坏的表现。G. 低级别软骨肉瘤存在小叶样结构，细胞结构略微增大，偶呈双核或不典型核增生状。这些细胞主要集中在骨陷窝中。肿瘤可能渗透到正常的骨小梁结构中。H. 高级别的梭形细胞肉瘤合并低级别的软骨肉瘤小叶，是软骨肉瘤去分化的标志。这些梭形细胞成分通常是未分化多形性肉瘤、骨肉瘤或未分化恶性肿瘤的特征。出现这种恶性形态标志着临床侵袭性和相对较低的长期生存率（版权：Martin M. Malawer）。

- 去分化软骨肉瘤:大约10%的软骨肉瘤会去分化为骨肉瘤或纤维肉瘤。大部分发生于老年患者且往往是致命性的。手术治疗原则参照其他高度恶性的肉瘤。综合治疗必须被考虑。

尤因肉瘤

- 尤因肉瘤是在儿童中排名第二的常见恶性骨组织肉瘤,发病率大约为骨肉瘤的一半。病变特点是分化差的、一致的小圆细胞。真正的细胞起源并不得知。这些间质细胞中有大量糖原,呈现出独特的染色体互相易位现象,t(11;22)(q24;q12)生成了嵌合蛋白质 EWS/FLI-1。大约有90%的肿瘤出现这种易位。临床及生物学特性明显有别于梭形细胞的骨肉瘤。近20年来,联合辅助化疗、优化的放疗技术和选择性应用的有限手术切除,使得尤因肉瘤患者的预后明显改善。

临床特征和体格检查

- 尤因肉瘤发生于幼儿,但是5岁以下发病率几乎为0。扁骨和长骨干发病率为50%~60%。如果是长(管状)骨受累,其近端或骨干为较易被侵犯的部位(图16)。与之相反的是,骨肉瘤好发于青少年(平均年龄为15岁),主要集中在膝关节周围,一般累及长骨的干骺端。
- 尤因肉瘤另一特征性表现是全身性症状,主要表现为发热、厌食、体重减轻、白细胞增多及贫血。所有患者至少有一项前述症状,所有症状都发生的患者占20%~30%。这与骨肉瘤截然不同,骨肉瘤患者早期没有全身性症状,多在疾病晚期才会出现。最常见的主诉是疼痛或包块,局部包块常有触痛,并伴随红肿和硬化。这些症状,再加上全身性症状——发热和白细胞计数升高,易与骨髓炎相混淆。

影像学表现

- 尤因肉瘤的影像学特点是高度破坏性、透光性的病灶,但没有成骨的迹象。典型表现包括弥漫性、虫蚀样伴破坏,伴骨膜掀起。多层骨膜抬高(洋葱皮)及日光放射现象是典型特征。若尤因肉瘤发生于扁骨,那么以上特征通常不会出现。扁骨受累通常伴有骨质破坏和巨大软组织肿块。这种情况最容易在骨盆和肋骨上发生。由于骨质广泛遭受破坏,瘤体本身又缺乏基质,所以会继发病理性骨折。
- 鉴别诊断包括:骨髓炎、溶骨性骨肉瘤、转移性神经纤维瘤、嗜酸性肉芽肿。

自然病程

- 尤因肉瘤致死率高,扩散很快,在过去,2年的无病生存率低于10%~15%[3]。
- 许多患者发生远处转移。最常见的转移部位是其他部位骨骼和肺部。由于多部位骨骼受累,尤因肉瘤一度被认为是多中心疾病。与其他肉瘤不同,尤因肉瘤能转移至内脏、淋巴系统、脑膜等,因此术前这些地方都需要检查。

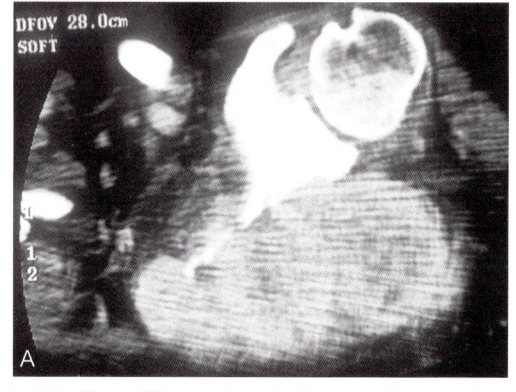

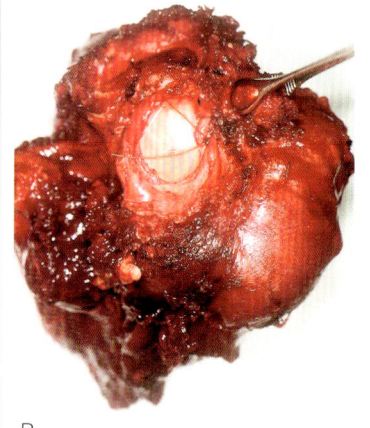

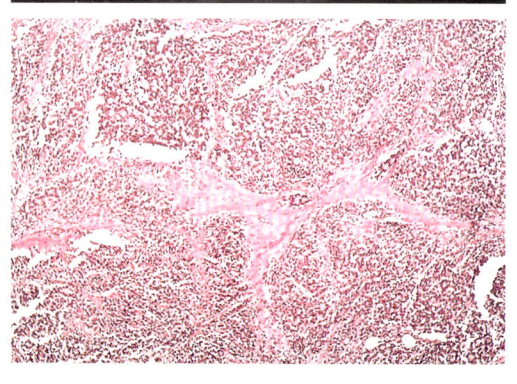

图16 A. 肩胛骨的尤因肉瘤,CT显示有巨大的软组织肿块。尤因肉瘤通常出现巨大软组织肿块,特别是累及扁骨时。B. 肩胛骨全切术后的尤因肉瘤大体照片,注意肩胛盂前方和后方的巨大软组织肿块。C. 尤因肉瘤属于一种持续扩张的,具有小、圆、蓝色细胞的肿瘤。它包含众多圆形细胞,这些细胞胞质少,核为圆形或椭圆形。核染色质看上去细小,同源性明显。用免疫组化、电子显微镜技术、细胞遗传学和癌基因标记法能同小圆细胞肿瘤家族中其他的成员相鉴别(版权:Martin M. Malawer)。

影像学评估及分期
- 尤因肉瘤没有普适性的肿瘤分期系统，骨骼肌肿瘤分期系统并不适用于这种圆形细胞的尤因肉瘤。
- 由于病灶容易转移至其他骨组织、骨髓腔、淋巴系统及内脏，因此肿瘤评估应比梭形细胞的骨肉瘤更加全面和广泛。临床上必须仔细检查区域淋巴结和远处淋巴结，并对腹腔脏器受累情况做详细的影像学评估。除了肺部和原发灶的CT检查外，还要对肝和脾进行扫描、骨髓活检等。如果首选手术切除时，还需要做血管造影术。

显微镜下的特点
- 由于要做出正确的病理诊断一般很难，并且因为某些情况下骨组织会受热，所以对于疑似圆形细胞肿瘤的活检必须遵循以下原则：
  - 应获得足够的肿瘤细胞量，用于病理诊断或电镜检查。
  - 应常规行组织培养检查以与骨髓炎相鉴别。
  - 骨的病理活检并不需要，通常软组织活检就能提供足够的标本量。骨活检应该在张力侧通过小孔穿刺来进行。放疗过的骨发生病理性骨折通常很难愈合。
- 大型蜂巢样及大片状规则的圆形细胞是尤因肉瘤的特征性改变，大片状细胞被纵横交错的胶原小梁分隔。细胞中包含着具有明显核膜的圆形细胞核。核仁通常比较少见，有丝分裂活动很少。尽管从来没有证实是神经外胚层起源，但偶然可发现玫瑰花结样的结构。坏死区域内的血管结构被有活力的肿瘤细胞所包绕，这些细胞中含有胞质糖原。这种肿瘤组织分属蓝色小圆形细胞肿瘤，而在这个名称下还包括诸如神经母细胞瘤、淋巴瘤、转移性骨肉瘤、偶见骨髓炎和组织细胞增多症。为了与这些疾病相鉴别，病理学家应该借助电镜及免疫组化技术来帮忙。

多模式联合治疗
- 尤因肉瘤总体上对放疗敏感。对原发灶进行放疗是控制肿瘤局部发展的传统方法。近10年来，病灶选择性手术切除逐渐成为主流。具体处理方法本章不做阐述，下文将介绍一些多模式治疗的主要手段。

化疗
- 盐酸多柔比星、放线菌素D、环磷酰胺以及长春新碱是最有效的化疗药物。可交替使用不同药物组合及相应的化疗疗程。所有的患者都需要加强化疗以防止病灶播散。四肢尤因肉瘤患者的总体生存率为40%～75%。

放疗
- 放疗范围必须包括全长骨。通常剂量为4 500～6 000 cGy，时程为6～8周。为减小放疗反应，一般建议4 000～5 000 cGy用于全长骨干，另加1 000～1 500 cGy用于肿瘤部位。

手术治疗
- 目前手术在治疗尤因肉瘤中的地位正在发生变化。尤因肉瘤国际研究组推荐手术切除那些"可牺牲的"骨骼，如肋骨、锁骨、肩胛骨。通常，对那些高危险部位的肿瘤，往往不主张手术，例如肋骨、髂骨及股骨近端，所谓危险因素包括局部复发及远处转移的概率会上升。总之，手术通常只作为其他治疗方式的辅助手段。
- 有意思的是，近来由于引入了新辅助化疗，切除尤因肉瘤原发灶变得越来越盛行。这同肉瘤的治疗方案如出一辙。做完切除术后，倘若切缘为阴性（比如广泛切除），那就不需要做放疗了。这样做的目的是控制局部病灶，同时减少大剂量放疗的并发症和给年轻患者造成的功能丧失。

骨巨细胞瘤
- 骨巨细胞瘤是一种有侵袭性倾向、局部复发率高、远处转移率低的良性肿瘤（4%～8%）。骨巨细胞肉瘤是一种恶性骨肿瘤，它并非起源于骨巨细胞瘤的恶变。这两种肿瘤有着截然不同的临床特点。

临床特点和体格检查
- 从骨巨细胞瘤发病率来看，女性略高于男性。骨骼发育成熟后，80%骨巨细胞瘤位于长骨；其中75%的病例出现在膝关节周围。和肉瘤不同的是，骨巨细胞瘤患者极易发生关节腔积液和病理性骨折。骨巨细胞瘤偶尔发生于桡骨远端、椎体（2%～5%）和骶骨（10%）[3]。

自然病程及潜在恶性
- 虽然骨巨细胞瘤很少恶变（2%～8%），但在多次局部复发后，骨巨细胞瘤可能发生恶变或潜在病理性或临床上的恶变。已知8%～22%的骨巨细胞瘤在局部复发后转为恶性[3]。如果排除了术后行放疗的患者，这个比率会小于10%。大约40%的骨巨细胞瘤转为恶性在第一次复发后，其余的患者在第2、3次复发后转为恶性。因此转为恶性的风险随着骨巨细胞瘤复发次数增高而上升。5年后复发的骨巨细胞瘤应高度怀疑为恶性变。原发性恶性骨巨细胞瘤的预后要好于骨巨细胞瘤继发性恶变，特别是放疗后出现的恶变。决定局部复发的主要因素是手术切除的彻底程度而不是肿瘤的恶性程度。

影像学及临床分级
- 骨巨细胞瘤一般出现于长骨末端,有偏心性的溶骨性改变,无大量基质产生。大约10%出现在中轴骨(脊柱)上,骨巨细胞瘤边界不清,有较宽的移行带。它们往往出现在骨骺旁,干骺端侵犯较多。虽然看上去骨皮质膨胀并出现破坏,但术中往往发现破坏程度不重和完整的皮质。骨膜反应罕见,但出现软组织肿块较多。在骨质尚幼稚的患者中,骨巨细胞瘤必须与动脉瘤样骨囊肿鉴别,因为两者骨破坏灶非常相似。骨巨细胞瘤的分级应参考Enneking分级原则,分为Ⅰ、Ⅱ或Ⅲ型。

显微镜下特点
- 典型的骨巨细胞瘤由两种基本细胞类型构成。
  - 基质中有特征性的多边形或似梭形细胞,其中央为圆形细胞核。
  - 良性、多核巨细胞分散在基质的各个角落,可以观察到由这些良性基质细胞产生的类骨质病灶,然而肯定不会见到软骨基质。

治疗
- 骨巨细胞瘤的治疗原则是手术切除。总体上说,是用高速磨钻刮除腔内肿瘤以及用物理方法去除瘤壁残留肿瘤。我们推荐的方法是联合运用低温技术(液氮或封闭的氩、氦系统)以获得-40℃的治疗温度。接着是用移植骨、骨水泥和内固定重建瘤腔,以期获得早期功能锻炼。
- 相对于其他类型骨肿瘤而言,冷冻手术在骨巨细胞瘤治疗中成功率更高。冷冻手术能有效根除肿瘤而保留关节活动,从而避免关节置换及截肢。液氮是一种非常有效的物理辅助治疗手段,建议在手术病灶刮除后使用。目前不再推荐单独行病灶刮除,因为局部会有较高的复发率。

常见软组织肉瘤

治疗原则和手段
- 在近几十年中,高级别软组织肉瘤的治疗发生了根本性的变化。患者的治疗需要多领域的合作,手术方案的制订需要手术医生、肿瘤专家以及放疗专家的合作。每一个领域起到的作用都在持续变化中,总的方针和概述将在如下几部分展开。

化疗
- 化疗对高级别软组织肉瘤生存率的影响尚存在争议,相比起单独药物化疗,联合化疗在防止高级别软组织肉瘤向肺部转移中的疗效更显著。当今,最有效的几种药物包括:盐酸多柔比星和异环磷酰胺。达卡巴嗪、甲氨蝶呤和顺铂也能有效抗击该类肿瘤,被目前许多化疗方案收录。传统上,在术后(辅助性)采用各种各样的组合式化疗方法,这被认为能有效抗击临床上不易察觉的微小转移灶。
- 目前多家研究机构正在评估新辅助化疗(术前)的作用,早期效果显示,化疗能明显减小肿瘤体积,为保肢手术创造条件。对于一些原本不能切除肿瘤,注定要截肢的患者而言,术前化疗可以使瘤体急剧缩小,所以又给了他们新的希望——做广泛切除术和保肢手术。

放疗
- 经典的放疗剂量一般是5 000~6 500 cGy,需要分成很多次进行。在辅助治疗中,放疗能有效减小非侵入性切除术后的局部复发。虽然经历广泛切除和术后放疗,局部复发率为5%~10%,但是在这种情况下,首次手术应该降低肿瘤体积的程度却颇有争议。
- 放疗使所有受照射组织面临风险,受照射区域会萎缩,因此要保护非照射皮肤,应用滤过板及放疗增敏药。在过去的10年间,放疗引起的局部疾病明显减少。虽然术前放疗能有效减小肿瘤体积,但是往往伴随术后伤口难愈的并发症,因而不像术后放疗那样被推荐使用。

手术
- 运用保肢手术或截肢术来切除肿瘤是控制局部病灶的必要途径。术前肿瘤分期的结果决定了手术方式的选择。美国国家肿瘤研究中心(NCI)的一项最新前瞻性随机研究揭示了在控制局部复发和生存率方面,多模式治疗(包括保肢手术并联合辅助性放、化疗)和单纯截肢术加化疗的效果旗鼓相当,但不同的是,前者还能同时保留肢体的功能。
- 运用辅助治疗(放、化疗)使得绝大多数四肢软组织肉瘤患者得以做保肢手术。Enneking等[5,6]指出只采用根治性切除术的患者,局部复发率为5%。没有放、化疗的广泛切除有50%患者发生局部复发。美国国家肿瘤研究中心的研究表明,配合术后放、化疗的局部切除术(边缘切除或广泛切除术),局部复发率可降至5%。其他研究也得出相似的结果,不管是否术前化疗。保肢手术的禁忌证和骨组织肉瘤的相一致。总之,主要血管和神经受到侵犯就是禁忌证。

- 对相关患者的研究表明,大约一半的软组织肉瘤患者在接受切除活检时会残余微小的或大体的病灶。因此,相关患者在接受治疗时应行常规扩大切除,并切除活检通道以防局部复发,这一点要优于辅助性治疗。

常用手术技巧及注意点

- 对所有可疑的组织必须做广泛的整体切除,这包括肿瘤、周围正常肌肉组织及一切可能被肿瘤污染的组织,这并不一定要切除整块肌群。近活检通道 3 cm 以内的正常皮肤和皮下组织都要和肿瘤一起做整体切除。
- 在整个切除过程中,不能直视到肿瘤及瘤外假包膜(图17),因为肿瘤污染创口可大大增加局部复发风险。
- 切除时不应出现远端皮瓣,这可能会污染未涉及的区域。
- 手术切缘应该以金属夹标记以便放疗医生对需要术后放疗的患者确定高危(重点)区域。
- 重建缺损的方法包括用周围邻近的肌肉转移来保护(覆盖)外露的神经血管及骨皮质。
- 应关闭所有的死腔,充分引流防止血肿生成。
- 围手术期必须使用抗生素,因为虽然术后感染率较低,但是后果严重。如果术前应用辅助治疗,术后感染风险会随然上升。

未分化多形性肉瘤

- 未分化多形性肉瘤是成年人中最常见的软组织肉瘤,是一种异源性的低分化肉瘤。根据 DNA 和蛋白质的分析,可以将许多未分化多形性肉瘤进行特异性分类。未分化多形性肉瘤最常侵犯下肢,特别是深部骨骼肌。
- 肿瘤通常表现为多结节性包块,要么境界分明,要么边界不清伴浸润。诊断时,肿瘤大小及位置一般和临床上可探知的程度相关:表浅的(皮内或皮下的肿块)可能直径仅有几厘米;但如果起源于后腹膜,直径可能有 15 cm 以上。肿瘤的颜色及活动度相差很大,但它们侧面反映了肿瘤细胞的密集程度。血肿及坏死引起的局部棕红色区域并不少见。黏液状肿瘤包含了大量呈灰白色、柔软的黏液样小叶,这些都是由高度黏液化的基质产生。
- 大约 5% 的未分化多形性肉瘤经历了广泛的出血囊化过程,被称为"毛细血管扩张性转化",导致临床上和影像学上易误诊为血肿。如果穿刺活检仅取到肿瘤的出血中心,那么就会误诊为良性疾病。正因如此,除非有相当有力的证据,一些发生于成年人的四肢深层的血肿,尽管有些患者可能有外伤史,如果在数周内没有消退,就应该有理由怀疑是潜在的软组织肉瘤。
- 目前认为未分化多形性肉瘤组织学类型相当丰富,涵盖了许多变异体,而早先认为这些变异体是相对独立的临床病理疾病。这些病灶以往主要根据数量上占优势的细胞学类型来命名,包括纤维黄瘤、恶性纤维黄瘤、炎性纤维组织细胞瘤及软组织巨细胞瘤。免疫组化配合电镜能有助于精确诊断这些肿瘤的各项成分。所有的纤维组织细胞瘤的基本瘤细胞组分包括成纤维细胞、组织细胞样细胞以及原始间充质细胞(图18),急性及慢性炎症细胞也包括在此组分之内。恶性成分比例和反应性细胞的比例、肿瘤细胞多形性的程度以及占优势的类型,决定了未分化多形性肉瘤在组织学上千变万化。
- 未分化多形性肉瘤最为常见的组织学类型是轮辐状排列的细胞,一束束梭形细胞交织成"纸风车样"或"货车轮样"排列(图18),很有特征性,包含异常有丝分裂象的非典型及异型巨细胞比比皆是。组织学分级(总是中度至高度)是能否发生转移的预测指标。黏液样变异体是第二大常见组织学类型,其种类细胞播散时含有较多的黏液样基质。少见的巨细胞类型(恶性的软

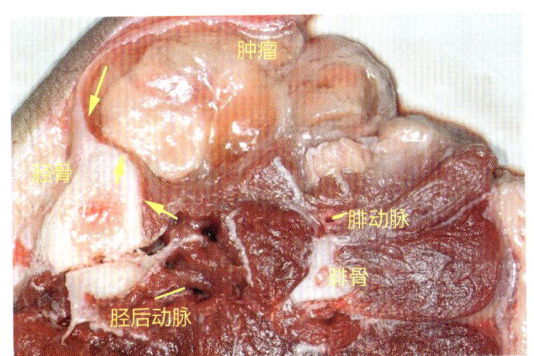

图17 起源于小腿前室的软组织肉瘤大体标本,对其实施了截肢术。注意图中肿瘤与骨组织和胫血管分叉的关系(箭头所指处)。反应区及假包膜清晰可见。

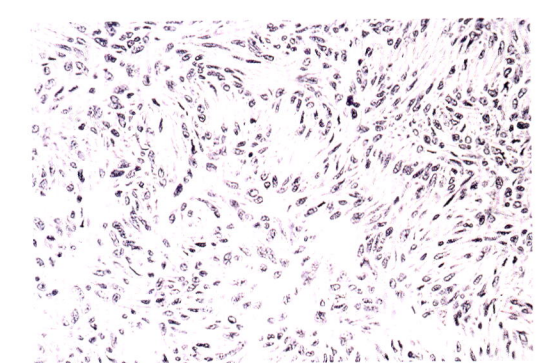

图18 恶性纤维组织细胞瘤是一种高级别肉瘤,特征性结构是成束的多形性梭形细胞,或排列成轮辐状,同时能见到散在分布的异型巨细胞(版权:Martin M. Malawer)。

组织巨细胞瘤)的特征是富含破骨细胞样巨细胞,这种细胞弥散分布在恶性纤维组织细胞瘤的各个角落。黏液样恶性纤维组织细胞瘤的预后要好于其他亚型。
- 笔者最近分析了150例未分化多形性肉瘤患者的临床资料,显示5年生存率为74%,远处复发率为28%,局部复发率为19%。对生存率产生明显负面影响的预后因素有:局部复发、肿瘤体积过大、位置较深、边界不清及肿瘤发生在四肢的近端。

脂肪肉瘤

- 脂肪肉瘤是成年人中第二高发的软组织肉瘤。脂肪肉瘤有着很大的潜在恶性趋势,这与个体的病理学类型明显相关。下肢是最易发生肿瘤的部位,占40%以上。起源于后腹膜的脂肪肉瘤体积巨大,能达10~15 cm,重量可超过5 kg,这样的情况并不少见(图19A)。脂肪肉瘤一般边界清楚,并呈多叶状,大体形态与组织学构成相关。分化良好的脂肪肉瘤含有不同比例的相对成熟脂肪和纤维胶原组织,从黄色到灰白色,肿瘤质地柔软、坚实或有弹性。如果肉瘤质软,呈粉棕色且表面富有黏液则为黏液样脂肪肉瘤,这也是最常见的病理学类型。高级别的脂肪肉瘤(如圆形细胞和多形性细胞)颜色从粉棕色到深棕色,且伴有广泛的出血及坏死现象。
- 辨别出典型的成脂细胞是诊断脂肪肉瘤必备的条件。该种细胞胞质中含有一个或多个圆形脂肪滴,在细胞中央或周边形成锐利的扇贝样缺口。高分化脂肪肉瘤含有大量的成熟脂肪细胞和较少的散在分布的成脂细胞。如果取样不足,会误诊成良性的脂肪瘤(图19B)。高度分化的脂肪肉瘤起源于表面软组织,被称为"非典型脂肪瘤"。在硬化型高分化的脂肪肉瘤中,纤细的胶原纤维是组成基质的主要成分,同时它们又包绕着脂肪细胞和成脂细胞。只有在能实现切缘阴性的情况下,推荐采用广泛切除并配合辅助性放疗。笔者治疗高级别脂肪肉瘤的策略与治疗其他软组织肉瘤相一致,采用新辅助化疗、广泛的切除术及术后辅助性化疗相结合。当无法行安全边界切除时,笔者推荐放疗。
- 65%的脂肪肉瘤发生于四肢,35%发生于腹膜后。预后不佳的因素包括腹膜后肿瘤,直径>10 cm或术后迅速发生局部复发。

滑膜肉瘤

- 滑膜肉瘤是成年人中排名第四常见的软组织肉瘤。尽管被冠以此名,滑膜肉瘤很少直接起源于关节,主要发生于肢体远端关节附件,与其他肉瘤相比,滑膜肉瘤发病者年龄更小,大部分患者的年龄小于40岁。滑膜肉瘤的典型临床表现是疼痛的肿块,放射学上可见软组织钙化以及足部的恶性肿瘤。肿瘤典型表现是位于深层的边界清楚的多叶性质硬肿块。与滑膜相连续者十分罕见,偶有淋巴扩散。与其他软组织肉瘤不同的是,滑膜肉瘤的疼痛性肿块可能持续数年。平片常显示肿块内小的钙化灶。这些表现应提醒临床医生进行相应的诊断。
- 事实上,所有滑膜肉瘤都是高度恶性的。这些低分化的肿瘤通常表现为边界难以明确的浸润性、柔软、带些许凝胶状的病灶。肿瘤典型的病理学类型是有双相型细胞,这表明有两组截然不同的细胞共存,分别为梭形细胞和上皮样细胞(图20A)。这种饱满的梭形细胞占绝对多数,形成纵横交错的束状结构,容易让人回想起前面提及的纤维肉瘤。在梭形细胞区域内,通常存在像血管外皮细胞瘤一样的丰富的血管组织。上皮样细胞排列千变万化,从实心的巢样结构到形状独特的腺样结构都有(图20B)。当组成腺样结构时,这些结构性细胞会排列成立方体或长柱状,很少鳞状化生。免疫组织化学显示这些腺样板层中含有上皮样酸性黏蛋白。肿瘤可能含有大片密集的玻璃样变性,局部钙化很普遍。如果出现广泛的钙化,甚至有时出现良性的

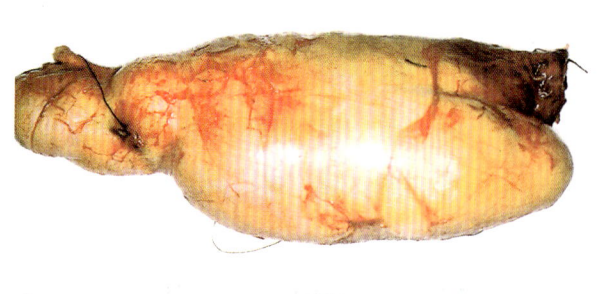
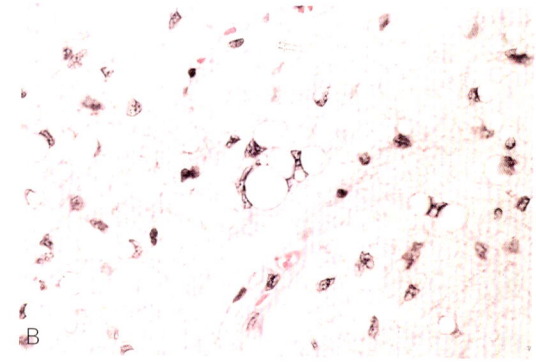

图19 A. 大腿后方巨大的低级别脂肪肉瘤。B. 诊断高分化脂肪肉瘤主要靠辨别出是高度分化的脂肪细胞。这些细胞含有单个或多个空泡,并有深染的扇贝样细胞核。这些和普通的脂肪瘤非常相似(版权:Martin M. Malawer)。

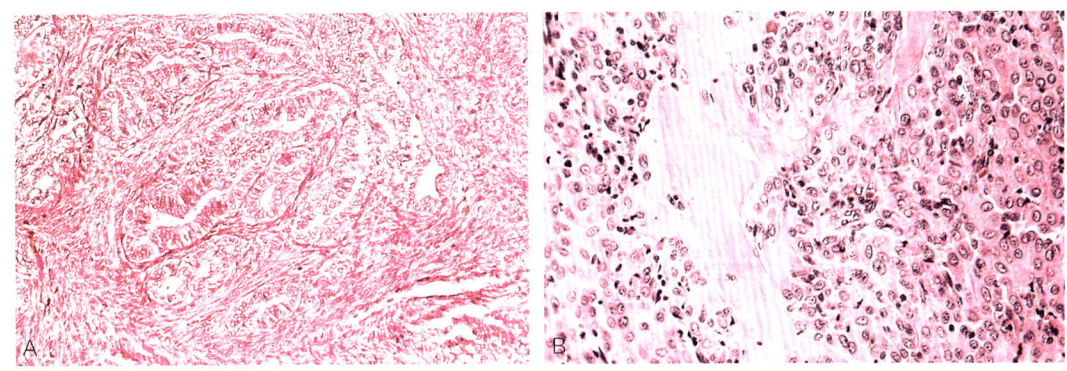

图20　A. 滑膜肉瘤特征是含独特的双相型细胞，它是梭形细胞和上皮样细胞的混合体，其共同构成腺样体，但这两种细胞的比率不恒定。B. 当滑膜肉瘤只有一种细胞构成时，那只能是梭形细胞——此时被称为单相滑膜肉瘤（版权：Martin M. Malawer）。

类骨质，这是值得关注的，因为出现这种罕见的变异体预示着预后要明显好于其他类型的滑膜肉瘤。

- 存在单相型梭形细胞的滑膜肉瘤还是能识别的，虽然很难将其与纤维肉瘤区别开来。和纤维肉瘤不同的是，免疫组化研究证实，这种单相型梭形细胞滑膜肉瘤可能含有细胞角蛋白。

（王磊　译，陈宇杰　董扬　袁霆　审校）

参考文献

[1] American Cancer Society. Bone cancer: key statistics. American Cancer Society Web Site. Available at: http://www.cancer.org/cancer/bonecancer/detailedguide/bone-cancer-key-statistics. Revised April 21, 2014. Accessed June, 2014.

[2] American Cancer Society. Cancer Facts & Figures 2013. Atlanta, GA: American Cancer Society, 2013:10-13. Available at: http://www.cancer.org/acs/groups/content/@epidemiologysurveilance/documents/document/acspc-036845.pdf. Accessed June, 2014.

[3] Dahlin DC. Bone Tumors: General Aspects and Data on 6,221 Cases, ed 3. Springfield, IL: Charles C Thomas, 1978.

[4] Edeiken J. Bone tumors and tumor-like conditions. In: Edeiken J, ed. Roentgen Diagnosis and Disease of Bone. Baltimore: Williams & Wilkins, 1981:30.

[5] Enneking WF, Spanier SS, Goodman MA. A system for the surgical staging of musculoskeletal sarcoma. Clin Orthop Relat Res 1980;153:106-120.

[6] Enneking WF, Spanier SS, Malawer MM. The effect of the anatomic setting on the results of surgical procedures for soft parts sarcoma of the thigh. Cancer 1981;47:1005-1022.

[7] Malawer M, Sugarbaker PH, eds. Musculoskeletal Cancer Surgery: Treatment of Sarcomas and Allied Diseases. Dordrecht: Kluwer Academic Publishers, 2000.

[8] Mankin HJ, Lange TA, Spanier SS. The hazards of biopsy in patients with malignant primary bone and soft-tissue tumors. J Bone Joint Surg Am 1982;64:1121-1127.

[9] Marcove RC. Chondrosarcoma: diagnosis and treatment. Orthop Clin North Am 1977;8:811-820.

[10] Marcove RC, Miké V, Hajek JV, et al. Osteogenic sarcoma under the age of twenty-one. A review of one hundred and forty-five operative cases. J Bone Joint Surg Am 1970;52:411-423.

[11] Rougraff BT, Simon MA, Kneisl JS, et al. Limb salvage compared with amputation for osteosarcoma of the distal end of the femur. A long-term oncological, functional, and quality-of-life study. J Bone Joint Surg Am 1994;76:649-656.

[12] Sim FH, Bowman W, Chao E. Limb salvage surgery and reconstructive techniques. In: Sim FH, ed. Diagnosis and Treatment of Bone Tumors: A Team Approach. A Mayo Clinic Monograph. Thorofare, NJ: Slack, 1983.

第2章 骨与软组织肿瘤的病理活检
Biopsy of Musculoskeletal Tumors

Jacob Bickels, Yair Gortzak, and Martin M. Malawer

背景

- 病理活检是骨与软组织肿瘤诊断的基本步骤。它应被认为是终末诊断步骤，而不仅仅是作为诊断的捷径。
- 病理活检前应做详细的临床评估和影像学分析[2,6,10,11]。骨与软组织肿瘤的诊断应该基于临床、影像及病理学三者结合，这三者结论应该一致，否则就要怀疑诊断的正确性[2,6]。
- 大部分病理活检在技术上并不难。活检术指征的把握、特殊部位活检的要点、解剖入路的选择以及活检技术的好坏会使结果有天壤之别。这可能是一次成功的活检，也可能是一场灾难的开始。
- 劣质的病理活检会成为正确诊断的绊脚石，并可能阻碍手术完整切除肿瘤，还会对患者的生存率产生负面影响。
- 如果活检术是在一家普通的临床中心，而非肿瘤专科临床中心进行，那可能会出现可怕的并发症、不必要的截肢术以及诊断中的重大失误，这些不良事件的发生率可以高到令人无法接受的地步[8,9]。

骨与软组织肿瘤的生物学行为

- 起源于骨骼及软组织的肿瘤有着特征性的生物学行为，这是由于它们都来自共同的间充质源头和解剖学环境。这些独特之处是制定分期系统和当代治疗策略的基石。
- 组织学上，根据肿瘤的形态学、多形性、异型性、有丝分裂程度以及自发性坏死程度，可将肉瘤分为低级别、中级别和高级别。这一组织学分级代表了其生物学侵袭性及发生转移的可能性。

- 肉瘤形成实质性肿块，其生长方式是离心性的，所以病灶外围是成熟度较低的。良性肿瘤周围受挤压的组织细胞构成真性被膜，与之不同的是，肉瘤瘤体大多被反应区或假包膜包裹。这层假包膜中主要有被挤压的肿瘤细胞、反应性生成的纤维血管组织，以及混杂着与周围正常组织互相作用的多种炎性成分（图1）。

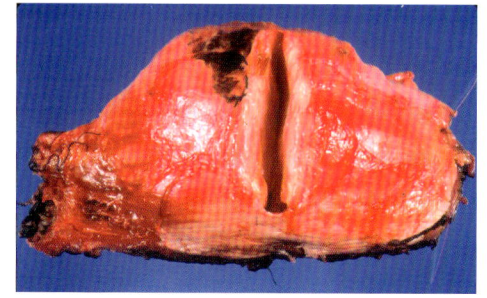

图1 高级别软组织肉瘤的切面，可以看见假包膜，它由受到挤压的肿瘤细胞以及带有炎性反应的纤维血管区构成。

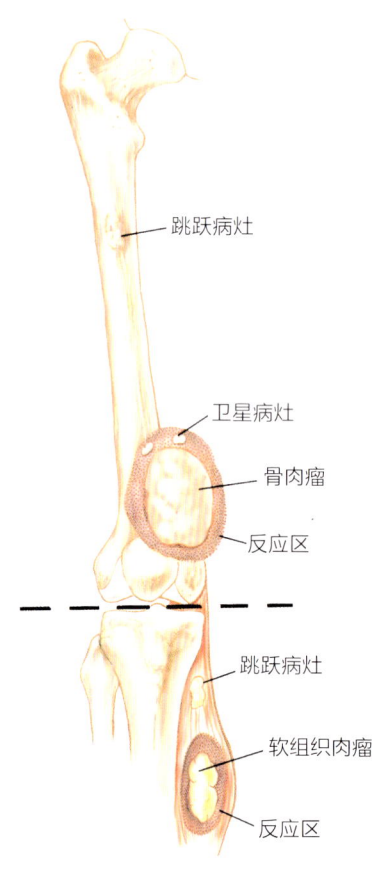

图2 骨与软组织肉瘤的生长方式。肉瘤呈向心性增长，肿瘤边缘为最幼稚的细胞。肿瘤与周围组织间形成反应区，这个反应区可能被肿瘤侵犯，这个微小扩散灶被称作卫星灶，并不是转移现象。高级别肉瘤有可能产生与肿瘤在同一解剖间室，但位于反应区外的肿瘤结节（跳跃灶），文献报道只有5%的患者在术前能被发现该现象（经允许引自Bickels J, Jelinek JS, Shmookler BM, et al. Biopsy of musculoskeletal tumors: current concepts. Clin Orthop Relat Res 1999;368:212-219）。

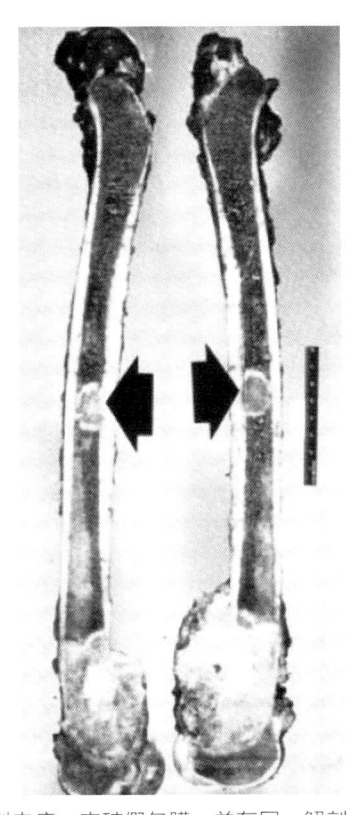

图3 高级别肉瘤，突破假包膜，并在同一解剖间室形成"跳跃"转移灶，这是一位股骨远端骨肉瘤形成的跳跃转移灶（箭头所指）。

- 除此之外，一些突破包膜的细胞在与病灶相同的解剖间室内形成转移（跳跃转移灶），根据定义，这些跳跃灶并非是通过循环系统种植的局部微小病灶（图2～4）。这个现象可能解释了为什么有些手术切缘阴性而肿瘤依然在局部复发。虽然低度恶性肉瘤经常进入反应区，但几乎不发生跨越反应区的跳跃转移灶。
- 肉瘤不侵犯解剖屏障。局部解剖屏障能影响肿瘤的生长，它是通过设置天然屏障来阻止肿瘤的扩增。总体上来说，肉瘤顺着阻力最小的方向生长，最初总是在所起源的间室内生长。在肿瘤晚期，间室壁（骨皮质或肌肉的腱膜）被突破，肿瘤细胞侵犯到邻近的间室（图5～6）。
- 大多数骨性肉瘤在出现之初就是双间室的，它们破坏骨皮质，同时直接侵犯邻近软组织（图7）。
- 软组织肉瘤可能由间室之间（间室外）生成，亦或者发生在没有解剖屏障的部位，例如肌肉间或皮下，在后期，它们仍然在间室外，只有到晚期才突破进入邻近的间室（图8）。然而上皮来源的癌症则直接侵犯周围组织，不管是否有间室边界（图9）。
- 和癌症不同，骨与软组织肉瘤几乎只通过血液播散。在早期，肢体肉瘤经过血行传播到肺部是主要途径，在晚期才发生骨转移（图10）。

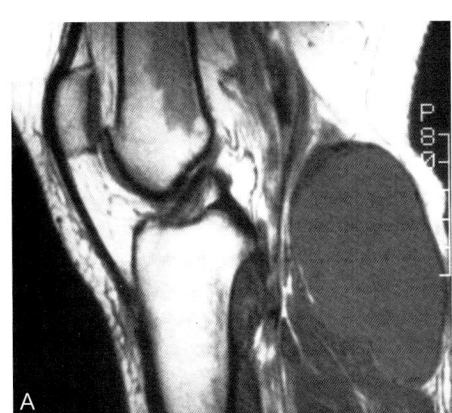
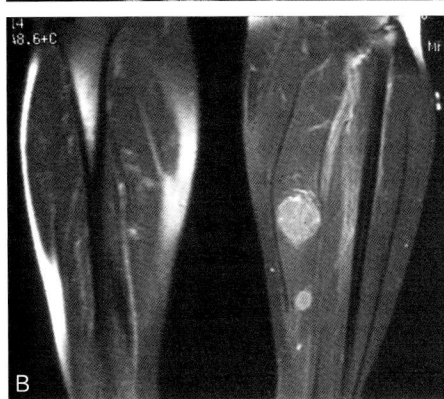
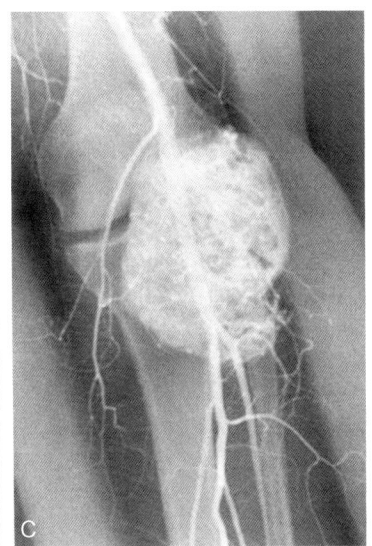
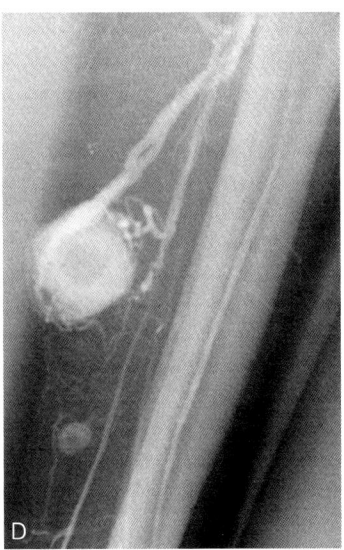

图4 40岁的女性患者，在小腿近端发现一个快速增大的肿块。体检发现位置较深、实质性的、直径为10 cm的肿块（A）。MRI显示比目鱼肌内有一个原发灶并伴有两个跳跃转移灶（B）。下肢血管造影清晰地显示了三个病灶（C、D）（经允许引自 Bickels J, Jelinek JS, Shmookler BM, et al. Biopsy of musculoskeletal tumors: current concepts. Clin Orthop Relat Res 1999;368:212-219）。

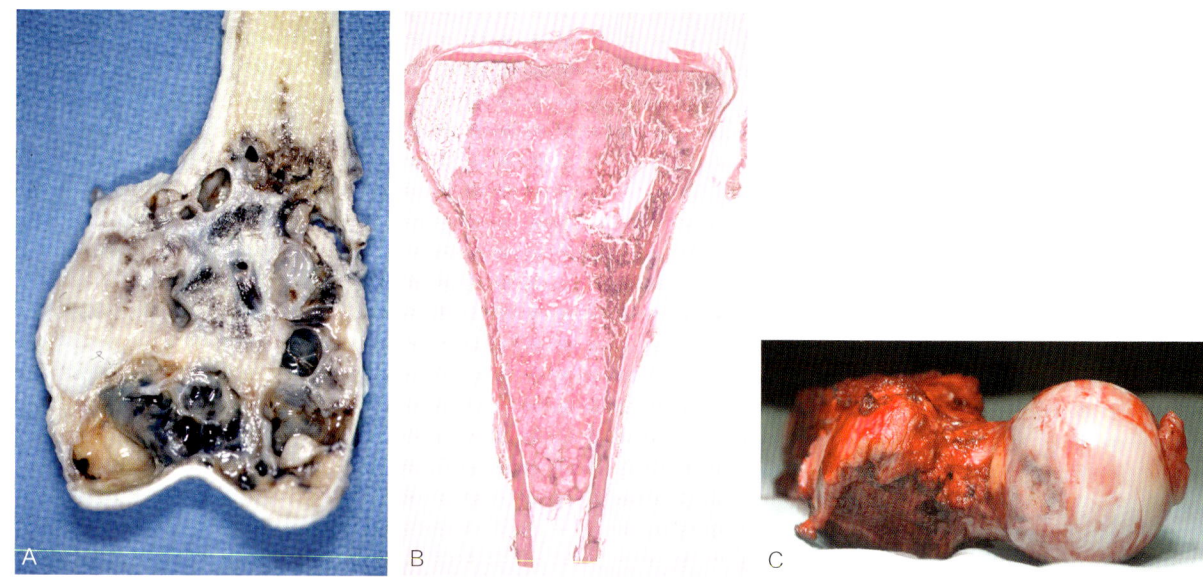

图5 股骨远端骨肉瘤沿着交叉韧带侵犯膝关节。股骨远端高级别骨肉瘤（A）、胫骨近端（B）、股骨近端（C）显示肿瘤侵犯软骨面（但仍然保持完整）。这个现象显示大部分邻近关节的骨组织肉瘤都可以行关节内切除术。

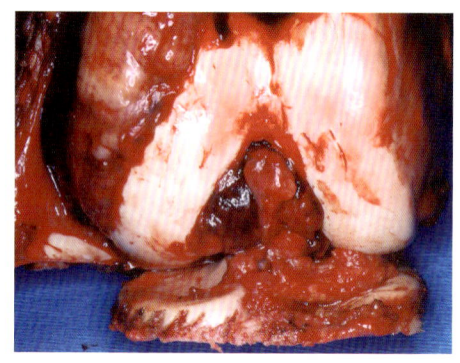

图6 股骨远端骨肉瘤切除后的交叉韧带，但关节软骨面完整，股骨远端骨肉瘤侵犯入膝关节十分罕见，需要行关节外切除术（完整切除要包括股骨远端、膝关节和胫骨近端）。

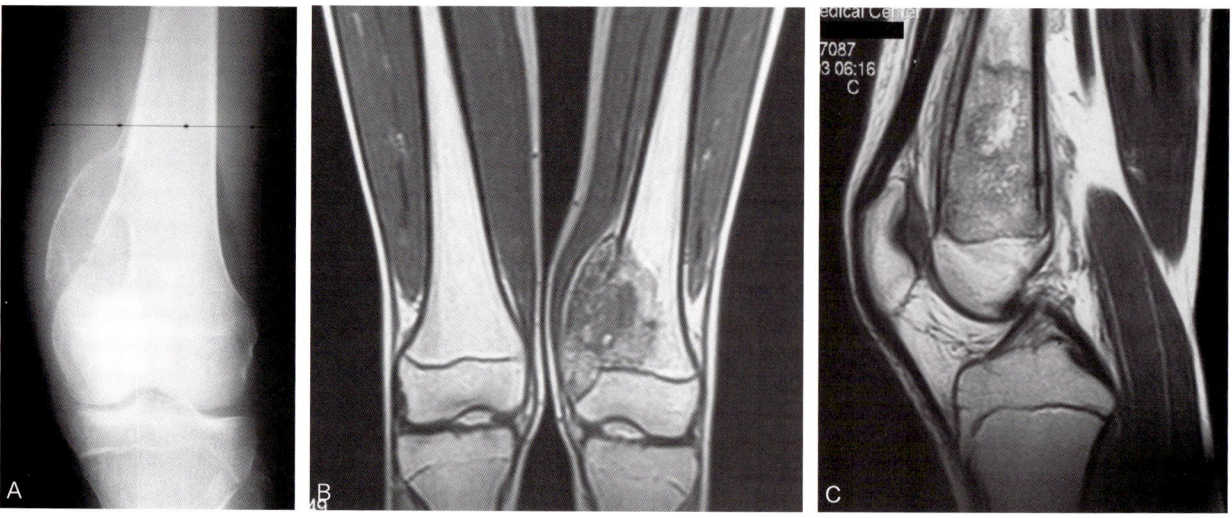

图7 胫骨远端干骺端的经典型骨肉瘤的X线（A）及MRI（B、C）影像，显示肿瘤突破内侧骨皮质，进入邻近的软组织中。

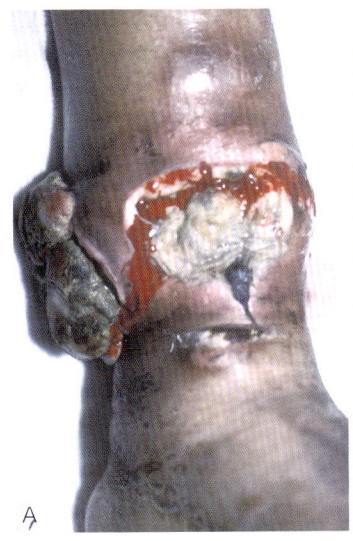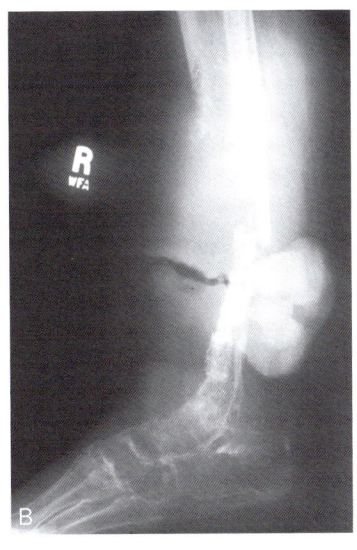

图8 临床图像（A）及X线片（B）显示小腿被漏诊的软组织肉瘤侵犯了表层皮肤及深层胫骨，并引发病理性骨折。

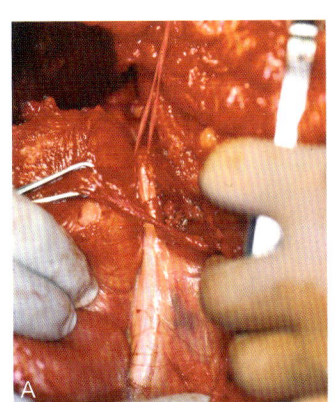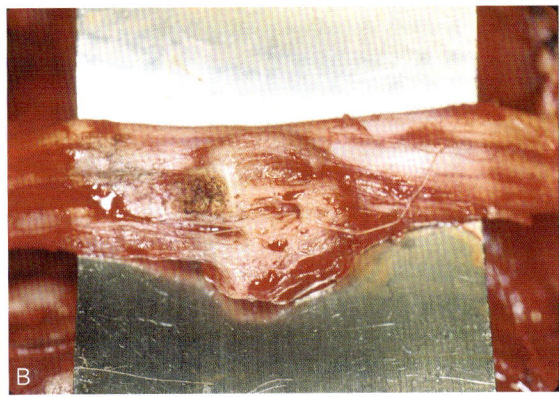

图9 A. 大腿后侧的脂肪肉瘤突向坐骨神经。尽管患者自诉坐骨神经痛，但肿瘤包膜与神经之间有清晰的分界面。B. 同一解剖部位的转移性癌肿，显示肿瘤直接侵犯神经，造成难以控制的令人痛不欲生的坐骨神经痛。

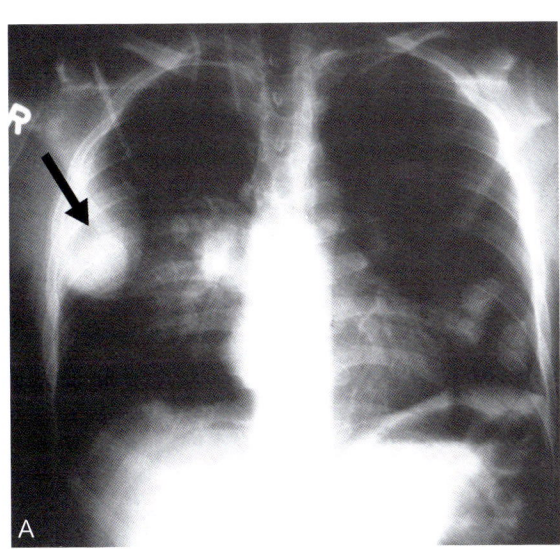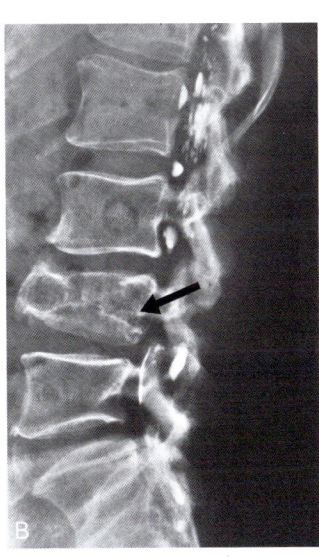

图10 平片显示骨肉瘤肺转移灶（A）及L3椎体（箭头所指出）（B）。

诊断性实验和注意事项

- 在进行病理活检之前,需要利用影像学检查来确定肿瘤的局部范围、和周围解剖结构的毗邻关系及转移播散情况,得到肿瘤的分期后再进行骨与软组织肿瘤活检。
- 骨组织的高级别肉瘤的分期主要依靠CT扫描和MRI来评估肿瘤局部侵犯情况,再以胸部CT和PET-CT全身扫描来排除转移灶的存在。CT扫描可以提供骨组织受侵犯的情况,MRI可以提供肿瘤在髓腔内浸润以及周围软组织侵犯的情况。因此这两项检测结合可以互相补充,最终给出骨肿瘤在周围解剖结构中的扩张情况。相对于上述传统检查手段,PET-FDG扫描对原发病灶的检出水平一致,但是对骨内转移灶和淋巴结转移灶的检出能力较强,然而检测肺转移灶的正确率却比CT低[12]。
- 在分期过程中得到的信息有助于外科医生判断代表潜在病理的肿瘤区域,并为最终手术规划好手术入路。如果正确地结合并分析各临床检查的结果,则能在进行活检前正确地诊断出大多数的骨与软组织肿瘤。所以,经临床检查和影像学检查判断为良性的病灶可以不进行活检。
- 相反,良性但具有侵袭性的病灶、恶性病灶以及存在疑问的病灶的确需要进行活检以确诊,并获得准确的病理类型,再选择最佳的治疗方案(图11)。
- 之所以将病理活检推迟到获得临床分期后,一个较令人信服的原因是活检手术会在相应部位造成影像学特征的改变,这会影响对影像学资料的判读。

术前计划

活检通道的解剖部位

- 活检手术前,必须考虑如下问题:
  - 病灶的那一部分需要活检?
  - 最安全的活检通道在哪里?
- 活检部位必须定位在病灶最明显的部位,因为骨与软组织肉瘤都有可能在局部出现形态学上的差异。由于这种形态学上的不均一性,在穿刺活检时必须取出足够多的肿瘤标本或多个样本以备诊断。
- "取样误差"这一术语是指因为所取部位的活检标本并不能代表原始病灶,从而得到错误的诊断或似是而非的结论。
- 相对而言,上皮来源的癌肿通常是均一性的,所以只要做一次细针活检就足以明确诊断。
- 软组织肉瘤的边缘通常代表了真正的恶性成分,应该被作为活检的靶向目标,而取肿瘤中心组织则可能造成误诊,因为中心组织中大部分为坏死组织和血液。
- 同样的,恶性骨肿瘤的骨外部分与骨内部分具有相同代表性,应该作为活检的目标(如果有的话)。破坏了肿瘤周围的骨皮质,会引发病理性骨折。只有在肿瘤没有骨外部分时,才可以穿破皮质取活检组织。
- 在制订最终手术方案时,应考虑到活检通道中存在肿瘤污染的情况,因此,要以同原发肿瘤一样的安全边界来切除活检通道。
  - Binitie等[3]报道了59例成年的软组织肉瘤患者,肿瘤位于四肢、位置较深、体积较大,并进行了细针穿刺活检,且最终手术没有切除这些活检通道,但是相对于已报道的在最终手术时切除了活检通道的研究,肿瘤局部复发率并没有上升[3]。

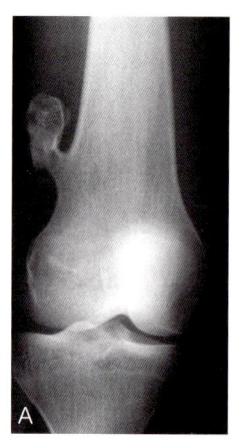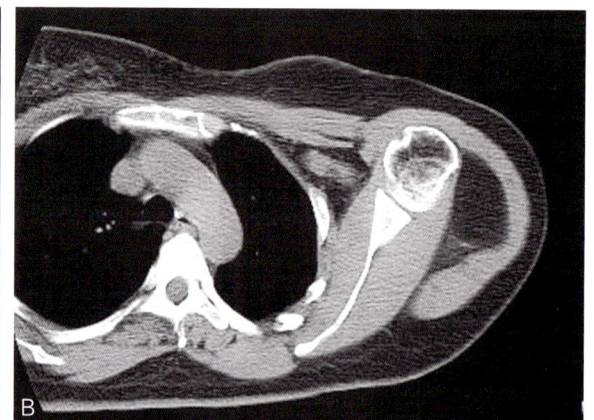

图11 股骨远端骨软骨瘤(A)以及肩关节深部脂肪瘤(B)。这些病灶在查体及影像学都有典型表现。因此,无论是为了诊断,还是为了制订治疗方案,都不需要做活检。

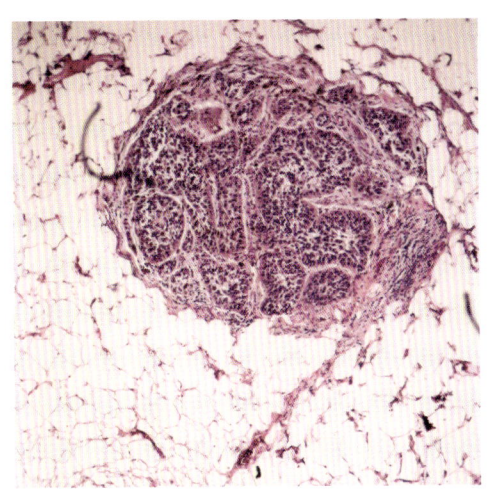

图12 与肱骨远端转移性黑色素瘤一起完整切除的活检通道的病理结果,显示已有活跃的肿瘤组织。

- Kaffenberger等统计了388名经过细针穿刺的高级别肉瘤患者,也报道了相同的研究发现。因此,对于穿刺活检的患者,可以不要求切除穿刺通道,但是对于切开活检的患者,仍然要求切除手术通道(图12)。
- 由此可见,无论将来要做保肢手术还是截肢手术,进行活检的医生必须熟悉接下来的手术计划。更重要的是,活检的切口和通道必须位于最终手术的切口位置以便能与肿瘤被整块切除(图13~14)。
- 即使有很多人担心活检后恶性肿瘤的生长或转移扩散会加速,但是目前尚无可靠的证据表明活检存在这些副作用。细针穿刺或切开活检真正的风险在于,当操作不规范时,有可能使肿瘤细胞局部播散,并导致局部复发。

开放性活检 vs. 闭合性活检

- 闭合性活检没有切口,标本是利用细针或环钻经皮穿刺获得。相反,开放性活检需要切口,它既可以是"切口型"的,即只从病灶中取样进行病理学检查;也可以是"切除型"的,即将病灶完整切除再进行病理活检。
- 相对于其他活检方式而言,开放性活检依然是最可靠的诊断技术,它有助于病理科医生评估肿瘤不同部位的细胞形态学特征和组织学结构。
- 另外,活检还能提供科研的材料,进行免疫组化、细胞遗传学、分子遗传学、流式细胞仪以及电镜检查。这些研究有助于骨与软组织肿瘤的诊断及分出亚型,指导最终治疗方式的选择。
- 开放性活检也饱受批评,因为它可能使并发症风险上升,例如医源性血管及神经损伤、伤口不愈合、伤口感染以及活检通道受肿瘤污染和局部复发。另外,开放活检可能带来住院花费和手术室需求上升。
- 穿刺活检技术的进展、经验的积累、对标本阐释能力的提高,以及CT或超声引导下穿刺活检技术的开展,使得准确诊断大部分的骨与软组织肿瘤成为可能。因此,引导下穿刺活检已经逐步成为大多数骨肿瘤诊治中心的常规技术[13,14]。
- 对于大多数高级别肉瘤,熟练的穿刺活检能给予准确的诊断[5]。当穿刺未能提供明确的诊断,或在临床放射学诊断与已知的组织学实体不一致的情况下,开放活检可能是不可避免的。

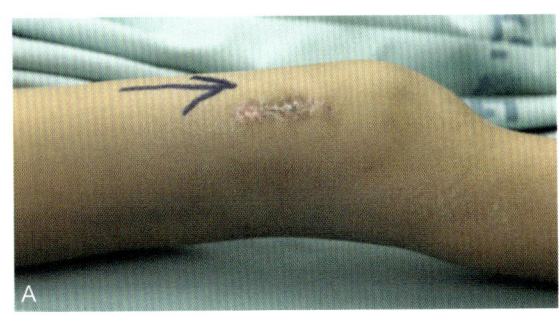
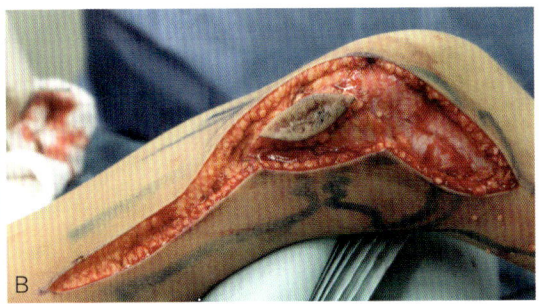
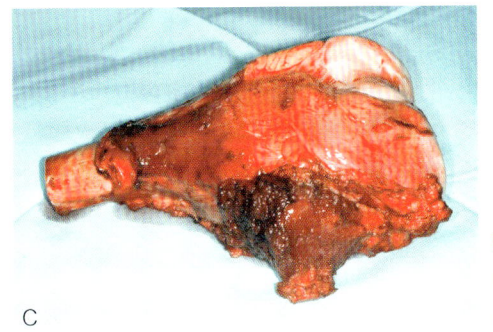

图13 A. 股骨远端骨肉瘤切开活检的手术瘢痕。B. 在肿瘤切除时,活检的瘢痕和通道始终与肿瘤保持完整,以便一起切除。C. 带有活检通道的手术标本。

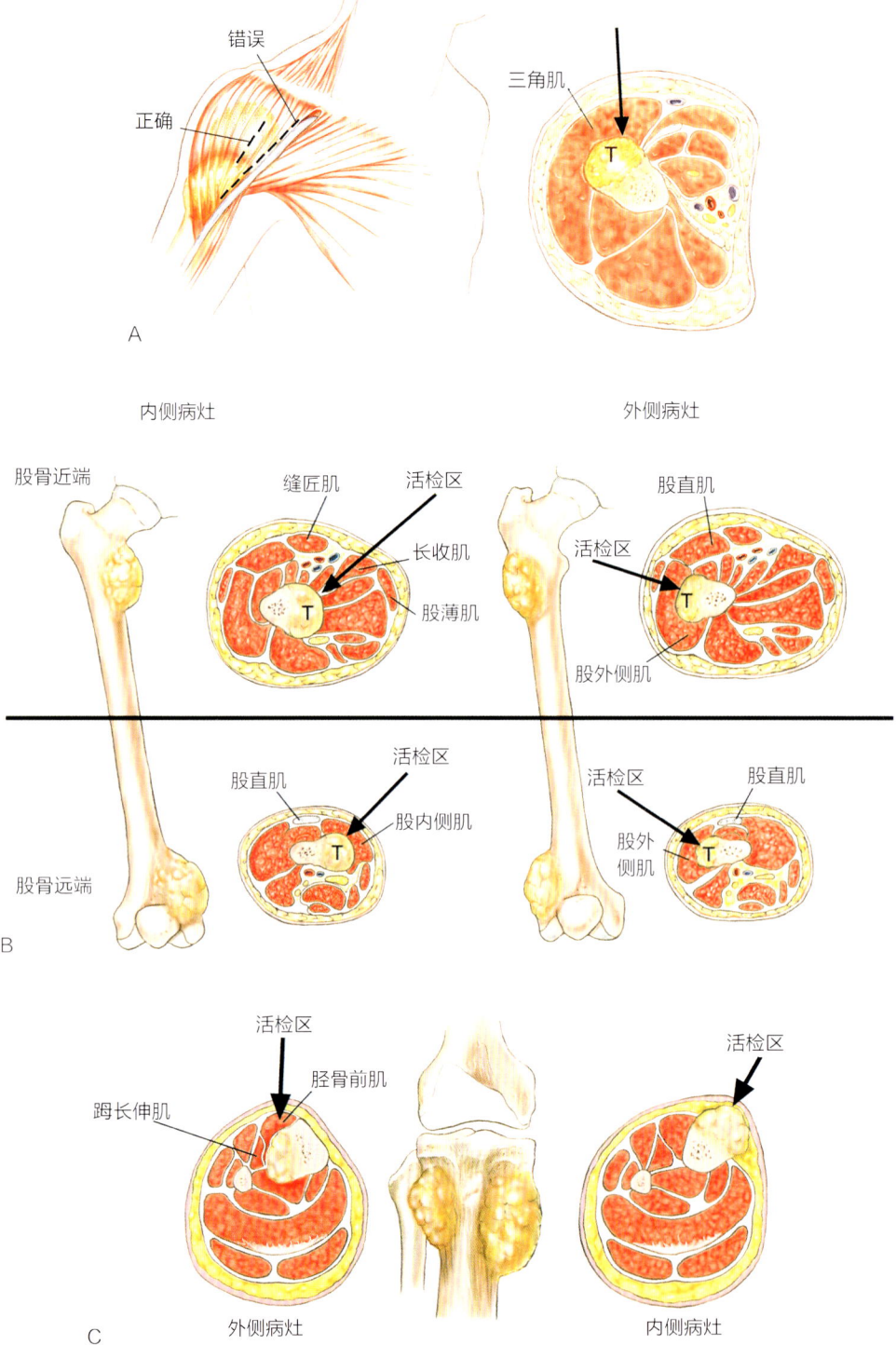

图14 A. 肱骨近端经过规划的活检切口,因为大多数原发性肉瘤容易侵犯周围组织,表层覆盖的肌肉必须与肿瘤一起被切除,在这种情况下,三角肌要和肿瘤一并切除,而活检通道必须包含在手术标本之内,所以选择经过三角肌前1/3的手术入路。如果活检按照传统的三角肌、胸大肌入路,会造成更为广泛的胸大肌切除,影响周围组织的重建,并可能污染上肢的主要神经血管束。B. 股骨远端及近端的穿刺通道,区别在于内、外侧病灶通道是不同的。C. 胫骨近端穿刺通道,区别也是在于内、外侧病灶通道是不同的(经允许引自Bickels J, Jelinek JS, Shmookler BM, et al. Biopsy of musculoskeletal tumors: current concepts. Clin Orthop Relat Res 1999;368:212-219)。

活检

- 在充分计划好活检通道以后，可以参考以下步骤进行活检：
  - 选用尽量小的纵行切口，但要获得足够的样本组织。一般禁用横切口，因为在后期手术时需要切除更多的软组织（技术图1）。
  - 当只有单纯骨内病灶需要进行活检、开凿骨窗时，要慎重考虑到其形状。
  - Clack等[4]评估了人股骨在三种不同开窗形式下的抗应力强度：直角矩形骨窗、弧形角矩形骨窗以及椭圆形骨窗。他们发现椭圆形的骨窗的承受应力能力最强[4]。他们同时指出，增加骨窗的宽度会明显减弱骨的强度，但增加孔的长度却不会产生影响[4]。因此，一定要开骨窗活检时，应该做一个小圆孔，这样只会轻微改变骨的应力强度。如果必须开大骨窗，则建议取椭圆形骨窗（技术图2）。
  - 为了获得足够的标本，可以采用刀或刮匙，避免挤压以防止标本组织变形。
  - 作为原则，务必对活检组织进行培养，对取培养的标本也需进行病理学检查。有时活检标本的冰冻切片能直接给出诊断。

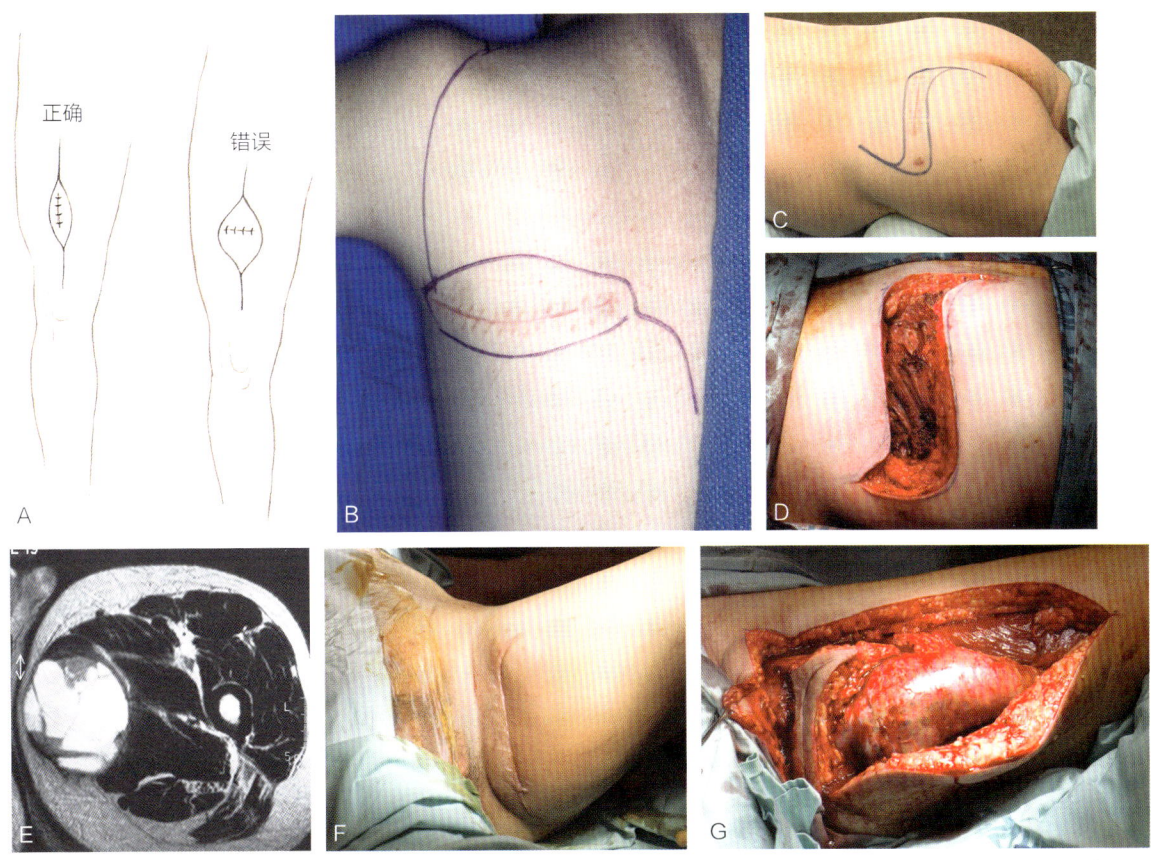

技术图1 A. 只要能获得足够的组织样本，应采取最小的直切口。B. 如果做了横切口活检，那么在肿瘤切除手术时需要做更长的弧形切口才能和它匹配，这些切口通常切断张力线，影响肌皮瓣的血供，可能造成更大的手术区域污染。其后果就是，如果需要术后放疗，受照射的面积也会大大增加。C. 左臀部高级别软组织肉瘤活检时取了横切口。D. 在肿瘤切除术时，需要采用更长的弧形切口，以便充分切除肿瘤，同时又要照顾到关闭时切口的皮瓣问题。E. 大腿近端轴位MRI T2加权像显示高级别软组织肉瘤，位于内收肌间室。F. 取长的横行切口进行切开活检。G. 在切除手术时，采用了更大的与其交叉的长纵切口以便将活检通道与肿瘤做整体切除。大体可见所有大腿间室都被肿瘤组织污染了。

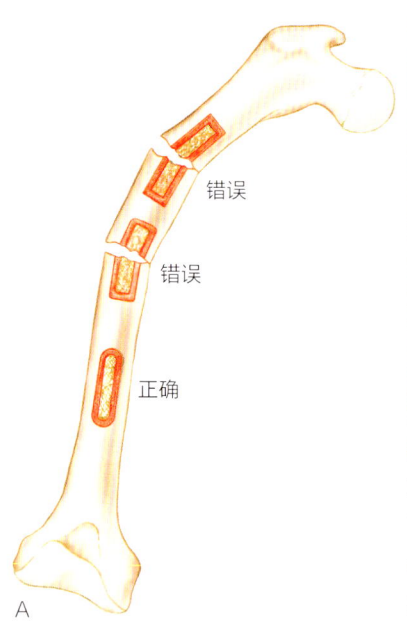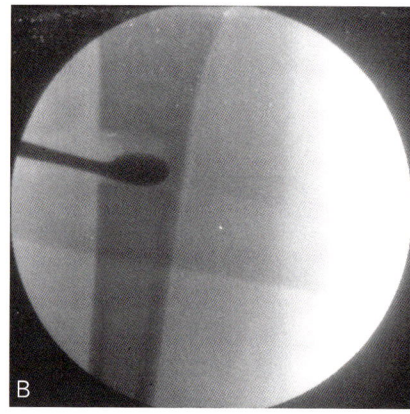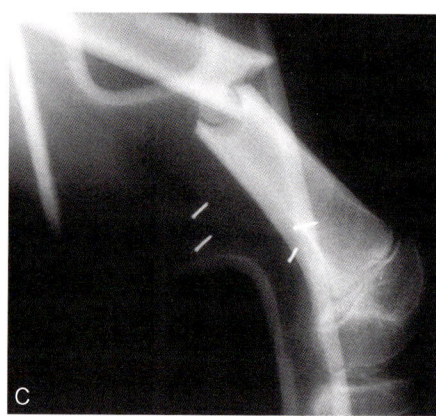

技术图2　A. 椭圆形圆角骨窗能承受更大的应力,如果是单纯骨内病灶,建议使用这种方法进行活检。B. 股骨干活检时,采用了一个大圆孔骨窗。C. 患者在床上活动后发生了骨折(A经允许引自Bickels J, Jelinek JS, Shmookler BM, et al. Biopsy of musculoskeletal tumors: current concepts. Clin Orthop Relat Res 1999;368:212-219)。

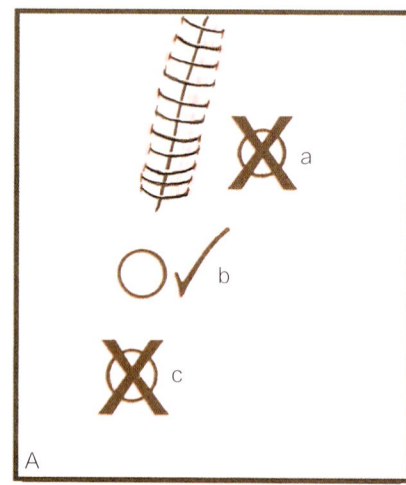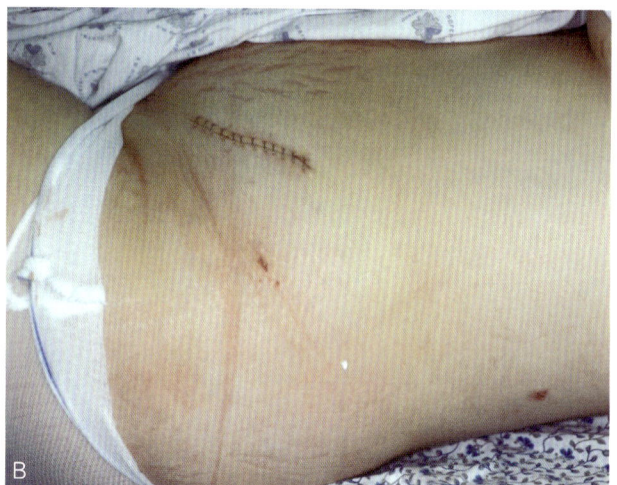

技术图3　A. 引流口必须位于所计划的切除术切口的延长线上,并位于其附近。B. 髋臼高级别骨肉瘤的活检术。引流口在伤口的侧方,最终造成了同侧骨盆带广泛污染(A经允许引自Bickels J, Jelinek JS, Shmookler BM, et al. Biopsy of musculoskeletal tumors: current concepts. Clin Orthop Relat Res 1999;368:212-219)。

止血法

- 应当仔细止血,因为任何肿瘤旁的血肿都应视为遭受到了污染。巨大血肿可能将软组织和皮下组织分层,并污染整个肢体,从而丧失保肢手术的可能性。
  - 切开活检时不建议使用止血带,因为很难发现正在渗血的血管,充分止血也难以进行。
  - 如果必须使用止血带,禁止使用Esmarch之类的绷带进行肢体止血,因为它可能把肿瘤细胞挤向肢体近端。为了彻底止血,止血带必须在伤口关闭前被移除。
- 必要时可以使用引流。引流口必须在切口附近,并处于切口的延长线上而不是与之成角或在切口旁边(技术图3)。

要点与失误防范

- 活检术前,必须进行肿瘤分期
- 根据所计划切除手术的切口来规划活检的部位与通道
- 切开活检时应尽量采取最小的纵向切口
- 恶性骨肿瘤、恶性软组织肿瘤的外围是最佳的活检部位,而不是其中央部位
- 要获取足够的组织标本,但要避免挤压或使活检组织变形
- 务必对活检组织进行培养,对取培养的标本也需进行病理学检查
- 仔细止血
- 活检结果与临床、影像不符时,需重新仔细评估这三者

(王磊 译,陈宇杰 董扬 审校)

参考文献

[1] Anderson MW, Temple HT, Dussault RG, et al. Compartmental anatomy: relevance to staging and biopsy of musculoskeletal tumors. AJR Am J Roentgenol 1999;173:1663-1671.

[2] Bickels J, Jelinek JS, Shmookler BM, et al. Biopsy of musculoskeletal tumors: current concepts. Clin Orthop Relat Res 1999;368: 212-219.

[3] Binitie O, Tejiram S, Conway S, et al. Adult soft tissue sarcoma local recurrence after adjuvant treatment without resection of core needle biopsy tract. Clin Orthop Relat Res 2013;471:891-898.

[4] Clark CR, Morgan C, Sontegard DA, et al. The effect of biopsy hole shape and size on bone strength. J Bone Joint Surg 1977;59 (A):213-217.

[5] Fleshman R, Mayerson J, Wakely PE Jr. Fine needle aspiration biopsy of high-grade sarcoma: a report of 107 cases. Cancer 2007; 111(6):491-498.

[6] Jaffe HL. Introduction: problems of classification and diagnosis. In: Jaffe HL, ed. Tumors and Tumorous Conditions of the Bones and Joints. Philadelphia: Lea & Febiger, 1958:9-17.

[7] Kaffenberger BH, Wakely PE Jr, Mayerson JL. Local recurrence rate of fine-needle aspiration biopsy in primary high-grade sarcomas. J Surg Oncol 2010;101(7):618-621.

[8] Mankin HJ, Lange TA, Spanier SS. The hazards of biopsy in patients with malignant primary bone and soft tissue tumors. J Bone Joint Surg 1982;64A:1121-1127.

[9] Mankin HJ, Mankin CJ, Simon MA. The hazards of biopsy, revisited. J Bone Joint Surg 1996;78A:656-63.

[10] Peabody TD, Simon MA. Making the diagnosis: keys to a successful biopsy in children with bone and soft-tissue tumors. Orthop Clin North Am 1996;27:453-459.

[11] Scarborough MT. The biopsy. Instr Course Lect 2004;53:639-644.

[12] Völker T, Denecke T, Steffen I, et al. Positron emission tomography for staging of pediatric sarcoma patients: results of a prospective multicenter trial. J Clin Oncol 2007;25(34):5435-5441.

[13] Yang YJ, Damron TA. Comparison of needle core biopsy and fine-needle aspiration for diagnostic accuracy in musculoskeletal lesions. Arch Pathol Lab Med 2004;128:759-764.

[14] Yao L, Nelson SD, Seeger LL, et al. Primary musculoskeletal neoplasms: effectiveness of core-needle biopsy. Radiology 1999;212: 682-686.

第3章 假体重建概述
Overview of Endoprosthetic Reconstruction

Martin M. Malawer and Kristen Kellar-Graney

背景

- 近段时期,四肢恶性骨肿瘤切除后的重建-保肢手术已发生了巨大变化。20世纪60年代早期所提倡的肉瘤的治疗方式是立即截肢手术,到了70年代则侧重于控制局部肿瘤生长。
- 在术前,骨肿瘤学科的前辈们致力于如何确定合适的截肢平面,以及探索在半骨盆截肢或全上肢切除术后如何处理骨盆和肩胛部伤口闭合与愈合的问题。然而这样工程浩大的手术并未使患者总体生存率发生改变,反而许多患者死于肿瘤转移。
- 20世纪70年代早期,以甲氨蝶呤及多柔比星(阿霉素)为代表的化疗方案问世,截肢的方案才开始出现些许动摇。一大批外科医生开始对儿童及成年骨肉瘤患者实施截肢手术的传统发起挑战,其中包括Marcove、Francis和Enneking等,这些骨肿瘤治疗的先驱们创造并发展了保肢手术相关的基本理论和技术,其中前两位还是美国最早开展人工假体置换的骨肿瘤外科医生。
- 起初只是挑选极少数合适的骨肉瘤患者进行保肢治疗,而如今保肢治疗已成为大多数骨与软组织肉瘤患者的治疗选择。不仅是四肢肿瘤患者,骨盆及肩胛带肿瘤患者亦是如此。
- 目前,在专业的骨肿瘤诊治中心,超过90%～95%的肿瘤患者有望进行成功的保肢手术。这种治疗上的巨大改进依靠许多理论和技术的更新,如下所述:
  ○ 能深入理解骨肿瘤的生长规律及转移。
  ○ 确定适当的手术边界。
  ○ 运用有效的诱导化疗(新辅助化疗或术前化疗)。
  ○ 改良手术操作,尽可能保护血管及周围软组织的血供。
  ○ 深入理解骨骼肌生物力学。
  ○ 推进材料工程及制造工艺。
  ○ 开发稳固的组配式假体。
- 本章主要归纳一些骨肿瘤专业领军人物目前正在使用的切除和重建手术入路及技巧的关键细节。谨慎的手术操作技术是影响肿瘤治疗效果以及患肢功能的重中之重。成功的保肢手术包括以下互相依存的三个序贯步骤:
  ○ 恰当的骨肿瘤手术切除范围。
  ○ 相关骨与关节的重建和固定。
  ○ 假体的软组织覆盖和功能恢复。

假体重建的发展史

- Austin和Harold在1943年首先发布了一例骨肿瘤切除并行关节置换的案例[9]。当时是用定制的钴铬合金假体来治疗股骨近端骨巨细胞瘤患者。
- 20世纪70年代早期,Francis和Marcove通过假体开发,开创了当代假体置换治疗的时代,在骨肉瘤根治性切除术后,应用关节假体做股骨远端及股骨全长的重建[8](图1)。
- 这些定制式假体的主要缺点很快就暴露了:因为每个假体的制作周期需要6～12周,在此等候期间,患者的肿瘤可能发展迅速。恰好此时被证明有效的化疗药物如多柔比星和甲氨蝶呤,被运用在得到明确诊断与等待假体制作及运输的这个时间空白区,这导致了诱导化疗(最初被称为术前化疗或新辅助化疗)的应运而生。这些药物显示出了很好的抗肿瘤活性,从此,诱导化疗逐渐被越来越多地用于其他肿瘤的治疗上。
- 由于假体需求量节节攀升,许多骨科器材制造商逐步向市场投放了一大批各种规格、样式的定制式假体。然而,不少早期假体由于设计缺陷和生产工艺的误差,引起了许多假体植入失败的案例(图2A)。
- 在高额利润和日益扩大的市场推动下,全关节置换的材料工艺和制造技术最终被用于解决这些"大"假体问题。随着旋转式铰链人工膝关节以及双极人工股骨头在关节置换中的成功应用,它们的设计理念被采纳进来。虽然这些技术进步提高了定制式假体的制造水平,但是假体的制造时间和安装时缺乏灵活性制约了假体重建的广泛应用。
- 为了解决这个问题,制造商们借取了模块化全髋和全膝假体的理念和设计,构想将定制式假体模块化,开发了可互换的、装配简易的假体系统(图2B、C)。虽然模块拼接法增加了机械构建的复杂程度,并提高了所有部件组合在一起的失败概率,但其带来的明显优势远盖过上述缺陷。

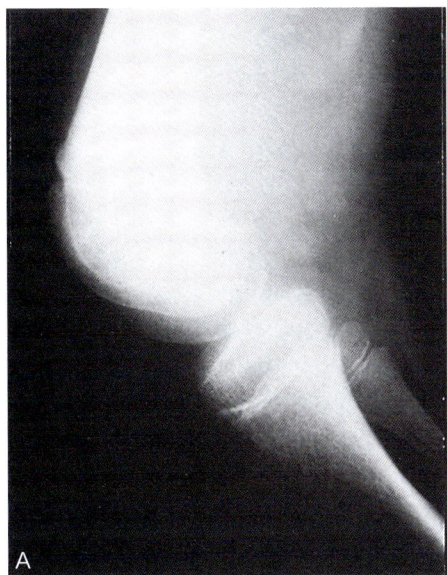
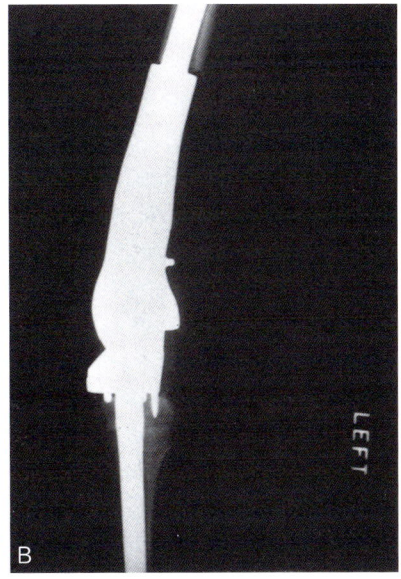
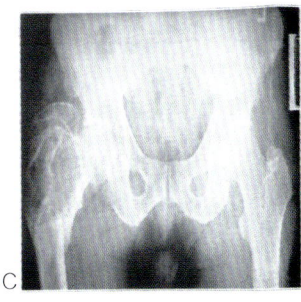
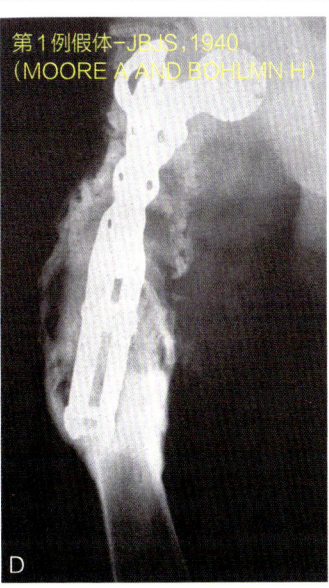
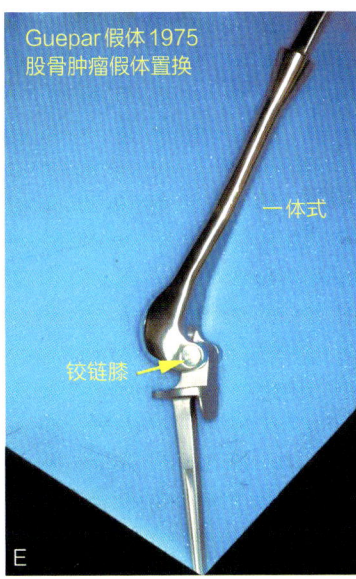

图1 1973年，在纽约大学由Kenneth Francis主刀完成的美国第1例股骨远端假体置换。A. 股骨远端骨肉瘤切除术前应用多柔比星治疗。B. 股骨远端骨水泥型长柄假体，假体用了改良的Walldius固定式膝关节铰链。C. 这是JBJS杂志上一篇具有历史意义的文献首页扫描。D. 由Bohlman和Moore两位医生为治疗股骨近端骨纤维结构不良所植入的最原始假体。E. 这是20世纪80年代应用的定制节段型假体，它要早于由Howmedica公司生产的组配式人工假体（Rutherford NJ）[A、B的版权：Martin M. Malawer；C经允许引自Moore AT, Bohlman HR. Metahip joint: a case report. J Bone Joint Surg Am 1943;25（3）:688-692]。

- 组配式假体的最主要优势在于整个系统的灵活性：手术医生能够把精力集中在彻底切除肿瘤上，即使术前计划有变动，也可以当场选择合适患者解剖和符合实际骨缺损的假体来安装。
- 组合模具能让手术医生在选择和组装最终假体前先找出合适及匹配的各重建部件，并且进行试装。
- 部件标准化使假体生产厂商提高产品的质量控制，同时通过规模经济减少制造的总体成本。
- 组配式体系减少了总体仓储以及运输时间，同时提供了各种假体形状和规格的选择机会。
- 组配式体系让医院开展现场式仓储，使得各种部件唾手可得；同时医院也能成为某些非肿瘤患者的后备仓储，如那些需要行关节假体翻修或发生了假体周围骨折的患者。
- 第一代的组配式假体是在欧洲设计并生产的Howmedica组配式假体系统（HMRS，位于爱尔兰利默里克的Howmedica国际公司出品）。这个系统的特点是有外翼和穿皮质螺钉支撑的髓内非骨水泥压配柄，膝关节的活动机制主要由简单的铰链组成。虽然该系统是真正意义的组配式假体，但是临床实践中其长期结果令人失望。该装置出现的明显问题在于无菌性假体柄松动（骨溶解）、应力遮挡引发的大量骨吸收、螺钉断裂以及移位、膝关节的聚乙烯内衬的失败率＞40%[4-6]。后来，在美国几乎不用这个系统。

图2　A. 20世纪80年代可回顾到的失败的定制式假体案例，最普遍的机械性失败原因是假体柄断裂或折弯，主要是由于假体柄直径过小或体部到柄过渡的形状突然变化造成应力急剧上升。B. 模块化种植设计具有运动学旋转铰链膝盖。可互换的组成部分使其手术时易于拆卸，从而确保内植物与患者的解剖结构相匹配。C. 术中装配假体需要压紧连接假体柄、体部及关节模块的锁定Morse锥结构（版权：Martin M. Malawer）。

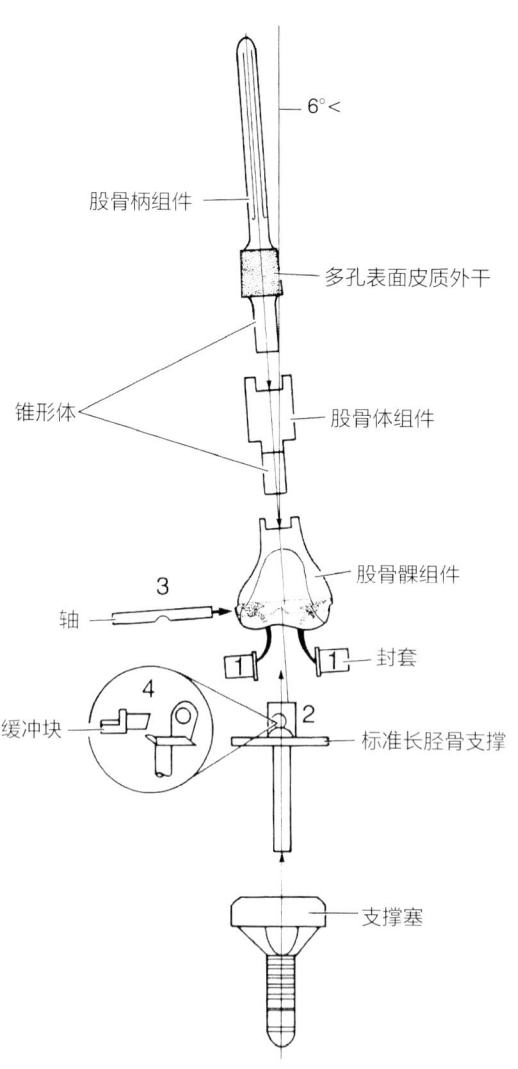

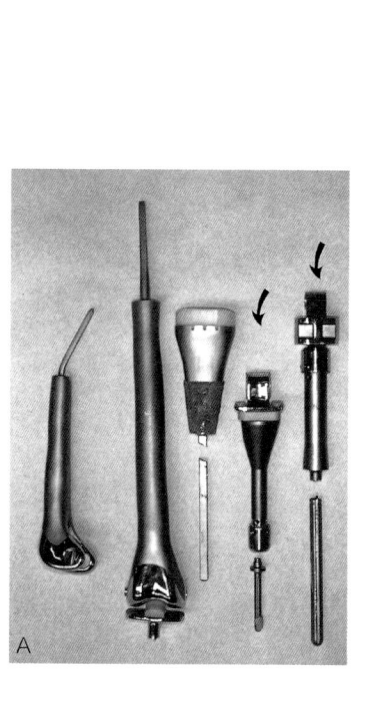

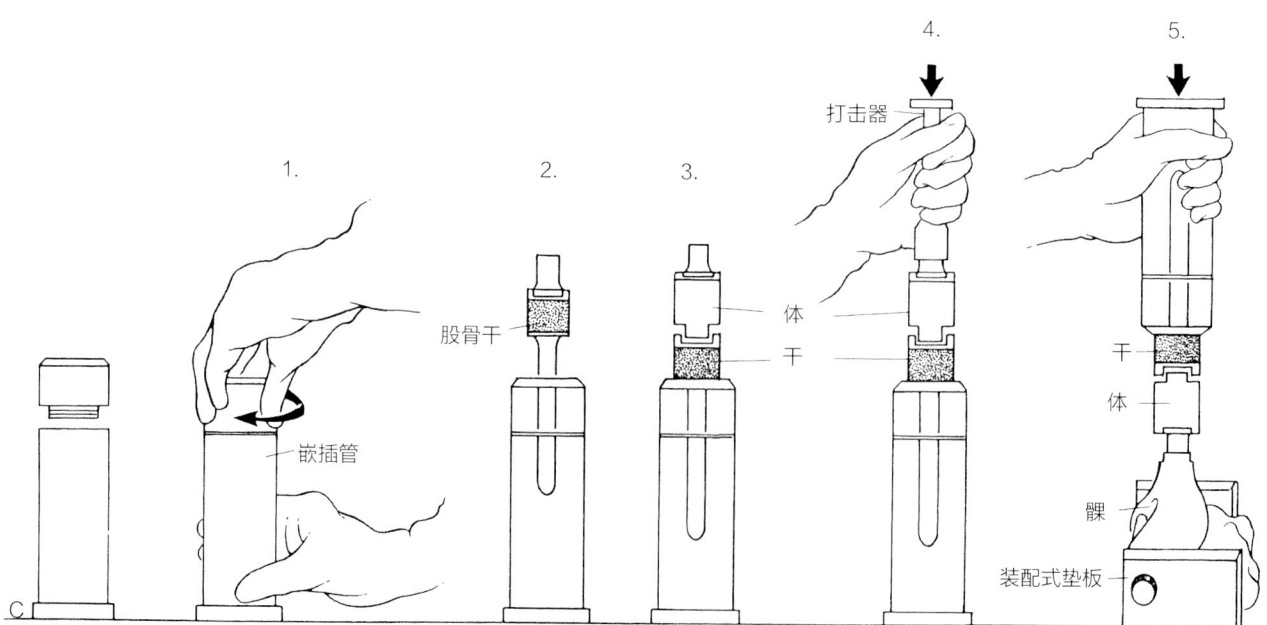

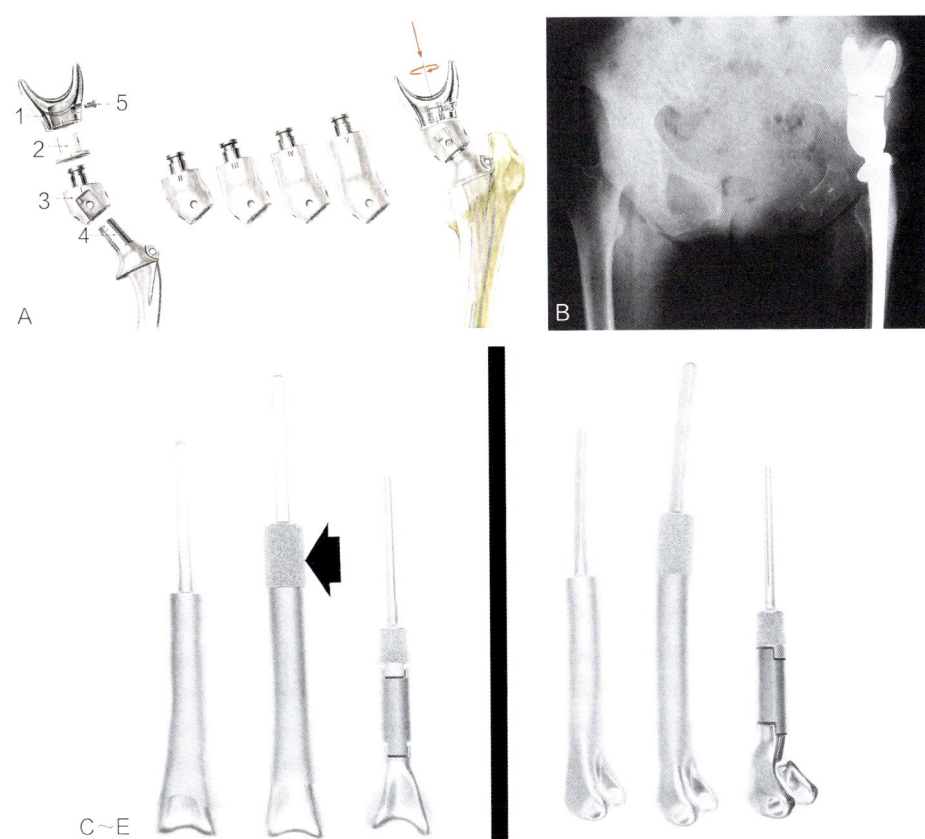

图3 组配式马鞍形假体重建髋臼缺损（Waldermar-Link, Hamburg Germany 出品）。A. 起初是设计用于全髋翻修手术，将各配件形状做大后可以用于髋臼周围切除术后的骨盆重建术。该系统假体包含正好匹配髂骨的马鞍形部件（1）；提供外侧偏心距及允许旋转的基座（2、3）以及股骨柄（4）。B. 部分骨盆切除术后9个月的X线片显示骨盆重建后保留了下肢的长度。C. 1982年使用的股骨远端定制式假体。D. 1984—1988年定制式假体，整合了多孔涂层和颈领设计，允许表面骨长入（箭头所指）。E. 1988年引入了组配式股骨远端假体，特点是现成的可互换的组块，稍加改良后，这一体系沿用至今（A、B的版权：Martin M. Malawer）。

- 第二代组配式系统的代表是马鞍式假体（德国Waldemar-Link公司出品，图3A、B）。该假体最初设计是用于全髋关节置换术后因感染失败的患者，后来改良为骨盆切除后的髋关节重建。
- 这个系统的特点是带有U形结构的马鞍形组件，它能够骑跨在髂骨上，使其在髂骨的矢状面和冠状面上能够进行伸屈和收展的运动。
- 马鞍形组件靠可旋转的聚乙烯内衬环提供了关节旋转的功能，使得髋关节的活动度增加，这一系列可互换的组件可以依次连接到标准骨水泥型股骨柄上。

- 这种装置保留了髋臼周围手术（例如骨盆2区肿瘤切除术、改良的内半骨盆切除术）后肢体的长度，功能近似全髋关节置换手术。用马鞍形假体重建骨盆的临床以及功能结果令人鼓舞[1]。
- 第1个成功的通用型组配式系统在1988年问世，其被命名为组配式节段型假体系统（MSRS，位于新泽西州卢瑟福的Howmedica公司出品），后来更名为组配式假体系统（MRS），目前升级为全球组配式假体系统[GMRS，位于新泽西州莫沃的Stryker（Howmedica），图3C～E]。

- 该系统提供了肱骨近端、股骨近端、全股骨、股骨远端以及胫骨近端的全套组配式假体,并使节段性骨缺损后假体重建覆盖领域更为宽泛。
- 假体重建术逐渐普遍,引发了一些骨科器械制造商竞相开发出类似的组配系统[比如 Orthopaedic Salvage System(Biomet,Warsaw,IN), Guardian Limb Salvage System(Wright Medical Technology,Arlington,TN)]。
- 目前,这些厂商仍会提供定制式假体以解决解剖上富有挑战性的实际问题。当然,这些定制式假体也包含了可以与已有组件相匹配的定制组件,以保证最大的可调整度。

假体重建类型

- 以下段落将讨论特定解剖部位的假体。

髋关节

- 侵犯股骨近端的肿瘤相当多,主要包括原发性骨肉瘤以及转移性癌。股骨近端原发性肿瘤切除术后或股骨转子下转移病灶引起的骨折都可以做股骨近端的假体置换(图4)。用双极头半髋置换代替原来髋关节,用周围软组织重建髋关节囊以减少术后脱位的风险。髋关节外展肌重建是直接用外侧孔或襻,如果转子得以保留,就用转子爪配合进行钢缆环扎。比较少见的是整个髋关节切除术(例如Ⅱ型骨盆切除和其改良型)。缺损部位用马鞍形假体或最新设计的可连接剩余髂骨的部分骨盆假体来重建。通过平衡内侧髂腰肌和外侧外展肌群之间的肌张力来得到假体稳定性。

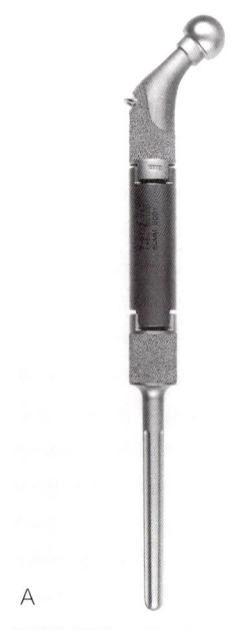
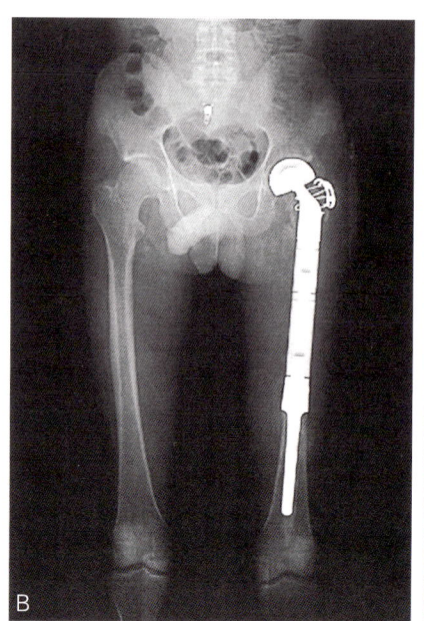
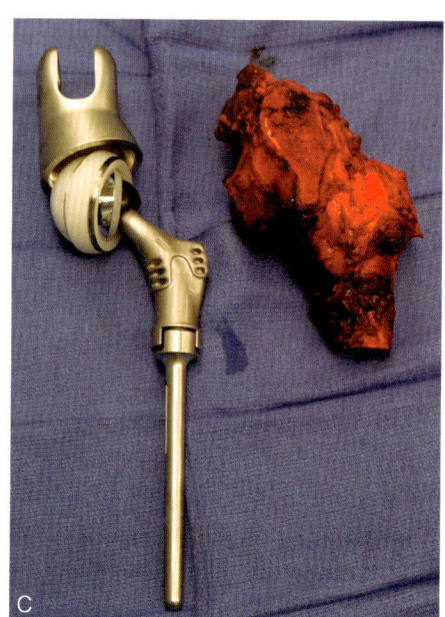
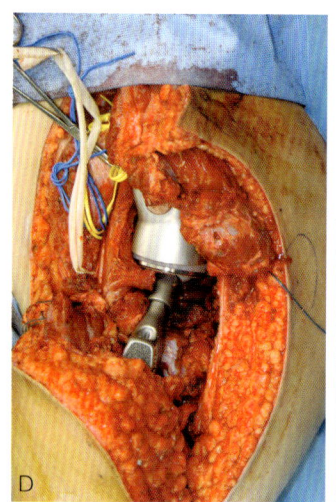
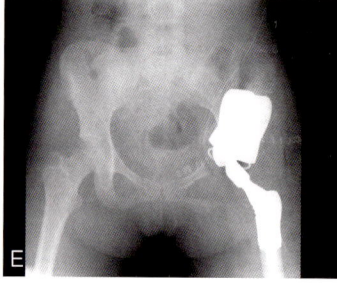

图4 股骨近端假体置换术。A. MRS 股骨近端假体,其表面有多孔涂层,外侧有襻以便髋外展肌重建。B. 术后X线片显示肿瘤切除术后股骨近端假体置换。需要指出的是常规使用双极头置换能提高髋关节的稳定性,用金属抓重建大转子,用钢缆恢复髋外展。C. 治疗累及股骨头合并髋关节的骨肉瘤时,用到Howmedical 定制骨盆假体来做髋臼周围以及股骨近端的置换手术。D. 术中照片显示将骨盆组件用骨水泥固定在髂翼上。E. 术后X线片显示肢体长度得以恢复、髋关节外移(A、B的版权:Martin M. Malawer)。

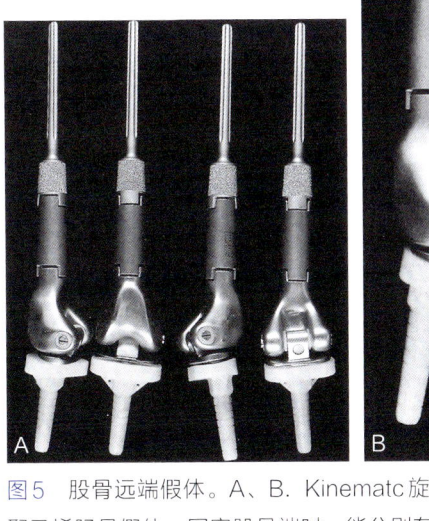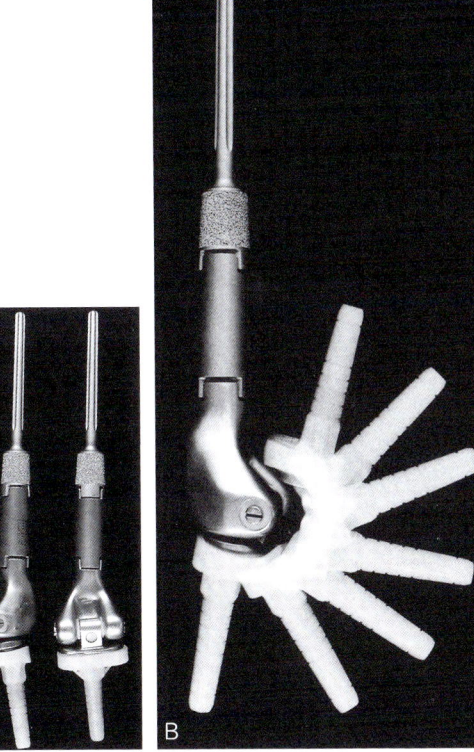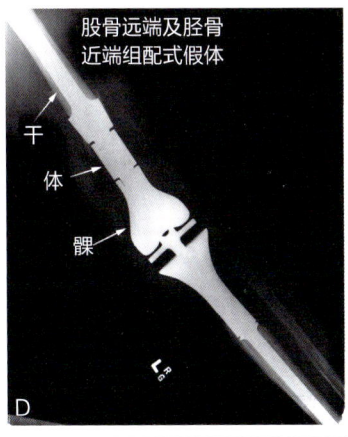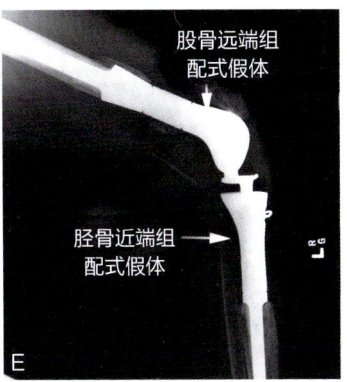

图5 股骨远端假体。A、B. Kinematc旋转铰链式假体的特点是有全聚乙烯胫骨假体，固定股骨端时，能分别在矢状位和冠状位做全范围的屈曲、旋转和轴向活动。C. 最终组装完毕的股骨远端假体的术中图片。D、E. 股骨远端以及胫骨近端组配式假体系统。如有需要，该系统同时能提供各种节段性缺损的重建手术（A、B的版权：Martin M. Malawer）。

股骨远端

- 股骨远端是原发性骨肉瘤最好发的部位。假体重建既需要独一无二的关节灵活性，又要兼顾关节的总体稳定性（图5），因为手术会切除所有膝关节囊、交叉韧带以及侧副韧带。Kinematic 旋转铰链式膝关节假体（GMRS），以及类似的半限制性铰链式设计假体提供了最大程度屈伸活动以及膝关节解剖轴上的旋转活动，同时保证了在冠状面和矢状面的假体稳定性。伸肌装置一般不需重建，因为髌骨在术中能得以保留。虽然可以做髌骨表面置换，但非必需。

全股骨

- 广泛髓腔内肿瘤患者（比如尤因肉瘤或罕见的骨干骨肉瘤），以及多次全关节置换术后失败几乎没剩多少骨量的患者可以做全股骨置换术（图6）。组配式假体提供了现成的方案，其中有股骨远端的、股骨近端的和连接体配件。现已证明，这种重建方式相对经久耐用，因为它把既独立又相关的两个高活动度的关节连接在一起了。

胫骨近端

- 胫骨有着独特的解剖特点，它的前缘位于皮下，并且还有髌韧带的止点。常规运用腓肠肌肌瓣转位能大大减少术后并发症的发生；髌韧带止点的复合重建以及认真关注术后康复锻炼，能将伸直受限减小到最低程度。可以运用和股骨远端置换一样的旋转铰链式假体来保证关节稳定性（图7）。

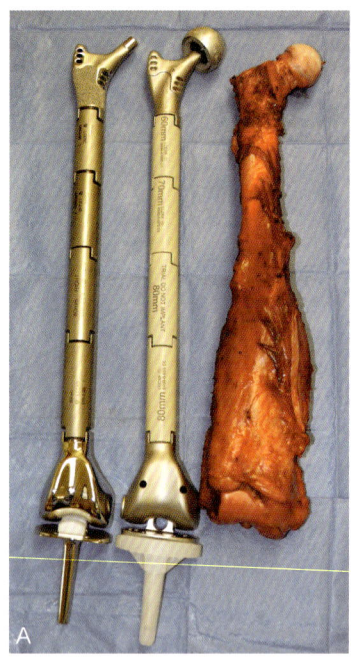
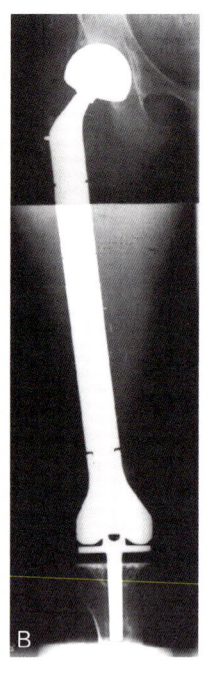

图6 股骨骨肉瘤全股骨置换。A. 这套配件包括股骨近端组件、股骨远端组件以及连接两者的凸对凸接口节段性组件。B. 术后平片显示髋关节双极头和旋转铰链式假体。

- 运用软组织细致地重建伸肌装置是该类假体术后功能恢复至关重要的因素。

肱骨近端

- 肱骨近端的高级别肉瘤需要关节外切除术,包括整个肩袖组织以及三角肌,以减少局部复发(图8)。可想而知,最终功能将受很大影响。联合静态和动态悬吊方式包括胸肌转位手术,将肱骨近端固定到肩胛骨上,能够让肘关节、腕关节和手部无痛性活动。
- 低级别肿瘤可以行关节内切除,保留肩袖和三角肌,这样术后功能可以和全肩关节置换术相媲美。

肩胛骨

- 肩胛骨切除后,肩胛骨以及肩肱关节重建会使肱骨外移,增加关节的稳定性,并提高肩关节的活动度(图9)。新型肩胛骨假体设计特点是增加了锁定系统以提高稳定性,同时应用大口径的带血管移植物Gore-Tex(W. L. Gore Ltd., Flagstaff, AZ)用于关节囊的重建,更有助于关节稳定。
- 对于肱骨近端的置换,最终的关节功能取决于切除术

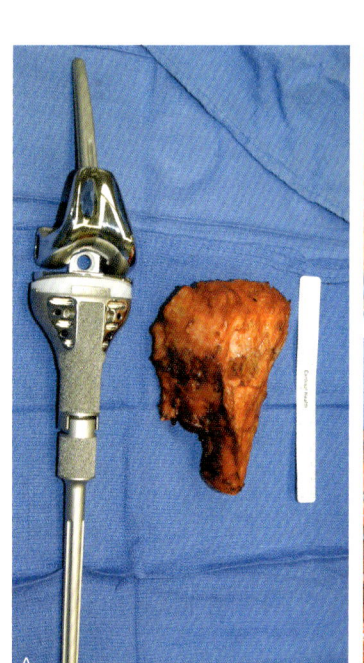
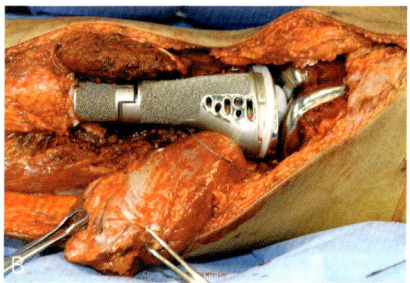
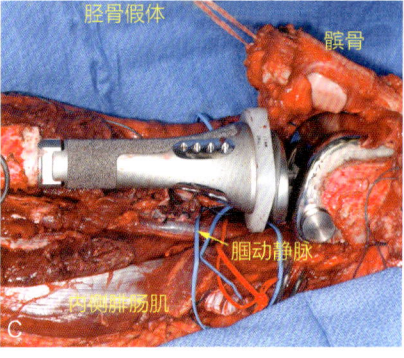
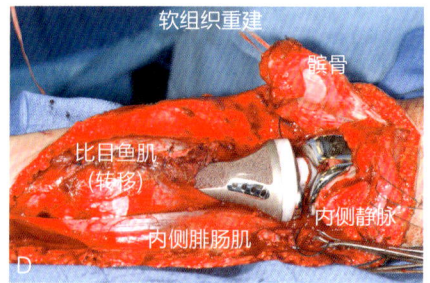

图7 胫骨近端纤维肉瘤假体置换。A. 显示组装好的假体(由Kinematic旋转铰链式的膝关节以及股骨关节面置换组件构成)。B. 术中照片显示装配完毕后,腓肠肌肌瓣转移覆盖假体以及伸膝装置重建。C. 胫骨近端MRS假体置换的术中照片。D. 软组织重建和伸膝装置的重建。必须用内侧腓肠肌转移覆盖假体,这是重建手术的关键步骤。

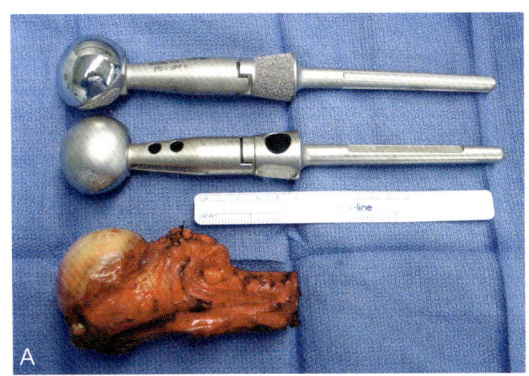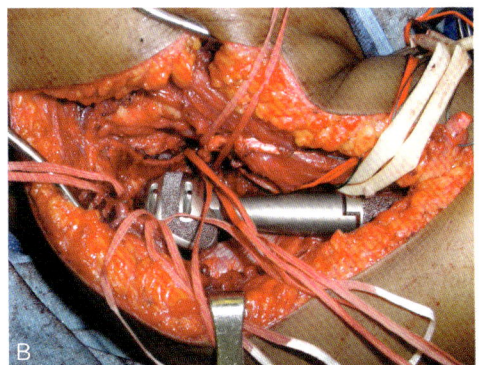

图8　肱骨近端置换术。A. 试模以及真实假体和已切除的瘤段标本进行对比。B. 术中照片显示用多层涤纶编织条来修补重塑肩袖。

中保留的肌肉数量。有必要做多重肌肉的转位术，因为这不仅能增强假体的稳定，增加关节活动的动力，而且能提供充足的软组织进行覆盖。

肘关节

- 肘关节很少被肉瘤或转移性肿瘤侵犯。可以采用插入尺骨的小柄铰链式定制式假体。
- 关节功能取决于是否保留了肱二头肌的止点。

全肱骨

- 和全股骨置换一样，全肱骨假体也是将肱骨近端配件与肘关节配件相结合。虽然几乎没有这样的手术指征，但是保留了有感觉和有功能的手部总是胜于任何形式的截肢。

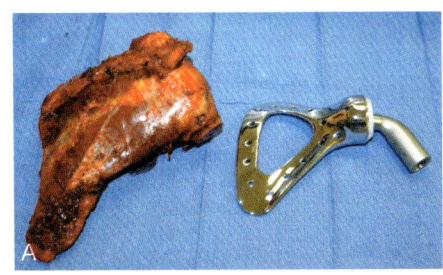
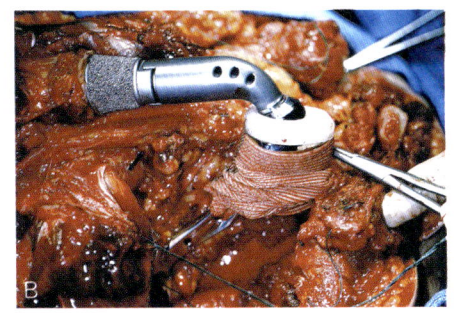
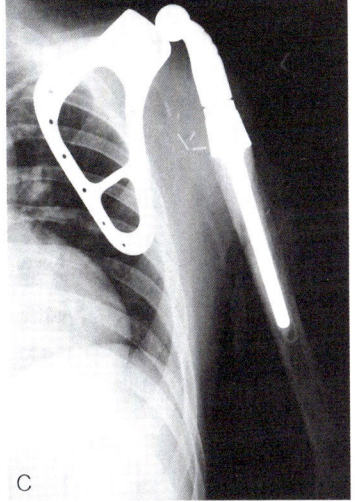
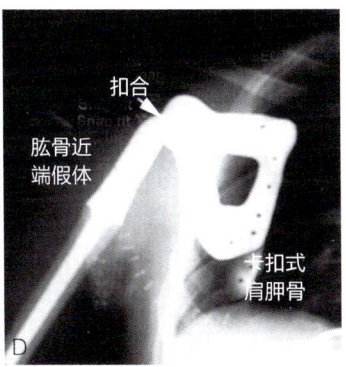
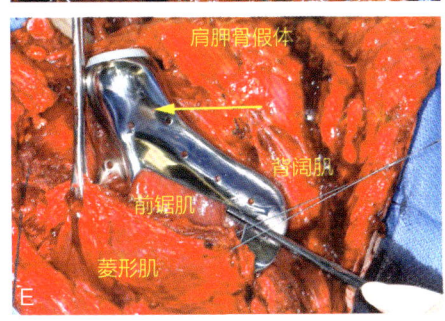

图9　全肩胛置换术。A. 组配式假体系统包括轻质的肩胛骨以及有锁定系统的能包裹肱骨近端的假体。B. 术中见全肩胛置换术运用骨移植重建关节囊。C. 术后X线片。假体从侧向限定了手臂，帮助切除后的关节稳定及功能。D. 最新的第三代肩胛骨假体。运用MRS肱骨近端假体系统，该系统优于传统的悬吊式肩关节。E. 术中稳定肩胛骨假体的重建。需保留背阔肌、菱形肌、三角肌以及斜方肌。大多数肩袖、臂丛以及肩胛骨肿瘤能用肩胛骨假体替代。

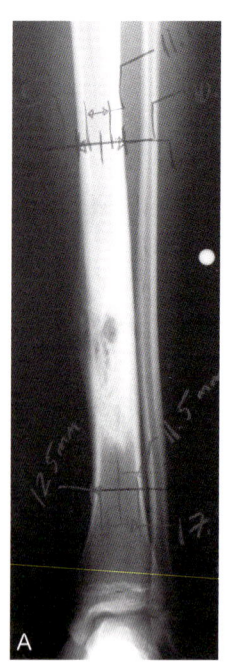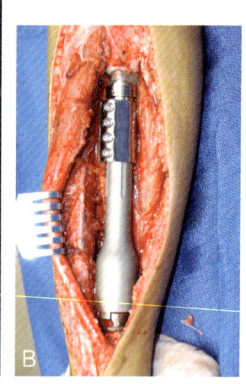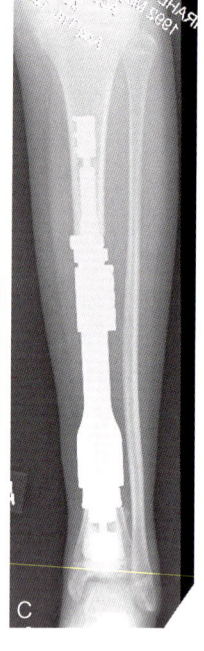

图10 胫骨远端骨干假体。A. 术前X线。B. 术中显示肌肉覆盖胫骨前缘。C. 术后显示内植物。远端髓腔内移植柄用骨水泥固定增加了固定的牢度。

跟骨

- 有一例个案报道，应用全跟骨假体置换治疗骨肉瘤，以此代替膝关节以下截肢。术后10年，患者仍可以不需要依靠辅助装置下地行走。

节段型假体

- 骨干部肿瘤切除术后，置入假体重建长骨中间的缺损，如肱骨、股骨和胫骨，有利于保留患者自身的邻近关节。传统假体不太适合这种类型的重建，因为存余的骨量不多，影响了假体柄的稳定性。运用插销式固定的定制假体柄和新型压缩固定系统（Biomet）很大程度上扩展了该项技术的适应证（图10）。

用于骨骼未发育成熟的可延长式假体

- 对于骨骼发育未成熟的患者做假体重建仍然极具挑战性（图11）。
- 10～12岁儿童的治疗方法与成人相类似，可以采用较小型的组配式假体，若到了骨骼成熟期，可以偶尔运用对侧肢体骨骺融合术来平衡肢体长度。对于5岁以下的儿童，截肢手术仍是首选的方法，这是考虑到很难在主要血管神经旁找出合适的肿瘤边界。
- 在这两个年龄段之间的儿童，虽然重建手术也是可行

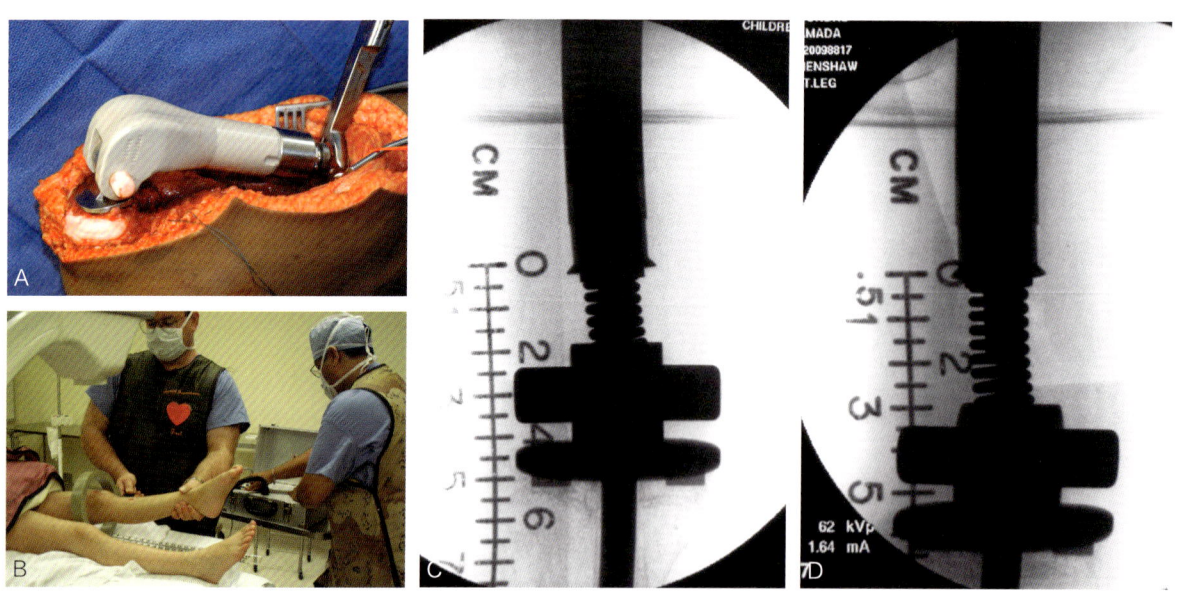

图11 可延长假体。A. 股骨远端未成年人骨肉瘤假体置换。B. 假体的延长是通过放置外部的射频线圈来完成的。加热使内部塑料熔化，压缩的弹簧膨胀；移除外部射频线圈，塑料变硬，从而锁定假体。C、D. 假体上升1 cm的动态影像。

的，但随着儿童生长，肢体不等长将会引起功能残疾。对于这些儿童，可采用在生长过程中多次延长的假体来重建。这些运用在上肢和下肢的定制式假体，预后良莠不齐，因为假体延长的机械故障导致手术失败并不少见。鉴于传统可延长式假体需要经历多次手术切开才能达到延长（有些患者需要10次或以上的手术），最近问世的无创延长式定制式假体（Wright Medical Technology, Arlington, TN）提供了一种全新的延长办法，延长时不需要手术切开。

适于假体重建的患者的选择

- 选择合适的患者进行保肢手术是确保预后良好的关键。引入针对骨肉瘤有效的新辅助化疗反应是保肢手术发展道路上的主要推手，同时生存率不断提高，使得目前更加关注于患者的术后功能以及重建术后假体的耐用性。患者所期望重点解决的是满足功能、美观以及心理的需求，而不是截肢。
- 虽然肿瘤大小以及部位是决定保肢手术的关键因素，但是运用新辅助化疗使得通常被认为不适合的患者有了保肢的希望，因为化疗药物能对肿瘤起到杀灭效果。所以在选择合适的手术计划前，必须再次对使用新辅助化疗的患者进行完整评估。对于合适的患者，假体重建术提供了一种持久的和具有功能的骨骼重建方式。
- 保肢手术不应仅限于化疗效果好的患者。预后不佳的患者比如发现肿瘤时已经有转移或者在化疗期间肿瘤仍在生长的患者，都需要手术来控制病灶局部发展并减轻疼痛等症状。虽然对于某些患者来讲，截肢术必不可少，但是保肢手术能明显减轻心理上的多重影响。毕竟假体重建手术能提供即刻的稳定性和早期活动，同时避免了长期应用支具、拄拐或减少了住院期间的康复过程。
- 肿瘤型假体重建的成功和耐用已被广泛认可，这使其扩展用于其他困难的、非肿瘤原因导致的节段性骨缺损情况[7]。例如，多次失败的全髋及全膝关节置换术后可能出现大量骨流失，但传统的关节假体不能纠正。对于这些患者来说，去除失败的关节假体及切除失活的骨质，然后用肿瘤型人工假体进行重建，可取得良好的功能恢复。
- 同样道理，如遇到严重的关节周围粉碎性骨折又不能使用内固定，也可以去除骨折块并用节段型假体重建。这种方法对于高龄、肥胖且伴有骨质疏松的患者因为跌倒摔伤膝关节引起股骨远端C形骨折（或是全膝关节置换术后发生假体周围骨折但假体在位的患者）尤为有效。与小心翼翼的内固定手术相比，假体重建的手术耗时比前者少，并且由于该类假体的内在稳定性，患者可以即刻开始负重活动，而不需要借助支具。

假体重建的原则

- 无论何种解剖位置，以下基本原则适用于所有假体重建手术。恢复正常的运动轴线和肢体长度取决于配件的选择。仔细挑选大小合适的内植物以及注重软组织重建也可以得到良好的功能效果。合适的假体柄、良好的骨床准备、优化的骨水泥技术以及牢靠的外皮质固定都能减少无菌性松动的风险、延长假体寿命。
- 骨肿瘤切除后，应仔细测量标本以便选择合适的假体长度。带有全部配件的试模装置能够轻松地与标本反复比较和调整，确定最终假体的最佳长度和最佳置入位置。
- 插入假体柄前应仔细准备髓腔，假体柄的选择取决于髓腔的解剖结构，依次扩髓，直到能插入尽可能大的假体柄。
- 肌腱（止点）和软组织的重建是根据所在解剖部位和切除肿瘤后残留的软组织的量来决定的。同样，提高术后功能是依靠注重细节和正确的生物力学重建。
- 一般都要做转移肌瓣，以确保有足够的软组织覆盖，同时有助于增加肌腱附着和加强关节囊。
- 常用的转移皮瓣如下：
  - 肩关节用胸大肌和背阔肌来转移覆盖，同时又能大大稳定肱骨近端假体。通过肩胛骨用涤纶编织带静态悬吊假体。
  - 髋关节重建，可用腰大肌和外旋肌转位做一个假关节囊，包在人工股骨头外面。该关节囊周围用涤纶补片加强防止脱位。必须将外展肌重新附着，才能尽可能地减少术后Trendelenburg式蹒跚步态。随着时间推移，外展肌力增强后跛行会有所改善。
  - 膝关节重建、25%的股骨远端假体重建，以及所有胫骨近端假体重建都需要腓肠肌转移皮瓣（通常是内侧头）转位修复肿瘤切除术后的软组织缺损。此外，这个皮瓣也能参与重建胫骨近端伸膝关节装置[5,7]。

- 切除了活检通道后,由于皮肤缺损,可能威胁到最后关闭伤口。总的来说,巨大肿瘤患者通常有富余的皮肤,因为肿瘤生长时就像一个内在的皮肤扩展器。这些多余的皮肤可以根据需要进行旋转或修剪以利伤口关闭。应沿切口裁去多余皮肤,以免过多的皮下组织造成局部抬高,破坏了皮下微循环,引起切缘坏死。如果关闭时切口张力高,最好的方法是敞开伤口,避免张力性缺血,并使用一期或二期植皮手术。
- 术后应尽可能抬高患肢以减少肿胀和促进伤口愈合。
- 使用大口径的闭合引流装置,并纠正任何术后凝血异常以减少血肿形成。发生血肿或伤口开裂的患者需要进到手术室积极治疗,以预防继发性假体感染。

假体重建术的临床预后

- 随着手术技巧的改进、假体设计的更新和现代生产工艺的进步,假体的寿命得以大大提高。前期定制式假体的结果令人失望,迫使许多外科医生选用异体骨或其他方法进行重建手术。
- 近来,有多家肿瘤中心又重新将目光投向假体重建技术,并报道不少鼓舞人心的结果。根据骨与软组织肿瘤协会成员的非正式民调显示,首选异体骨重建的主流正在明显转向假体重建。
- 最新公布的结果显示,242名骨水泥假体置换的假体寿命[10],其5年总生存率为88%,10年总生存率为85%(表1)。假体寿命与安装位置和假体类型有关,最早的定制式假体以及胫骨近端假体的使用寿命最短。感染是假体失败的最突出原因,在失败的病例中占到83%(图12)。
- 假体功能因部位而异,有报道110例股骨远端置换术后功能优良率达85%[3]。

表1　Kaplan-Meier生存分析单一机构242例假体的长期生存率

假体类型	患者数量	失败数量	中位数	中位生存率	5年生存率(95%CI)	10年生存率(95%CI)
MRS PH	36	4	30	0.89	0.89(0.70~1.00)	0.76
MRS PF	22	0	25	1.00	1.00	1.00
MRS DF	78	11	29	0.94	0.86(0.78~0.94)	0.76
MRS PT	31	7	33	0.94	0.86(0.33~1.00)	0.65
All MRS	173	22	30	0.93	0.86(0.82~0.91)	0.76
所有定制型假体	50	23	85	0.71	0.81(0.77~0.87)	0.55(0.47~0.62)
All limbs	242	55	37	0.92	0.88(0.85~0.90)	0.85(0.81~0.90)

注:失败定义为无论何种原因,假体被取出、在最后一次随访或死亡时调查记录患者情况。DF,股骨远端;MRS,组配式假体系统;PF,股骨近端;PH,肱骨近端;PT,胫骨近端。

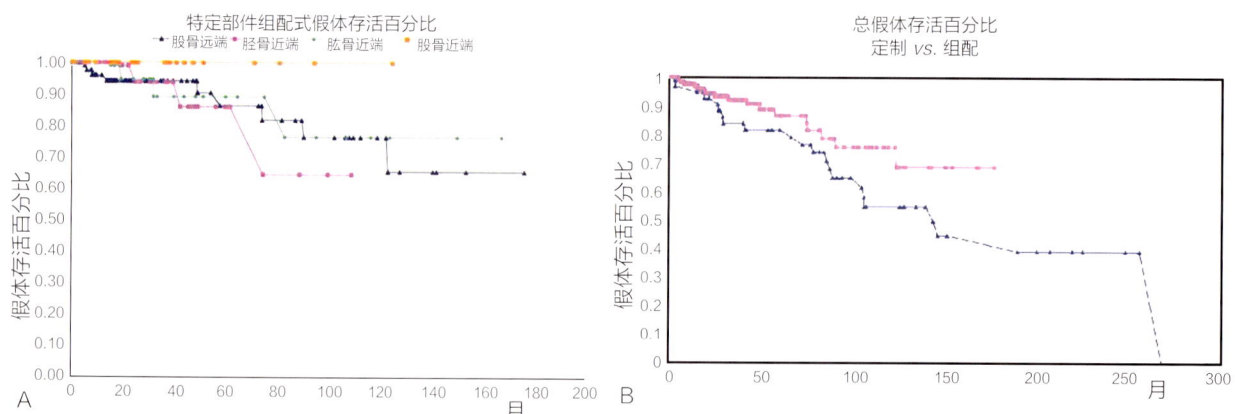

图12　A. 用Kaplan-Meier生存曲线比较不同解剖部位的所有组配式假体存活情况。股骨近端和肱骨近端的结果最优,紧随其后的是股骨远端,然后才是胫骨近端。B. Kaplan-Meier生存曲线显示,无论在哪个解剖部位,组配式假体的使用寿命都要优于定制式假体。

并发症

- 任何保肢重建术的并发症都不少见。许多患者因慢性疾病、化疗和营养不良而出现免疫力低下。患者常有贫血、凝血功能异常包括血小板减少。长期置管化疗会导致无法识别的菌血症以及形成手术部位潜在的血源性播散灶。
- 因肿瘤引起的相关组织的切除会引起肢体重要静脉和淋巴回流的明显破坏,造成静脉回流障碍、肢体肿胀和淋巴水肿。这可能会导致术后皮瓣迅速坏死,继发感染,并最终截肢。
- 最后,与肿瘤相关的并发症包括局部复发或因术后放疗引起的局部组织坏死,可能导致保肢手术失败。
- 假体重建的并发症可能涉及机械或生物学因素,如假体断裂、组件脱落、疲劳性断裂及之前已描述的聚乙烯内衬磨损。改进假体设计、冶金和生产工艺可以明显减少这些问题的发生。
- 笔者所在肿瘤中心的经验表明,在过去18年间使用了超过200个MRS假体(Materials Research Society, Warrendale, PA),迄今为止没有1例发生假体柄断裂、假体体部断裂或假体分离。Kinematic旋转铰链式假体(Howmedica, Rutherford, NJ)的聚乙烯内衬故障的发生率小于5%。
- 假体的生物学失败可能是因为关节不稳、无菌性松动以及假体周围骨折。一丝不苟地进行软组织重建可以从根本上消除关节不稳这一问题。应用表面多孔涂层软组织重建技术可以最终解决这一难题。利用多孔涂层、适当大号的假体柄以及第3代骨水泥技术可以减少无菌性松动的出现。改良手术技术,并使用抛光的骨水泥假体柄能预防术中发生假体周围骨折。钝挫伤(如摔倒、车祸伤等)引起继发性骨折的患者经石膏和保护性负重治疗,都能成功康复。

假体重建的未来趋势

- 目前组配式假体重建术已极大地促进了骨肉瘤切除后的保肢手术。它的成功也已经扩展到治疗一些非肿瘤引起的骨缺损中。它也可用在关节置换失败后的挽救、慢性骨不连以及骨髓炎根治性切除后的重建等方面,其中的经验在不断积累,这也告诉我们,在保肢手术中得到证实的理念可以用来解决不同临床问题。现在组配式假体用在非肿瘤性重建比用在骨肉瘤上的要多。
- 目前进行中的研究致力于改善假体重建后的疗效。不断研究和提高冶金和聚乙烯工艺,尤其是高交联聚乙烯的问世,有望提高长期的耐用性。常规使用带抗生素的骨水泥和有抗菌表面的假体能有助于减少假体周围感染的风险。能将肌腱附着在假体上的新技术包括新型夹以及促进肌腱长入的表面以改善结合点力量。
- 新型假体技术如替代骨髓的无创可延长式假体为小儿患者带来了更多的选择。新的固定方式包括带羟基磷灰石涂层的多孔表面假体柄,可能对非肿瘤患者更有价值。
- 最近10年推出了压缩式假体系统,象征着全新的假体固定方式。笔者已经运用这套系统进行节段型假体重建。虽然组织工程的未来方向是制造出具有活性的人工骨组织,但是笔者预计假体重建仍然是今后若干年里骨科医生的首选。

(王磊 译,陈宇杰 董扬 审校)

参考文献

[1] Aboulafia AJ, Buch R, Mathews J, et al. Reconstruction using the saddle prosthesis following excision of primary and metastatic periacetabular tumors. Clin Orthop 1995;314:203-213.

[2] Bickels J, Meller I, Henshaw RM, et al. Reconstruction of hip joint stability after proximal and total femur resections. Clin Orthop 2000;375:218-230.

[3] Bickels J, Wittig J, Kollender Y, et al. Distal femur resection with endoprosthetic reconstruction: a long term followup study. Clin Orthop 2002;400:225-235.

[4] Capanna R, Morris HG, Campanacci D, et al. Modular uncemented prosthetic reconstruction after resection of tumours of the distal femur. J Bone Joint Surg Br 1994;76B:178-186.

[5] Henshaw RM, Bickels J, Malawer MM. Modular endoprosthetic reconstruction for lower extremity skeletal defects: oncologic and reconstructive indications. Semin Arthroplasty 1999;10:180-187.

[6] Kawai A, Muschler GF, Lane JM, et al. Prosthetic knee replacement after resection of a malignant tumor of the distal part of the femur. J Bone Joint Surg Am 1998;80A:636-647.

[7] Malawer MM, Price WM. Gastrocnemius transposition flap in conjunction with limb-sparing surgery for primary bone sarcomas around the knee. Plast Reconstr Surg 1984;73:741.

[8] Marcove RC, Lewis MM, Rosen G, et al. Total femur and total knee replacement. A preliminary report. Clin Orthop 1977;126:147-152.

[9] Moore AT, Bohlman HR. Metal hip joint: a case report. J Bone Joint Surg Am 1943;25(3):688-692.

[10] Rosen G, Marcove RC, Caparros B, et al. Primary osteogenic sarcoma. The rationale for preoperative chemotherapy and delayed surgery. Cancer 1979;43:2163-2177.

第4章 可延长式假体
Expandable Prostheses

Lee Jeys, Adesegun Abudu, and Robert Grimer

背景

- 尤因肉瘤与骨肉瘤是儿童和青少年最常见的原发性恶性骨肿瘤,16岁以下的患者占45%,12岁以下患者占17%。
- 过去30年中,5年生存率从10%提高到了70%。由于化疗和手术水平的提高,即使是诊断时已发生转移的患者的5年生存率也达到了20%~30%[11]。
- 这类肿瘤主要发生在儿童长骨的干骺端,接近生长板,因此在肿瘤切除时,往往需要牺牲骨骺。
- 原发性骨肉瘤的患儿通常需要化疗,这也会抑制骨骼的生长发育。
- 在骨骼发育尚未成熟的骨肿瘤保肢手术中存在一些特殊问题:
  - 维持生长板切除后的肢体等长。
  - 低龄患者对功能和活动的要求高,需要经久耐用的重建技术。
- 对于膝关节,使用限制性假体(固定或是旋转铰链式)重建往往需要假体柄插入肿瘤相反方向的骨骺。
- 可延长假体的重建技术可以维持肢体等长以及早期负重,减少了早期并发症,同时功能恢复好。
- 缺点包括假体的费用昂贵,以及生存期愈长,并发症发生机会愈多。

解剖

- 下肢骨的生长60%~70%是依靠膝关节周围(胫骨近端和股骨远端)骨骺,上肢骨的生长大约80%是依靠肱骨近端骨骺。
- 骨干滋养动脉的终末支形成骨骺周围密集的营养血管环,所以骺上部分易被血管侵犯。
- 儿童期骨骺是一个无血管结构,位于骺上和干骺端两个血管床之间。
- 完整的骺上血管可以输送氧气和营养物质以维持软骨细胞的生长,因此完整的骺上血管结构是必不可少的。肥大区的干骺端血管营养骨骺软骨细胞,必须要有完整的血管结构才能维持骨化[10]。因此,为了维持骨骼的生长,术中应尽量避免过度剥离骨膜。

适应证

- 估计发育成熟后双下肢长度相差>3 cm或双上肢相差>5 cm。
- 若估计发育成熟后双上肢长度相差<5 cm的,术中植入假体时可适当加长2~3 cm,所以术后一开始,手术侧肢体可能会较长,但对侧仍可生长齐平。
  - 双侧手臂的长度差异主要是感官上的。
  - 只有当上肢活动时,差异才较为明显。
- 若预计下肢差异<3 cm的患者可以选用成人型假体,不过假体要加长1.5 cm,并将一个"滑动"假体组件插入剩余的开放骨骺。
- 一般,11岁以上的女孩和13岁以上男孩由于术后的肢体生长差异不会>3 cm,很少使用可延长式假体(图1)。

影像学和其他诊断性检查

- 怀疑恶性肿瘤的儿童需要行常规影像学检查(X线、MRI、胸部CT和骨扫描)分期。
- 另外还需要:
  - 带标尺的双侧肢体全长X线片(图2)。
  - 手部拍片,根据Greulich and Pyle图测量骨龄[6]。
- 估算肢体发育成熟度的差异也可以参考Andersen[2]和Pritchett[14,15]所做的上、下肢表。
- 最近,验证乘法已被证明是一种简单、精确的推测法,它根据患者的年龄,而不是骨龄来计算,所要求的测量也很简易[1,13]。

手术

- 笔者所在医学中心,最常应用可延长式假体的部位是股骨远端(52%)、胫骨近端(24%)、肱骨近端(10%)和股骨近端(6%)。
- 青少年患者的肿瘤手术切除技巧和成人一样,将在后面章节(第9、10、24~26章)叙述。本章只讨论延长式假体的相关问题。

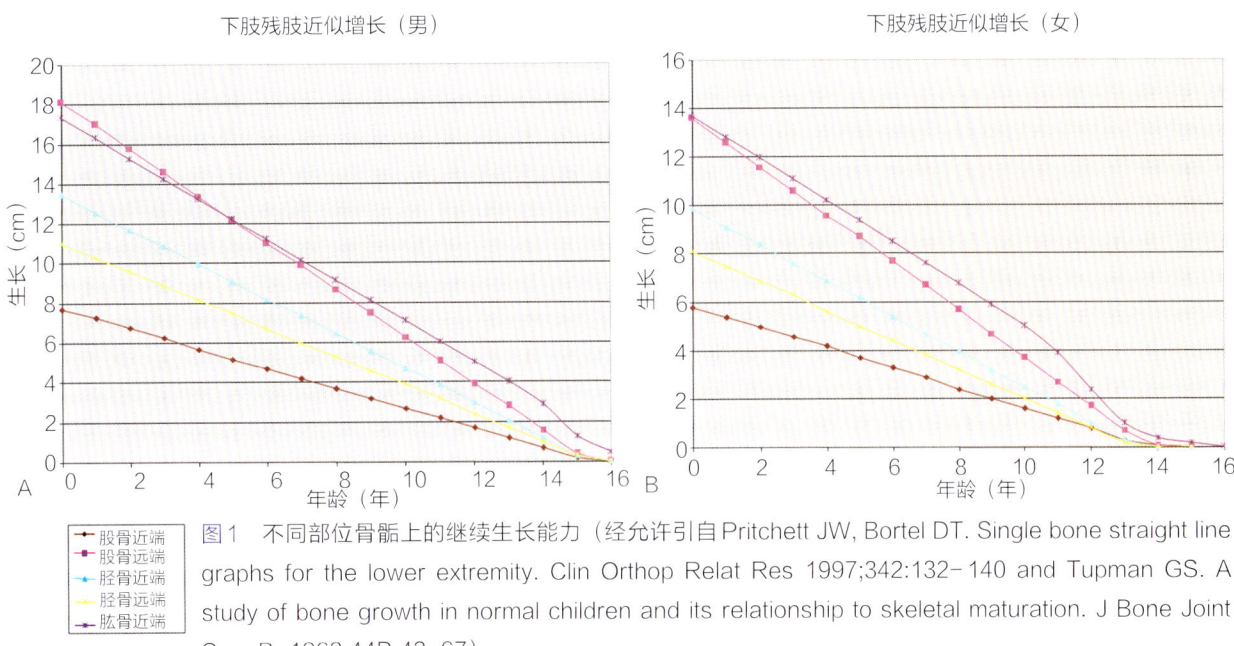

图1 不同部位骨骺上的继续生长能力（经允许引自Pritchett JW, Bortel DT. Single bone straight line graphs for the lower extremity. Clin Orthop Relat Res 1997;342:132–140 and Tupman GS. A study of bone growth in normal children and its relationship to skeletal maturation. J Bone Joint Surg Br 1962;44B:42–67）。

- 股骨近端
- 股骨远端
- 胫骨近端
- 胫骨远端
- 肱骨近端

- 本中心目前主要使用两种可延长式假体，其优缺点将在后面概述（表1）。

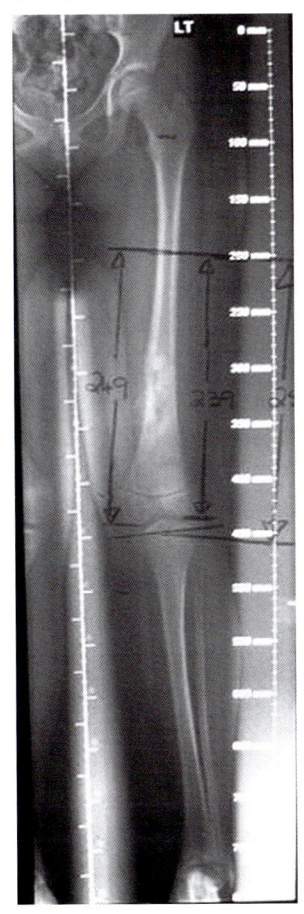

图2 带刻度的股骨全长片，并标有工程师注释。

- 一种是微创可延长式假体，于1993年开始投入使用，延长依赖于蜗杆传动机制（图3A、B）。整个传动装置内置在假体内部，延长时需要使用内六角扳手，手术方法在本章稍后介绍。
- 另一种是无创可延长式假体，2002年投入临床使用，可以不需要手术来延长假体。假体内部有一个密封的电机，受到外部能量（例如电磁场）激发时可以产生强大的磁性。电磁场切变时电机工作，使用超低转速的比例齿轮系统（13 061∶1）延长假体，延长长度与电机工作时间成正比，每延长4.6 mm需要20分钟（图3C～E）。
- 关节对侧的骨骺可以使用滑动式假体保留；或者牺牲掉，然后用骨水泥固定式假体。
  - 这种滑动配件是非水泥型的，其光滑的髓针穿过剩余的骨骺中央。较大的儿童使用时，骨隧道里面可以放置一个适配的聚乙烯套管，起到中置作用。
  - 剩余骨骺生长时，这个套管会使得整个配件在骨内发生滑动（图3F、G）。
  - 必须尽量减少骨膜剥离，减少近端生长板的破坏，最好在骨骺中心小心钻出圆孔。
  - 插入滑动配件仅破坏不到13%的股骨远端和胫骨近端的生长板。没有直接证据表明破坏区域与骨膜生长的关系[3,4,7]。
  - 幼年跨骨骺的前交叉韧带的动物实验也得出类似的结果[8]。

表1　可延长假体的延长方法

	微创可延长式假体	无创可延长式假体
优点	• 假体相对便宜($14 100) • 能做MRI • 可靠,有各个部位的假体类型,有长期随访结果 • 有非骨水泥型假体 • 更换配件的操作容易,无需破坏骨-假体界面 • 骨内植物影响	• 不需手术 • 无感染、麻醉风险 • 无痛、减少瘢痕 • 门诊即可完成延长操作,节约住院成本
缺点	• 需经皮切开延长 • 有感染风险 • 有麻醉风险 • 增加住院成本和住院天数 • 术后有新手术瘢痕,轻度疼痛	• 假体昂贵($26 500) • 不能行MRI(会破坏MRI和假体本身) • 没有远期随访结果 • 没有非骨水泥型假体 • 无法仅更换配件,更换时只能整个假体置换

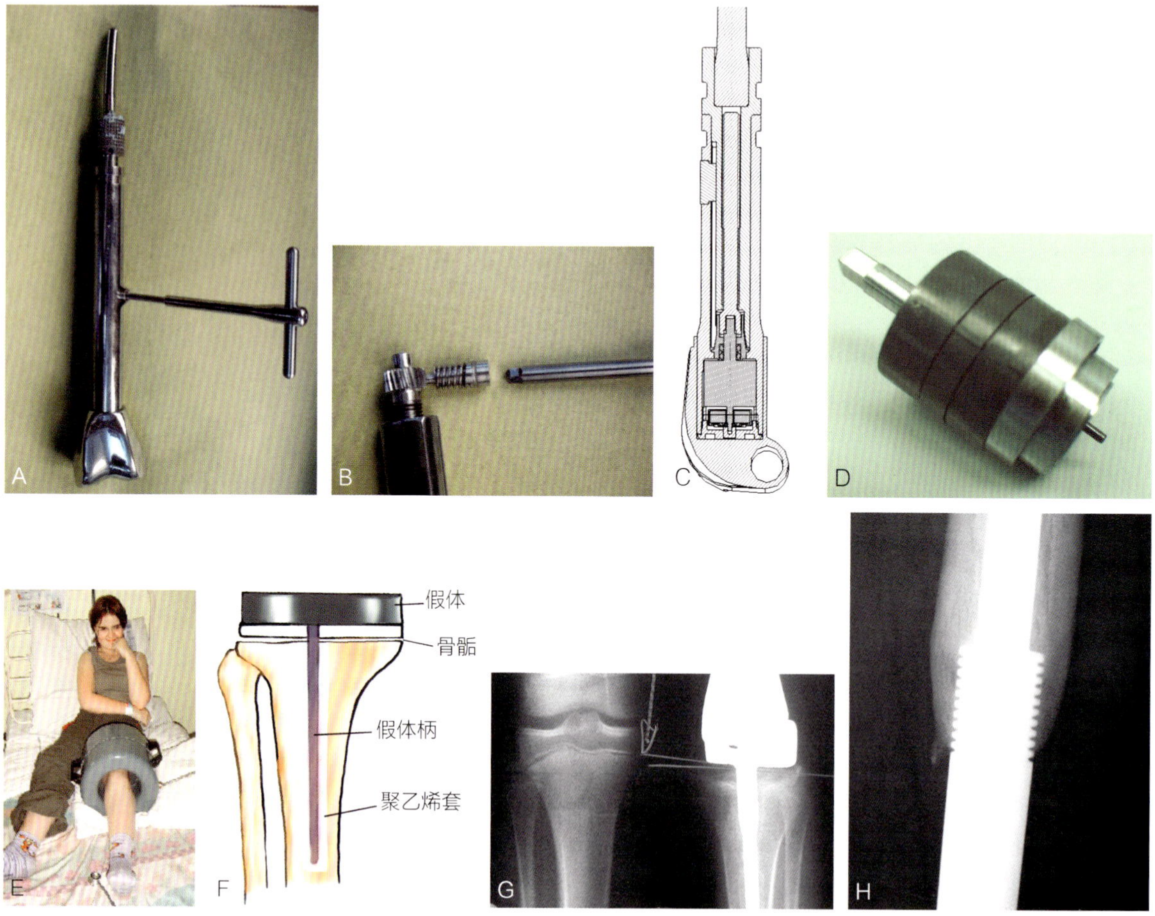

图3　A. 微创可延长式假体中的延长组件。B. 示蜗杆传动机制。C. JTS无创性可延长式假体内部设计（Stanmore Implants Worldwide）。D. 无创式假体的磁力连杆器。E. 患者正在接受电磁线圈延长假体，延长4.6 mm需要20分钟，该操作在门诊即可完成。F. 胫骨近端滑动配件的示意图。胫骨近端骨骺得以保留，非骨水泥光滑假体插入聚乙烯套管，并随着骨骺生长而滑动。G. 股骨远端假体植入6年后胫骨近端骨骺的生长情况，胫骨近端使用了滑动式组件，可见化疗产生的生长阻滞线。与健侧相比，患侧胫骨生长程度略小。H. 使用领部有羟基磷灰石涂层的假体有利于促进骨长入，减少无菌性松动。

- 与对侧肢体相比,骨骺随滑动配件以较慢的速度生长,在胫骨近端能达到正常的80%,在股骨远端达到60%[4](图3G)。
- 其他肢体延长假体有:
  - 由Kotz研发的棘轮系统的延长式假体[9],依靠膝关节活动延长假体。
  - 凤凰系统(凤凰医疗,法国巴黎)是一种无创性延长系统。假体内置压缩的弹簧圈和蜡块。当假体接通电源后蜡块融化,弹簧延伸;当移开电源,蜡块凝固,弹簧被固定在了新的位置[12]。
- 以下是应用可延长式假体的重要条件:
  - 在预定水平上彻底切除肿瘤。
  - 骨肿瘤切除后,精确地测量缺损骨量。
  - 建议使用带抗生素的骨水泥并充分准备髓腔。
  - 使用领部有羟基磷灰石涂层的假体,术中保护骨膜,这些有利于促进假体的骨长入,能大大降低远期的假体无菌性松动风险,同时也可以避免一些非骨水泥型假体应力遮挡的风险(图3H)。

术前计划

- 术前需要根据骨骼成熟度,对可能出现的肢体长度差异进行计算。
  - 要考虑手术对骨骺的影响。
- 必须考虑:是否有比可延长式假体更可行的方案。
  - 如果双下肢长度差异在2 cm以内,可以考虑使用矫形鞋(内增高鞋)。
  - 初次手术时就使用长于所切除瘤段的成人型假体(伴或不伴有滑动配件)。
  - 对侧肢体可考虑行骨骺阻滞术。
- 根据前述内容决定使用有创还是无创可延长式假体(表1)。

- 结合计划切除平面和长度的详细信息(来源MRI、复杂病例要附加截面影像),通过X线片准确测量拟切除骨长度,并与工程师沟通。
- 排除并治疗潜在的感染灶:口腔科医生会诊以及耐甲氧西林金黄色葡萄球菌(MASA)筛查;常见的感染部位检查,例如静脉置管、咽喉、内生趾甲以及皮肤的真菌感染。
- 如果患者近期接受过化疗或放疗,术前应确保患者有足够的中性粒细胞及血小板计数。笔者所在中心要求血小板计数应>75×10^9/L,中性粒细胞>1 000/mm^3。

体位

- 术前体位按照手术医师通常习惯的技术和入路摆放。
- 建议使用氯己定(洗必泰)两次消毒,然后再用酒精消毒。术中应保持患肢有一定的自由度以便术者操作。
- 标准体位如下:
  - 股骨远端:仰卧位,腿部下方有可移动的无菌垫。
  - 胫骨近端:仰卧位,腿部下方有可移动的无菌垫。
  - 肱骨近端:沙滩椅位,手臂用侧板支撑;头部转向一侧并用头圈固定。
  - 股骨近端:侧卧位。

手术入路

- 选用手术医生熟悉的技术和入路,方法与成人类似。
- 膝关节周围肿瘤的手术,建议选择前内侧入路。膝关节打开后常规将伸膝肌群向外翻转牵开,除非膝关节侧面已有明显受侵犯迹象(这是保肢的相对禁忌证之一)。
- 如果肿瘤侵及膝关节内,但仍有足够的软组织覆盖假体,这时应考虑关节外切除肿瘤。
- 髋关节周围肿瘤推荐外侧入路。肱骨近端肿瘤推荐扩大的Henry入路。

- 虽然各个部位假体置换的手术技巧均有论述,但着重介绍股骨远端假体置换手术的要点和其他部位手术的特殊之处。

股骨远端可延长式假体

- 通过前内侧切口和髌内侧入路,按照术前规划切除肿瘤,保留一段骨膜以覆盖羟基磷灰石涂层的假体领部,促进假体的骨长入(技术图1)。
- 切缘水平的骨髓标本送检。
- 股骨近端髓腔的准备要用软钻扩髓、骨锉、灌洗和适当的骨水泥填塞。
- 胫骨截骨平面须与胫骨长轴垂直,与踝关节面平行,胫骨近端截骨1 cm。

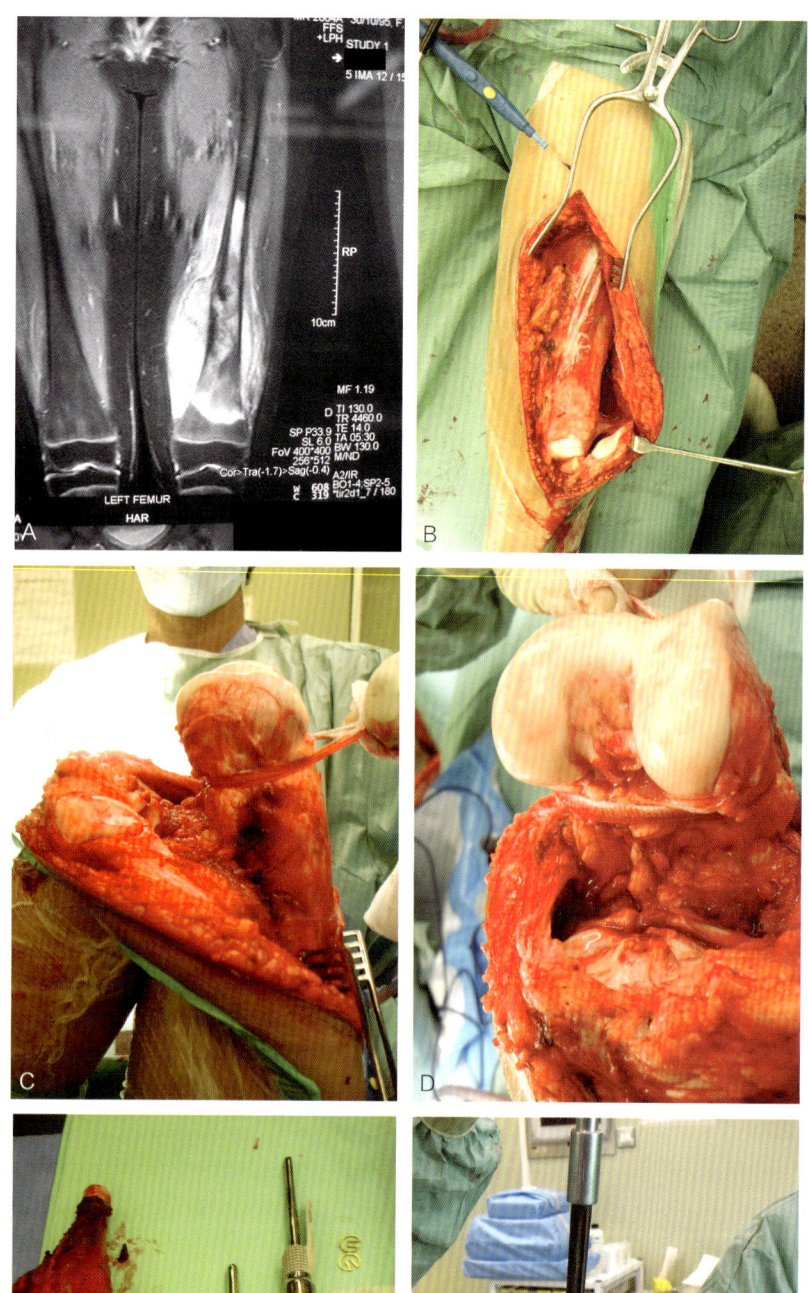

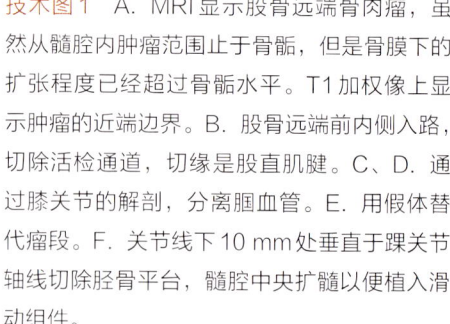

技术图1　A. MRI显示股骨远端骨肉瘤，虽然从髓腔内肿瘤范围止于骨骺，但是骨膜下的扩张程度已经超过骨骺水平。T1加权像上显示肿瘤的近端边界。B. 股骨远端前内侧入路，切除活检通道，切缘是股直肌腱。C、D. 通过膝关节的解剖，分离腘血管。E. 用假体替代瘤段。F. 关节线下10 mm处垂直于踝关节轴线切除胫骨平台，髓腔中央扩髓以便植入滑动组件。

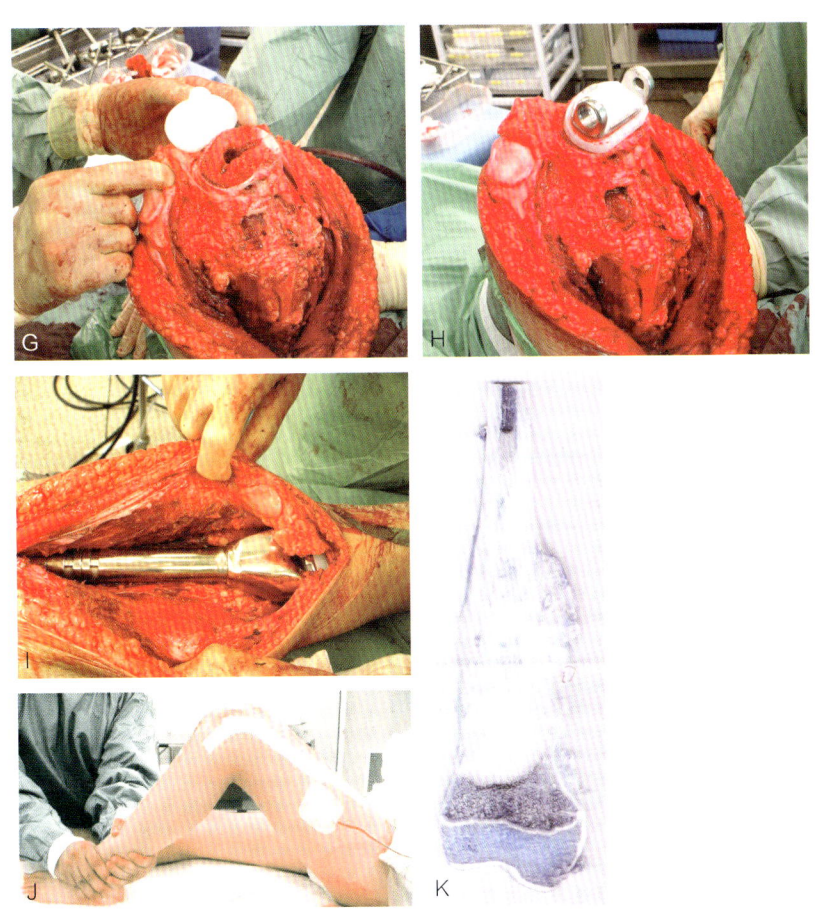

技术图1（续） G、H. 插入聚乙烯套管，植入非骨水泥型试模。I. 股骨远端组件用骨水泥固定，膝关节假体两组件用固件连接。J. 测试关节屈曲度。K. 剖开标本观察肿瘤范围。病理显示新辅助化疗后肿瘤坏死率为98%。

- 手术必须仔细谨慎，避免剥离过多的骨膜，减少对胫骨近端生长板的损伤。小心钻出一圆柱形大小的适当孔道，插入非骨水泥假体柄。
- 某些情况下，在髓腔内植入聚乙烯套管，使假体柄中置并利于其滑动。有时会遇到假体柄插入方向与扩髓方向不一致，这时需要返工。
- 假体试装后应检查软组织张力，因为一次性延长过多可能会造成神经损伤和膝关节的强制性屈曲挛缩以及继发性关节僵硬。
- 假体用骨水泥固定到位后，如果用的是微创延长式假体，可在拧螺丝的位置用刀在皮肤上刺一小切口作为标记，便于以后经皮假体延长。
- 留置引流管，逐层缝合。

胫骨近端可延长式假体

- 胫骨近端肿瘤的保肢具有非常高的挑战性，并发症较其他部位多。
- 肿瘤切除方式和成人一致，也需用筋膜皮瓣转移术以防止皮肤坏死。
- 股骨远端切除时，避免过度剥离骨膜。
- 小心钻孔扩髓以便匹配股骨远端的假体柄和滑动组件。
- 以腓肠肌内侧动脉为蒂的腓肠肌内侧头转位覆盖假体，并缝到胫骨前肌肌群上。
- 胫骨侧假体用骨水泥固定，然后股骨端插入滑动组件。
- 用腓肠肌内侧瓣重建伸膝装置。有些外科医生主张使用涤纶补片连接假体和髌韧带。

肱骨近端延长假体

- 肱骨近端肿瘤切除包括肩关节以及肩袖,但肘部和手的功能仍保留。
- 如果三角肌神经功能良好,应将人工肱骨头放置位置更深一些。
- 如果三角肌破坏明显,则应用补片缝于肩胛盂边缘重建关节囊,加深盂肱关节从而防止肱骨头半脱位。其他学者提倡使用聚乙烯对苯二酸盐材料连接软组织和假体[5]。
- 尽量保留喙肩韧带,可以减少关节半脱位的风险。
- 开始延长时,必须当心肱骨头向近端移位。

股骨近端延长假体

- 股骨近端假体置换也极具挑战性,因为髋外展肌必须从大转子上分离。
- 轻度外展位,把它与阔筋膜缝在一起,可以获得良好的外展功能。
- 人工股骨头一直是讨论的热点。
  - 最常用的是单极头和双极头置换。
  - 对于儿童患者两者均有高失败率,股骨头晚期半脱位风险很大。
  - 小号股骨头更容易发生脱位。
  - 笔者推荐,待患者成年后,行负重更大的全髋置换术。目前建议金属大头置换,能更好地负重,并减少脱位可能。

经皮微创可延长式假体

- 患者仰卧位。
- 大龄儿童延长时可用局麻;低龄儿童首选全麻。
- 术中透视下操作可使切口尽量小。
- 皮肤消毒两遍并静脉滴注抗生素预防感染,然后在假体插孔对应处刺开皮肤。
- 透视下确认插孔点,并用内六角扳手进行延长。
- 有时需要骨剥清除插孔点的软组织遮挡。
- 螺丝刀旋转即可延长假体,每旋转10圈延长假体0.1 cm,即100圈延长1 cm。
- 术中间断透视确认延长情况。
- 大多数情况下,每次只能延长1 cm,延长过度可能导致并发症,例如关节屈曲畸形、僵直或神经损伤。

要点与失误防范

生长潜力	• 充分预估生长潜力 • 如果家庭成员非常高,不能仅参考正常的生长图表 • 不要忘记化疗可能会阻碍生长 • 评估是否可以用更长的成人型假体和滑动配件
滑动配件周围软组织的处理	• 手术时避免过多剥离骨膜和损伤骨骺
延长长度	• 通常延长1 cm;延长过度可能会造成关节屈曲畸形和僵硬以及神经损伤
延长频率	• 大多数患者双侧肢体差异>15 mm时要注意 • 接受化疗的儿童一般不需要延长 • 儿童生长高峰期需要每6周延长一次
关节脱位	• 肱骨近端可用补片重建关节囊 • 股骨近端Y形软骨愈合后可以把单极头换成全髋置换

(续表)

病理性骨折	• 胫骨假体的滑动组件增加了股骨骨折风险 • 治疗最好用内固定 • 如果假体松动,翻修时使用更长的假体柄并穿过骨折线,同时做内固定
感染	• 感染是微创延长式假体的可怕并发症 • 每次延长发生感染的风险为1% • 无创可延长式假体可减少感染风险 • 急性感染需要持续灌洗并结合抗生素应用6周,然而治疗成功率只有20% • 对于慢性感染,需要分两期治疗
顽固性畸形	• 关节僵硬本身就是延长后可能出现的问题,特别是应用胫骨假体 • 对于肢体长度差异较大的患者可以采用少量多次的方式进行延长 • 可能与低度感染有关

术后处理

- 建议术后24小时内静脉滴注广谱抗生素预防感染。
- 术后早期拔除引流管(48小时内)。
- 股骨近端置换术
  - 术后48小时允许部分负重活动。
  - 开始主动及被动膝关节功能训练。
  - 术后5天内达到膝关节伸直,出院前10天完成屈曲90°。
- 胫骨近端置换术
  - 允许48小时内部分负重,但术后前4周必须用支具保护伸膝装置。
  - 这段时间内膝关节可弯曲45°,不允许做膝关节主动伸直活动。
- 股骨近端置换术后需要下肢外展卧床5~7日,然后才能起床开始6周的部分负重活动。
- 肱骨近端置换术后悬吊6周,积极训练肘关节、腕关节和手部的功能。
- 6周后,所有患者开始强化理疗及水疗,并开始完全负重和主动活动,以最大程度恢复功能。

患者注意事项

- 提醒患者人工假体可能会失败。
- 避免有身体接触的体育运动。
- 可以进行步行、游泳、自行车及其他非身体接触的运动。
- 体内任何感染都可能导致假体感染,建议若出现感染征象,早期服用抗生素。
- 口腔科治疗时运用抗生素预防感染。
- 无创可延长式假体不能行MRI检查。

预后

- 过去30年中,笔者所在医学中心共收治了615位年龄小于16岁的原发性恶性骨肿瘤患者。
- 71例(约12%)行截肢术,408例行假体置换的保肢术。
- 其中176例患者使用可延长式假体重建,117例患者仍健在,89例骨骼发育成熟。
- 其中60例患者没有进行延长,因为病情出现反复(发生转移或局部复发)或假体感染。
- 116例患者延长了1次或1次以上,平均每人延长5.3次(0~17次),平均延长总长度为32 mm(0~120 mm)。
- 19例患者因为局部复发(11例)或感染(8例)而截肢。
- Kaplan-Meier生存分析,20年总体保肢率为83.9%。

并发症

感染

- 对于使用可延长式假体的患儿,深部感染是关注的重点,这种情况大多需要多次手术。
  - 笔者所在医学中心10年感染累计发生率为21%。
  - 感染主要发生在胫骨近端肿瘤切除和早期设计的有创可延长式假体。
  - 10年内应用腓肠肌瓣转位和微创可延长式假体的感染率将降至8%。
  - 微创可延长式假体每次延长时的感染风险从3%降至1%左右。
  - 无创性可延长式假体应该可以进一步降低感染率。

假体松动

- 采用颈部有羟基磷灰石涂层的假体可以明显降低假体的无菌性松动率。翻修也相对简单,即将假体换为成人型假体(图4A、B)。松动时一定要注意排查低度感染导致的可能。

意外的短缩或延长

- 属于比较少见的并发症,是由机械故障引起,通常需要手术翻修矫正(图4C)。

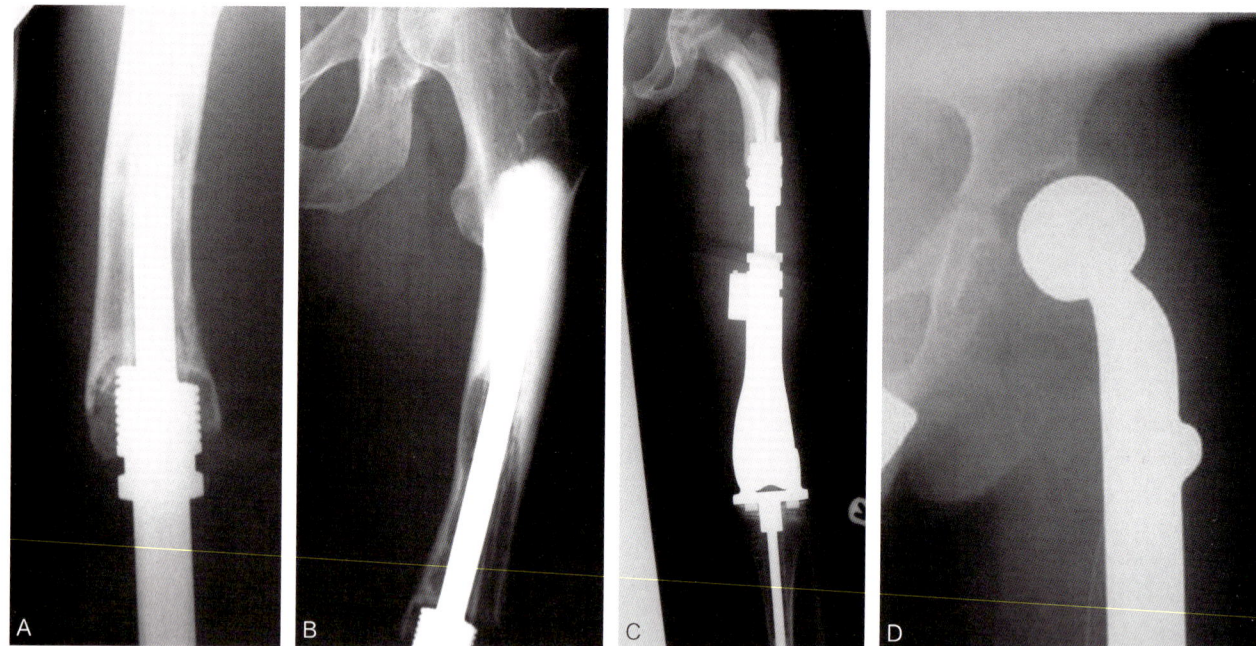

图4　A、B. 股骨远端假体置换术后14年出现假体无菌性松动。C. 由于延长环向内侧移位，所以出现假体移位和患肢短缩，需要使用成人型假体翻修。D. 年轻患者股骨近端置换术后的常见问题——髋关节半脱位。

关节僵硬

- 膝关节周围肿瘤使用假体重建，或为了额外增加肢体长度而插入比所切除瘤段更长的假体时，很容易出现关节僵硬。某些患儿的假体周围可见瘢痕组织过度生长，这种情况可以通过切除过多的瘢痕组织并配合强化理疗就可以改善。如果遇到顽固性屈曲畸形，采用强化理疗(包括系列管形石膏固定)也许会有用。

髋关节或肩关节半脱位

- 可以使用补片来修复关节囊以减少关节脱位的风险。股骨近端置换的低龄儿童中，股骨头半脱位远比想象中复杂。笔者发现12岁以下儿童中，髋臼上缘没有正常发育的趋势逐渐明显，这批患儿更易出现股骨头半脱位。笔者曾尝试多种方法来防止半脱位，但效果均不理想；目前认为只要Y形软骨融合或者半脱位较明显时，就需要行单极头翻修成负重效果更佳的非骨水泥臼杯(图4D)。

肢体生长超出可延长的范围

- 虽然假体最大可延长长度为120 mm，但还是不能满足相当一部分患者的需要。翻修时通常只需更换其中一个组件即可。

假体断裂

- 幼儿时假体在位，到了骨骼发育成熟时几乎不会出现假体断裂。最常见的断裂部位是假体延长段和主体连接的薄弱区域。遇到这种情况，翻修手术在所难免。

假体周围骨折

- 假体周围骨折罕见，但在滑动股骨假体与胫骨近端生长假体一起使用时，股骨骨折的风险似乎会增加。

(王磊　译，陈宇杰　董扬　审校)

参考文献

[1] Aguilar JA, Paley D, Paley J, et al. Clinical validation of the multiplier method for predicting limb length at maturity. Part I. J Pediatr Orthop 2005;25:186-191.

[2] Anderson M, Green WT, Messner MB. Growth and predictions of growth in the lower extremities. Clin Orthop Relat Res 1978;136: 7-21.

[3] Cool WP, Carter SR, Grimer RJ, et al. Growth after extendible endoprosthetic replacement in the distal femur. J Bone Joint Surg Br 1997;79B:938-942.

[4] Cool WP, Grimer RJ, Carter SR, et al. Passive growth at the sliding component following endoprosthetic replacement in skeletally immature children with primary bone tumour around the knee. J Bone Joint Surg Br 1996;78B(suppl 1):33.

[5] Gosheger G, Hillmann A, Lindner N, et al. Soft tissue reconstruction of megaprostheses using a Trevira tube. Clin Orthop Relat Res 2001;393:264-271.

[6] Greulich WW, Pyle SI. Radiographic Atlas of Skeletal Development of the Hand and Wrist, ed 2. Stanford, CA: Stanford University Press, 1959.

[7] Grimer RJ, Belthur M, Carter SR, et al. Extendible replacements of the proximal tibia for bone tumours. J Bone Joint Surg Br 2000;82B: 255-260.

[8] Guzzanti V, Falciglia F, Gigante A, et al. The effect of intra-articular ACL reconstruction on the growth plates of rabbits. J Bone Joint Surg Br 1994;76B:960-963.

[9] Kotz RL, Windhager R, Dominkus M. A self-extending paediatric leg implant. Nature 2000;406:143-144.

[10] Laor T, Jaramillo D, Oestreich AE. Musculoskeletal system. In: Kirks DR, ed. Practical Pediatric Imaging. Diagnostic Radiology of Infants and Children, ed 3. Philadelphia: Lippincott-Raven, 1998:327-510.

[11] Longhi A, Errani C, De Paolis M, et al. Primary bone osteosarcoma in the pediatric age: state of the art. Cancer Treat Rev 2006; 32:423-436.

[12] Neel MD, Wilkins RM, Rao BN, et al. Early multicenter experience with a noninvasive expandable prosthesis. Clin Orthop Relat Res 2003;415:72-81.

[13] Paley D, Bhave A, Herzenberg JE, et al. Multiplier method for predicting limb-length discrepancy. J Bone Joint Surg Am 2000; 82A:1432-1446.

[14] Pritchett JW. Growth plate activity in the upper extremity. Clin Orthop Relat Res 1991;268:235-242.

[15] Pritchett JW, Bortel DT. Single bone straight line graphs for the lower extremity. Clin Orthop Relat Res 1997;342:132-140.

[16] Tupman GS. A study of bone growth in normal children and its relationship to skeletal maturation. J Bone Joint Surg Br 1962;44B: 42-67.

第5章 转移性骨肿瘤的手术治疗策略
Surgical Management of Metastatic Bone Disease: General Considerations

Jacob Bickels and Martin M. Malawer

背景

- 骨是仅次于肺和肝的第三大最常见的转移部位。前列腺癌、乳腺癌、肺癌、肾癌以及甲状腺癌占转移性骨肿瘤的80%[4,11]。随着越来越多癌症患者的生存期延长，转移性骨肿瘤(metastatic bone disease, MBD)数量不断增加。骨转移的确切发病率尚不清，但据估算，仅美国每年死于骨转移的患者多达350 000人[13]。
- MBD是影响癌症患者生存质量的一个重要因素。因为转移性病灶引起的病理性骨折患者为了减轻局部顽固性疼痛，需要手术治疗。MBD经常伴随着功能的丧失、疼痛以及生活质量的下降。虽然对于某些患者来讲，手术可以去除局部病灶以提高长期生存率[1,9]，但是这种情形毕竟不多，多数情况下手术只是一个姑息性治疗。其手术目的是控制局部病灶，稳定骨结构并尽快恢复功能。未能达到以上任一目标时通常需要进行第二次手术，这时会使原有的生活质量进一步下降。有报道显示，MBD的手术失败率高达40%，这是由于内固定失败、内植物选择不当以及局部复发等造成的[3,8,14,15]。
- 治疗创伤的方法往往并不适用于病理性骨折。因为在大多数情况下，潜在的病灶会阻碍骨折的愈合。病理性骨折的预后与某些肿瘤的类型有关：转移性腺癌（如乳腺癌、前列腺癌）、多发性骨髓瘤以及淋巴瘤的骨折愈合比肺、肾以及胃肠道的恶性肿瘤要好[5-7]。此外，病理性骨折即使愈合，其大多需要花费相当长的时间，并且长期的功能也不能令人满意。所以，创伤性骨折所用的复位和制动治疗常不适用于MBD引起的病理性骨折。
  - Gainor和Buchert[5]分析了129例病理性骨折的患者资料，发现长骨骨折愈合主要发生在做过内固定和放疗、术后存活时间大于6个月的患者身上。Harrington也得到了类似的观察结果[7]。
- 他发现植入假体或骨水泥可以取得良好的即刻稳定效果，而依靠生物学重建（例如自体骨、异体骨移植或异体骨-假体组合移植）的效果不佳，并不适用于MBD的治疗[2,6,7,10]。

适应证

- 存在病理性骨折。
- 预计将发生病理性骨折。
- 顽固性疼痛，用镇痛药物以及放疗效果不佳。
- 某些类型肿瘤的孤立骨转移。
- 患者预计生存3个月以上。生存时间小于3个月的不能从手术中获益，因为通常该类患者没有足够的体力和时间来完成功能锻炼和康复。这些患者可以采用非手术治疗，例如上肢吊带或是下肢负重支具固定保护。

术前准备

- 虽然MBD患者的限期手术不应拖延，但术前评估和分期工作仍应仔细完整完成，并且一定要制订详尽的治疗计划。一方面，术前评估帮助我们了解病变的形态及其与相邻结构的关系；另一方面，可确定肿瘤分期以及评估是否有需要同时手术干预的其他转移灶。
- 由于绝大部分转移性肿瘤患者都有明确的肿瘤病史，所以临床及放射学检查通常是为了评估疾病的严重程度以及可能存在的并发症，而不是确定原发灶。

病史和体格检查

- 病史应包括当前肿瘤的分期以及既往相关的治疗情况和效果。询问患者本人或其家庭成员有关其整体功能的情况，特别是发生骨转移前的患者情况。

- 例如，手术医生不愿意为一位长期卧床或者只能坐轮椅的患者做大手术，因为把下肢固定在无痛的位置上是一件相对容易的事情，不需要复杂的操作。骨科手术医生需要与肿瘤科医生及时沟通即将要做的手术方案，了解肿瘤信息以及评估患者的预期寿命。
- 体格检查应包括病灶区域和其他有症状区域。检查重点是肿瘤的软组织侵犯程度以及肿瘤与主要血管神经之间的关系、肌力、相邻关节的活动度、患肢的神经血管功能和肢体肿胀情况。

实验室检查
- 术前应行完整的肿瘤相关的实验室检查，其中血钙尤其重要，因为高血钙会危及生命，术前应治疗高血钙。检测离子钙有助于诊断高血钙，因为总钙水平可能因为低蛋白血症影响而降低。一些特殊的肿瘤有其匹配的特殊肿瘤标记物，应注意评估。

影像学检查
- X线：除了病灶必须行X线和CT扫描外，任何患者主诉疼痛的部位均应行X线和CT扫描评估排查。这些资料可以显示骨质的破坏以及软组织的侵犯程度（图1）。若病变发生在长骨，应行超过关节的摄片，排除另外的转移，这些是制订手术计划的关键之一，忽视的骨转移可能会导致术后负重的病理性骨折，需要进行广泛的手术来修复（图2）。
- 骨扫描：全身性骨扫描应在术前进行。该检查提供了全身整个骨骼系统以及其他部位的转移信息。骨扫描对骨的病理改变非常敏感。然而，示踪剂对MBD的特异性较低，它对于许多非感染的炎症反应、感染、创伤后以及其他良性病变也可像。因此，任何骨扫描阳性的部位必须结合X线检查评估。
- 但是，骨扫描不是X线的替代检查，某些肿瘤（如多发性骨髓瘤、转移性黑色素瘤以及甲状腺癌）的骨扫描可能不显像（图3）。
- 胸片和肺部CT应作为常规检查以排除肺转移，因为肺是最常见的转移部位。表1总结了出现骨转移但原发灶不详时建议做的检查。

即将发生的病理性骨折
- 若MBD患者突然出现不明原因的疼痛和功能丧失，就有可能发生了病理性骨折。这需要紧急住院，也许需要停止患者目前正在进行的肿瘤治疗。此外，因为广泛的骨质破坏，这种病理性骨折往往伴有大量血肿和明显的软组织水肿，出现术中复位困难或者对位不良。因此，鉴于这些原因，重要的是确认那些可能会发生病理性骨折的患者并予以预防性固定保护。

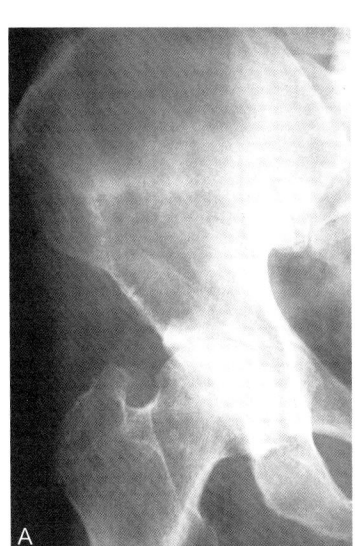
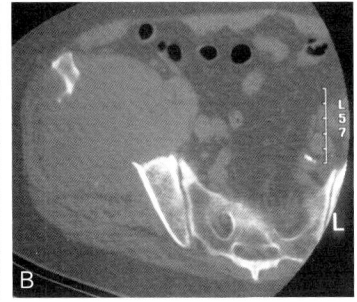

图1 A. 72岁的甲状腺癌患者，X线片显示右髋臼转移性病灶。B. CT扫描显示广泛的骨质破坏及软组织侵犯。但根据这些影像学切除肿瘤可能发生病灶切除不彻底以及潜在大出血。鉴于这种情况，该患者术前行选择性血管造影、血管栓塞，术中出血明显减少，病灶得以彻底切除。

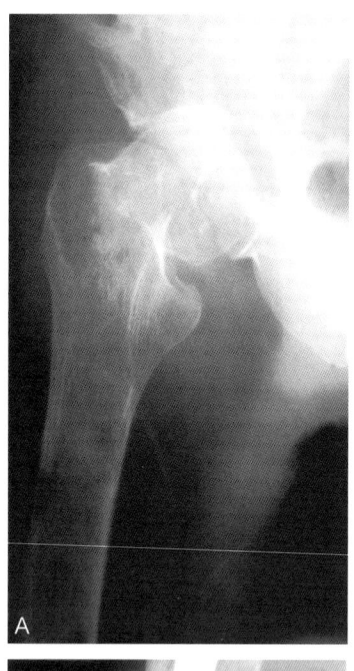
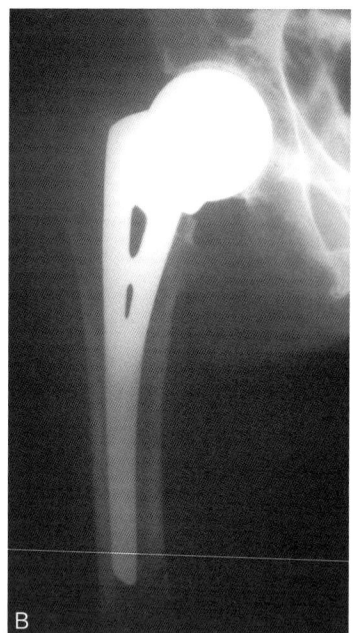
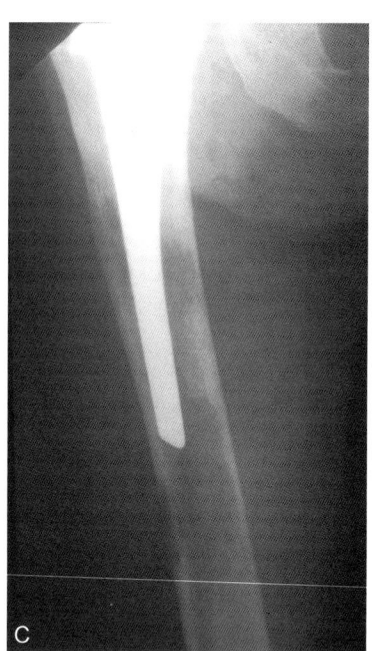
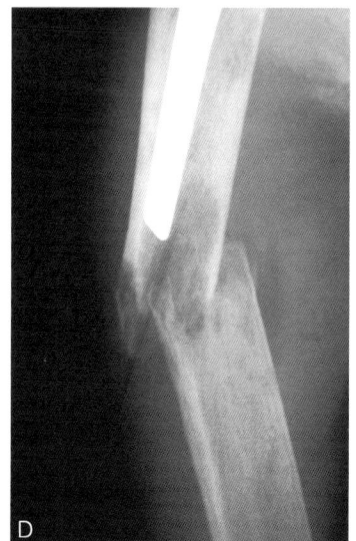

图2 A. 69岁女性，有乳腺癌病史，X线检查显示髋关节发生病理性骨折。病理性骨折发生24小时后进行了人工股骨头置换术。B. 术后X线检查显示假体柄尖端以远有转移灶。C. 这是由于术前摄片质量较差，没有拍摄股骨全长片，导致术前漏诊。D. 住院期间，患者从病床转移到轮椅时发生了病理性骨折。

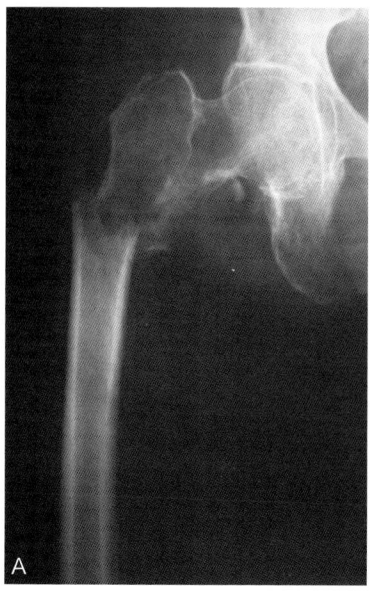
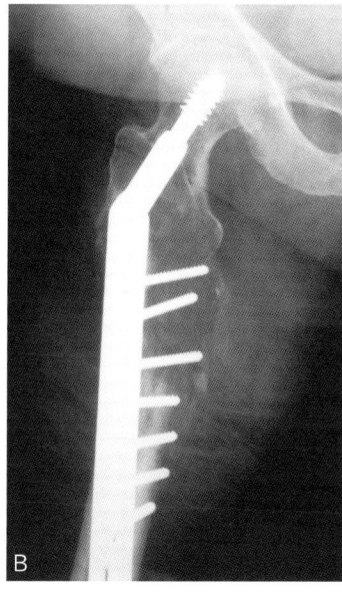

图3 A. 59岁女性患者，多发性骨髓瘤，X线检查显示股骨近端病理性骨折。B. 骨扫描未发现其他转移灶，遂行切开复位＋非骨水泥内固定（病灶未切除）。患者诉同侧膝关节疼痛，起初临床考虑为关节退行性病变。

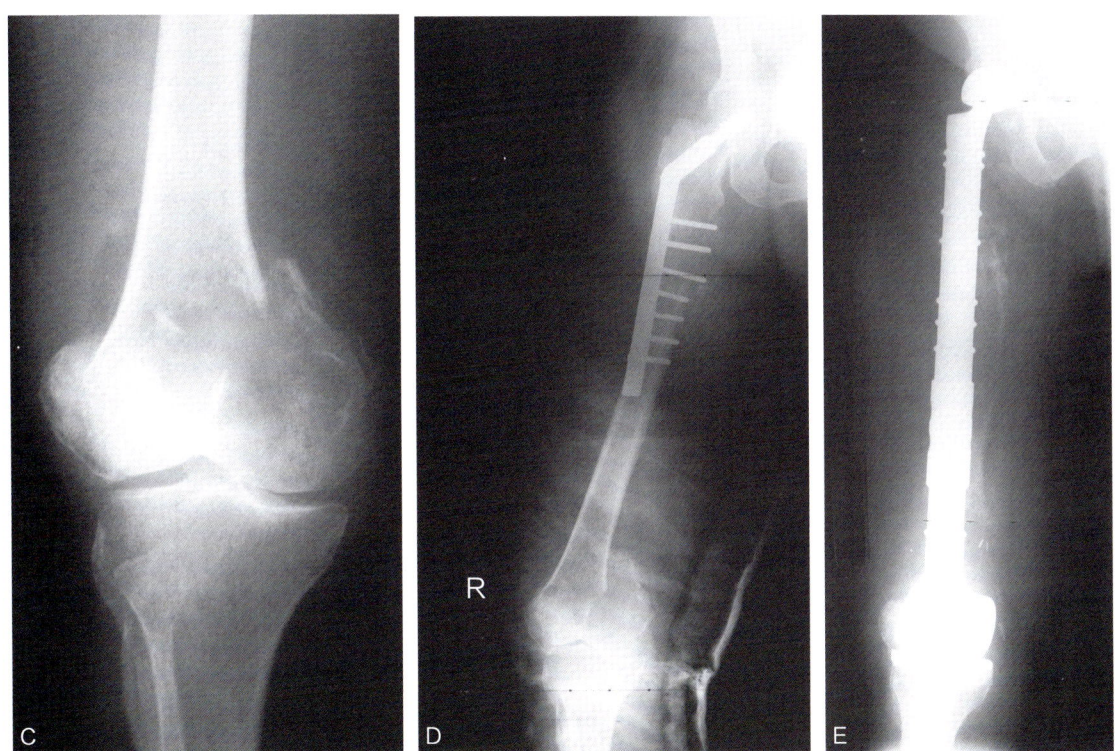

图3（续） C、D. 术后2周，发现膝关节急性疼痛伴肿胀。X线显示股骨远端病理性骨折。E. 这位患者接受了全股骨置换术。

表1 原发灶不明确的转移性肿瘤患者初步评估时的检查建议

体格检查	注意皮肤、淋巴结、乳房、甲状腺、前列腺检查及直肠指检
实验室检查	血常规、血液生化、肝功能、红细胞沉降率、血清及尿液的蛋白电泳、前列腺特异性抗原、尿常规、粪便检查
影像学检查	胸部、腹部以及骨盆CT扫描

- 虽然对于即将发生病理性骨折的患者进行预防性固定已达成共识，但仍有许多报道阐述了不同的评价方法以及定义标准。目前，最常用的公认的标准包括：溶骨性病灶超过2.5 cm，骨质破坏直径达到或超过50%，以及出现与化疗无关的持续性疼痛。

- 由于髋臼的复杂解剖结构，单纯预防病理性骨折既不可能，也无助于在这些部位规划手术重建。相反，骨皮质破坏的位置和程度被用来评估生物力学对功能的影响（图4~6）[6,7,12]。

活检

- 一方面，如果有其他资料支持MBD的诊断，仅仅是小的局部病灶可不需要活检。这些患者可以结合其恶性肿瘤病史以及其他部位转移的影像学证据，不需要活检。

- 另一方面，一个已知恶性肿瘤个人史的患者出现孤立性的可疑病变或是非典型病变，则必须行术前活检明确。

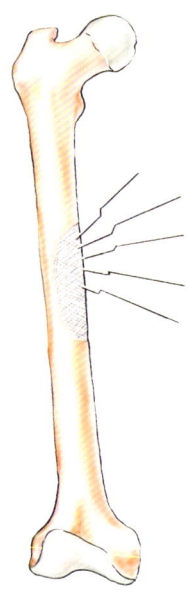

图4 肿瘤灶＞2.5 cm，病变范围超过皮质直径的50%，且负重后疼痛，考虑发生病理性骨折可能性大。

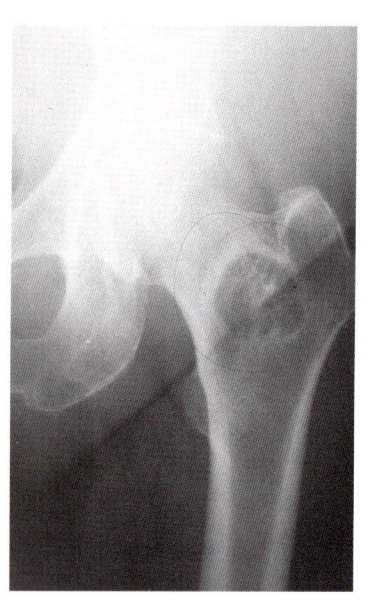

图5 59岁女性患者，乳腺癌股骨近端转移。病变处无症状，随访期间骨扫描显示病灶增大，超过2.5 cm。因为病变处有钙化缘，且病变范围占骨皮质直径小于50%，没有影响骨皮质的完整性，故不需要手术干预。该患者行放疗和双膦酸盐治疗，效果佳。

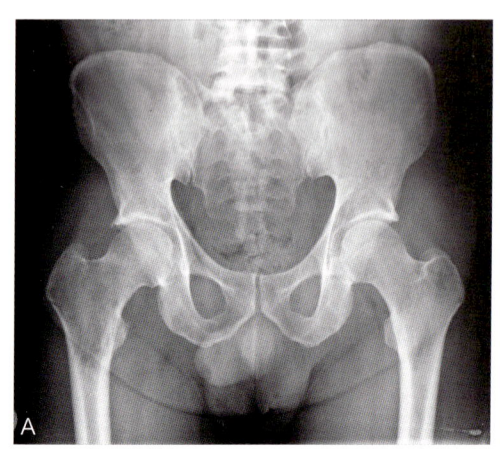

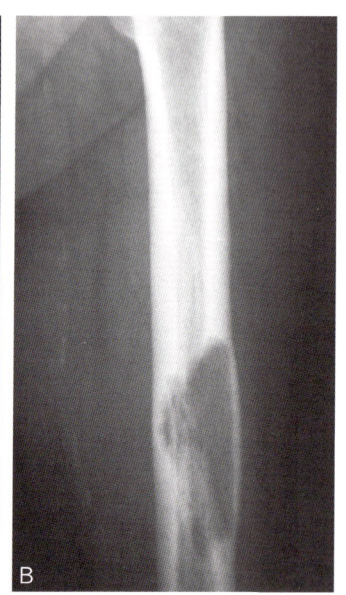

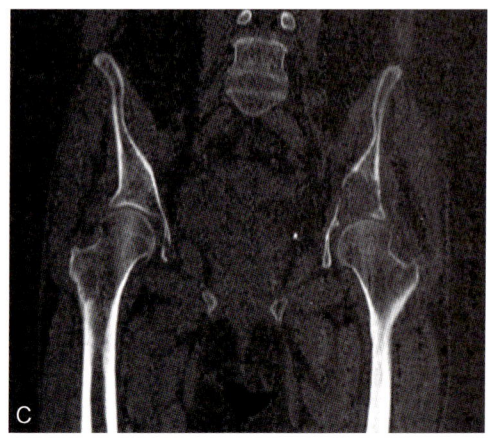

图6 A、B. 平片显示一例股骨近端巨大转移灶及一例70岁男性患者的肺癌股骨干转移灶，患者均有负重后明显症状，溶骨性病变超过骨皮质直径的50%，骨皮质完整性破坏不等，这类病变需要手术干预来预防病理性骨折发生。C. CT扫描显示左侧髋臼即将骨折。股骨头面有巨大的溶解性病变，占据整个髋臼腔。对关节的机械支撑仅由剩余的薄层关节软骨提供。

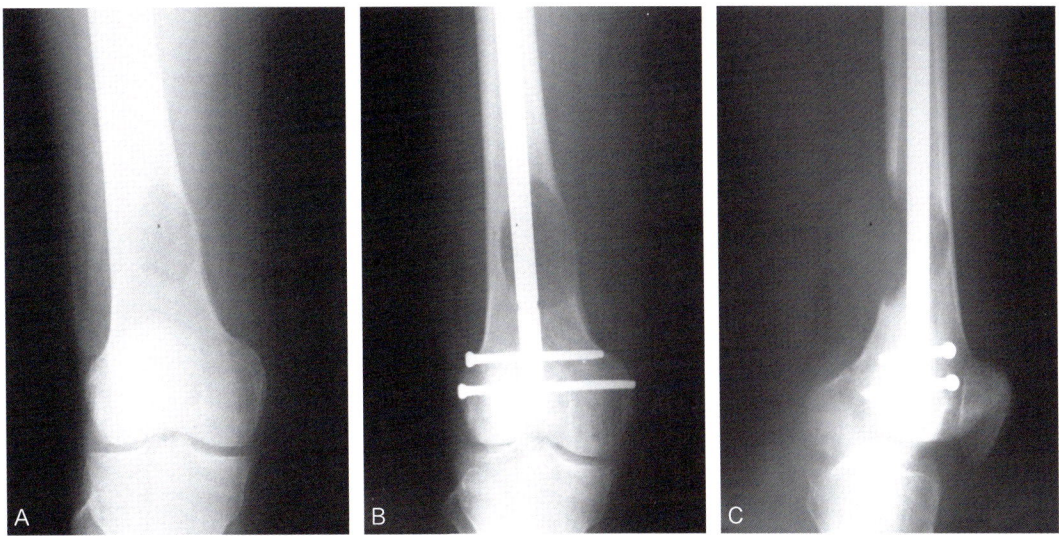

图7　A. X线显示肾癌股骨下段转移性病灶。患者行闭合逆行髓内钉及术后放疗（没有清除病灶）。B、C. 术后3个月X线显示肿瘤局部进展，此时需要行更大范围的手术。

手术原则

- MBD手术的首要目标是控制局部病灶，稳定骨性结构。手术无法影响疾病的总体发展和患者生存率。手术失败的主要原因是肿瘤切除不彻底以及重建方式有误。放疗对于微小病灶有效，而对于范围较大的肿瘤效果欠佳。对于已经或即将发生病理性骨折的患者均应采取手术干预：首先切除肿瘤，然后进行重建(图7)。
- 局部骨质破坏程度与病灶和邻近关节的距离决定手术方案——局部病灶清除还是整个瘤段切除(图8~11)。
- 由于转移性骨肿瘤一般不侵犯软组织，切除肿瘤时不需要大范围地切除周围软组织(图12)。
- 重建技术必须能提供即刻稳定性，不能依赖生物学重建愈合。因此，使用自体骨、异体骨或异体骨-假体组合都是不合适的；同样，非骨水泥型假体也没有适应证。重建方式包括人工植入物或假体与骨水泥组合。骨水泥增加植入区域的承重传导，促进其连接到附近骨端，从而强化内植物的作用，使内植物能够承受即刻负重和功能锻炼。刚度和强度与髓内植物的直径有关。当直径增加1倍时，抗折弯刚度能提高到4倍，强度能增加3倍(图13~15)。

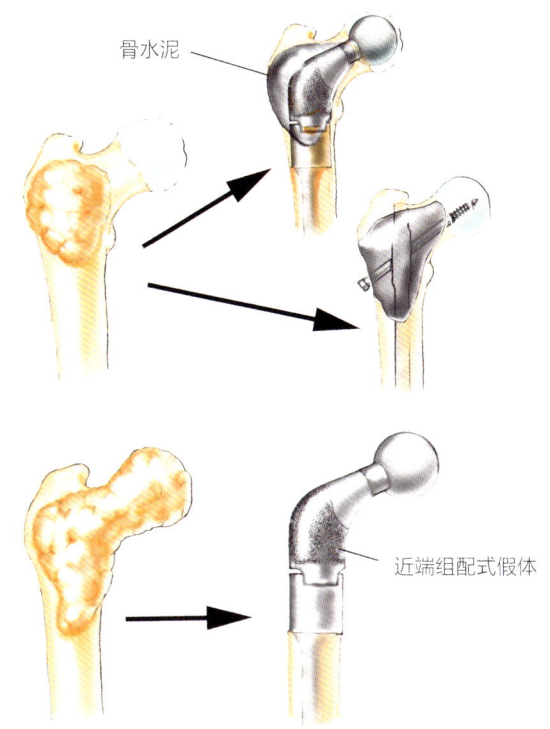

图8　股骨近端转移性病灶。如果病灶没有侵犯股骨头，则可以用病灶清除＋骨水泥髓内钉重建技术。如果病变侵及股骨头，则需要行股骨近端瘤段切除＋假体重建术。

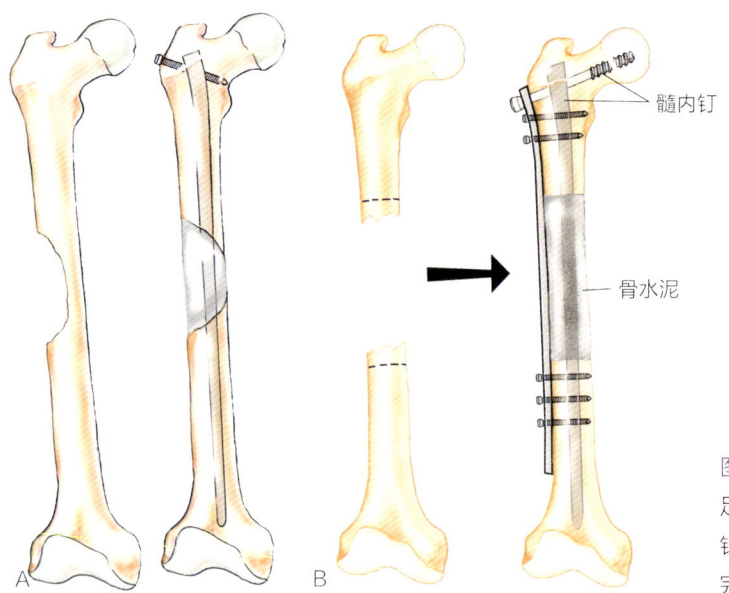

图9 A. 骨干的转移性病灶。如果残余的骨皮质足以维持连续性，可以行病灶清除＋骨水泥髓内钉重建。B. 如果骨皮质破坏广泛，影响骨皮质的完整性，则要求做节段型股骨骨干切除。

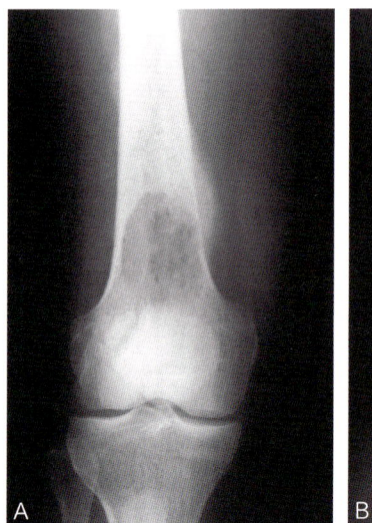
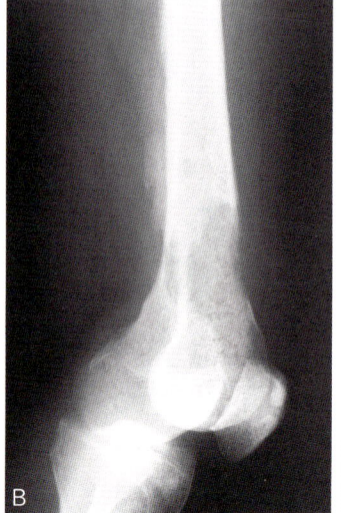
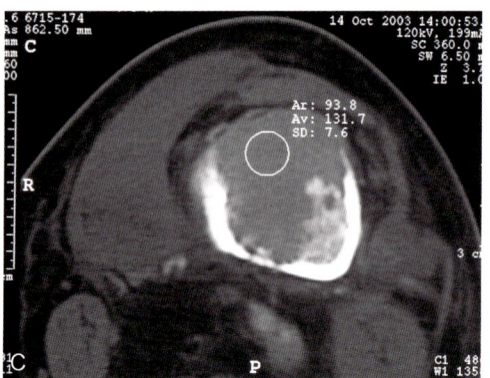
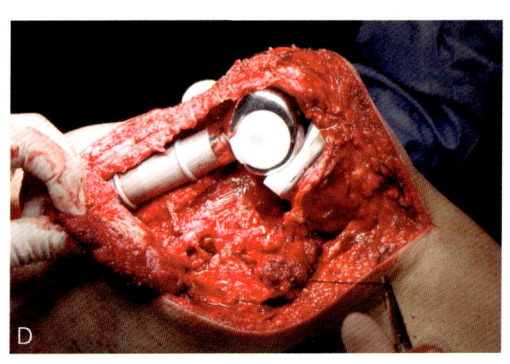
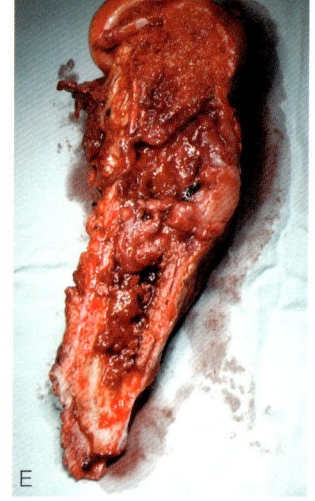

图10 X线（A、B）及CT扫描（C）显示多发性骨髓瘤侵及股骨远端，并伴有广泛骨质破坏。D. 病灶破坏了大部分的骨皮质，甚至仅存的后侧骨皮质也出现肿瘤浸润和变薄，所以行股骨远端瘤段切除＋假体重建术。E. 术中标本。

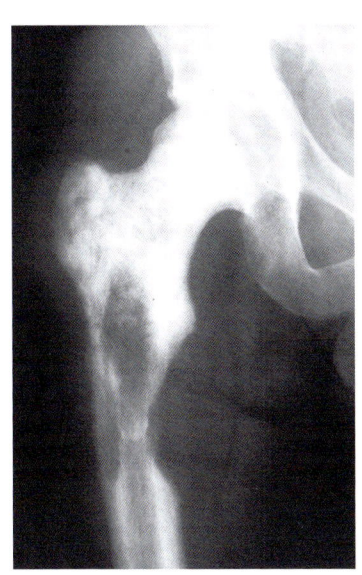

图11 股骨近端广泛的骨质破坏，治疗上只有行瘤段切除合并假体置换术。

康复

- 完全负重和相邻关节的主、被动运动，根据伤口愈合情况和患者能力尽早开展功能康复。

辅助性放疗

- 术后常规采用3 000～3 500 Gy外照射整个手术区域，以控制微小病灶。该辐射剂量不影响骨痂形成。应根据患者骨折的特点及整体情况调整剂量[5-7]。一般放疗是在术后3～4周开始进行。

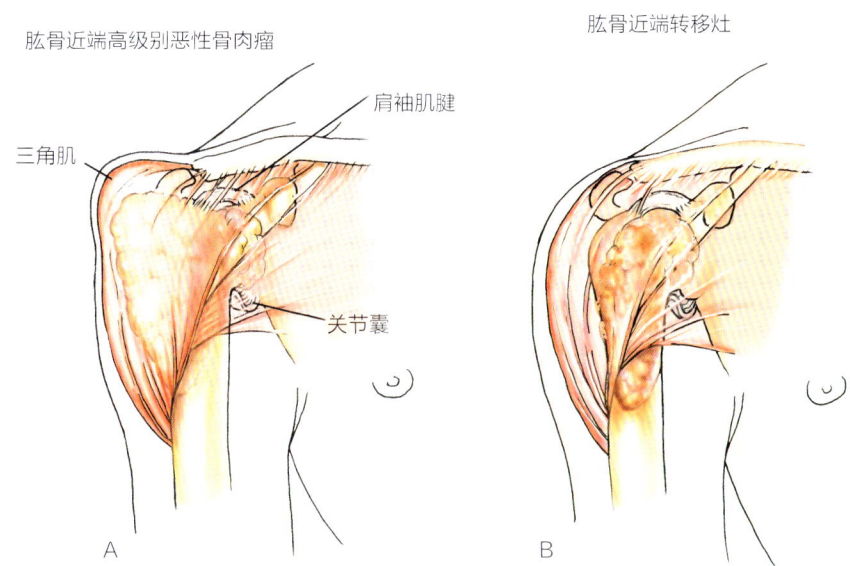

图12 A. 原发性骨肿瘤通常有广泛的软组织侵犯。如果这种肿瘤发生在肱骨近端，应行整块切除，包括骨肿瘤本身、覆盖肿瘤的三角肌、肩袖和关节囊。B. 然而，转移性骨肿瘤通常对软组织的侵犯较少，手术时只需切除相应的骨组织和受侵犯的薄层软组织。

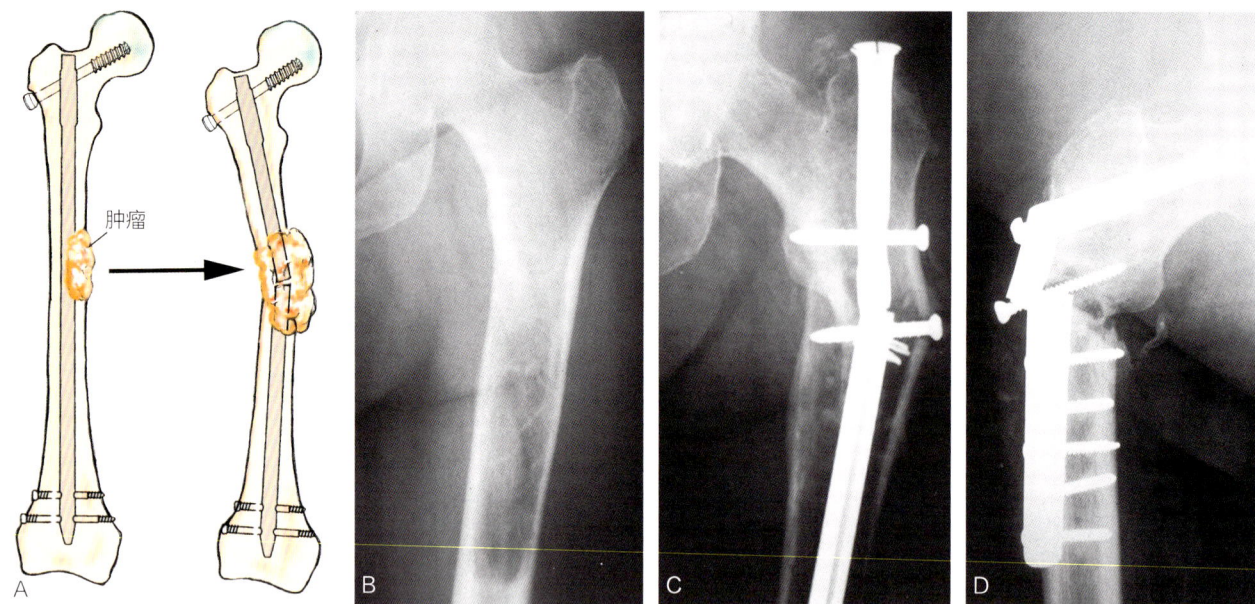

图13 用闭合钉治疗的转移性骨病变。A. 转移性骨肿瘤采用髓内钉技术，操作过程简单，但可能失败，因为髓内钉作为下肢唯一的负重部分，可能发生肿瘤沿钉道蔓延和断钉。B. X线显示即将发生病理性骨折的股骨干多发性骨髓瘤。手术行肿瘤切除＋髓内钉固定，术后放疗可能减少局部复发以及帮助固定牢固。C. 患者行闭合复位髓内钉固定，尽管术后行辅助性放疗，但还是发生了断钉。D. 肾癌股骨转子转移性病灶采用非骨水泥内固定，术后发生了类似现象。

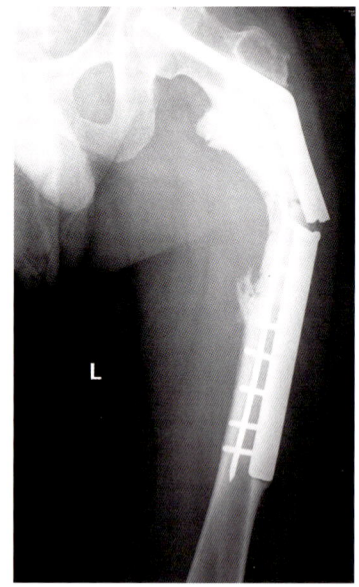

图14 股骨骨干转移瘤间期切除术后股骨转子下骨折。使用薄的髓内钉、最小的水泥箍带和支撑侧板无法承受轴向力的机械载荷。较厚的髓内钉和较厚的水泥箍带的结合可能可以预防这种骨折。

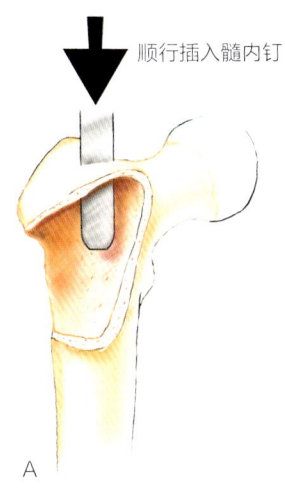
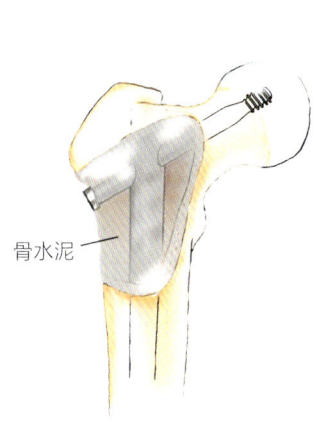
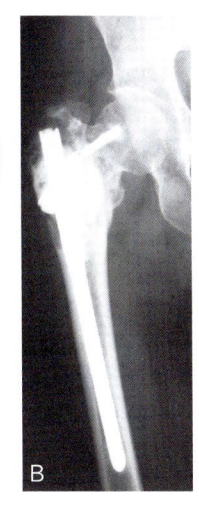

图15 A. 手术应包括仔细的肿瘤切除+髓腔内填充骨水泥。X线显示肾癌股骨近端转移的患者行肿瘤切除+骨水泥髓内钉固定术。B. 一般，由于肾癌对于放疗不敏感，而且残余肿瘤不断蔓延进展，最终导致内固定-骨水泥界面的内固定失败。

顺行插入髓内钉

骨水泥

要点与失误防范

病史及体格检查	● 了解患者的功能情况 ● 与肿瘤科医生沟通，了解肿瘤情况并评估生存期
实验室检查	● 一般评估，排除高钙血症
影像学检查	● 病变骨的全长X线片 ● 全身骨扫描 ● 伴有疼痛的长骨溶骨性病灶直径>2.5 cm，或超过骨皮质直径的50%，提示高病理性骨折风险，需要手术预防病理性骨折
手术	● 首先切除肿瘤 ● 重建必须包括骨水泥型内固定，而不是生物学重建
术后	● 立即负重和功能锻炼 ● 局部外放疗

（王磊 译，陈宇杰 董扬 审校）

参考文献

[1] Althausen P, Althausen A, Jennings LC, et al. Prognostic factors and surgical treatment of osseous metastases secondary to renal cell carcinoma. Cancer 1997;80(6):1103-1109.

[2] Bickels J, Kollender Y, Wittig JC, et al. Function after resection of humeral metastases. Analysis of 59 consecutive patients. Clin Orthop Relat Res 2005;437:201-208.

[3] Dijstra S, Wiggers T, van Geel BN, et al. Impending and actual pathological fractures in patients with bone metastases of the long bones. A retrospective study of 233 surgically treated fractures. Eur J Surg 1994;160(10):535-542.

[4] Dorfman HD. Metastatic tumors in bone. In: Dorfman HD, Czerniak B, eds. Bone Tumors. St. Louis: Mosby, 1998:1009-1040.

[5] Gainor BJ, Buchert P. Fracture healing in metastatic bone disease. Clin Orthop Relat Res 1983;178:297-302.

[6] Harrington KD. Impending pathologic fractures from metastatic malignancy: evaluation and management. Instr Course Lect 1986;35:357-381.

[7] Harrington KD, Sim FH, Enis JE, et al. Methylmethacrylate as an adjunct in internal fixation of pathological fractures. J Bone Joint Surg 1976;58(A):1047-1055.

[8] Healey JH, Brown HK. Complications of bone metastases: surgical management. Cancer 2000;88(suppl 12):2940-2951.

[9] Koizumi M, Yoshimoto M, Kasumi F, et al. Comparison between solitary and multiple skeletal metastatic lesions of breast cancer patients. Ann Oncol 2003;14(8):1234-1240.

[10] Kollender Y, Bickels J, Price WM, et al. Metastatic renal cell carcinoma of bone. Indications and techniques of surgical intervention. J Urol 2000;164:1505-1508.

[11] Manoso MW, Healey JH. Metastatic cancer to the bone. In: DeVita VT, Hellman S, Rosenberg SA, eds. Cancer: Principles and Practice of Oncology, ed 7. Philadelphia: Lippincott Williams & Wilkins, 2005:2368-2380.

[12] Mirels H. Metastatic disease in long bones: a proposed scoring system for diagnosing impending pathologic fractures. Clin Orthop Relat Res 1989;249:256-264.

[13] Roodman DG. Mechanisms of bone metastasis. N Engl J Med 2004;350:1655-1664.

[14] Wedin R, Bauer HC. Surgical treatment of skeletal metastatic lesions of the proximal femur: endoprosthesis or reconstruction nail? J Bone Joint Surg Br 2005;87(12):1653-1657.

[15] Yawaza Y, Frassica FJ, Chao EY, et al. Metastatic bone disease. A study of the surgical treatment of 166 pathological humeral and femoral fractures. Clin Orthop Relat Res 1990;251:213-219.

第6章 骨肿瘤的冷冻消融治疗
Cryosurgical Ablation of Bone Tumors

Jacob Bickels, Isaac Meller, Yehuda Kollender and Martin M. Malawer

背景

- 冷冻消融术是通过患处冷冻导致组织坏死,从而达到治疗目的的一种治疗方法。在许多的良性、侵袭性、转移性和原发恶性骨肿瘤的刮除手术中,直接用液氮来冷冻消融是一种很有效的辅助治疗方法。这属于囊内手术的一种,可以避免大范围的切除以及由此带来的功能丧失。

- 冷冻消融术可减弱肿瘤腔壁的骨强度,若应用不当可导致额外的软组织损伤。为减少这些潜在的并发症发生,冷冻消融技术也有所改进,包括对软组织保护、稳定的重建、预防性应用抗生素,以及改进康复方案适应患肢逐步负重。这些原则的指导下,冷冻消融术相关的并发症率降低到了令人满意的程度,这种方法现已成为一种安全有效的治疗方式。

- 可以预见,冷冻消融术将不再是少数外科医生的独家技术,在不久的将来它会造福更多的患者。

历史回顾与作用机制

- 尽管早在19世纪中叶,局部冷冻消融技术就已经用于治疗进展期宫颈癌,但其在骨肿瘤方面的应用却是在一个多世纪之后才得以开展。1966年,Gage等报道了一项经典的动物实验[13],将液氮灌注在橡胶圈中,用于冷冻活体杂交狗的股骨。沸点为-196℃的液氮可以迅速冷冻线圈周围2 cm厚的骨组织,并且通过病理切片和X线检查,作者记录了冷冻区域的组织坏死和骨质吸收情况,以及预制相关的机械强度减弱和自发性骨折现象[13]。然而,继这些改变之后的是,从冷冻周围有活力的骨质中开始缓慢出现新骨形成,这种现象最早在冷冻后2个月就可以观察到,6个月左右时达到高峰[13]。

- 虽然他们的实验只研究了正常的骨组织,但Gage等推测冷冻可引起非特异性的细胞破坏,从而也可用于杀死肿瘤细胞。他们进一步推测应用病灶内冷冻消融可以代替肿瘤切除或截肢[13]。1969年首次报道了此技术用于治疗人类骨肿瘤。Marcov和Miller等在刮除转移性骨病损后,在瘤腔内灌注液氮以达到肿瘤坏死及避免扩大切除的目的,他们的研究结果证实了可以达到预期目的。进一步的研究证实并补充了Gage等的最初发现,结果表明-60～-21℃就可导致细胞坏死,低于-60℃并不能发挥更大的致坏死作用[18,28,33]。

- 研究表明,有很多机制参与了组织冷冻坏死的过程[12,15,22,26,28,41,42]。这些机制大致可分为两类:即时性和延期性。

  ○ 冷冻消融术的即时性细胞毒性涉及四种病理生理机制:①冰晶形成和细胞膜破裂;②低温休克;③脱水和电解质变化引起的毒性作用;④细胞内部蛋白质变性。

  ○ 细胞内冰晶的形成被认为是即时性细胞坏死的最主要机制。冷冻消融术的延期性细胞毒性和随之而来的冰冻组织修复过程最可能涉及以下两种病理生理过程:微循环损伤和血管内血液淤滞。

- 在冷冻消融过程中,首先在细胞外产生冰晶。循环系统中水被提取变为冰晶,产生胞外的高渗状态,从而将水从胞内转移至胞外。在这个过程中冰晶不断产生,细胞开始脱水、萎缩,胞内的电解质浓度持续升高,结果胞膜和细胞内结构遭到破坏[12,17,41]。若冷却过程迅速,比如直接倾倒液氮,细胞内水分并没有充足的时间转移,在冰冻的同时就可以出现胞内冰晶的形成。反之,缓慢解冻将导致胞内已形成的冰晶再次结晶并加剧细胞膜的破坏,快速解冻则不会这样[2,7,41,48]。反复循环的冰冻-解冻过程也会增加组织坏死的程度。因为第一次冰冻-解冻过程后,组织的冷传导性能增强。所以,反复循环快速冷冻-缓慢解冻能达到最大的细胞坏死效果。

- 组织学上,冷冻消融术最显著的效果表现在骨髓:直接倾倒液氮后可出现边缘1～2 cm的坏死带及轻微的炎症反应[13,29,39,41]。后期表现为液化和进行性的纤维化,也可观察到管壁增厚且有血栓的血管。

适应证

病理诊断

- 良性/侵袭性肿瘤
  - 骨巨细胞瘤
  - 动脉瘤样骨囊肿
  - 单纯骨囊肿
  - 纤维结构不良
  - 内生软骨瘤
  - 软骨母细胞瘤
  - 嗜酸性肉芽肿
  - 骨母细胞瘤
  - 软骨黏液性纤维瘤
- 低度恶性骨肿瘤
- 高分化软骨肉瘤
- 转移性肿瘤

形态学标准

- 冷冻消融术适用于关节周围或骶骨的病灶。这些部位的病灶刮除后,残存的一圈骨皮质能够容纳液体,而且有条件进行力学稳定结构的重建。

手术治疗

- 骨肿瘤的冷冻消融术分为五个步骤[5,6,27]:
  - 暴露肿瘤。
  - 彻底刮除。
  - 高速磨钻处理肿瘤腔。
  - 冷冻消融。
  - 力学结构重建。
- 直接倾倒液氮的冷冻消融存在几个技术上的缺陷。
  - 首先,倾倒后无法控制总体冷冻时间和瘤腔内不同部位的温度。
  - 其次,液氮分布问题,这是一个依赖重力分布的过程,所以液氮无法到达瘤腔内液体平面以上的瘤腔角落。
- 为了解决这些问题,在20世纪90年代末,氩气封闭低温消融技术得到了发展并投入使用[4]。
- 这两种技术将在下文中讨论。

直接倾倒液氮

暴露

- 尽量应用充气式止血带,这样可以减少局部出血,并可防止血液成为冷冻消融的局部隔温板。
- 当病灶骨暴露后,开一个与肿瘤最长径相等的骨窗。骨窗应尽量为椭圆形,骨窗的长轴与患骨长轴平行,以减少应力集中(技术图1)。

刮除与高速磨除

- 所有肿瘤大体组织都用刮匙彻底刮除(技术图2A、B)。
- 后用高速磨钻磨除残余的微小病灶(技术图2C、D)。
- 应用液氮前必须检查瘤腔骨皮质的完整性,若有穿孔,应及时用明胶海绵填充封堵。血管神经束及皮肤筋膜瓣必须在冷冻消融前固定或用手术巾隔开以避免与液氮直接接触。

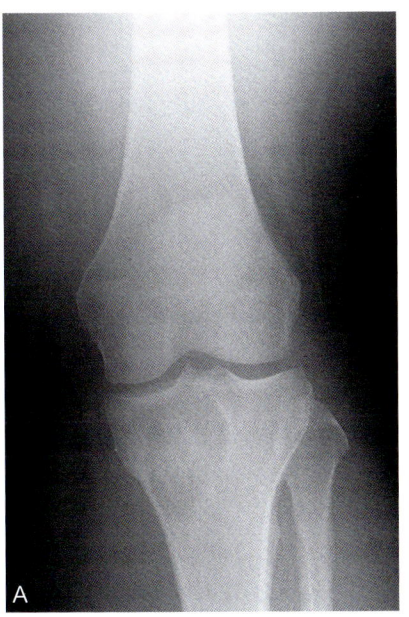
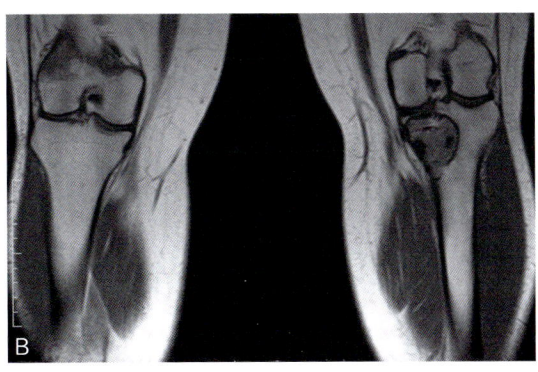

技术图1 X线片(A)和MRI(B)显示胫骨近端巨细胞瘤。

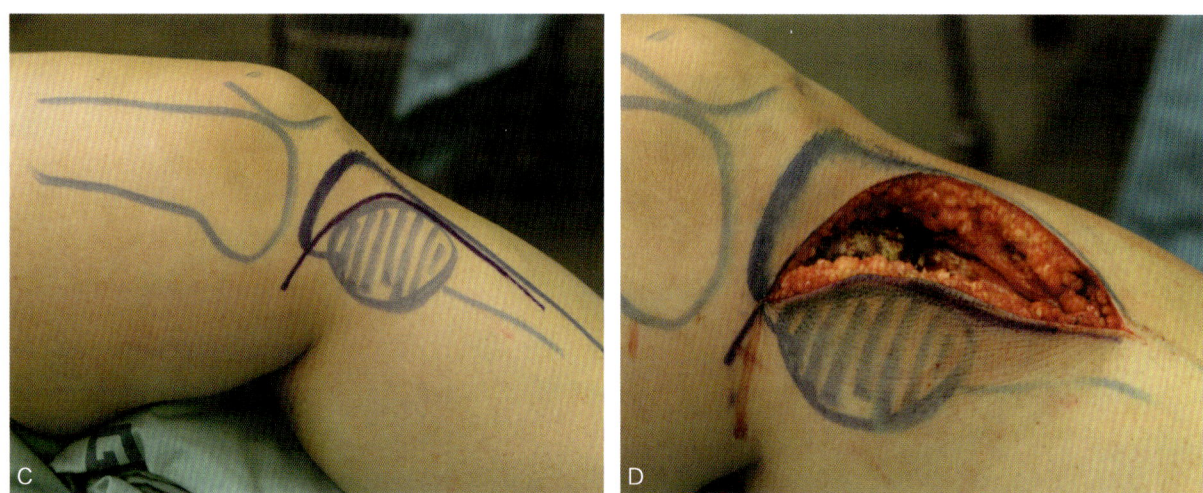

技术图1(续) C. 准备大切口,使肿瘤腔大面积暴露。D. 外翻筋膜皮瓣,暴露覆盖于肿瘤腔上的骨皮质。

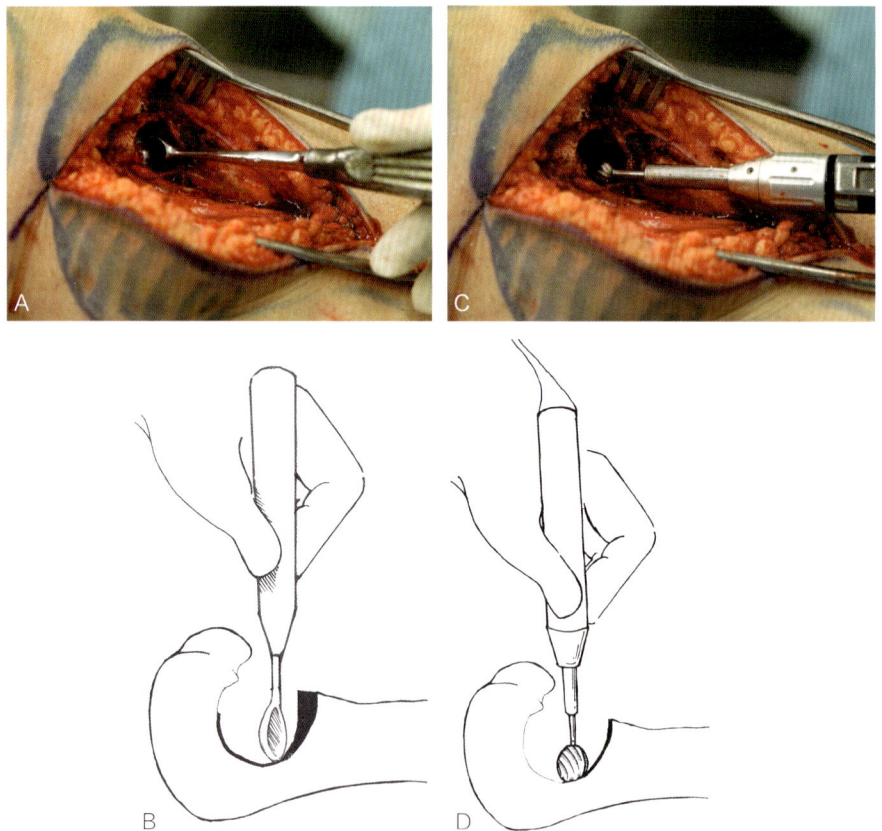

技术图2 A. 开骨窗长度应与肿瘤最长纵径相等,然后手工刮除肿瘤。B. 首先用刮匙彻底刮除病灶。操作应仔细,刮除后瘤腔内只剩微小病灶。C. 刮除后使用高速磨钻。D. 肿瘤腔内高速钻磨除微小病灶。

冷冻消融术

- 传统的冷冻消融方法是通过不锈钢漏斗将液氮直接倾倒使之灌满整个瘤腔（技术图3A、B），并将热电偶置于腔内、腔壁、邻近的软组织和瘤腔边缘1~2 mm的区域来监测整个冷冻过程。邻近软组织应用持续温盐水灌洗以减少低温损伤的可能。
- 冷冻过程（液氮沸腾）根据液氮量的不同可持续1~2分钟，之后是自发的解冻，持续3~5分钟。当瘤腔的温度回升至0℃以上则可认为一个循环结束。两个冷冻-解冻循环结束后要用生理盐水冲洗瘤腔，然后可进行瘤腔的力学结构重建（技术图3C~E）。

重建

- 重建包括内固定及聚甲基丙烯酸甲酯（PMMA）填充等（技术图4）。软骨下骨的表面（邻软骨下骨的瘤腔区域）在应用骨水泥前应先用自体骨填充覆盖。

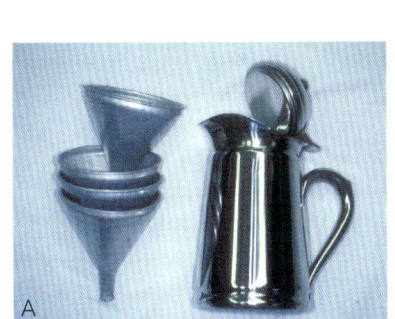
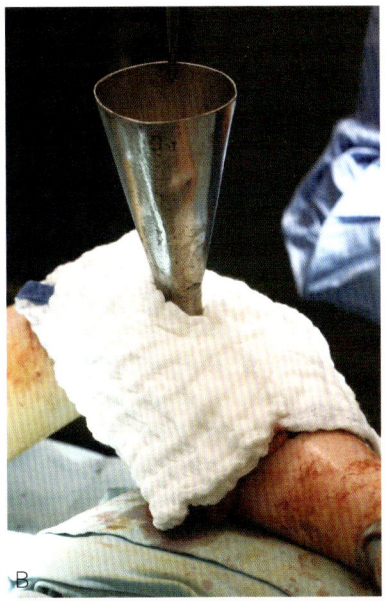
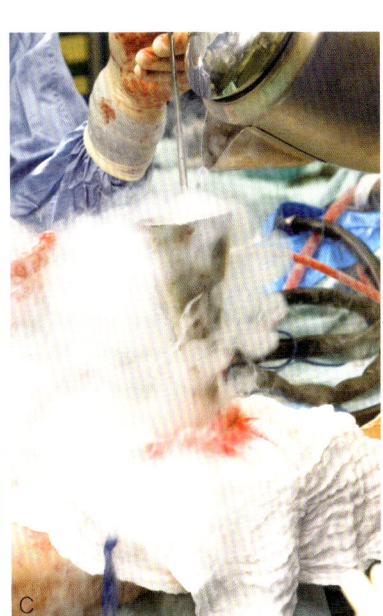
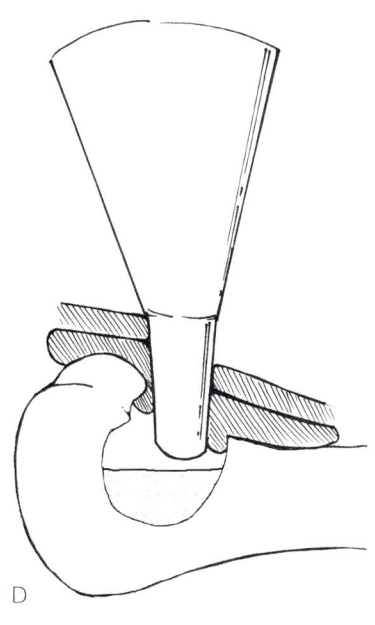
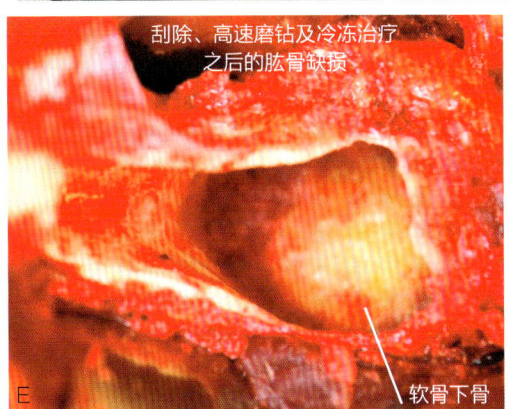

技术图3 传统的冷冻消融技术直接倾倒液氮。A. 不锈钢罐及漏斗。B. 用手术巾保护周围软组织。C. 直接将液氮倾倒入瘤腔，在冷冻及解冻过程中持续用温盐水冲洗（共5分钟）。D. 直接倾倒液氮并包围周围软组织。E. 术中图片：刮除、高速磨钻及冷冻手术。

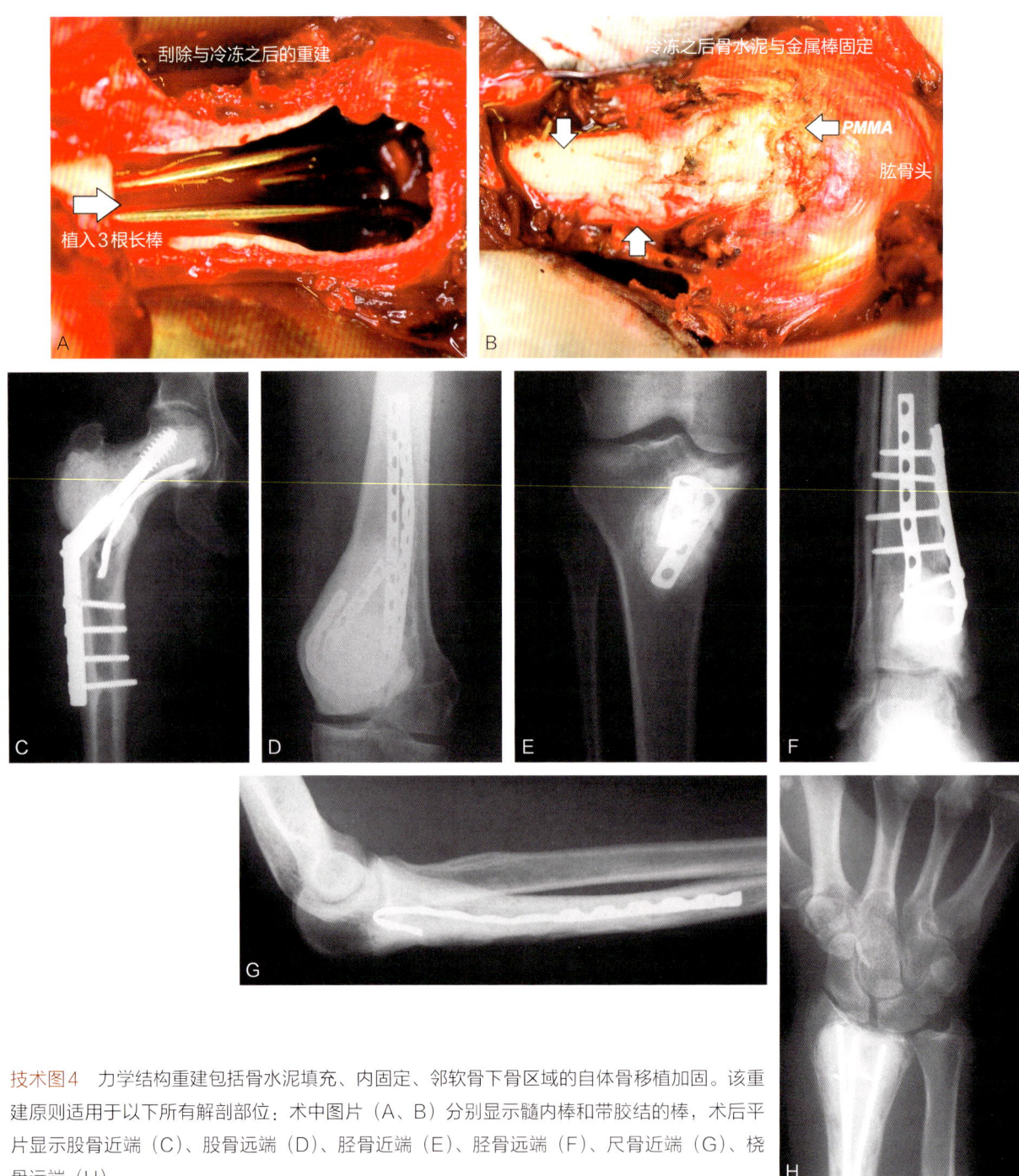

技术图4 力学结构重建包括骨水泥填充、内固定、邻软骨下骨区域的自体骨移植加固。该重建原则适用于以下所有解剖部位：术中图片（A、B）分别显示髓内棒和带胶结的棒，术后平片显示股骨近端（C）、股骨远端（D）、胫骨近端（E）、胫骨远端（F）、尺骨近端（G）、桡骨远端（H）。

应用氩气的闭合冷冻消融

- 这种方法是指将瘤腔内填满凝胶样的基质,凝胶内插入金属电极(技术图5),然后在电脑控制下通过金属电极释放氩气。

- 氩气作为冷冻剂,周围的凝胶作为传导媒介,低温均匀地分布到整个瘤腔(技术图6、7)。

- 电脑控制氩气的释放,使得瘤腔内所达到的温度和总体冷冻时间可以得到控制。而且黏性凝胶能够填充任何形状的瘤腔,而不用考虑重力的因素(技术图8)。

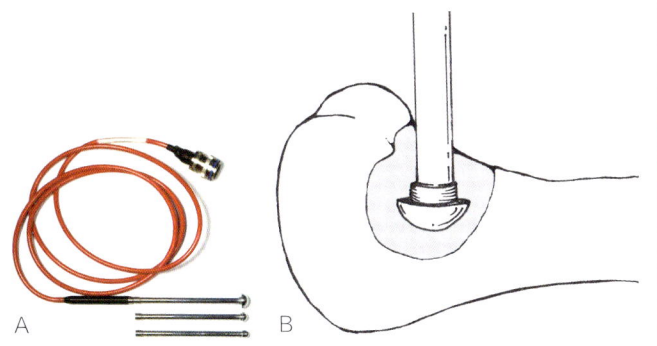
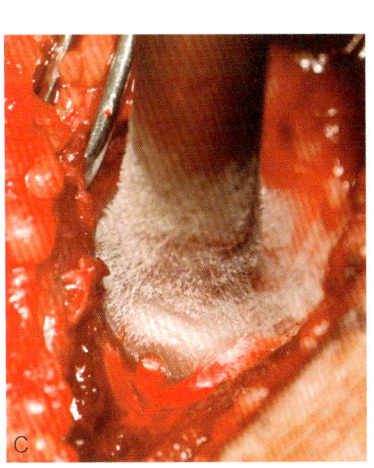

技术图5　A. 用于释放氩气的不同规格的金属探针。B. 瘤腔内充满胶样基质及其内的金属探针。C. 氩气通过探针充满凝胶,数秒后凝胶凝结形成一个冰球。

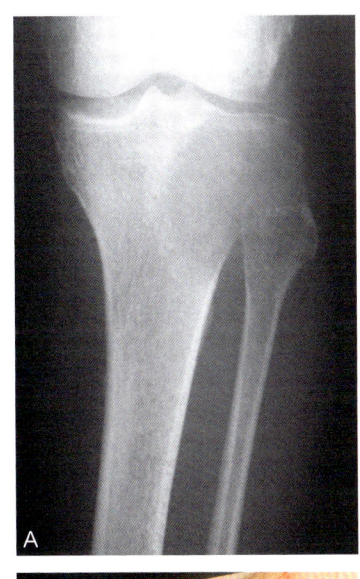
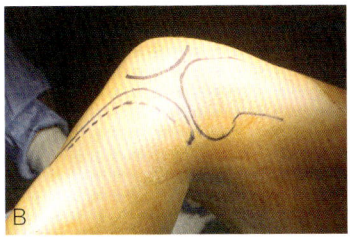
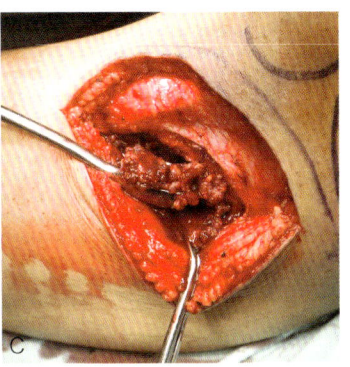
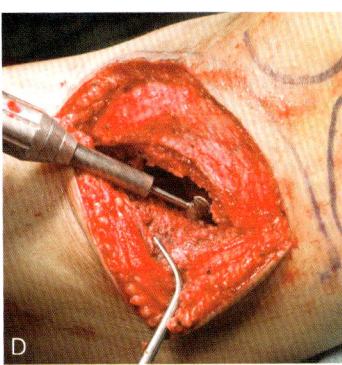
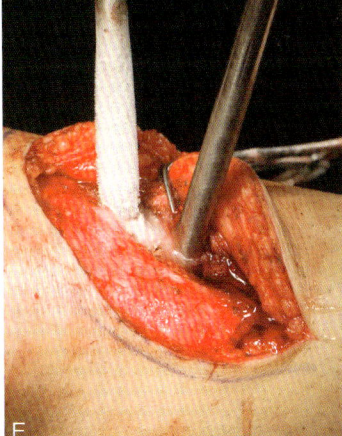

技术图6　A. 平片示胫骨近端骨巨细胞瘤。B. 胫骨外侧干骺端弧形切口。C. 刮除病灶。D. 高速磨钻清理病灶。E. 氩气灌注后在探针周围形成冰球。

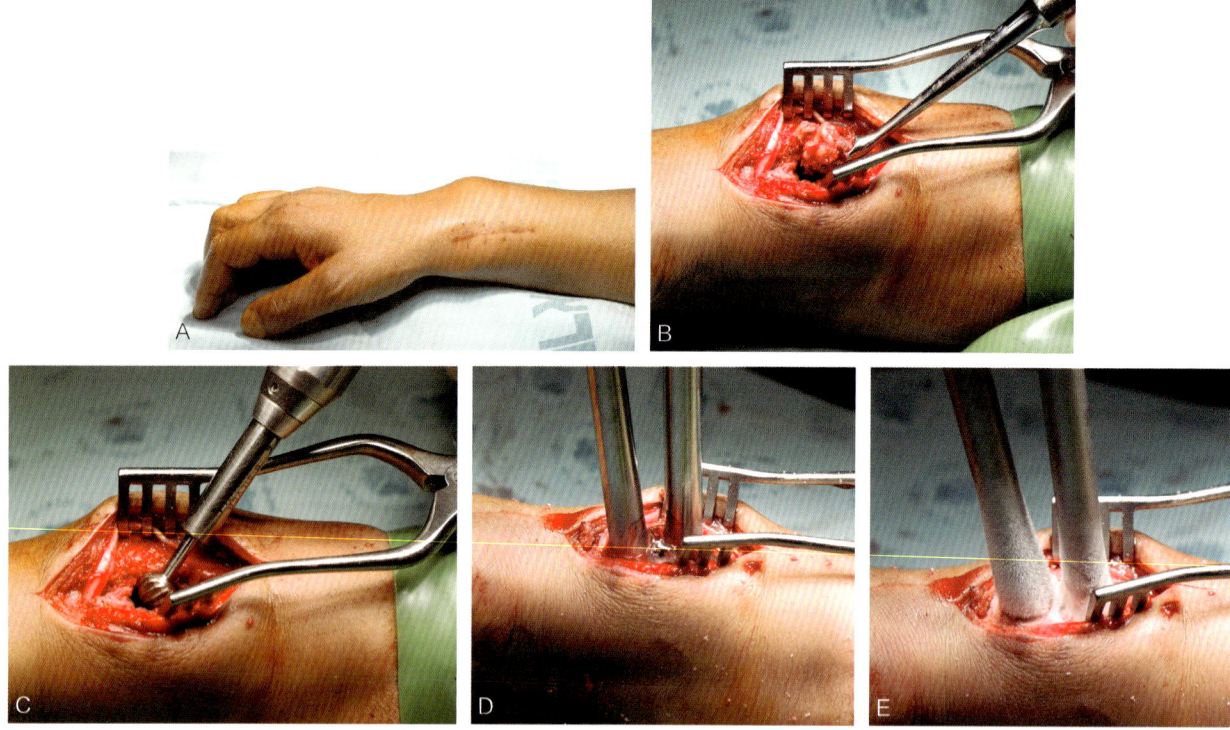

技术图7 A. 桡骨远端复发型低级别软骨肉瘤。B. 刮除肿瘤。C. 高速磨钻清理病灶。D. 瘤腔内充满凝胶。E. 冷冻消融。

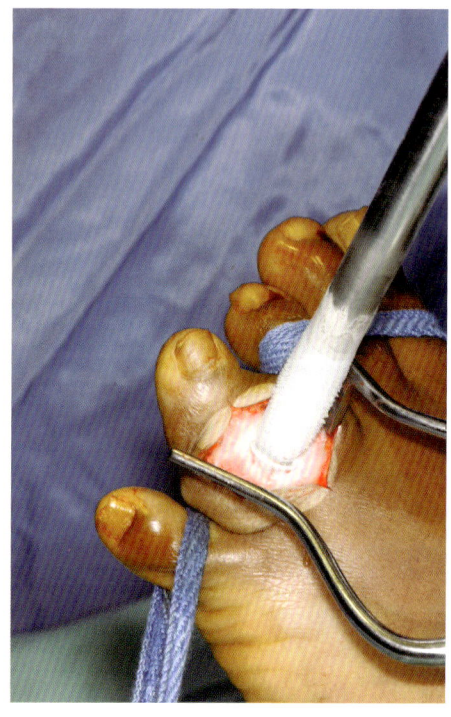

技术图8 应用基于氩气的封闭系统冷冻消融第4趾肿瘤。由于漏斗体积较大，直接倾倒液氮难以冷冻该部位。

要点与失误防范

术中	• 牵开保护血管神经束及周围软组织 • 适当大小的骨窗 • 仔细刮除病灶组织,再用高速磨钻处理瘤腔 • 软组织保护并且进行加温处理 • 用骨水泥填充瘤腔,软骨下骨表面应用自体骨加固
术后	• 保护下的逐步负重

术后处理

- 术后常规预防性应用抗生素3~5天。
- 下肢手术患者术后6周内应避免负重。
- 术后复查平片排除骨折和确认骨移植物材料在位、愈合。
- 确保愈合过程满意的前提下,患肢可逐步负重。

预后

- 迄今为止,冷冻消融术治疗经验最多的是骨巨细胞瘤。骨巨细胞瘤是一种良性/侵袭性肿瘤,约2/3的患者在30~40岁发病,大多数病灶发生在关节软骨周围的干骺端-骨骺区域。由于邻近关节,这种部位肿瘤的广泛切除将不可避免地引起一定程度的关节功能丧失,故多选用囊内切刮的手术方式,但单纯刮除术后的局部复发率却高到临床上难以接受(40%~55%)[8,16,21,43]。
- 在病灶刮除和高速磨钻处理瘤腔后应用液氮的冷冻消融技术可以明显地降低肿瘤的复发率。Malawer等报道了86例首次治疗应用冷冻消融术的骨巨细胞瘤患者的复发率为2.3%,患者术后功能的优良率为92%[27](图1)。由于冷冻消融过程中产生的细胞杀伤作用是非选择性的,可以理解,针对其他一些良性/侵袭性肿瘤及恶性肿瘤,冷冻消融也有类似程度的肿瘤杀伤作用,也可以带来良好的功能[3,4,9,14,23,25,28,30,31,34,35,37,38,40,44,46,49]。

并发症

- 周围组织损伤:Gage等[13]认为冷冻消融是一把双刃剑,它在引起肿瘤坏死的同时也对周围正常组织有类似的损伤。这一潜在风险被早期提倡在临床上应用该技术的先驱们低估了。不充分的软组织保护、力学固定的缺失及围手术期未预防性应用抗生素导致了术后出现难以接受的高骨折率、高软组织损伤率、高感染率及高神经损伤率[32]。
- 虽然这些并发症曾一度让冷冻消融的声誉受损,但也促使外科医生改进了这项外科技术,具体表现在:使用时牵开并保护周围软组织、用骨水泥-内固定器械重建力学稳定性,以及围手术期抗生素的应用。结果,同一作者后期报道的一系列患者中,这些并发症的发病率显著降低[39,52]。
- 术后骨折:冷冻消融术后出现骨折是一个灾难性的并发症(图2)。这些都属于病理性骨折范畴,因为术后骨骼的机械力学强度较弱,在轻微外伤后就可发生[4,20,27,33,39]。这些骨折愈合缓慢(3~9个月)并伴随明显的功能丧失。缺乏稳定的固定和过早的肢体负重是骨折的重要因素,所以治疗原则也相应地做出了调整。现在已达成的共识是冷冻消融后必须进行稳定的力学结构重建手术,包括骨水泥和内固定,并且严格遵守逐步负重的康复锻炼方案[27,32,39]。这个治疗规范的出现和推广,使得1990年至今的系列报道中术后骨折率一直较低[4,24,27,44,46,49,50]。
- 此外,术后骨折一般是不需要手术干预的,因为骨折线总是沿内固定装置扩展,故骨折一般无明显移位,制动保护和避免负重一般足以治疗。感染及皮瓣坏死的并发症,在冷冻消融前进行软组织牵开并保护和围手术期应用抗生素后,已经变得很少见。
- 手术中将周围重要的血管神经束及软组织牵开并隔离保护,围手术期预防性应用抗生素,这些措施降低了感染、冻伤和神经损伤的发生率(图3)。神经损伤多为暂时性的且可自愈。此外,冷冻消融也可造成邻近关节软骨的损伤,有大样本的病例研究发现,患者出现退行性变的概率小于3%[27](图4)。

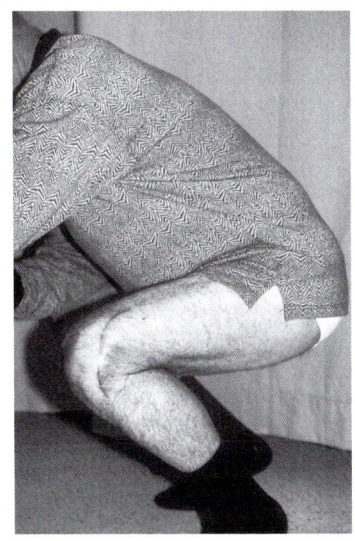

图1　54岁男性患者股骨外髁软骨肉瘤,冷冻消融术后3个月膝关节能完全屈曲。假如不用该方法则须进行股骨远端瘤段切除,那么其术后很难达到这样的活动度及肌力。

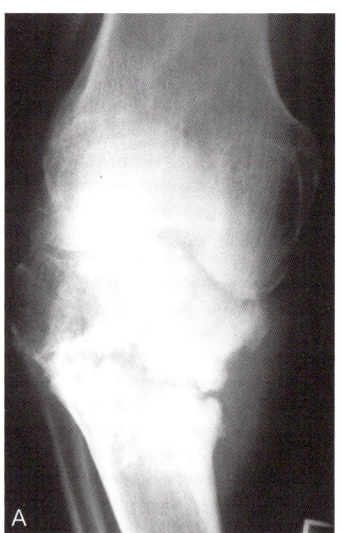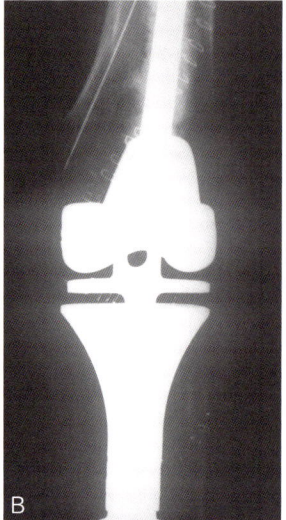 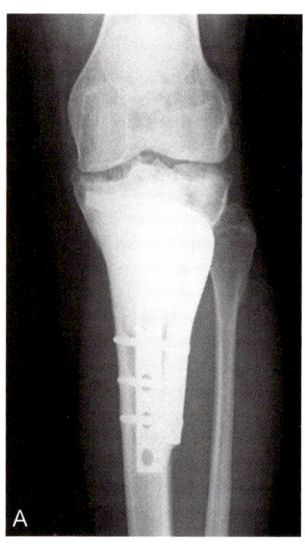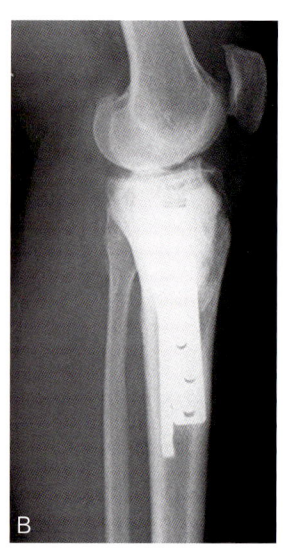

图2 A. 平片示冷冻消融术后患肢负重后胫骨近端病理性骨折。该患者冷冻消融后重建只用了自体骨移植。B. 关节面的大量塌陷及破坏使得胫骨近端瘤段切除假体重建不可避免。

图4 膝关节前后位（A）及侧位（B）片显示，胫骨近端巨细胞瘤冷冻消融8年后，胫骨关节软骨有明显的退行性改变。

- 在处理病灶微小或骨皮质未出现较大破坏、无周围软组织侵犯的肿瘤时，冷冻消融术具有较好的肿瘤控制作用。但当这些条件不符合时可造成局部复发。严格的患者选择、充分的病灶刮除、仔细的残余病灶磨除可显著降低局部复发率至5%以下[4,24,27,44,46,47,49,51]。再次冷冻消融也可以治疗大多数的局部复发[1,25,27,33,36,44,49,51]。
- 静脉气体栓塞：在开放性的液氮冷冻消融手术中，静脉气体栓塞是一种罕见的并发症，仅报道4例[10,46,47]。室温下，液氮很快生成氮气气泡。尽管大多数的气体都通过手术切口直接排入空气，但是在骨腔内液氮沸腾产生的压力下，总有一部分氮气进入静脉系统，随肺循环而被呼出体外[10,47]。患者术中常表现为血氧饱和度和二氧化碳分压降低、血压下降及心率升高。通过早期发现、停止液氮应用并吸氧支持，这些栓塞表现多可缓解[47]。

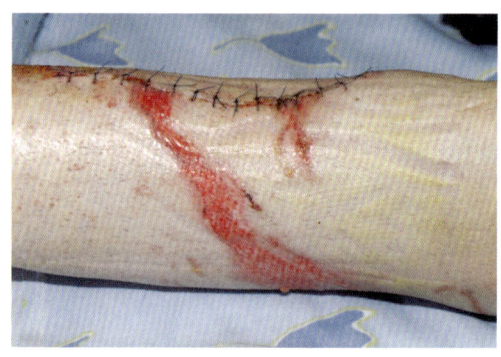

图3 液氮溅出后导致的腿部冻伤。该患者术中冷冻时软组织显然没有进行很好的保护。应用足量的手术巾保护及温盐水解冻后，这类并发症已经相对较少。当应用基于氩气的封闭系统时，这种情况更少，因为不牵涉倾倒液体。

（王磊　译，陈宇杰　董扬　审校）

参考文献

[1] Aboulafia AJ, Rosenbaum DH, Sicard-Rosenbaum L, et al. Treatment of large subchondral tumors of the knee with cryosurgery and composite reconstruction. Clin Orthop Relat Res 1994;307:189-199.

[2] Adam M, Hu JF, Lange P, et al. The effect of liquid nitrogen submersion on cryopreserved human heart valves. Cryobiology 1990;27:605-614.

[3] Athanasian EA, McCormack RR. Recurrent aneurysmal bone cyst of the proximal phalanx treated with cryosurgery: a case report. J Hand Surg 1999;24(A):405-412.

[4] Bickels J, Kollender Y, Merimsky O, et al. Closed argon-based cryoablation of bone tumors. J Bone Joint Surg 2004;86(B):714-718.

[5] Bickels J, Meller I, Shmookler BM, et al. The role and biology of cryosurgery in the treatment of bone tumors. A review. Acta Orthop Scand 1999;70:308-315.

[6] Bickels J, Rubert CK, Meller I, et al. Cryosurgery in the treatment of bone tumors. Oper Techn Orthop 1999;9:79-83.

[7] Bischof JC, Rubinsky B. Large ice crystals in the nucleus of rapidly frozen liver cells. Cryobiology 1993;30:597-603.

[8] Campanacci M, Baldini N, Boriani S, et al. Giant cell tumor of bone. J Bone Joint Surg Am 1987;69:106-114.

[9] De Vries J, Oldhoff J, Hadders HN. Cryosurgical treatment of sacrococcygeal chordoma. Report of four cases. Cancer 1986;58:

2348-2354.

[10] Dwyer DM, Thorne AC, Healey JH, et al. Liquid nitrogen instillation can cause venous gas embolism. Anesthesiology 1990;73: 181-183.

[11] Gage AA, Augustynowicz S, Montes M, et al. Tissue impedance and temperature measurements in relation to necrosis in experimental cryosurgery. Cryobiology 1985;22:282-288.

[12] Gage AA, Baust J. Mechanisms of tissue injury in cryosurgery. Cryobiology 1998;37:171-186.

[13] Gage AA, Greene GW, Neiders ME, et al. Freezing bone without excision. An experimental study of bone cell destruction and manner of regrowth in dogs. JAMA 1966;196:770-774.

[14] Gartsman GM, Ranawat CS. Treatment of osteoid osteoma of the proximal phalanx by use of cryosurgery. J Hand Surg 1984;9(A): 275-277.

[15] Gill W, Fraser J, Carter DC. Repeated freeze-thaw cycles in cryosurgery. Nature 1968;219:410-413.

[16] Goldenberg R, Campbell C, Bonfiglio M. Giant cell tumor. An analysis of 219 cases. J Bone Joint Surg Am 1970;52:619-664.

[17] Griffiths JB. Effect of hypertonic stress on mammalian cell lines and its relevance to freeze-thaw injury. Cryobiology 1978;15:517-529.

[18] Heard BE. The histological appearances of some normal tissues at low temperatures. Br J Surg 1955;42:430-437.

[19] Huvos GA. Giant cell tumor of bone. In: Huvos GA, ed. Bone Tumors: Diagnosis, Treatment, and Prognosis, ed 2. Baltimore: W. B. Saunders 1991:429-467.

[20] Jacobs PA, Clemency RE. The closed cryosurgical treatment of giant cell tumor. Clin Orthop Relat Res 1985;192:149-158.

[21] Johnson EW, Dahlin DC. Treatment of giant cell tumor of bone. J Bone Joint Surg Am 1959;41:895-904.

[22] Keijser LC, Schreuder HW, Buma P, et al. Cryosurgery in long bones; an experimental study of necrosis and revitalization in rabbits. Arch Orthop Trauma Surg 1999;119:440-444.

[23] Keijser LC, van Tienen TG, Schreuder HW, et al. Fibrous dysplasia of bone: management and outcome of 20 cases. J Surg Oncol 2001;76:157-166.

[24] Kollender Y, Bickels J, Price WM, et al. Metastatic renal cell carcinoma of bone: indications and technique of surgical intervention. J Urol 2000;164:1505-1508.

[25] Kollender Y, Meller I, Bickels J, et al. Role of adjuvant cryosurgery in intralesional treatment of sacral tumors. Results of a 3 11-year follow-up. Cancer 2003;97:2830-2838.

[26] Kuylenstierna R, Lundquist PG. Bone destruction by direct cryoapplication: a temperature study in rabbits. Cryobiology 1982;19: 231-236.

[27] Malawer MM, Bickels J, Meller I, et al. Cryosurgery in the treatment of giant cell tumor. A long-term follow-up study. Clin Orthop Relat Res 1999;359:176-188.

[28] Malawer MM, Dunham W. Cryosurgery and acrylic cementation as surgical adjuncts in the treatment of aggressive (benign) bone tumors. Analysis of 25 patients below the age of 21. Clin Orthop Relat Res 1991;262:42-57.

[29] Malawer MM, Marks MR, McChesney D, et al. The effect of cryosurgery and polymethylmethacrylate in dogs with experimental bone defects comparable to tumor defect. Clin Orthop Relat Res 1988;226:299-310.

[30] Malawer MM, Vance R. Giant cell tumor and aneurysmal bone cyst of the talus: clinicopathological review and two case reports. Foot Ankle 1981;1:235-244.

[31] Marcove RC. A 17-year review of cryosurgery in the treatment of bone tumors. Clin Orthop Relat Res 1982;163:231-234.

[32] Marcove RC, Lyden JP, Huvos AG, et al. Giant cell tumors treated by cryosurgery. A report of twenty-five cases. J Bone Joint Surg Am 1973;55:1633-1644.

[33] Marcove RC, Miller TR. Treatment of primary and metastatic bone tumors by cryosurgery. JAMA 1969;207:1890-1894.

[34] Marcove RC, Sadrieh J, Huvos AG, et al. Cryosurgery in the treatment of solitary or multiple bone metastases from renal cell carcinoma. J Urol 1972;108:540-547.

[35] Marcove RC, Searfoss RC, Whitmore WF, et al. Cryosurgery in the treatment of bone metastases from renal cell carcinoma. Clin Orthop Relat Res 1977;127:220-227.

[36] Marcove RC, Sheth DS, Brien EW, et al. Conservative surgery for giant cell tumors of the sacrum. The role of cryosurgery as a supplement to curettage and partial excision. Cancer 1994;74: 1253-1260.

[37] Marcove RC, Sheth DS, Takemoto S, et al. The treatment of aneurysmal bone cyst. Clin Orthop Relat Res 1995;311:157-163.

[38] Marcove RC, Stovell PB, Huvos AG, et al. The use of cryosurgery in the treatment of low and medium grade chondrosarcoma. Clin Orthop Relat Res 1977;122:147-156.

[39] Marcove RC, Weis LD, Vaghaiwalla MR, et al. Cryosurgery in the treatment of giant cell tumor of bone. A report of 52 consecutive cases. Cancer 1978;41:957-969.

[40] Marcove RC, Zahr KA, Huvos AG, et al. Cryosurgery in osteogenic sarcoma: report of three cases. Cancer 1984;10:52-60.

[41] Mazur P. Cryobiology: the freezing of biological systems. Science 1970;168:939-949.

[42] Mazur P. Freezing of living cells: mechanisms and implications. Am J Physiol 1984;143:125-142.

[43] McDonald DJ, Sim FH, McLeod RA, et al. Giant cell tumor of bone. J Bone Joint Surg Am 1986;68:235-242.

[44] Schreuder HW, Conrad EU III, Bruckner JD, et al. Treatment of simple bone cysts in children with curettage and cryosurgery. J Pediatr Orthop 1997;17:814-820.

[45] Schreuder HW, Pruszczynski M, Lemmens JA, et al. Eosinophilic granuloma of bone: results of treatment with curettage, cryosurgery, and bone grafting. J Pediatr Orthop 1998;7(B):253-256.

[46] Schreuder HW, Pruszczynski M, Veth RP, et al. Treatment of benign and low-grade malignant intramedullary chondroid tumours with curettage and cryosurgery. Eur J Surg Oncol 1998;24:120-126.

[47] Schreuder HW, van Beem HB, Veth RP. Venous gas embolism during cryosurgery for bone tumors. J Surg Oncol 1995;60:196-200.

[48] Schreuder HW, van Egmond J, van Beem HB, et al. Monitoring during cryosurgery of bone tumors. J Surg Oncol 1995;65:40-45.

[49] Schreuder HW, Veth RP, Pruszczynski M, et al. Aneurysmal bone cysts treated by curettage, cryotherapy and bone grafting. J Bone Joint Surg Br 1997;79:20-25.

[50] Segev E, Kollender Y, Bickels J, et al. Cryosurgery in fibrous dysplasia. Good result of a multimodality protocol in 16 patients. Acta Orthop Scand 2002;73:483-486.

[51] Sheth DS, Healey JH, Sobel M, et al. Giant cell tumor of the distal radius. J Hand Surg 1995;20(A):432-440.

[52] Willert HG. Clinical results of the temporary acrylic bone cement plug in the treatment of bone tumors: a multicentric study. In: Enneking WF, ed. Limb-Sparing Surgery in Musculoskeletal Oncology. New York: Churchill Livingstone, 1987:445-448.

第7章 光动力学消融治疗肌肉骨骼肿瘤
Photodynamic Ablation of Musculoskeletal Tumors

Jacob Bickels, Yair Gortzak, and Yehuda Kollender

背景

- 与许多其他实体肿瘤一样,肌肉骨骼系统的恶性肿瘤需要进行广泛的外科切除术才能完全去除,目前骨科和肿瘤科医生使用的"宽边缘"一词是指围绕可见肿瘤肿块的正常组织边缘,厚度通常为几厘米。但是,这种切除不能保证治愈,因为在整个手术区域中,除了"宽边缘"外,显微镜下留有微小病灶。
- 因此,外科手术治疗通常需要辅助治疗,接受恶性骨骼肌肉肿瘤切除术的患者通常在从手术中康复后需要接受放疗和/或化疗。这些辅助治疗方式能有效降低局部肿瘤复发的可能性。然而,由于它们的非组织特异性,也会损害健康的组织和器官,因此它们的局部和全身并发症的发生率非常高。

适应证

- 光动力消融术(photodynamic ablation, PDA)可以杀死特定的肿瘤细胞,因此可以为肿瘤切除后残留的微小病灶提供治疗选择,它是针对肿瘤患者全身或局部使用被称为光敏剂(PS)的无毒药物或染料。光敏剂与肿瘤组织特异亲和,在肿瘤细胞内聚集后,用可见光照射肿瘤部位,激发光敏剂产生细胞毒性物质,导致肿瘤细胞死亡和肿瘤破坏。
- 奥斯卡·拉布(Oscar Raab)是1900年在慕尼黑与赫曼·冯·塔佩纳教授合作的医学专业的学生,他最早认识到无毒染料和可见光的结合可以杀死细胞。他在研究吖啶染料对导致疟疾的病原微生物的影响时,偶然发现吖啶红和光的结合导致病原微生物的死亡[12],他推测,这种效应是由能量从光转移到化学物质引起的,类似于叶绿素吸收光后植物的光合作用过程。这一发现带来了第一个治疗医学应用,即局部用辅酶结合白光照明用于治疗各种皮肤肿瘤。人们很快意识到,这种反应链需要氧气,术语"光动力作用"就用来描述这种现象。

解剖

- 在过去的几十年里,光动力消融术已经被研究并应用于多种肿瘤,但是在骨骼肌肉肿瘤中的应用还十分有限。
- Matsubara等报道了8例前臂骨或软组织肉瘤患者[10],他们接受了病灶内肿瘤切除术,然后使用吖啶橙局部给药进行光动力消融术。连续三个步骤消灭了残留的微小病灶:
  1. 蓝光照射手术野,激发残留肿瘤组织内的吖啶橙发出绿色荧光,发出这种绿色荧光的组织用指定的手术显微镜检测,并用超声手术刀切除。
  2. 氙气灯发出的未滤光照亮手术区域。
  3. 手术后立即给予5 Gy剂量的单次放射治疗。
  - 将这8例患者与另一组10例接受广泛肿瘤切除并辅助放射治疗的患者进行比较,局部肿瘤复发率分别为12.5%和20%,前者患者功能明显改善[2]。
- 笔者目前正在研究光动力消融术与5-氨基乙酰丙酸联合应用于胶质瘤和其他软组织良恶性肿瘤的治疗,胶质瘤也称为纤维瘤,是局部侵袭性软组织病变,这些肿瘤的结构具有纤维成分。病变发生于青春期至60岁之间,高峰在25~35岁,位于各种解剖部位,肩带、胸壁、背部和大腿是最常见的位置[7]。尽管胶质瘤没有转移,但它们是局部浸润性的,广泛切除后有局部复发的倾向。尽管广泛切除仍然是大多数患者的首选治疗方法,但据报道,在治疗后5年和10年的随访中,术后局部复发率分别达30%和33%[1]。Rock等[13]报道了194例在梅奥诊所接受治疗的胶质瘤患者,其中132例(68%)发生局部肿瘤复发。阳性切缘被认为是局部肿瘤复发的预测因子[1,6]。
- 局部复发的纤维瘤是致命性的,通常需要广泛的手术切除和辅助治疗(放疗和/或化疗),并且伴随着功能丧失和生活质量下降,由于复发率与残留的肿瘤组织和肿瘤的阳性切缘密切相关,因此去除肿瘤切除术后留下的微小病灶是降低这些高复发率的关键(图1)。

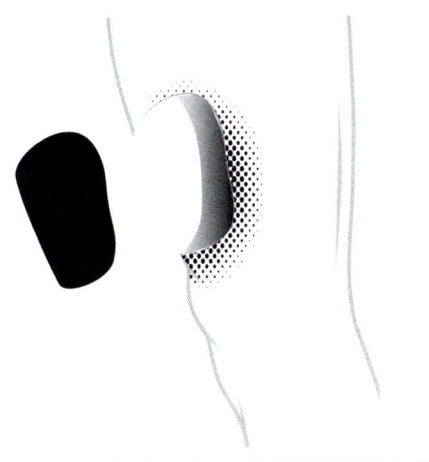

图1 复发肿瘤与广泛切除主要肿瘤块后手术区域中存在微小病灶有关。

- 甘氨酸和琥珀酰辅酶A(CoA)形成5-ALA是血红素生物合成途径的第一步,其终点是铁与原卟啉Ⅸ(PpIX)结合。由于某些肿瘤在这条途径发生酶异常,外源性5-ALA可导致PpIX的积聚,成为一种有效的抗肿瘤药物(图2)[11]。用5-ALA诱导的PpIX光敏的细胞和组织暴露在波长为420 nm的蓝光下时,可以检测到粉红色荧光,这一发现有助于在术中切除这些肿瘤[11],这种效果可以用来改善卵巢癌和胶质母细胞瘤的切缘[8,14]。此外,将积聚了PpIX的细胞暴露于红光(635 nm)达到了细胞毒性作用,可将其用于光动力疗法(图3)[11]。这种5-ALA的特性已经应用在皮肤肿瘤、膀胱癌、口腔肿瘤、高级不典型增生和食管癌的治疗中[3,5,9]。

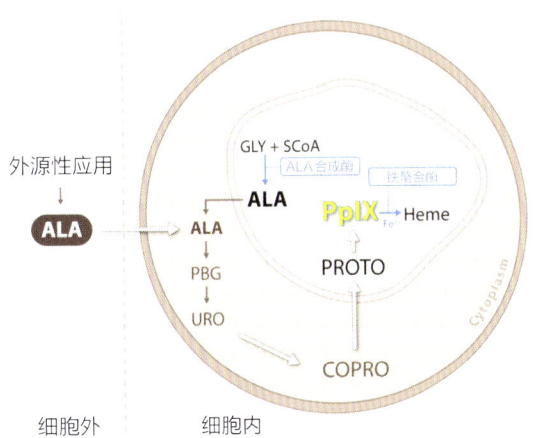

图2 由于酶异常,肿瘤细胞外源施用5-氨基乙酰丙酸(5-ALA)会导致细胞内原卟啉Ⅸ(PpIX)的积聚(GLY,甘氨酸;SCoA,琥珀酰辅酶A;PBG,胆色素原;URO,尿卟啉原;PROTO,原卟啉原;COPRO,卟啉)。

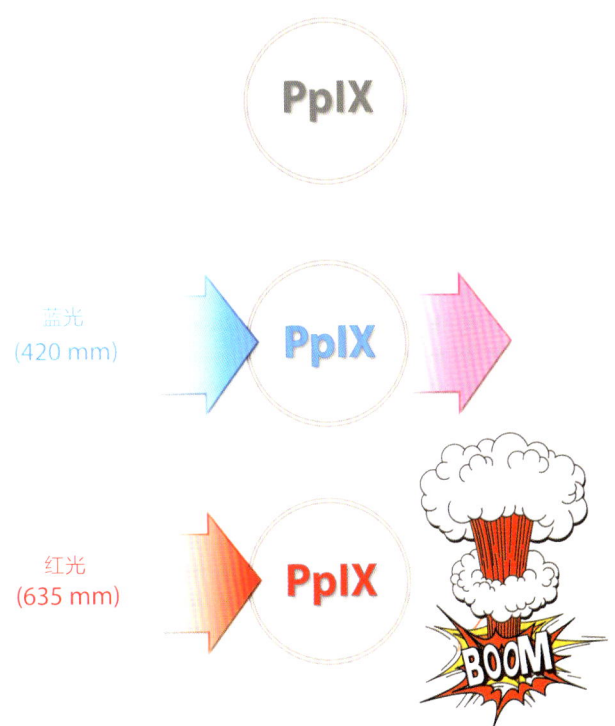

图3 将细胞内原卟啉Ⅸ(PpIX)暴露在波长为420 nm的蓝光下,产生粉红色荧光。它暴露在红光(635 nm)下会产生细胞毒性作用,可用于光动力疗法。

预后

- 笔者的一项初步临床研究结果表明,对5名被诊断患有类胶质瘤的患者术前给予5-ALA(20 mg/kg)治疗,会导致PpIX在细胞内大量积聚。用蓝光照射切除的肿瘤,所有患者都能清楚地看到粉红色荧光,然而,粉红色荧光在手术视野内并不明显,可能是由于残余疾病的大小限制。随访中,所有患者都有局部肿瘤复发。这项研究的结果在几次国际会议上发表。

- 基于先前的发现,笔者申请批准进行第二次临床研究,目的是用5-ALA为基础的光消融术治疗胶质瘤。简单来说,推荐的方案包括术前3小时口服5-ALA(60 mg/kg)(图4),按照标准程序切除肿瘤后,用蓝光(420 nm)照射手术标本,以验证肿瘤组织中是否存在PpIX(图5),然后用红光(635 nm,光剂量为150 J/cm²)照射手术区域,从而杀死其余的微小病灶(图6~8)。

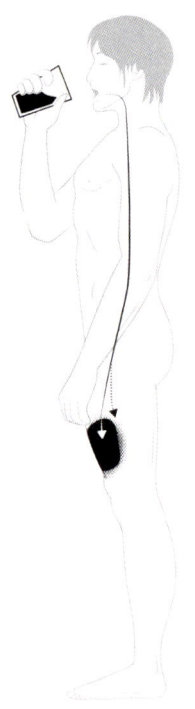

图4 术前3小时口服5-ALA（60 mg/kg）。

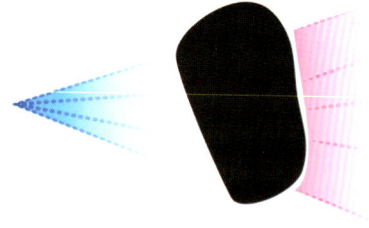

图5 用蓝光（420 nm）照射切除的肿瘤，以证实肿瘤组织中存在PpIX。

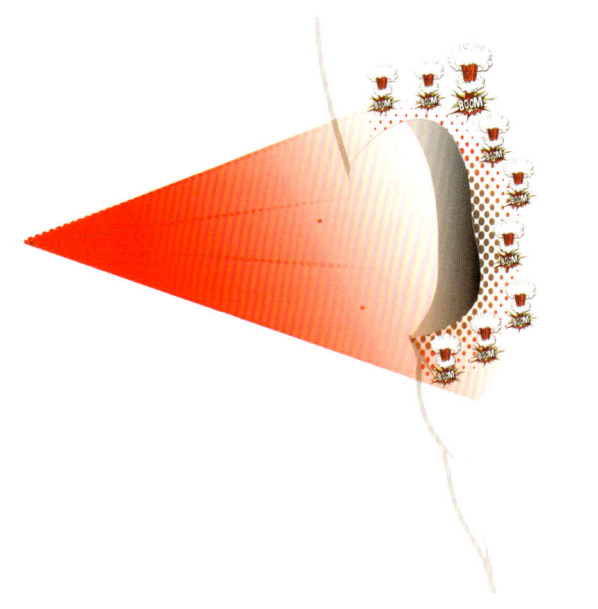

图6 手术野用红光（635 nm，光剂量150 J/cm²）照射，诱导杀死残留的微小病灶。

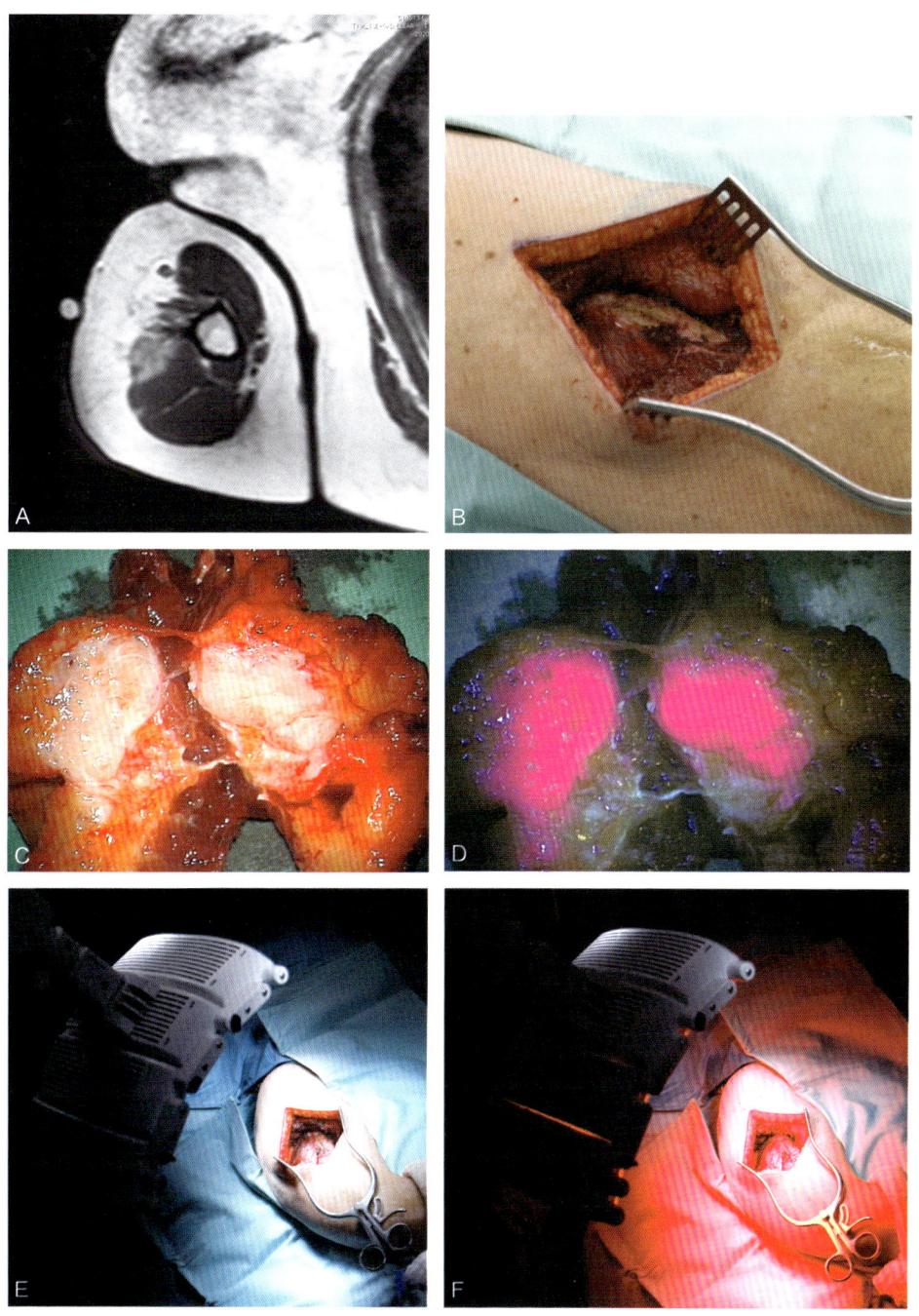

图7 A. 磁共振扫描显示外侧胶质瘤。B. 术中照片显示肿瘤切除后的手术视野：肱骨干。C. 切开肿瘤暴露肿瘤组织。D. 蓝光照射后，显示强烈的粉红色荧光。E. 红色光源位于手术野的前面。F. 用红光（635 nm，光剂量 150 J/cm²）照射手术野约30分钟，以诱导杀死剩余的微小病灶。

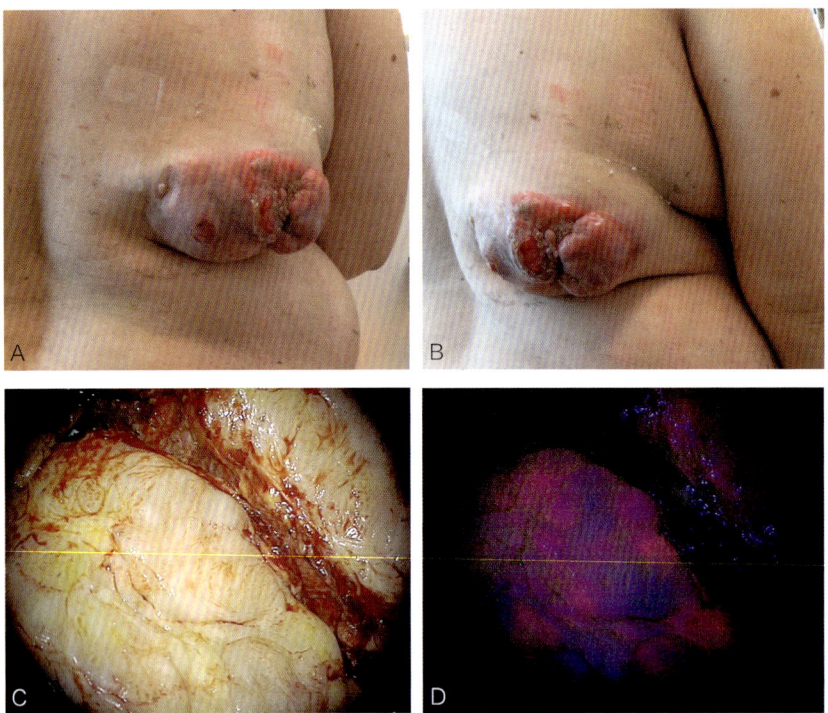

图8 A、B. 右肋中期纤维肉瘤。C. 切开肿瘤暴露肿瘤组织。D. 蓝光照射后，显示明显的粉红色荧光。如图7所示，在切除的肿瘤中检测到粉红色荧光后，用红光照射手术区域。

- 基于5-ALA的胶质瘤光消融是一项正在进行的研究，其初步结果将在2年内发表，笔者同样使用基于5-ALA的光消融治疗软骨黏液样纤维瘤、隆突性皮肤纤维肉瘤、孤立性纤维瘤和纤维肉瘤。

（朱弘一 译，袁霆 审校）

参考文献

[1] Ballo MT, Zagars GK, Pollack A, et al. Desmoid tumor: prognostic factors and outcome after surgery, radiation therapy, or combined surgery and radiation therapy. J Clin Oncol 1999;17:158-167.

[2] Blume JE, Oseroff AR. Aminolevulinic acid photodynamic therapy for skin cancers. Dermatol Clin 2007;25:5-14.

[3] Denzinger S, Burger M, Walter B, et al. Clinically relevant reduction in risk of recurrence of superficial bladder cancer using 5-aminolevulinic acid-induced fluorescence diagnosis: 8-year results of prospective randomized study. Urology 2007;69:675-679.

[4] Fan KF, Hopper C, Speight PM, et al. Photodynamic therapy using 5-aminolevulinic acid for premalignant and malignant lesions of the oral cavity. Cancer 1996;78:1374-1383.

[5] Gossner L, May A, Sroka R, et al. Photodynamic destruction of high-grade dysplasia and early carcinoma of the esophagus after the oral administration of 5-aminolevulinic acid. Cancer 1999;86:1921-1928.

[6] Gronchi A, Casali PG, Mariani L, et al. Quality of surgery and outcome in extra-abdominal aggressive fibromatosis: a series of patients surgically treated at a single institution. J Clin Oncol 2003;21:1390-1397.

[7] Hosalkar HS, Torbert JT, Fox EJ, et al. Musculoskeletal desmoid tumors. J Am Acad Orthop Surg 2008;16:188-198.

[8] Löing M, Diddens H, Küker W, et al. Laparoscopic fluorescence detection of ovarian carcinoma metastases using 5-aminolevulinic acid-induced protoporphyrin IX. Cancer 2004;100:1650-1656.

[9] Mackenzie GD, Dunn JM, Selvasekar CR, et al. Optimal conditions for successful ablation of high-grade dysplasia in Barrett's esophagus using aminolaevulinic acid photodynamic therapy. Laser Med Sci 2009;24:729-734.

[10] Matsubara T, Kusuzaki K, Matsumine A, et al. Clinical outcome of minimally invasive surgery using acridine orange for musculoskeletal sarcomas around the forearm, compared with conventional limb salvage surgery after wide resection. J Surg Oncol 2010;102:271-275.

[11] Peng Q, Warloe T, Berg K, et al. 5-Aminolevulinic acid-based photodynamic therapy. Clinical research and future challenges. Cancer 1997;79:2282-2308.

[12] Raab O. Uber die wirkung fluoreszierender stoffe auf infusorien. Z. Biol 1900;39:524-526.

[13] Rock MG, Pritchard DJ, Reiman HM, et al. Extra-abdominal desmoid tumors. J Bone Joint Surg Am 1984;66:1369-1374.

[14] Stummer W, Pichlmeier U, Meinel T, et al. Fluorescence-guided surgery with 5-aminolevulinic acid for resection of malignant glioma: a randomized controlled multicenter phase III trial. Lancet Oncol 2006;7:392-401.

第8章 肩胛带周围切除的概述
Overview of Resections around the Shoulder Girdle

James C. Wittig, Martin M. Malawer, and Kristen Kellar-Graney

背景

- 骨与软组织肿瘤发生在上肢的概率仅为下肢的1/3。肩胛骨和肱骨近端是原发性肉瘤的常见部位,包括儿童骨肉瘤、尤因肉瘤以及成人软骨肉瘤。转移性肿瘤,尤其是肾上腺样瘤也常发生于肱骨近端。上肢骨与软组织肿瘤常常发生于肩胛带,也可继发累及肩胛骨、肱骨近端或锁骨。腋窝是肩胛带周围另一个原发性肿瘤可发生发展的部位,恶性转移性肿瘤也可转移至此,并侵犯局部腋窝淋巴结,因其位置相对隐蔽,患者在出现临床症状时肿瘤可能已经生长较为明显。
- 肩胛带由肱骨近端、肩胛骨、锁骨远端1/3和周围的软组织组成。原发或转移性骨肿瘤可累及每一处骨组织,伴或不伴软组织肿胀。肩胛带也可继发软组织肉瘤,切除该肿瘤需要类似于原发性骨肿瘤切除重建技术(图1)。
- 20世纪中期前,单侧上肢离断术为肩胛带恶性肿瘤的治疗方法。而目前,大约95%肩胛带恶性肿瘤患者可以通过安全可靠的保肢肿瘤切除术治疗,如Tikhoff-Linberg切除术及其改良术式[6]。神经血管束与肿瘤及肩胛带其他结构的解剖关系决定了肿瘤是否可切除和肿瘤切除后重建的方式。
- 肩胛带肿瘤切除和重建包括以下三个部分:
  - 遵循肿瘤治疗原则进行手术切除;
  - 骨缺损的重建(例如肿瘤型假体置换术);
  - 利用不同的肌肉转移覆盖于骨骼表面进行重建术,尽可能重建有功能的肢体。
- 肩胛带重建的目的是提供一个功能稳定的肩膀,并保留肘关节和手部的正常生理功能。肿瘤切除的范围和剩余可用于重建的运动系统决定了肩关节的运动程度和功能。

历史背景

- 最早关于肩胛带保肢手术的研究报道是关于肩胛骨周围肿瘤切除,而最初关于肩胛带切除的报道仅限于单个骨头的切除或肩胛骨部分切除。首例肩胛骨切除术发生在1819年[7],由Liston对硬化的动脉瘤样肩胛骨肿瘤行肩胛骨部分切除。直到20世纪60年代中期,还有其他几位学者也研究讨论关于肩胛带肿瘤保肢切除术[4,11,16,19]。1965年,Papioannou和Francis报道了26例肩胛切除术,并讨论了手术的适应证和局限性[17]。
- 1914年,俄罗斯医生Baumann[1]在文献中报道Tikhoff-Linberg术式的肩胛间胸椎切除或三骨同时切除。他在文献中还提到1908年Pranishkov的一篇报道,该报道描述了一例肩胛骨肉瘤的病例,该病例切除了肩胛骨、肱骨头、锁骨外侧1/3以及周围软组织,并用金属线将肩膀悬吊在剩余的锁骨上。1908—1913年间,Tikhoff和Baumann进行了3例这种类型的手术,Tikhoff被誉为该术式的发明者,但是该术式是在Linberg的英文文献发表后才在西方国家的外科学界内确立的[6]。
- 经典的肩胛带切除术大多用于低级别的肩胛骨肿瘤和肩胛骨周围软组织肉瘤。1970年以前,大多数累及肩胛带的高级别梭形细胞肉瘤(如骨肉瘤、软骨肉瘤)均采用单侧四分之一躯干截肢术。1977年,Marcove等[12]首次报道了肱骨近端高级别肉瘤的保肢手术。该文献介绍了一个全关节外切除术式,切除范围包括肱骨近端、关节盂、肩袖、锁骨外侧1/3、三角肌、喙肱肌骨肱二头肌近端,患者术后肿瘤局部控制和生存率与行截肢术相似;然而,肿瘤切除后保留了有功能的肘部和手,其他外科医生也证实了这些早期的结论。20世纪80年代以后,肱骨近端骨肉瘤、软骨肉瘤、尤因肉瘤多采取Tikhoff-Linberg术式切除。各式各样的新技术和改良肩胛带切除术已经报道,大多数为Tikhoff-Linberg术或改良Tikhoff-Linberg术。然而这些名称并非最准确的描述,因为Tikhoff-Linberg术并不包括肱骨近端肉瘤。
- 尽管保肢手术在肩胛带肉瘤切除中的运用不断发展,但针对其他各种类型的肿瘤的切除范围,特别是肿瘤关节外切除的适应证仍具有很大的争论。关于重建肩关节的最佳方法讨论颇多,Malawer等基于肿瘤的位置、累及范围、分级和病理类型提出了一种外科分类系统(图2)。该系统是为了给肩胛带原发性骨肉瘤和继发性软组织肉瘤的切除提供相应指导。

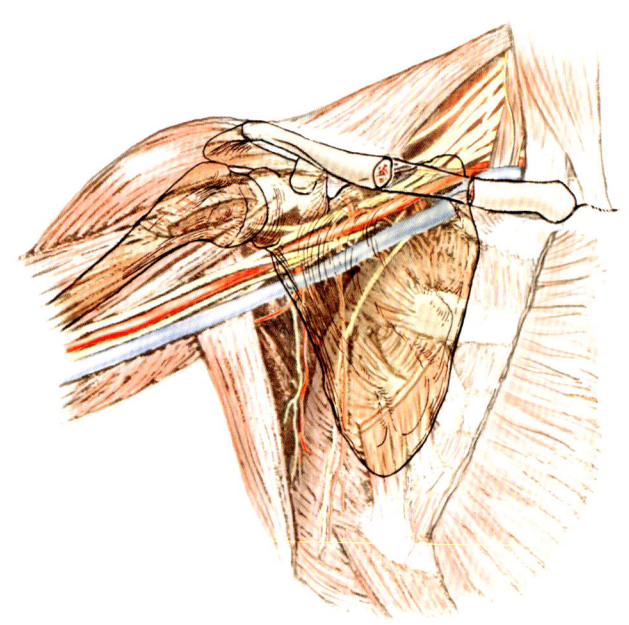

图1 肩胛带和腋窝内容物三维示意图。臂丛和腋窝动静脉行走于腋窝腔内。肱骨近端、锁骨、肩胛骨清晰可见。腋窝内的肌肉组织形成了腔室的边界,包括胸大肌、背阔肌、肱二头肌短头和锁骨(版权:Martin M. Malawer)。

外科分类系统

- 目前的外科分类系统是1991年由Malawer等[8]共同提出的(图2)。该系统基于当前手术边界的概念、肿瘤与解剖间隔的关系(腔内与腔外)、盂肱关节的形态、个人手术程序的量级以及对有重要功能软组织的考虑。它包括以下六个类别:
  - Ⅰ型:肱骨近端关节内切除;
  - Ⅱ型:部分肩胛骨切除;
  - Ⅲ型:关节内全肩胛骨切除;
  - Ⅳ型:关节外全肩胛骨切除和肱骨头切除(经典的Ti-khoff-Linberg切除);
  - Ⅴ型:关节外肱骨和关节盂切除;
  - Ⅵ型:关节外肱骨和全肩胛骨切除。
- 每一种类型还会根据肩关节外展系统(三角肌和肩袖)的形态细分:
  - 外展肌完整;
  - 外展肌全部或者部分切除。
- A型切除是保留外展肌的术式,通常推荐用于完全位于骨组织内的高级别梭形细胞肉瘤(例如肿瘤位于肱骨近端或肩胛骨内),但这是一种比较罕见的情况。此类型的切除也推荐用于低级别骨肉瘤、选择性转移癌,通常是圆细胞肉瘤。
- B型切除,是切除外展肌的术式,是指关节腔外的切除术,是对高级别梭形细胞肉瘤最常见的切除方式。
- 这六种类型的肩胛带切除术及其适应证将在下一章节简要介绍。关于每种类型的切除和重建技术会在第9、10和11~13章中详细描述。

肩胛带切除术的指南

肩胛带肿瘤的局部生长和跨关节转移

- 肩关节似乎比其他关节更容易受到高级别骨肉瘤的侵犯,尤其侵犯关节内或关节囊周围(韧带)。
- 肩关节肿瘤扩散的四种基本机制是:直接包膜扩张;肿瘤沿肱二头肌肌腱长头延伸;病理性骨折后的骨折血肿;不规范的活检(图3)。
- 这些机制使得接受关节内切除术的高级别肉瘤患者术后的局部复发风险高于接受关节外切除的患者。因此,对于肱骨近端或肩胛骨的高级别肉瘤通常需要行关节外切除术。
- 大多数肩胛带肿瘤起源于肱骨近端干骺端,它们会生长到骨皮质之外,累及三角肌、肩胛下肌和其余的肩袖肌群下方。随着肿瘤的不断生长,肿瘤的骨外部分会沿着肱二头肌长头、肩胛盂韧带,在肩袖下方向肩胛盂移动或直接穿过盂肱关节。三角肌、肩胛下肌和其余的肩袖肌群被压缩成假包膜层,这些肌肉在肿瘤周围形成分隔边界,腋神经和血管束进入该腔室,但主要的神经血管束已被肿瘤压迫而移位。然而,在大多数情况下,覆盖肩胛下肌的筋膜以及包含神经血管的腋窝鞘保护着主要的神经血管束不受肿瘤的侵犯或包裹。
- 同样的,大多数肩胛肉瘤起源于肩胛骨干骺端或肩胛骨颈部,向心性生长进入周围软组织,它们形成一个向外延伸的软组织块,通常被肩胛下肌和其他肩袖肌群所包含,并沿着阻力最小的路径向盂肱关节和肱骨近端转移,最终肿瘤会侵犯这些结构。在肩胛下肌及其筋膜屏障作用保护下,腋窝血管和臂丛免受肿瘤侵袭。但这些神经血管束会被位于肩胛下肌深部的邻近肿瘤所压迫移位。

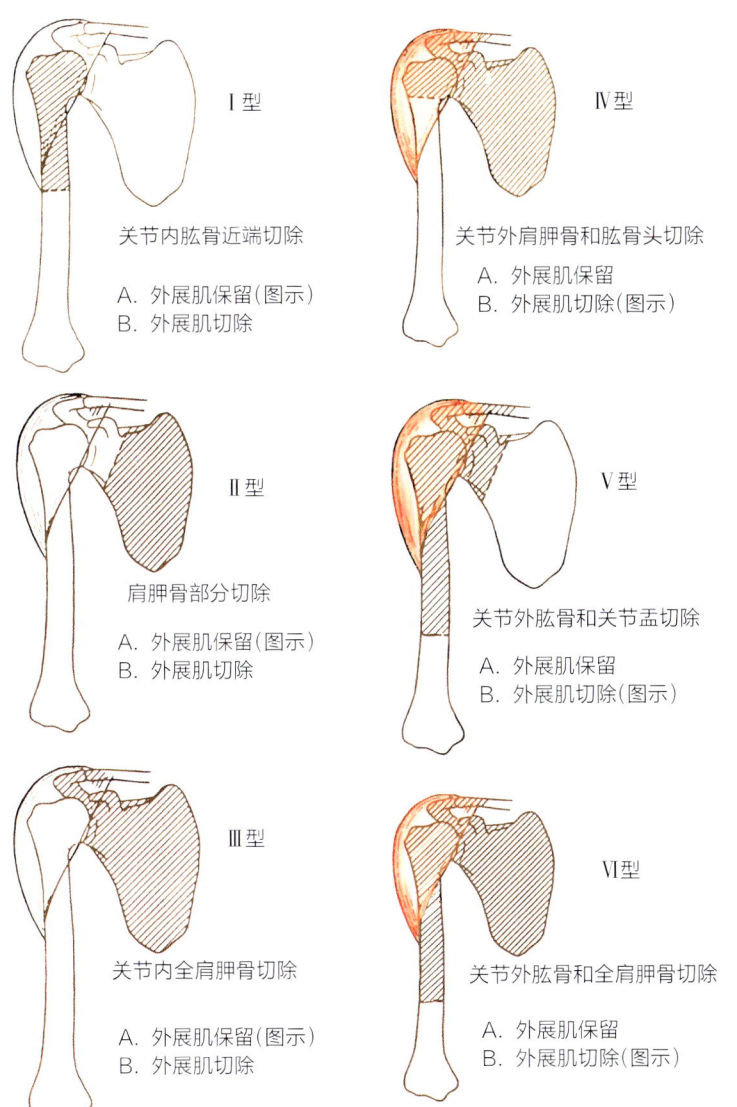

图2 1991年Malawer等报道肩胛带切除分类（版权：Malawer MM, Meller I, Dunham WK. 经允许引自A new surgical classification system for shoulder-girdle resections. Analysis of 38 patients. Clin Orthop Relat Res 1991; 267:33-44）。

肩胛带功能解剖间室

- 肉瘤在局部呈向心性生长，压迫周围组织（肌肉）形成假包膜。假包膜含有肿瘤的纤维指状突起，称为卫星结节。
- 肉瘤沿着最小阻力局部生长，周围的筋膜层可抵抗肿瘤的突破，为肉瘤的局部生长提供自然边界屏障，并形成一个腔室（图4）。
- 肉瘤会逐渐长大充满整个腔室，只有在极少数的情况下才会超出腔室外面。当我们讨论骨肉瘤穿出骨皮质进入周围软组织时，功能解剖间室所指的是被压缩形成假包膜的附着肌肉（图4）。

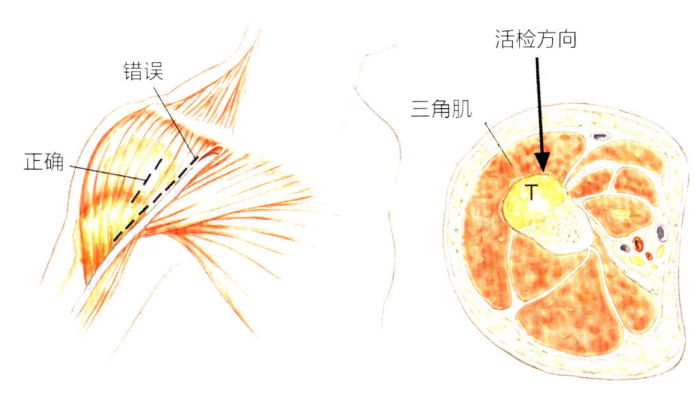

图3 活检部位。解剖图表示应首选粗针穿刺活检肱骨近端肿瘤。活检通道应在三角肌前1/3，注意避开胸大肌、三角肌间隙和腋窝血管。三角肌是由腋窝神经支配，如有必要可在不损害神经的前提下切除部分三角肌（版权：Martin M. Malawer。经允许引自Bickels J, Jellnek S, Shmookler BM, et al. Biopsy of musculoskeletal tumors. Current concepts. Clin Orthop Relat Res 1999;368:212-219）。

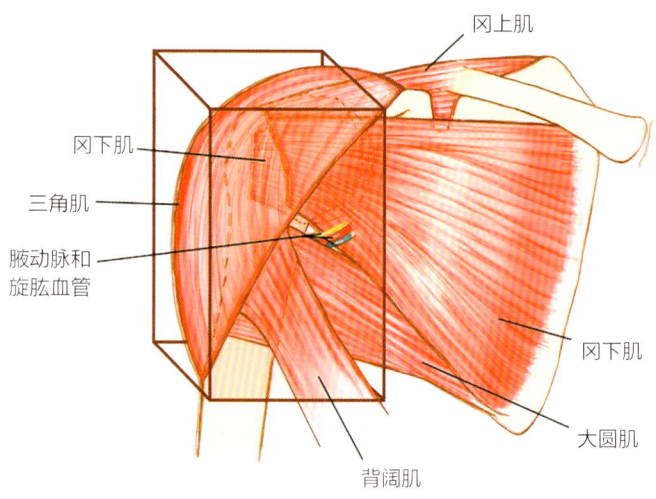

图4 肱骨近端腔室示意图。一个真正分隔部位包括肌肉的起止和特定解剖结构的插入以及一个主要供应的血管和支配的神经。这是对肱骨近端肿瘤的概念性考虑，它不符合解剖间室的经典定义。然而，在外科学上认为，该间室由三角肌、肩袖肌群、部分胸大肌、背阔肌和大圆肌组成。主要的神经血管束是腋神经和穿支回旋血管［版权：Martin M. Malawer。经允许引自 Wittig JC, Bickels J, Kellar-Graney KL, et al. Osteosarcoma of the proximal humerus: long-term results with limb-sparing surgery.Clin Orthop Relat Res 2002；(397)：156-176］。

- 这些肌肉提供了筋膜作为边界具有重要的意义，骨肉瘤广泛切除必须将整个肿瘤和假包膜完全切除，因此包括附着肌肉的切除（间室切除）。
- 肱骨近端周围的功能间室包括三角肌、肩胛下肌和其余的肩袖、背阔肌（更远端）、肱肌和部分肱三头肌。肩关节盂和肩胛骨颈也位于肱骨近端的功能间室内，因为它由肩袖、肩胛下肌和关节囊所包含。起源于肱骨近端并延伸到皮质之外的肉瘤将这些肌肉压缩成假包膜层。
- 这些肌肉周围的筋膜层可以在一定程度上起到屏障作用，防止肿瘤穿透，而进入该间室的唯一神经血管束是腋神经和旋肱骨血管。
- 上肢主要神经血管束（即臂丛和腋窝血管）经过肩胛下肌和背阔肌的前方，因此这些肌肉及其附着筋膜层对于保护神经血管束免受肿瘤侵袭尤为重要。它们还保护着胸大肌，因此在手术时要尽可能保护这些结构，以保证胸大肌有足够的软组织覆盖。
- 肱骨近端高级别的肉瘤会突破骨皮质，侵犯周围附着肌肉形成一个腔室和假包膜。
- 这些肉瘤沿着阻力最小的方向生长，因此突破了肩袖和肩胛盂关节囊到达肩胛盂和肩胛颈。
- 肿瘤前方被肩胛下肌所覆盖，肩胛下肌向神经血管束内隆起并移位。巨大的肱骨近端肉瘤很少延伸到隔室边缘以外。
- 在这种情况下，肿瘤通常从肩袖间隙突出，因此，高级别肉瘤的广泛（间隔）切除包括切除周围肌肉形成假包膜层（即三角肌、肩袖外侧部分）、腋窝神经、旋肱骨血管支和肩胛盂（肱骨近端关节外切除）。
- 最高级别的肩胛肉瘤发生于肩胛颈，肩胛颈周围的间隔室由肩袖肌群、大圆肌和背阔肌组成。间隔室由肩胛骨前后表面的所有肌肉组成：肩胛下肌、冈下肌和大圆肌。三角肌虽然不认为是间隔室的边界，但因为它连接肩胛冈和肩峰这一段狭窄的区域，很可能被巨大的软组织肿块扩张累及。因为大多数的肿瘤解剖来源于颈部和躯干，所以在大多数情况下，肩袖肌群保护着三角肌。肩胛骨肉瘤将肩袖肌群压缩成假包膜层，这点与肱骨近端肿瘤类型相似。肩胛下肌也保护着神经血管束免受肿瘤侵犯。肱骨头也被肩袖肌群包裹于肩胛骨旁的间室内。因此，高级别的肩胛肉瘤手术切除范围必须包括肩袖，大多数情况下还必须切除肱骨头。
- 因为腋神经在间室外，所以可以不用切除。除此之外，由于三角肌没有被压缩形成假包膜层，通常也可以保留。

适应证

保肢手术的适应证

- 选择保肢手术是基于对肿瘤解剖位置和对肉瘤或其他恶性肿瘤性质的全面了解：
  - 高级别骨肉瘤和某些低级别骨肉瘤。
  - 肩胛带周围软组织肉瘤。
- 转移癌：单发的转移灶或已经造成明显骨破坏的转移灶。
- 良性侵袭性肿瘤有时候也需要行手术治疗。

保肢手术的禁忌证
- 绝对禁忌证：肿瘤累及神经血管束，患者不能或不愿意接受保肢手术。
- 相对禁忌证：胸壁扩张、病理性骨折、术前感染、淋巴结受累，或复杂且位置不当的活检导致广泛血肿，导致组织污染。

穿刺活检
- 上肢四分之一躯干截肢最常见的原因之一是活检位置选择不当，导致胸肌、神经血管束和胸壁受到污染。所以活检时要格外注意，严格规范操作（图3）。

血管受累情况
- 大部分肱骨近端肿瘤与肩胛下肌、背阔肌、喙肱肌前方的血管分离，虽然大团软组织肿块可能导致其移位和压迫，但是腋窝和肱动脉很少受累及。
- 通常情况下，如果肿瘤累及血管和邻近的臂丛，则为保肢手术的禁忌证。

神经受累情况
- 臂丛的三大主干与动静脉伴行。腋神经从前向后穿过盂肱关节囊时可能会受肿瘤侵犯；肱骨近端ⅡB期肿瘤通常需要行腋神经切除术。
- 肌皮神经和桡神经很少受肿瘤累及，桡神经切除后所造成的肢体功能影响要比肌皮神经切除严重，但这不能成为截肢术的适应证。
- 如果神经切除术导致严重的功能丧失或增加局部肿瘤复发的风险，应考虑行截肢术。肿瘤生长包绕臂丛，则需要行肩关节四分之一躯干离断术。

淋巴结受累及情况
- 骨肉瘤很少累及周围的淋巴结，但是腋窝淋巴结应需要单独活检明确。淋巴结活检报道较为少见，但在少数记载有腋窝淋巴结受累的病例中，肩关节四分之一躯干离断术可能是相对预后较好的办法。
- 此外，也可以行淋巴结清扫的相关保肢手术。Malawer报道的两例病例使用该方法获得肿瘤局部控制和长期生存（未发表相关数据）。

胸壁受累及情况
- 肩胛带肿瘤具有较大的骨外成分，有时候会累及胸壁、肋骨和肋间肌肉。
- 术前应通过体格检查和影像学检查评估胸壁受累情况。然而，大多数情况下要等到手术时才能确定累及范围，胸壁受累及并不是截肢术的绝对适应证。根据邻近软组织和神经血管结构的累及情况，可实施胸壁肿瘤切除的保肢手术。

前次手术影响
- 广泛切除后局部复发率仍旧增加的原因有两点：①肩胛带肿瘤不规范切除；②肿瘤再次复发。当肩胛骨和锁骨的肉瘤累及肱骨近端，这种情况应重点考虑。

感染
- 对于高级别肉瘤的患者，在感染区域内行保肢手术是非常危险的，因为这些患者术后必须接受化疗。如果感染不能通过第一次手术彻底切除，则建议行截肢术。

手术治疗

术前准备

体格检查
- 体格检查对于评估肿瘤可切除性和可能需要切除的范围很重要，对于判断肿瘤是否累及到盂肱关节、神经血管束或胸壁也很重要的。如果肿瘤进入肩关节，则肩关节的活动度就会减小，患者可能会有肩关节不适等主诉。
- 神经系统检查的阳性体征或动脉搏动的减小提示神经血管受肿瘤压迫。
- 胸壁上的肿瘤可推动，通常提示至少有一个薄的组织平面将肿瘤与胸壁隔开，手术时沿着该平面是安全的边界。

确定肿瘤的可切除性
- 肩胛带区的高级别肿瘤通常体积较大，侵犯神经血管束，包绕或侵犯臂丛的肿瘤通常认为是不可局部切除的。大多数情况下很难从临床或影像学上区分哪些肿瘤直接累及或包裹神经血管，虽然大多数压迫神经血管束的肿瘤是可以切除的，但有些是不可切除的，临床上很难确定到底哪些肿瘤属于这一类型。
- 在临床上，顽固性疼痛、运动障碍和静脉造影闭塞三联征在诊断臂丛受肿瘤侵犯相当可靠，目前仍没有单一的影像学研究能够准确地显示臂丛，MRI和CT通常只能显示一个较大的肿瘤与神经血管的并列关系（图5）。

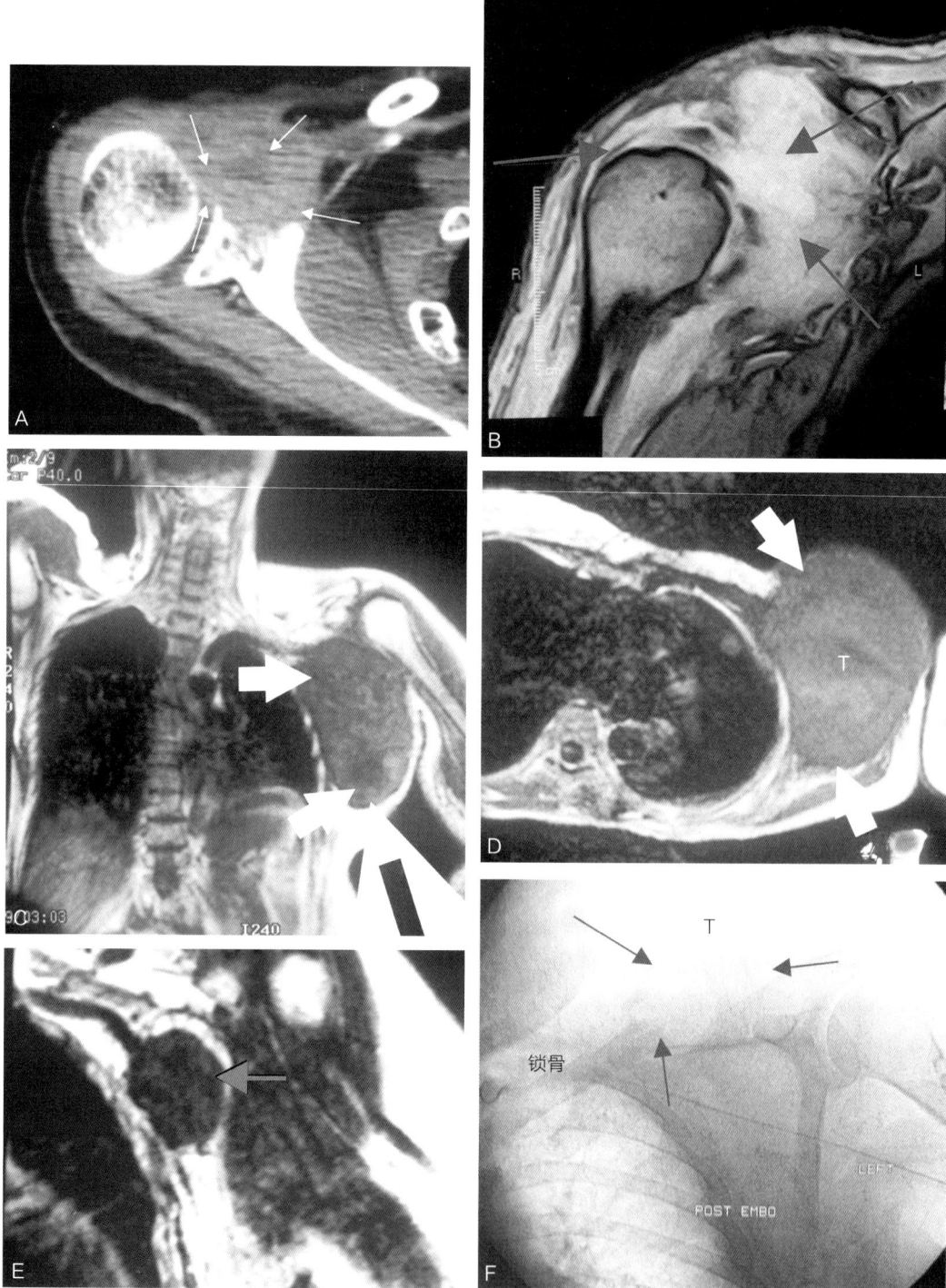

图5 肩胛带和腋窝间隙的影像学显示骨与软组织。A. CT显示肿瘤起源于肩胛盂并累及盂肱关节。CT是最佳观察骨骼细节的影像学检查。B. 冠状位MRI提示肿瘤直接扩张。C、D. 一个较大的腋窝软组织肿瘤先前突出穿过胸大肌和皮肤。这是一个高级别菜花样生长的软组织肉瘤。MRI是鉴别软组织肿块和其他软组织结构的最佳影像学检查。E. 腋窝间隙扫描（冠状位）显示腋窝静脉继发性跳跃性病灶，来源于腋窝下部的高级别软组织肉瘤。腋窝肿块常见于腋窝和淋巴结转移性病变，最好术前通过MRI来鉴别。F. 锁骨远端转移性肾细胞癌（肾上腺样瘤）的血管造影和栓塞术。栓塞后肿瘤没有出现发红的迹象。栓塞术通常应用于大块高级别肉瘤切除术前。

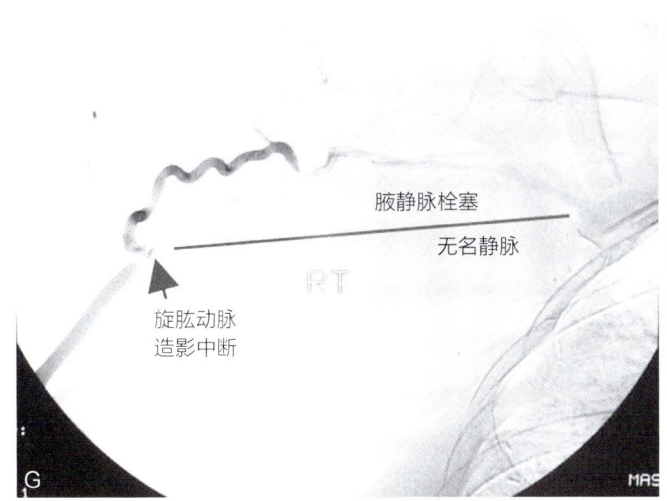
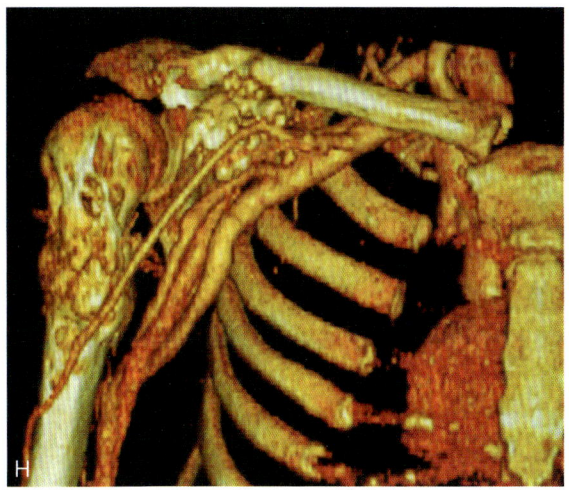

图5（续） G. 腋窝静脉造影显示腋静脉血栓闭塞，无名静脉有一个较小的向后填充物。这是手术期间臂丛受累及最具病理性特征的表现。臂丛受累通常与患肢神经功能缺损、麻木或肌肉无力等临床表现相关。H. 三维影像。

- 然而，静脉造影在预测臂丛受肿瘤侵犯方面是非常准确的。腋静脉、腋动脉和臂丛在一个单独的腋窝鞘内紧密相连。
- 主要的神经束沿着鞘的边缘伴行，因此只有静脉完全闭塞，而不仅仅是压迫腋窝静脉或臂丛静脉，才能提示肿瘤长入臂丛内或在神经周围膨胀生长，同时还能伴发静脉壁受累。这也揭示了临床三联征的原因：顽固性疼痛、运动障碍、静脉造影闭塞。
- 侵犯或包绕臂丛的肿瘤使腋静脉闭塞，因为腋静脉壁薄，腔内压力低，动脉造影会显示腋窝动脉移位。但动脉壁厚和管腔内高压使得其仍旧不受肿瘤侵犯。
- 直到臂丛的神经血管探查完全才能确定是否行截肢术。

假体重建

- 20世纪40年代，肿瘤型关节假体开始崭露头角，但一开始主要是针对下肢的骨缺损重建。随后，该技术的适应证逐渐扩大到了上肢、肩胛带骨缺损的重建。
- 从那时开始，MRS肩关节假体经历了几次技术上的革新，肱骨近端假体置换和肩胛骨置换见第9、10章。MRS假体与关节内外切除一起联合使用，预后较好。
- 文献报道假体重建术后骨折、感染、骨不连、二次手术和局部肿瘤复发的概率较低，与同种异体骨移植、复合重建和关节融合术相比，假体重建术后需要制动的时间更短。
- 据报道，肱骨近端MRS假体术后10年生存率为95%～100%。

肱骨和肩胛骨切除后骨骼重建

- 肱骨近端和肩胛骨全切术后，推荐使用特殊类型的假体置换进行骨骼重建，这种实用的方法可以用于任何重建技术（技术图1）。
- 软组织重建采用双悬吊术，采用静态和动态的方法使假体稳定并重建软组织与运动功能。
- 静态稳定方法包括使用重型不可吸收缝合线、涤纶带或Gore-Tex移植物，这取决于肿瘤切除的位置和假体类型。这种方法提供较为安全的固定方式使假体稳定，直到软组织愈合和瘢痕形成。
- 动态稳定和重建的方法包括多肌肉旋转皮瓣和肌肉转移，最终愈合后和假体形成瘢痕，并提供有功能的肢体运动。
- 软组织重建在骨骼重建和静态稳定之后，肱二头肌端头在喙突（肱骨近端关节内重建）、锁骨（肱骨近端关节外重建）或胸大肌（全肩胛骨重建）处附着。胸小肌会被拉回原始解剖位，若情况允许，尽可能转移至肩胛骨保护神经血管结构。胸大肌转移至肱骨扦插处，或者当肱骨近端关节外假体重建时转移覆盖假体。肱骨近端关节外切除术后，背阔肌可向外侧转移，作为外旋肌群。

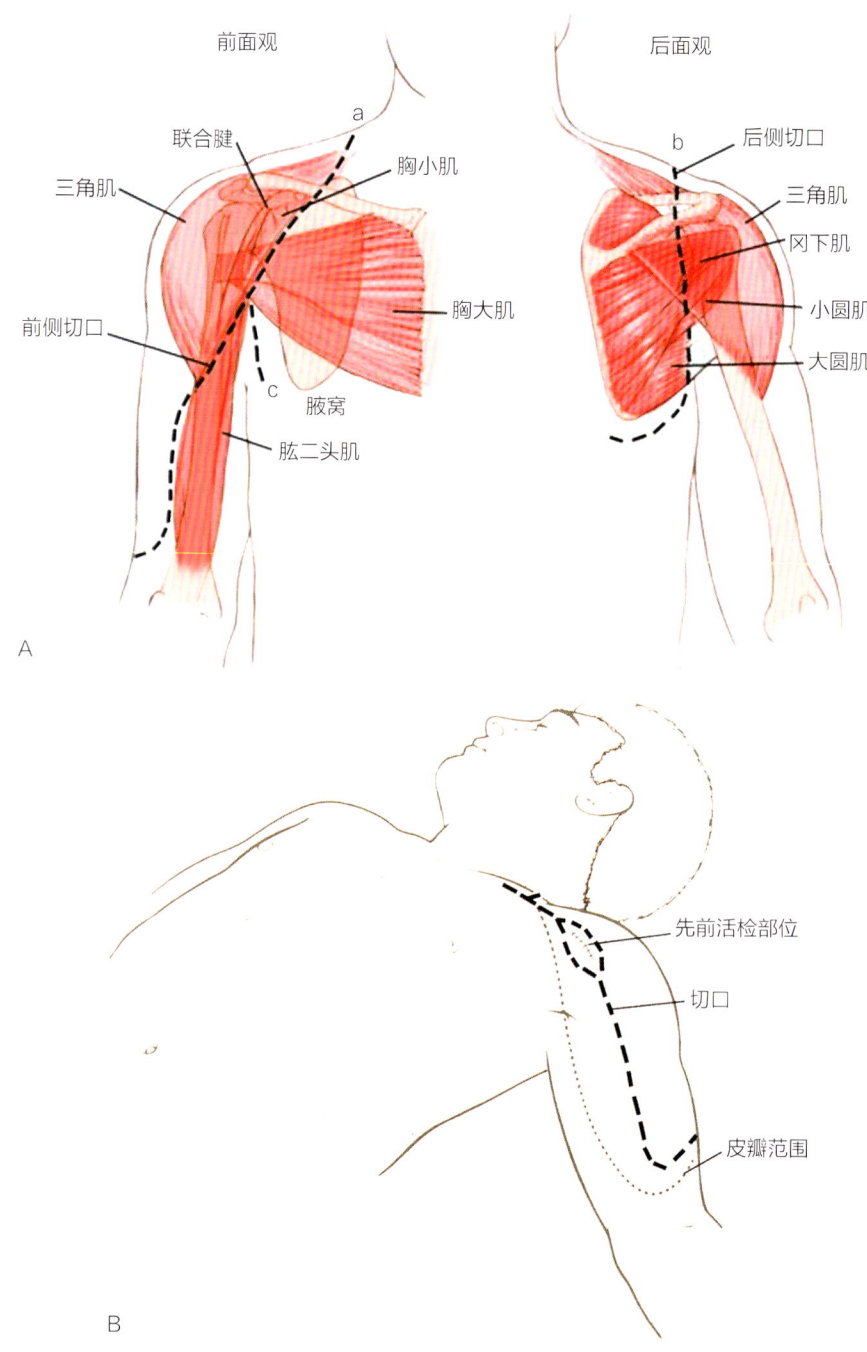

技术图1 A. 实用的切口。该切口是基于外科医生在肩胛带周围进行手术时不断积累经验总结出来的。它由三个部分组成：虚线A表示前方入路，从锁骨中部穿过三角肌间隙，远端越过手臂内侧向后弯曲。虚线B是一个弯曲的后侧切口，可以形成一个较大的后侧筋膜皮瓣，暴露整个肩胛骨和菱形区。虚线C是通过腋窝褶皱连接A和B的切口。该切口可用于大型腋窝肿瘤切除或上肢四分之一截肢的手术入路。B. 实用的肩胛切除术前方入路初始步骤。这种术式的关键是将胸大肌从肱骨（1～2 cm远）嵌入处释放出来，顺着胸大肌一直到胸壁，将整个腋窝暴露，这是腋窝间室的第一层肌肉。分离后可以看到腋窝间室的第二层肌肉，随着胸大肌收缩，腋窝完全被筋膜覆盖，类似于腹膜。其中包括肱二头肌短头和胸小肌，它俩附着在喙突上，喙突必须要充分暴露。通过暴露这两块肌肉，腋窝间室和臂丛的锁骨下部分（即腋窝静脉和动脉的全长）可以完全探查。如有必要可以切除部分锁骨，暴露锁骨下动静脉。

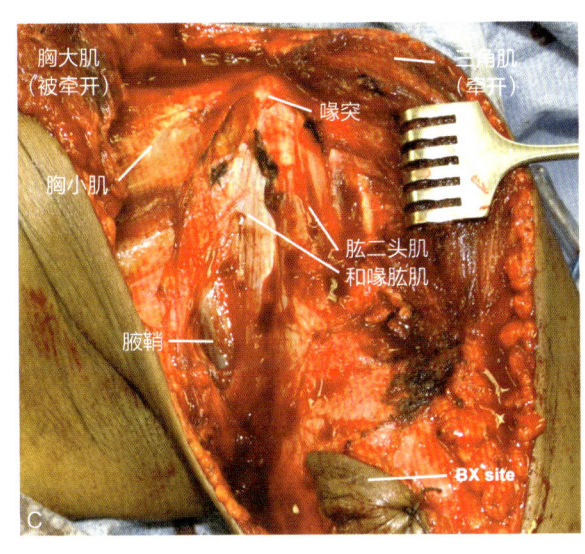

技术图1（续） C. 术中照片显示腋窝暴露后的肩胛带切口。一旦胸大肌和三角肌被缩回，腋窝血管的锁骨下部分就能被看到。活检道将被移出原位，以防止间隔的污染（版权：Martin M. Malawer）。

- 在整个肩胛骨重建的过程中，通过较粗的不可吸收缝合线或边带将肩胛部周围的肌肉缝合至假体处，覆盖整个假体。孤立腋窝肿瘤切除后，将背阔肌远端（肱骨）切缘旋转入软组织缺损处，缝合于肩胛下肌表面，以填补坏死区域。最后缝皮前要防止大口径的负压吸引管。

要点与失误防范

术前评估	• 体格检查和影像学检查对于判断肿瘤是否可切除相当有效。肩胛骨和肱骨近端可以从胸壁自由活动。远端肢体慢性肿胀、顽固性疼痛、运动功能丧失、静脉造影提示腋窝静脉闭塞则强烈提示肿瘤无法切除。在前方入路暴露和探查臂丛及周围神经血管束情况后才能决定是否行截肢术
神经血管探查和分离	• 安全、充分切除肩胛带周围所有类型肿瘤的关键在于充分观察、暴露、解剖、分离和保存所有重要的神经血管结构
切除类型	• 来源于肱骨近端或肩胛骨的高级别肉瘤可能污染或跨过盂肱关节。关节外切除适用于肱骨近端或肩胛骨最高级别的肉瘤。锁骨肿瘤不是很常见，需要的手术方式稍微有些不同（图6）
软组织重建	• 在保肢手术中，软组织重建与骨骼重建占据相同重要的地位，通常采用静态和动态的方法对软组织进行重建和固定。静态方法需要使用粗的不可吸收缝合线、涤纶带和Gore-Tex移植物。动态方法依赖于多个肌肉转移和旋转肌瓣

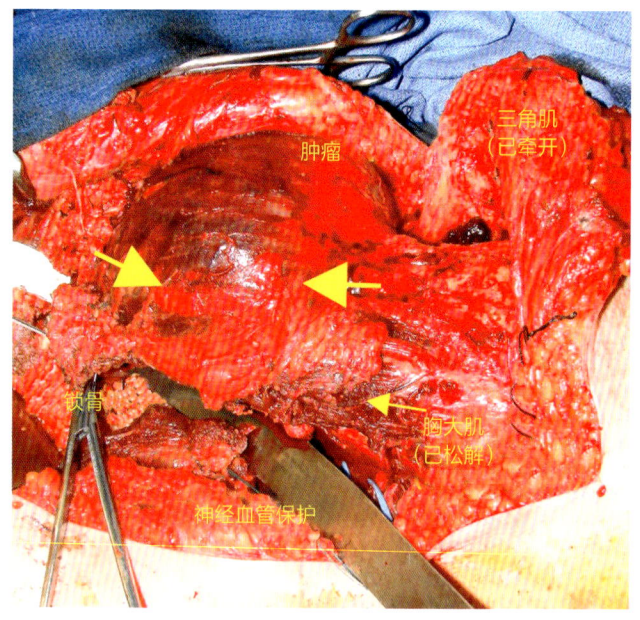

图6 锁骨肿瘤安全暴露的示例。此为锁骨远端孤立性转移灶，斜方肌已移位，胸大肌和锁骨分离，三角肌和肩峰分离。

预后

- 图7A 显示了1980—1998年笔者所在机构收治的143例患者的肿瘤类型、解剖位置和肩带切除类型。这些肱骨近端和肩胛骨内假体重建的病例表明，这是一种可靠和持久的重建技术(图7B~E)。
- 在同一篇文章中，101例(75.4%)患者术后功能良好至非常良好，23例(17.1%)患者术后功能中等，10例(7.5%)患者术后功能差。
- 总的来说，关节内切除和重建的患者比接受关节外切除和重建的患者有更好的功能预后。
- Kaplan Meier分析显示，肱骨近端置换的9年生存率为98%~99%。
- 没有一例发生假体故障或错位。其他文献报道了肩胛带假体重建后脱位发生率较高，但我们没出现。
- 图7所示结果反映了双悬吊术(静态或动态)或肩关节囊重建术的使用，以及对周围软组织的严格重建。

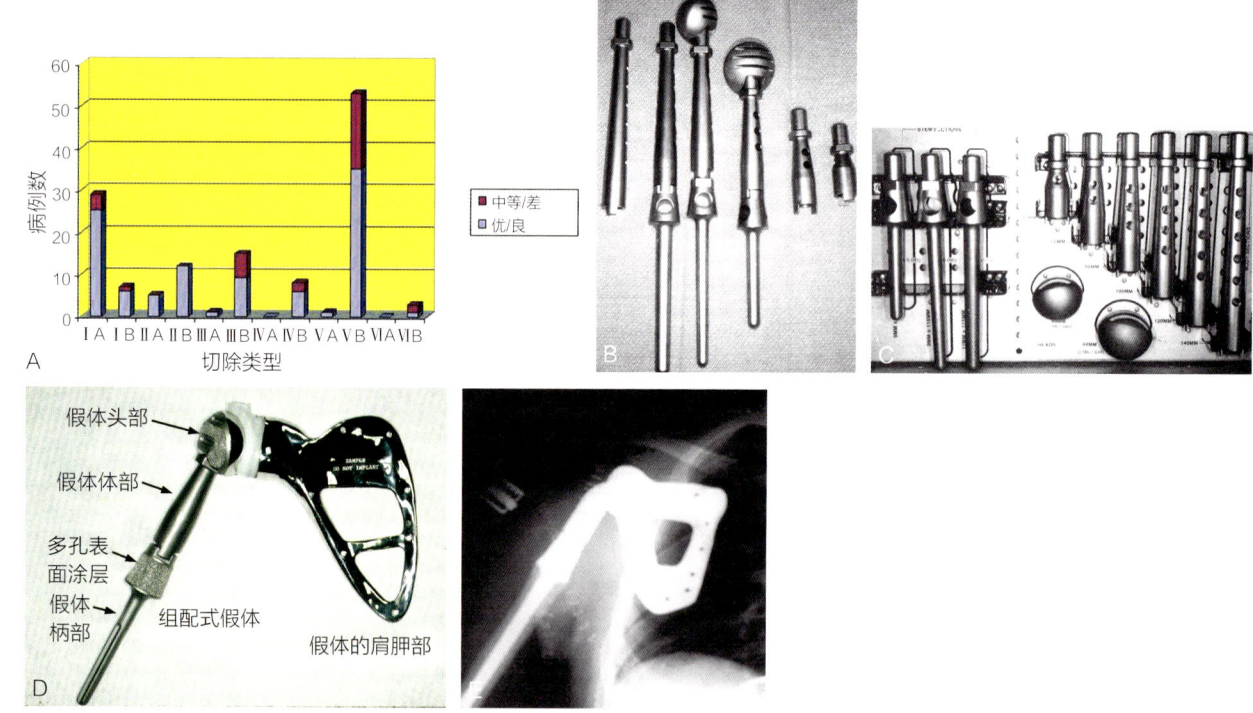

图7 A. 肌肉骨骼肿瘤协会（MSTS）量表对134例肩胛带切除的病例结果进行分类，并将切除类型与功能做了比较。B. 用于肱骨切除的头、颈、干的假体照片。C. 肱骨近端假体模块替换系统来自Stryker公司。D. 肱骨近端和肩胛骨假体系统。E. 全肩胛骨置换术的X线。

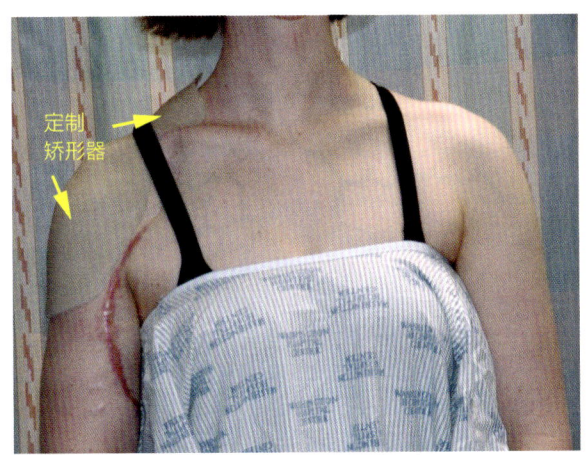

图8 术后2年患者的照片,前切口瘢痕和定制的右肩矫形器。使用矫形器时,她可以正常穿着内衣,肩部的轮廓大致符合解剖学。

- 肩胛带切除保肢手术后,手部灵巧度正常,肘关节活动范围正常。
- 使用定制的肩部矫形器可获得良好的外观(图8)。

并发症

- 实用肩部入路确保主要神经血管结构的安全活动。优化手术边缘,减少不必要的并发症和局部复发。
- 肩胛带切除术后的神经并发症很少发生,是暂时性的。
- 通常,并发症主要是由于手术中的神经牵引或术后立即肿胀引起的。正常情况下,术后6个月,所有神经麻痹都得到了解决。
- 在接受保肢手术治疗的患者中,约2.5%的患者出现伤口感染。

(高洪 译,王磊 董扬 审校)

参考文献

[1] Baumann PK. Resection of the upper extremity in the region of the shoulder joint. Khirurgh Arkh Velyaminova 1914;30:145.

[2] Bickels J, Wittig JC, Kollander Y, et al. Limb-sparing resection of the shoulder girdle. J Am Coll Surg 2002;194(4):422-435.

[3] Dahlin DC. Bone Tumors: General Aspects and Data on 6,221 Cases, ed 3. Springfield, IL: Charles C Thomas, 1978.

[4] Francis KC, Worcester JN. Radical resection for tumors of the shoulder with preservation of a functional extremity. J Bone Joint Surg Am 1962;44A:1423-1430.

[5] Guerra A, Capanna R, Biagini R, et al. Extra-articular resection of the shoulder (Tikhoff-Linberg). Ital J Orthop Traumatol 1985;11:151-157.

[6] Henshaw RM, Jones V, Malawer MM. Endoprosthetic replacement with the modular replacement system: survival analysis of the first 100 implants with a minimum 2-year follow-up. Presented at the Combined Meeting of the American and European Musculoskeletal Tumor Societies, May 6-10, 1998, Washington, DC.

[7] Linberg BE. Interscapulo-thoracic resection for malignant tumors of the shoulder girdle region. J Bone Joint Surg 1928;10:344.

[8] Liston R. Ossified aneurysmal tumor of the subscapular artery. Eduil Med J 1820;16:66-70.

[9] Malawer MM. Tumors of the shoulder girdle: technique of resection and description of a surgical classification. Orthop Clin N Am 1991;22:7-35.

[10] Malawer MM, Link M, Donaldson S. Sarcomas of bone. In: DeVita VT, Hellman S, Rosenberg SA, eds. Cancer: Principles and Practice of Oncology, ed 3. Philadelphia: JB Lippincott, 1984:1418-1468.

[11] Malawer MM, Sugarbaker PH, Lambert MH, et al. The Tikhoff-Linberg procedure and its modifications. In: Sugarbaker PH, ed. Atlas of Sarcoma Surgery. Philadelphia: JB Lippincott, 1984.

[12] Marcove RC. Neoplasms of the shoulder girdle. Orthop Clin N Am 1975;6:541-552.

[13] Marcove RC, Lewis MM, Huvos AG. En-bloc upper humeral interscapulothoracic resection. The Tikhoff-Linberg procedure. Clin Orthop 1977;124:219-228.

[14] Mussey RD. Removal by dissection of the entire shoulder blade and collar bone. Am J Med Sci 1837;21:390-394.

[15] Pack GT, Baldwin JC. The Tikhoff-Linberg resection of the shoulder girdle. Case report. Surgery 1955;38:755-757.

[16] Pack GT, Crampton RS. The Tikhoff-Linberg resection of the shoulder girdle. Clin Orthop 1961;19:148-161.

[17] Papioannou AN, Francis KC. Scapulectomy for the treatment of primary malignant tumors of the scapula. Clin Orthop 1965;41:125.

[18] Rosenberg SA, Suit FD, Baker LH. Sarcomas of soft tissue. In: Devita VT, Hellman S, Rosenberg SA, eds. Cancer: Principles and Practice of Oncology, ed 2. Philadelphia: JB Lippincott;1985:1243-1293.

[19] Samilson RL, Morris JM, Thompson RW. Tumors of the scapula: a review of the literature and an analysis of 31 cases. Clin Orthop 1968;58:105-115.

[20] Syme J. Excision of the Scapula. Edinburgh: Edmonston and Douglas, 1864.

[21] Wittig JC, Bickels J, Wodajo F, et al. Utilitarian shoulder approach for malignant tumor resection. Orthopedics 2002;5:479-484.

第9章 全肩胛骨切除肿瘤后假体重建
Total Scapular Resections with Endoprosthetic Reconstruction

Martin M. Malawer, Kristen Kellar-Graney, and James C. Wittig

背景

- 肩胛骨肿瘤在被诊断之前就可能已发展到较大体积。最初，它们常常被肌肉覆盖，这使得肩胛带范围内的其他组织不被累及。患有肩胛骨肿瘤的患者常常表现为疼痛、巨大肿块，或者二者皆有。
- 软骨肉瘤是成人最常见的肩胛骨原发恶性肿瘤；在儿童中，肩胛骨最常见的原发恶性肿瘤是圆细胞型尤因肉瘤。
- 软组织肿瘤可能发生于肩胛骨周围的肌肉组织，然后侵犯到肩胛骨。
- 大部分肩胛带恶性肿瘤可以采用较为安全的治疗手段——保肢手术，从而代替上肢离断术。依据肿瘤范围，这个部位的保肢手术适应证包括大部分高级别骨肉瘤和一些软组织肉瘤。
- 和肱骨近端肿瘤类似，肩胛骨肿瘤的治疗要求仔细的术前评级、恰当的影像学分析以及对局部解剖的通晓。选择肿瘤没有累及神经血管束、胸廓出口或者相邻胸壁的患者是必须的。
- 上肢离断术的手术适应证比较少，通常应用于菜花样肿瘤或者感染性肿瘤、保肢切除术失败的患者，以及肿瘤侵犯到主要神经和血管或者胸壁的患者。
- 在1970年以前，大部分肩胛骨高级别肉瘤的患者被采用上肢离断术治疗[2,3,4,7]。首例肩胛带高级别肉瘤的保肢手术由Marcove等于1977年报道[6]。他们的报道显示，Tikhoff-Linberg式切除术（图1A）在实现局部肿瘤控制的同时，生存率与上肢离断术类似。更重要的是，一个有功能的手和肘关节得以保留。对于该部位的高级别肉瘤患者，保肢手术变成了标准治疗方式。现在，大部分原发于或波及肩胛骨的恶性肿瘤可以被保肢手术安全地处理，这替代了上肢离断术。
- 肩关节的活动和力量在部分肩胛骨切除（Ⅱ型）后接近正常。然而，在全肩胛骨切除术（Ⅲ型）、单独或合并肩关节和肱骨近端的关节外切除（Ⅳ型和Ⅵ型）后，肩关节的活动度有明显丢失，主要是肩关节的外展活动。肱骨近端悬挂和精心的软组织重建是实现肩关节稳定以及一个有功能的肢体的重要因素。如果重要的肩胛骨周围肌肉在肿瘤切除后被保留（特别是斜方肌和三角肌），全肩关节-肩胛骨假体可能是个理想的重建选择（图1B～F）。

解剖

- 肩胛骨肿瘤的局部解剖决定了肩胛骨切除的类型以及随后的重建。因为这些肿瘤在诊断前就增长到很大的体积，手术医生应该全面地检查胸壁、腋血管、肱骨近端和肩袖，以及环肩胛组织，以保证制订适宜的计划。
- 涉及关节盂、肩胛颈或者冈上肌组织的肉瘤通常侵犯到盂肱关节和相邻关节囊。因此，针对这个部位的肿瘤，通过前方和后方的联合入路进行肿瘤关节外切除应当被采用。
- 肩胛骨大的肉瘤合并软组织侵犯可以波及腋血管和臂丛。类似地，周围区域的淋巴结应当被评估以确定可切除性。
- 肩胛骨上方肿瘤在体格检查时很难被触及，即使精密的影像学模型也可能错误地评估肿瘤范围。这个部位的肿瘤可以延伸到前方和后方的肩胛颈三角区，导致肿瘤无法切除，只能采用姑息治疗。

肩胛区域的主要解剖结构

神经血管束

- 锁骨下动脉和静脉在经过锁骨下方时加入到臂丛束中。在这之后，神经和血管被纤维鞘包裹，可以被认为是一个结构（也就是神经血管束）。
- 肩胛上、肩胛背部和环肩胛的血管组成了围绕肩胛骨后方的广泛血管网。为了切除肩胛骨，这些血管每一条都必须被结扎并离断。

腋窝血管

- 腋窝血管束是锁骨下血管穿过锁骨中1/3后的延伸，并在穿过背阔肌下缘后被称为臂丛血管。腋窝血管通过喙突中下方穿过，向肱骨近端方向延伸，全程被臂丛的神经包绕。
- 动脉在走行中分出数条分支。第一条分支在动脉穿过第一肋骨时发出，被称为胸最上动脉。当动脉低于胸小肌时，胸肩峰动脉被发出，随后是胸外侧动脉，然后

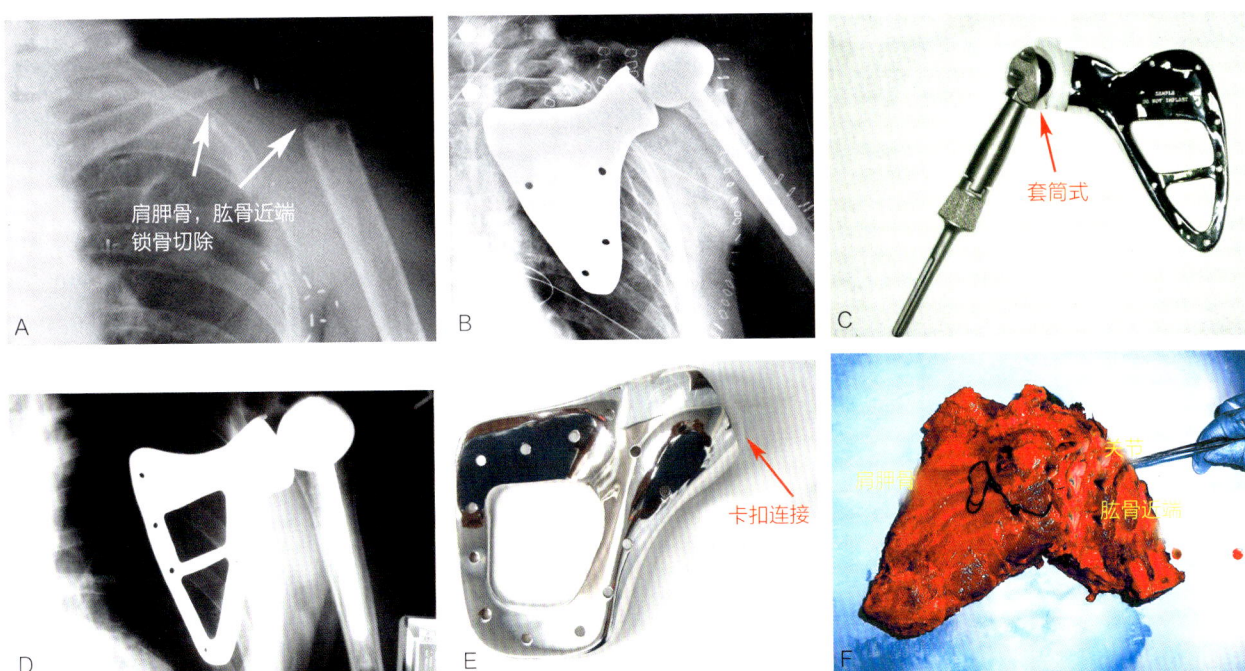

图1 A. 平片显示在Tikhoff-Linberg切除术后的常规肩胛带离断。Tikhoff-Linberg切除术包括整个肩胛骨、肱骨近端的完整关节外切除。B. 由Howmedica公司（卢瑟福德，新泽西州，1991年）设计的最初的肩胛骨假体。这个假体比较结实而且比较大，含有开窗孔用于肌肉的再附着。肱骨头和聚乙烯关节盂形成关节，但却只能放置在肌肉转移和采用Gore-Tex袖的地方。C. 第二代肩胛骨假体在20世纪90年代被采用。该假体的肩胛骨部含有窗孔，允许附近肌肉腱性固定，为新造的肩关节提供新的和更稳定的附加装置。肱骨近端组件在这时可以和肱骨近端切除的模块化更换系统相匹配。这极大地提高了手术医生重建肱骨近端和肩胛带的能力。D. 一个随访了13年的肩胛骨血管肉瘤患者的肩胛骨假体平片。E. 由Howmedica公司（现在是Stryker骨科公司，马瓦，新泽西州）发展的第三代肩胛骨假体。这是第一个和关节成为一体的肩胛骨假体。肱骨近端双极头通过聚乙烯固定环嵌入关节盂。F. 扩大Tikhoff-Linberg切除（Ⅳ型）后的原始标本，包括完整肩胛骨、盂肱关节和部分肱骨近端以及所有附着肌肉的关节外切除。

是肩胛下动脉。胸肩峰动脉分出四个分支，其中一支负责肩峰周围区域血供。
- 肩胛下动脉分为胸背动脉和旋肩胛动脉，后者环绕肩胛骨外侧缘将腋窝血管贴附于肩胛骨。
- 旋肱前动脉和后动脉是腋窝血管的终末分支。它们在肩胛下肌下缘平面发出，环形包绕肱骨颈。腋神经与旋肱后动脉伴行。旋肱血管围绕神经血管结构下行至肱骨近端，因此也会经过该部位长出的肿瘤。早期结扎旋肱血管是肩胛骨肉瘤切除的关键步骤，因为这样可以允许腋窝和臂丛血管以及神经活动，从而远离肿瘤团块。
- 同样地，若可能，结扎肩胛下动脉或者旋肩胛动脉可以使血管神经结构活动并远离肩胛骨。偶尔地，如果没有前期了解，腋动脉分支在该部位的解剖变异会导致鉴别和探查困难。术前的血管造影照片可以帮助明确肿瘤导致的血管移位和解剖变异。

肩胛上神经
- 肩胛上神经起自臂丛的上支，在其越过第1肋骨时发出。它在肩胛骨后方循肩胛切迹走行，向深延伸到肩胛横韧带，支配冈上肌和冈下肌。

肌皮神经和腋神经
- 这两个神经通常接近或者与肩胛骨周围肿瘤粘连。肌皮神经是臂丛发出的第一个分支。它自喙突远端起自外侧束，穿过喙肱肌，在肱肌和肱二头肌间走行。若可能，肌皮神经应当被保留，从而维持肘关节屈曲功能。
- 肌皮神经的走行有很大变异。它通常在喙突下2~7 cm经过。肩胛骨发出的肿瘤经常使该神经向前移位，导致它仅仅位于筋膜深面1~2 mm。在喙肱肌和胸小肌的间隙打开覆盖于肌皮神经的筋膜时应当小心。在剥离喙突附着肌肉之前应当分离出肌皮神经并予以保护，因为它在切除过程中很容易被伤及。

- 腋神经起自臂丛后束，沿其走向与旋肱后血管伴行，位于肩胛下肌远端边界之下。它随后穿过大圆肌和小圆肌之间，支配后方的三角肌。肩胛骨肿瘤通常使腋神经移位并被牵拉。该神经通常被肩胛下肌保护而不受肿瘤侵犯。

桡神经
- 桡神经起自臂丛的后束。它在背阔肌和大圆肌在肱骨上的止点前方穿过。在背阔肌止点下方，桡神经随即转到上臂的后方部分，位于肱三头肌长头的外侧，走行至肱三头肌内侧和外侧头之间的神经沟。桡神经在肩胛骨切除前必须被分离出来并保护。

肩胛下神经上、下支和胸背神经
- 肩胛下神经上支和下支与胸背神经起自臂丛的后束，接近于肩胛下动脉和旋肱血管从腋动脉的发出点。肩胛下神经的上支和下支下降并直接进入到肩胛下肌中。这些神经在肩胛骨切除术中常规是被离断的。胸背神经和胸背动脉伴行，在远端直接在肩胛下肌前方穿过，供给背阔肌。胸背神经在肩胛骨切除术中通常可以被保留。

适应证

- 肢体保留手术适用于大部分肩胛骨肉瘤(图2)。
- 侵犯到肩胛骨的软组织肉瘤通常可以采用保肢手术切除。
- 扩展到腋窝的合并累及血管或者侵犯臂丛的，或者已经广泛胸壁浸润的肿瘤一般不能安全地通过保肢手术切除。已经完全破坏肩胛骨的并且对放疗或者化疗不敏感的转移癌、骨髓瘤或者淋巴瘤等可以采用保肢手术。
- 如果肩胛带确定要采用全肩胛骨假体重建，部分关键肌肉以及腋神经必须能够被保留：斜方肌、三角肌、菱形肌、前锯肌和背阔肌。这些肌肉提供必要的软组织覆盖悬吊假体，并保证假体发挥功能。如果这些肌肉不能被保留，肱骨将被悬挂在锁骨上。软组织的静态和动态重建方法被用来稳定肱骨，这包括 3 mm 涤纶带、不可吸收缝线、多肌肉旋转和转移的应用。

肩胛骨肿瘤保肢手术的禁忌证

- 肿瘤侵犯到或者包裹臂丛和腋血管。侵犯到单一神经并非绝对禁忌证。

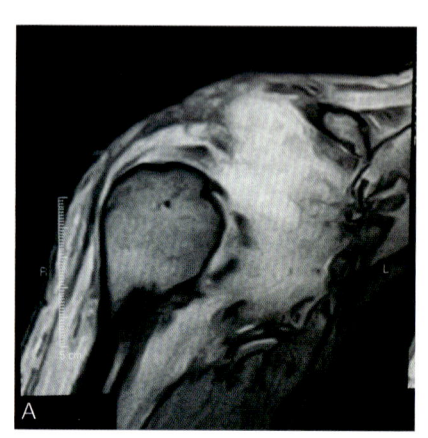
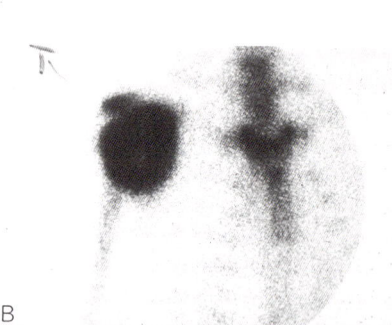
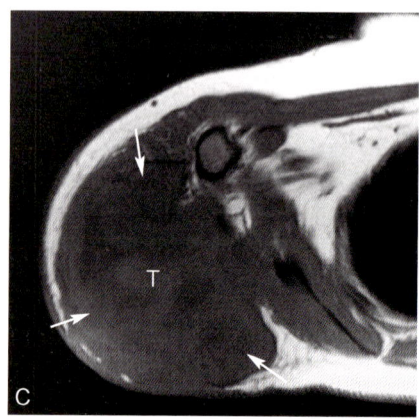
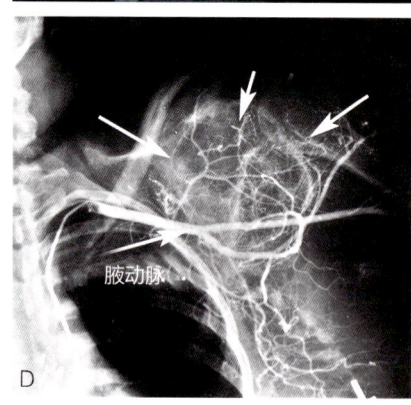

图2 肩胛骨切除的适应证。A. MRI（T2加权像）显示起源于喙突，侵犯肩胛骨和盂肱关节的巨大肿瘤。B. 全肩胛骨侵犯的肩胛骨巨细胞瘤骨扫描图。C. 由外周向肩胛骨和肩胛骨肌肉组织以及肱骨近端肌肉组织生长的巨大肩胛骨周围软组织肉瘤。最初的由Tikhoff和Linberg实施的手术方式为肩胛骨周围软组织肉瘤切除，但不切除原发的或转移的骨肉瘤。D. 一例诱导化疗前的肩胛骨骨肉瘤的血管造影图。可以发现明显的血管形成、腋动脉以及旋肱血管的移位。

- 广泛胸壁累及。
- 相对禁忌证包括：
  - 不适当的活检导致周围软组织的广泛污染。
  - 活动性的或者前期的感染。
  - 除了上肢离断术外无法被完整切除的复发肉瘤。
  - 表现为继发于肉瘤的移位的病理性骨折,术前化疗后未愈合。

影像学和其他分期资料

平片

- 平片通常是最先用于诊断肩胛骨肿瘤的显像模式,平片会揭示大多数骨和一些软组织的侵犯。因为常常被胸腔掩盖,肩胛骨有时候很难在平片上显示。平片上的矿化可能帮助将肩胛骨肉瘤归类为骨肉瘤或者软骨肉瘤。

CT和MRI

- CT和MRI是明确骨外疾病大小、范围,以及它们和腋血管、盂肱关节以及胸壁关系的最有价值的手段(图2D)。
- CT对于评价胸腔有着极其重要的意义。CT比MRI能更好地显示邻近肩胛骨肿瘤对胸腔的细微侵犯。CT是检测肿瘤内部细微矿化,及邻近软组织肉瘤对肩胛骨的不易察觉侵犯的最好手段。增强CT对评估肿瘤对腋窝、臂丛血管及神经的累及程度非常有帮助。
- MRI在评价骨内和骨外肿瘤范围以及发现跳跃转移灶方面精确度较高。明确骨内肿瘤范围对于确定骨切除长度是必须的。肱骨近端通常被切除到肿瘤髓腔内范围(在MRI T1加权像所见)以外2~3 cm。肿瘤骨外组成部分和腋窝、臂丛血管和神经的毗邻程度同样可以被评估。

骨扫描

- 骨扫描对鉴定肱骨近端或肋骨局部区域的骨内侵犯,以及整个骨骼系统的转移疾病是有帮助的。就骨头的主要部分而言,肩胛骨是很薄的,所以骨扫描可能没有像评估长骨肿瘤范围那样准确。
- 骨扫描应当和MRI联系起来。

血管造影和其他资料

- 血管造影可以发现血管累及情况并揭示一些血管解剖上的变异。腋血管的移位提示肿瘤向前扩展到腋窝。
- 腋静脉成像在临床上怀疑臂丛受侵犯时采用,如出现神经痛或者远端水肿这些臂丛累及的症状。静脉成像显示腋静脉闭塞与臂丛浸润相关。

活检

- 推荐在CT或荧光引导下实施细针或核心活检,从而保护血管神经束。
- 要求穿刺部位单一。穿刺针之后从该穿刺部位重新导向至不同角度,以获得肿瘤不同部位的组织。
- 活检部位应当设置于切除术的计划切口区域上(图3)。
- 对于发生于肩胛骨体部的肿瘤,后方的针穿刺活检是推荐的;前方入路应当避免,以将肿瘤的软组织污染风险最小化。

肩胛骨活检

- 肩胛骨体的活检操作起来要比肱骨近端的活检更为困难。它们应当通过肩胛骨的外侧或者腋窝部实施,而且不应当从内侧边界或者直接从后方经过可能的皮瓣区域。

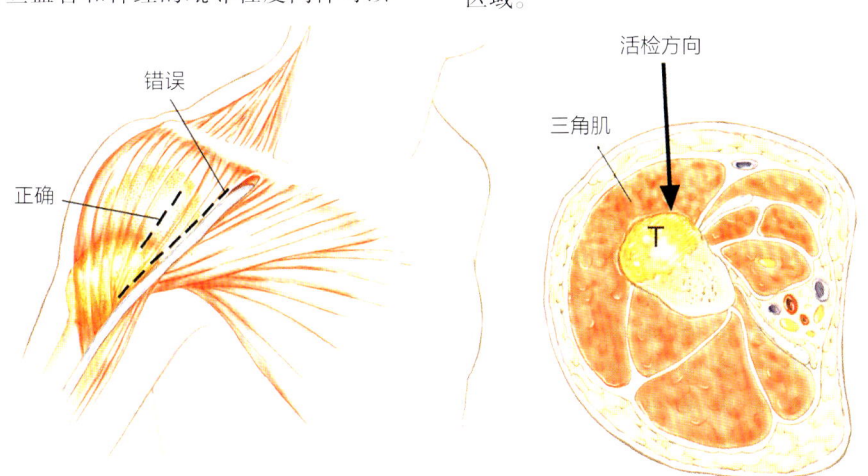

图3 合适的肩关节肿瘤活检技巧(经允许引自Bickels J, Jelinek JS, Shmookler BM. Biopsy of musculoskeletal tumors. Current concepts. Clin Orthop Relat Res 1999; 368:212-219)。

- 活检部位应当和计划切口部位一致。后方针穿刺活检被推荐应用于肩胛骨体的肿瘤；前方入路应当被避免。
- 肩胛骨外侧部分或者关节盂区域的肿瘤活检应当通过肩胛骨后方的外侧或者腋窝区进行，直接通过冈下肌或小圆肌。

手术治疗

术前计划
- 术前审查所有的影像学资料，特别是 CT、MRI 和血管造影或者静脉造影，以便决定手术切除类型以及可行性。
- 应当检查患者远端肢体水肿和运动丧失情况，这些提示臂丛是否被侵犯、无法被切除。肩胛骨也应当能自由地离开胸壁，表明广泛胸壁浸润不太可能发生。
- 术前检查远端脉搏，确保充分切除可能性。
- 认真分析 MRI 和 CT 结果以明确肿瘤和臂丛、腋血管以及胸壁的毗邻关系。明确软组织损害范围，评估肩胛带重要肌肉的保留可能，这些对肩胛骨假体重建至关重要。动脉造影和静脉造影应同样被审阅。如果肿瘤被认为是可切除的，在手术进行时将做出切除可能性以及是否使用全肩胛骨假体的最终判定。

手术体位
- 患者取侧卧位或半侧卧位，该体位可以暴露肩胛带的后方一直到棘突。患肢被消毒并无覆盖（图4A）。

手术入路
- 大多数肩胛骨或环肩胛骨软组织肿瘤需要用前后联合入路的方式进行全肩胛骨切除。大多数此类肿瘤具有很大的前方软组织肿块，与腋血管和臂丛紧挨或者使其发生移位。
- 在这些情况下，前方入路对于探查这些解剖结构，使之活动并远离肿瘤至关重要，这样可保证安全和充分的切除得以实施。手术同时采用切口A（前方扩大三角肌胸大肌切口）和切口B（后方切口），后者是一种实用的肩胛带切口（图4B）。
- 少数情况下，当肿瘤没有前方软组织肿块时，全肩胛骨切除可以通过单独的后侧入路实施。手术医生必须对腋血管、臂丛以及它们的全部分支有着全面的认知，才能安全地、完整地通过后侧入路实施此手术。如果有任何不确定性，那么这个手术最好采用联合的前后入路才安全。
- 从前方探查并分离腋血管和臂丛。为了充分暴露，胸大肌需要被离断和反折。
- 后侧切口可以做到离断附着于肩胛骨的所有肌肉。
- 通过关节外切除盂肱关节，该截骨术在低于关节囊平面进行。
- 如果保留足够的肌肉组织，肩胛骨假体就被采用；特别指出的是，三角肌、斜方肌、菱形肌和背阔肌是安放假体所需要的。
- 如果在切除术后没有足够的肌肉组织，剩下的肱骨通过涤纶带（静态悬吊）和结合肌腱（动态悬吊）悬吊于锁骨上，胸大肌旋转皮瓣也可被采用。

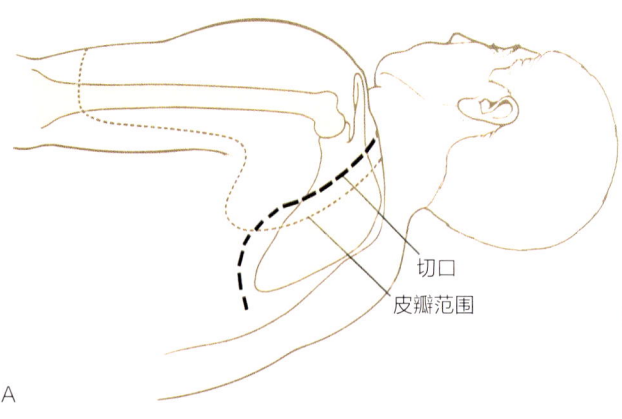

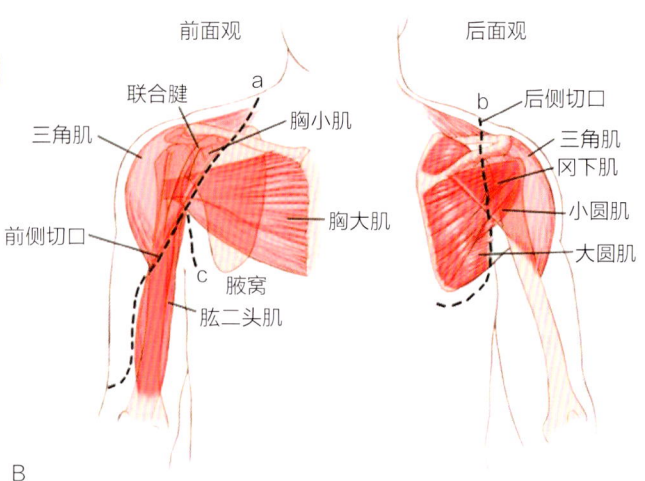

图4　A. 患者体位。B. 肩胛带经典切口。少数情况下，肩胛骨切除可以完全通过后切口实现；但是，如果前方肿瘤范围大合并腋血管移位或者骨外软组织肿瘤成分，采用类似于肱骨近端切除的前方入路更为安全。

关节外全肩胛骨和肱骨头全切除（Ⅳ型）：Tikhoff-Linberg手术方式

- 该术式是肩胛骨、盂肱关节、肱骨头和远端锁骨的关节外完整切除。
- 切口：采用经典的前后入路。
- 采用大块后筋膜皮瓣。
- 菱形肌和斜方肌从肩胛骨的椎体侧离断，背阔肌被游离出来但不切断。
- 如果肿瘤未侵犯三角肌或斜方肌，这两块肌肉将被保留，从肩胛冈和肩峰处反折。经典Tikhoff-Linberg切除术并不保留三角肌和斜方肌。
- 采用肱骨头下截骨（也就是肩胛骨切除和盂肱关节连同肩胛骨的关节外切除）。
- 假体重建：如果在Ⅳ型肩胛带切除后仍然有重要肌肉存留，就采用肩胛骨假体（技术图1A）。
- 肩胛骨假体带有膜孔，允许肌肉腱性固定于假体上。它具有沿着腋窝和椎体边界方向的钻孔，用来固定涤纶带。
- 肩胛骨假体首先通过涤纶带缝合于菱形肌，然后背阔肌旋转越过肩胛骨假体，缝合于椎体侧边界。
- 肱骨部分随后被插入到截骨后的肱骨近端。Gore-Tex移植物被用来重建肩胛骨机械功能（技术图1B）。
- 应用3 mm涤纶带将Gore-Tex缝合于肱骨近端假体，然后缝合于肩胛骨假体的关节盂颈部（技术图1C、D）。
- 肌肉之间处理包括将三角肌的腱性部分缝合于斜方肌，背阔肌在菱形肌之上缝合于前锯肌。肩胛骨假体适合放置于前锯齿、背阔肌和菱形肌之间。
- 保留下来的三角肌和斜方肌腱性缝合连接在一起。背阔肌旋转至三角肌远端以下，缝合于菱形肌。
- 背阔肌缝合于肩胛骨假体腋窝侧边界的孔中，假体周围的肌肉组织通过涤纶带和缝线分别固定。

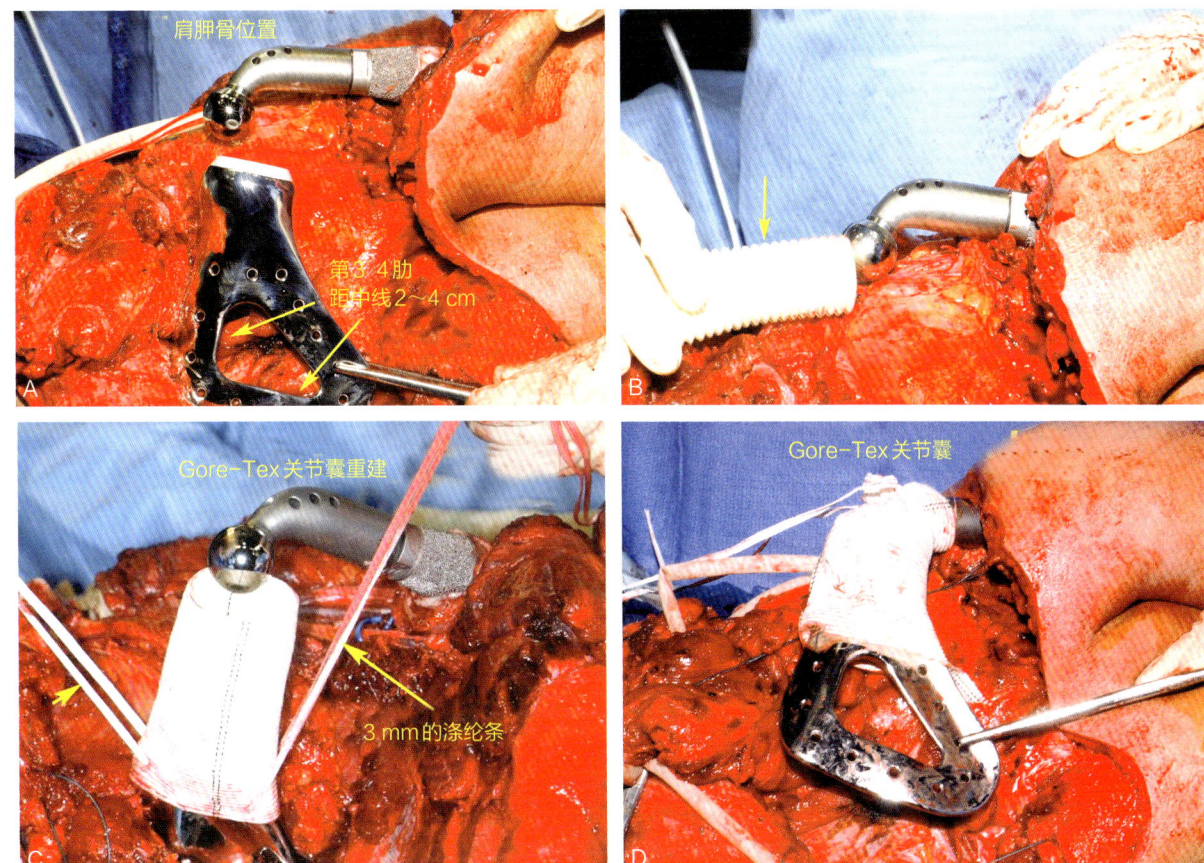

技术图1 A. 肩胛骨假体的放置和肱骨近端假体就位。在将肩胛骨缝合于胸壁前，将肱骨近端假体固定在位。B~D. Gore-Tex关节囊重建技巧。人工关节囊的重建对适宜的功能和稳定性至关重要。即使第三代肩胛骨假体提供了"卡扣"，由于上肢力量的持续牵连，它仍然会脱位。通过将背阔肌旋转至菱形肌和斜方肌缝合于三角肌实现肌肉的重建。所有这些肌肉然后腱性固定于自身。

关节内切除（Ⅲ型）

- 这种切除方法是关节内全肩胛骨切除。该方法最常应用于继发肩胛骨侵犯的软组织肉瘤。
- 后方和前方切口分别可以采用。
- 从肩峰和肩胛冈处离断三角肌后束，斜方肌被离断和缩短。
- 菱形肌从肩胛骨下角处离断。
- 随后将肩胛骨尖部提起，在将内侧、外侧和上方的肌肉持续离断的同时，将肩胛骨向外拉，远离胸壁，从而暴露腋窝和胸壁。
- 将肩胛骨的下角旋转，牵引的同时外展上臂。将腋窝的内容物轻柔地牵拉。
- 除非肿瘤有前方骨外组成部分，神经血管结构都应从后方触及。
- 在肩胛骨被从胸壁牵开后，神经血管结构就可以被看到。
- 冈上肌和冈下肌离断后，进入关节。
- 离断前方关节囊和肩胛下肌腱。
- 找到肱二头肌长头，用缝线标记区分开。
- 触及肩锁关节后将其离断，或者将锁骨远端与标本一并切除。
- 在轻柔提起肩胛骨的同时，将肱二头肌短头、喙肱肌和胸小肌从喙突处离断。
- 肌皮神经必须被很好地保护，因为它从喙突旁边穿过。
- 采用双重悬吊技术，用涤纶带将肱骨近端悬吊到锁骨上。
- 3 mm涤纶带被采用将剩下的肱骨悬吊到锁骨远端。肱二头肌、喙肱肌和肱三头肌通过在锁骨上打孔重新附着于锁骨。
- 如果三角肌被保留，将其从前方腱性附着于胸大肌和斜方肌，以便后期重建肩胛带的前方部分。
- 如果存在足够的肌肉组织，全肩胛骨假体（参见Tikhoff-Linberg技术部分）可以被采用来重建缺损（技术图2）。
- 有两组肌肉必须被重建：斜方肌缝合到剩余的三角肌部分（腱性固定于假体上三分之一部分和盂肱关节）与菱形肌固定于假体（被背阔肌从起点处转移覆盖）。这样形成一个适宜的口袋结构，将假体置于背阔肌和菱形肌之间，假体前方是前锯肌和胸壁。

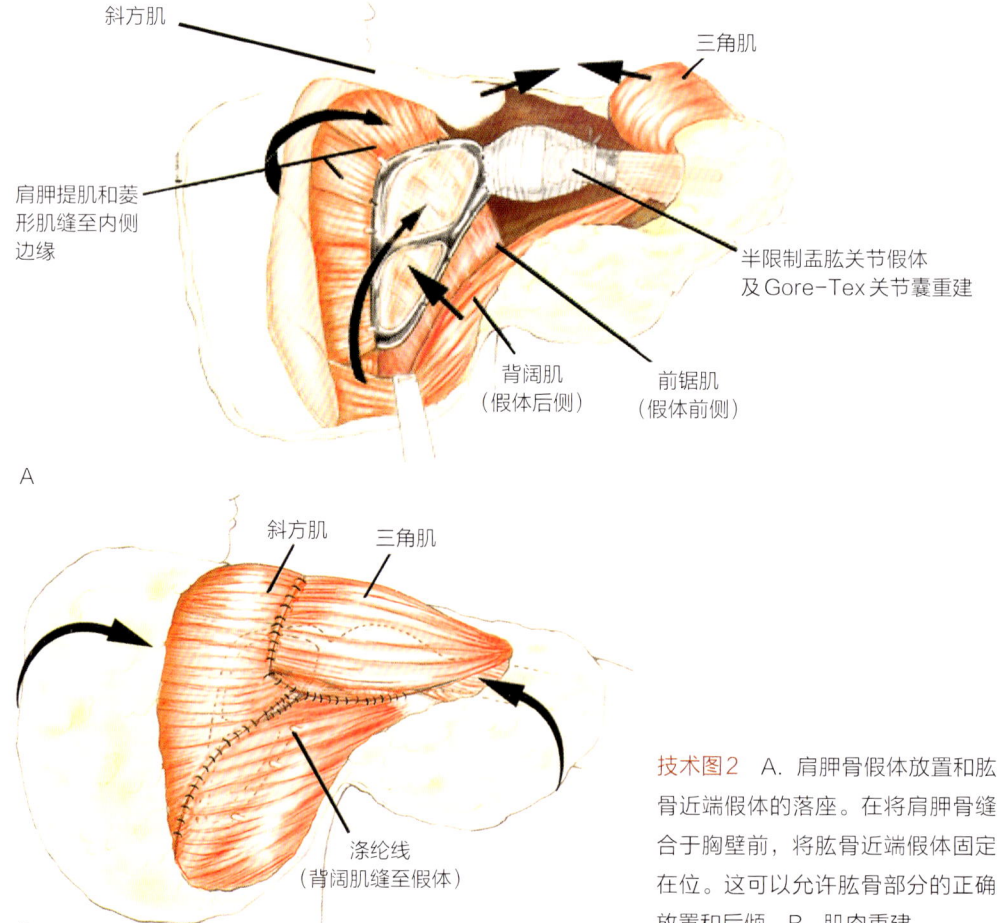

技术图2 A. 肩胛骨假体放置和肱骨近端假体的落座。在将肩胛骨缝合于胸壁前，将肱骨近端假体固定在位。这可以允许肱骨部分的正确放置和后倾。B. 肌肉重建。

要点与失误防范

术前评估	• MRI和CT对于评估肿瘤和血管神经组织的关系、胸壁浸润,以及肩胛骨周围的重要肌肉侵犯非常重要
切除术	• 大多数肩胛骨切除(关节外和关节内)通过前后联合入路实施。这是对于有较大的前方软组织肿块存在时最安全的方法
神经血管组织的暴露	• 腋血管和臂丛最好通过前方入路暴露(扩大三角肌胸大肌切口),包括从肱骨的止点处离断胸大肌,以及从喙突止点处离断喙肱肌、肱二头肌短头、胸小肌
后方暴露和探查	• 在切除后方部分的时候,如果可能,保留对假体重建极为关键的环肩胛肌肉非常重要。这些肌肉包括菱形肌、斜方肌、三角肌、前锯肌和背阔肌。腋神经也必须被保留
假体重建	• 如果能够更好地实现软组织覆盖,可以采用小的肩胛骨组件。肱骨部件最多允许有2 cm肢体短缩,同样有利于软组织闭合。受限的全肩胛骨是受青睐的。Gore-Tex主动脉移植物被采用重建盂肱关节囊。肩胛骨假体尽可能正中放置(离脊柱1~2 cm)在菱形肌和前锯肌的袋状结构中。三角肌和斜方肌在互相缝合并缝合于假体时重新恢复张力。背阔肌为假体提供最终覆盖。在手术的结尾,整个假体必须被肌肉完全覆盖
术后护理	• 在臂丛神经鞘内临时放置神经外膜导管以控制疼痛。患者支具固定6周,上肢外展45°~60°,肘关节屈曲45°

术后护理

- 神经外膜导管常规使用,并用布比卡因(4~8 mL 0.25%的布比卡因)灌注3~5天。
- 建议使用一种特殊的支具固定6周,上肢外展45°~60°,肘关节屈曲45°。
- 术后,患肢需悬吊4~6周。
- 术后即可指导患者腕和手部活动练习,肘关节弯曲度在吊带限定范围内。
- 术后1~2天指导患者颈部和肩关节抬举练习。
- 伤口愈合后将缝线拆除。术后2~4周,在家庭成员或理疗师的帮助下完成钟摆练习和肩关节轻柔活动(屈、伸、内旋和外旋)。
- 肘关节屈曲、伸展、旋后和旋前同样要练习。
- 一旦运动恢复,就开始采用主动活动、等长练习以及轻度重量[0.9~4.5 kg(2~10 lb)]的轻度加强练习。术后12周,用Thera带以及其他最多到4.5 kg重量的抗阻力训练开始加强练习。最终,患者训练被限制在6.8~9 kg重量。
- 建议长期负重限制少于9 kg。

预后

- 肩胛骨的假体重建是在关节内和关节外肩胛骨切除后非常可靠的重建方法。
- 所有患者拥有无痛的、稳定的肩胛带以及有功能的手和肘关节。肩关节以下的旋转被保留,幅度从-10°外旋至内旋至T6[1,8]内旋,外展和伸展强度基本上正常。
- 主动向前抬举和外展范围为25°~45°,运动强度为3~4级。
- 肩胛骨的外展、内收和上提功能被重建。在提重物时这些肌肉参与稳定上肢的活动。患者可以拎和搬运9 kg以内的重物。大多数患者可以做俯卧撑。上肢强度好于肩关节旷置或者肱骨残端悬吊于锁骨。上肢功能的肌肉骨骼肿瘤学会评分范围为24~27分,满分为30分(80%~90%)(图5)。
- 所有患者的肘关节、腕关节和握力都在正常范围。
- 所有患者都可以用手摸到自己头部、对侧肩膀、腋窝和会阴部。日常生活的活动没有受限,包括喂食、穿衣和个人卫生。将手臂放于体侧时,拎重物能力为正常。肢体外观是可以接收的。
- 主要的限制为娱乐活动和其他需要将手臂抬高过肩关节水平的动作。

并发症

- 术前活检导致的广泛肿瘤扩散可能会导致肩胛骨切除的保肢治疗失去意义,因此,活检必须在合适位置且操作得当。
- 如果三角肌无法被保留,肩胛骨假体就不能够采用。
- 应当预见到肩胛带平面以上的功能丧失:该手术的目的是保证手和肘关节的良好功能。

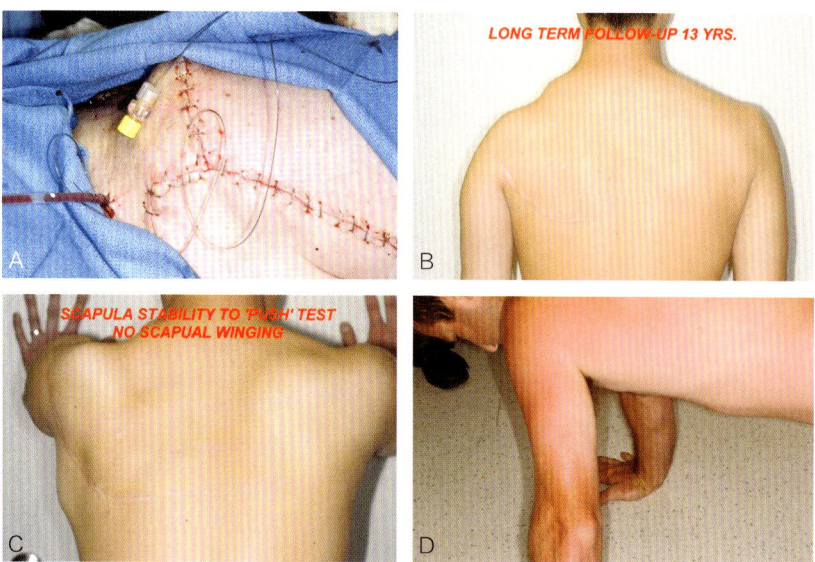

图5 A. 伤口闭合良好，无张力。在伤口关闭前将神经外膜导管放置于臂丛神经鞘。当使用0.25%布比卡因进行术后麻醉时，它可以将感觉损失降到最低，能提供良好的保护。B. 一例肩胛骨假体重建13年后的后面观。术侧和对侧相比，实现了令人赞叹的对称性。C. 推力试验，是用来检查菱形肌、前锯肌和背阔肌的试验。未见明显肩胛骨摆动。另外，保留斜方肌和三角肌的美容效果令人印象深刻且显而易见。D. 患者展示俯卧撑动作。可以看到肩胛带坚强有力且稳定性好。肩胛带的稳定可以保证患者实现将手放置于空间的三个维度，达到了正常肩胛带的解剖功能。在这些切除术后，手和肘关节的功能是正常的。不得不切除臂丛的部分束支的情况很罕见，这会导致上肢远侧部分的功能丧失。

- 皮肤坏死很罕见。肩胛骨重建后的脱位少见。不到5%的患者发生盂肱关节脱位，通常可以保守治疗。
- 牵引性神经失用症的发生率也很低，大多数是暂时性的。

（高洪 译，王磊 董扬 审校）

参考文献

[1] Bickels J, Wittig JC, Kollender Y, et al. Limb-sparing resections of the shoulder girdle: a long-term follow-up study. J Am Coll Surg 2002;194:422-435.

[2] De Nancrede CBG. The end results after total excision of the scapula for sarcoma. Ann Surg 1909;50:1.

[3] Linberg BE. Interscapulo-thoracic resection for malignant tumors of the shoulder girdle region. J Bone Joint Surg 1928;10:344.

[4] Liston R. Ossified aneurysmal tumor of the subscapular artery. Edinb Med J 1820;16:66-70.

[5] Malawer MM. Tumors of the shoulder girdle: technique of resection and description of a surgical classification. Orthop Clin North Am 1991;22:7-35.

[6] Marcove RC, Lewis MM, Huvos AG. En bloc upper humeral interscapulothoracic resection. Clin Orthop Relat Res 1977;124:219-228.

[7] Syme J. Excision of the Scapula. Edinburgh: Edmonston & Douglas, 1864.

[8] Ward B, McGarvey C, Loetz M. Excellent shoulder function is attainable after partial or total scapulectomy. Arch Surg 1990;125:537-542.

[9] Wittig JC, Bickels J, Wodajo F, et al. Constrained total scapula reconstruction after resection of a high-grade sarcoma. Clin Orthop Relat Res 2002;397:143-155.

第10章 肱骨近端切除加假体置换术：关节内和关节外切除术

Proximal Humerus Resection with Endoprosthetic Replacement: Intra-articular and Extra-articular Resections

Martin M. Malawer, James C. Wittig, and Kristen Kellar-Graney

背景

- 肱骨近端是原发性骨肉瘤和软骨肉瘤的常见部位。转移性肿瘤偶尔累及肩胛带，通常采用相同的切除和重建技术进行治疗（图1A）。
- 肱骨近端保肢切除术是一项具有挑战性的手术。尽管这些手术很复杂，但95%的高或低级别肉瘤患者都可以进行切除。很少需要截肢。
- 关节内切除假体置换术是修复肱骨近端大缺损最常用的方法。它用于关节内（Ⅰ型）和关节外（Ⅴ型）切除术后。这种重建与局部肌肉转移相结合，以建立肩部稳定性，覆盖假体，并提供肘部、手腕和手部的功能（图1B）。
- 本章描述了肱骨近端保肢治疗的手术和解剖考虑，以及Ⅰ型和Ⅴ型切除与重建的具体手术技术。简要介绍了肱骨全置换术。
- 肱骨近端是成人中高级别恶性骨肿瘤最常见的部位之一，是骨肉瘤第三常见的部位[1]。位于该部位的肿瘤往往具有显著的骨外成分。肱骨近端也可能与转移癌（特别是肾细胞癌）有关，其次是软组织肉瘤，这均需要进行类似于原发性骨肉瘤骨外扩大切除。
- 约95%的肩胛带肿瘤患者可以采用保肢切除术治疗。
- Tikhoff-Linberg切除术及其改良术是肱骨近端和肩胛带周围骨骼与软组织肿瘤的保肢手术选择。肩胛骨、锁骨和肱骨近端的部分切除，连同所有的止于或起源于受累的骨骼上的肌肉一起切除。术前需要仔细分期，并选择那些肿瘤未包绕神经血管束或未侵犯胸壁的患者。
- 图1B描述了该部位肿瘤切除的分类系统，并描述了肱骨近端高级别肉瘤，即ⅤB型的最常见手术。
- 我们不建议对高级别肿瘤进行Ⅰ型切除，这会导致局部复发的风险增加。
- 通过肌肉移植和骨骼重建能实现最佳功能。在切除术后，假体用于保持长度和稳定肩部及肱骨远端。在使用该技术进行大多数肩带切除和重建后，应达到肩部稳定，肘部、手腕和手部功能正常。

适应证

- 肱骨近端和肩胛带保肢手术的适应证包括高级别和一些低级别骨肉瘤，以及一些继发侵犯骨骼的软组织肉瘤。
- 偶尔，肱骨近端孤立性转移癌最好采用广泛切除（譬如Ⅰ型切除）。
- 决定进行保肢手术要基于肿瘤的位置和对其病程完全了解。最近，我们对病理性骨折患者进行了诱导化疗和固定术，如果患者有良好的临床反应和骨折愈合，进行保肢手术。

禁忌证

- 绝对禁忌证包括肿瘤侵犯神经血管束或广泛侵犯邻近胸壁（图2）。
- 肩带周围肌肉的广泛侵犯。
- 相对禁忌证包括胸壁扩张、活检或病理性骨折后血肿导致的手术部位肿瘤污染、既往感染或淋巴结受累。

独特的解剖学考虑

- 肱骨近端及肩胛带的切除和重建是一项技术要求很高的手术。
- 肿瘤的局部解剖结构往往决定了手术的范围。外科医生应该对肩胛带各个方面的解剖以及可能出现的独特状况有经验。

肱骨近端

- 恶性肿瘤常表现为在三角肌下的大块软组织成分（Ⅱb期），向三角肌内侧延伸并取代肩胛下肌和喙突肌的位置[2]。早期可发生肩胛周围和肩袖受累，必须进行评估。

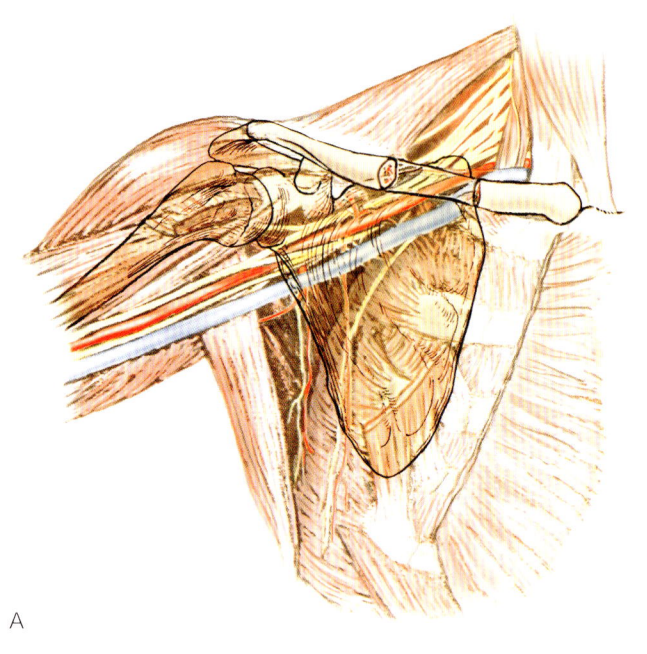

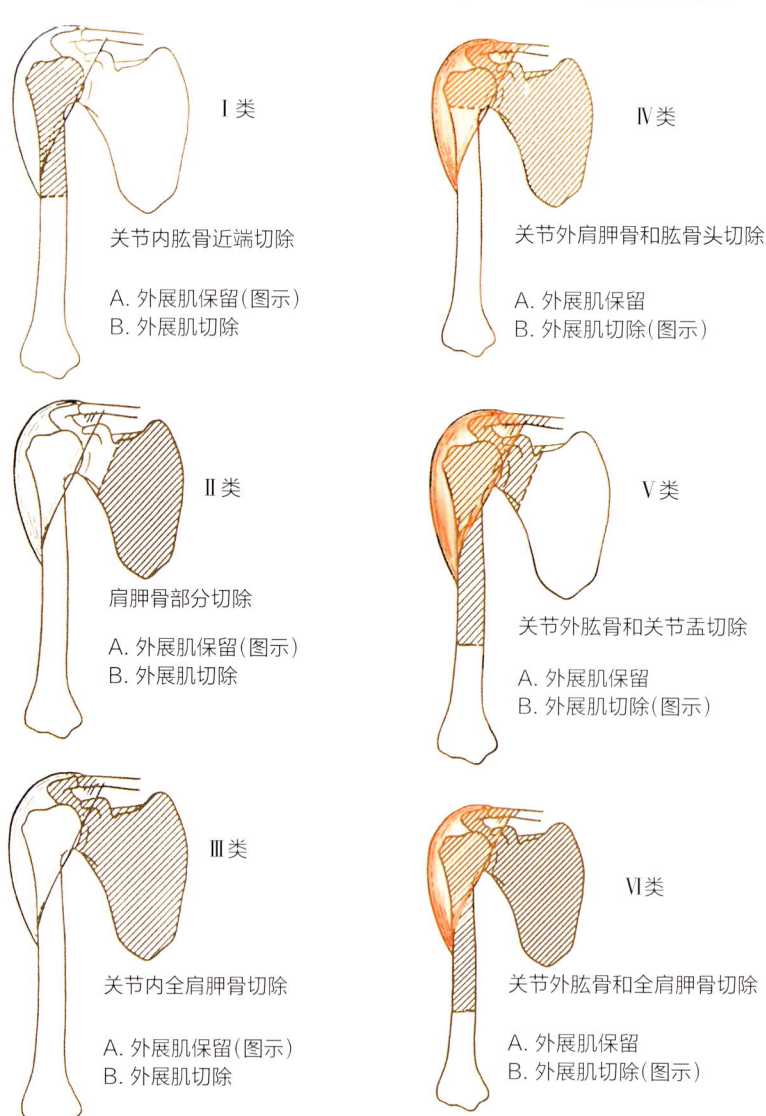

图1 A. 肩胛带解剖。B. 肩胛带切除术的外科分类。该系统最初是1991年由Malawer提出的。Ⅰ～Ⅲ型为关节内切除，而Ⅳ～Ⅵ型为关节外切除。

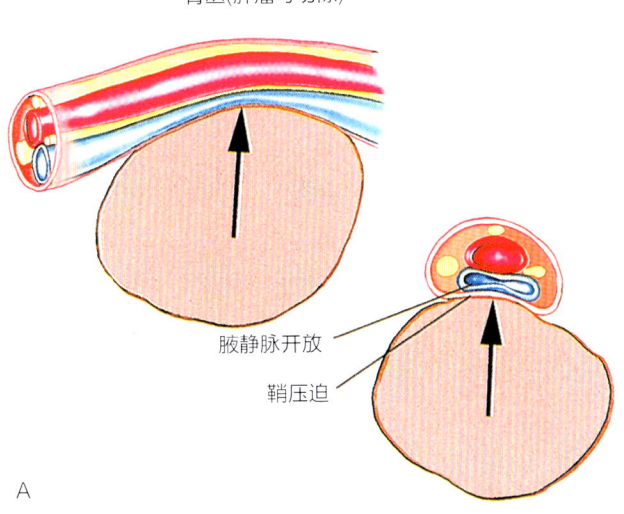

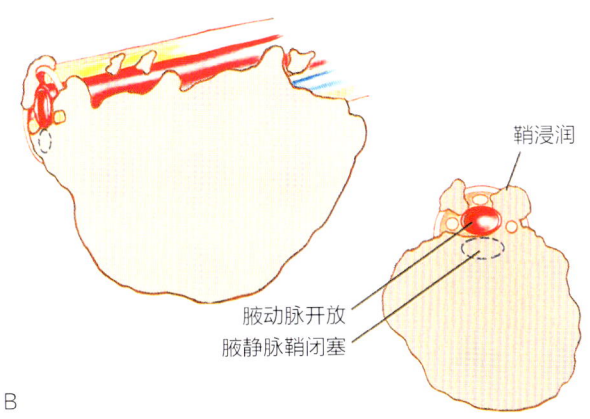

图2　A. 一个可切除的肿瘤。肿瘤压迫并取代了神经血管束；没有入侵或包裹。这种情况通常发生在肉瘤的治疗中。血管造影或静脉造影显示腋窝血管通畅。B. 一个不可切除的肿瘤。肿瘤侵犯神经血管结构，使腋静脉消失。静脉造影术显示腋窝静脉未闭，而血管造影术显示未闭的动脉移位（版权：Martin M. Malawer）。

肩关节

- 与其他关节相比，肩关节更容易受到高级骨肉瘤的关节内或囊周侵犯。
- 肿瘤扩散有四种基本机制：直接包膜延伸；肿瘤沿着二头肌肌腱长头延伸；病理性骨折引起的骨折血肿；以及计划不周的活检。
- 这些机制使接受关节内切除术治疗高级肉瘤的患者比接受关节外切除术的患者更容易发生局部复发。因此，对于肱骨近端或肩胛骨的高级别骨肉瘤，经常需要进行关节外切除。

神经血管束

- 锁骨下动、静脉在穿过锁骨下时加入臂丛束。
- 除此之外，神经和血管可被视为一种结构（即神经血管束）。累及上肩胛骨、锁骨和肱骨近端的大肿瘤可能会占位血管神经束的锁骨下部分。

肌皮和腋神经

- 肌皮神经及腋神经常与肱骨近端周围肿瘤紧贴。
- 肌皮神经是第一条在大圆肌和小圆肌之间的神经，在后侧支配三角肌。
- 肱骨近端肿瘤可能累及腋神经，因为它靠近肱骨颈的下侧面，就在关节的远端。因此，在肱骨近端切除术中，腋神经和三角肌几乎总是需要切除。

桡神经

- 桡神经从神经丛的臂丛中分离出来，继续向前延伸到背阔肌和大圆肌。就在大圆肌的远端，神经进入上臂的后部，在三头肌的内侧和长头之间运行。
- 尽管大多数肱骨近端肉瘤不累及桡神经，但在切除前必须将其隔离和保护。

腋动脉及肱动脉

- 腋动脉是锁骨下动脉的延续，经腋下缘后称为肱动脉。腋窝血管被臂丛和臂丛的三束包围。腋动脉通常在喙突的远端离开外侧索，穿过喙肱肌，在肱骨和二头肌之间运行。保存肌皮神经和肱二头肌短头对于保证肘关节功能正常十分重要。
- 这条神经的走行可能会有很大的变化（在喙突的6～8 cm范围内），并且应该在任何切除手术之前确定，因为神经很容易受伤。
- 腋神经起源于臂丛后索，沿旋肱前血管走行，位于肩胛下肌远段以下。然后通过旋肱前、后血管与肱骨近端相连。
- 早期血管结扎是肱骨近端肉瘤切除术的关键，因为它能使整个腋动、静脉脱离肿瘤。
- 有时，如果术前没有认识到神经分支位置的解剖变异，可能会导致识别和探索困难。术前血管造影有助于确定血管移位和解剖变异。

- 最后是在手术中确定肿瘤是否可切除。在切开胸大肌后,对神经血管结构进行早期探查。对于需要上肢截肢的患者,这种方法不会危及随后的前瓣形成。

影像学和其他分期研究

- 合适的影像学研究是成功切除肱骨近端和肩胛带肿瘤的关键(图3A～E)。
- 最有用的影像学研究是平片、CT扫描、MRI、动脉造影和骨扫描。偶尔需要静脉造影。

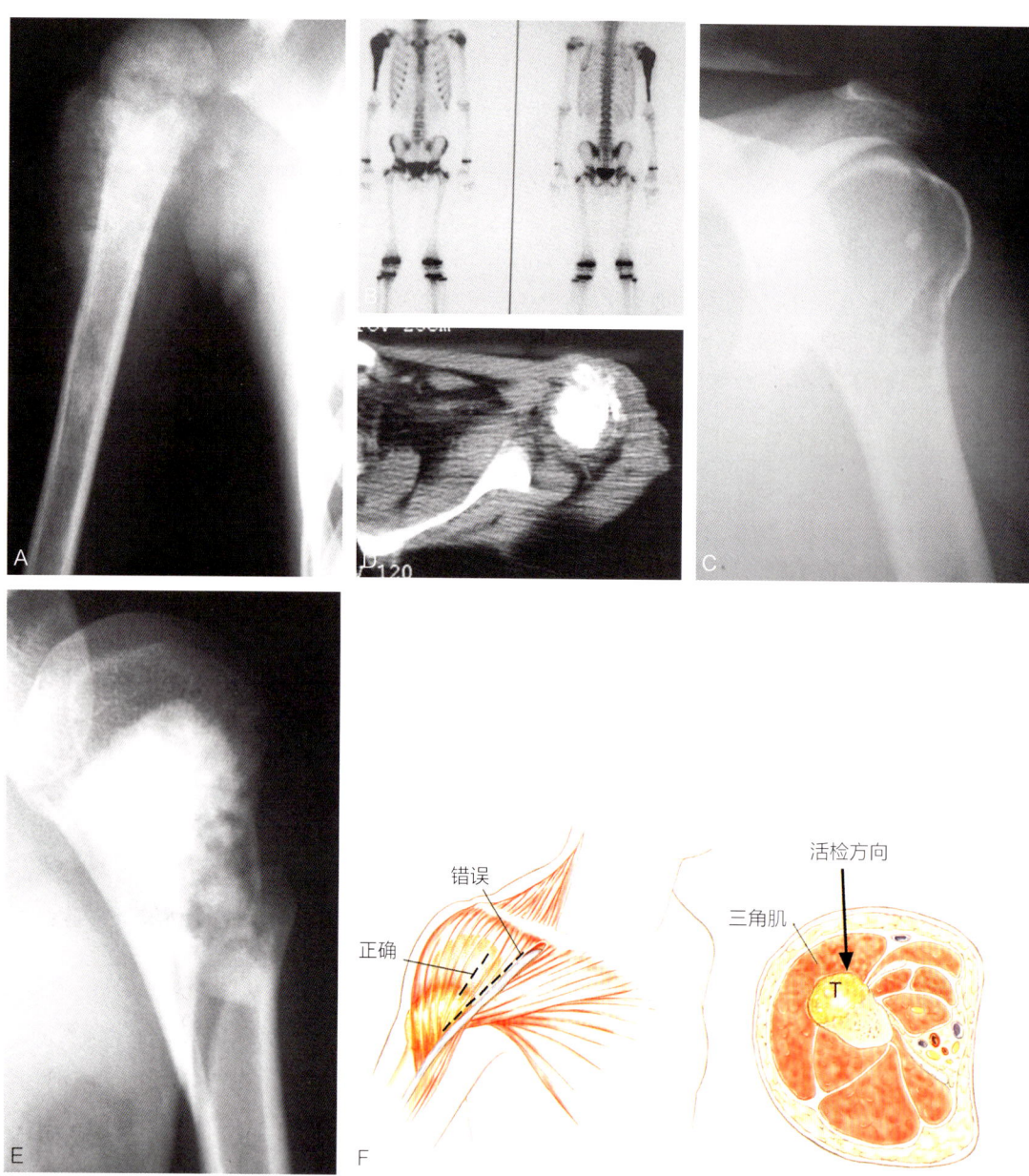

图3 A. 肱骨近端骨肉瘤表现为典型的髓内骨化和骨外软组织骨化。一般来说,肱骨近端肉瘤的长度为骨的1/3～1/2。除了邻近的关节外,这段骨头也必须切除。B. 骨扫描显示摄取的量与A图所示的X线照片相对应。一般来说,肿瘤切除是在摄取区3～4 cm远的地方进行,这与MRI扫描的结果相一致,MRI是显示肿瘤髓内扩展的最佳成像方式。C. 平片显示肱骨近端放射透明肿瘤。穿刺活检证实为巨细胞瘤(GCT)。CT显示小的皮质骨折,确定肿瘤为Ⅲ期GCT。这位患者接受了肱骨近端切除术,该手术被归类为ⅠA型切除,肱骨采用关节内肱骨假体重建。对于肱骨近端来说,关节内切除是不常见的,因为大多数肿瘤都是高级别的软组织成分。D、E. 术后影像学研究有助于确定诱导化疗的反应。D. CT扫描显示肱骨近端病变完全再骨化,没有任何主要软组织成分。平片显示以前病理性骨折处愈合,没有任何骨外形成的证据。一般情况下,CT扫描和平片可以证明良好的临床反应。F. 肱骨近端肿瘤活检技术示意图。活检应通过三角肌前1/3处进行,必须避免三角肌沟。建议进行细针穿刺活检。

CT

- CT最有助于评估骨皮质的变化，在评估胸壁、锁骨和腋窝肿瘤进展方面被认为是MRI的补充(图3D)。

MRI

- MRI可用于鉴别骨内肿瘤的范围，这对于确定骨切除的长度是必要的。这是评价软组织肿瘤受累的最佳影像学方式，尤其是在肩关节周围、肩胛上区和胸壁。

骨扫描

- 骨扫描用于确定骨内肿瘤的范围和检测转移(图3B)。

血管造影

- 血管造影对评价肿瘤血管和肿瘤对新辅助化疗的反应非常有用。确定肱动静脉与肿瘤的关系或是否存在解剖异常也很重要。如果有证据表明远端静脉阻塞提示有瘤栓，也可能需要进行臂静脉造影。
- 重复分期研究通常在手术切除后进行，以确定患者对化疗的反应。

活检

- 肱骨近端肿瘤的穿刺或切开活检应通过三角肌前1/3进行，而不是通过三角肌外间隙进行(图3F)。
- 通过三角肌前1/3活检可导致局限于三角肌的血肿。
- 这部分肌肉和任何活检血肿在最终切除时都很容易清除。而如果通过三叶外侧间隙进行活检，会污染重建所需的胸大肌，增加血肿沿腋窝血管蔓延至胸壁的风险，会增加局部切除难度。
- 如果需要进行开放式活检，应在三角室外侧做一个短的纵向切口。切开后直接进入三角肌和肱骨近端。
- 肱骨应该于二头肌长头侧面暴露，不应展开皮瓣，也不应进入肩关节。

切除技术

- 非常熟悉肩胛带解剖结构和腋窝与血管结构是很重要的。
- 使用实用切口(技术图1A～D)。前侧是一个能暴露胸大肌的扩大的胸三角肌切口，之后能松开并向胸壁收缩。该切口能暴露腋窝内容物，允许术者对血管结构和锁骨下血管神经丛进行探查游离(技术图1E)。
- 进行关节外切除。因此，需要识别并切断腋神经，识别并保存肌皮神经(技术图1F)。保留在三角肌止点水平穿过肱骨后界的桡神经。
- 1/2～2/3的肱骨被切除(技术图1G)。
- 关节外切除术是通过暴露前、后肩关节进行的。肩胛骨在喙突内侧和锁骨远端被截骨。切除的一整块标本包括肱骨近端的一半、肩关节和锁骨远端。
- 使用肱骨近端假体来重建骨骼缺损(技术图2)。
- 必须注意假体周围软组织覆盖的肌肉重建。用涤纶带进行静态悬吊，将胸大肌缝合到其余肩胛骨上进行肌肉重建。剩下的肌肉则固定在胸大肌上。这项技术可以立即稳定并恢复上肢的运动功能(技术图3A、B)。
- 神经鞘管用于控制术后疼痛。胸膜腔用28号胸管引流(技术图3C)。
- 术后患者使用吊带2周。

肱骨近端假体置换术

- 使用模块化更换系统(MRS)来重建肩胛带。MRS的预后是可预期和成功的，该装置可用于关节内和关节外切除。
- 肿瘤切除后的假体重建需要以下步骤：
  - 肱骨远端假体的固定。
  - 将肱骨头假体固定在肩胛骨上，提供稳定的肩关节。
  - 软组织重建完全覆盖假体，优化术后功能。

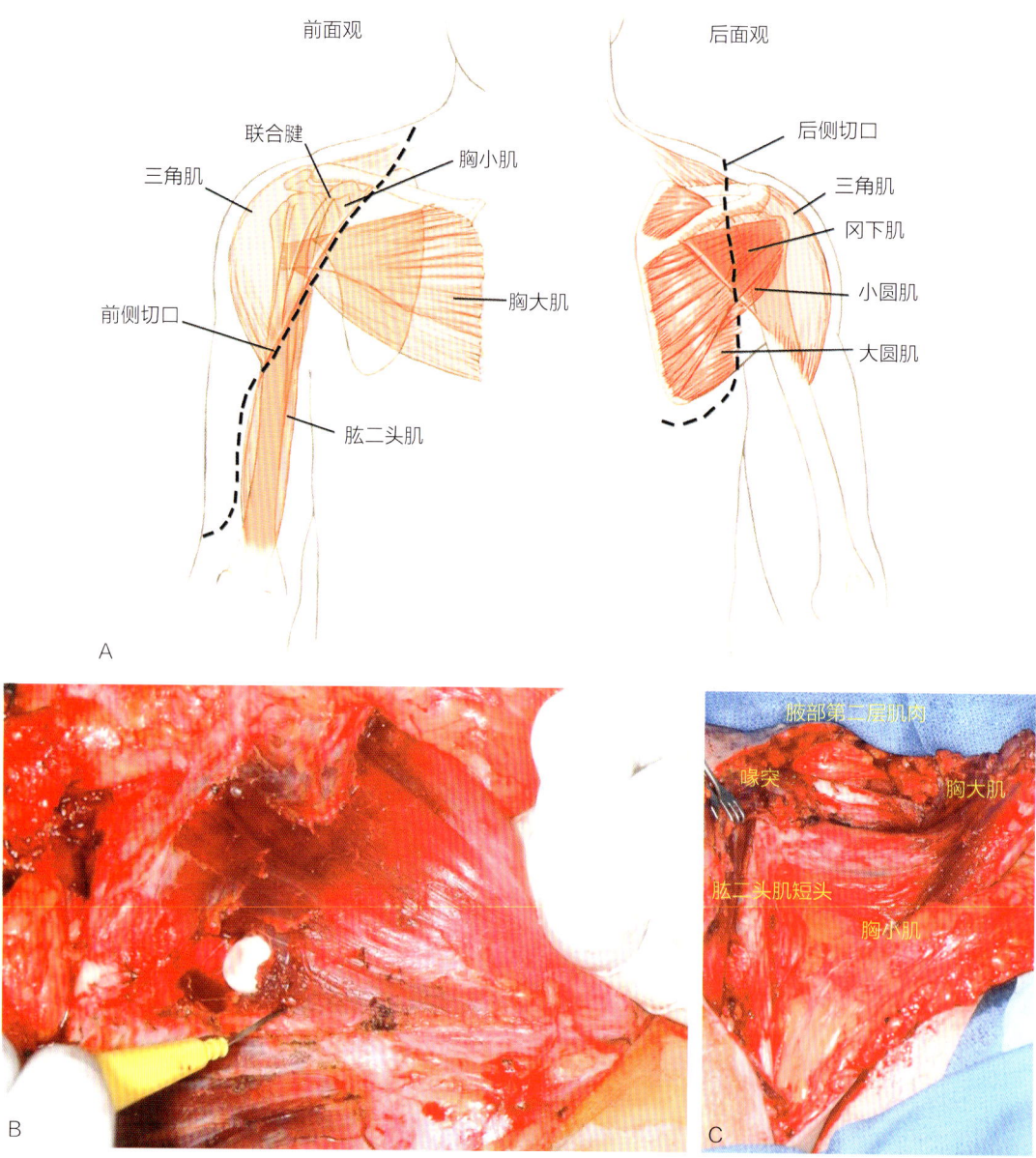

技术图1 A. 实用切口暴露肱骨近端、肩胛骨或肩胛带。B. 实用性方法用于肩胛带的关节外切除。通过释放两层肌肉常规暴露前路和腋窝间隙。胸大肌从其在近端肱骨止点处切断分离，并缩回胸壁，这一步暴露整个腋窝区域，包括锁骨下部分的臂丛、腋窝动脉和静脉、喙骨和肩胛骨，以及相应的肌肉。C. 在胸大肌切断后，必须展开、分离和回缩第二层肌肉，这一层包括胸小肌和短头二头肌。每一块肌肉都附着在喙突上。重要的是要解剖周围的肌皮神经，从喙状肌进入二头肌短头，以避免神经损伤。这些肌肉分别向内侧和远侧分离，以暴露整个腋窝筋膜，然后可以打开以完成接下来的解剖。当进入二头肌短头时，从喙状肌周围解剖肌皮神经是很重要的。

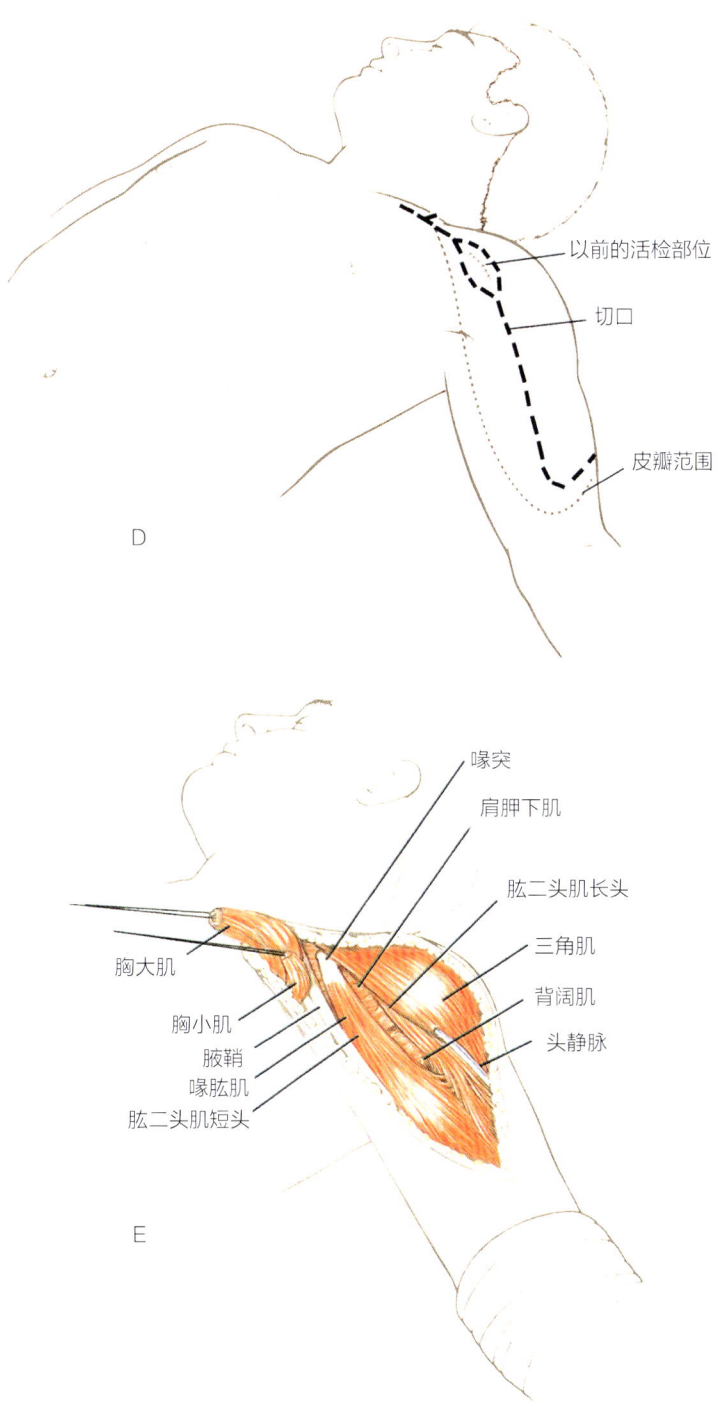

技术图1（续） D. 位置和切口。抗生素在术前开始使用，并持续使用，直到抽吸管移除。患肢被放置在一个外展的位置，允许上半身有一定的灵活性。放置导尿管，在另一端固定静脉导管，备皮从脐部到发际线以上。切口从锁骨内1/3处开始，它沿着三角肌沟延伸，然后沿着手臂延伸到肱二头肌的内侧。穿刺通道切除，包括3 cm的正常皮肤边缘，直到前壁剥离完成后，才打开后切口。E. 探索腋窝以确定可切除性。皮肤通过浅筋膜张开，但要注意保留肌肉的深筋膜。在前方，从胸大肌切开皮肤暴露其远端1/3，并显露二头肌短头。解剖覆盖腋窝的胸大肌，去除腋窝脂肪，以便可以看到其在肱骨上的止点；该肌肉仅在肱骨上的止点附近被切断，剩下的肌肉部分用缝合线标记，接下来，确定腋窝鞘并暴露喙突。为了充分暴露腋窝鞘，胸小肌短头二头肌和喙肱肌在喙突止点处切断。所有的近端肌肉都用缝线标记，以便以后识别并用于重建。

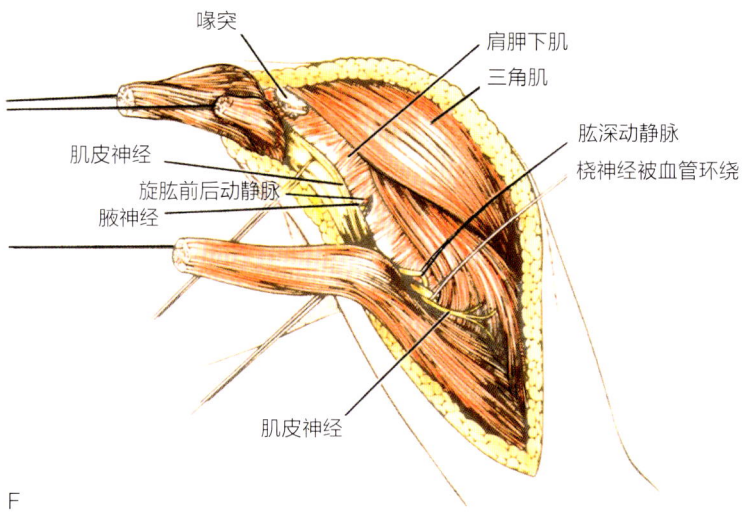

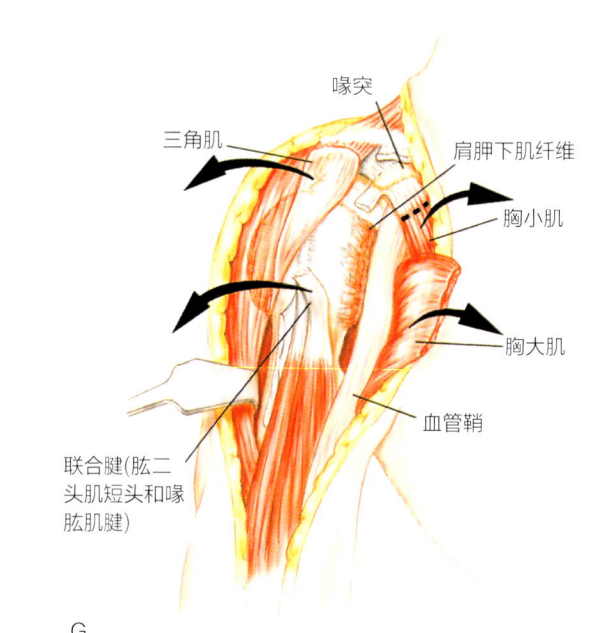

技术图1（续） F. 解剖神经血管束。绕肱骨解剖颈的近端血管和远端附近的神经血管束。在神经血管束上进行内侧牵引可观察到腋神经、旋肱前动脉和旋肱后动脉。游离这些结构，牵开。如果发现神经血管束没有肿瘤扩散，则进行保肢手术。分离并仔细保存肌皮神经，尽管有时必须牺牲该神经以保留无肿瘤的边缘。其丢失导致术后肘关节不能弯曲。将二头肌短头和长头之间的深筋膜在肿瘤块以下以最大程度地分开，从而使肌皮神经易于观察。桡神经位于背阔肌下缘，经肱骨周围和后方进入三头肌群。伴随该神经的肱深动脉可能被结扎。桡神经在肱骨中部（桡神经沟）通过肱骨后部。为了将其从肱骨游离出来，一个指头绕过肱骨，将神经从骨面推开。G. 向前切开肌肉群以露出肩胛骨的颈部。肱二头肌的短头和长头被广泛分开，露出肱骨。确定肱骨截骨的位置，然后在这个水平切断肱二头肌长头。识别背阔肌下缘，切开筋膜，用一个手指通过背阔肌和大圆肌后面的间隙，暴露肌肉止点。背阔肌和大圆肌采用电灼法切断。肱骨外旋暴露肩胛下肌，在喙突水平切断。注意不要进入关节腔。在切除过程中，这些肌肉中不需要切除的部分被标记出来，以便将来重建。通过切断这些肌肉，暴露肩胛骨颈部的前部。

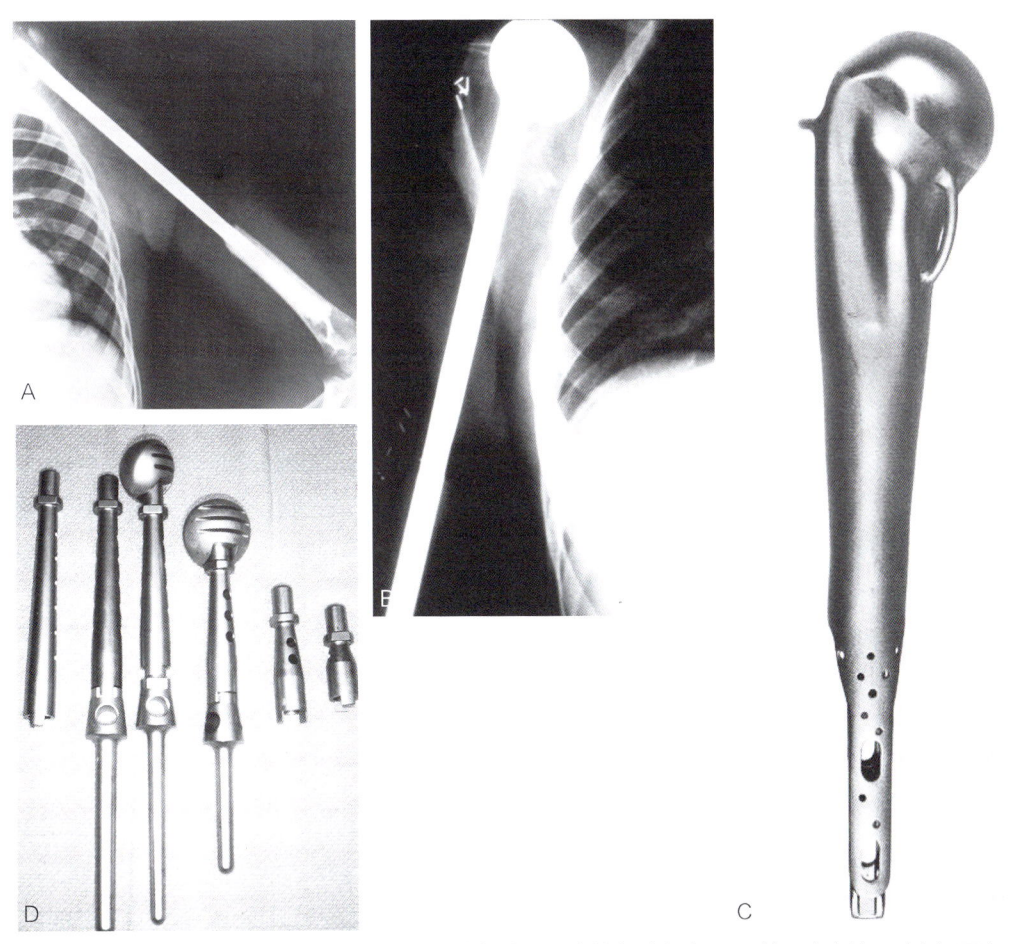

技术图2 1960—1990年肱骨近端高级别肉瘤切除后重建的各种方法。A. 第一次尝试用髓内钉固定到肱骨远端，用钢丝或重缝合线缝合到锁骨，以恢复长度。这是失败的，经常引起近端皮肤突出。B. 为了重建肱骨长度，避免近端移位问题，研制了长柄Neer假体。C. 最早的定制假体是在20世纪70年代中期发展起来的，用于重建肱骨近端。它既有外部固定，又有一个小环。D. MRS是目前使用的假体类型。MRS有不同直径和长度的头、体和茎，因此可以根据每个患者的解剖需要在术中对其进行修改，不需要像以前那样等待定制假体。第一个MRS型肱骨近端假体于1988年在华盛顿应用。

双悬挂技术

- 双悬挂技术（即静态和动态）用于创建肩部稳定性（技术图4）。在静态重建中，在锁骨截骨的远端和脊柱水平的其余肩胛骨上钻孔。
- 假体的头部用3 mm的涤纶带固定在肩胛骨的其余部分，这样假体就可以被悬挂在中间位置，以提供水平稳定性。然后用涤纶带从锁骨末端纵向悬挂，以提供垂直稳定性。
- 动态悬吊是通过将二头肌的短头转移到锁骨的残端，从而达到肘部弯曲功能。

软组织重建

- 其余的肌群用涤纶带固定在胸大肌和肩胛骨边缘。这种方式能提供动态支撑，协助假体的悬吊，并提供软组织覆盖。这对于覆盖假体和防止皮肤问题与继发感染至关重要。

I型切除

- 肱骨近端关节内切除术适用于低级别肉瘤或局限于骨内且无骨外浸润的高级别肉瘤（Ⅱa期；技术图5A、B）。
- 外展肌系统和腋神经通常被保留。对于软组织浸润的高级别肉瘤，不建议采用这种手术。
- 用Gore-Tex假体悬挂在关节盂上，该假体可用任何剩余的囊壁加固（技术图5C～E）。
- 不需要使用肩前实用切口。不使用后侧组织。
- 腋窝神经较早被发现并保存。如果肿瘤扩展到神经，则手术转换为V形切除。

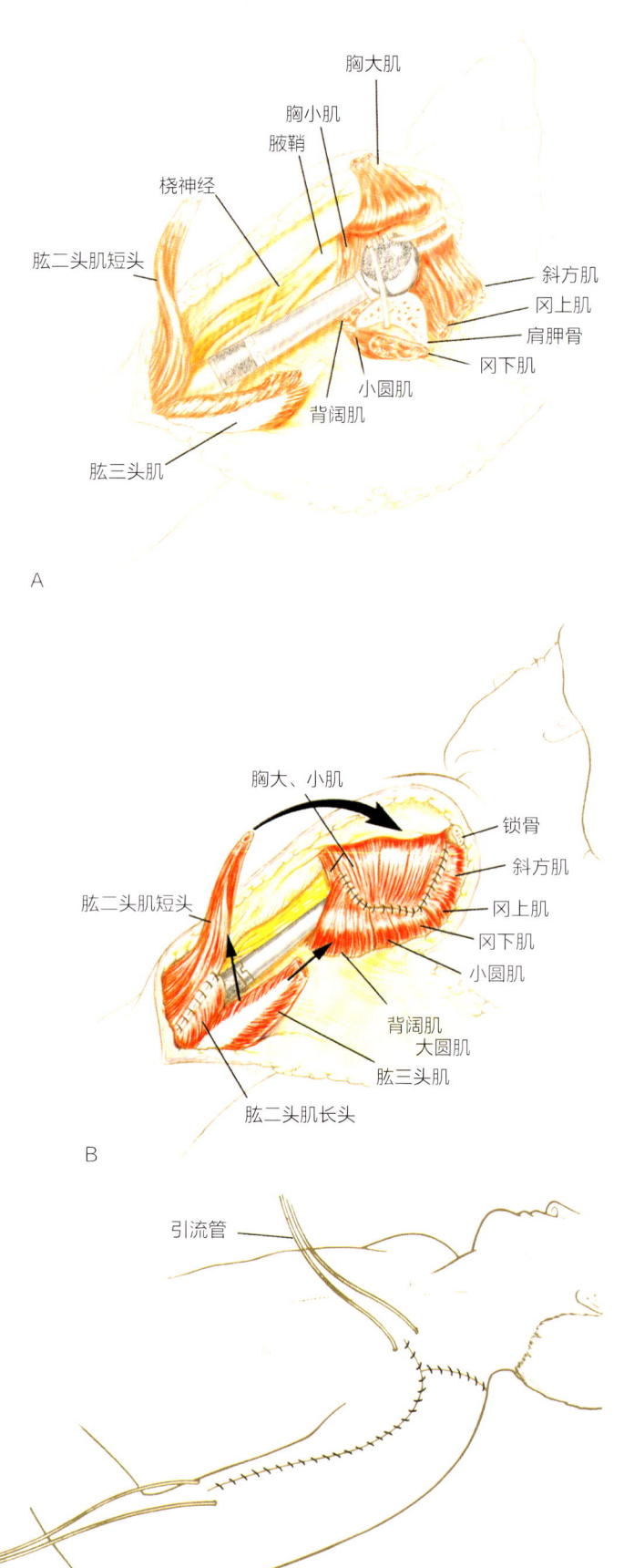

技术图3 A. 固定假体。如果要使用假体，必须保留肱骨远端5～7 cm。用强力扩髓器扩宽剩余肱骨的髓管，扩髓至比假体的直径大1 mm，对骨标本进行测量，以便使用适当长度的假体。将甲基丙烯酸甲酯水泥注入髓腔，固定假体。假体的头部应朝向肩胛骨横断部分的前方，手臂处于中立位。桡神经应位于假体前方，这样在重建过程中，桡神经不会夹在肌肉和假体之间。钻孔是通过肩胛骨的脊柱水平，也通过锁骨的远端部分。假体的头部由3 mm涤纶带固定在肩胛骨的剩余部分，这样假体被中间外侧悬吊，提供水平稳定性，从锁骨末端起，用另一根3 mm的涤纶带将其沿颅尾方向悬吊，以保持垂直稳定性。B. 重建。胸小肌在神经血管束上缝合到肩胛下肌，以保护其免受假体的损伤。胸大肌在假体上方闭合至肩胛骨切缘，并通过钻孔用不可吸收缝线固定，随后，斜方肌、前斜方肌、冈下肌和小圆肌被固定在胸大肌横断的上、外侧缘。大圆肌和背阔肌固定在胸大肌的下缘。肱二头肌短头的腱部在适当的张力下向前固定到其余锁骨。肱二头肌和肱肌的长头在适当的张力下缝合到肱二头肌的短头上，使这两块肌肉可以通过肱二头肌短肌腱工作，剩余的三头肌沿着二头肌的外侧边缘向前固定，以覆盖假体轴的下部和外侧部分。理想情况下，当近端和远端肌肉重建完成时，假体被肌肉完全覆盖。C. 关闭。大口径吸引导管引流，用可吸收缝线缝合浅筋膜，用夹子夹住皮肤。聚维酮碘软膏与干燥无菌敷料一起敷于切口，手术室内用吊带和绷带包扎。

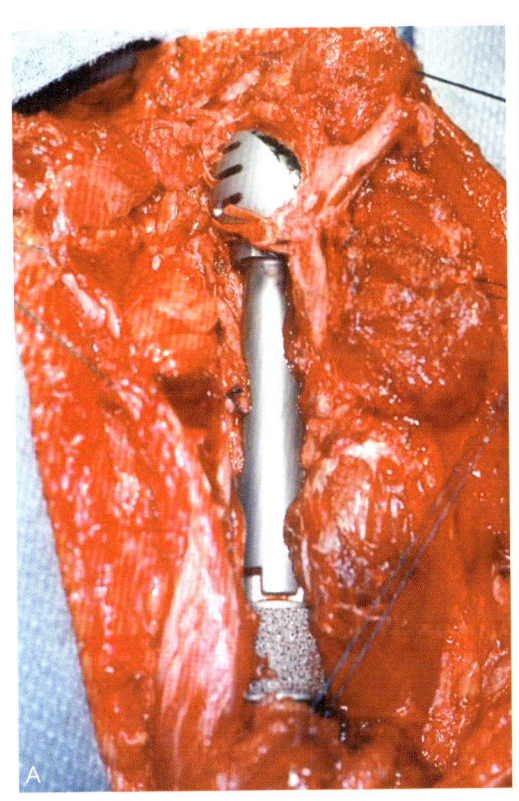
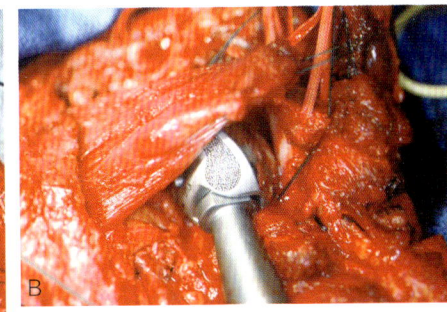
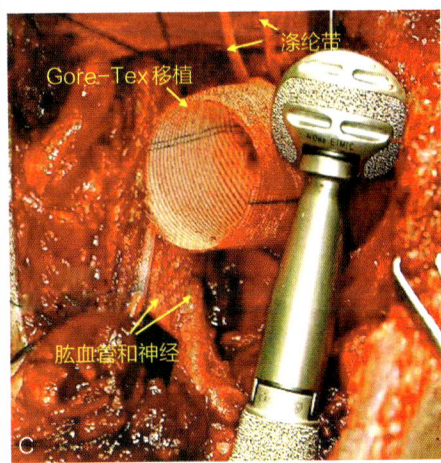

技术图4 肱骨近端重建。A. 初步重建方法是采用横断带和水平带将肱骨假体从肩胛下窝悬吊起来。这些是通过假体、肩胛骨和锁骨上的孔带来的，提供了即时的稳定性。B. 假体放置于肩胛前（而非外侧）并进入肩胛下窝。胸大肌和肩胛下肌经肩胛骨腋窝缘钻孔用3 mm涤纶带缝合，即刻获得极好的稳定性。C. Gore-Tex移植物用于重建关节腔内的囊膜。

- 肱骨假体悬挂于关节盂唇上，用32 mm Gore-Tex固定。剩下的囊被缝合到新的Gore-Tex囊上。这一步避免了肩关节半脱位和脱位。

全肱骨切除和假体重建

- 全肱骨置换是不常见的，但当肿瘤累及大部分骨干时，如尤因肉瘤，或在肿瘤切除后，肱骨远端参与部分非常短时，就需要进行全肱骨置换。
- 手术是近端和远端肱骨切除术的结合。重建提供了稳定的肩关节和肘关节。

V型切除的暴露与扩大切除

- 手术入路与V型切除术（即前实用入路）相似，但需要额外的远端暴露，识别和游离肱动脉和静脉以及桡、尺和正中神经（技术图6）。
- 继续沿着手臂的前内侧切口暴露，穿过肘窝，如有必要，延长至前臂的前侧面。手臂血管连同正中神经和尺神经，可在手臂的内侧被找到。
- 切断内侧肌间隔，进一步游离尺神经，使尺神经与肱血管和正中神经一起向内侧收缩。
- 二头肌随神经血管束向内侧牵开。桡神经从肱骨周围进入肱肌和肱桡肌之间的间隙，然后继续进入前臂。
- 在旋前圆肌和常见的屈肌起点处横断，肱桡肌、桡侧腕伸肌和常见的伸肌起点从侧面游离，露出肱骨远端。必要时肿瘤周围留下小部分肌肉。内侧三头肌通常随肿瘤切除，但保留外侧头和长头。三头肌肌腱与鹰嘴相连，鹰嘴不切除。肘关节向前打开，囊膜向四周释放。然后肱尺关节和肱桡关节脱位。

假体重建、肌肉重建和术后处理

- 全肱骨重建与近端肱骨重建相似。远端，固定一个带髓内杆的尺侧假体，鹰嘴骨保持完整。有多种关节肘装置可供选择。
- 重建技术与肱骨近端相似，增加了远端软组织和关节囊重建。
- 肱桡肌、旋前圆柱和桡侧腕屈肌被缝合到剩余的二头肌和三头肌上，以固定肱骨假体远端周围的软组织。
- 其余的肌肉分层闭合，尽量覆盖整个假体。
- 使用后侧夹板保护重建的肘部7~10天。术后第4~5天检查手术切口和伤口。

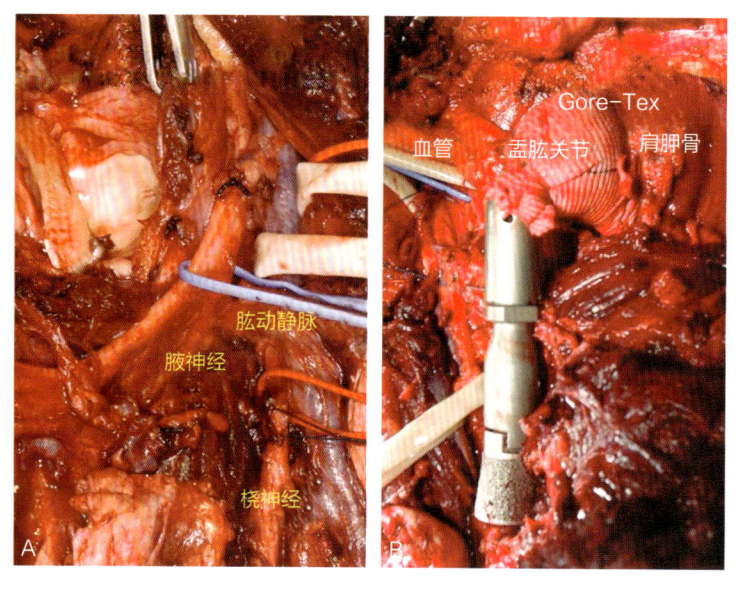

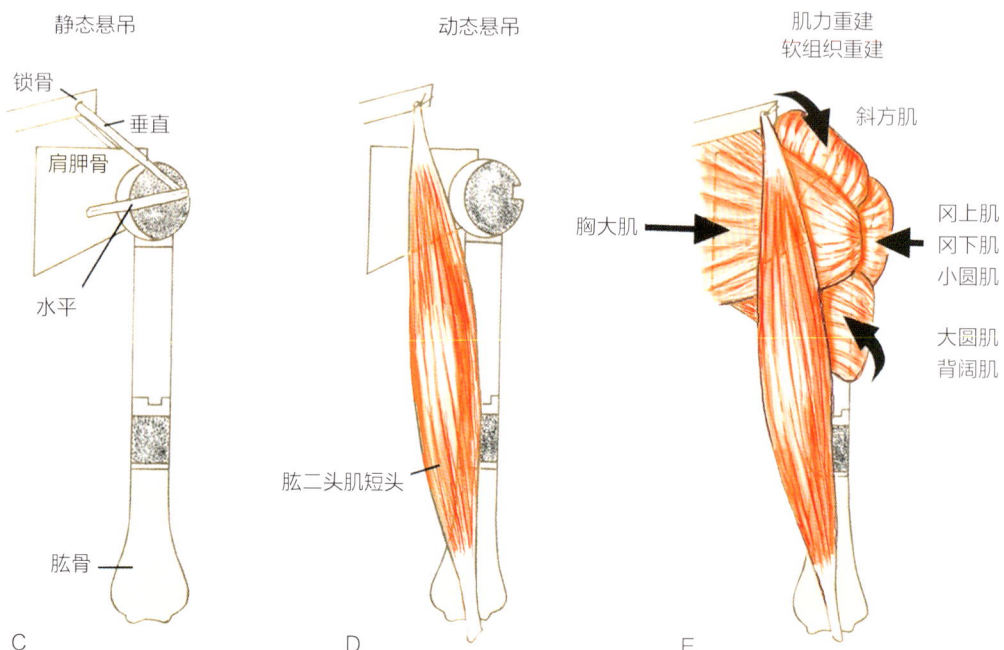

技术图5 关节内切除术的术中照片。A. 肿瘤已经切除，显示腋神经与关节囊和关节盂的关系。肱血管已经活动，可见血管环，肱骨近端周围的结构接近肩胛下肌和关节囊。这些血管在切除前首先被识别并牵开。B. 肱骨近端的重建是由MRS完成的，重建关节囊非常必要，因为单靠软组织重建无法维持肱骨头或浅关节盂的任何稳定性。因此，采用Gore-Tex移植物并缝合到关节盂边缘。然后在这个套管内缩小肱骨头，用涤纶带穿过肱骨头上的孔缝合。这是肱骨近端关节内切除术的常规方法。C~E. 肱骨近端重建的示意图，包括静态和动态转移以及肱骨近端假体。Malawer从1988年开始使用这项技术，它为假体提供了良好的覆盖范围，并通过新关节盂肱关节的主动运动提供了稳定性。假体用两根涤纶带从肩胛骨的剩余腋缘悬吊起来，假体与锁骨之间有附加的带子。因此，纵向和横向稳定力均已到位。软组织重建包括二头肌的长头附着在锁骨或转移的胸大肌上。假体上覆盖着4块肌肉。胸大肌和肩胛下肌通过涤纶带钻孔缝合到肩胛骨的剩余边缘。这提供了即时的稳定性和良好的覆盖假体。人工头放在肩胛骨前面，而不是外侧缘，然后放在肩胛下窝。将圆肌和冈下肌的剩余肌肉前移缝合，在颈部底部将斜方肌移到肌肉重建区。

技术图6 A. 肱骨近端骨肉瘤切除术的手术标本。这被归类为ⅤB期切除术，即肱骨近端关节外切除术和盂肱切除术。肱骨近端大部分大肉瘤累及三角肌及其周围组织和腋窝神经，具有高度的骨松质累及倾向，因此，我们常建议关节外切除。B. 同一标本的X线片显示肩胛骨在喙突内侧被截骨。整个关节连同肱骨近端1/3被整体切除。C. 显示软组织受累并伸入包膜的骨肉瘤大体标本。

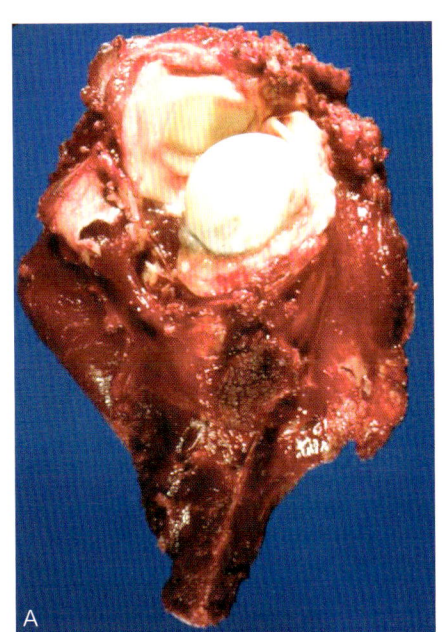
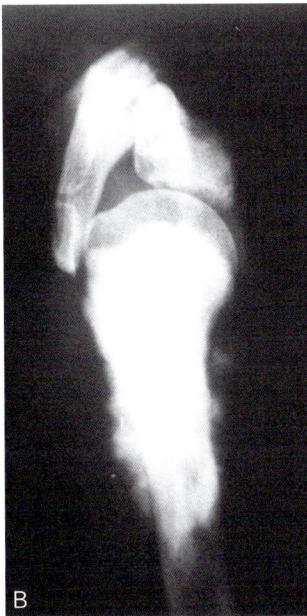
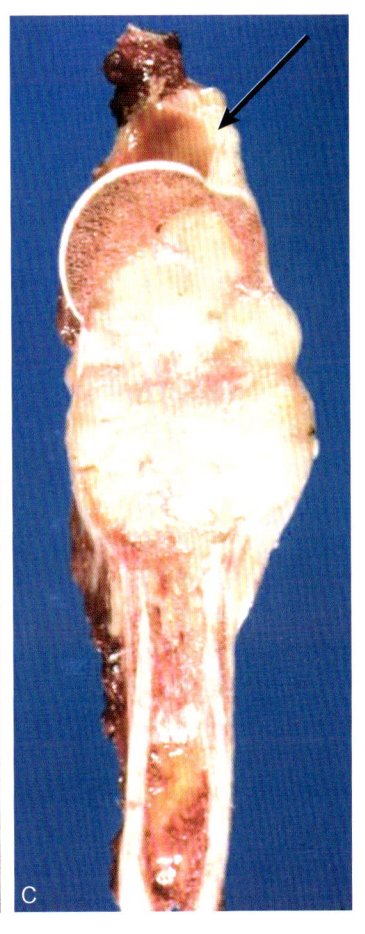

要点与失误防范

要点	• 本章对肱骨近端肉瘤患者改良Tikhoff-Linberg手术的技术进行了完整的描述，其他部位的肿瘤也经常有改良的手术。肱骨近端病变需要切除约2/3的肱骨 • 切除和重建技术需要对局部解剖学和肌肉骨骼重建技术有深入的了解。需要治疗计划的基础方面
活检	• 初次活检应通过肱骨近端病变的三角肌前部进行。不应使用三角室间隔，因为此处的活检会污染三角室筋膜、肩胛下肌和胸大肌，并且会导致无法在无瘤平面进行完整清除的可能
切口	• 对于最终切除，最初的切口沿着二头肌内侧延伸，将胸大肌分开，暴露神经血管，从而使外科医生能够尽早确定可切除性 • 对于需要前四分之一截肢的患者，此切口不会危及前侧皮瓣的构建

	（续表）
切除	- 骨切除的长度由术前的骨扫描和MRI决定。为了避免肱骨横断处出现阳性边缘，在扫描异常区域的远端3~5 cm处进行远端截骨 - 另外，其他外科医生使用自体移植（通常是腓骨）或同种异体移植物作为填充物来进行关节融合术。我们不建议对高级骨肉瘤进行同种异体骨关节移植或关节内切除术，这些技术是在20世纪六七十年代发展起来的，低于目前的标准。假体置换术与软组织重建术相结合，常规能取得更好的效果（图4）
重建	- 肱骨缺损的节段重建是建立肩部稳定的必要条件。不能留下连枷的残肢。重建对于保持手臂的长度和建立一个肘部弯曲支点是必要的。我们建议使用定制或模块化假体 - 成功的关键是重建关节的稳定性和假体的软组织覆盖

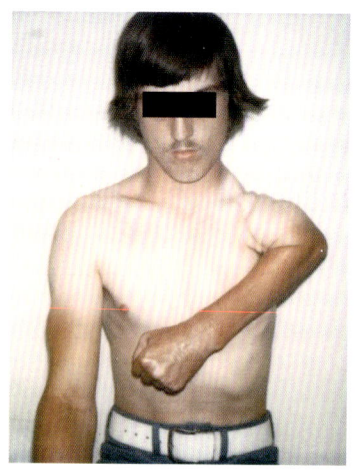

图4　20世纪60年代晚期，一个骨肉瘤累及肱骨近端和肩胛骨的大段关节外切除术后的照片。这是美国第一次进行肩胛带切除术。肢体明显缩短，但手和肘的功能非常正常。随后，多种技术用于维持肩胛带的长度和功能（版权：Ralph C. Marcove, MD）。

预后

- 肱骨近端切除、假体重建和肌肉成形术是一种非常可靠的方法，具有良好的治疗肿瘤和恢复功能的效果[4]。
- 大多数患者的疼痛都得到了很好的控制。手的运动灵活性和肘部、腕部的活动范围通常被保留。
- 绝大多数患者的肌肉骨骼肿瘤学会上肢功能评分范围为24~27分（80%~90%），肩部稳定。正常情况下，所有患者均可与患肢进行日常生活活动。活动上有一定的限制，但大多数患者可以参加一些娱乐活动。大多数限制出现在高水平运动员身上。
- 假体成活率最佳，松动和翻修的比例极低。
- 如果采用静态和动态重建技术，脱位率最小。

并发症

- 神经并发症是罕见和短暂的。通常情况下，术后6~12个月，所有神经麻痹消失。由于上肢重量的牵拉较晚，神经失用症很少发生。
- 功能的丧失取决于肌肉切除的程度。肩胛带周围广泛存在肿瘤的患者，其活动范围往往会降低。
- 皮肤坏死和浅表感染并不常见。只有不到5%的病例出现肩关节脱位，不需要手术。

（高洪　译，王磊　董扬　审校）

参考文献

[1] Cannon CP, Paraliticci GU, Lin PP, et al. Functional outcome following endoprosthetic reconstruction of the proximal humerus. J Shoulder Elbow Surg 2009;18(5):705-710.

[2] Malawer MM, Link M, Donaldson S. Sarcomas of bone. In: Devita VT, Hellman S, Rosenberg SA, eds. Cancer: Principles and Practice of Oncology, ed 3. Philadelphia: JB Lippincott, 1989.

[3] Malawer MM, Sugarbaker PH, Lambert MH, et al. The Tikhoff-Linberg procedure and its modifications. In: Sugarbaker PH, ed. Atlas of Sarcoma Surgery. Philadelphia: JB Lippincott, 1984.

[4] Wittig JC, Bickels J, Kellar-Graney KL, et al. Osteosarcoma of the proximal humerus: long-term results with limb-sparing surgery. Clin Orthop Relat Res 2002;(397):156-176.

第11章 肱骨远端肿瘤切除后假体重建
Distal Humeral Resection with Prosthetic Reconstruction

James C. Wittig and Martin M. Malawer

背景

- 肱骨远端是原发性骨骼肉瘤相对罕见的部位,该部位肿瘤更常来自肿瘤转移性扩散。肱骨远端或肘关节也可以被来自邻近的肌肉组织或肌肉间的软组织肉瘤累及。来自屈肌-旋前肌群或前臂伸肌群近端的肉瘤可以直接侵犯肱骨远端。肱肌远端或肱三头肌远端的肉瘤也可以累及肱骨远端。
- 该区域软组织肿瘤的手术切除具有挑战性,因为这些肿瘤通常与相邻的位于肱骨远端或肘窝的神经、血管并行。
- 安全并成功切除该部位肿瘤的关键在于识别并松解所有重要的神经血管结构(例如,肱动脉和静脉、正中神经、尺神经和桡神经),使其远离肿瘤和远端肱骨。必须保留肱二头肌,以便在重建后恢复肘关节屈曲功能。
- 每个神经血管结构需要在肿瘤近端的正常组织中进行识别。这些结构应按照由近及远的方向解剖,并从肿瘤中游离出来,直至肘关节。一旦这些结构被松解并保护,就可以安全地切除远端肱骨并整块切除肿瘤。
- 在大多数情况下,即使是最极端的病例,神经血管结构也会被肿瘤推挤移位而不是被包裹,这使得保肢手术有实现的可能性(图1)。单个神经被肿瘤包裹不是肘关节上方截肢的绝对指征。多个主要神经或主要血管被肿瘤累及是肘关节上方截肢的指征。针对转移性肿瘤,放疗及化疗等辅助治疗应优先于截肢手术。
- 采用包括半限制性的铰链式的模块化、节段性肿瘤假体重建肱骨远端是一种可靠的切除后重建手段。多肌肉旋转皮瓣、重塑肱二头肌以及前臂屈肌成形术是恢复肘关节屈曲功能的关键步骤。

解剖

神经血管结构

- 为了安全并彻底地切除肱骨远端的肿瘤,应该充分暴露并识别远端的主要神经血管结构。
- 在上臂中间1/3处,大部分是重要的神经血管结构被纤维鞘包裹走行于肱二头肌和肱三头肌之间的沟槽,它们沿着手臂的内侧,位于肱肌的内侧。这些结构包括:
  - 肱动脉及其伴行的两条肱静脉。
  - 正中神经,位于肱动脉内侧。
  - 头静脉和前臂内侧皮神经,位于肱动脉表面。
  - 尺神经,被位于肱动脉内侧及后方的尺侧返动脉及两个静脉包绕。
  - 臂内侧皮神经,位于该部位皮下表浅位置。
- 桡神经在该处位于肱骨后外侧的螺旋沟内。
- 肱动脉和静脉是腋动脉和静脉在肩胛下肌下缘水平的延续。肱动脉和静脉沿着手臂的内侧向远端行进,走行于肱二头肌和肱三头肌之间的肌间隔,位于肱肌内侧。
- 肱深动脉在背阔肌下缘自肱动脉近端发出,它与桡神经伴行进入肱骨螺旋沟。

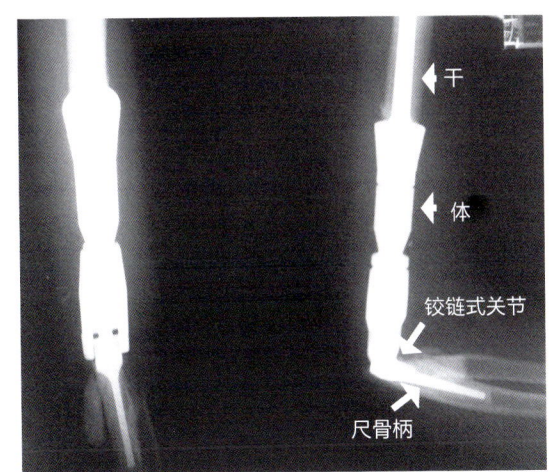

图1 术后X线片显示肱骨远端假体和肘关节。这个假体是为了避免截肢而植入的。

- 肱动脉沿其走行路线发出几个分支到肱二头肌和肱三头肌。在肘窝内，肱动脉位于肱肌前表面，紧邻正中神经，穿二头肌腱膜进入前臂。下尺侧支动脉在肱二头肌腱膜近端自肱动脉发出，并沿着肱骨内侧髁的近端内侧通过。肱动脉穿过肱二头肌腱膜后，分支成为尺动脉、桡侧返动脉和桡动脉。
- 正中神经在上臂远端穿行于肱动脉前方。正中神经在手臂远端行进，贴在肱动脉的前方。在接近肘窝时，正中神经移向内侧，在肘窝内走行于肱动脉内侧及旋前圆肌外侧。
- 尺神经在上臂中段位于肱动脉的偏内、偏后位置。在上臂远端1/3，尺神经向后行进并穿入内侧肌间隔。它沿肱三头肌内侧走行并进入肱骨内髁后方的肘管，并通过韧带组织束缚在该凹槽内。然后它向远端行进并穿过旋前圆肌进入前臂。在前臂，尺神经走行于尺侧腕屈肌肌腱深面。
- 前臂内侧皮神经位于正中神经和尺神经之间的筋膜深处。在上臂远端1/3，该神经走行于皮下组织中更浅的位置。
- 桡神经起源于臂丛的后束。在背阔肌的下缘，桡神经穿向后方，与肱深动脉一起穿行于肱三头肌的长头和肱骨头之间。桡神经进入肱骨的螺旋沟并向远端行进，位于肱骨后方的肱三头肌的内侧头、外侧头间沟内。在上臂远端1/3，桡神经横向穿过肌间隔并进入臂前间隔，位于肱桡肌和肱肌间隔内。桡神经继续向远端走行并进入前臂。在肱肌外下缘、旋后肌近端处，桡神经分为骨间后神经和桡神经浅支。骨间后神经自旋后肌内穿行，桡神经浅支沿肱桡肌深面向远端行进。

适应证及禁忌证

手术重建的适应证
- 高级别或部分低级别骨相关肉瘤。
- 邻近或继发侵犯肱骨远端及肘关节周围的软组织肉瘤。
- 肱骨远端的单一病灶转移性肿瘤。
- 已经严重破坏远端肱骨正常结构的转移性肿瘤，排除其他重建及修复方法。
- 其他治疗远端肱骨肿瘤的方法引起局部并发症，例如放射治疗导致的病理性骨折骨不连。

手术重建的禁忌证
- 肿瘤累及神经血管束是绝对禁忌证。
- 单个重要神经被累及不是绝对禁忌证，受累部分神经可连同肿瘤一起切除。
- 累及肱动脉和静脉或两个及以上主要神经通常不选择保肢重建手术。
- 最终决定是否有进行截肢手术的必要性依赖于术中神经血管结构与肿瘤的关系。截肢手术之前应考虑针对转移性肿瘤采取放疗或化疗等辅助治疗方法。
- 手术部位肿瘤的污染是相对禁忌证，常见于由于活检导致的血肿、病理性骨折、感染等。针对化疗效果良好并且骨折愈合情况良好的病理性骨折的患者，我们采用化疗、制动及手术等手段对其进行治疗，未发现生存率降低，且局部复发率低于10%。

影像学和其他诊断性检查
- 最有效的影像学检查是X线、CT、MRI、动脉造影和骨扫描。这些研究可用于疾病的诊断、评估其局部和远播范围，对于一些肉瘤，可以检测其对术前化疗的反应。放射学研究对于确定肿瘤的确切解剖范围是必要的，有助于准确地计划外科手术。

平片
- 肱骨及肘关节平片用于定位肿瘤的解剖位置、鉴别诊断及确定肿瘤边界（图2A）。
- 对于术前化疗后的骨肉瘤，平片可以用于评估其对于化疗的效果。肿瘤大范围骨化、骨膜新生骨已经良好的病理性骨折愈合被认为是化疗效果良好的征象（肿瘤坏死率>90%）。

CT
- CT对于评估骨皮质变化和肿瘤对皮质破坏的程度最有效。针对转移性肿瘤，CT检测有助于正确决定采用切除后假体重建或者刮除内固定的治疗方式。骨骼广泛的皮质破坏是进行肱骨远端切除和假体重建的指征。
- CT能够检测肿瘤内微小的矿化或骨化，从而有助于疾病的诊断。

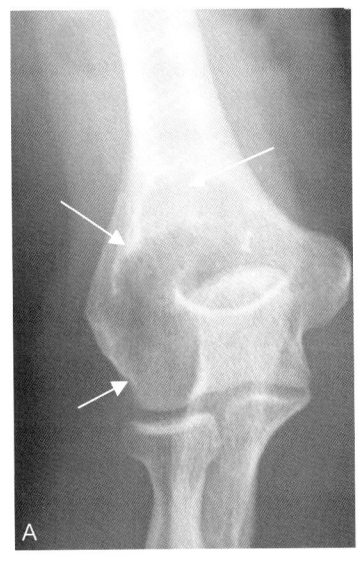 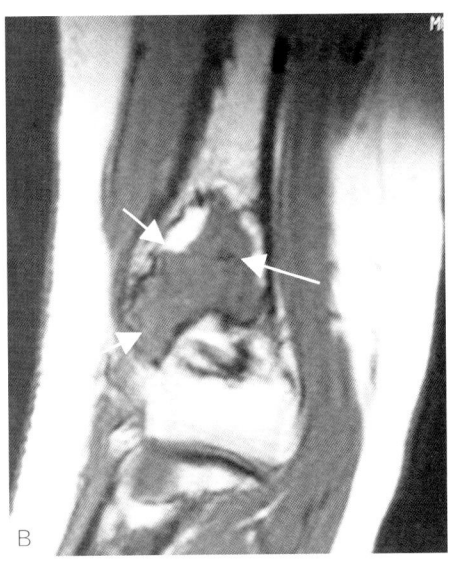

图2 A. 肱骨远端间叶软骨肉瘤的X线片（箭头），原发性骨肉瘤在这个部位很少见。B. MRI显示肿瘤的范围，肱骨远端切除并用节段假体重建。

- 肿瘤软组织部分的检测以及与血管神经结构关系的检测依赖于MRI，但是CT检测尤其是增强CT检测，被认为是MRI的补充。
- CT能够辅助检测邻近软组织肉瘤导致的微小的骨皮质侵袭，从而弥补MRI和平片的不足。
- 对于术前化疗效果较好的骨肉瘤，CT能够发现边缘钙化的现象。
- 胸部CT是检测肺转移的最有效手段。

MRI

- MRI是检测骨内外肿瘤范围以及检测跳跃转移灶的最精确方法。检测骨内肿瘤的边界对于确定骨切除的长度非常有必要。
- 肱骨截骨的界限通常位于肿瘤在MRI T1加权像上显示的髓内边界的近端2～3 cm。
- MRI也可以评估骨外肿瘤与肱动脉、正中神经、尺神经和桡神经的接近度，以及邻近软组织肉瘤对肱骨远端和肘关节的二次受累。
- 推荐使用标准T1加权像、T2加权像、脂肪抑制像以及钆增强图像（图2B）。

骨扫描

- 骨扫描被用于检测骨内肿瘤的范围，并与MRI进行对比以提高精确度。也被用于检测骨转移以及跳跃转移。

PET-CT

- PET-CT是一种成像技术，允许测量代谢活动水平和不同器官的灌注，最常用的放射性物质是氟脱氧葡萄糖（FDG）。PET-CT用于检测原发或转移性肿瘤，监测肿瘤治疗后复发。

铊扫描

- 铊-201是钾类似物，能够被钠钾泵转运。定量的铊扫描能够用于骨肿瘤的检测，尤其是骨肉瘤的检测。
- 患侧与健侧对比，比例低于4:1被认为肿瘤坏死率高于90%。

血管造影术

- 血管造影对于评估肿瘤血管分布非常有用，并且被认为是评估肿瘤对新辅助化疗的反应的金标准。骨肉瘤等高级别肉瘤在存活时表现为肿瘤腮红样（由于肿瘤内广泛新血管形成而填充造影剂）。当肿瘤对术前化疗有良好反应时，新血管形成减少，因此肿瘤腮红消失。
- 血管造影对于检测肿瘤与血管的关系以及发现异常解剖非常重要。肱骨远端肿瘤的软组织肿块通常会改变血管束的正常位置，肱骨远端部位的软组织肿瘤也通常会改变血管束的正常位置。血管束位置改变可以通过双平面动脉造影来检测。

活检

- 肱骨远端肿瘤的细针活检或切开活检应经过肱肌并位于计划的手术切口上，以便在确定的手术时切除活检道。
- 不应该通过肱二头肌进行活组织检查；相反，应该沿着肌肉的两侧进行。必须保留肱二头肌以便能够重建远端肱骨并保持肘关节屈曲。
- 一般来说，活检最好直接在前方，肱二头肌肌腱或远端肱二头肌的外侧面，靠近肘前褶皱。这样可以用穿过肘前褶皱的切口的横向部分切除活检道。

- 偶尔在前方和内侧突出的非常大的软组织肿块会改变位于内侧的神经血管结构。在这些情况下，可以在CT引导下在远端肱二头肌或二头肌腱的内侧边缘对肿瘤进行活检，以观察神经血管结构。肿瘤位于皮下表浅位置，容易进行活组织检查。无论采用哪种方法，重要的是通过肱肌进行活检并避免污染肱二头肌。肱肌和活检血肿很容易在手术中切除。
- 针对来源于肱桡肌或伸肌的肿瘤，活检应沿着肘前褶皱的最外侧1~2 cm，在肿块的前方直接进行。要特别注意避免污染桡骨和后骨间神经。
- 针对来源于屈肌-旋前肌群的肿瘤，活检应位于肘前褶皱的最内侧范围内，直接在肿块上方，并与正中神经和肱动脉相距一定距离处进行。

手术管理

术前计划

- 术前彻底审查肿瘤的分期。
- 回顾整个肱骨的冠状位MRI T1加权扫描，骨切除的长度主要基于该检查。确定肱骨横断水平位于骨内肿瘤边缘近端2~3 cm。在邻近软组织肉瘤的情况下，肱骨应在横向于肱骨的软组织受累的近端2~3 cm处横切。手术切除范围应依据是否有骨内转移及关节内转移而调整。可以在术前确定切除的长度，以确保提前准备术中重建所需的假体的所有部件。如今，使用在术中组装的模块化节段假体可以在术中根据切除骨的长度调整假体。
- 回顾MRI和CT扫描以精确评估软组织的范围以及与神经血管结构的接近程度。评估CT和MRI结果以确定可能由相邻软组织肉瘤直接累及的肱骨远端或肘关节的区域。
- 动脉造影提供了一个"路线图"，显示了神经血管结构的位移方向，并提醒医生在手术过程中可能遇到的任何异常情况。
- 术中需要使用灵活的铰刀、矢状锯、钻头或高速毛刺、骨凿、骨水泥、水泥枪、球头导线、五号不可吸收的缝合线、血管环和0.6 cm（1/4 in）的Penrose引流管。

体位

- 患者仰卧位姿势，将手臂外展并放置于带衬垫和Mayo支架上。在同侧肩胛骨下方放置一个小垫子，将肩带稍微抬离床边。从锁骨中部和肩带至指尖的整个上肢都以无菌的方式铺手术单覆盖。

手术方法

- 肱骨远端切除保肢手术主要包括三个方面：
  - 肿瘤切除
  - 骨骼重建
  - 软组织重建或覆盖
- 切除的目的是整块移除整个肿瘤，或者换句话说，与远端肱骨一体切除。切除的关键包括仔细解剖、分离和松解重要的神经血管结构，使其远离肿瘤。
- 骨骼重建采用模块化，分段替换，以便在术中组装并再调整其大小。如果需要，假体的长度可以缩小到几厘米，以便于假体的软组织覆盖。
- 软组织重建包括旋转和重新缝合连接肌肉以及恢复前臂肌肉和肱二头肌的长度-张力关系，这对于获得良好的功能预后和保护假体免受感染非常重要。

肱骨远端重建

- S形切口始于上臂中部、肱二头肌的内侧（技术图1A、B），沿着肱二头肌的内侧边缘向远端延伸至肘前皱褶；活检道以椭圆形方式包括在切口中。在肘前褶皱处，切口沿着肘部的掌侧横向弯曲到肱桡肌的掌侧边缘，然后在那里向远侧走行并沿着前臂向远侧延伸一小段距离。
- 提起内外侧皮肤及筋膜，保护前臂内外侧皮神经（技术图1C、D）。
- 在手臂近端（接近于肿瘤的正常组织）的肱二头肌和肱三头肌之间的间隔中，于鞘内识别出神经血管结构。纵行切开手臂的深筋膜（鞘管的浅层）。在充分保护下方结构的同时，将筋膜从近端向远端一直切开到肿瘤或肘窝。神经血管结构可以容易地观察到，并且鞘打开后可以触摸到肱动脉搏动。在近端，识别并游离被血管环包绕的肱动脉和伴随的静脉。同样识别并游离被血管环包绕的尺神经、桡神经以及前臂内侧皮神经。

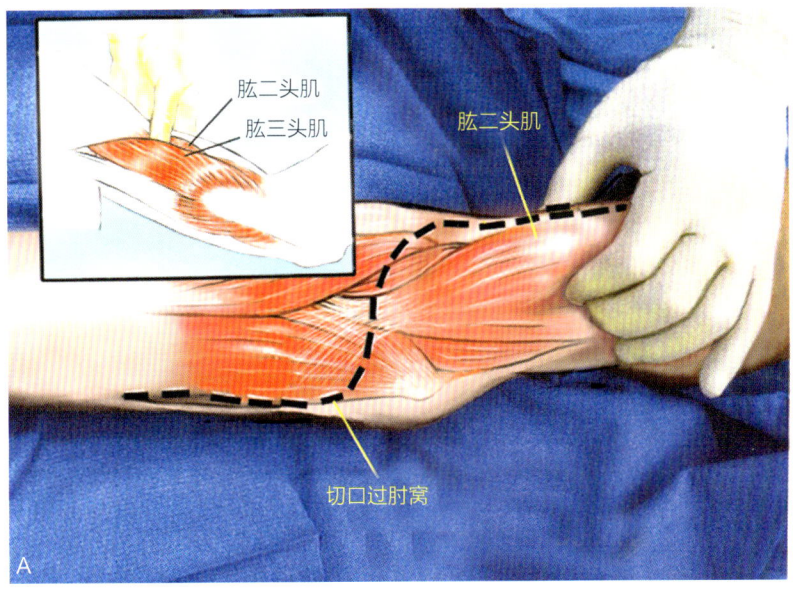

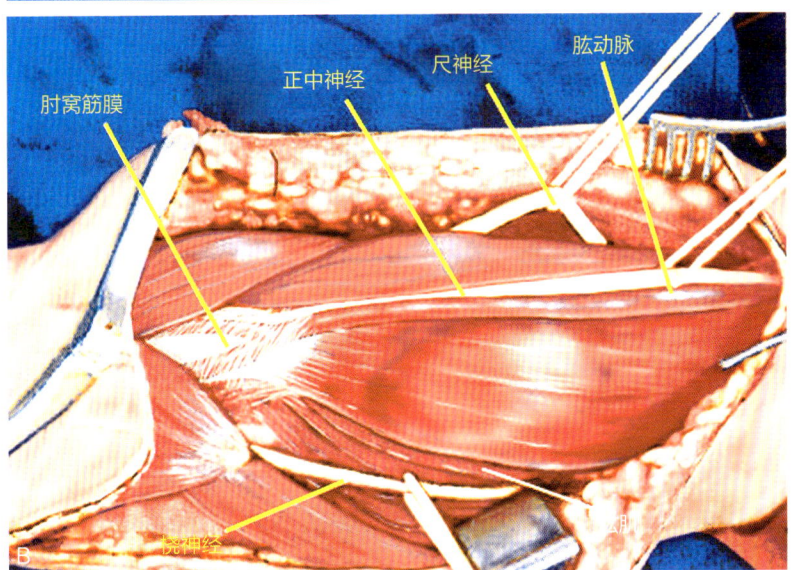

技术图1　A. 前路手术切口通常用于肘关节、肱骨远端切除和人工关节置换术，外科医生能触诊到正常的解剖结构。沿肱二头肌-肱三头肌间隙做纵行切口，关节通过近端切口的S形延伸暴露出来。B. 前路暴露的示意图。识别神经血管结构（如肱动脉、正中神经、桡神经、尺神经）并牵开，这是安全手术的关键。

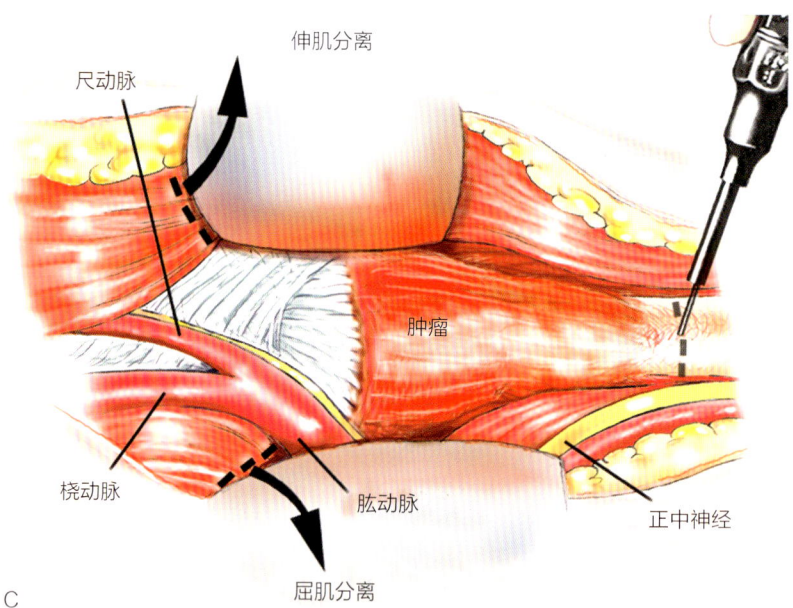

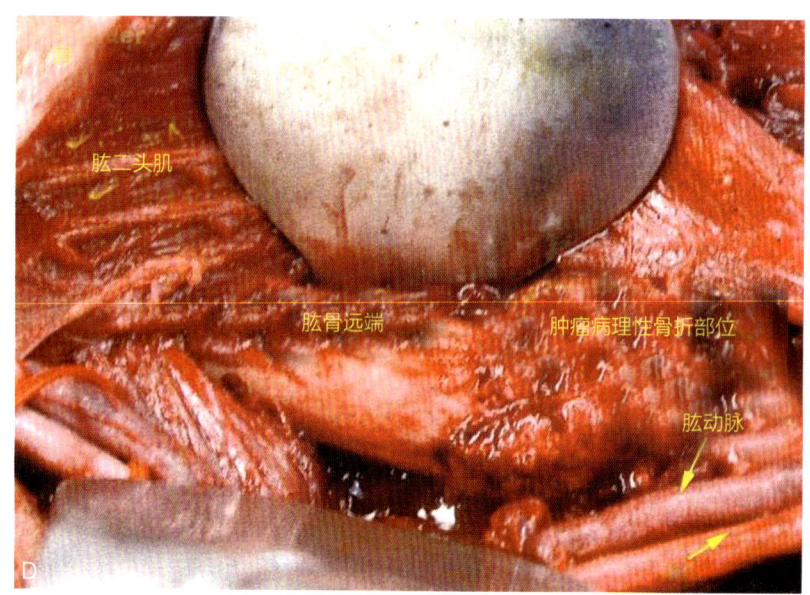

技术图1（续） C. 广泛的内侧和外侧皮瓣需要充分暴露。D. 二头肌和神经血管结构被牵开。

- 仔细将肱动脉和静脉从周围组织与肿瘤假包膜中游离到肘前窝并穿过肘窝。切开肱二头肌腱膜，从暴露肱动脉分支为尺动脉和桡动脉的点，识别桡动脉和尺动脉。根据肿瘤的位置大小，可能需要分离结扎下尺侧副血管以及肱二头肌、肱肌或肱三头肌的肌肉分支。一旦动脉从肿瘤中游离出来，就应该将注意力集中于识别和游离神经。
- 正中神经位于肱动脉的内侧，从近端到远端依次游离至肘窝，暴露骨间前神经分支处。
- 尺神经同样由近及远识别并游离。切开内侧肌间隔并沿肱骨内髁解剖并游离尺神经至肘管。纵行切开覆盖于肘管表面的筋膜和韧带至肱骨及尺骨头处的旋前圆肌，充分暴露尺神经。这使得尺神经能够在肱动脉和正中神经的内侧活动。
- 桡神经位于肱桡肌和肱肌之间。它从肘关节到关节连接处进行游离，后骨间神经起源于桡神经，当它通过肱骨后部周围的外侧肌间隔螺旋沟时，也可游离。打开肌间外侧隔，桡神经从肱骨后侧移到背阔肌止点。

- 分离肱二头肌，切除邻近肿瘤的部分以及下方的肱肌。肱二头肌通常不被肿瘤累及。如果受累，可能需要将其切除一部分（注意肘关节屈曲需要肱二头肌或肱肌；完全切除两者都会影响术后肘关节屈曲）。游离后的肱二头肌可以在必要时候移向内侧或外侧。
- 旋前肌和屈肌从肱骨远端内侧的肌肉起点松解。肱桡肌、桡侧腕伸肌和其他伸肌在肱骨远端外侧松解。肿瘤周围需要留一些肌肉。有时候软组织肉瘤来自某一个肌肉群，在这种情况下，应在肿瘤所涉及的肌肉远端横切，以便留有足够的安全边界。当切除屈肌-旋前肌组时，应尽量识别并保护供应指浅屈肌的正中神经的分支。在肘关节的外侧，如果肱桡肌和伸肌需要切除，应尽量识别并保护骨间后神经以便保护手腕和手指背伸功能。
- 根据肿瘤的范围可以切除部分或者整个肱肌。如果远端肱骨肿瘤无软组织肿块或邻近软组织肉瘤未累及肱肌，则应将肱肌沿其纵向切开，然后将肱肌从远端肱骨提起并保护。如果远端肱骨肿瘤伴有软组织肿块或邻近软组织肉瘤累及肱肌，则应将肱肌从其尺骨上的止点处骨膜外松解，或者将肱肌从肘关节远端直接横向切断。
- 将肱三头肌从远端肱骨提起，根据肿瘤范围切除或部分切除肱三头肌中间头，其内侧头及长头通常可以保留。肱三头肌肌腱保持附着在鹰嘴上，鹰嘴不截骨。
- 从前方打开肘关节，沿尺骨鹰嘴到桡骨头方向切开关节囊，脱位肱尺关节和肱桡关节。
- 肱骨在肿瘤的髓内范围近端2~3 cm处截骨（技术图2A）。清除肱骨截骨区域覆盖的肱肌和肱三头肌，在切割之前应识别并保护桡神经。截骨通常使用矢状锯（技术图2B、C）。

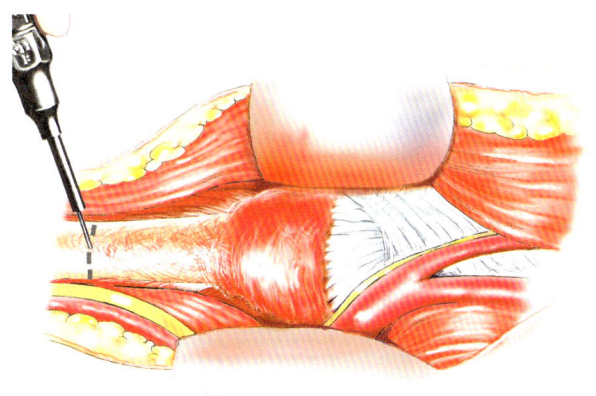

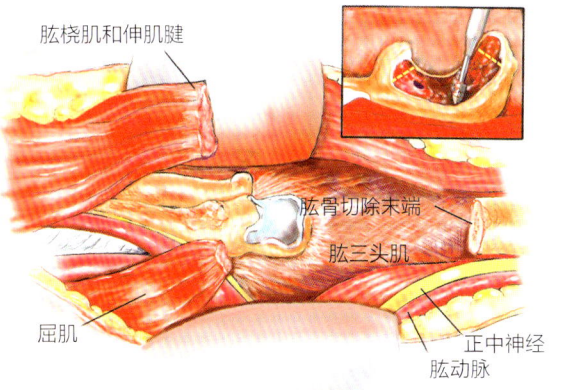

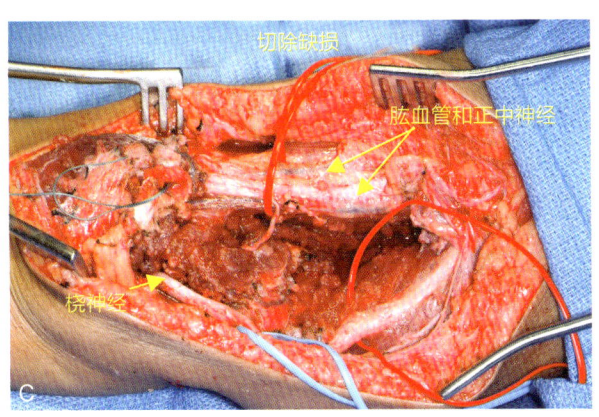

技术图2 A. 适当的切除长度是由术前的MRI扫描决定的。一般情况下，正常骨的2~3 cm的边缘被切除。B. 切除缺损示意图。C. 手术缺陷的手术照片。请注意暴露范围，这是假体准确定位和尺管扩孔所必需的，三头肌保持附着在周围的软组织上。

假体重建

- 使用模块化节段式组装的远端肱骨肿瘤假体进行肱骨远端和肘关节的重建。远端肱骨组件由半固定铰链组件组成，该组件连接到尺骨组件以重建肘关节。
- 肱骨远端组件的近端通过莫氏锥度与组件体部嵌合，组件的体部可以组装成不同的长度，因此可以在术中调整大小。组件的体部通过莫氏锥度结合组件柄，组件柄可以插入近端肱骨髓腔内并用骨水泥固定。
- 尺骨组件由连接到鹰嘴和近端尺骨的柄组成。尺骨组件有两种长度。
- 选择合适的假体的长度，它可以缩小2～3 cm以便于闭合软组织。假肢在术中进行组装。
- 肱骨残余部分扩髓以适应假体柄，可以适当多扩髓1～2 mm以便骨水泥固定。用高速钻从鹰嘴窝处打开并进入尺骨近端的髓管（技术图3）。鹰嘴的近端尖端略微修整使其容纳尺骨柄，以便尺骨柄可以直接插入尺骨髓腔。使用手动扩髓器处理尺骨髓腔。预先试用试验组件以确保尺骨组件能够合适地放置在尺骨近端的髓管内。
- 两个组件分别粘合到位，肱骨远端骨水泥固定，保持铰链朝向前方。在插入远端肱骨组件之前应注意明确肱骨前后方向。放置尺骨组件使其尽可能深地陷于鹰嘴窝内而不损伤后方骨皮质。在水泥固化后，两个组件用适当的铰链彼此连接。

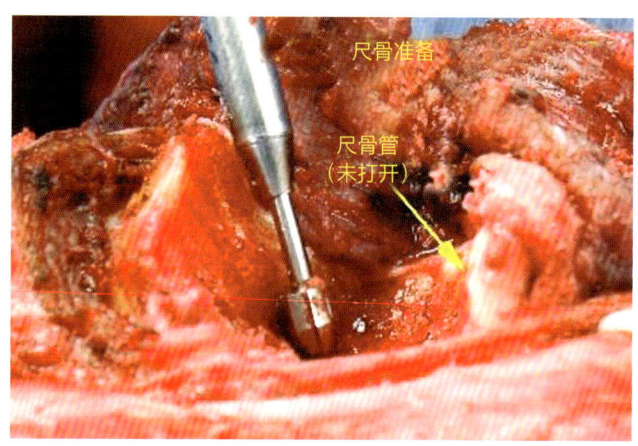

技术图3　准备尺侧切迹的技术。建议使用高速磨钻。

软组织及肌肉重建

- 将肱桡肌和桡侧腕伸肌腱缝合到残余的肱二头肌和肱三头肌上，以固定肱骨内置假体的远端部分周围的软组织。接着进行屈肌成形术。当肘部保持60°屈曲并且前臂完全旋转时，这些肌肉被转移到尽可能接近的位置并用5号不可吸收缝合线缝合到肱二头肌上。将肱二头肌拉向远端，保持一定的张力，并将这些肌肉缝合到其上。如果缩短假体，这一步骤尤为重要，因为它可以恢复肱二头肌的长度-张力关系。接下来保持屈肘60°前臂完全旋后位。
- 屈肌-旋前肌的起点也尽可能远地转移并缝合到肱二头肌和肱三头肌的内侧边缘。
- 对于术后镇痛，硬膜外导管可以沿着正中神经向近端穿行，深入血管鞘，达到可以用布比卡因对整个臂丛进行镇痛的水平。引流管也在此时放置。
- 将肱二头肌-肱肌和肱三头肌等剩余的肌肉相互缝合，以封闭整个假体和神经血管结构（技术图4）。

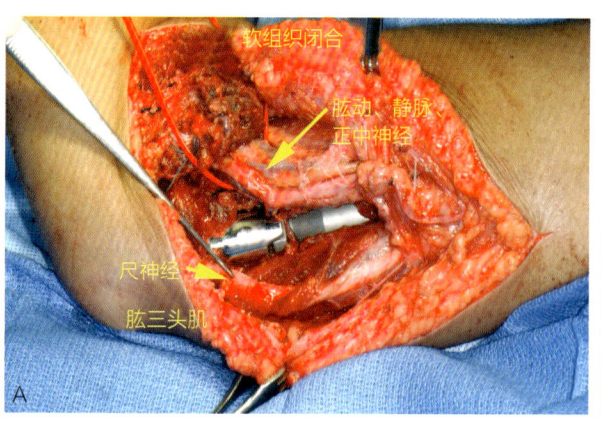
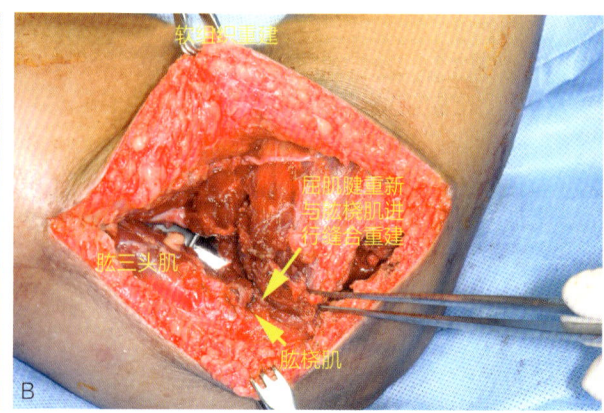

技术图4　软组织关闭。A. 假体完全被肌肉覆盖很重要。外侧的屈肌（来自内侧髁突）和肱桡肌被重新连接至相邻的软组织，不必尝试重新连接到假体。B. 肘关节复位。尽管这不是常规操作，但可以进行尺神经移位。

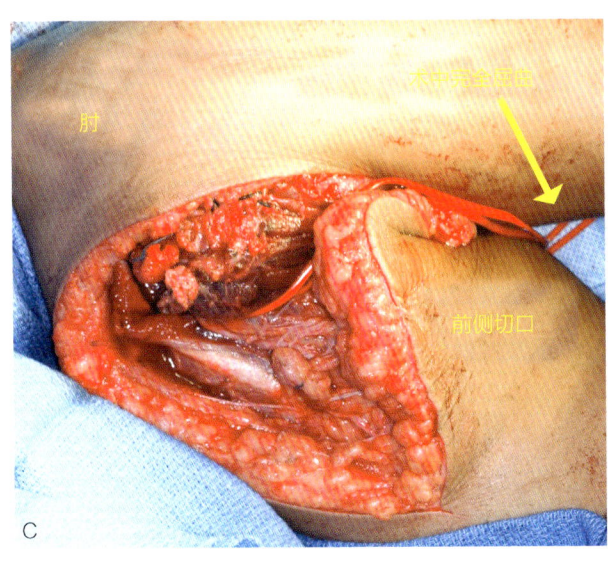

技术图4（续） C. 在闭合前测试肘关节的被动活动范围。如果有任何限制，应检查或去除桡骨头。

- 根据因肿瘤切除的软组织的数量，有时可以将假体缩短2~3 cm，这样有利于促进软组织覆盖。如果出现这种情况，肱二头肌需要用缝合线重新拉紧。同样，肱桡肌和前臂屈肌起点的近端转移（即屈肌成形术）也有利于恢复肘关节屈曲力。

要点与失误防范

骨内肿瘤范围的评估	• T1加权MRI扫描是确定骨内肿瘤范围最准确的方法。T2加权像常伴有明显的瘤周水肿，会高估肿瘤的范围
活检	• 活检应通过肱肌进行，并与相应的皮肤切口相一致，该切口将用于切除术。肱二头肌不能被穿透或污染。保留肱二头肌是重建肘关节功能的关键
神经血管结构	• 主要的神经血管结构在正常组织中都是沿着上臂内侧靠近肿瘤的。从近端到远端开始分离。所有重要的结构（即肱血管、正中神经、尺神经和桡神经）都被识别，并从肿瘤和肱骨远端分离。一旦所有重要的结构被保存和保护，切除就可以开始了。在切除外旋肌突组织肿瘤时，应注意保护趾外突的神经，同样地，当切除桡侧臂和普通伸肌群的肿瘤时，也要注意保护骨间后神经的分支
骨骼/假体重建	• 必要时将假体缩小2~3 cm以便软组织覆盖。肘关节外固定器保持紧绷以适应短缩。假体被固定，使得铰链面向前方。尺骨必须在鹰嘴内放置得尽可能深
软组织重建	• 在进行软组织重建时，重要的是保持肘关节60°的外展和充分的外旋，在伸肌起源和屈肌起源均受拉的情况下，近端转移到二头肌的两侧，完成肘部的屈曲成形术，有助于恢复肘部的屈曲力。有必要将肱二头肌向远端牵拉并在张力下缝合于前臂肌肉组织，以恢复肱二头肌的长张力

术后护理

- 水肿控制在术后早期至关重要。患者从手部到肩部均以夹板固定，使肘部保持60°屈曲。弹性绷带用于轻度加压。患者抬高患肢，卧床休息3~4天。此时可拔除引流管和神经周围导管。术后约4天更换敷料，再次使用夹板固定肘部并保持60°屈曲。
- 肢体夹板固定6周，使尽量多的肌肉愈合或瘢痕形成。禁止肘部活动6周。
- 术后即开始加强手腕、手、手指的主动和被动活动并强化手部力量，持续6周，而此时手臂保持夹板固定。在整个康复过程中，手和腕的活动应持续并加强。
- 在6周时，将患者置于肘关节支具中，并允许30°~130°屈曲的主动及被动活动范围。在接下来的6周内，患者不允许伸肘超过30°。在手术后12周，调节支架允许肘部完全运动。此时开始加强肘部力量训练，重量限制为0.9 kg（2 lb）。支具再佩戴6周，通常持续到大约18周。患者可在第18周后佩戴吊带。在第18周时如果患者能够应付0.9 kg（2 lb）的重量，则阻力训练可以增加到2.3 kg（5 lb）重量的限制。手术后6个月，阻力训练的重量限制增加到4.5 kg（10 lb）。建议患者不要用患肢抬高超过4.5 kg（10 lb）。

预后

- 肿瘤学结果：局部复发率低于15%。我们随访的16例病例中未发现局部复发。
- 假体：在随访的16例病例中未发现假体松动（图3）。
- 功能：所有患者均无疼痛且肘关节稳定，患者不需要支具保护，肘部、手腕和手部功能几乎正常。所有患者都可以将肘部弯曲至110°～130°。一般而言，患者缺乏10°～30°的终末伸肘功能。所有患者都可以进行日常生活活动。肌肉骨骼肿瘤协会评分（the Musculoskeletal Tumor Society score）为24/30～27/30（80%～90%）。主要限制是娱乐活动。大多数患者肘部弯曲可以对抗4.5 kg（10 lb）的阻力。

并发症

- 作者赞成使用肘关节前入路作为一种减少软组织和骨骼并发症的方法，软组织瓣可以通过前路入路进行，在任何情况下都可以进行无张力的闭合。
- 短暂性神经麻痹（超过10%，1/16），6个月内可恢复。
- 局部皮肤坏死及伤口感染（超过10%，1/16），清创后解决。
- 无菌性松动（0/16）。
- 感染性松动（1/16）。
- 假体翻修局部复发（0/16）。
- 1例患者发生铰链断裂并更换。

（高洪 译，王磊 董扬 审校）

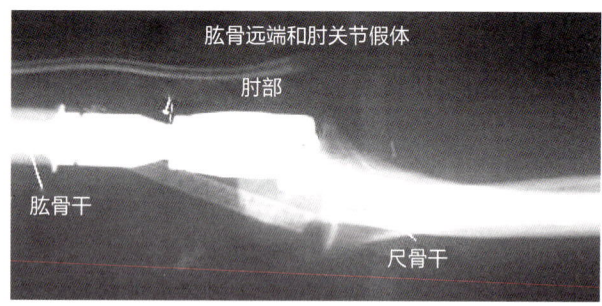

图3 术后X线片显示假体及其组成。

参考文献

[1] Malawer MM, Link M, Donaldson S. Sarcomas of bone. In: Devita VT, Hellman S, Rosenberg SA, eds. Cancer: Principles and Practice of Oncology, ed 3. Philadelphia: JB Lippincott; 1989.

[2] Malawer MM, Sugarbaker PH, Lambert MH, et al. The Tikhoff-Linberg procedure and its modifications. In: Sugarbaker PH, ed. Atlas of Sarcoma Surgery. Philadelphia: JB Lippincott, 1984.

第12章 转移性骨肿瘤的外科治疗：肱骨病损

Surgical Management of Metastatic Bone Disease: Humeral Lesions

Jacob Bickels and Martin M. Malawer

背景

- 肱骨是骨转移癌常见的转移部位，需手术干预，该部位的转移，特别累及优势一侧，对个体的日常活动带来直接长久的影响。因此，手术是恢复关键功能的重要因素。
- 详细的术前临床和影像学评估是确定病变形态特征的必要条件，这反过来可以确定手术干预的适应证，以及区分哪些病变可通过病灶刮除和骨水泥固定、哪些病变需要病灶切除和内假体重建[2,3,5,6]。
- 与肱骨原发性肿瘤不同，即使存在广泛的骨破坏，转移性肿瘤通常软组织成分也较少。该特征仅允许切除肱骨的骨成分，尽量保留骨皮质外的结构，例如关节囊、表面肌肉和肌附，通过利用这些软组织来重建和保留肢体功能(图1)。因此，和骨原发肿瘤一样，通过切开三角肌而不是利用三角肌间隔来暴露肱骨近端，同时需要将三角肌和肿瘤一起整块切除。此外，在切除骨段后存在的几厘米短缩对肢体功能影响很小，因为上肢所处的不同位置就能轻易代偿这种差异。
- 相比之下，维持下肢正常步态需要双下肢长度差不多，出现类似上肢的短缩必然导致下肢跛行，跛行程度与手术肢体短缩成正比[2]。
- 考虑不同的解剖结构和手术方式，将分开讨论肱骨近端（Ⅰ型）、肱骨干（Ⅱ型）和肱骨远端（Ⅲ型）的转移癌手术(图2)[1]。

解剖学

- 肱骨近端：Ⅰ型转移
  - 肱骨近端的前方和侧方由三角肌覆盖。
  - 关节囊环绕肱骨头并附着于解剖颈基底部。
  - 肱骨近端是肩袖肌肉的附着部位，二头肌长头在二头肌沟内前方穿过。
- 肱骨干：Ⅱ型转移
  - 上半部分由肌肉止点附着：
    - 内侧：大圆肌、背阔肌、喙肱肌。
    - 外侧：胸大肌、三角肌。

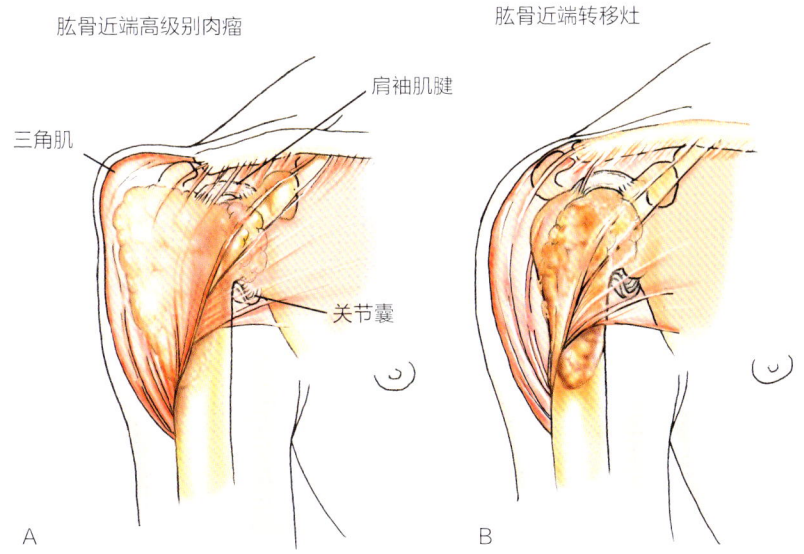

图1 A. 原发性骨肉瘤通常在软组织中有很大的延伸。在肱骨近端切除肿瘤时需要整块切除附着的三角肌、肩袖肌腱和关节囊。B. 骨转移通常存在较少的软组织受累，仅需切除骨骼病灶和周围一层薄的软组织。

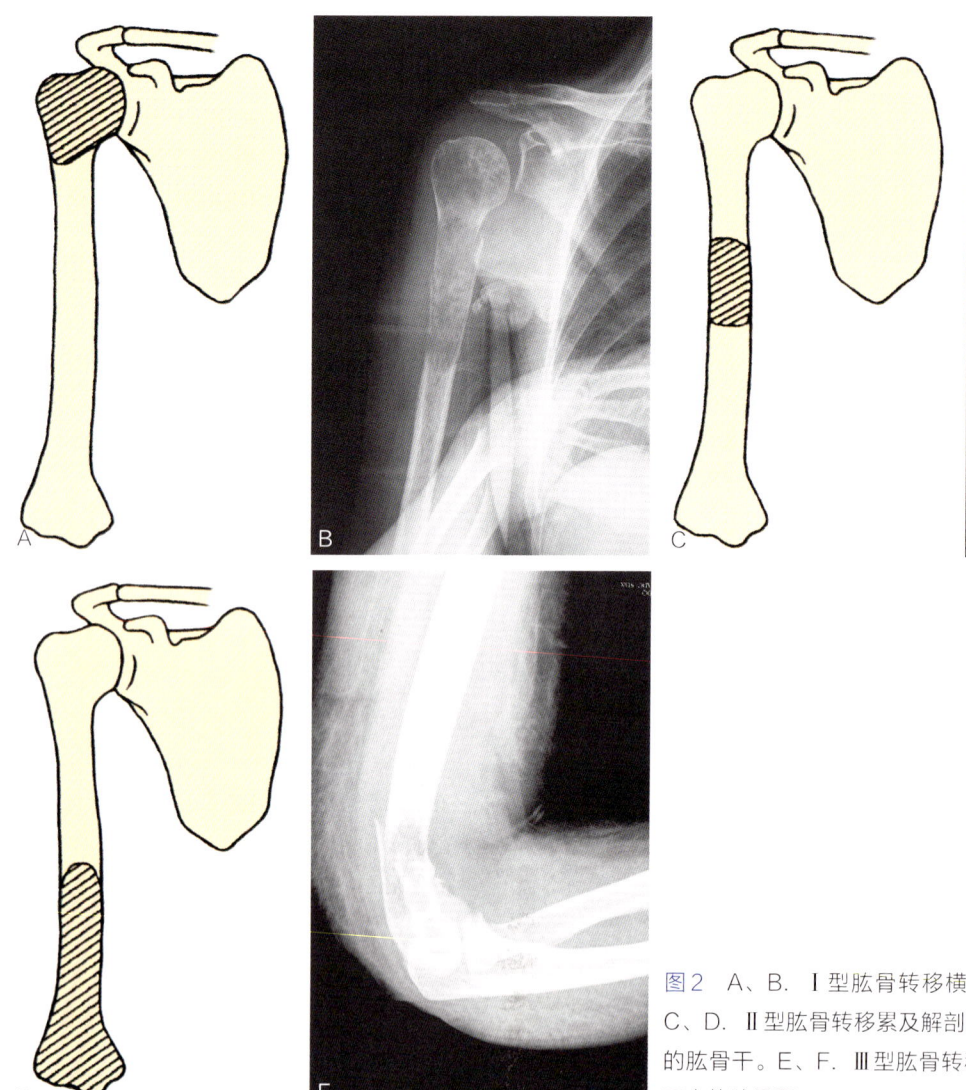

图2 A、B. Ⅰ型肱骨转移横跨解剖颈到肱骨头。C、D. Ⅱ型肱骨转移累及解剖颈和肱骨髁上脊之间的肱骨干。E、F. Ⅲ型肱骨转移延伸至肱骨髁上脊下方的肱骨髁。

- 桡神经在近肘关节处由前内侧绕到后外侧。
- 下半部分主要由肌肉起点附着：
  - 内侧：肱动脉。
  - 外侧：肱桡肌。
- 神经血管沿内侧走行。
- 肱骨远端：Ⅲ型转移
  - 神经血管束在肱骨内侧的肱二头肌和肱肌之间走行。
  - 桡神经在肱骨外侧的肱肌和肱桡肌之间走行。

适应证

- 病理性骨折。
- 即将发生的病理性骨折。
- 对麻药和术前化疗不敏感、局部疾病进展导致的难治性疼痛。
- 特定的孤立性骨转移患者。

影像和其他分级研究

- 肱骨全长 X 线片是必需的，用于排除同时发生的多骨转移病灶，进而确定手术范围和方式。CT 扫描可以清楚显示骨质破坏和软组织浸润范围。全身骨扫描用于检测全身其他部位的骨转移病灶。影像评估结束后，外科医生要回答以下问题：
  - 是否存在除肱骨的其他转移病灶。如果有，是通过非手术方式处理，还是需要手术治疗？
  - 是否存在除肱骨外其他骨骼的转移。如果有，是通过非手术方式处理，还是需要手术治疗？
  - 什么手术是合适的？通常情况下，病灶刮除和骨水泥填充适用于残余骨皮质可以进行内固定的病灶。否则，需要切除病灶和假体重建病损。

Ⅰ型和Ⅱ型转移

位置和切口
- 患者位于半侧卧位,做前路保肢肩胛带切口。
- 始于锁骨内1/3的交界处,经过喙突、三角肌沟,在肱二头肌的内侧缘下行至前臂(技术图1)。

暴露
- 纵向切开三角肌以暴露肱骨头和肱骨干近端1/3。
- 纵向切开肱肌暴露剩余2/3肱骨干。
- 用电刀和骨锉剥离骨膜和肌肉(技术图2)。

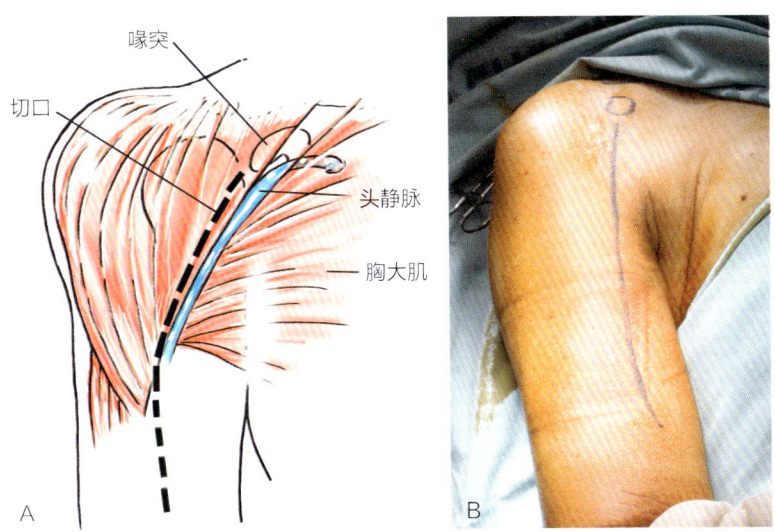

技术图1 A、B. 保肢肩胛带切口用于暴露Ⅰ型和Ⅱ型转移。切口起自锁骨内1/3交界处,沿着喙突前行,经过三角肌沟,沿着肱二头肌肉内侧到达前臂(需要时)。

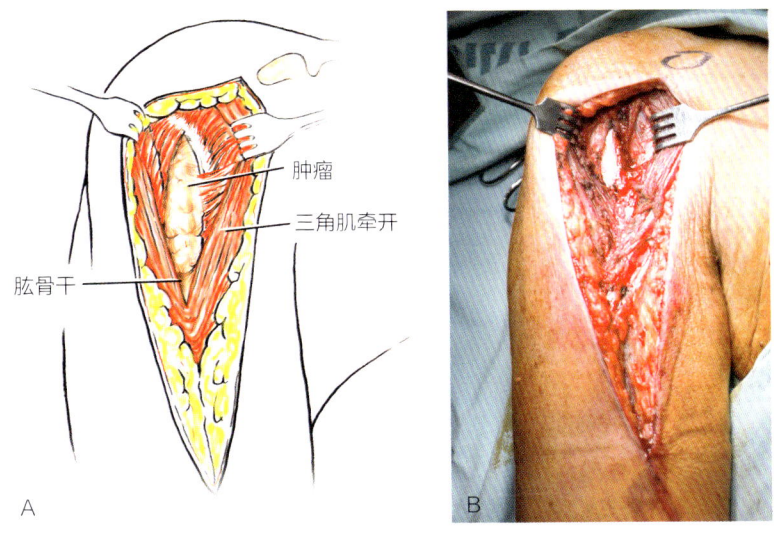

技术图2 A、B. 纵向切开三角肌和肱肌以暴露肱骨头和肱骨干骨,同样连同肌肉一并切开骨膜以暴露骨皮质。

肿瘤切除

Ⅰ型转移

- 用电刀将肩袖肌腱从肱骨上分离，在关节盂周围切断肱二头肌长头止点，打开关节囊。
- 截骨水平在外科颈以下，肿瘤远端边界以下1～2 cm处，切除近端肱骨（技术图3）。

Ⅱ型转移

- 在病灶上方做纵向椭圆形的皮质窗口（技术图4A）。
- 用刮勺刮除肿瘤（技术图4B、C）。刮除尽量精细，只能留下微小病灶。
- 随后用高速磨钻打磨肿瘤空腔壁（技术图4D～F）。
- 有时候，肿瘤累及的节段皮质完全被破坏，这时只能完全切除受累的节段。分别距肿瘤上下缘1～2 cm切除瘤段（技术图4G～I）。

力学重建

Ⅰ型转移

- 用骨水泥型假体进行重建（技术图5），设计的假体必须可以重新附着肩袖肌腱。

Ⅱ型转移

- 引入髓内钉。
- 确定适当的位置和长度后，将钉部分拉回，骨水泥填充髓内空腔（技术图6A、B）。将髓内钉推回髓腔，互锁螺钉固定。
- 或者用侧方钢板进行加固（技术图6C、D）。
- 若进行瘤段切除，残余骨缺损用骨水泥填充（技术图6E～G）。

软组织重建和切口闭合

Ⅰ型转移

- 用3 mm的涤纶带或者5号爱惜邦线将肩袖肌腱固定在假体头部（技术图7）。
- 同样将胸大肌、大圆肌、背阔肌和喙肱肌附着。
- 利用同样的固定方式，在肩关节、肩峰、锁骨和关节盂的骨质上打孔，将假体头部固定。
- 将三角肌和肱肌缝合到假体上将其覆盖。

Ⅱ型转移

- 缝合三角肌和肱肌来覆盖肱骨干。

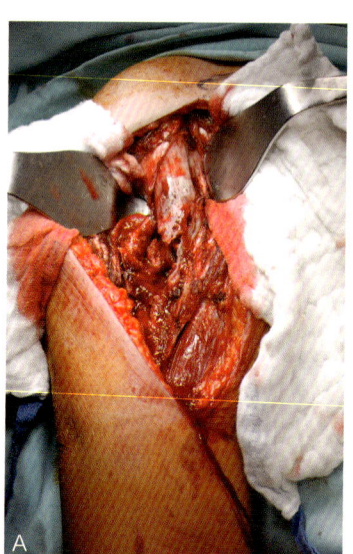
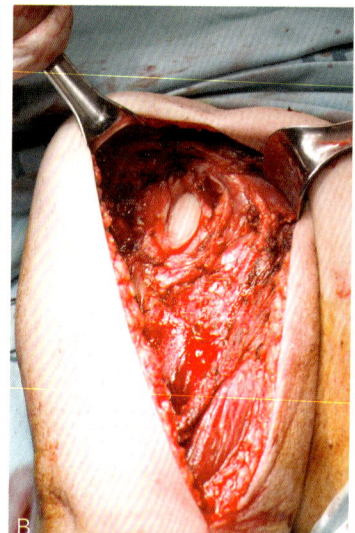
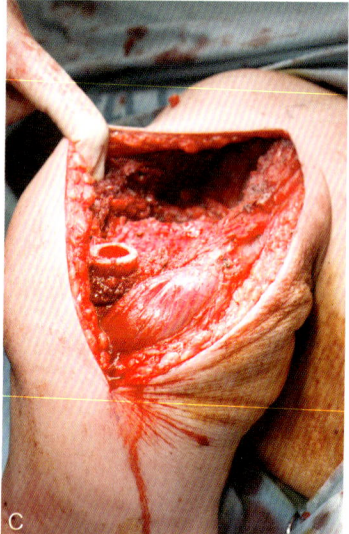
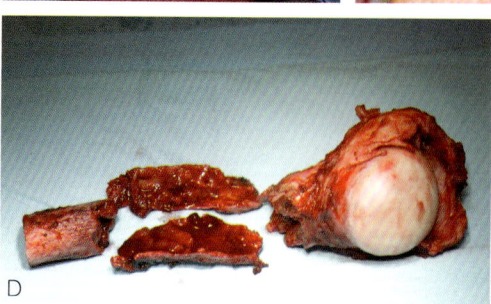

技术图3 A～C. 通过分离肩袖肌腱和肱二头肌长头，打开关节囊来切除图1C平片中所见的Ⅰ型转移性肾细胞癌。截骨并移除近端肱骨段。D. 手术标本。

第12章 转移性骨肿瘤的外科治疗：肱骨病损　131

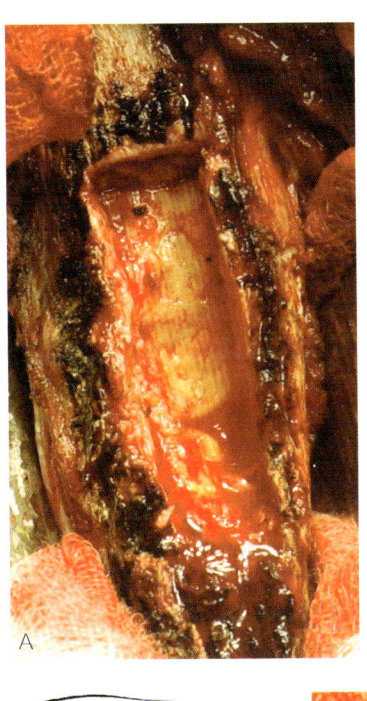

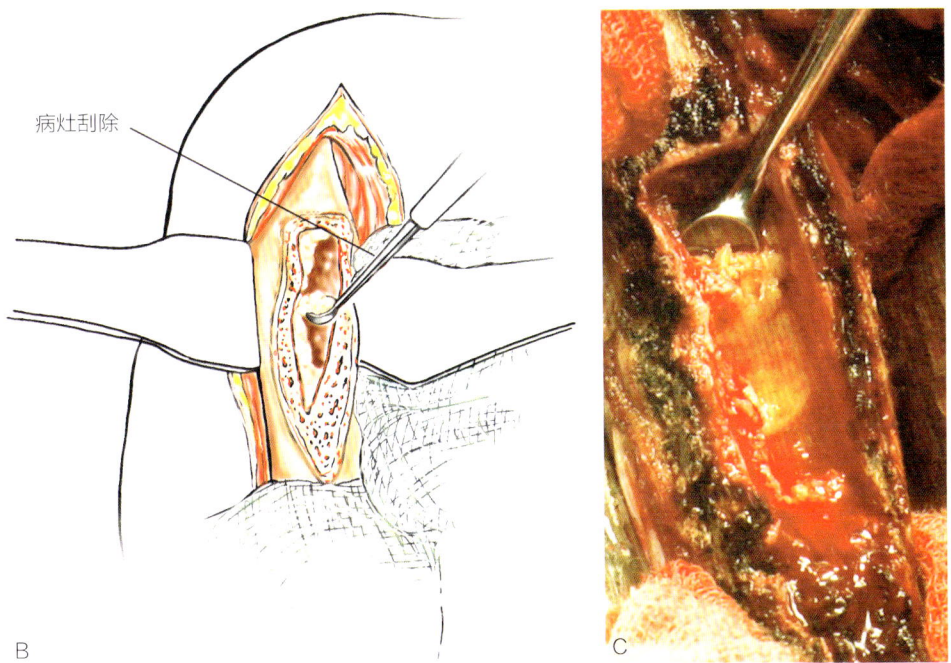

技术图4　A. 在病变上方形成椭圆形边缘的纵向皮质窗口。B、C. 用刮勺除去肿瘤，刮除需要细致，仅在肿瘤腔中留下微观病灶。

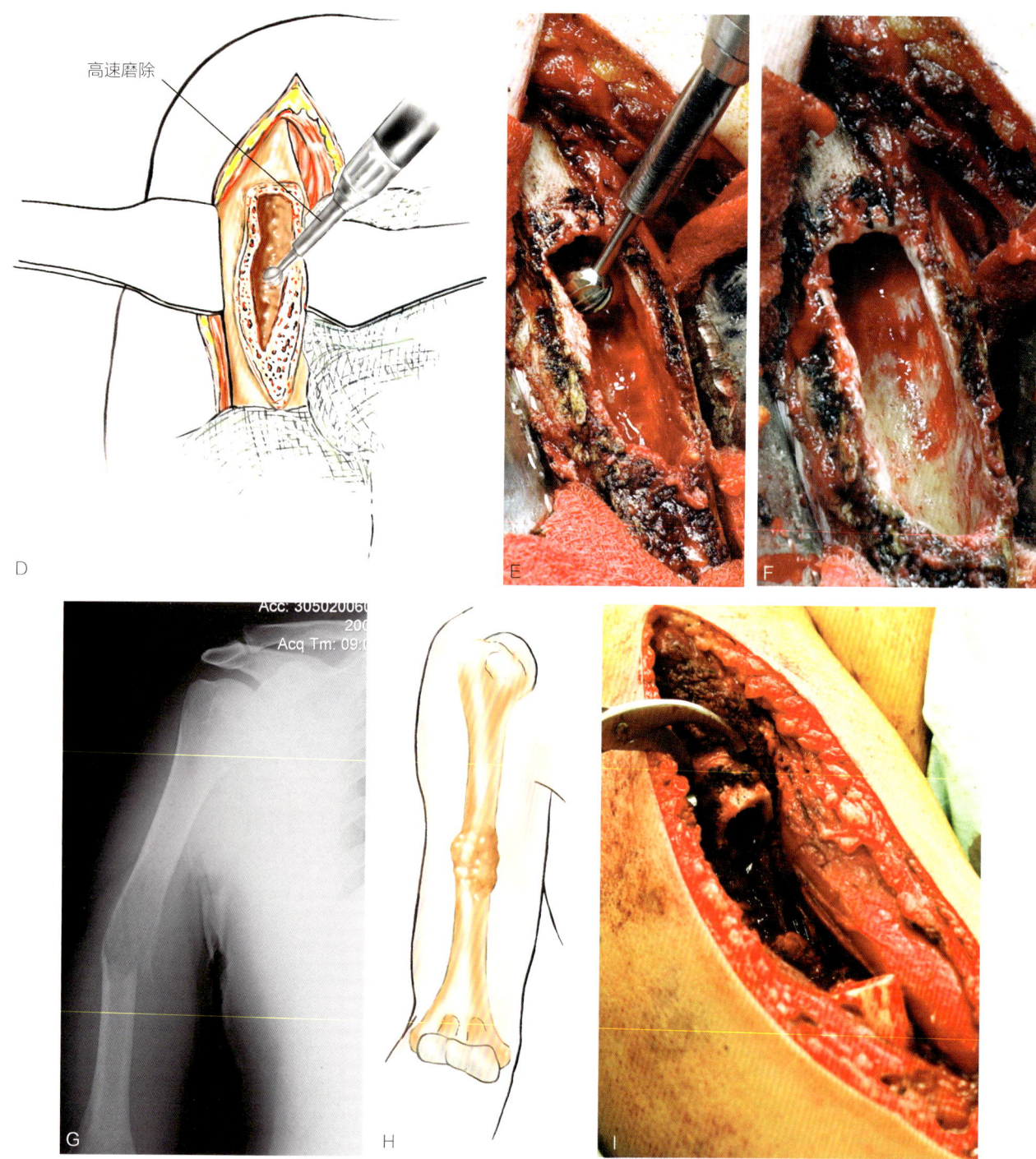

技术图4（续） D、E. 刮除之后是对空腔壁进行高速磨钻打磨。F. 刮除和磨钻打磨后的肿瘤腔。G. Ⅱ型甲状腺癌转移的平片。骨皮质严重破坏不能进行肿瘤刮除和钻头打磨，只能进行瘤段切除。H、I. 分别在距肿瘤边缘上、下方1～2 cm的近端和远端切除瘤段。

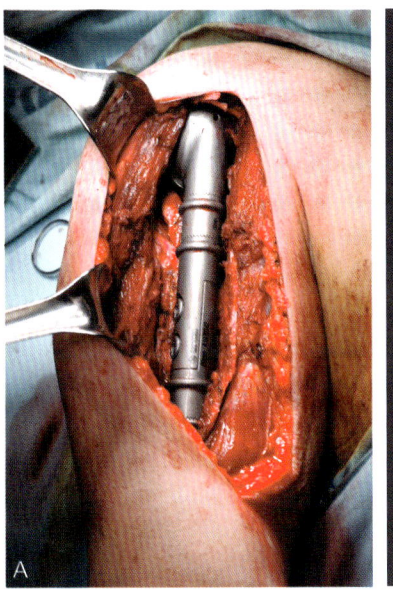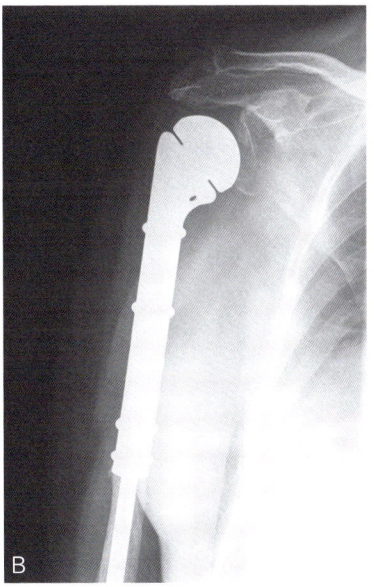

技术图5 术中照片（A）和平片（B）显示切除Ⅰ型转移瘤后进行重建的肱骨近端假体。

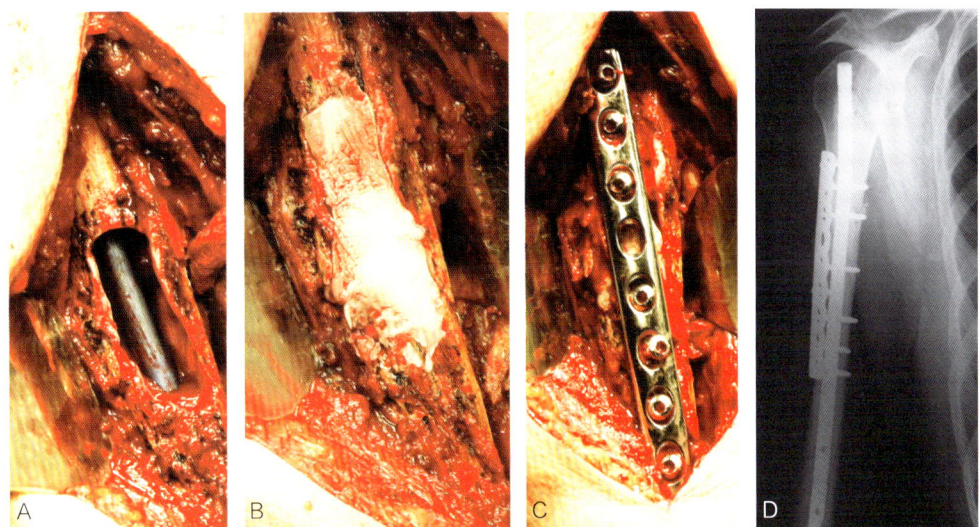

技术图6 A. 髓内钉的应用。B. 在确定合适的长度和位置后，部分拉出髓内钉，骨水泥填充髓腔。然后将髓内钉推进髓腔，并用互锁螺钉固定。术中照片（C）和X线片（D）显示髓内钉的侧边钢板加固。X线片和术中照片（E～G）显示切除Ⅱ型转移的瘤段后，骨水泥髓内钉加侧钢板固定。

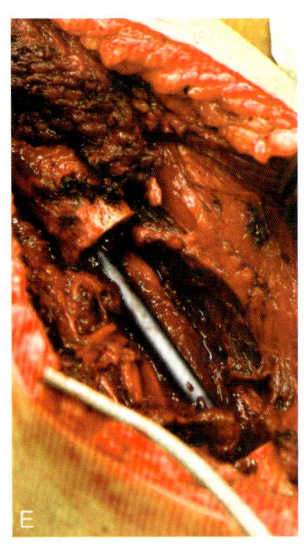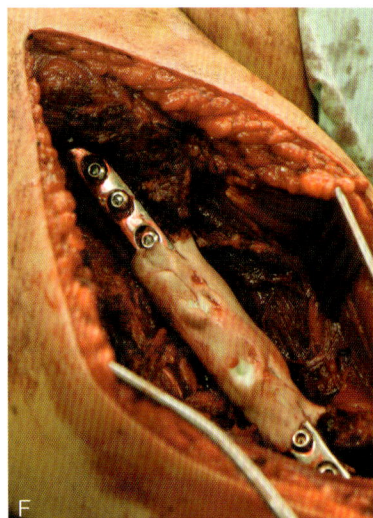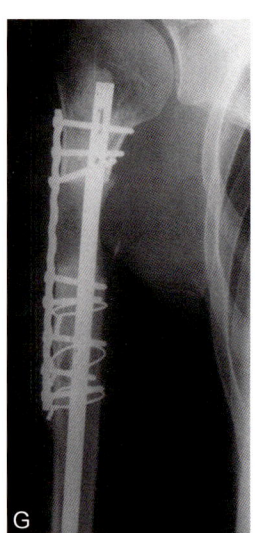

技术图6（续）

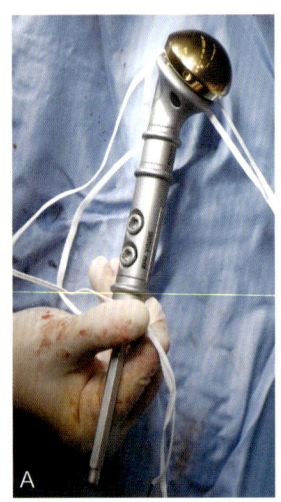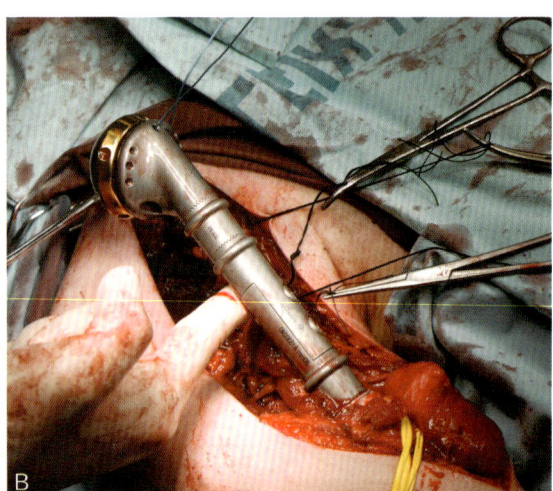

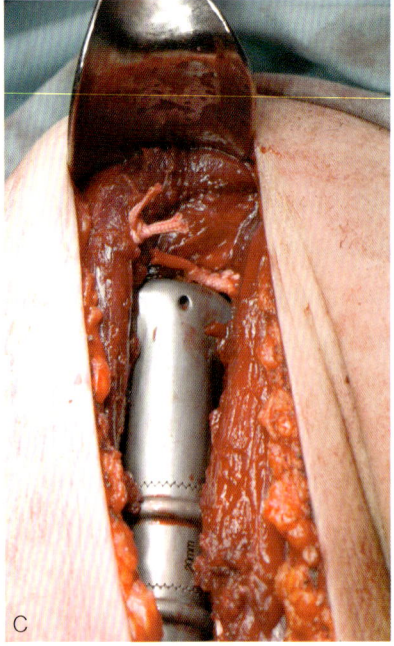

技术图7　用 3 mm 涤纶带（A）或者 5 号爱惜邦线（B）将假体头部固定于邻近的肩峰、锁骨和关节盂，将肩峰韧带重新附着固定。C. 将肩袖肌腱缝合固定到假体头部。

Ⅲ型转移

- Ⅲ型转移延伸至髁上脊下方的肱骨髁，多数情况下，骨破坏程度还是允许肿瘤刮除和填充重建的（该技术将在下一篇中介绍）。肱骨远端的广泛破坏很少情况下需要切除后进行内假体重建。

体位和暴露

- 患者仰卧在手术台上，手臂放于胸前，在手臂侧面、肘部髁上嵴上方做稍弯曲的切口（技术图8）。
- 在肱桡肌和肱三头肌之间的平面暴露肱骨远端，先显露肱桡肌，再是肱三头肌，进一步剥离肘肌和伸肌起点，从而暴露桡骨头（技术图9）。

肿瘤切除和力学重建

- 在病变上方形成椭圆形的纵向皮质窗口，刮勺刮除肿瘤（技术图10A）。随后用高速磨钻打磨（技术图10B）。

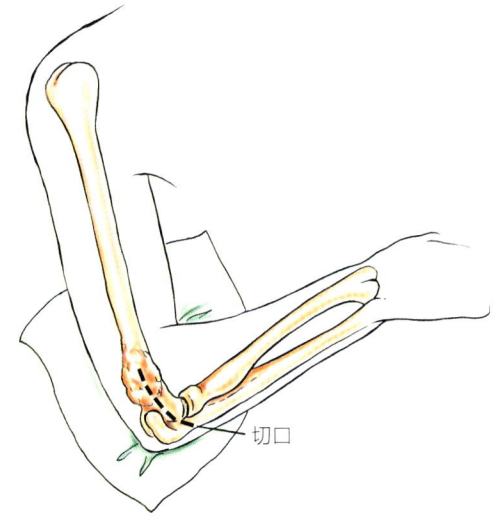

技术图8　为了暴露肱骨远端的病变，患者仰卧在手术台上，同侧手臂放在胸前。在手臂侧面肘部髁上嵴上方做略微弯曲的切口。

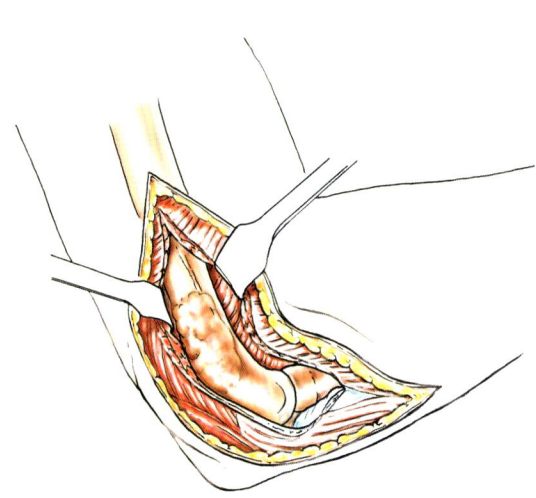

技术图9　在肱桡肌和肱三头肌之间暴露肱骨远端和桡骨。

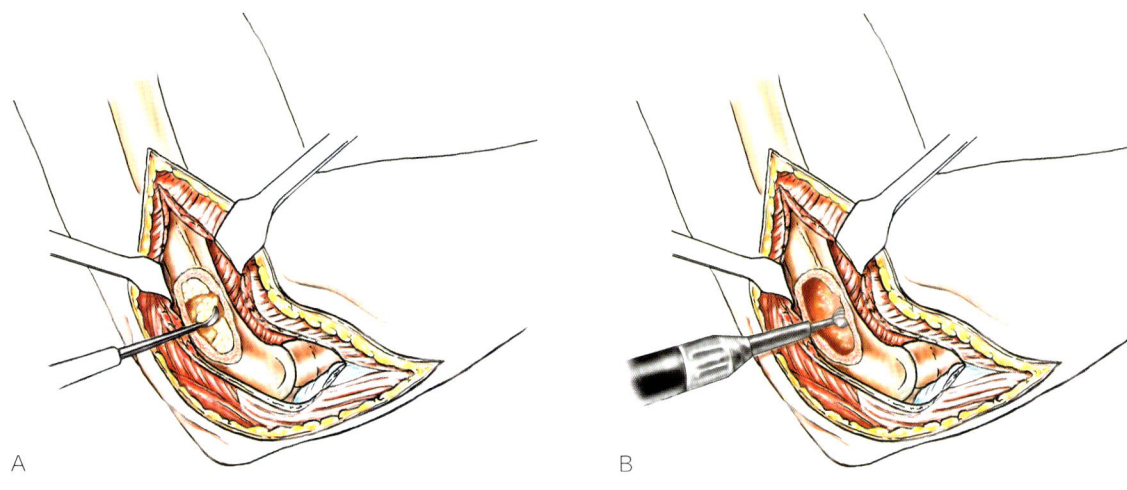

技术图10　A. 用刮勺刮除肿瘤。B. 刮除后高速磨钻打磨。

- 髓内钉穿过肿瘤空腔,然后骨水泥填充。重建钢板在髁上外侧嵴加强固定(技术图11)。

伤口闭合
- 伤口在引流管上方闭合。

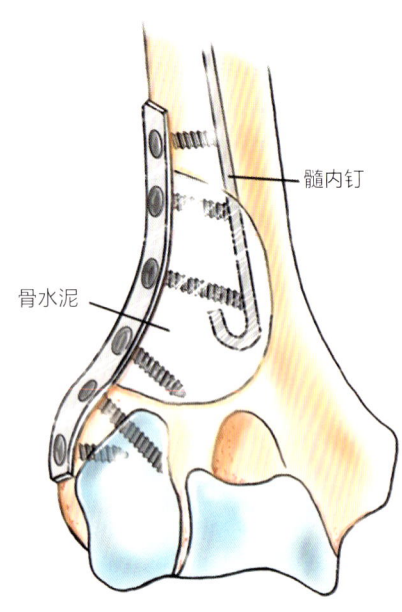

技术图11 沿着髁上嵴用重建钢板固定骨水泥髓内钉来重建肢体。

- 需要连续引流3~5天,围手术期静脉使用抗生素,直至引流管取出。

要点与失误防范

Ⅱ型转移	• 整个肱骨的准确成像,决定是做肿瘤刮除,还是单纯肿瘤切除,或者瘤段切除后假体重建
	• 使用保肢肩胛带切口
	• 通过正确定位和扩大皮质窗口来广泛暴露肿瘤腔
	• 精细刮除和磨钻打磨
	• 含骨水泥的髓内钉或钢板重建
	• 如果使用人工关节假体:
	  ○ 假体头固定于周围的骨性组织以确保肩关节稳定
	  ○ 肩峰肌腱重新附着固定于假体头部以确保肩关节功能
	  ○ 肩关节固定3周后才可以进行运动锻炼

Ⅲ型转移	• 充分暴露肱骨远端 • 精细刮除和磨钻打磨 • 含骨水泥的髓内钉或钢板重建 • 术后早期肘关节运动锻炼

术后护理

Ⅰ型和Ⅱ型转移
- 需要连续引流3~5天,拔除引流管前的围手术期一直使用抗生素。
- 如果进行了假体重建,则将肩关节用吊带固定3周。在此期间,着重肘关节、腕关节和手指在重力作用下的活动康复训练。逐渐开始肩部主动和被动运动,重点是前屈、外展和耸肩。
- 如果进行了肿瘤刮除术,术后应该尽早进行活动范围功能锻炼,一旦术后3~4周后切口完全愈合,患者可转诊去进行放疗。肱骨近端切除后通过假体重建的患者通常不需要放疗。

Ⅲ型转移
- 引流结束后关闭切口,一般术后需要连续引流3~5天,

- 拔除引流管前的围手术期一直使用抗生素。当拔除引流装置后,开始进行肘关节的被动和主动活动范围练习。
- 一旦术后3～4周后切口完全愈合,患者被转诊去进行放疗。肱骨近端切除后通过假体重建的患者通常不需要放疗。

预后

- 大多数进行肱骨转移切除术的患者,其转移相关疼痛会立即缓解。Ⅱ型转移患者进行肿瘤刮除和单纯切除者,较肱骨近端或远端切除后假体重建者,具有更好的活动范围和功能。
- Bickels等[2]报道:56例(95%)肱骨转移患者进行瘤段切除的整体功能,超过正常上肢功能的68%,这是上肢重建术后的平均功能评分。

并发症

- 血栓栓塞并发症、深部伤口感染和假体松动(罕见)。
- 肱骨近端假体脱位(邻近骨固定不良,软组织覆盖不足)。
- 肩关节周围活动范围减小(肩袖肌腱与假体的附着不良)。
- 周围肱骨远端病变术后肘关节活动度减少。
- 如果辅助肿瘤切除和辅助放疗充分,局部肿瘤复发率低于5%。

(宋文奇 译,王磊 董扬 审校)

参考文献

[1] Bickels J, Kollender Y, Wittig JC, et al. Function after resection of humeral metastases. Analysis of 59 consecutive patients. Clin Orthop Relat Res 2005;137:201-208.

[2] Bickels J, Wittig JC, Kollender Y, et al. Limb-sparing resections of the shoulder girdle. J Am Coll Surg 2002;194:422-435.

[3] Eckardt JJ, Kabo JM, Kelly CM, et al. Endoprosthetic reconstructions for bone metastases. Clin Orthop Relat Res 2003;415(suppl):s254-s262.

[4] Enneking WF, Dunham W, Gebhardt MC, et al. A system for functional evaluation of reconstructive procedures after surgical treatment of tumors of the musculoskeletal system. Clin Orthop Relat Res 1993;286:241-246.

[5] Flemming JE, Beals RK. Pathologic fractures of the humerus. Clin Orthop 1986;203:258-260.

[6] Harrington KD, Sim FH, Enis JE, et al. Methylmethacrylate as an adjuvant in internal fixation of pathological fractures: experience with three hundred and seventy-five cases. J Bone Joint Surg 1976;58A:1047-1055.

第13章 腋窝探查与肿瘤切除术
Axillary Space Exploration and Resections

James C. Wittig, Martin M. Malawer, and Kristen Kellar-Graney

背景

- 腋窝是原发性软组织肉瘤的常见部位，也是涉及腋窝淋巴结的转移性疾病，如晚期乳腺癌或黑色素瘤的常见转移部位。
- 肉瘤通常起源于腋窝部位的肌肉组织（图1）。然而，有时肿瘤也可能直接来自臂丛或腋窝部位的血管（例如，恶性外周神经鞘瘤、神经肉瘤、平滑肌肉瘤）。有几种类型的恶性肿瘤可能涉及腋窝部位并且需要手术切除。原发性肉瘤发生在组成腋窝间隙边界的肌肉（即胸大肌、背阔肌、大圆肌和肩胛下肌）内。它们很少发生于腋窝的脂肪组织内。更常见的是转移性黑素瘤和复发性乳腺癌造成的区域淋巴结转移，这些淋巴结转移病灶会产生大的、无光泽的肿块，需要手术切除。此外，腋窝部位还存在臂丛神经源性或血管源性的原发性肿瘤，包括腋静脉平滑肌肉瘤和邻近神经的神经纤维肉瘤。
- 小的肿块可能无临床症状，大的肿块由于累及臂丛，将不可避免地导致明显疼痛或功能丢失。
- 静脉栓塞可以出现在那些被忽视的巨大肿瘤组织，这通常预示患肢将无法保留，甚至可能因为坏疽而危及生命。
- 历史上，这个部位肿瘤的手术方式是肩胛带离断术；放射影像学的发展和辅助治疗以及手术技术的进步大大提高了在该部位进行保肢手术的能力[4]，手术彻底并安全地切除腋区肿瘤的关键在于完整地找出并分离锁骨下区的臂丛和腋动静脉以及它们周围的神经血管束[1,2]。通常，并不能依赖腋区的影像学检查来判断血管神经鞘有无肿瘤累及。多种影像学检查是必要的，但最终确定是否能行保肢手术还是要靠术中探查[1,2,4,5]。
- 沿胸壁扩展的腋区肿瘤通常可以从肋骨上剥离下来；然而，肿瘤如果扩展至肋间则需要进行胸廓切开并行肋骨切除术以保证足够的手术边界。

解剖

- 腋窝是在胸壁和上臂之间由周围肌肉构成的锥形空间；无论是从冠状位还是从轴位看，它都表现为一个三角形。
- 锥形的上顶点由锁骨和第1肋构成，毗邻喙突内侧1~2 cm。
- 腋窝强健的肌肉边界包括前侧的胸大肌，后侧的肩胛下肌、大圆肌和背阔肌，以及外侧的喙肱肌、肱二头肌短头和肱三头肌。
- 腋窝的重要结构包括锁骨下区的臂丛和腋血管的主干。所有在这个区域的手术都需要术者详细全面地了解和熟悉这些结构。

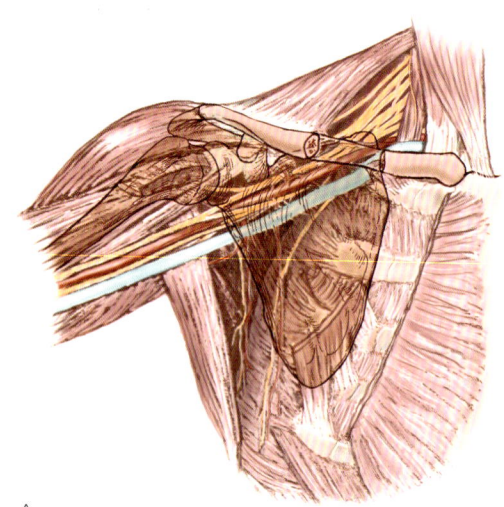

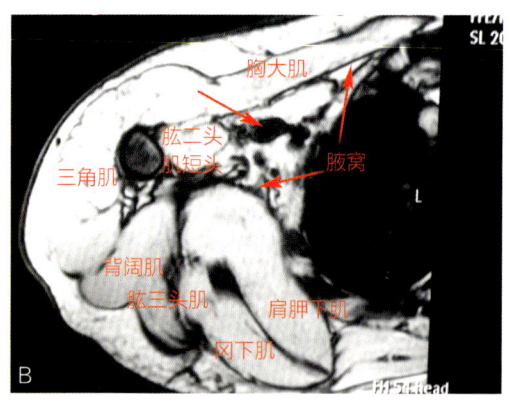

图1 腋窝空间的解剖学。A. 肩胛带和腋窝的示意图显示了骨与软组织结构。腋动脉自锁骨进入，从胸大肌和背阔肌下缘出腋窝。位于浅层的胸大肌构成腋窝的前壁，而背阔肌构成腋窝的后壁。B. 正常腋窝的MRI扫描显示了腋窝前壁和后壁的所有肌肉以及三角肌。

锁骨下臂丛

- 在胸小肌水平可见锁骨下臂丛的外侧、后侧和内侧束支，并进而组合成5条主要分支：正中神经、尺神经、桡神经、肌皮神经和腋神经。在腋窝处，神经束及分支沿腋血管鞘走行。
- 外侧束发出肌皮神经，然后沿联合腱内侧缘走行，支配喙肱肌和肱二头肌短头，在手术探查中首先要确定找到该神经，因为它位于喙突下方浅层腋窝脂肪中，外侧束粗大的部分与内侧束合并形成正中神经。
- 后侧束发出腋神经，腋神经位置较深，通过盂肱关节和肩胛下肌下方走行，沿途支配三角肌。后侧束的主干形成桡神经，走行于腋鞘后方，并沿腋鞘出腋窝。
- 中间束发出尺神经，尺神经沿腋鞘最内侧走行并且沿腋鞘远端出腋窝。由于尺神经是腋鞘最内侧的神经，它也是肿瘤侵及腋窝最常累及的神经，常有相应的无力和神经痛的症状。正中神经由外侧束和中间束联合组成，位于腋鞘外侧，并沿腋鞘远端出腋窝。

臂丛

- 腋动脉和腋静脉是锁骨下血管的延续，在它们进入锁骨下方的腋窝顶端和第一肋骨水平时更名。这些血管走行于同一个鞘内，被臂丛包绕，然后在喙突内侧沿肱骨干内侧走行，到达大圆肌远端时更名为肱血管。腋窝区域主要的血管分支有胸肩动脉（包含胸肌支、三角肌支、锁骨肌支和肩峰支）、胸外侧动脉、肩胛下动脉和旋肱前后血管。

淋巴结

- 当血管鞘与淋巴管、淋巴结一起穿过腋窝时，有大量的脂肪组织包绕血管鞘周围。主要的淋巴结簇沿肱动脉、腋血管、胸外侧血管（前腋窝淋巴结）和肩胛下血管（后腋窝淋巴结）分布。腋窝部位的肿瘤可能通过淋巴结沿腋血管向远处转移；最常见的淋巴结转移是沿腋窝远端的部分淋巴结。

适应证

- 考虑到腋窝部位的恶性肿瘤生长倾向以及肿瘤持续生长引起的神经源性疼痛的可能性，腋窝部位的任何肿块都应该进行活检或切除。
- 通过触诊桡动脉和尺动脉的搏动，检查静脉的充盈。静脉造影评估静脉回流是否受阻来评估涉及臂丛血管的肿瘤。
- 动脉血流的减少是一个晚期征兆，提示肢体可能无法保留，考虑肩胛带离断。
- 检查腋神经、桡神经、正中神经和尺神经的感觉与运动功能。神经功能的丧失通常是一个晚期表现，表明臂丛受累，考虑肩胛带离断。
- 在尝试切除前，锁骨下臂丛和血管探查是强制性的。肿瘤累及这些结构通常意味着需要进行四分之一的截肢[4]。

影像学和其他诊断性检查

- 腋窝空间的三维成像对于准确的解剖学肿瘤定位和手术计划是非常重要的。CT、MRI、血管造影和三相骨扫描的使用方式与其他解剖部位一样。此外，我们发现，静脉造影（腋静脉和肱静脉）对评估腋窝和臂丛的肿瘤至关重要[8]。

X线片

- 仔细检查前后胸片、前肩部和腋下X线片可以发现与腋窝肿块对应位置的软组织密度增加。
- 应注意骨骼受累和软组织中的钙化。

CT和MRI

- 多平面MRI对腋窝解剖的可视化并定义肿瘤的解剖学范围非常有用（图2A～C）。
- 轴位CT成像显示了主要的血管结构、肌肉平面，并且可以检测肿瘤内的细微基质形成。CT在评估腋窝的骨皮质，特别是肱骨、盂肱关节和肩胛骨方面非常有用（图2D）。
- 某些肿瘤，例如脂肪瘤或血管瘤，可能在T1和T2加权的MRI序列上具有提示正确组织学诊断的特征性表现。对于有转移癌病史的患者，应注意是否存在淋巴受累。
- 虽然臂丛的神经血管非常难以观察，特别是当肿瘤扭曲或压缩周围的脂肪层时，但是神经鞘与血管的解剖关系有助于确定其位置。
- 尽管肺部的CT成像通常作为评估患者分期的一部分，但应始终仔细检查胸壁以排除胸腔和胸膜腔的肿瘤受累。

核成像

- 正电子发射断层扫描（PET）成像，特别是合并MRI或CT成像数据时，可以显著提高检测腋窝内和周围肿瘤的淋巴扩散的探测能力。标准化摄取值（SUV）与肿瘤代谢相关，有助于分辨良恶性病灶。

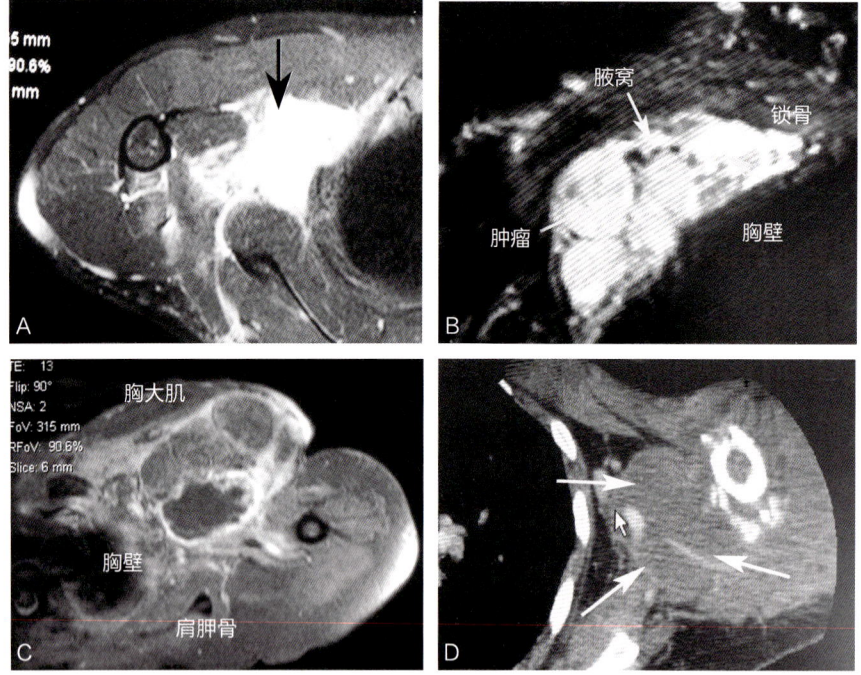

图2 腋窝部位的影像。A. T2加权MRI扫描显示占据腋窝空间的大肿块（箭头）。B. 冠状位T2加权MRI扫描显示胸大肌下方的大肿瘤占据整个腋窝空间，从锁骨到锥形腋窝的下端。C. 来自腋窝空间的大型菜花状肿瘤的轴向MRI扫描，肿瘤向前凸起，周围没有肌肉或皮肤成分。D. 原发性骨肉瘤的CT扫描显示其具有延伸到腋窝的大的骨外组分。该发现是使用肩部前入路来切除肱骨近端巨大肿瘤的最佳适应证。它表明腋窝手术需在完全直视下进行，并且必须游离血管。

血管造影和其他研究

- 血管造影仍然是腋窝成像的一种有效方法，特别是对于制订术前计划而言。因为肿瘤可能通过肿块压迫以及血管生成（即形成供给肿瘤的异常血管，图3）改变局部血管解剖结构。单独或与动脉造影相结合的静脉造影可以显示周围肿瘤的静脉压迫。腋动脉壁较厚，很少出现闭塞迹象，而腋静脉薄壁，容易被肿瘤压迫和浸润。因此，腋静脉闭塞提示有血管鞘和臂丛受累。静脉闭塞，显示为腋静脉充盈缺乏，是腋窝肿瘤臂丛血管受累的特征。并且需要仔细考虑是否可以进行保肢手术。腋静脉闭塞、远端运动乏力和神经性疼痛的三联征是臂丛神经鞘被肿瘤浸润的可靠提示。在尝试切除之前，必须进行锁骨下臂丛血管和神经探查。如有这些结构受累，通常提示需要进行截肢手术。

活检

- 套管针穿刺活检是首选的诊断方法，因为它可以最大限度地降低受伤和腋窝内容物污染的风险。如果怀疑有转移性病变，细针穿刺是鉴别癌细胞的最合适方法。
- 大的或浅表可触及的肿块适合在临床上进行针吸活组织检查，而深部病变最好用CT或超声导引。
- 应在与外科医生协商后确定合适的活检通道，以确保定位正确并且活检通道位于计划切除的路径上。活检应通过腋窝底部进行，而不是通过胸大肌或血管鞘附近。在CT引导下进行活检较容易，胸壁附近的深部病变穿刺活检就常通过CT引导。前侧病损有时可以通过胸大肌下部进行活检。活检通道必须在手术切除时完整切除。
- 对于套管针穿刺活检无法诊断的患者，或者因研究目的需要额外肿瘤样本的情况下，应行开放式活检。必须小心操作以避免污染重要结构和其他未受肿瘤侵犯的组织层面。建议避开胸大肌和腋窝做外侧小切口。
- 虽然小肿瘤适合切除活检，但在发现肿瘤是肉瘤的情况下，必须注意去除整个假包膜。

手术管理

- 尽管许多患者可以安全地在保肢情况下行腋窝肿物切除术，但是很多体积较大和被忽视的肿瘤可能存在腋窝血管和臂丛受累的不在此列。
- 当有证据表明血管受累和神经受累时，患者是否适合保肢手术就成为一个问题，截肢可能是必要的选择。
- 适当选择活检通道对减少腋窝部位的伤害和污染至关重要；规模大、计划不周的开放式活检可能造成截肢。
- 对腋窝的辅助放射可导致淋巴水肿的风险增加，这可能导致功能丢失，以及潜在的手术切口问题。

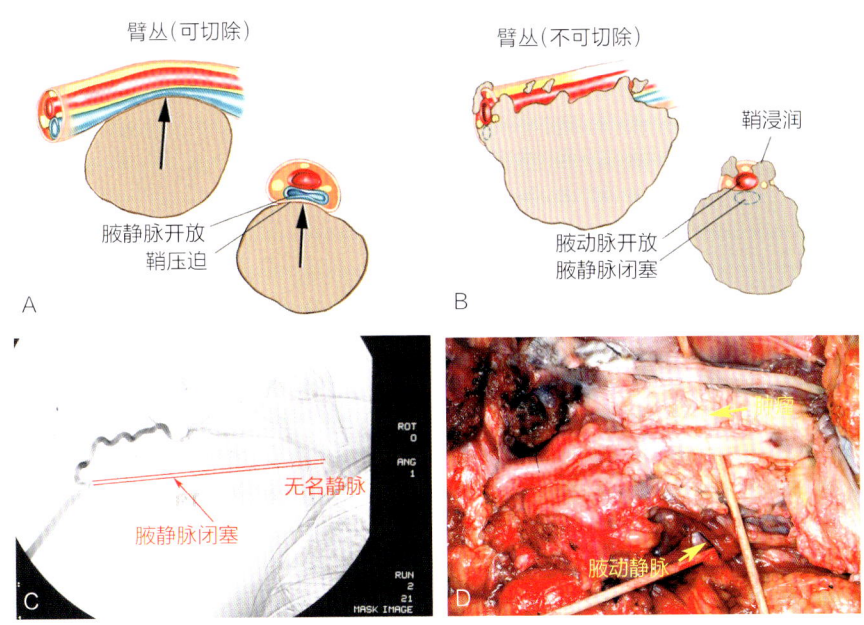

图3 腋窝肿瘤的示意图及其与腋窝的关系。A. 肿瘤不累及腋鞘，但动脉、静脉和伴行的神经受到压迫而移位。B. 肿瘤已经累及腋鞘，闭塞腋静脉。这是静脉造影的重要发现，提示血管浸润。C. 进行腋静脉造影并显示腋静脉完全闭塞（红线）。在肿块周围可以看到侧支血管。静脉闭塞表明锁骨下臂丛的肿瘤浸润。D. 截肢后的大体标本显示肿瘤侵犯臂丛和腋动静脉。

术前技术

- 术前详细回顾影像学资料对制订手术方案十分必要。
- 手术切除范围取决于肿瘤大小、分期，以及是选择姑息治疗还是根治治疗。
- 当基于CT和MRI扫描怀疑有肿瘤累及血管时，应考虑术前动静脉造影。
- 一旦术前影像学检查提示有明显的肋骨受累时，需应用双腔气管内导管。通过排除肺内积气使肺缩小，以保护肺在切除肋骨时不受损伤。

体位

- 腋窝部位肿瘤手术的患者体位取决于被切除肿瘤的大小与解剖范围。
- 大多数腋窝肿瘤最好通过在仰卧位下行可延伸的前侧切口切除。患者仰卧于手术台边缘，并在肩胛骨的中间部分下方放置大的衬垫凸起以便于暴露。在准备并覆盖手臂、腋窝和前肩带后，将手臂放在带垫的支架上，外科医生站在腋窝内进行手术。手术助手最好放在手臂上方以便于拉钩。
- 不太常见的是，涉及腋窝后部或下部的肿瘤，此时需要通过腋窝和肩带的后部显露。在这种情况下，应将患者置于侧卧位，以便更容易地显露整个肩胛带。患者的手臂被抬高在患者头部上方并由助手支撑以便显露腋窝。外科医生应该站在患者的前方，最靠近臂丛的部位。

手术入路

- 前/内侧入路。腋窝肿瘤切除术最常用的入路是沿胸三角肌间沟的肩胛带和上臂扩大切口，沿着三角肌沟进行。由于胸大肌组成腋窝的前缘，切开胸大肌在肱骨上宽大的止点，方能更好地显露腋窝内容物（图4）。
- 沿腋窝下缘的传统切口提供的腋窝手术视野非常有限，并且难以识别臂丛神经。该切口最好仅用于切除局限于胸壁的肿瘤（腋窝下区切除术）或腋窝后壁（背阔肌）肿瘤的患者。
- 传统腋窝切口加前方扩大切口可以通过将皮肤切口延伸穿过胸大肌来实现，在喙突过程附近与后者相连（图5）。此入路适用于通过下腋窝进行肿瘤切除或开放活检的患者。

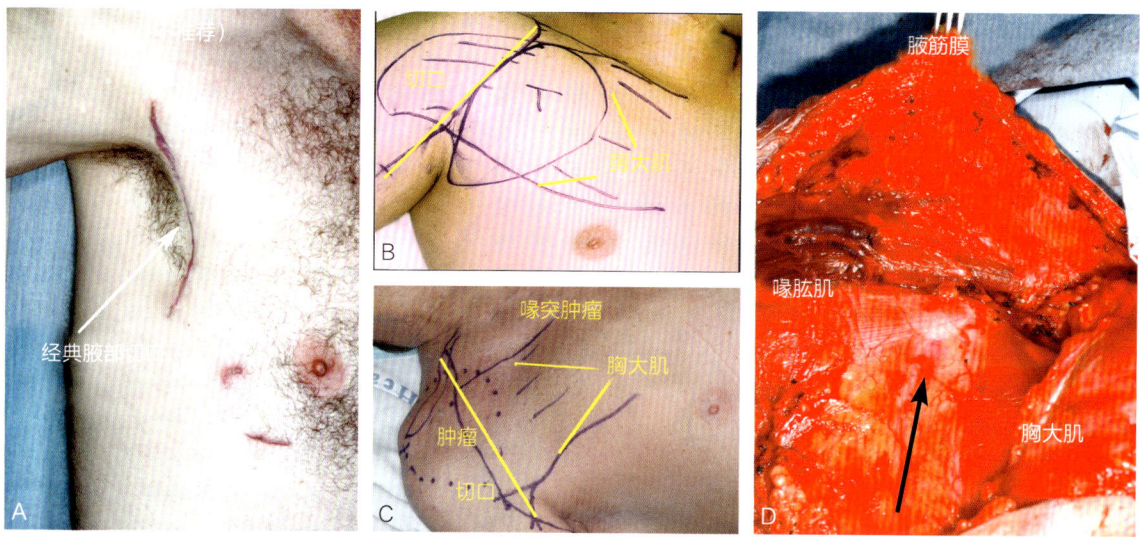

图4 切口。A. 典型的腋窝切口，主要由普通外科医生用于淋巴结清扫术。该切口不足以切除肉瘤或大块肿瘤。B. 肩胛带前方切口。用于腋窝巨大肿瘤切除。触诊巨大肿块（T）。通过分离胸大肌止点，可以直视整个腋窝。C. 1例起自喙突的巨大的转移病灶。采用肩胛带前方切口游离腋血管，然后切除肿瘤。D. 图中显示离断的胸大肌被拉向内侧，可以看到覆盖整个腋窝内容物的筋膜（箭头）。

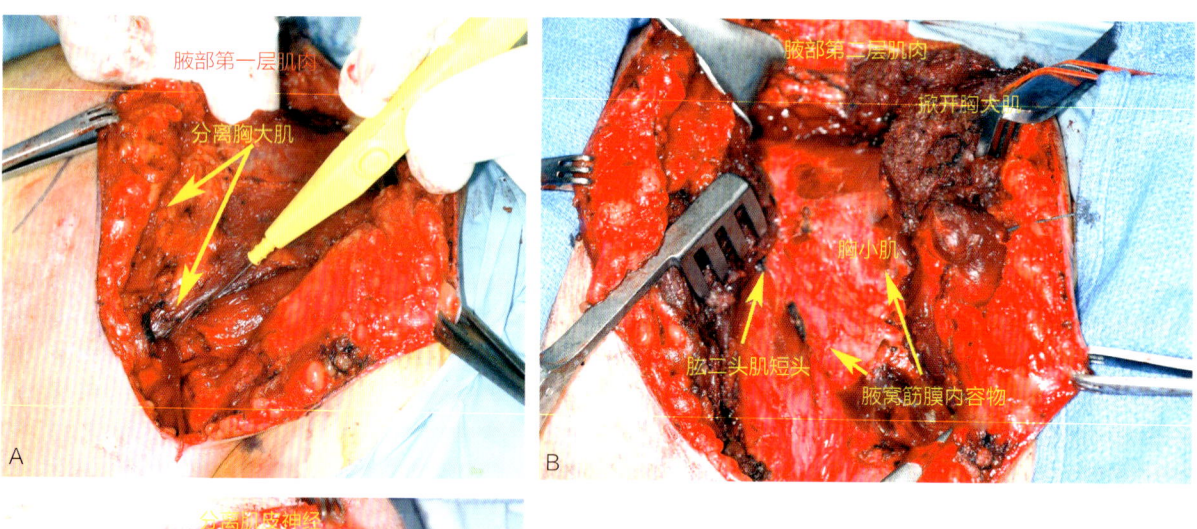

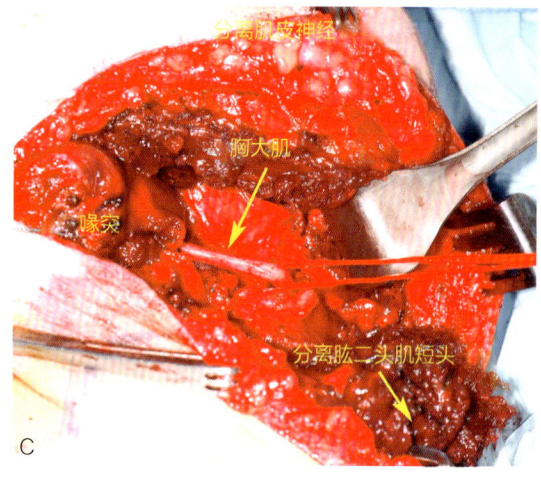

图5 腋窝肿瘤的暴露和手术切除技术。A. 采用肩胛带前方切口。这是扩展的胸三角肌切口，可以向后折向腋窝。然后距离胸大肌肱骨止点1 cm处离断。这是第一层腋区肌肉组织。B. 显示第二层肌肉组织的手术照片。肱二头肌短头和胸小肌附着在喙突上。由于被包裹在腋窝脂肪和筋膜内，此时无法看到腋窝区域的血管和神经结构。C. 肌皮神经在喙突远端1～2 cm处，位于胸小肌止点下方并且邻近肱二头肌的短头。必须在打开第二层肌肉之前识别该神经。

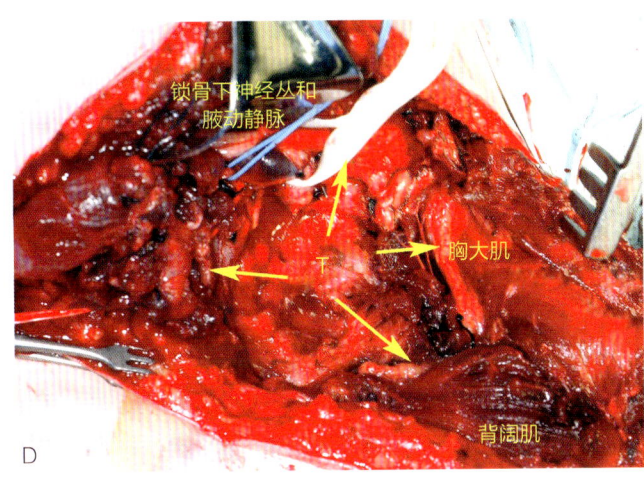
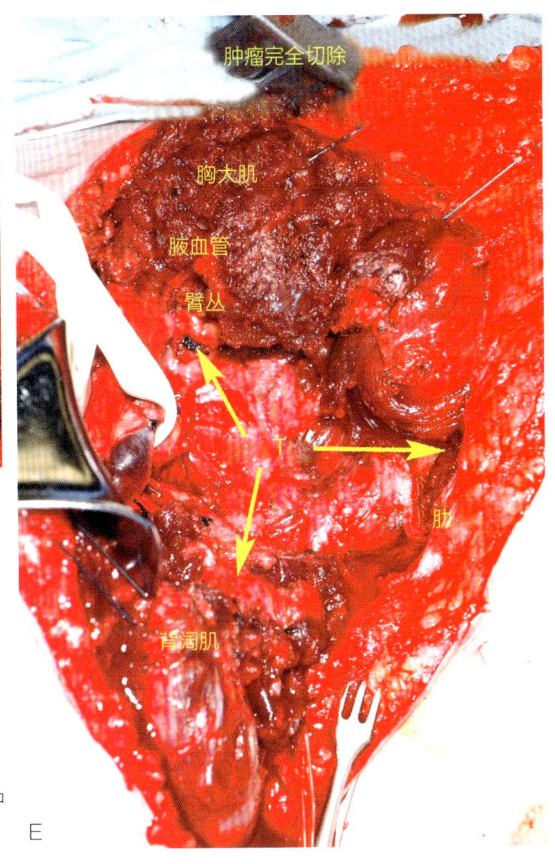

图5（续） D、E. 切除腋窝肿瘤后，有必要从锁骨水平开始向肿瘤远端依次结扎所有分支血管。大多数肿瘤出现在神经血管束下方。

前路腋窝探查

确定解剖标志
- 触诊并标记骨性标志：喙突、肩峰、肩锁关节。
- 触诊三角肌与胸大肌之间的肌间沟。
- 皮肤切口应沿着三角肌胸大肌肌间沟延伸至喙突，并可根据需要弯折到腋窝。切开间隙，根据需要保留或结扎头静脉。

离断胸大肌（技术图1）
- 确定胸大肌于肱骨干上的止点，距离止点1 cm处用电刀离断胸大肌，保留足够的残端以供后期修复。
- 将离断的胸大肌拉向内侧，注意保留胸大肌血供，暴露前锯肌。

显露腋前筋膜层
- 沿胸锁筋膜显露解剖层次。胸锁筋膜较厚，易辨别。其内包含腋区与相关结构。

切断联合腱和胸小肌
- 触诊并切断联合腱于喙突上的止点。通过限制远端回缩，以保护肌皮神经。该神经从联合腱下方的臂丛发出，经过肌腱远端穿入肌腹。
- 这些肌肉的离断是暴露血管鞘和臂丛的关键。

神经探查/血管探查
- 在联合腱下方识别臂丛神经鞘和腋血管。
  - 肌皮神经位于喙突下缘胸小肌下方。
  - 腋神经从更深的臂丛后束发出并走向肩关节。
  - 在这一阶段必须分辨出这两条神经。
- 通过打开神经血管鞘并用血管标识带环绕这些重要结构来彻底地暴露并保护腋血管和臂丛，仔细游离这些重要结构。
  - 在切除肿瘤之前，常需要游离血管神经并牵开，这有助于肿瘤组织的充分暴露。

切除肿瘤
- 切断并结扎所有肿瘤的滋养血管[1,2]。
- 腋窝脂肪包绕肿瘤周围是肿瘤唯一的真实边界。
- 切除肿瘤，标记方向，并将其送至病理科进行切缘和组织学评估。

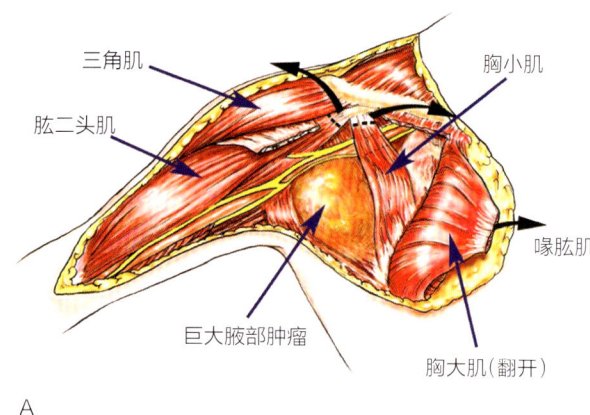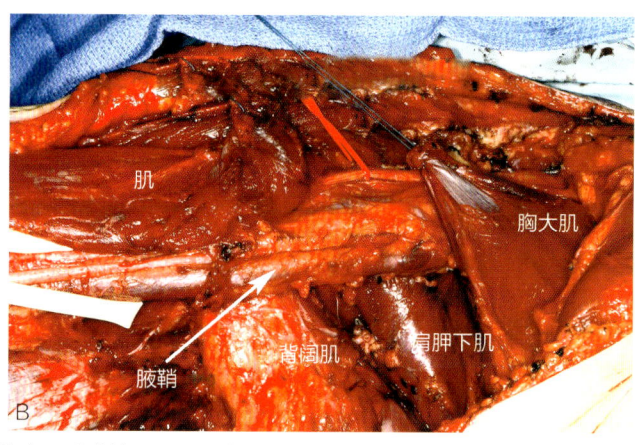

技术图1 A. 图示腋区前部肌肉被分离以暴露下方巨大的腋窝肿瘤。手术涉及两层肌肉：上层的胸大肌和下层的胸小肌，肱二头肌短头。这些肌肉都附着在喙突上。在第二层肌肉分离之前，必须游离肌皮神经。B. 巨大腋窝肿瘤切除后手术照片显示腋区所有的肌肉、腋鞘和相应的臂丛神经束。

腋窝前方和胸壁肿瘤切除

- 在确定并游离关键的神经血管结构后，可以安全地切除涉及胸大肌和前锯肌的肿瘤，这些肌肉可以从胸壁上直接掀起。
- 高度恶性肿瘤的切除往往需要牺牲1条甚至多条臂丛分支以达到足够的肿瘤安全边界。
  - 切除正中神经会造成手部功能最大的丧失。
- 胸壁受累需要开胸并切除邻近的肋骨；在开胸前要进行肺部排气以保护肺脏。
- 通过胸廓切开术后胸膜表面的触诊来确定肿瘤的胸廓内范围；在直视下使用肋骨切割器切除肋骨，可以整块切除所有受累及的胸壁。
- 淋巴受累，常见于乳腺癌延伸到腋窝的患者，需要在近端对腋窝和锁骨下血管进行细致的解剖；淋巴结活检对于癌症或黑色素瘤患者至关重要。

腋窝后方肿瘤切除术

- 通过向远端进一步血管神经探查，暴露腋区深部，直到显露腋窝后部或远端肿瘤（技术图2）。
- 确定背阔肌肱骨止点，该肌在胸大肌止点远端和后方构成腋窝后壁。
- 在进行肌腱离断之前，确定并保护近侧的腋神经和远端的桡神经；这两条神经对臂丛起牵拉作用，限制了臂丛的移动。
- 累及背阔肌的肿瘤切除可能需要牺牲上述神经中1条或2条。
- 根据肿瘤切除的需要，背阔肌可以从胸壁上掀起。
- 胸壁受累可能需要开胸和切除邻近的肋骨；在打开胸腔之前进行肺排气以保护下面的肺。
- 通过胸廓切开术后胸膜表面的触诊来确定肿瘤的胸廓内范围；在直视下使用肋骨切割器切除肋骨，可以整块切除所有受累及的胸壁。

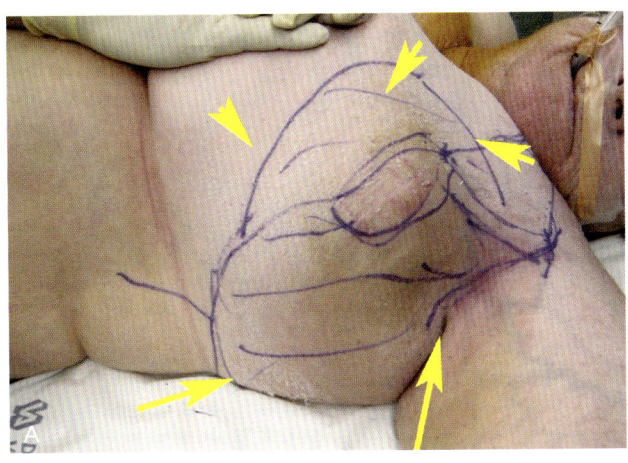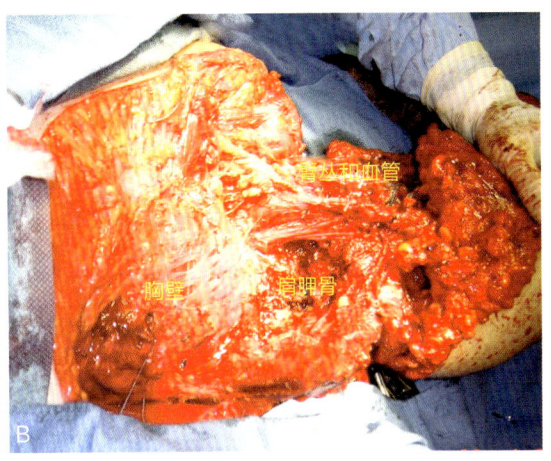

技术图2　A. 巨大低级别的腋窝纤维肉瘤，从胸廓出口延伸到腋后线和乳房水平。通过肩胛带前方和后方联合切口清除所有受累组织。B. 在重建后方肌肉和胸大肌前部肌肉止点修补之前拍摄的术中照片。这张照片展示了腋窝前后路联合的优势。

肿瘤切除后的重建

- 肿瘤切除后修复和重建腋窝结构是必要的。
- 在术后将神经导管插入臂丛神经鞘内可以给予局部麻醉剂，如布比卡因（马卡因），以尽量减少术后疼痛。
- 用不可吸收的缝合线将联合腱和胸小肌以褥式缝合重新缝合到喙突，用以覆盖臂丛和腋窝血管。
- 使用背阔肌或胸大肌局部旋转皮瓣可以覆盖胸壁的缺损，根据需要可以将皮瓣与肩胛下肌腱固定连接[3]。
- 放置闭合的负压吸引管，小心地闭合伤口并在腋窝中放置可吸收性填充物用以降低皮肤浸渍和伤口感染的风险。使用颈腕吊带或肩部固定器以便患者早期活动。
- 切除部分臂丛导致的功能缺失可能需要在完成辅助治疗后延迟重建。

要点与失误防范

术前动脉造影和静脉造影

- 除了描绘出血管走行外，肱静脉或腋静脉的血流减少也是肿瘤侵犯腋鞘的危险信号。这通常是肿瘤无法切除时最先出现的征象，必须考虑行肩胛带离断术的可能（图6）。

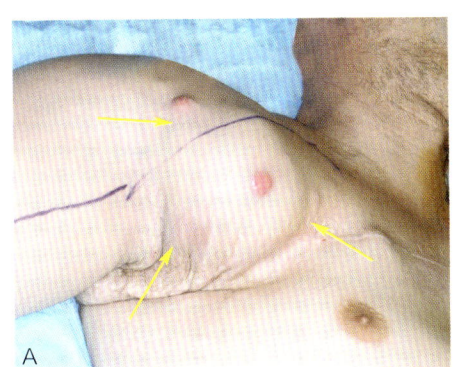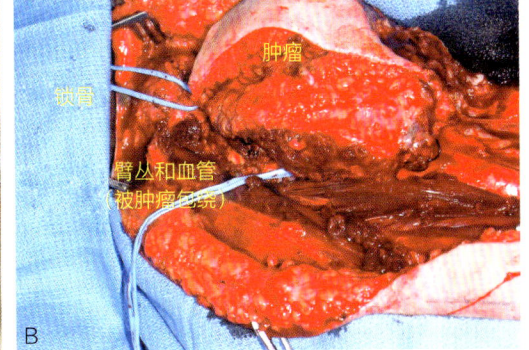

图6　腋窝无法切除的肉瘤。A. 多次复发形成巨大软组织肿块。B. 通过前入路手术视野显示巨大的肿块包绕腋鞘。

	(续表)
腋窝切口	• 腋窝切口不易延伸,严重影响了血管神经束的游离。这个切口很少使用
胸大肌	• 离断肱骨止点是打开整个腋窝显露所有重要结构的关键。没有必要将胸大肌重新缝合到其肱骨止点上;胸大肌转位可以重建肩部缺损
肌皮神经	• 可能由联合腱过度收缩引起,导致肘关节屈曲功能下降甚至残疾。对于涉及联合肌腱的肿瘤患者,这可能是不可避免的

术后处理

- 手术后,用颈腕吊带或是肩部固定支具悬吊上臂。引流量减少时拔出引流管。
- 术后第1天鼓励患者下床活动,在可承受范围内活动以改善肺功能。
- 使用颈腕吊带直到皮肤伤口完全愈合。
- 一旦伤口允许,就开始允许早期肩关节活动。
- 如果有淋巴水肿的征象,应积极加压包扎上臂并应用自我调节加压手套。

预后

- 肿瘤的预后与软组织肿瘤切除在其他局部相似。术前计划主要考虑胸壁病变或神经血管浸润。
  - 在大多数情况下,这两种情况都使得保留肢体的手术成为不可能[7]。
- 术后功能取决于切除肌肉和神经的多少[6]。
- 肩部活动的丧失导致轻度残疾,这种情况可以通过对侧手臂过举行为来代偿。
- 大多数患者在腋窝周围肿瘤切除后,运动范围和功能参数均令人满意。
  - 快速恢复与最终ROM和功能直接相关[2,6]。

并发症

- 虽然不常见,但在腋窝切除术后最常见的并发症是第3间隙液体积聚伴有继发性伤口问题。术前放射治疗增加了这种可能性,使用负压吸引并加压包扎有助于减少这种并发症。
- 神经麻痹在腋窝肿瘤切除术中并不常见,当它们出现时,大多数病例术后6个月都得以解决,手术中的牵拉和操作以及术后的肿胀可能是这种低比例的神经并发症的原因。
- 神经切除术后可能会出现慢性疼痛,尤其是在放疗后。术后使用神经导管输注局部麻醉剂可以减少神经性疼痛的发生率。
- 淋巴水肿可能导致严重的残疾和慢性疼痛;早期积极治疗可以减轻肿胀的严重程度或减少持续时间。手术和放射治疗后淋巴水肿风险最大。
- 腋窝肿瘤切除术后的感染和皮瓣坏死很少发生,因为肩胛带周围丰富的皮下血管网提供了充足的血供。

(宋文奇 译,王磊 董扬 审校)

参考文献

[1] Kim JY, Subramanian V, Yousef A, et al. Upper extremity limb salvage with microvascular reconstruction in patients with advanced sarcoma. Plast Reconstr Surg 2004;114:400-408.

[2] Kim JY, Youssef A, Subramanian V, et al. Upper extremity reconstruction following resection of soft tissue sarcomas: a functional outcomes analysis. Ann Surg Oncol 2004;11:921-927.

[3] Lohman RF, Nabawi AS, Reece GP, et al. Soft tissue sarcoma of the upper extremity: a 5-year experience at two institutions emphasizing the role of soft tissue flap reconstruction. Cancer 2002;94:2256-2264.

[4] Maman E, Malawer MM, Kollender Y, et al. Large tumors of the axilla: limb-sparing resection versus amputation in 27 patients. Clin Orthop Relat Res 2007;461:189-196.

[5] Murray PM. Soft tissue sarcoma of the upper extremity. Hand Clin 2004;20:325-333.

[6] Nelson AA, Frassica FJ, Gordon TA, et al. Cost analysis of functional restoration surgery for extremity soft-tissue sarcoma. Plast Reconstr Surg 2006;117:277-283.

[7] Popov P, Tukiainen E, Asko-Seljavaara S, et al. Soft-tissue sarcomas of the upper extremity: surgical treatment and outcome. Plast Reconstr Surg 2004;113:222-230.

[8] Toomayan GA, Robertson F, Major N, et al. Upper extremity compartmental anatomy: clinical relevance to radiologists. Skeletal Radiol 2006;35:195-201.

第14章 肩胛带离断术
Forequarter Amputation

Jacob Bickels, Yehuda Kollender, and Martin M. Malawer

背景

- 肩胛带离断术需要将上肢连同肩胛骨和锁骨外侧部分完全切除。这种损毁性的截肢手术过去是被用于治疗肱骨近端及肩胛骨的高度恶性肉瘤(图1)[1,3,6-9]。
- 随着放化疗技术发展以及人工假体重建方法的出现,现在肩胛带离断术已经很少应用,90%~95%的此类病例都采用保肢切除这种可靠的手术方式[2]。

解剖

- 上肢和肩胛骨通过软组织和单一的骨与上躯干、胸壁连接,前者包括菱形肌、肩胛提肌、斜方肌、胸大肌和胸小肌、背阔肌、大圆肌以及前锯肌,后者即为锁骨。上述所有结构都要在肩胛带离断术中被截断。
- 腋血管和锁骨下臂丛走行于喙突下方,喙突位于三角肌胸大肌筋膜深面,容易经体表触及。术前要对上述血管神经做出评估,需要确定安全结扎并离断的节段,尤其是巨大的肿瘤要考虑到胸廓出口的可能。
- 肩胛骨周围区域的巨大肿瘤很容易侵犯颈后三角以及邻近的椎旁肌肉和深部的胸壁。术前必须仔细地评估肿瘤累及上述解剖结构的情况,以避免术中需要做连胸壁段的整块切除或同时在颈部做解剖分离。

适应证

- 上臂或腋窝的巨大软组织肿块,包绕并损伤神经血管结构,并累及关节(图2)。
- 肱骨近端和肩胛骨巨大骨肿瘤(原发性骨肿瘤或者转移性病灶)涉及广泛的软组织,并且侵犯肩关节和周围肌肉(图3)。
- 肩胛带周围大范围的肿瘤局部复发(图4)。
- 肿瘤对放、化疗无反应且病灶快速增大,同时顽固性头痛有所缓解或瘤组织呈蕈伞型生长。
- 肿瘤侵犯至胸壁或颈后三角及椎旁肌,通常是肩胛带离断术的禁忌证。
  - 但该手术可以选择性地应用于那些没有转移灶的患者,在这些患者身上切除部分胸壁或颈部清扫可以实现切缘阴性,并且需要满足生理功能可以承受联合手术[4,5]。

影像学和其他诊断性检查

- CT和MRI的联合应用可以确定骨和软组织肿瘤的累及范围,因此,颈部、椎旁肌肉以及胸壁的软组织受侵犯的边界大小也可以被估计。

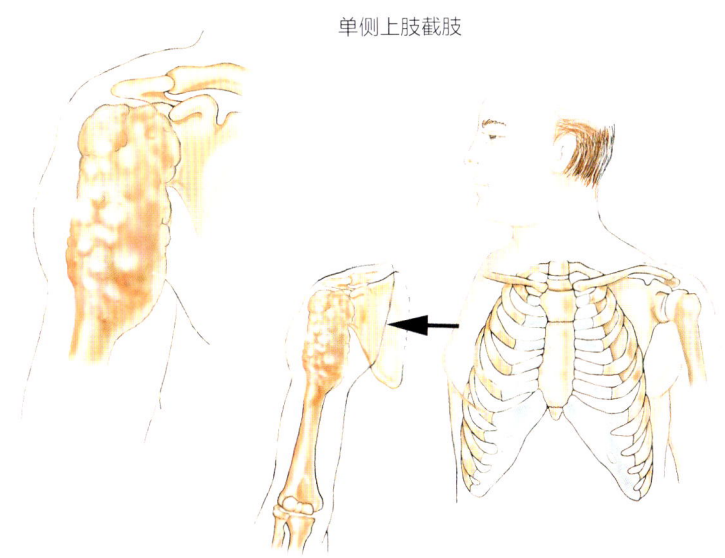

单侧上肢截肢

图1 肩胛带离断术需要将上肢连同肩胛骨和锁骨外侧部分完整切除。

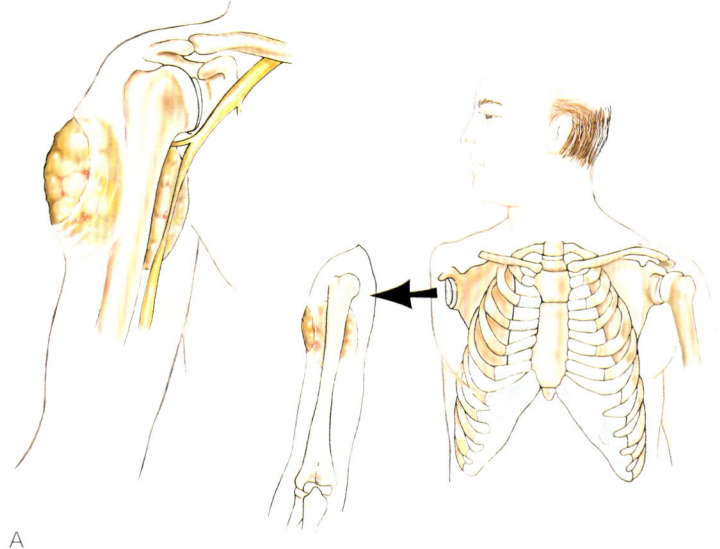
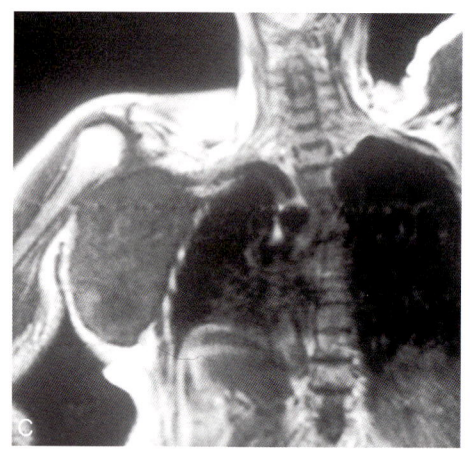
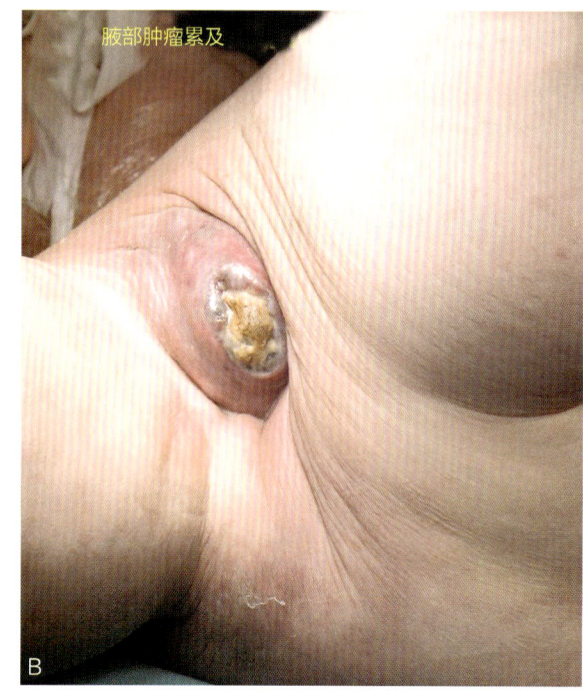

图2　A. 上臂近端高级别肉瘤，延伸至腋窝，包绕上肢神经血管束，跨越肩关节。B. 63岁女性患者的术中照片。C. 其MRI冠状位图像显示腋窝内弥漫生长的肉瘤累及上臂近端和肩胛骨。神经血管束被肿瘤包裹并压迫，患者上肢有明显水肿且桡神经和正中神经功能受损。

- 血管造影在确定腋血管和肱血管的解剖位置以及评估这些结构是否被肿瘤累及非常有用。偶尔可以用来确认一些生理性的结构异常（例如双重腋动脉）。血管造影有助于准确评判结扎腋血管的最佳位置。
- 任何影像学检查都无法精准地辨别臂丛是否被肿瘤侵犯，或血管神经位置的改变是否受到其他因素影响，它们能提供的只是肿瘤侵犯神经的间接证据。另一方面，腋静脉造影是一种确定臂丛被肿瘤累及的简单有效的方法。
- 肿瘤侵犯臂丛时，肱静脉造影可以显示主要的腋静脉完全闭塞，而当肿瘤生长邻近臂丛但未浸润累及时，显示静脉通畅但受挤压发生移位。

手术治疗

体位

- 患者侧卧位，髋部用约束带固定在手术台。
  - 或是用沙袋塑性后抽真空硬化来固定躯干。
- 腋窝下放置腋垫便于术中胸部移动，同时髋部垫一海绵橡皮垫以保护皮肤不受压伤。
- 常规消毒铺巾，显露患肢（图5）。

A

B

C

D

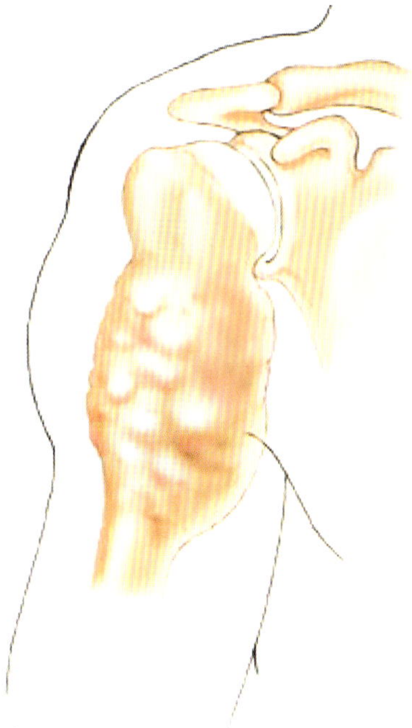

图3　A. 肱骨近端高度肉瘤，肿瘤在肩胛骨周围和关节处扩展。B. 一位15岁的患者在手术中被诊断为肱骨近端尤因肉瘤，并接受术前化疗和放射治疗。经治疗后，肿瘤明显增大，经（C）平片及（D）CT证实，骨广泛破坏，并向周围软组织扩展。

A

B

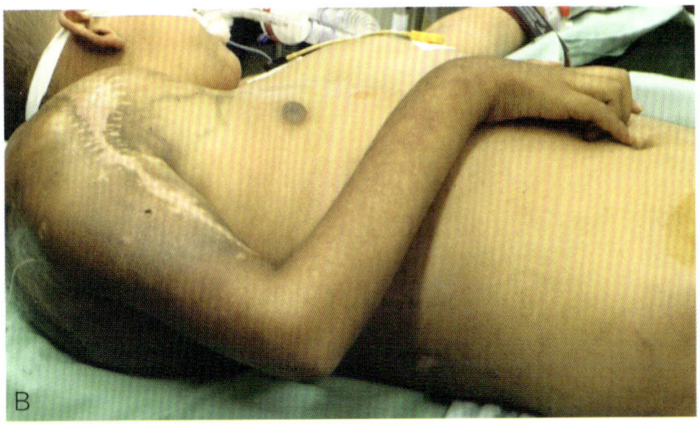

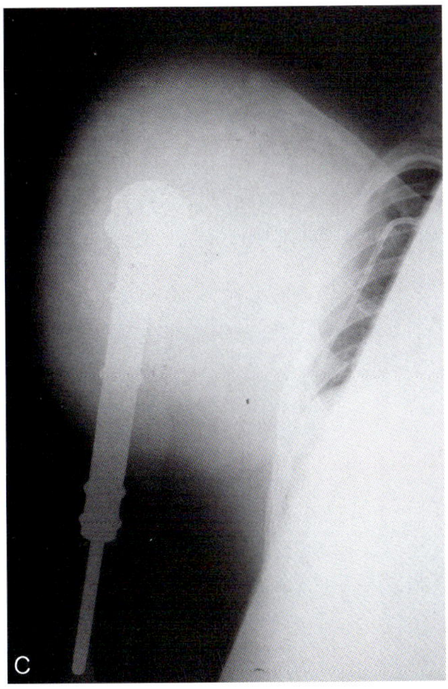

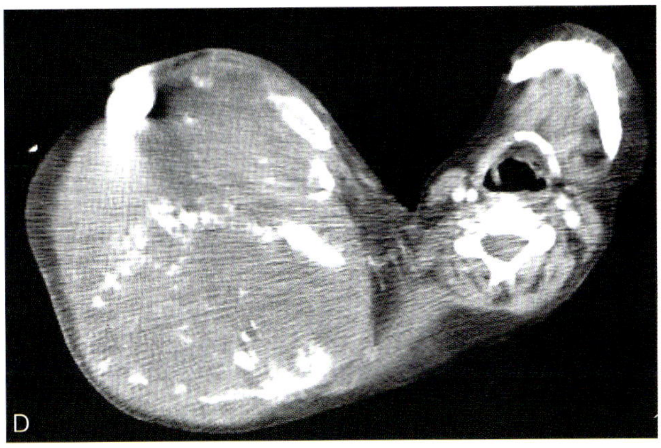

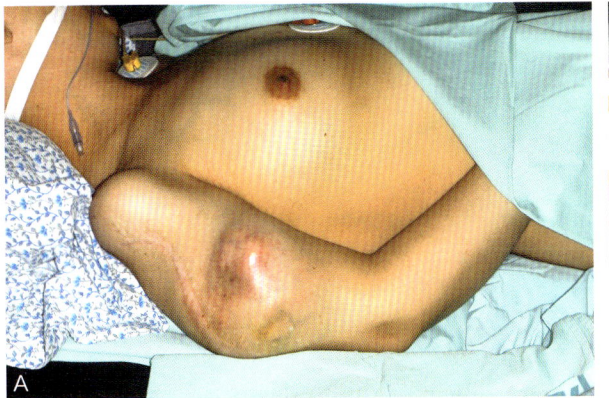

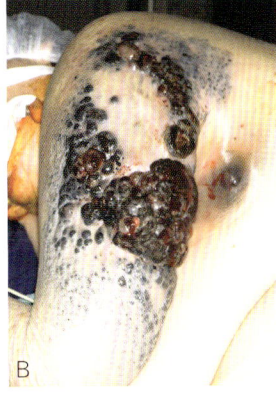

图4　术中照片（A）显示一名34岁患者的近端手臂和腋窝局部复发性骨肉瘤。B. 一名59岁的女性患有局部复发的恶性黑色素瘤，广泛累及手臂、腋窝和肩膀，尽管经化学疗法、免疫疗法和放射疗法，这些部位仍然生长迅速。

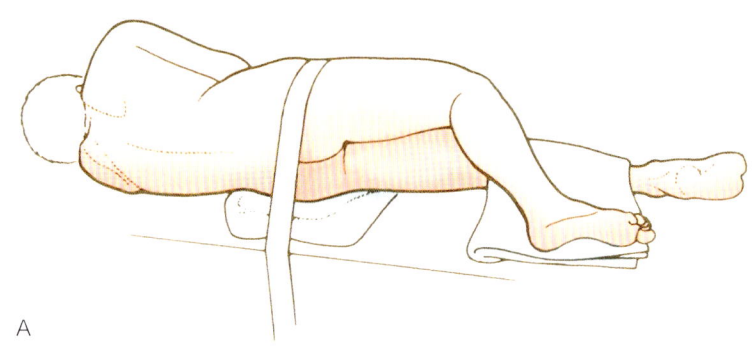
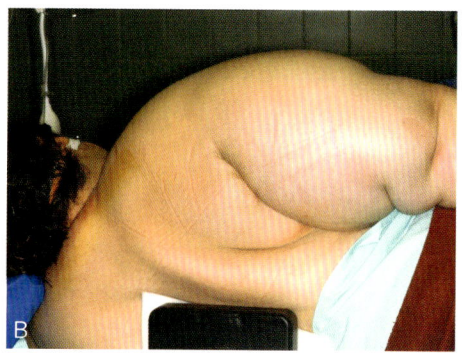
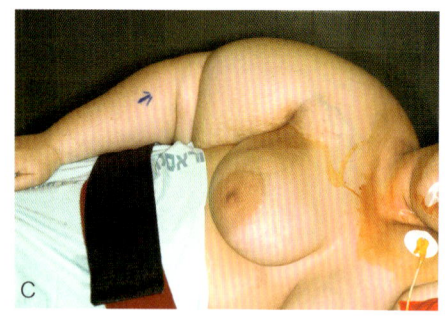

图5　A. 患者侧卧位，髋部用约束带固定在手术台，或是用沙袋塑形后抽真空硬化来固定躯干。腋窝下放置腋垫便于术中胸部移动，同时髋部垫一海绵橡皮垫保护皮肤不受压伤。常规消毒铺巾，显露患肢。B、C. 35岁女性患者，腋区复发性肉瘤，图示为手术体位摆放，可见沿三角肌间沟的陈旧性手术瘢痕。

切口

- 切口的前侧部分起自胸锁关节以外2 cm处的锁骨上方，向下沿胸三角肌间沟或毗邻走行。切口向上方越过肩峰尖端转向后方，切口前后部在腋窝下汇合，包括腋毛区皮肤和活检产生的血肿组织（技术图1）。
- 皮瓣的最终形状和切口的位置可以根据个别肿瘤的累及范围而改变。由于该区皮肤血供十分丰富，较长的前侧和后侧皮瓣即使在相当大的张力下闭合也能存活。
- 偶尔有巨大肿瘤侵犯到表面皮肤，需要连同大块的皮肤一同切除，这时切口无法一期关闭，需要皮肤移植或敞开作延迟缝合。
- 通常手术者先在患者前方做前侧切口，前方皮瓣可以延伸至胸骨中线，然后手术者转至患者后方做后侧切口，后方皮瓣可延伸至肩胛骨内侧缘。

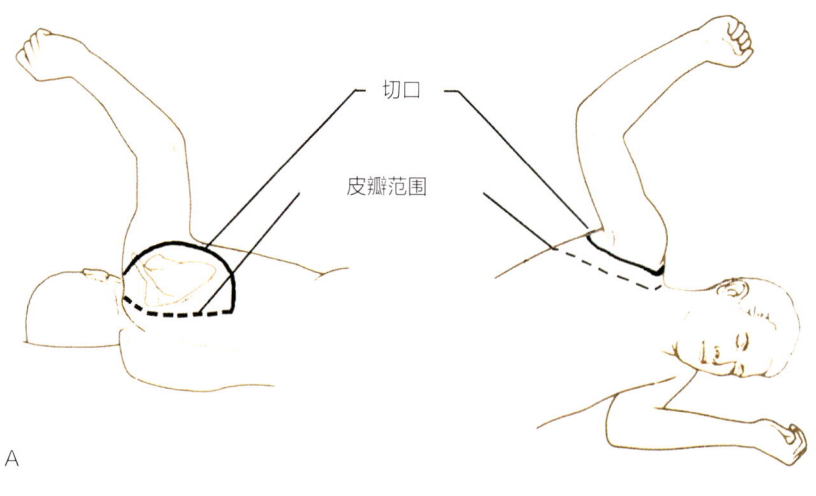

技术图1　A. 切口的前侧部分起自胸锁关节以外2 cm处的锁骨上方，向下沿胸三角肌间沟或毗邻走行。切口向上方越过肩峰尖端转向后方。术中照片显示切口的前侧（B）和后侧（C）的部分。两者在腋窝下方交汇，包括了腋毛区皮肤。

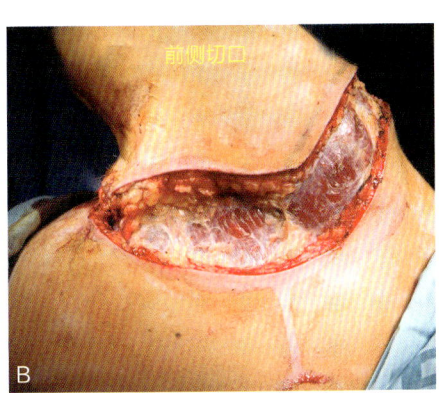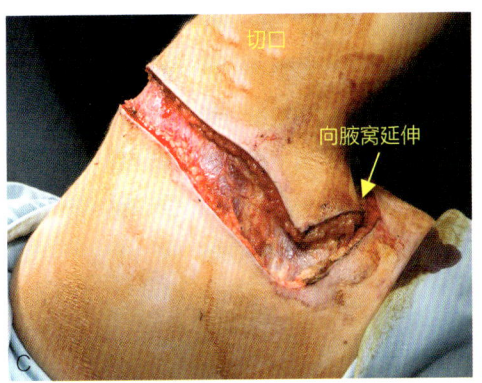

技术图1（续）

切除患肢和患侧肩胛骨

- 将胸大肌从锁骨上离断，可行前方血管探查。在锁骨近端1/3处截骨，分离并辨认其深部的臂丛和锁骨下血管（技术图2）。用萨氏血管钳沿血管高位钳夹，然后按计划进行手术操作。
- 经后方入路切断在肩胛骨上附着的菱形肌、斜方肌、肩胛提肌和背阔肌（技术图3）。
- 在肩胛骨内侧缘切断前锯肌并在其下角切断背阔肌，将肩胛骨从胸壁上提起（技术图4）。这样可以显露后侧胸壁，并且术者可以将手伸入腋区，探查胸壁或肋间肌受肿瘤的累及情况，从而施行原定的截肢手术（技术图5）。
- 如果胸壁被累及，可进行联合胸壁切除的肩胛带离断术。做腋部切口连接前后方切口。结扎并离断臂丛及锁骨下血管后在肩胛带处截肢（技术图6）。

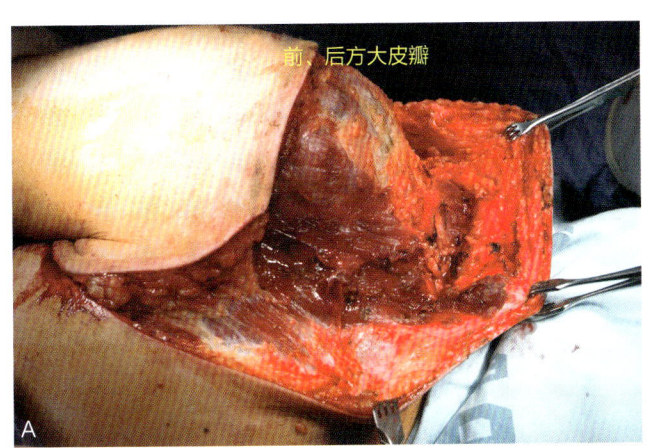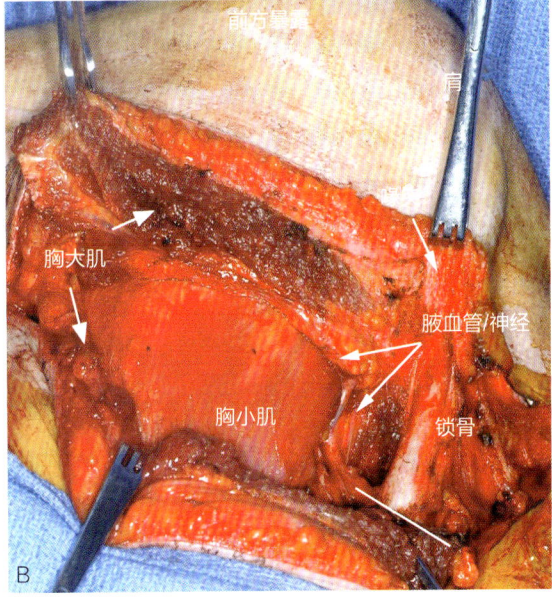

技术图2　前肢截肢手术大部分是在前方进行的。A、B. 前皮瓣抬高，露出锁骨、肩峰和胸大肌的上部起源。

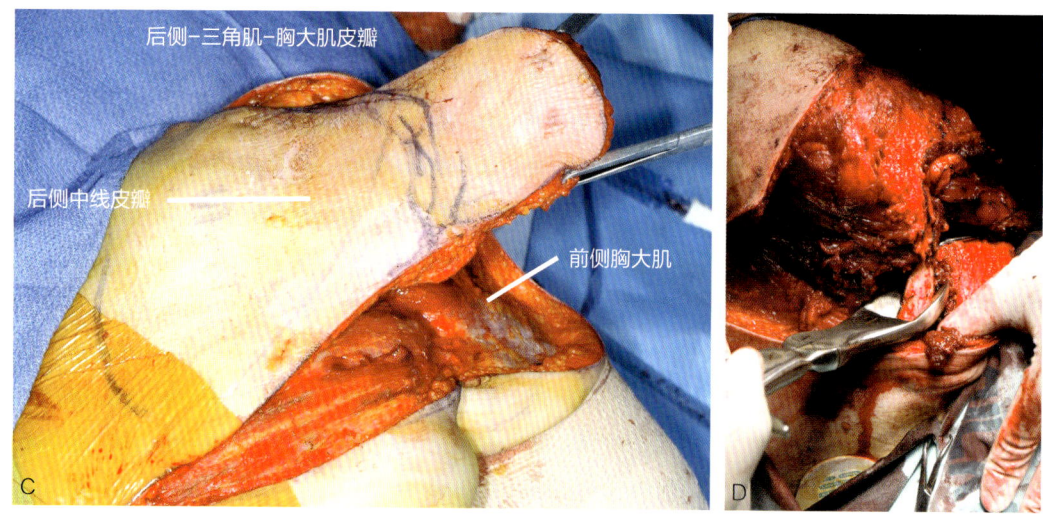

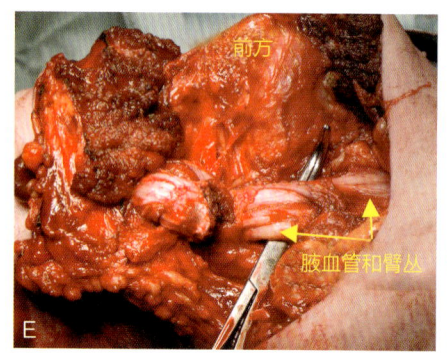

技术图2（续） C. 术中胸后三角肌肌皮瓣的照片。D. 从锁骨上分离出肌肉并进行截骨。E. 识别和夹住下面的臂丛和锁骨下血管。

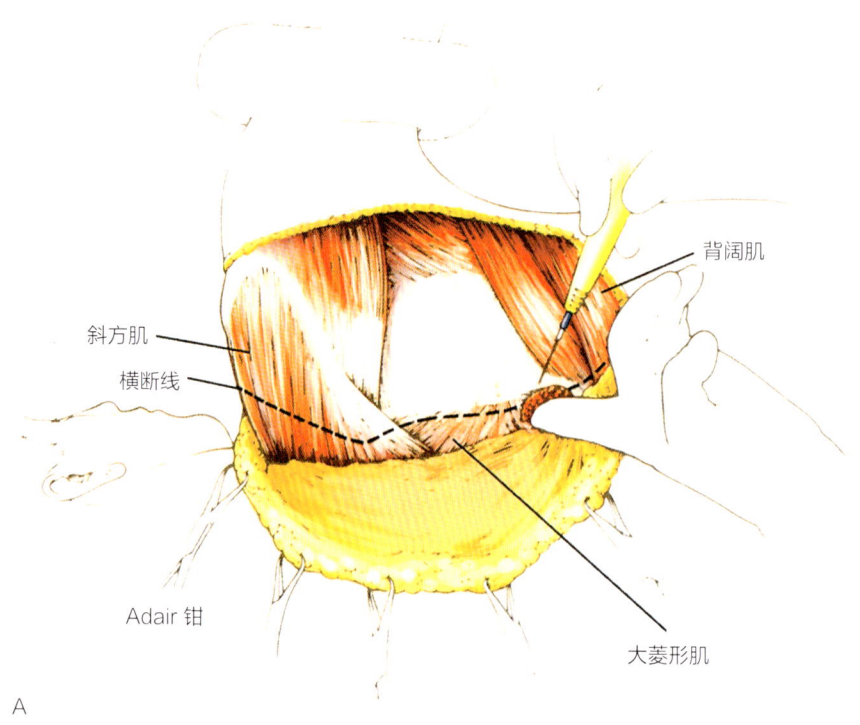

技术图3 离断菱形肌、斜方肌、肩胛提肌和背阔肌在肩胛骨的附着部分。

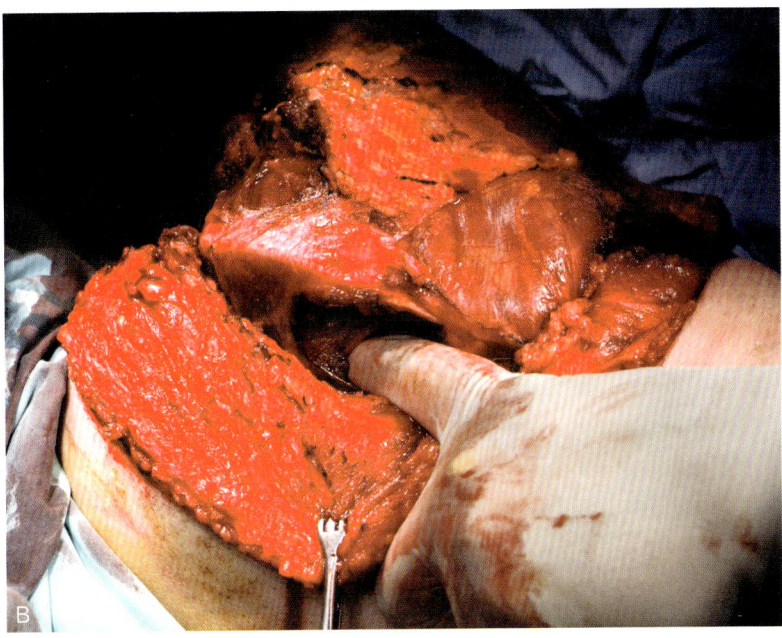

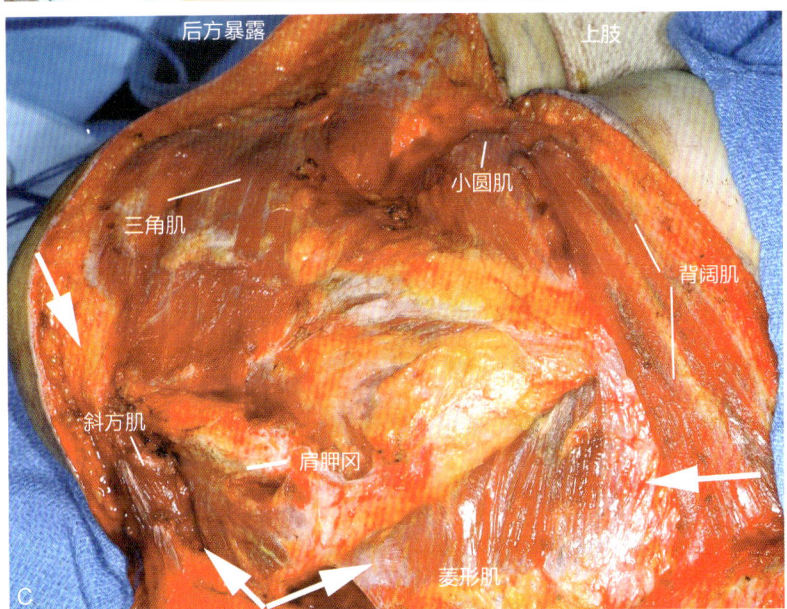

技术图3（续）

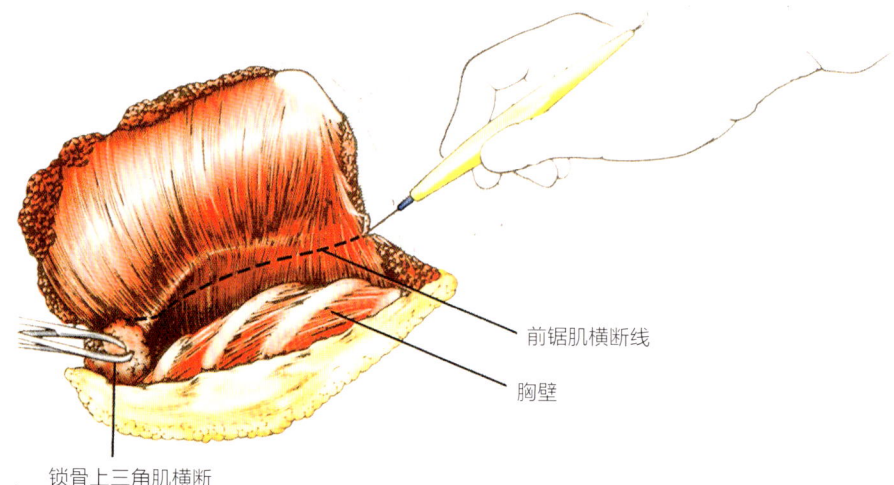

前锯肌横断线
胸壁
锁骨上三角肌横断

A

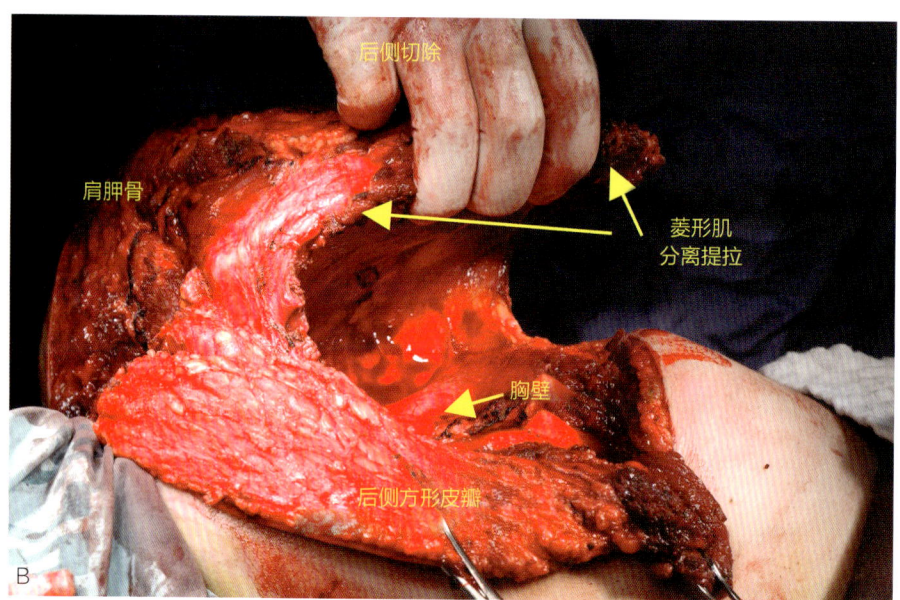

B

技术图4　A、B. 在肩胛骨内侧缘离断前锯肌，并在肩胛骨下角处离断背阔肌，然后将肩胛骨从胸壁上掀起。

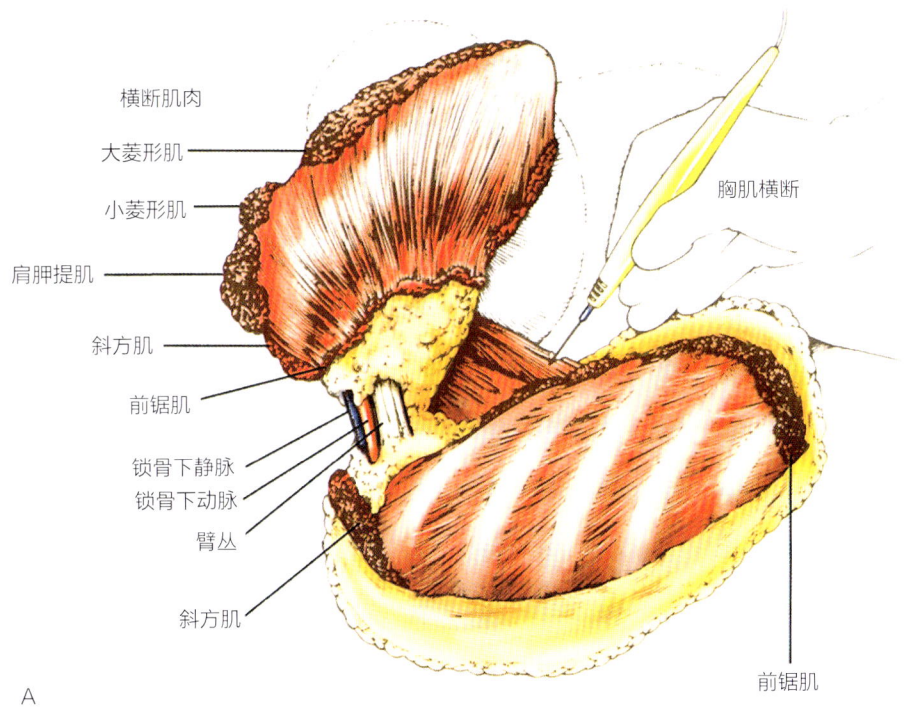

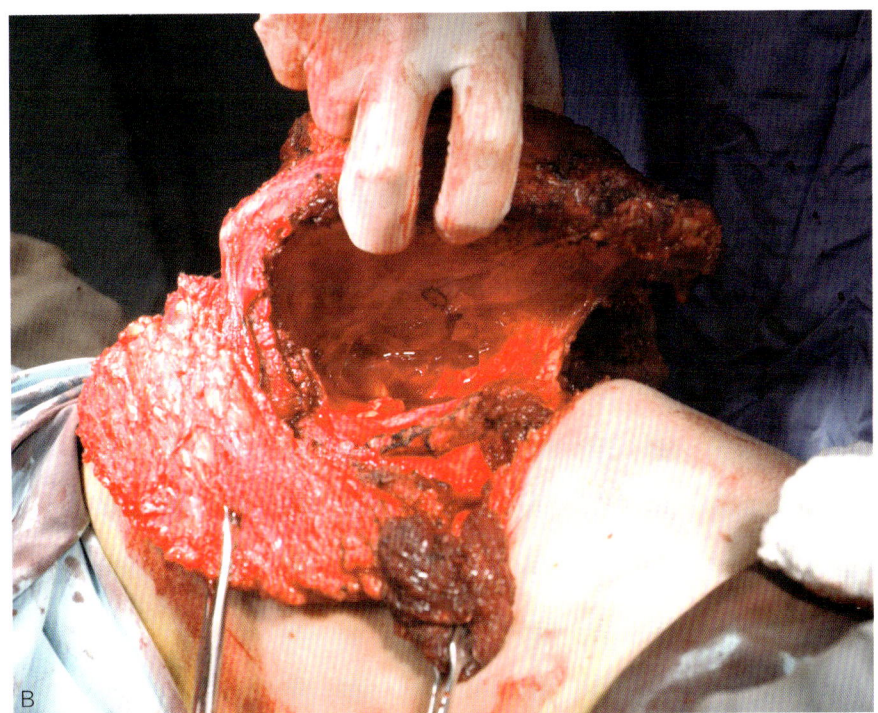

技术图5 A、B. 这使外科医生可以触诊胸壁和腋窝的表面以进行肿瘤检测，并确定是否可以按计划进行截肢，或者是否需要额外的胸壁切除术。

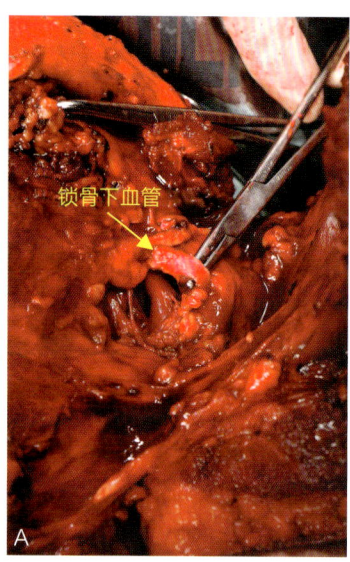
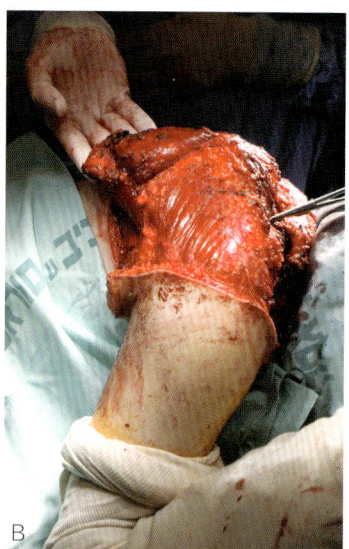
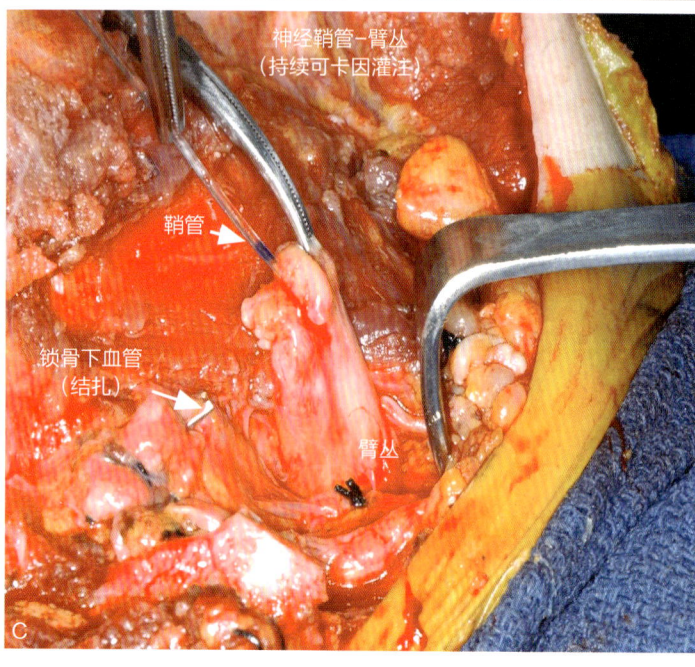

技术图6　A. 锁骨下血管结扎并切断臂丛。B. 肩胛骨离断。C. 注意在臂丛中使用神经外膜导管。这些硅橡胶导管用于输送术后镇痛药，尤其是0.25%的可卡因。

软组织重建及切口关闭

- 充分冲洗创面。巨大后侧皮瓣可以覆盖术后的胸壁缺损（技术图7）。皮肤明显的过剩可能造成外形上不美观，因此需要尽力估算以保证皮瓣的大小合适。
- 较长的后侧皮瓣的中间部分与前侧皮瓣的中间部分吻合。
  - 这样缝合使得后侧较长的皮瓣均匀地松散对合。
- 先缝合浅筋膜，然后缝合皮肤。
- 前后侧皮瓣下放置引流管并用缝线固定（技术图8），引流量很少时拔除引流管。

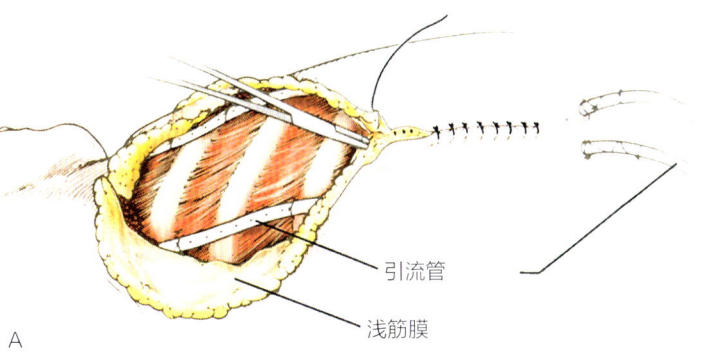
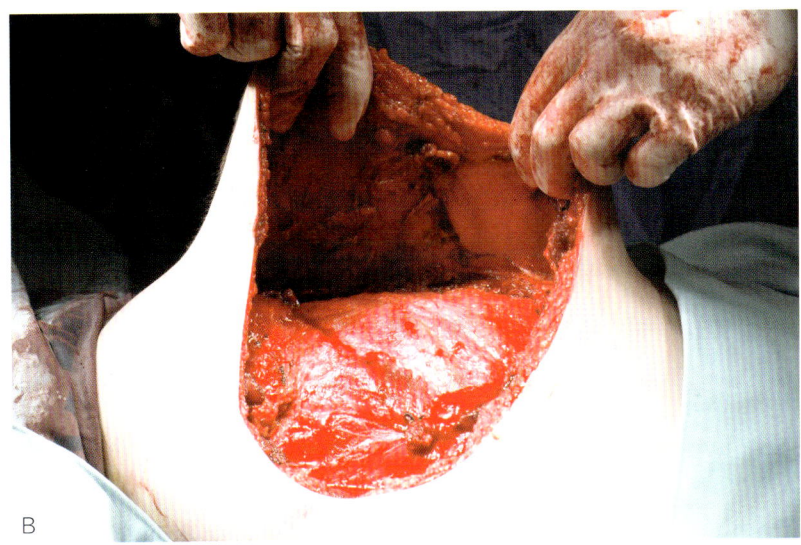
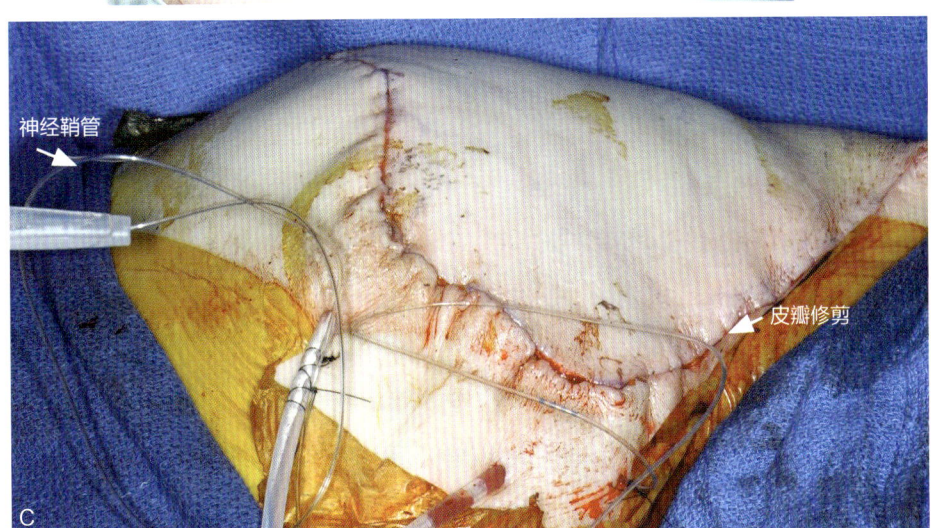

技术图7 A. 示意图显示肩胛带离断后显露的胸壁和保留的筋膜皮瓣。B、C. 技术图显示巨大的后侧皮瓣被转移至前方以覆盖胸壁。

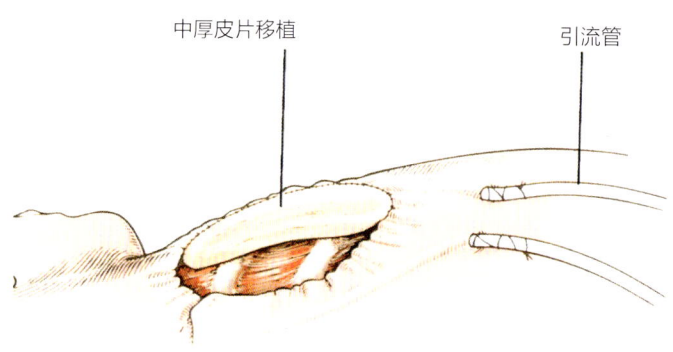

技术图8 切口在引流管上方闭合。

要点与失误防范

适应证	• 对肿瘤软组织累及范围、其血管解剖做详细的影像学评估,并判断颈部和胸壁是否被累及。若被累及但截肢术仍可行,就需要为术中同时行胸壁切除或颈部游离探查做必要的准备
体位和切除	• 患者被置于标准侧卧位,首先截断锁骨并钳夹锁骨下血管 • 术中触诊胸壁以评估肿瘤侵及范围 • 修剪后侧皮瓣以避免皮肤冗余而形成褶皱
止痛	• 通过神经外导管向神经鞘内灌注布比卡因以减轻术后疼痛和灼痛
术后护理	• 术后辅助性地行走以尽量恢复平衡,早期行专业康复治疗

术后处理和康复

- 持续性吸引通常需要5~7日,围手术期持续应用预防性抗生素直至引流管拔出。
- 幻肢痛(灼痛)是高位截肢术后的主要问题。在术中将神经外导管植入腋鞘内,术后3~5日内经导管注入0.25%布比卡因可以减轻术后疼痛,并可能缓解后期的灼性神经痛综合征。
- 患者起初由于突然的上躯干两侧重量不均等而难以保持平衡,容易向健侧跌倒。该问题在有辅助地行走数日后可以自行解决。
- 术后早期采用专业康复治疗非常关键,可以指导患者使用单一上肢进行日常活动。若截肢在优势侧肢体,这一环节就更加重要。
- 通常在术后4~6周,伤口愈合且肿胀消退后可以安装美容假肢。

预后

- 肩胛带离断术是一种毁损性手术,会对患者的外貌、心理以及行为功能产生巨大影响。
- 此外,对于巨大的侵袭性生长的肿瘤,截肢术后依然存在很高的转移播散的风险。

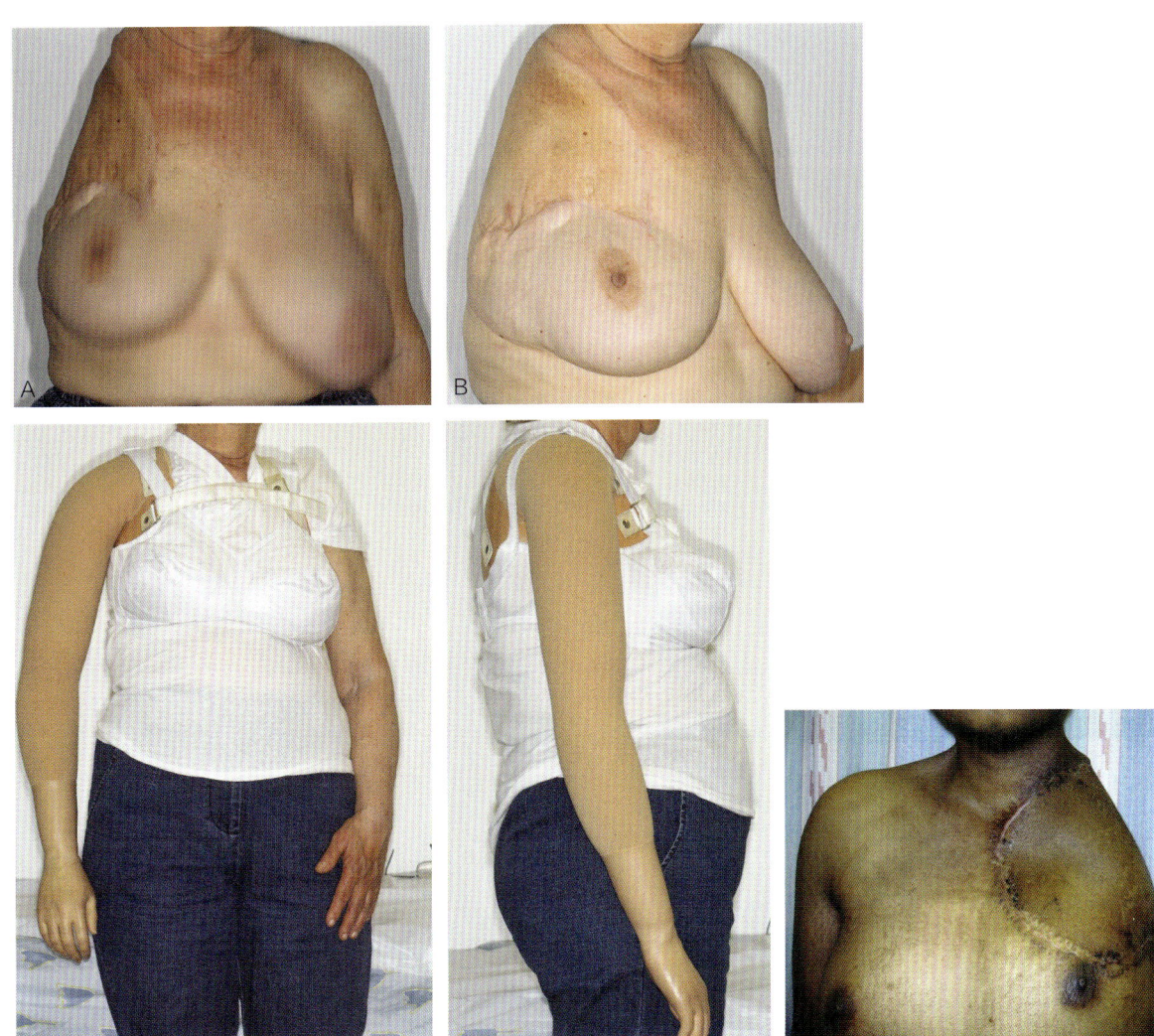

图6 A、B. 一位65岁女性病患，因腋窝复发性肉瘤而接受上肢切除手术，显示出典型的肩带畸形。C、D. 一个定制的假肢提供了一个美观的外表。E. 上肢截肢通常是一种治疗方法。这张临床照片显示的是一个患者的切口，他在5年前接受了上肢截肢手术。

- 大多数行肩胛带离断术的患者不担心局部复发，但仍需面对肿瘤远处转移的可能性。
- 肿瘤对放、化疗无反应并迅速增大，导致顽固性疼痛时，患者行姑息性的截肢术可以明显减轻疼痛并提高生活质量。
- 大多数行肩胛带离断术的患者都可以重获一定的功能，并可以完成大部分的日常活动(图6)。
- 由于一些尚不明确的因素，幻肢痛的发生不如下肢高位截肢术后来得更普遍、更严重。

并发症

- 皮瓣缺血通常发生在其浅层和边缘。由于肩胛带丰富的血供(图7)，这一问题通常会自行缓解。
- 后侧皮瓣有时会出现全层坏死。4～7日后坏死组织边缘出现明显的界线，这时可以行清创术，创口做一期缝合关闭。
- 幻肢痛。
- 肿瘤局部复发。

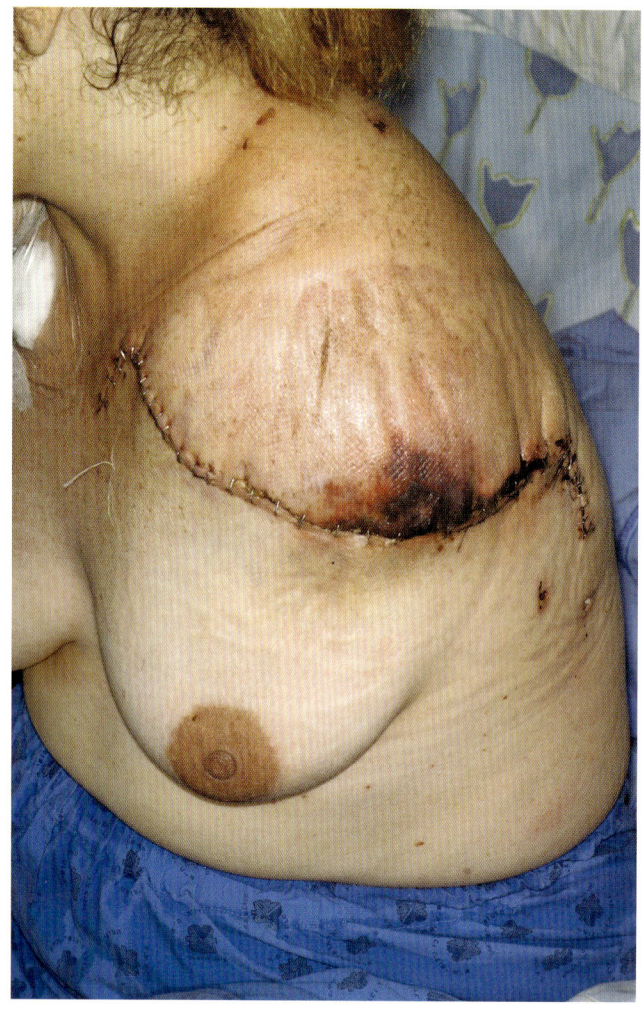

图7　一名37岁患者因局部进行性恶性黑色素瘤而进行前肢截肢，手术后3天发生了皮瓣局部缺血。5天后，缺血性改变自行好转。

（宋文奇　译，王磊　董扬　审校）

参考文献

［1］ Bhagia SM, Elek EM, Grimer RJ, et al. Forequarter amputation for high-grade malignant tumours of the shoulder girdle. J Bone Joint Surg Br 1997;79:924-926.

［2］ Bickels J, Wittig JC, Kollender Y, et al. Limb-sparing resections of the shoulder girdle. J Am Coll Surg 2002;194:422-435.

［3］ Ferrario T, Palmer P, Karakousis CP. Technique of forequarter (interscapulothoracic) amputation. Clin Orthop Relat Res 2004;423:191-195.

［4］ Fianchini A, Bertani A, Greco F, et al. Transthoracic forequarter amputation and left pneumonectomy. Ann Thorac Surg 1996;62:1841-1843.

［5］ Kuhn JA, Wagman LD, Lorant JA, et al. Radical forequarter amputation with hemithoracectomy and free extended forearm flap: technical and physiologic considerations. Ann Surg Oncol 1994;1:353-359.

［6］ Levine EA, Warso MA, McCoy DM, et al. Forequarter amputation for soft tissue tumors. Am Surg 1994;60:367-370.

［7］ Merimsky O, Kollender Y, Inbar M, et al. Is forequarter amputation justified for palliation of intractable cancer symptoms? Oncology 2001;60:55-59.

［8］ Roth JA, Sugarbaker PH, Baker AR. Radical forequarter amputation with chest wall resection. Ann Thorac Surg 1984;37:423-427.

［9］ Wittig JC, Bickels J, Kollender Y, et al. Palliative forequarter amputation for metastatic carcinoma to the shoulder girdle region: indications, preoperative evaluation, surgical technique, and results. J Surg Oncol 2001;77:105-113.

第15章 肘上和肘下截肢术

Above-Elbow and Below-Elbow Amputations

Jacob Bickels, Yair Gortzak, Yehuda Kollender, and Martin M. Malawer

背景

- 上肢肿瘤可能造成广泛的骨和软组织破坏，并侵袭主要的神经血管束。在一些非常严重的病例，保肢手术可能无法进行，需要行截肢术来实现长距离的切缘和肿瘤局部控制。
- 肘关节以上截肢适用于前臂以及肘关节周围晚期的骨和软组织肉瘤（图1A）。肘关节以下截肢适用于前臂和手部的类似肿瘤（图1B）。
- 肘关节以上和以下截肢术很少应用，因为上臂、肘关节和前臂很少发生肌-骨骼系统的肿瘤，若上述部位发生肿瘤，则会被相对较早地发现，且大多数病例的肿瘤都可切除。术前化疗的应用和肢体隔离灌注治疗使得大多数巨大肿瘤可以得到有效控制。
- 尽管如此，肘关节上下截肢术在治疗上肢骨和软组织肿瘤中仍占有一席之地。

解剖

- 肘关节以上截肢平面可以位于干骺端（高位）、骨干或是髁上（图1）。
- 高位的肘关节以上截肢平面在三角肌粗隆近端。在三角肌和胸大肌止点近端的截肢患者与较远端截肢的患者相比，前者在调整适应假肢方面要困难得多。
- 肘关节以下截肢要尽可能地保留桡骨和尺骨的长度。尽管手部肿瘤的治疗是通过前臂远端1/3处行标准的肘关节以下截肢，然而前臂远端的肿瘤则需更高平面的截肢术，并需要考虑一些特殊因素。从桡骨粗隆开始测量，至少保留2.5～3 cm的骨残端以保证功能，当骨残端很短时，可以通过离断肱二头肌肌腱来获得额外的骨长度；骨残端充分的屈曲仍可以由肱肌来提供。

适应证

- 骨和软组织肿瘤广泛且扩散，无法进行重建手术，也无法在切除术后获得合理的功能（图2～4）。
- 原位复发过去曾被认为是截肢术的主要适应证，然而现在早期发现的肉瘤复发不再是截肢术的适应证。是否能在不影响肢体功能的情况下切除复发性肿瘤才是决定截肢术的根本因素（图5）。

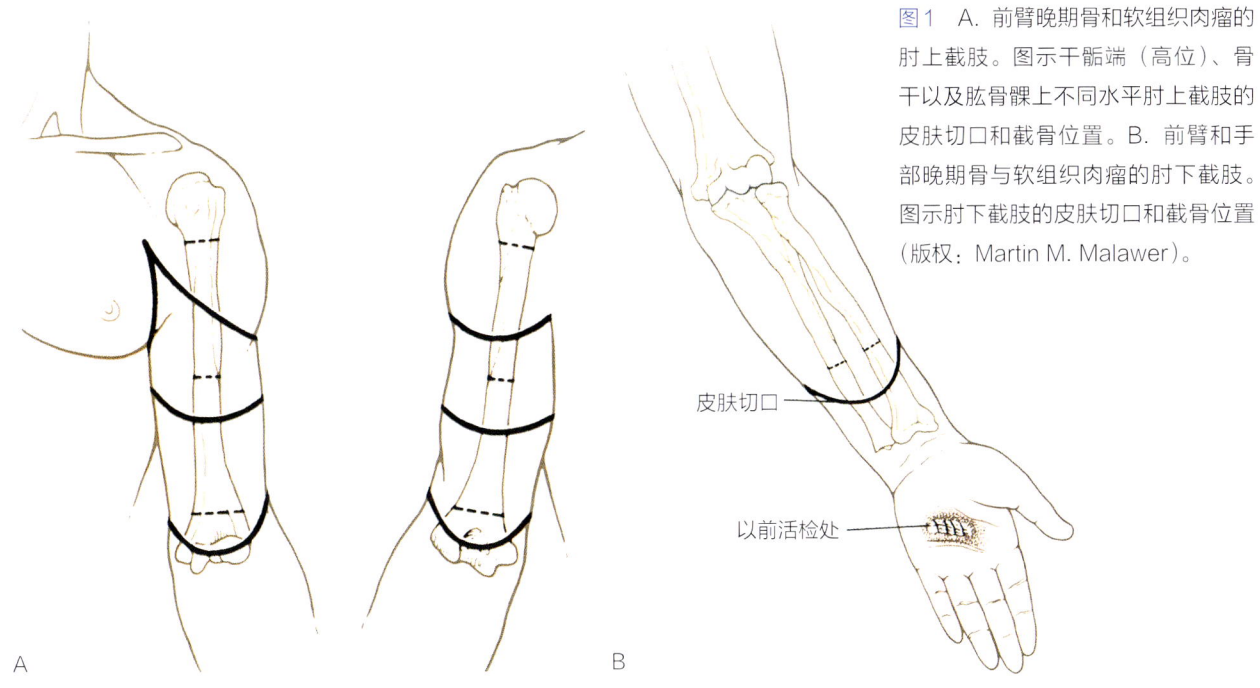

图1 A. 前臂晚期骨和软组织肉瘤的肘上截肢。图示干骺端（高位）、骨干以及肱骨髁上不同水平肘上截肢的皮肤切口和截骨位置。B. 前臂和手部晚期骨与软组织肉瘤的肘下截肢。图示肘下截肢的皮肤切口和截骨位置（版权：Martin M. Malawer）。

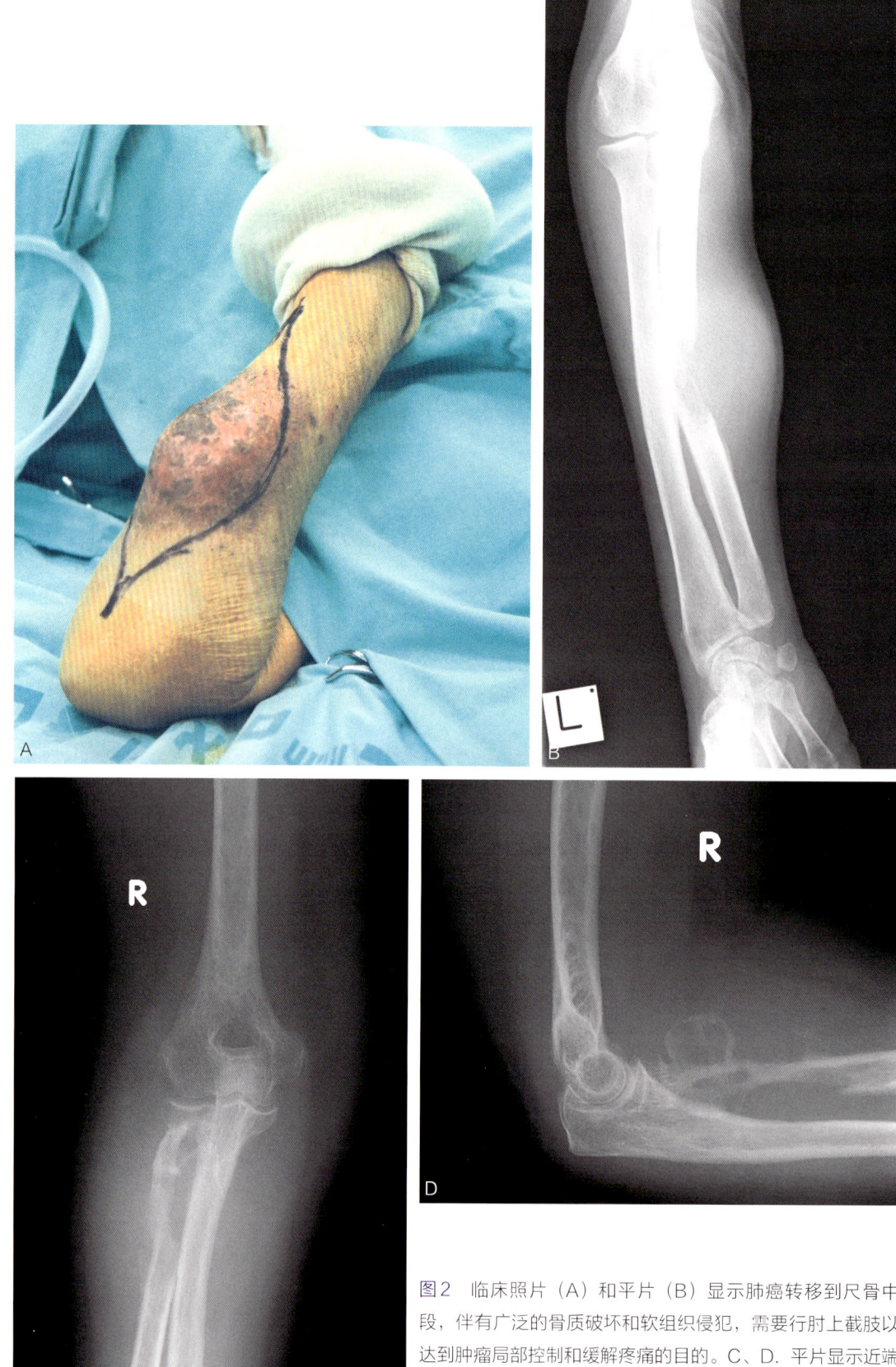

图2 临床照片（A）和平片（B）显示肺癌转移到尺骨中段，伴有广泛的骨质破坏和软组织侵犯，需要行肘上截肢以达到肿瘤局部控制和缓解疼痛的目的。C、D. 平片显示近端桡骨高级别肉瘤伴广泛软组织扩张，这些肿瘤需要肘部以上截肢以达到局部肿瘤控制和减轻疼痛。

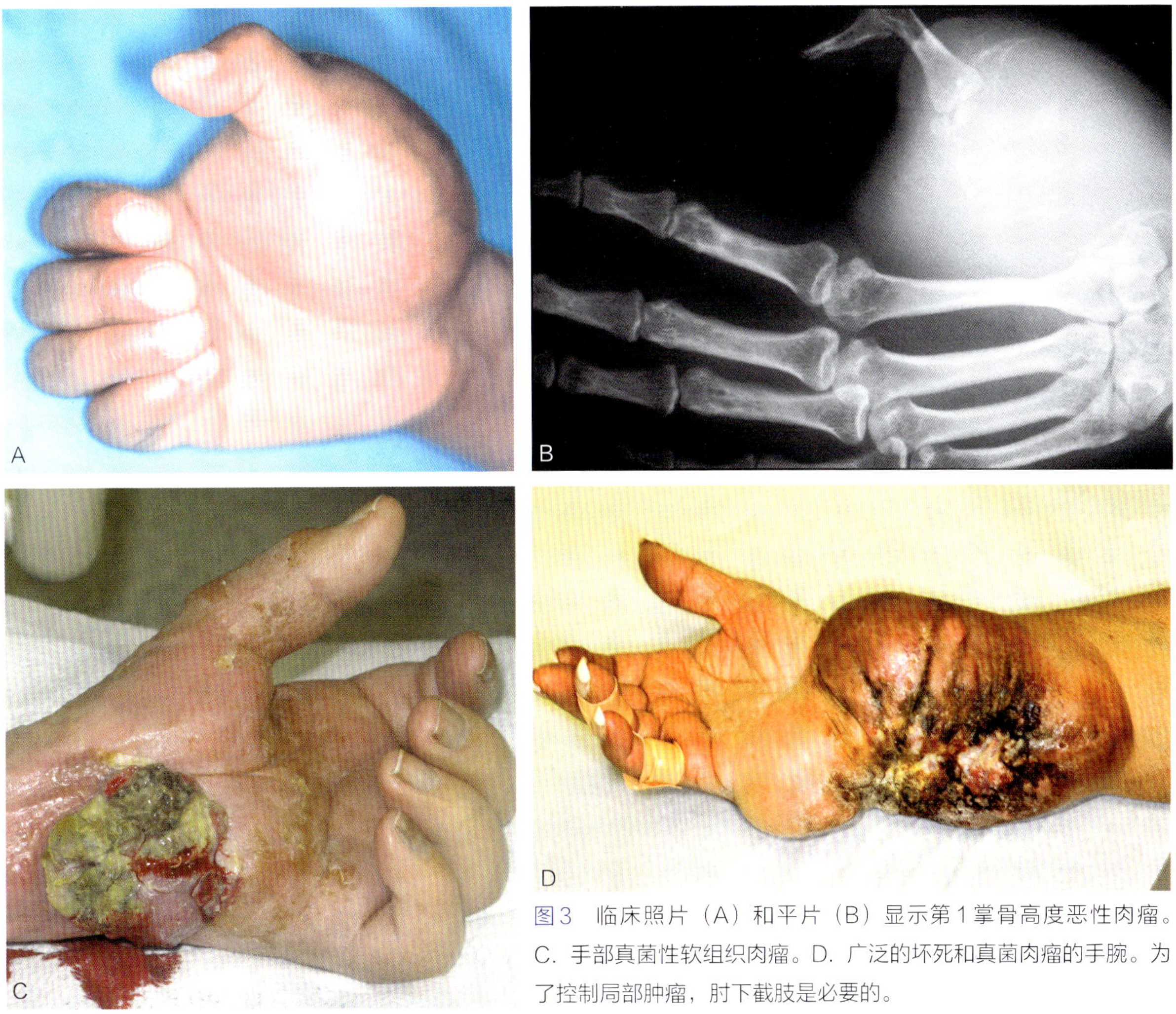

图3 临床照片（A）和平片（B）显示第1掌骨高度恶性肉瘤。C. 手部真菌性软组织肉瘤。D. 广泛的坏死和真菌肉瘤的手腕。为了控制局部肿瘤，肘下截肢是必要的。

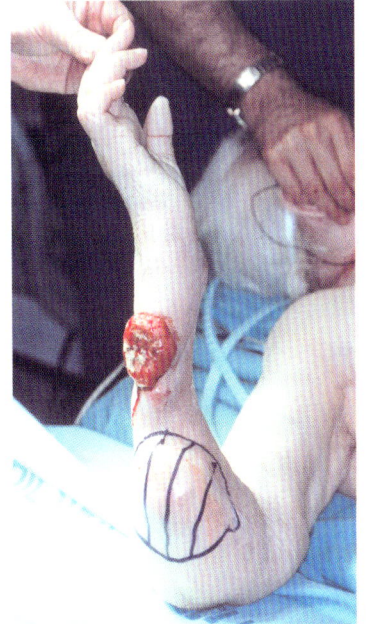

图4 前臂广泛的鳞状细胞癌，做肘上截肢术。

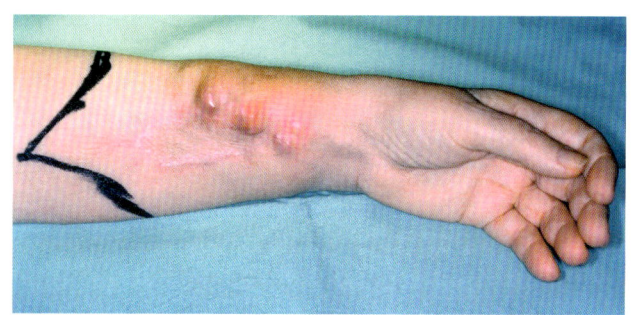

图5 前臂远端高度恶性肉瘤复发。复发病灶范围弥漫，广泛切除会导致部分神经血管结构和所有屈肌腱缺失，最终造成术前放疗的手术区域内广泛软组织缺损。因此，根据先前计划的切口（轮廓）行肘下截肢术。

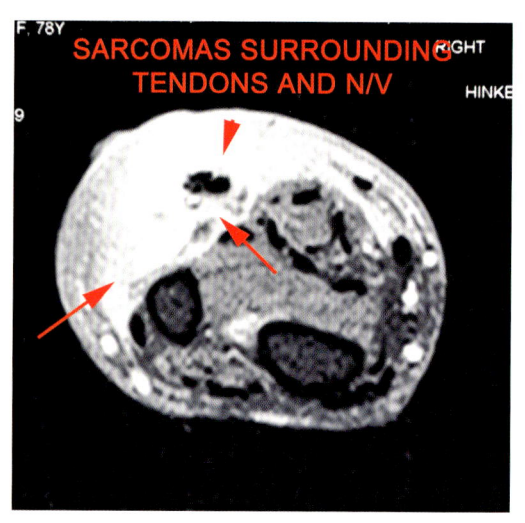

图6 MRI显示肌腱和神经血管受累，是截肢的指征。

- 主要血管累及：上臂的神经血管束紧密地交织，被包裹在一个密闭的解剖间隙中。当肱静脉或腋静脉不得不被结扎离断时，头静脉可以提供足够的侧支回流，尽管肿瘤偶尔可以从肱动脉上小心地剥离下来，但在大多数血管被累及的患者中，肱动脉被肿瘤广泛包绕只能选择截肢（图6）。当巨大的肿瘤侵犯前臂远端掌侧时，腕部密集的血供使桡动脉和尺动脉均可能受到肿瘤组织累及。在这种情况下，其发病率以及肿瘤切除后采用上述血管移植重建的失败率都非常高。
- 主要神经累及：通常来说，单独一根上臂神经是可以被切除的，两根神经缺失也是可以接受的。如三根主要神经都失去，保留条无功能的手臂，结果仅稍好于截肢。用神经移植的技术做节段性替代正中神经、桡神经或者尺神经缺损，其效果尚未达到功能恢复满意的程度。

影像学和其他诊断性检查

- 需要行肘关节上下截肢术的骨或软组织肉瘤的患者需要在术前完善各项检查，以使手术医生能够明确截肢水平和需要切除的软组织范围。
  - 完善的检查可用来判断肿瘤的整体范围，进而决定皮肤切口的位置、皮瓣的形状以及截骨的位置。
- 平片、CT和MRI的综合应用是必要的，可用于确定肿瘤在骨内和周围软组织的累及范围。通常，骨和软组织两个近端累及的平面中，近侧的更常作为截肢的平面。

手术治疗

体位

- 患者取仰卧位，患侧肩关节轻度抬高。

肘部截肢

- 通常采用标准的前后"鱼嘴状"皮瓣（技术图1A）。根据肿瘤的具体解剖特点，有时也需要做内外侧"鱼嘴状"皮瓣。由于上肢血供十分丰富，不论皮瓣的外形如何，切口愈合几乎没有问题。垂直于皮肤表面切开皮肤和浅筋膜。
- 大血管连续结扎再缝扎。神经的操作要小心，将神经从肌床中拉出约2 cm，用不可吸收的单纤维丝线双道结扎，然后用快刀切断。
- 根据皮瓣设计来切断肌肉，根据术前影像学检查来决定肱骨或尺桡骨恰当的截骨位置（技术图2）。尺桡骨截骨长度应一致。
- 为了获得残肢最佳的功能和活动度，肌群紧密而牢固地覆盖截骨断端是很重要的（技术图3）。
- 用涤纶线将肌肉缝合到截骨端的钻孔上以加强肌肉固定。
- 缝合浅筋膜和肌肉，内置封闭的负压引流管（技术图4）。

第15章　肘上和肘下截肢术　　165

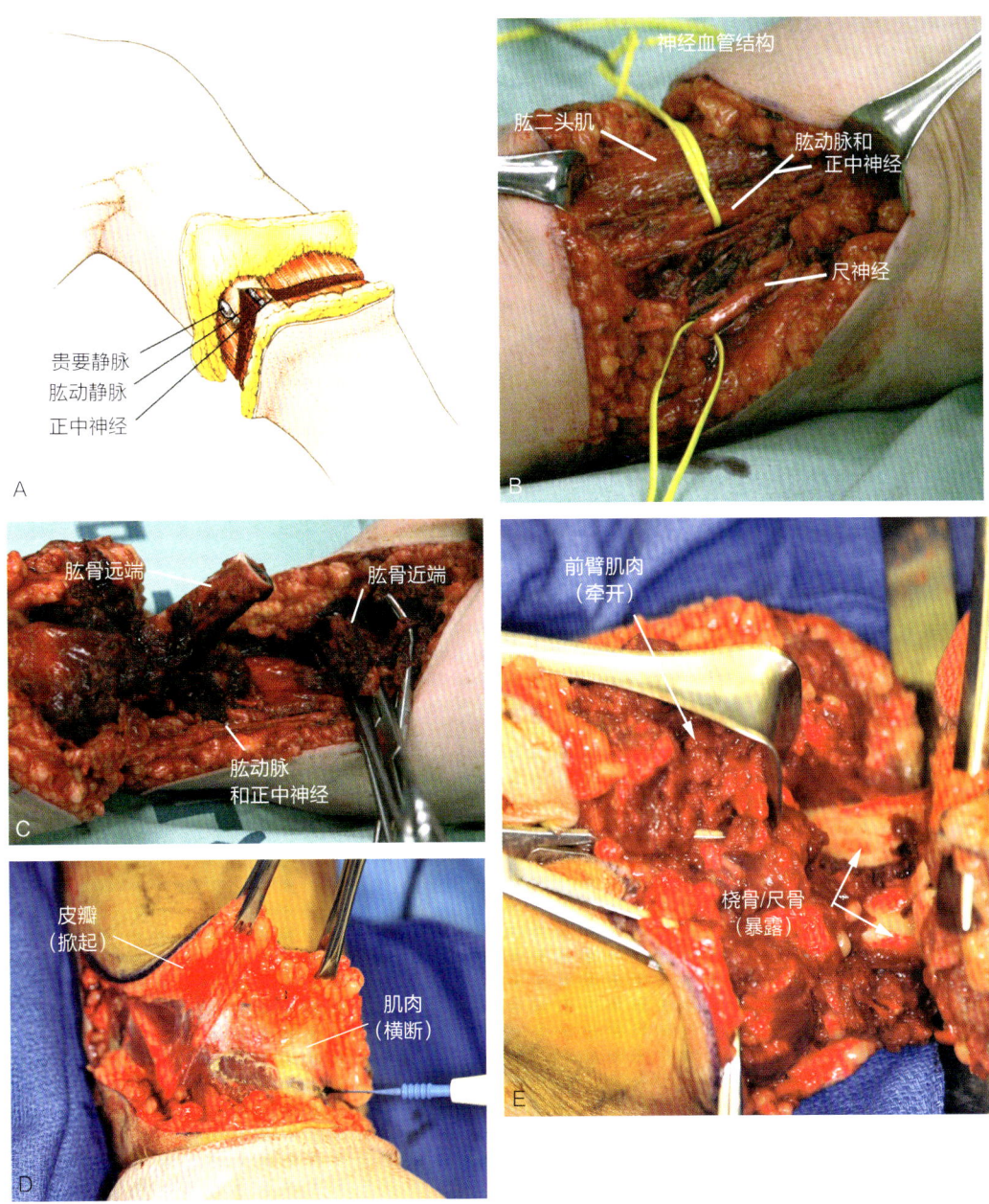

技术图1　A. 应用前后侧"鱼嘴状"皮瓣。垂直于皮肤表面切开皮肤和浅筋膜。B. 皮肤和浅筋膜垂直于皮肤表面分开。C~E. 术中显示截骨前软组织和神经血管的显影及暴露的照片。

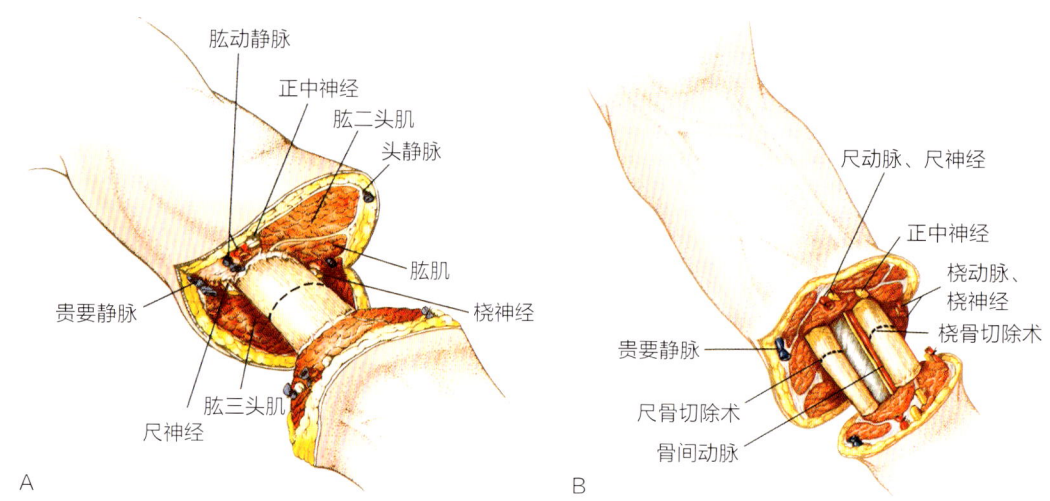

技术图2　根据术前影像学检查，在适当的位置截骨。A. 肘关节以上截肢。B. 肘关节以下截肢。尺桡骨截骨长度一致。

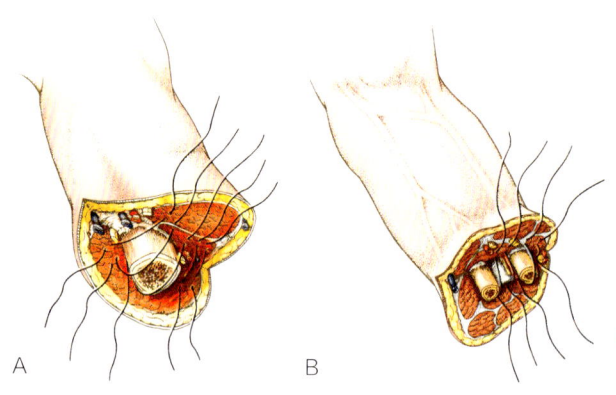

技术图3　肌群被紧密而牢固地固定在截骨断端之上。A. 肘关节以上截肢。B. 肘关节以下截肢。

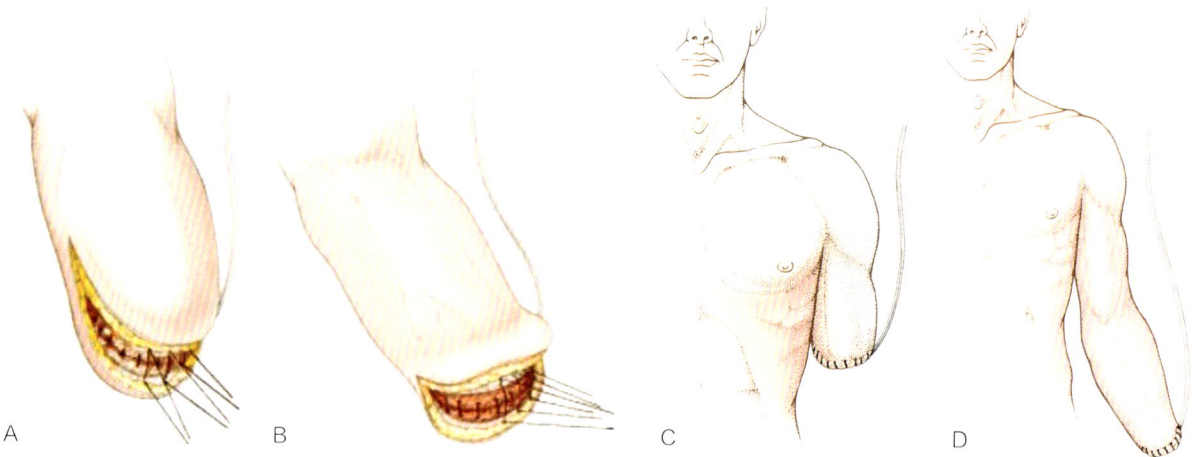

技术图4　缝合关闭浅筋膜和皮肤，内置闭合负压引流管。A. 肘部以上截肢。B. 肘部以下截肢。C. 肘关节以上截肢切口关闭后。D. 肘关节以下截肢留置闭合负压引流管。

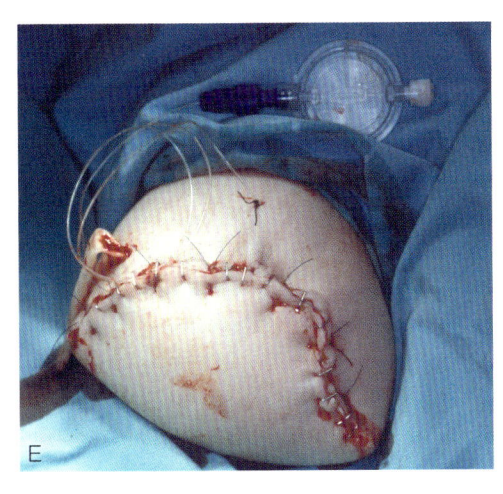

技术图4（续） E. 闭合伤口。硬膜外导管插入神经鞘内，通过持续注入局麻药（特定的0.25%布比卡因）来控制术后疼痛（A~D的版权：Martin M. Malawer）。

要点与失误防范

术前	• 术前详细的影像学检查以评估肿瘤范围
术中	• 覆盖截骨断端的紧密的肌肉固定，有利于残肢的功能康复
术后	• 坚实的加压包扎和早期活动度锻炼

术后处理

- 术后立即坚实地加压包扎以减轻疼痛和水肿，有利于残端愈合(图7)。必须注意保护直接覆盖在骨表面的皮肤。
- 在上肢，残端水肿几乎不成为明显的问题，术后尽早开始假肢功能锻炼。
- 持续负压吸引要3~5日，围手术期应用静脉内抗生素直到引流管被取出。
- 根据自我耐受程度，逐渐进行肩关节和手关节(如果存在的话)的主动和被动的活动度锻炼。

并发症

- 伤口裂开
- 深部感染
- 丧失肘关节活动(当行肘关节以上截肢时)
- 幻肢痛

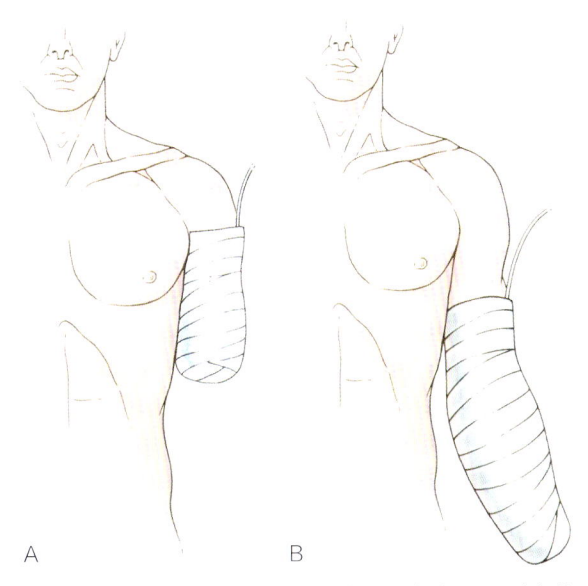

图7 坚实地加压包扎以减轻术后疼痛和水肿。A. 肘上截肢。B. 肘下截肢。

（张智长 译，王磊 董扬 审校）

第16章 脊柱原发性和转移性肿瘤：全脊椎切除术

Primary and Metastatic Tumors of the Spine: Total En Bloc Spondylectomy

Hideki Murakami, Norio Kawahara, and Katsuro Tomita

背景

- 传统上，刮除或分段切除是治疗脊柱肿瘤的常用方法。
- 但是，这些方法有明显的缺点，包括肿瘤细胞对周围结构和残留肿瘤组织的高风险污染，以及难以将肿瘤与健康组织区分开来。
- 这导致没有完全切除肿瘤以及脊柱恶性肿瘤的局部高复发率。
- 为了减少局部复发和提高生存率，我们开展了全脊椎切除术（TES）[10,11,14]。
- 在这种方法中，整个椎体或含有恶性肿瘤的椎体被切除，同时通过后入路，用T形线锯进行椎板整块切除、椎体整块切除和双侧椎弓根切断术[9]。
- 使用这项技术，我们能够广泛或边缘切除肿瘤。

解剖

- 以下组织是阻挡脊柱肿瘤进展的屏障：前纵韧带（ALL）、后纵韧带（PLL）、毗邻椎管的骨膜、黄韧带（LF）、椎板和棘突骨膜、棘间韧带（ISL）、棘上韧带（SSL）、软骨终板和软骨纤维环。然而，椎体外侧的后纵韧带和骨膜都是"薄弱"的解剖屏障。相反，前纵韧带、软骨终板和纤维环是"强大"的屏障。在脊柱中，一个椎骨可被视为单个肿瘤室，周围组织可作为肿瘤扩散的屏障（图1）[5]。

适应证

- 原发性肿瘤的手术指征
  ○ 笔者研究所使用的原发性脊柱肿瘤的手术策略是基于Enneking的肌肉骨骼肿瘤系统[3]（表1）。
- 转移性肿瘤的手术指征
  ○ 脊柱转移瘤的手术策略（表2）包括三个预后因素[12]：
    – 恶性程度
    – 内脏转移
    – 骨转移
  ○ 使用脊柱肿瘤的外科分类（表3）对脊柱转移的范围进行分层，并采用技术上适当和可行的手术，如全脊椎切除术、分段彻底切除术、刮除术或姑息性手术。

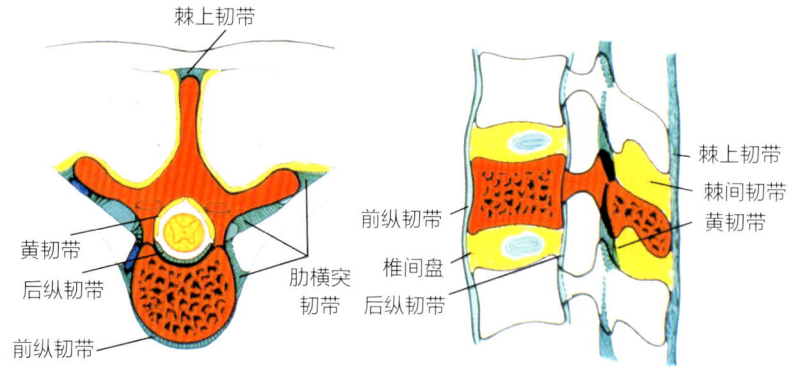

图1 隔间和屏障。

表1　原发性脊柱肿瘤的手术策略

手术分级	污染/残余瘤	手术边缘	脊髓挽救手术
良性肿瘤			
1. 静止的			不手术!
2. 活跃的	可/可	病灶内	减瘤(片段)
3. 侵袭性的	不/不	病灶内或者边缘	切除(片段/整段)
恶性肿瘤			
1. 低级别	不/不		
2. 高级别	不/不	边缘或者广泛	整段切除
3. 伴有转移	不/不	（根治术：不实际的）	

表2　转移性脊柱肿瘤的手术策略

最低要求：
ECOG 表现　0　3　5
或
Karnofsky 表现量表　0　30　0%

预后评分系统				总体预后评分	生存期望值	治疗目标	手术
分因素	原发肿瘤	转移到重要器官	骨转移				
		没有：0		2	2年＜	长期原发控制	整段切除
1	缓慢生长		孤立的	3			
				4			
2	中等生长	可控制的	多发的	5	1～2年	中期原发控制	片段切除
				6			
3	快速生长	不可控制的		7	6～12个月	短期原发控制	姑息治疗
				8			
				9	＜3个月	临终关怀	非手术治疗
				10			

表2附录　各种原发肿瘤评分

1分＝缓慢增长
乳腺癌*
甲状腺癌*
前列腺癌，睾丸癌
2分＝适度增长
肾细胞癌*
子宫癌，卵巢癌
结直肠癌

4分＝快速增长
肺癌
胃癌，食管癌
鼻咽癌
肝细胞癌
胰腺癌等
膀胱癌
黑色素瘤
肉瘤（骨肉瘤、尤因肉瘤、平滑肌肉瘤等）
原发性未知转移
其他罕见癌症

*下列罕见的癌症应给予4分，作为快速生长的癌症：乳腺癌，炎症型；甲状腺癌，未分化型；肾细胞癌，炎症型。

表3 脊柱肿瘤的外科分型

局限型	侵犯型	多发型
1型 椎体	4型 侵犯到脊髓	7型
2型 扩展到椎弓根	5型 侵犯到椎旁	
3型 扩展到椎弓体-板	6型 侵犯到相邻脊柱	

影像学和其他诊断性检查

- 平片
- CT/MRI
- 骨扫描
- 血管造影和其他检查
- 活检

外科治疗

- 全脊椎切除术的目的是实现肿瘤的整体切除,包括椎体内的主要和卫星病灶,以避免局部复发。
- 原发性恶性肿瘤(1、2期)、侵袭性良性肿瘤(3期)和孤立转移是在预期寿命长的患者中进行全脊椎切除术的主要适应证(表1和表2)。
- 从肿瘤生长的角度来看(表3),相对应用于1、2和6型病变,全脊椎切除术适用于3、4和5型病变。
- 1型或2型仍然可以选择放射治疗、化疗、椎体切除术或半椎体切除术。
- 不建议将全脊椎切除术用于7型病变。系统治疗或临终关怀可能是这些病变的治疗选择[10,11,13]。然而,最终根据患者及其家人和医生之间的讨论而决定。

术前栓塞

- 术前应栓塞供血动脉的上下段动脉及供血动脉本身。这种栓塞术在不损害脊髓功能的情况下,可显著减少术中出血。

定位

- 患者俯卧在Relton-Hall床上,后入路以避免压迫腔静脉。

入路

- 手术入路取决于肿瘤发展程度或受影响的脊柱水平。
  - 单后路入路
    - 对于L4以上的全脊椎切除术,只要肿瘤不累及大血管或节段动脉,最好采用单后路入路,而不是后前路联合入路。
  - 前后双入路
    - 5型或6型肿瘤累及大血管或节段性动脉,应先进行前壁剥离,再进行后叶切除。目前,胸腔镜或微型开放入路是首选的前路解剖。
  - 后前双入路
    - 由于髂翼和腰骶丛神经的技术困难,在前路全椎体切除术和椎体假体植入术之后行后路椎板切除术和稳定术,适用于在L5或L4水平的脊柱肿瘤。

暴露

- 在棘突上做一个直的垂直中线切口,在相关节段上和下延伸3个椎骨。
- 从棘突和椎板分离棘旁肌,然后侧向收缩。
- 如果患者进行了后路活检,则应以类似于边缘化手术的方式仔细切除牵引。
- 在仔细解剖小关节周围区域后,使用一个大的牵引器——关节式脊柱牵引器,它在每个分支都有一个单轴关节,为此手术设计。
- 拉开牵引器并分离小关节周围的肌肉,从而获得更广泛的暴露。
- 手术野两边必须足够宽,以便在横突表面下进行解剖。
- 在胸椎,受影响水平的肋骨在肋横关节外侧3~4 cm处被切断,胸膜与椎骨直接分离(技术图1)。
- 为了暴露最上面椎骨的上关节突,截去相邻椎骨的棘突和下关节突,并剥离和移除附着的软组织(包括黄韧带)。

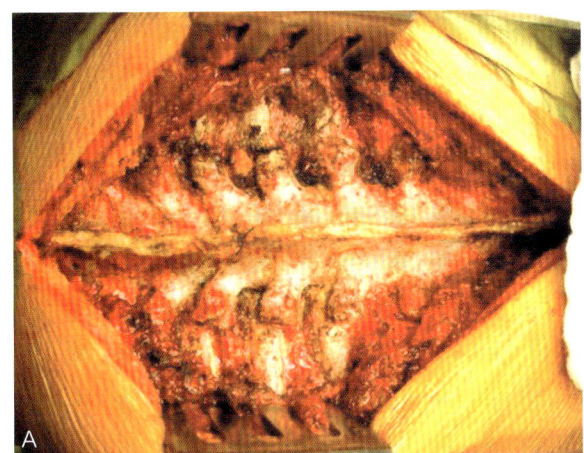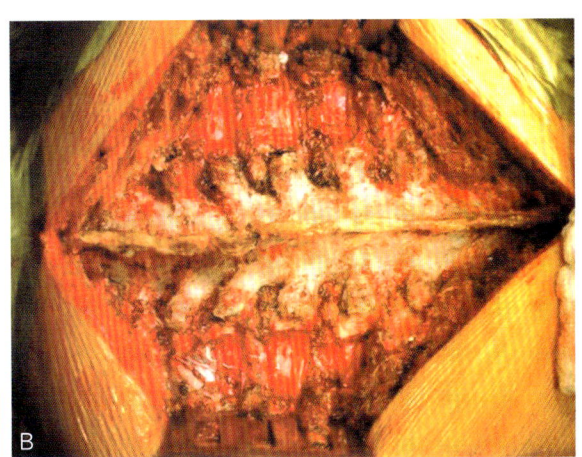

技术图1 A. 暴露。B. 受影响水平的肋骨在肋横关节外侧3~4 cm处横切。

T形线锯导向器介绍

- 为了使T形线锯导向器导板穿过神经根管,应尽可能小心地解剖和移除附着在关节间部下侧的软组织,以免损伤相应的神经根。
- 一个C形弯曲的可弯T形线锯导向器从头到尾穿过椎间孔。
- 在这个过程中,T形线锯导向器的尖端应该沿着椎板和椎弓根的内侧皮质,以免损伤脊髓和神经根(技术图2)。
- 在通过T形线锯导向器后,其尖端位于神经根管出口,位于关节间部下缘下方。
- 一个T形线锯穿过导线导管上的孔,并在每端用一个T形线锯架夹紧。
- 拆除T形线锯导向器,并保持T形线锯上的张力。

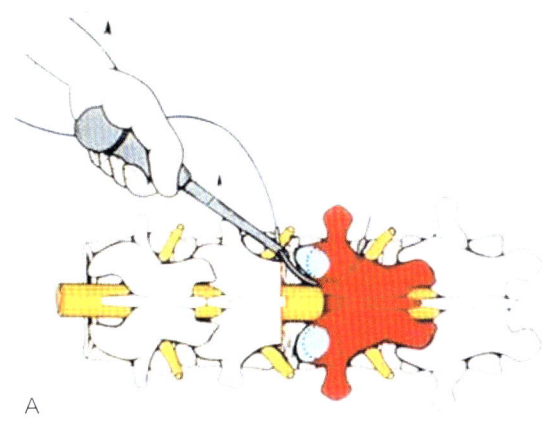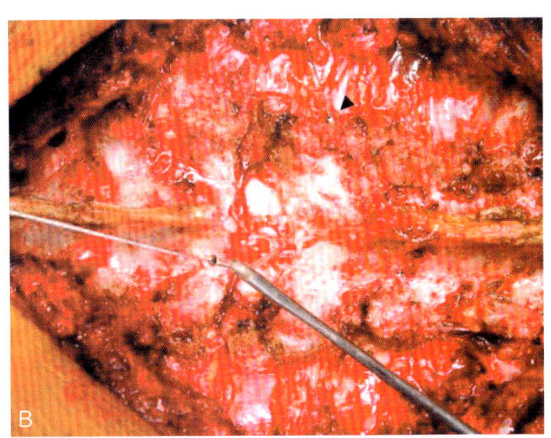

技术图2 A. T形线锯导向器介绍的示意图。B. 一个C形弯曲的可弯导丝从右侧椎间孔从头到尾引入。

切断椎弓根和全椎板切除术

- 在保持张力的同时,用一个特别设计的T形锯机械手将T形锯放置在上关节和横突下方。在这个过程中,放置在椎板周围的T形锯包围椎弓根。
- 通过T形锯的往复运动,切断椎弓根,然后将整个脊柱后部(棘突、上下关节突、横突和椎弓根)一块切除(技术图3)。
- 椎弓根的切面用骨蜡密封,以减少出血和肿瘤细胞的污染。
- 为保持前柱节段切除后的稳定性,进行暂时性后路内固定("两上两下"节段固定)。

椎体周围钝性剥离

- 沿神经根走行的节段动脉脊支被结扎和分开。在胸椎,切断在切除受累椎骨一侧的神经根。
- 通过胸膜(或髂腰肌)和椎体之间的平面在两侧进行钝性剥离(技术图4)。
- 通常,用弯曲的椎体S拉钩很容易分开身体的侧面。
- 然后从椎体上分离节段动脉。

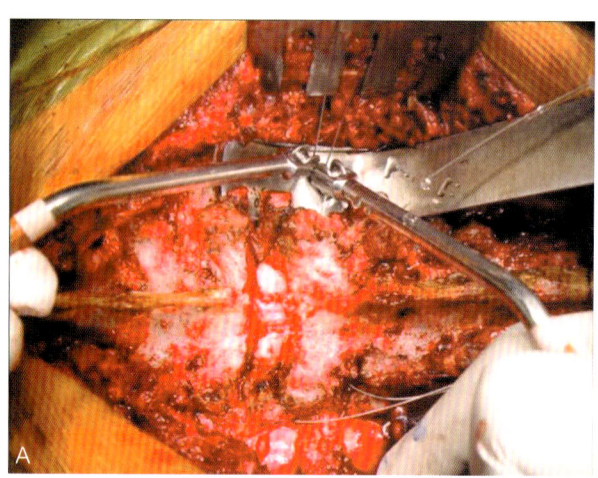
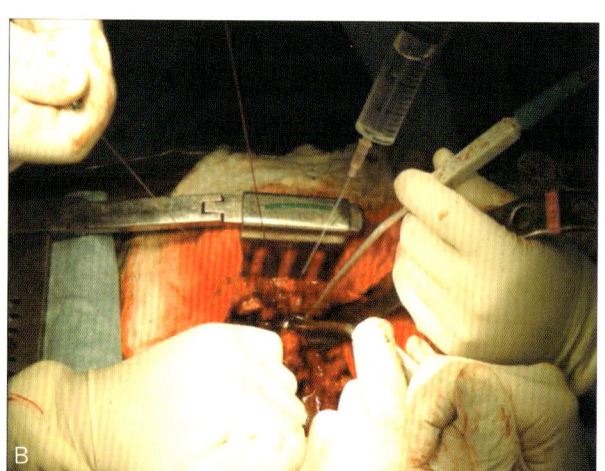
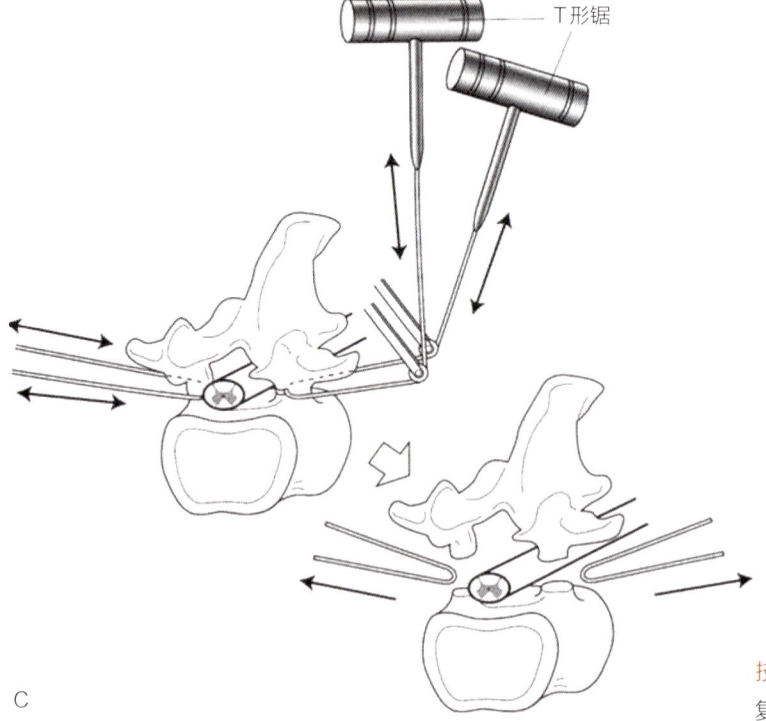

技术图3 A、B. 右椎弓根通过T形锯的往复运动切割。C. 断肢术示意图。

- 继续向前剥离椎体两侧，用S拉钩和外科医生的手指从椎体前部小心地向后剥离主动脉。
- 当手术医生的指尖在椎体前方相接时，从最小的尺寸开始依次插入一系列的S拉钩以扩大切开。
- 在解剖部位保留一对最大的S拉钩，以防止周围组织和器官受到医源性损伤，并使手术视野足够宽，以便医生操作前柱。

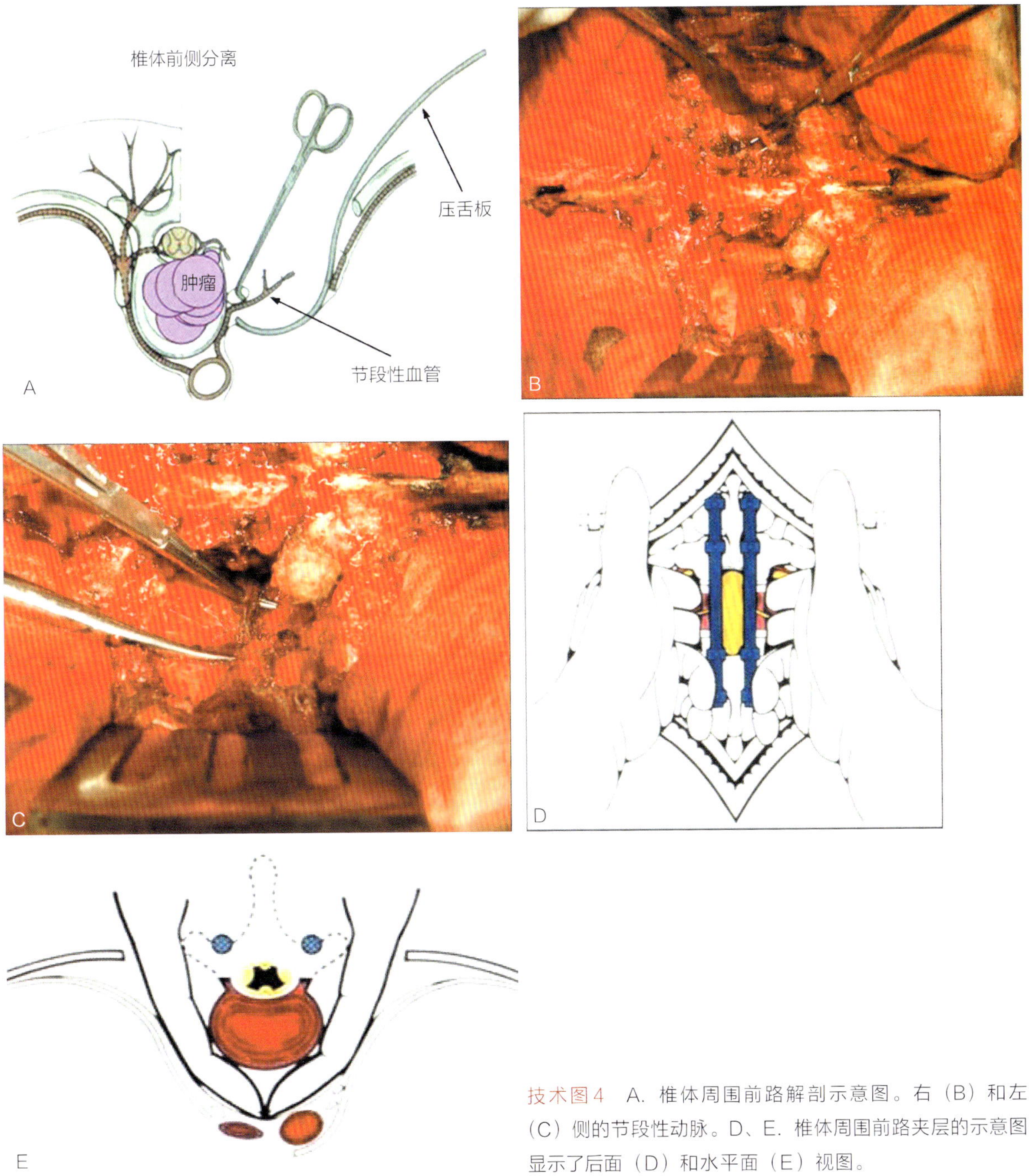

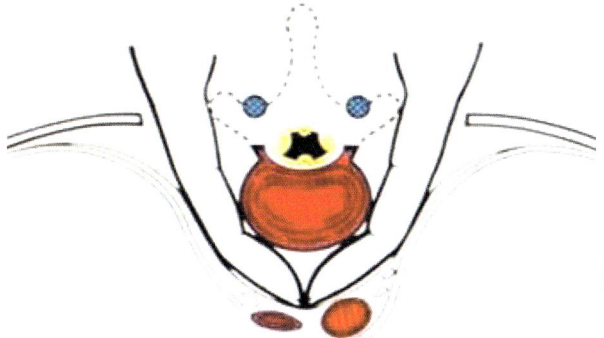

技术图4　A. 椎体周围前路解剖示意图。右（B）和左（C）侧的节段性动脉。D、E. 椎体周围前路夹层的示意图显示了后面（D）和水平面（E）视图。

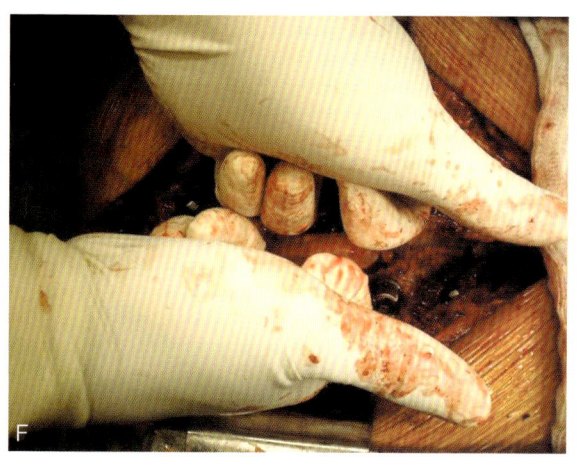
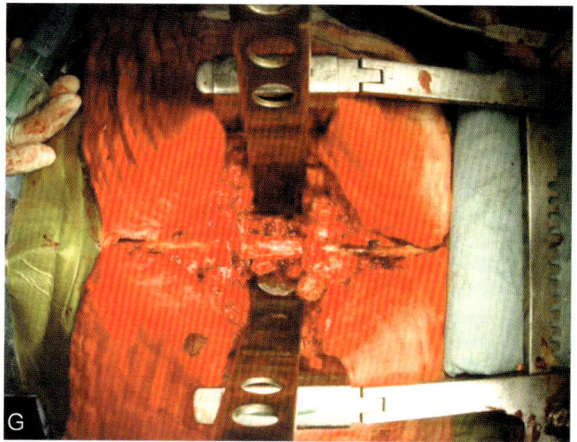

技术图4（续） F. 椎体周围前路剥离术。G. 在受影响的椎体周围保留一对S拉钩，以保护周围组织和器官不受医源性损伤，并使手术视野足够宽，以便操作前柱。

脊髓解剖和全椎体切除术

- 使用脊髓拉钩，在周围静脉丛和韧带组织周围发现脊髓（硬脑膜）。
- 用针头确认椎间盘水平后，在椎体的近端和远端切割水平插入T形锯。最近，一个钻石T形锯可用于胸椎切除术。
- 然后使用齿线保护器，其两边都有齿，以防止T形锯滑动。
- 椎体前柱与前后纵韧带一起被T形锯切除（技术图5）。
- 释放的前柱绕脊髓旋转，小心取出，以免损伤脊髓。
- 通过该手术，可实现脊髓的完全前后减压（环行减压）和椎体肿瘤的全整块切除。

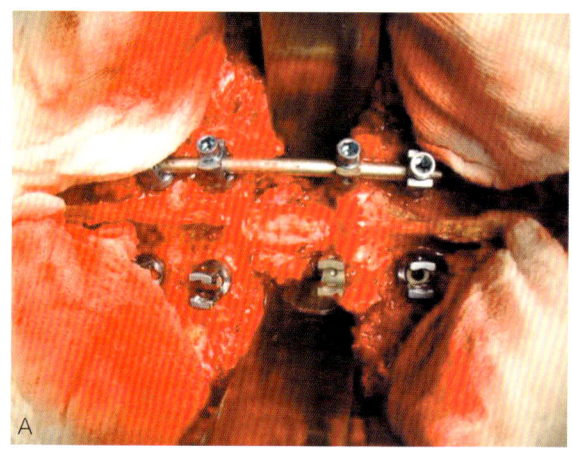
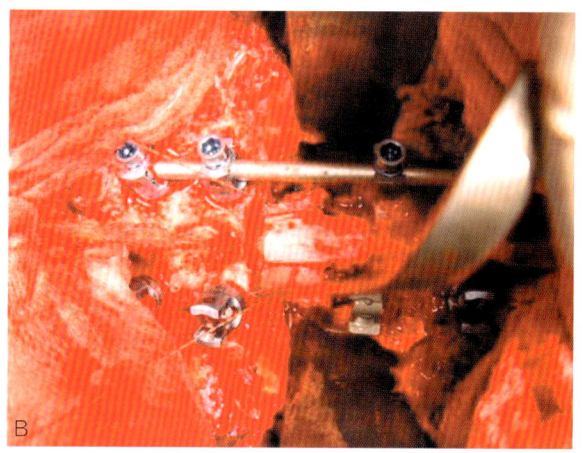
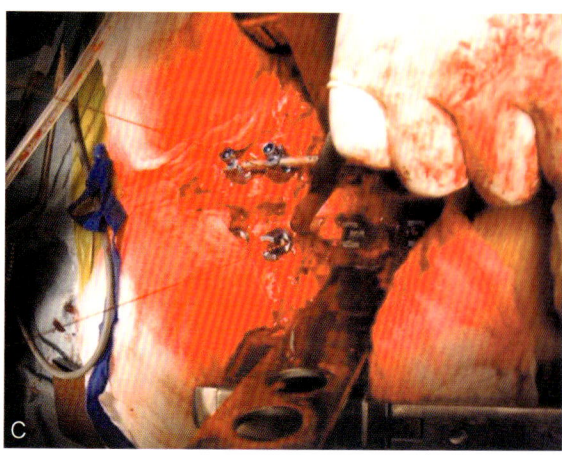

技术图5 A. 前柱节段切除后，进行暂时性后路内固定以保持稳定性。B、C. 椎体前柱与前后纵韧带一起被T形锯切除。然后使用齿绳保护器，它的两边都有齿，以防止T形锯滑动。

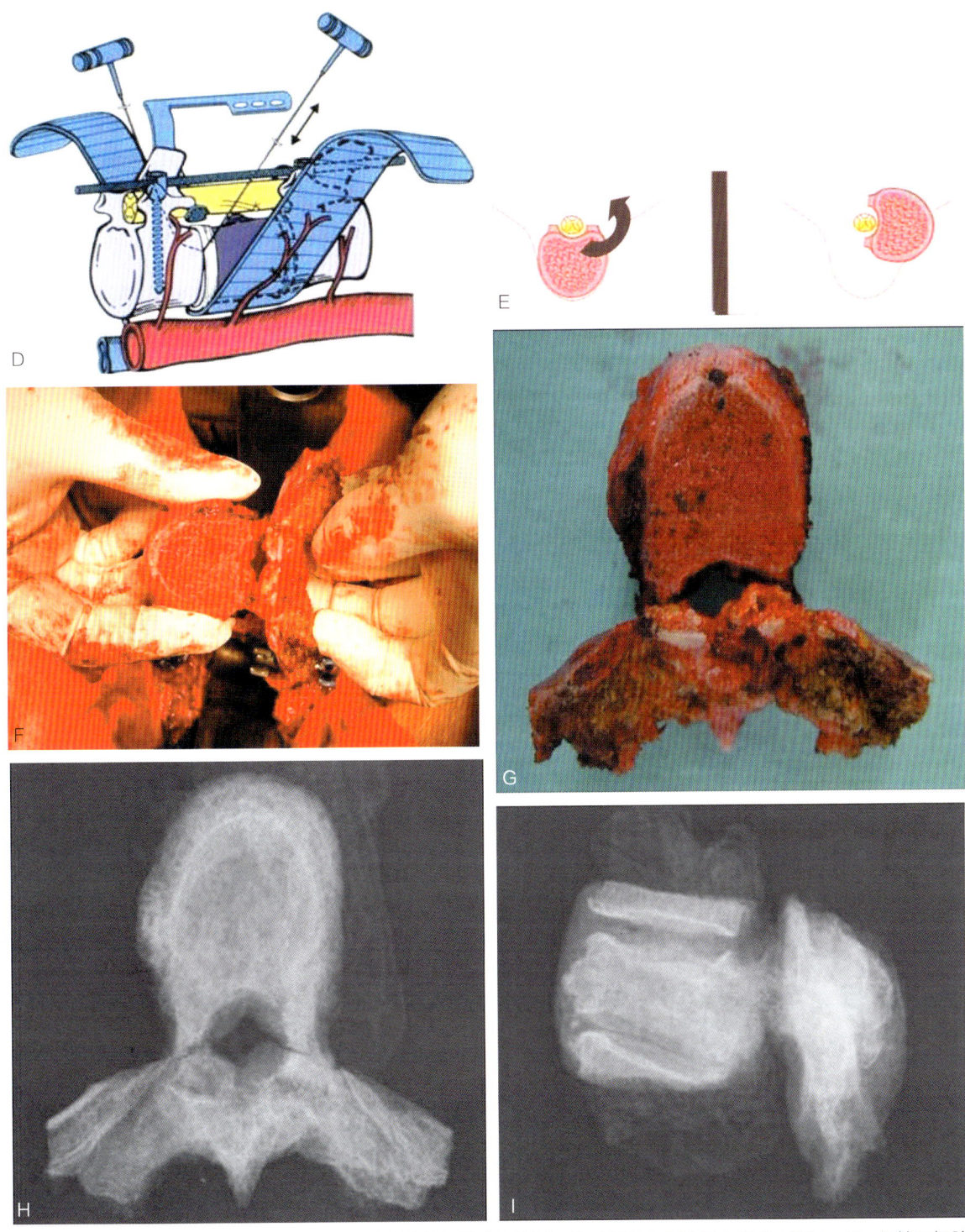

技术图5（续） D. 切割前柱示意图。E. 整块椎体切除术示意图。F. T7椎体切除标本的术中照片。G. 保护下切除的标本。H、I. T7转移瘤切除标本的平片（H）和侧位片（I）。

前路重建和后路器械

- 在剩余椎骨切口端的每侧都有一个锚定孔,以固定移植物。一个椎体间隔物,如钛网圆筒笼、自体移植物、异体移植物或骨水泥(技术图6)正确地插入到其余健康椎体的锚孔中。
- 在放射检查椎体间隔物的适当位置后,调整后路器械以稍微压缩插入的椎体间隔物。
- 通过这种"脊柱缩短"的方法,将封闭柱紧紧地抓住,完成前后360°脊柱重建[2,7]。
- 如果两个或三个椎体被切除,建议在后棒和前间隔(人工椎弓根)之间使用连接装置。

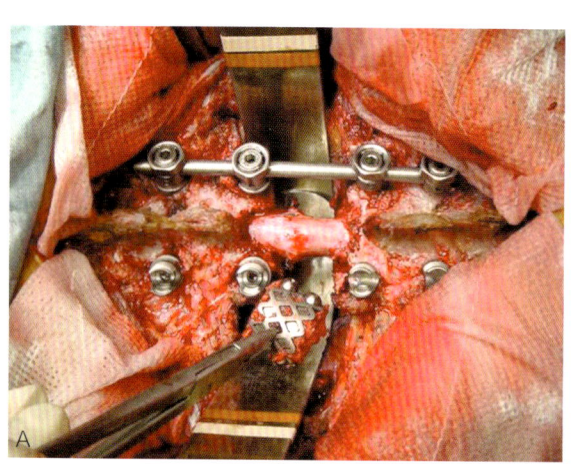
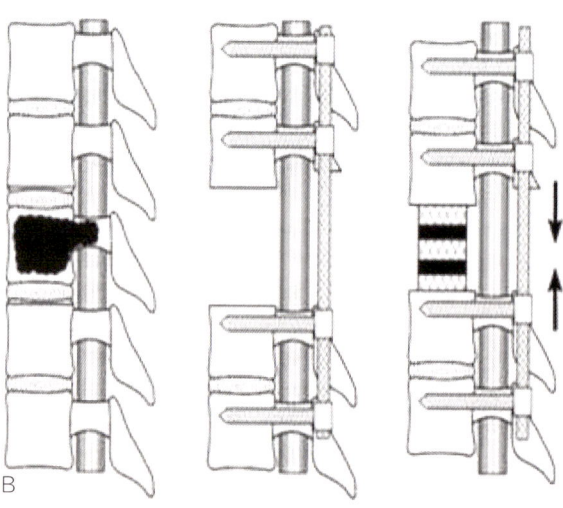
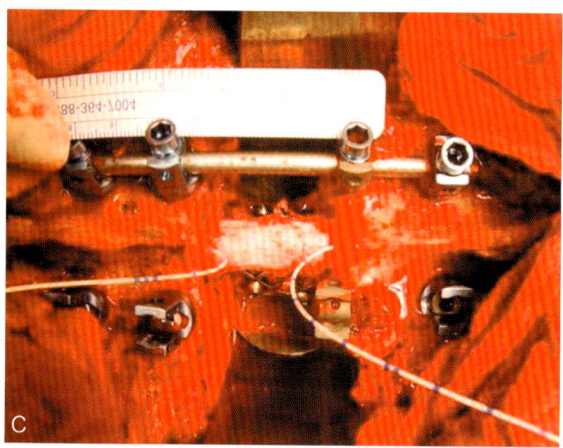
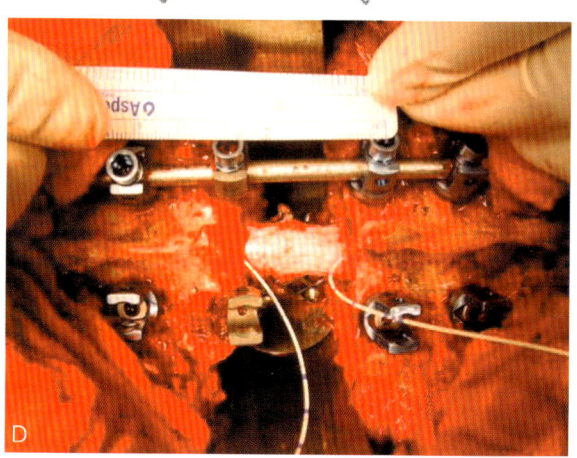
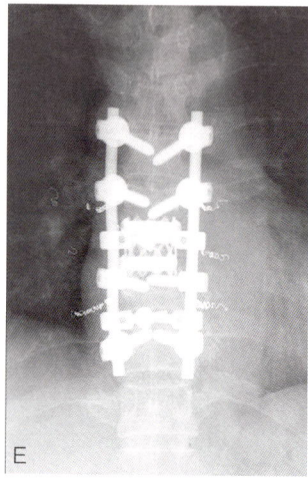
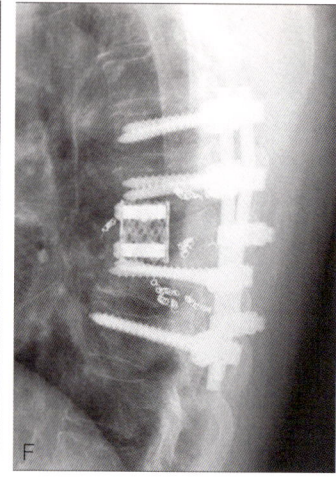

技术图6 A. 将椎体间隔物正确插入到剩余健康椎体的锚孔中。B. 重建模式(侧视图)。C、D. 在放射检查椎体间隔物的适当位置后,调整后路器械,使插入的椎体间隔物稍微压缩(在这种情况下为10 mm)。E、F. 脊柱缩短术后的X线片显示术前三对栓塞线圈。

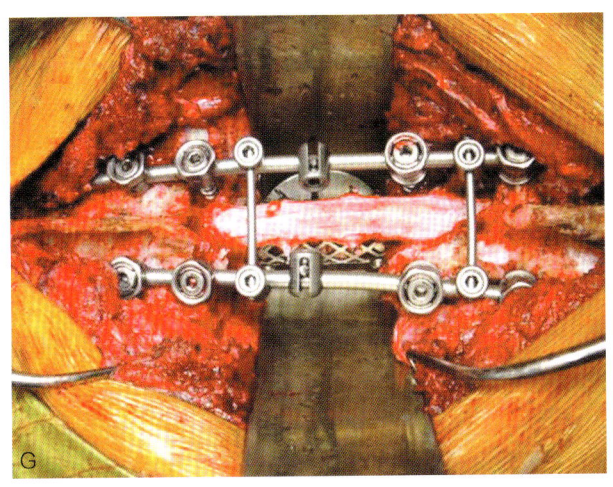 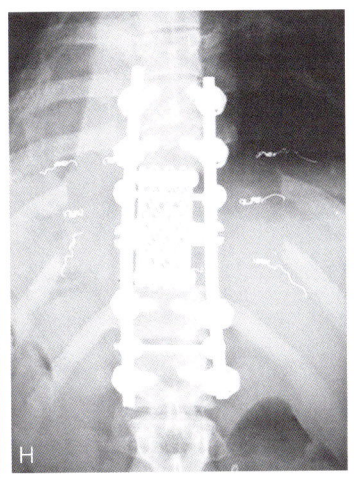 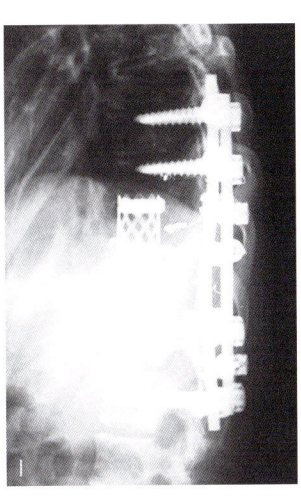

技术图6（续） G～I. 切除两个椎骨。G. 放置双侧人工椎弓根。H、I. 人工椎弓根重建术后X线片。

要点与失误防范

硬膜外静脉丛出血[12]	• 整块椎板切除术后，在靶椎体的头尾方向将1.5 mL纤维蛋白胶手动注入硬膜外腔，有助于减少硬膜外静脉丛的渗出
椎体周围钝性剥离	• 仔细地分步解剖和解剖学考虑是一个重要的基础 • 在经后路入路进行全脊椎切除术之前，椎体周围的血管通过胸腔镜或最小开放入路进行前路处理。对于节段性动脉可能被肿瘤累及的患者，这比单后路进行全脊椎切除术更安全 • 在L1和L2病变处，由于节段性动脉在椎体和膈肌之间走行，所以在解剖腰动脉之前，应从椎体上解剖膈肌插入物[6]
节段动脉结扎术	• 结扎节段动脉至三个椎体水平，甚至包括Adamkiewicz动脉的一个分支，可能不会影响脊髓诱发电位和脊髓功能[4,8,15]
脊髓损伤	• 应避免对神经结构的机械损伤，特别是移走、扭转和向下或向上拉脊髓 • 脊髓拉伸导致不可逆转的机械损伤。过度的神经根牵拉也会因根撕脱机制而损伤脊髓
肿瘤细胞污染风险[13]	• 建议用蒸馏水和高浓度顺铂进行双重冲洗，以消除受污染的癌细胞
脊髓缩短	• 调整后路器械，轻轻压缩插入的椎体假体（5～10 mm），将其固定，作为使用全脊椎切除术进行脊柱重建的最后一步 • 脊髓缩短的过程提供了两个重要的优点：①增加了前后脊柱的脊柱稳定性；②增加了脊髓血流量，这是改善脊髓功能的理想方法

术后护理

- 术后3~5天采用抽吸引流。
- 患者可以在术后1周内开始行走。
- 患者戴胸腰骶部矫形器3~6个月,直到骨性愈合。

预后

- 从1989年到2003年,共有284例脊柱肿瘤患者(原发性,86例;转移性,198例)接受手术治疗,并随访至少2年。
- 在86例原发性肿瘤中,33例进行了TES:17例恶性肿瘤(3例骨肉瘤,3例尤因肉瘤,3例浆细胞瘤,2例软骨肉瘤,6例其他肿瘤各1例)和16例侵袭性良性肿瘤(4例巨细胞瘤,3例成骨细胞瘤,症状性血管瘤3例,6例其他肿瘤各1例)。
- 17例原发性脊柱恶性肿瘤(1期和2期)患者行全脊椎切除术术后5年生存率为67%,16例侵袭性良性肿瘤(2期和3期)患者的5年生存率为100%。
- 在同一时期,198例脊柱转移患者中有64例进行了TES。转移瘤64例中,主要脏器为:肾18例,乳腺15例,甲状腺9例,肺4例,肝4例,其他部位14例。
- 在64例接受全脊椎切除术的患者中,43例有2、3和4点,2年生存率为66.6%,5年生存率为46.6%。
- 97例患者中有92例(95%)在死亡或最后一次随访前没有肿瘤复发。
- 97例患者中5例(5%)有局部复发,平均复发时间为术后22.1个月。
- 在所有局部复发的患者中,复发是由残留的肿瘤组织引起的。

并发症

- 过度出血
- 椎体钝性剥离时主要血管损伤
- 脊髓损伤
- 肺或胸膜损伤
- 术后血肿
- 渗液
- 胸腔积液
- 乳糜胸
- 植入失败
- 感染,尤其是术前放疗后

(陈欣 译,宋文奇 张春林 审校)

参考文献

[1] Abdel-Wanis ME, Tsuchiya H, Kawahara N, et al. Tumor growth potential after tumoral and instrumental contamination: an in-vivo comparative study of T-saw, Gigli saw, and scalpel. J Orthop Sci 2001;6:424-429.

[2] Akamaru T, Kawahara N, Sakamoto J, et al. The transmission of stress to grafted bone inside a titanium mesh cage used in anterior column reconstruction after total spondylectomy: a finite-element analysis. Spine 2005;30:2783-2787.

[3] Enneking WF, Spanier SS, Goodmann MA. A system for the surgical staging of musculoskeletal sarcoma. Clin Orthop 1980;153:106-120.

[4] Fujimaki Y, Kawahara N, Tomita K, et al. How many ligations of bilateral segmental arteries cause ischemic spinal cord dysfunction? An experimental study using a dog model. Spine 2006;31:E781-E789.

[5] Fujita T, Ueda Y, Kawahara N, et al. Local spread of metastatic vertebral tumors. A histologic study. Spine 1997;22:1905-1912.

[6] Kawahara N, Tomita K, Baba H, et al. Cadaveric vascular anatomy for total en bloc spondylectomy in malignant vertebral tumors. Spine 1996;21:1401-1407.

[7] Kawahara N, Tomita K, Kobayashi T, et al. Influence of acute shortening on the spinal cord: an experimental study. Spine 2005;30:613-620.

[8] Numbu K, Kawahara N, Murakami H, et al. Interruption of bilateral segmental arteries at several levels. Influence on vertebral blood flow. Spine 2004;29:1530-1534.

[9] Tomita K, Kawahara N. The threadwire saw: a new device for cutting bone. J Bone Joint Surg Am 1996;78A:1915-1917.

[10] Tomita K, Kawahara N, Baba H, et al. Total en bloc spondylectomy. A new surgical technique for primary malignant vertebral tumors. Spine 1997;22:324-333.

[11] Tomita K, Kawahara N, Baba H, et al. Total en bloc spondylectomy for solitary spinal metastasis. Int Orthop 1994;18:291-298.

[12] Tomita K, Kawahara K, Kobayashi T, et al. Surgical strategy for spinal metastases. Spine 2001;26:298-306.

[13] Tomita K, Kawahara N, Murakami H, et al. Total en bloc spondylectomy for spinal tumors: improvement of the technique and its associated basic background. J Orthop Sci 2006;11:3-12.

[14] Tomita K, Toribatake Y, Kawahara N, et al. Total en bloc spondylectomy and circumspinal decompression for solitary spinal metastasis. Paraplegia 1994;32:36-46.

[15] Ueda Y, Kawahara N, Tomita K, et al. Influence on spinal cord blood flow and spinal cord function by interruption of bilateral segmental arteries at up to three levels: experimental study in dogs. Spine 2005;30:2239-2243.

第17章 骶骨肿瘤的外科治疗
Surgical Management of Sacral Tumors

Xiaohui Niu and Hairong Xu

背景

- 涉及骶骨的肿瘤主要包括原发性和转移性肿瘤。
  - 转移性肿瘤比原发性肿瘤更常见。
  - 最常见的良性骶骨肿瘤是巨细胞瘤。最常见的原发性骶骨恶性肿瘤是脊索瘤,其次是软骨肉瘤。
  - 神经鞘瘤,起源于神经,而不是骶骨,由于临床上与其他骶骨肿瘤相似,治疗方法也相同,所以被归类为骶骨肿瘤。
- 这些症状通常非特异性或类似于腰椎间盘突出症,由于潜在的骶前间隙过大,会在数月至数年内潜移默化地发展。在诊断之前肿瘤可能会变得很大。
- 常累及骶骨的原发性肿瘤是脊索瘤[1]。该解剖部位的肿瘤级别较低,不太可能导致转移性疾病。局部控制的问题可能因不完全切除导致肿瘤溢出而变得更严重。局部肿瘤细胞溢出活检,或由缺乏经验的外科医生部分切除,可能严重影响完全康复。
- 骶骨肿瘤因其丰富的血供和复杂的解剖结构(如神经、血管)而面临外科治疗的挑战。它经常有局部复发和发生并发症的高风险。
  - 骶骨切除术并不常见。
- 通过对该区域解剖和解剖原理的全面了解,可以安全、有意识地进行手术。神经根和骶髂关节下缘都是边缘阳性的危险部位。在罕见的情况下,可能需要整块切除直肠或肛管加直肠。
- 围手术期并发症包括术中和术后大出血、直肠和膀胱等损伤、伤口并发症、术后神经功能障碍。
- 近年来,计算机辅助导航技术帮助优化术前计划和提供更精确、准确的肿瘤切除。应用该技术有可能减少局部复发,并尽可能保持神经功能。
- 放疗对残余肿瘤可能有帮助。

解剖

骶丛和尾丛

- 骶髂上方的腰骶干(L4、L5)。
  - L4和L5腹支的尾部结合形成腰骶干(图1)。腰骶干与前三根骶神经腹支和第四根骶神经腹支上部共同构成骶丛。
  - 从骶前上三孔发出S1～S3根,腰骶干在骶髂关节水平由S1连接,S1～S5从骶骨盆孔穿出。
  - 骶丛的顶端朝向坐骨大孔,位于骶骨和梨状肌前方。
  - 尾丛起源于第4和第5骶神经腹支的下部以及尾神经。
- 骶丛为骨盆、臀部、会阴区、大腿后部、大部分小腿、整个脚和部分髋关节提供运动和感觉神经。除梨状肌、闭孔内肌和股方肌的许多短肌支外,骶丛和尾丛分为以下分支。
  - 臀上神经(L4～L5,S1):臀上神经和臀上动静脉通过梨状上孔离开骨盆。神经供应阔筋膜张肌、臀小肌和臀中肌。
  - 臀下神经(L5,S1～S2):臀下神经与臀下动静脉一起,经梨状肌下孔离开骨盆。神经供应臀大肌。
  - 阴部神经丛:由S3～S4和S1～S2的前部组成。臀大肌起源于骶骨边缘的深处,阴部神经必须保留下来,因为它在坐骨棘后,然后在坐骨直肠窝闭孔内表面。它在骶丛的前下方,但没有明显的标记。它发出以下分支:肌支起源于第4骶神经,供应肛提肌、尾肌和肛门外括约肌。内脏支起源于S3和S4,有时来自S2,分布于膀胱和直肠,女性则分布于阴道;它们与交感神经系统的骨盆丛相联系。会阴神经位于阴部内动脉的下方,是阴部神经两支末梢中较大的一支。部分神经纤维分布于阴囊皮肤,与股后皮神经会阴支相通。这些神经供应女性的大阴唇。会阴神经丛神经发出到球海绵体,刺穿肌肉,供应尿道海绵体,最后到达尿道黏膜。阴茎背神经是阴部神经最深的分支。它给阴茎海绵体提供一个分支,并与阴茎背动脉一起向前,在悬吊韧带层之间,到达阴茎背,最后到达阴茎头。在女性中,这种神经很小,供应阴蒂。S5接收来自S4的信号,与尾神经联合形成尾丛。从这个神经丛中,不规则尾骨神经开始起源;它们由一些贯穿骶结节韧带的纤维膜组成,以供应尾骨区域的皮肤。

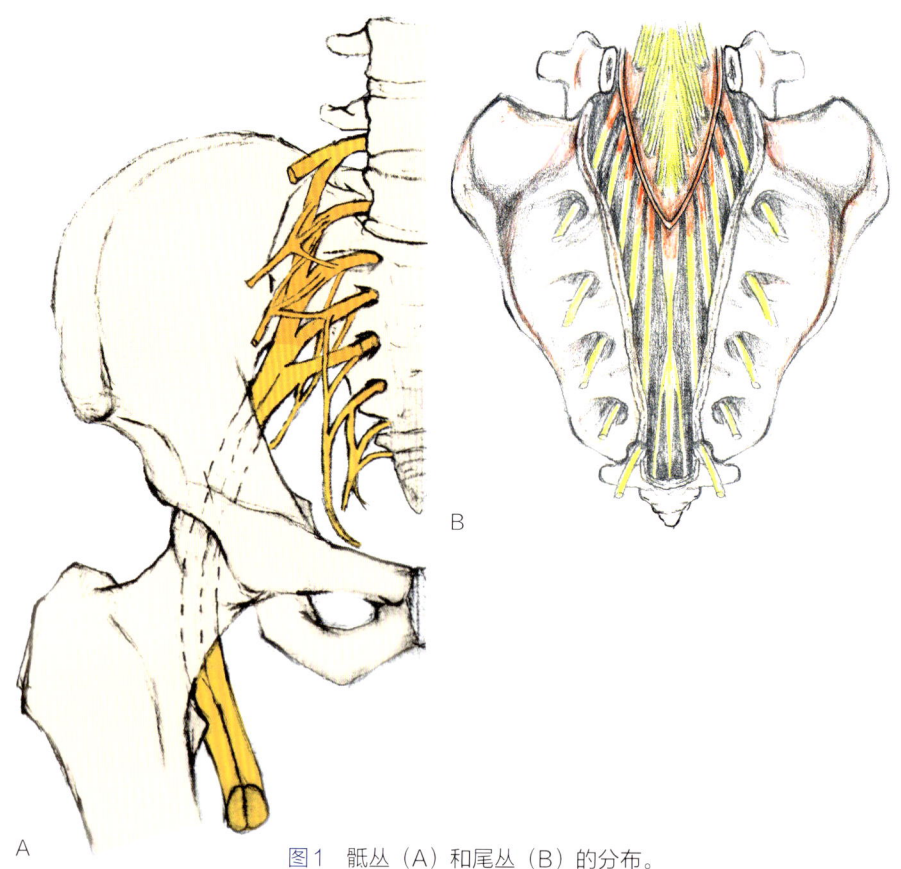

图1 骶丛（A）和尾丛（B）的分布。

- 股后皮神经（S1~S3）：它通过梨状上孔离开骨盆，伴随着臀下动脉到达臀大肌，供应大腿后部和腘窝的皮肤。
- 坐骨神经（L4~L5,S1~S3）：它是人体内最长、最宽的单一神经。梨状肌与坐骨神经关系密切,可能发生改变。在大多数情况下,坐骨神经通过梨状肌上孔离开骨盆,然后位于短外旋肌(上孖、下孖和闭孔内)的后部(浅)。然后,它沿着臀部和大腿后部,为腘筋肌肉产生运动分支。当坐骨神经到达腘窝的顶点时,它通过分叉进入胫神经和腓神经而终止。
- 硬膜囊在S2-S3交界处结束。硬脑膜囊损伤时,会发生脑脊液漏。
- 整个骶骨的根治性切除除可导致括约肌失禁外,还将导致双下肢坐骨神经分支严重神经损伤。S3椎体以下的切除术不会危及肛门和膀胱功能的控制。

血管解剖

- 骶骨肿瘤的血供主要包括髂内动脉、阴部内动脉、臀上动脉、臀下动脉、膀胱动脉、直肠动脉、髂腰动脉和骶外侧动脉（图2）。
- 手术中可能处理的骶骨肿瘤的相关血供主要包括臀上动脉、骶外侧动脉和骶中动脉。臀上动脉、肋下动脉和肋间动脉与腹主动脉之间有交通。上、下动脉也与髂外侧动脉的股深动脉吻合。骶外侧动脉与骶中动脉也有吻合。
- 静脉解剖通常与动脉解剖平行,但具有高度的变异性,可因肿瘤而发生增殖和增大。

骶髂关节的解剖与生物力学

- 骶髂关节是在骶髂关节面之间形成的关节结构。骶骨与髂骨相连的关节面呈耳形,关节面之间有互补的不规则结构,为关节提供了力学稳定性。骶髂骨间韧带、骶髂前韧带和骶髂后韧带是该区域最强的韧带,起到加强关节的作用。
- 当骶横切除术仅在头端至S1神经孔进行,骶髂关节平均切除25%时,关节承载力降低至正常的35%。当骶

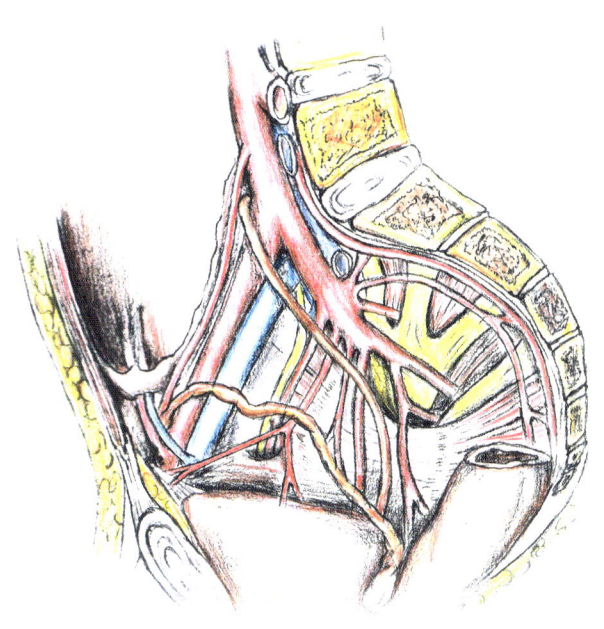

图2 骶骨区的主要血液供应。

- 横切除术仅在S1神经孔后方进行,关节平均切除16%时,关节承载力降低至正常的72%[3]。
- 骶尾部至S1神经孔行骶横切除术时不需要重建。在S1神经根以上行骶横切除术时应考虑重建。

肌肉和韧带

- 臀大肌起源于髂背后部、髂后上棘、骶尾骨后下段和骶结节韧带。从骶骨到股骨,臀大肌覆盖骶髂关节、骶棘韧带和骶结节韧带以及坐骨直肠窝的一部分。它主要止于髂胫束的阔筋膜,也止于股后表面的臀粗隆。动脉供应是臀下动脉和臀上动脉以及股深动脉的第一穿支。
- 梨状肌也是骶骨肿瘤切除的重要结构。它起源于骶骨的前部、臀部的脊柱部分,以及坐骨大切迹的上缘。它通过坐骨大孔离开骨盆,止于股骨大转子。
- 骶棘肌起自宽而厚的肌腱前表面,该肌腱附着于骶骨内侧嵴、腰椎棘突和棘上韧带、髂嵴内唇的后部和骶骨外侧嵴,并与骶骨结节以及骶髂后韧带融合。一些纤维与臀大肌的起源纤维是连续的。
- 骶结节韧带位于骨盆的下部和后部(图3),从骶骨(骶骨下横结节、骶骨下缘和上尾骨)到坐骨结节。骶棘韧带是连接坐骨棘和骶尾骨外侧区的窄韧带,与骶结节韧带一起,将坐骨大切迹转化为坐骨大孔、坐骨小切迹转化为坐骨小孔。

适应证

- 原发性良性/中间性肿瘤,如骨巨细胞瘤、神经鞘瘤等。建议肿瘤切除、刮除或两者结合。病灶内或边缘切除可接受。
- 原发性恶性肿瘤如脊索瘤、软骨肉瘤、尤因肉瘤等。肿瘤需广泛或边缘切除。
- 转移性肿瘤。手术治疗应根据具体情况进行评估,选择切除、刮除或消融。
- 邻近骶骨软组织肉瘤。建议肿瘤及累及的骶骨应整块切除。

病史和体格检查

- 慢性神经压迫引起的慢性、钝性、下背部或尾部疼痛是最常见的症状之一,可误诊为腰椎间盘突出症。一些患者被偶然诊断为良性肿瘤,尽管没有症状。
- 骶骨肿瘤的典型症状是慢性下腰痛,由于其质量效应和压迫,导致肠道或泌尿系统习惯改变。步行功能障碍和大小便失禁可能很少发生。
- 骶骨下段肿瘤可以长得足够大,在直肠检查时可以触及其前部。
- 一些大型骶骨肿瘤,如脊索瘤和软骨肉瘤,在臀部出现大肿块。
- 高度恶性肿瘤患者的剧烈疼痛可能会持续数周或数月,行走困难。患者通常必须保持一个固定的姿势来减轻疼痛。即使在直肠检查时能摸到肿块,肿块通常也很小。

影像学和其他诊断性检查

平片

- 图像通常晦涩难懂,尤其是在疾病早期。在大多数情况下,仅凭平片很难做出明确的诊断。
- 脊索瘤通常位于骶骨下部,早期可通过平片诊断。巨细胞瘤、单纯性骨囊肿和动脉瘤性骨囊肿的病变,通常较大且完全溶解,位于骶骨上部,也可通过平片诊断。

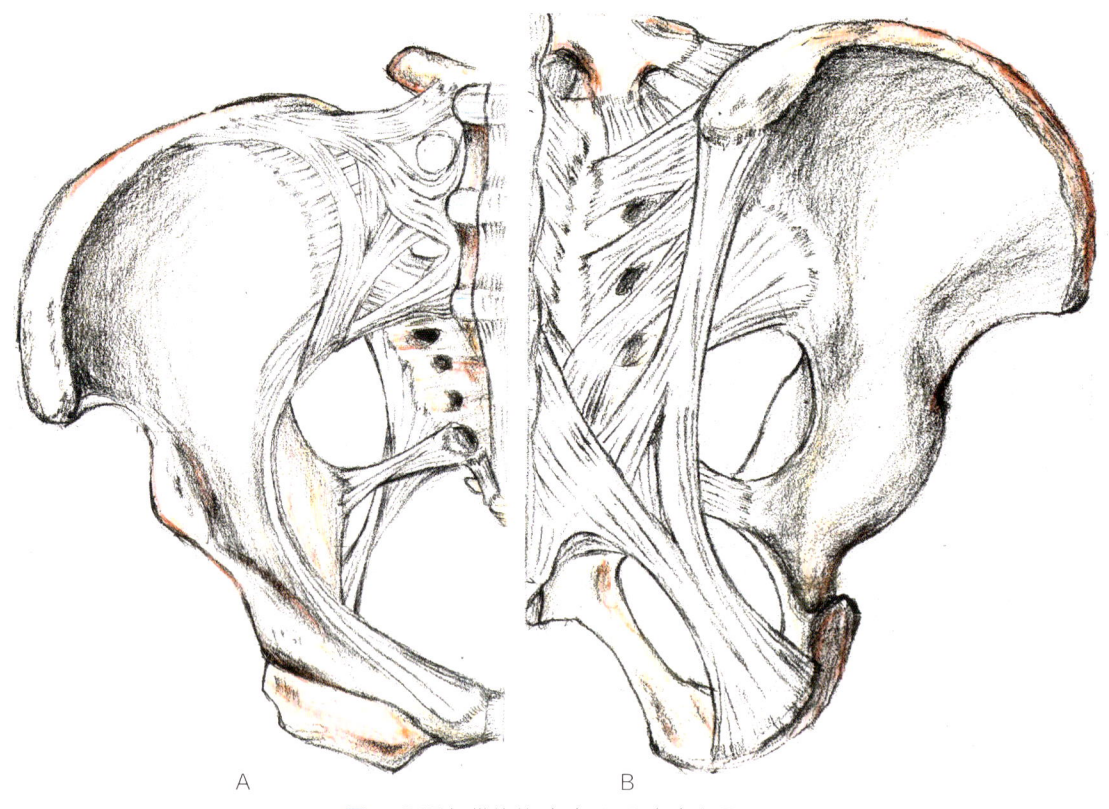

图3 骶骨韧带的前（A）和后（B）视图。

- 骶骨神经鞘瘤几乎完全起源于骶神经前段。骶前孔扩大，X线片可清楚显示。
- 应注意，如果仅进行平片检查，则可能会错过或延迟诊断。
- 然而，平片检查对于肿瘤概况、与其他图像的相关性以及术后随访的价值是必要的（图4）。

CT和MRI

- 静脉增强CT是评估骨受累和破坏程度、基质可能骨化或钙化、解剖位置、血供以及肿瘤与内脏器官之间关系的最佳技术（图5）。有助于良恶性肿瘤的鉴别诊断。

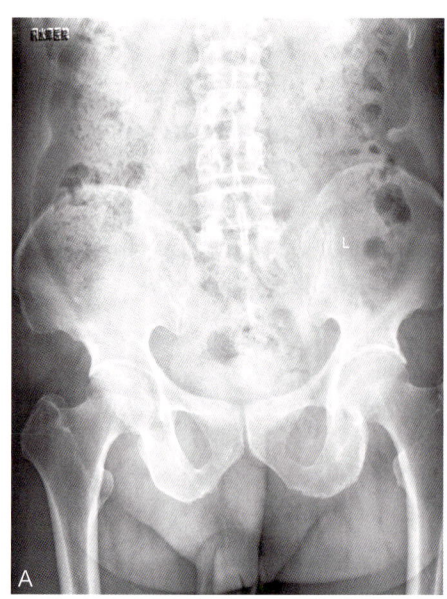
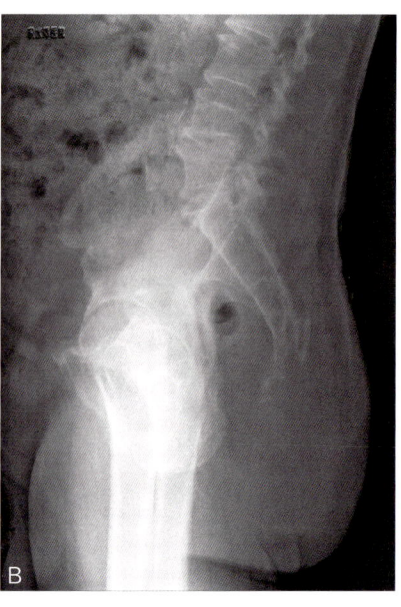

图4 A、B. 骶骨脊索瘤。

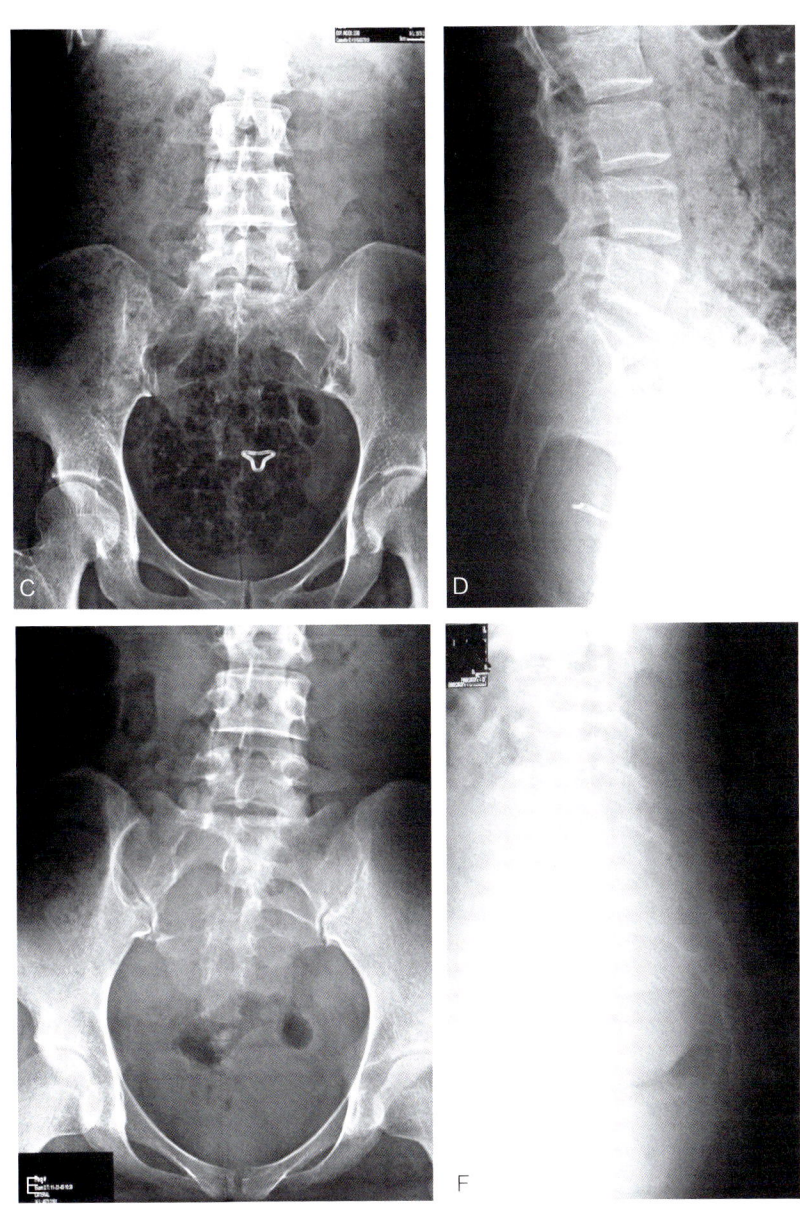

图4（续） C、D. 骶骨巨细胞瘤。
E、F. 骶骨神经鞘瘤。

- 胸部CT对评估恶性肿瘤肺转移的分期至关重要。
- 带对比剂的MRI对于软组织肿块受累以及肿瘤与周围组织（即血管、神经、肌肉、内脏器官）之间关系的成像至关重要。MRI具有比CT更好的分辨能力，是软组织成像的最佳方法。
- 磁共振造影可能有助于新辅助治疗的系列评估。

骨扫描

- 骨扫描有时可发现骶骨小病灶，但其他X线片不能清楚识别。
- 骨扫描通常用于排除全身疾病（即转移）。

血管造影

- 骶骨恶性肿瘤需要血管造影。
- 必须通过血管造影明确肿瘤的血供和相关的血管解剖，以评估手术治疗的风险。
- 术前选择性栓塞肿瘤血供对减少术中失血有重要意义（图6）。它已经取代了结扎和暂时阻断动脉的做法。然而，过多和大面积的栓塞可能会增加皮瓣并发症的风险。

PET-CT

- PET-CT可用于评估骶骨恶性肿瘤，特别是转移性疾病。

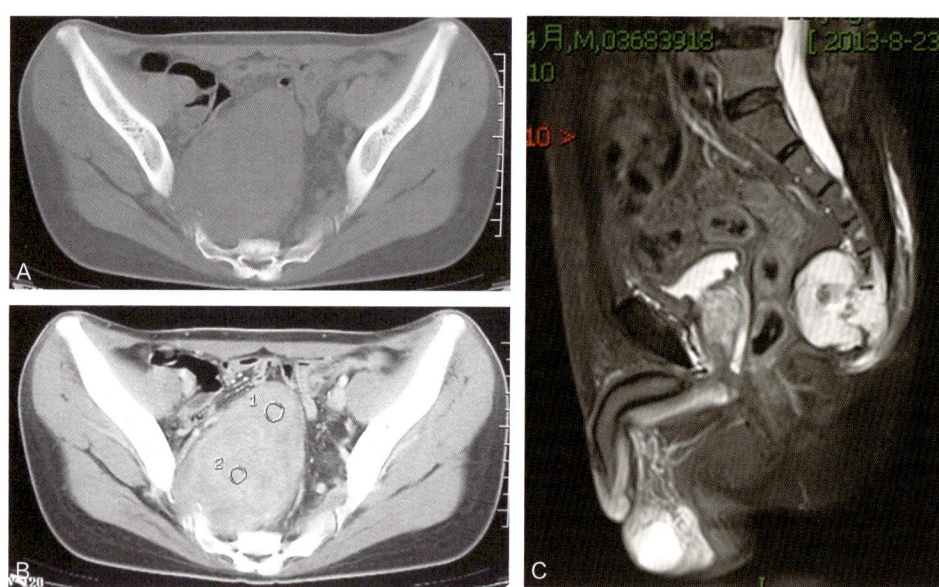

图5　A、B. 脊索瘤的CT对比扫描。C. 脊索瘤的MRI。

- 有助于发现多灶性病变和监测局部复发。
- 在术前计划中价值有限。

活检

- 活检对早期手术干预有重要价值。目的是获得明确的肿瘤诊断（良性与恶性）、肿瘤分级（高级别与低级别）和特定的肿瘤类型。
- 最常用的技术是芯针活检。大多数情况下不需要开放式活检。
- 在适当的水平用后中线入口进行活检是最常见的。
- 活组织检查应计划周密，并遵循既定的指导原则，如切口在最终切除线上，从而尽量减少对正常组织的污染。

外科治疗

术前计划

- 仔细检查每个术前影像，包括X线、CT、MRI和血管造影，对制订手术计划与评估适应证和风险至关重要。
- 切除术的上半部分应该被很好地确定，以实现精确的切除。我们的目标是尽可能多地保留骶神经，并保持良好的边缘。由于尾骨尖在手术过程中容易暴露，且暴露不会影响手术边缘，因此建议采用一种基于矢状位CT或MRI测量尾骨尖与骶骨截骨水平之间距离的精确切除方法。
- 术前12～24小时内建议动脉栓塞。选择性栓塞的血

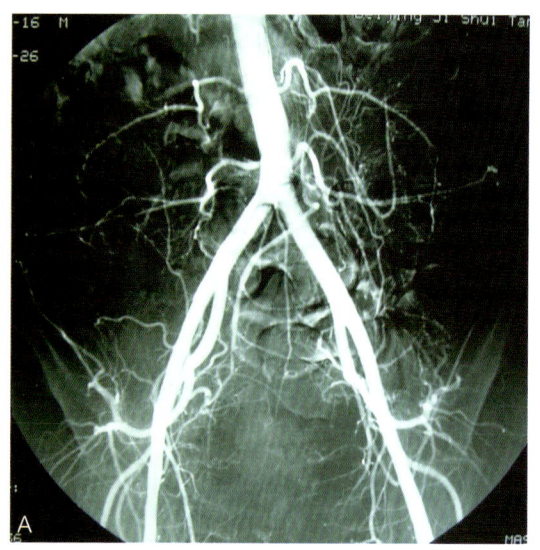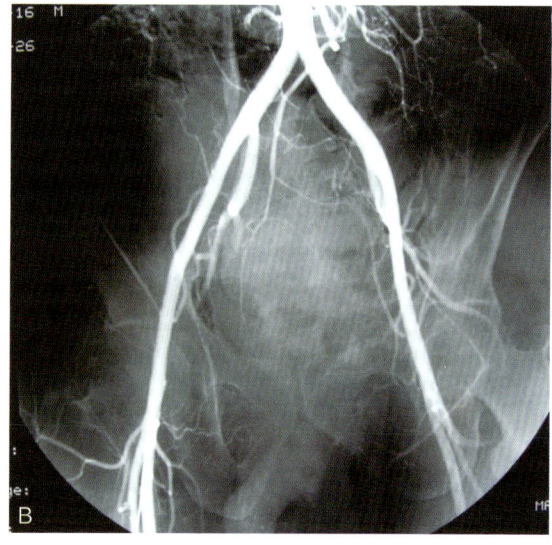

图6　脊索瘤患者血管造影显示肿瘤栓塞前（A）、后（B）的血供。

管主要包括髂内动脉、骶外侧动脉、髂腰动脉和骶中动脉。这些血管由血管造影确定,通常用明胶海绵栓塞。
- 麻醉技术,包括控制性降压和控制性低温,可用于控制骶骨大肿瘤和高位肿瘤的术中失血。
- 准备足够的血液,包括红细胞、血浆和血小板,从来都是正确的。另一种输血和补液的方法对手术至关重要。重要的是要持续监测术中估计的失血量,并与麻醉师保持充分的沟通。
- 建议术前24小时口服抗生素,术前12小时清洁灌肠。此外,在手术的时候,所有的患者都应该放置一个折叠式导管和一个直肠管,在手术中为输尿管、膀胱和直肠提供保护。
- 应考虑保留重症监护病房(ICU)。如果有结肠或膀胱受累,与泌尿科医生和普外科医生进行适当的沟通是很重要的。
- 手术过程中可能需要的一切,包括内固定材料、一次性止血装置和其他植入物,都应准备好。
- 如果计划进行计算机导航辅助手术,应进行CT和MRI的可能图像融合以及随后的详细手术设计。

体位
- 将患者置于俯卧位,进行后入路。
- 将患者置于前-后入路(联合腹骶入路)的侧位。

入路
- 后入路:从L5到尾骨的中线进行纵向切口。如果肿瘤很大,可以增加一个或两个横向切口,整个切口模拟Y形(图7A)或H形横向放置(图7B)。
- 前-后入路(腹骶联合入路):后切口和延长的McBurney切口相结合,该切口从外侧最低肋骨开始,止于耻骨结节顶部(图7C)。

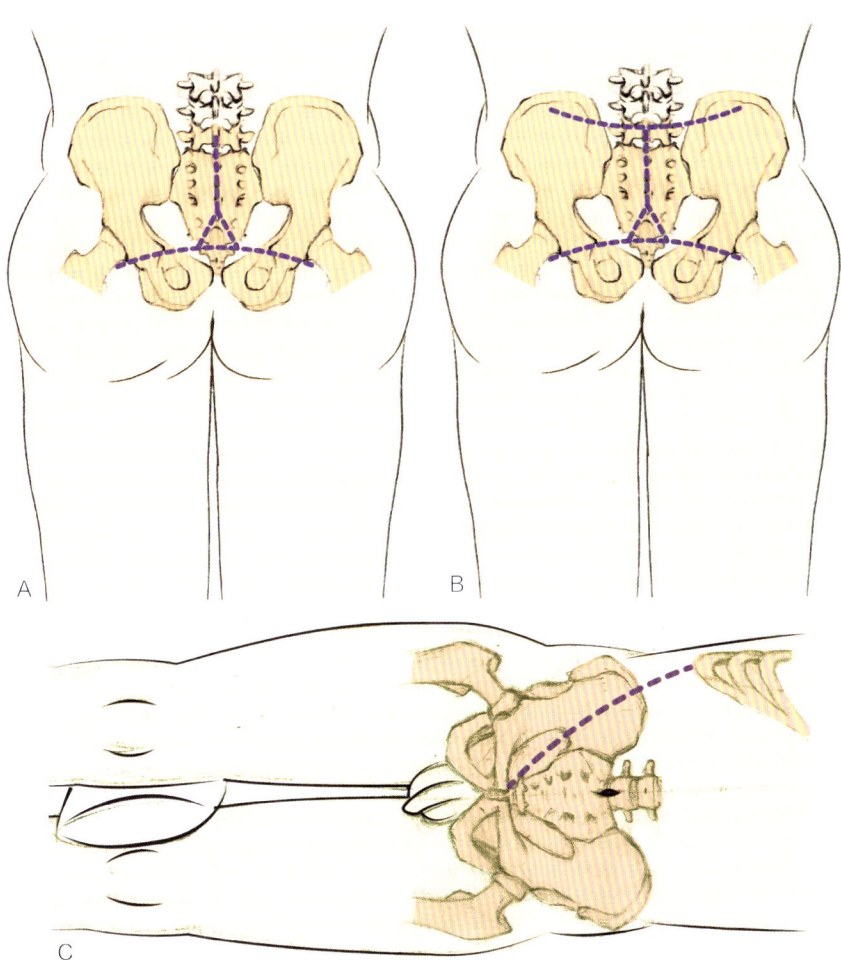

图7 A. Y形入路的后位。B. 后位横置H形入路。C. 侧位McBurney延长切口。

经前后入路切除骶骨肿瘤

- 患者侧位（合并腹外侧骶骨位）。通常，左侧是向上的，但这可能会根据骶骨外侧肿瘤的软组织成分而改变。

前入路

- 首先进行扩大的McBurney切口。通过这个切口，通过解剖腹壁肌肉组织来探索腹膜后间隙。腹部内容物被推到腹部的对侧。在这个过程中，输尿管应该得到很好的保护。然后，暴露腹主动脉、髂血管和骶正中血管。
  - 在大多数情况下，神经鞘瘤只能用这个切口切除。
- 该切口可结扎同侧髂内动脉，暂时阻断主动脉，从而降低出血风险。
- 结扎骶骨正中血管。正中静脉由骶神经伴行，在骶前相互吻合形成骶前静脉丛。建议骶前静脉丛的缝合结扎应在骶骨切除水平正上方。切除水平以下的静脉丛与骶骨一起切除。通过这种管理，通常可以避免过度失血。
- 当大型肿瘤向前延伸至骨盆时，必须通过该切口小心地从重要血管中钝性切除肿瘤，以避免不必要的血管损伤和过度失血。
- 对于那些复杂的哑铃型神经鞘瘤，如果骨出口不够大，不足以通过一个切口一起切除肿瘤，建议先通过后切口切除骶骨肿瘤，同时用纱布保护骶骨以外的肿瘤。
- 对于全骶骨切除术，因为完全切除相当困难，为了解放前两个骶骨的前表面，S1~S3神经根在腹侧被切断，伴随的动脉和静脉应结扎。骶髂关节表面有一些动脉和静脉，从下面向上。骶骨后截骨时，这些血管也应结扎，以避免不受控制的出血。骶髂关节不易断开。因此，建议骶髂腹侧截骨术在距关节1.5 cm处进行。骶骨腹侧有高速毛刺形成的深槽。骶骨背侧皮质破坏后，骶骨完全分离，肿瘤整体切除。在坐骨大切迹中，保护臀血管和坐骨神经至关重要。
- 如果直肠和骶骨前表面之间有密集的粘连，直肠应与骶骨一起切除。

后入路

- 后切口从腰椎棘突开始，延伸至尾骨上方3 cm。但是，切口可以改为横置H形或Y形。在先前开放活检的情况下，应做一个椭圆形切口，以便切除整个活检轨迹。
- 切口向下至深筋膜，然后将皮瓣升到髂后上棘以外。
- 臀大肌纤维沿骶骨边缘在S3以下和腰背部筋膜在S3以上分开。
- 腰骶筋膜是纵向开放的，在S3水平做一个横向切口，暴露和推动立脊肌横行。从尾骨表面切开软组织后，暴露尾骨。

骶骨截骨术

- 测量尾骨和术前计划的骶骨截骨水平之间的距离，用电刀标记骶骨（技术图1A、B）。臀大肌从骶骨插入处1 cm处切断（技术图1C、D）。臀肌的血管应小心结扎。
- 如果没有累及竖脊肌，则将其从骶骨的止点处分离并向近侧拉。但是，如果累及，则在骶骨切除层面切取，而不是止点。
- 当韧带从尾骨的腹侧和两侧被切断后（技术图1E、F），一些黄色脂肪组织出现在骶骨前面。
  - 通过向前推脂肪组织，节省了一些空间来切断骶骨盆底肌肉的插入。
  - 然后骶骨结节韧带可以接触到骶骨的前外侧，并随后切断。骶棘韧带可以稍上一点，并伴有一些来自前方的血管。切断骶棘韧带时应结扎血管。
- 然后暴露梨状肌。只有部分梨状肌可以切除，因为有些肌肉隐藏在骶髂关节后面（技术图1G、H）。骶髂韧带被切断，直到骶髂关节下缘。
  - 在骶前间隙应用一些湿纱布，从直肠直接解剖肿瘤的假包膜。
- 切开后，在肠前表面进行一小段距离的温和钝指解剖，直到达到经腹解剖的水平。
  - 解剖完成后，用湿纱布垫保护内脏。
- 电刀用于暴露骶骨的背面。确定骶骨截骨水平后，将截骨水平以下的骶背神经分开。
  - 保存截骨术水平以上的神经，结扎神经周围的血管是很重要的。
- 使用不同大小的上颌冲孔钳切除孔周围的部分上下骨，扩大后孔。然后神经根和硬脑膜被清楚地暴露出来。右上神经根位于现神经根的前外侧，右下神经根位于现神经内、硬膜外。
  - 在这个水平上，硬膜囊和下神经根被切断和结扎（技术图1I~L）。

- 通过后孔的开放窗口,可以在腹侧识别前孔。在前孔和骶神经之间放置一个神经解剖器,这样骶外侧就可以安全地水平移除,直到髂骨水平。
  - 在骶髂关节的髂骨侧自下而上进行截骨术,以符合先前的截骨术。
- 在这一点上,只有骶骨体仍然相连。在前孔和骶神经之间放置两个神经解剖器。
- 用小刮匙取出骨松质,暴露骶骨前皮质。然后用骨刀非常小心地将其折断(技术图1M、N)。
  - 为了避免不必要的前软组织出血,必须避免切开骶骨皮质。
- 在切除尾端仍连接的骶骨时,用止血钳分离和结扎前软组织。骶骨翻转后切断插入的骶骨腹侧直肠韧带。
- 截骨水平以下的骶神经在前孔前切除。
  - 然而,建议在截骨水平将S3以上骶神经从前孔吻合到神经末端。神经功能可能恢复。
- 有肿瘤的骶骨被整体切除(技术图1O、P)。

伤口闭合

- 仔细止血后,冲洗伤口,并使用两个封闭系统引流管。
- 骶棘肌和臀大肌缝合在一起。
- 最后,切口以常规方式闭合。

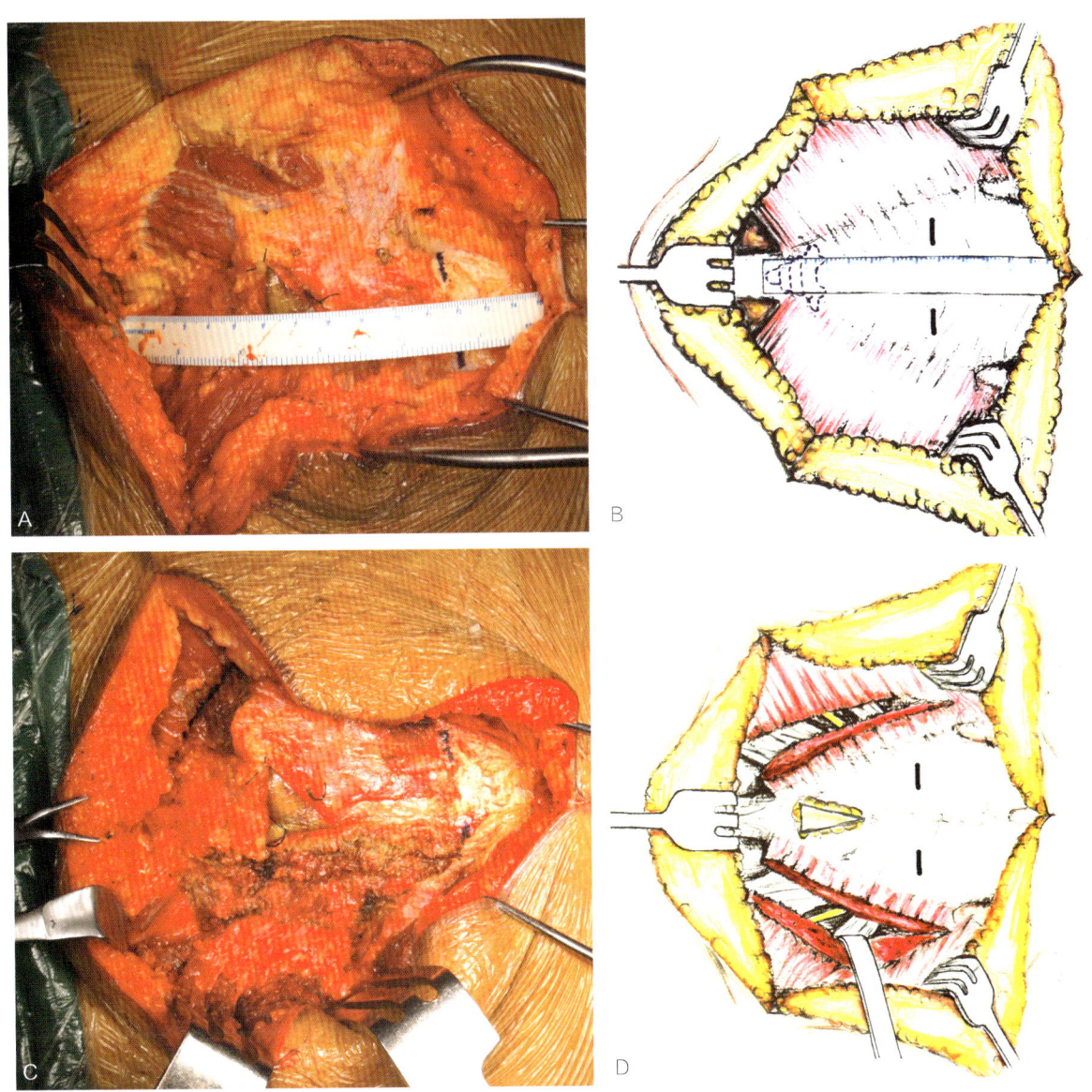

技术图1 A、B. 如果没有导航系统,建议在进行进一步手术前用电刀标记骶骨截骨水平。C、D. 臀大肌在距骶骨插入处1cm处被切断,活检轨迹应与肿瘤一起切除。

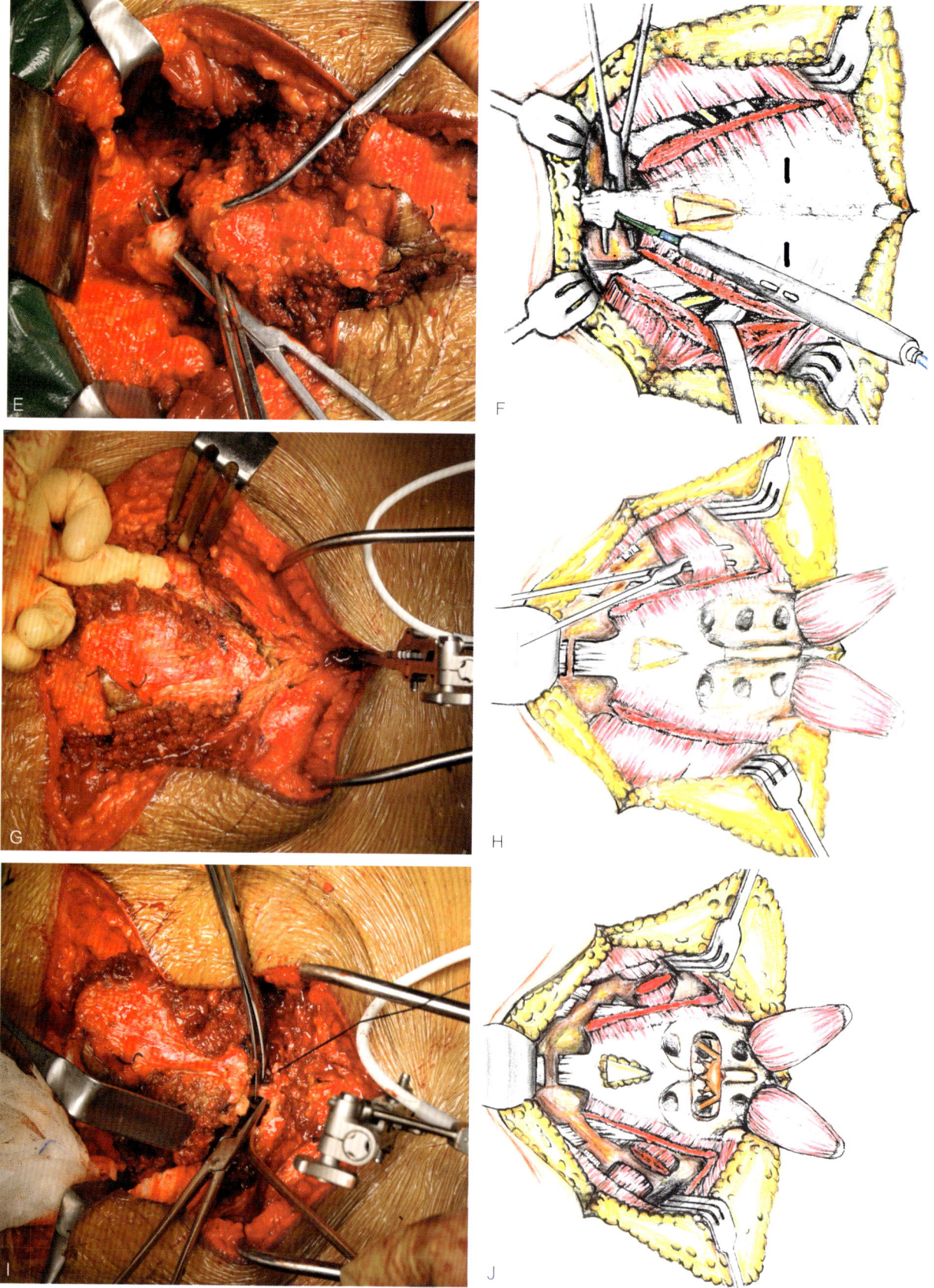

技术图1（续） E、F. 连接尾骨和其他部分的韧带在腹侧和双侧被切断。G、H. 部分梨状肌暴露并随后切开。I、J. 应小心切断和结扎硬膜囊，避免不必要的脑脊液漏。

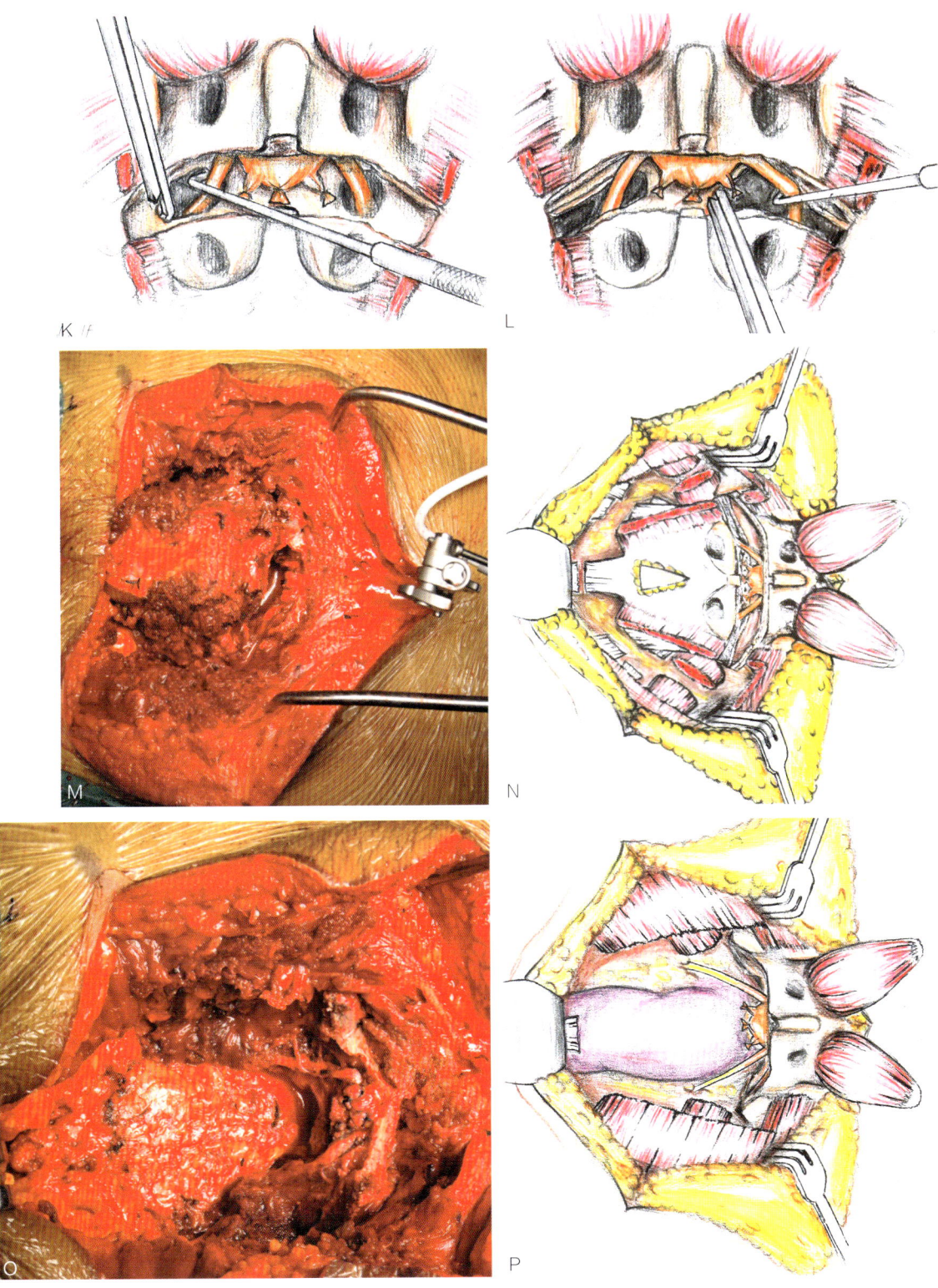

技术图1（续） K、L. 结扎硬膜囊和切断骶骨时，应保护好神经根。M、N. 骶骨的前皮质需非常小心地用骨刀折断。潜在的过度出血是由于骶骨前表面软组织中的血管引起的。O、P. 骶骨肿瘤切除后，可见保留的骶神经及部分骶前黄色组织。

计算机辅助导航在骶骨肿瘤切除术中的应用

- 后切口从L5开始延伸至尾骨（技术图2A）。竖脊肌和臀大肌充分暴露在骶髂关节的侧面。
- 患者跟踪器放置在离肿瘤相对较远的地方（即髂骨、近端脊柱突）。它发出红外光，导航系统从红外光中确定肿瘤和周围骨骼解剖结构的位置（技术图2B~D）。
- 术前影像学评估立脊肌和臀大肌的受累情况。
  - 如果没有，图像到患者的定位可以是基于点的（有时是基于表面的）。脊柱骶棘肌和臀大肌瓣抬高后，暴露脊柱突和椎体，作为定位的解剖标志。外科医生需要指定配对点的位置，并将此信息输入到系统中，以计算转换矩阵。定位后，通过在暴露的标志上放置导航工具来验证定位的准确性是很重要的。
  - 如果是，图像到患者的注册将基于Iso-C。离软组织块1~2 cm处切断骶棘肌和臀大肌。因此，用于点配准的解剖标志不会暴露。图像由Iso-C三维（3D）C臂采集，眼眶自动旋转190°。图像在Iso-C处理器上进行重建，并自动传输到计算机工作站。导航系统中引入了术前CT/MRI的DICOM格式。CT/MRI与Iso-C的融合是通过"表面匹配图像相关"来完成的，这将自动在MRI/CT中注册骨骼（技术图2E）。融合后的图像可以进行三维导航。
- 骶骨截骨术由计算机辅助导航系统引导。整块切除术后，导航系统可以通过在剩余骶骨上放置导航工具来验证手术边缘是否足够（技术图2F）。
- 然后，在仔细止血后，冲洗伤口并使用封闭系统引流。切口按常规闭合。

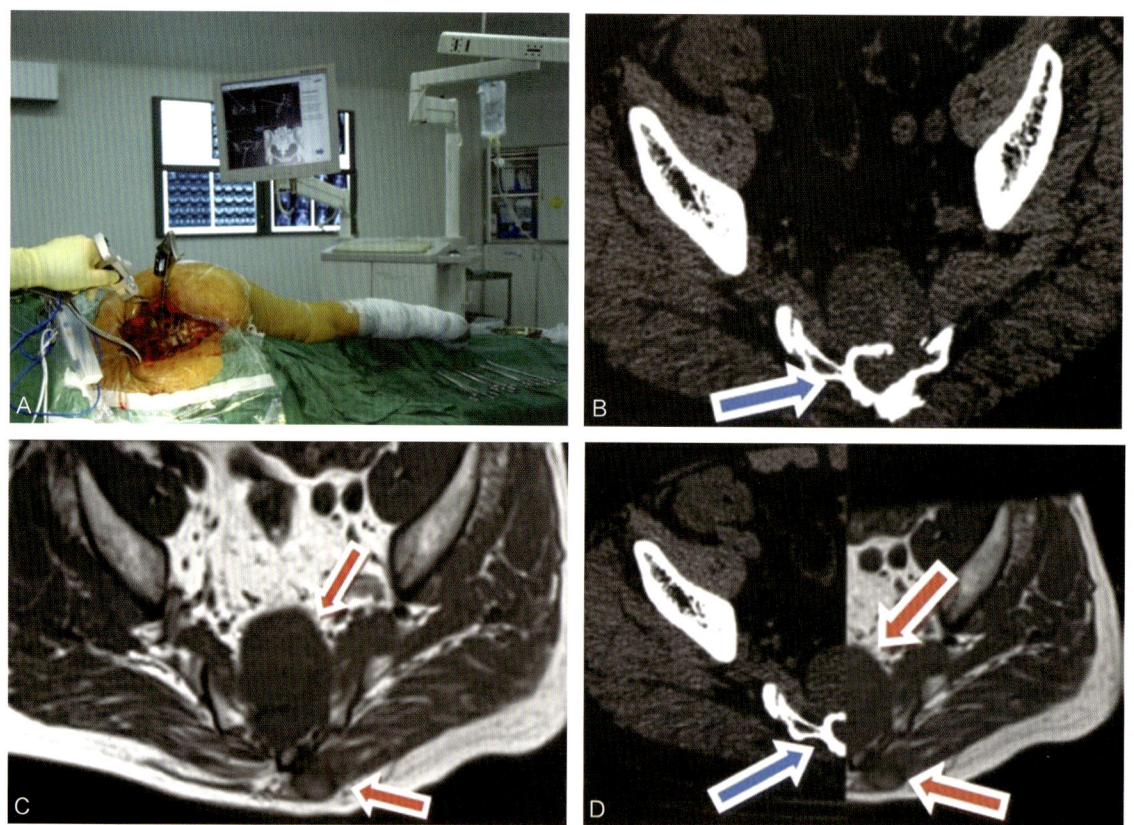

技术图2 A. Stryke计算机导航系统。患者侧位以便于导航过程。手术医生通过系统准确地知道肿瘤和周围结构的位置。术前CT（B）显示骨质破坏程度良好，MRI（C）显示受累软组织。D. 应用影像融合技术时，CT和MRI的优点是统一的。

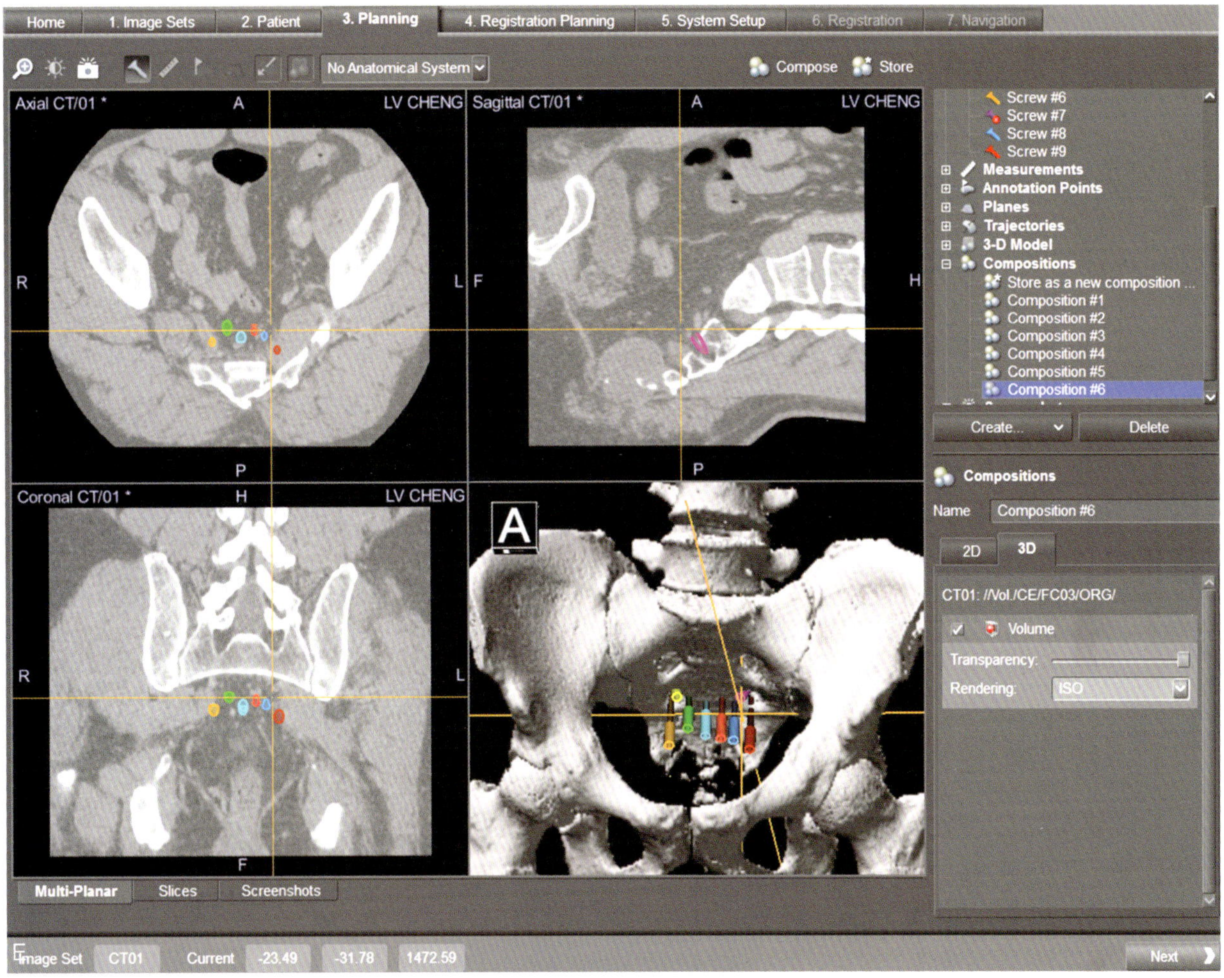

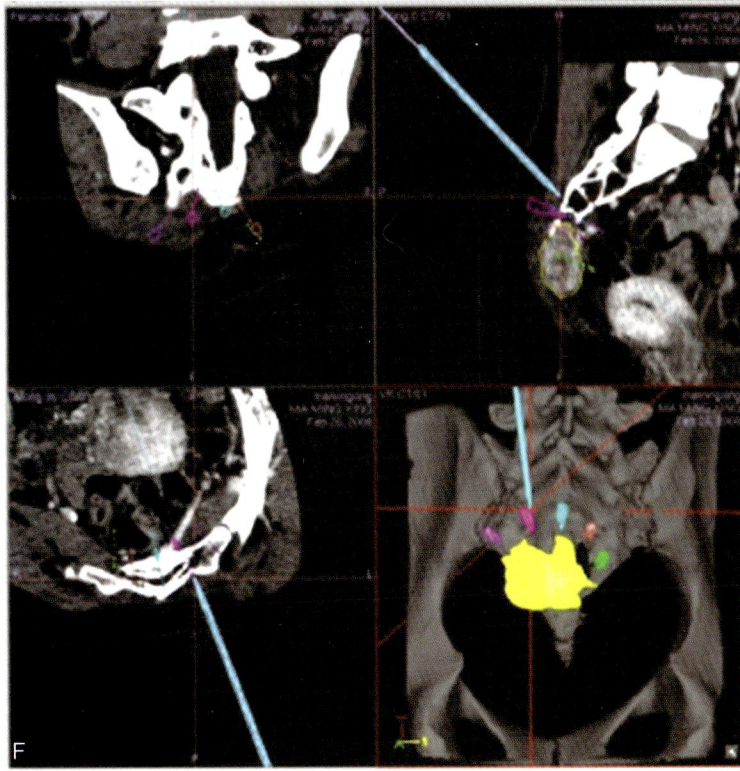

技术图2（续） E. 术前手术方案和详细的骶骨切除设计。F. 肿瘤切除后，通过导航来验证切除的准确性。在B到D部分，蓝色箭头表示肿瘤的骨缘，而红色箭头表示肿瘤边缘的软组织。

骶骨全切除及螺钉棒系统重建

- 基于CT和MRI进行了良好的手术规划,手术在术前练习锯骨的基础上进行(技术图3A~D)。
- 导航系统也有助于精确切除和重建(技术图3E、F)。
- 患者采用后入路俯卧位。后切口从L3延伸至尾骨。髂后嵴、坐骨大孔和坐骨神经暴露于双侧以及L3~L5脊柱突、小关节突和横突。L5椎板切除术后,切断骶神经根,结扎硬膜囊。
- 骶髂截骨术在距离骶髂关节1.5 cm处进行。然后,如前所述,整个骶骨肿瘤被整体切除(技术图3G)。
- 两个垂直L形杆以双边方式放置,固定到每侧的L4~L5椎弓根(技术图3H)。一个交叉连杆用于将垂直连杆相互固定。
- 在每侧各放置两个螺钉,使髂骨彼此吻合,从而防止腰髂联合的轴向旋转(技术图3I~L)[2]。

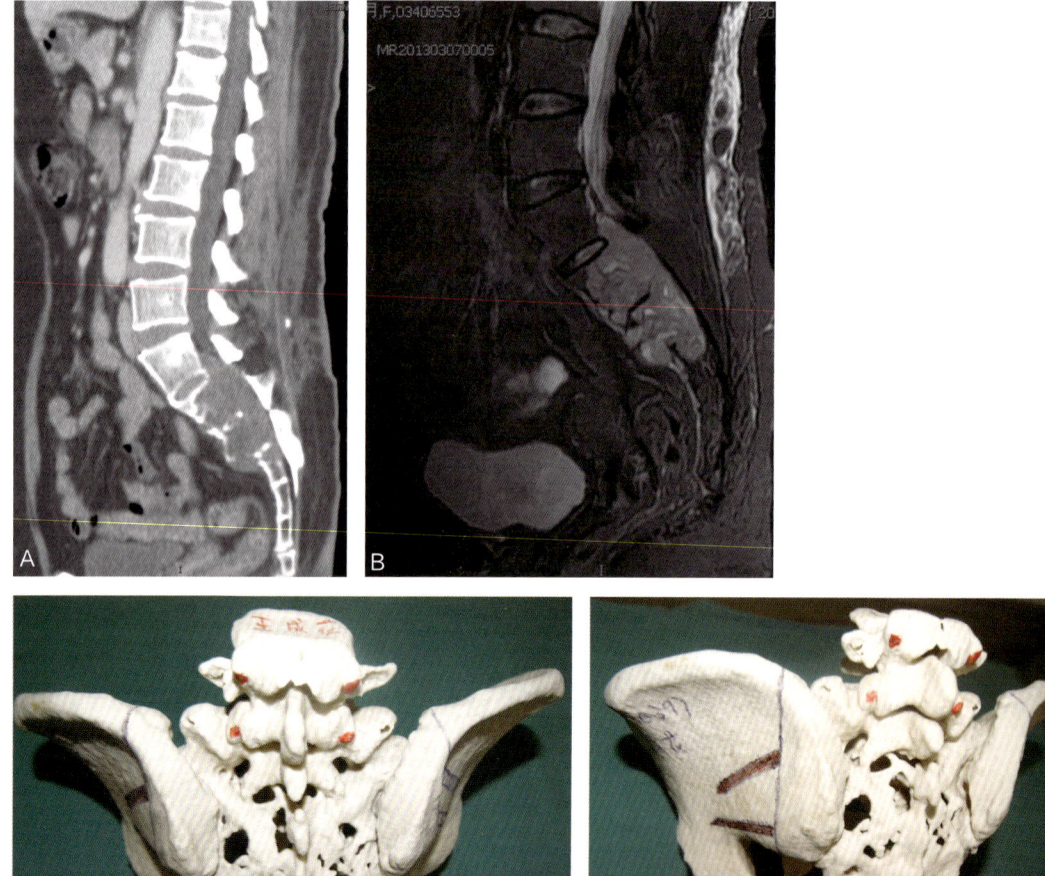

技术图3 A. 术前CT扫描显示5例恶性肿瘤受累。B. MRI显示恶性肿瘤累及程度更清楚。计划进行全骶骨切除术。C. 骶骨的后视图显示了骶骨的破坏和S4~S5中计划的螺钉。D. 术前准备两枚螺钉固定髂骨,以加强骶髂关节稳定性。

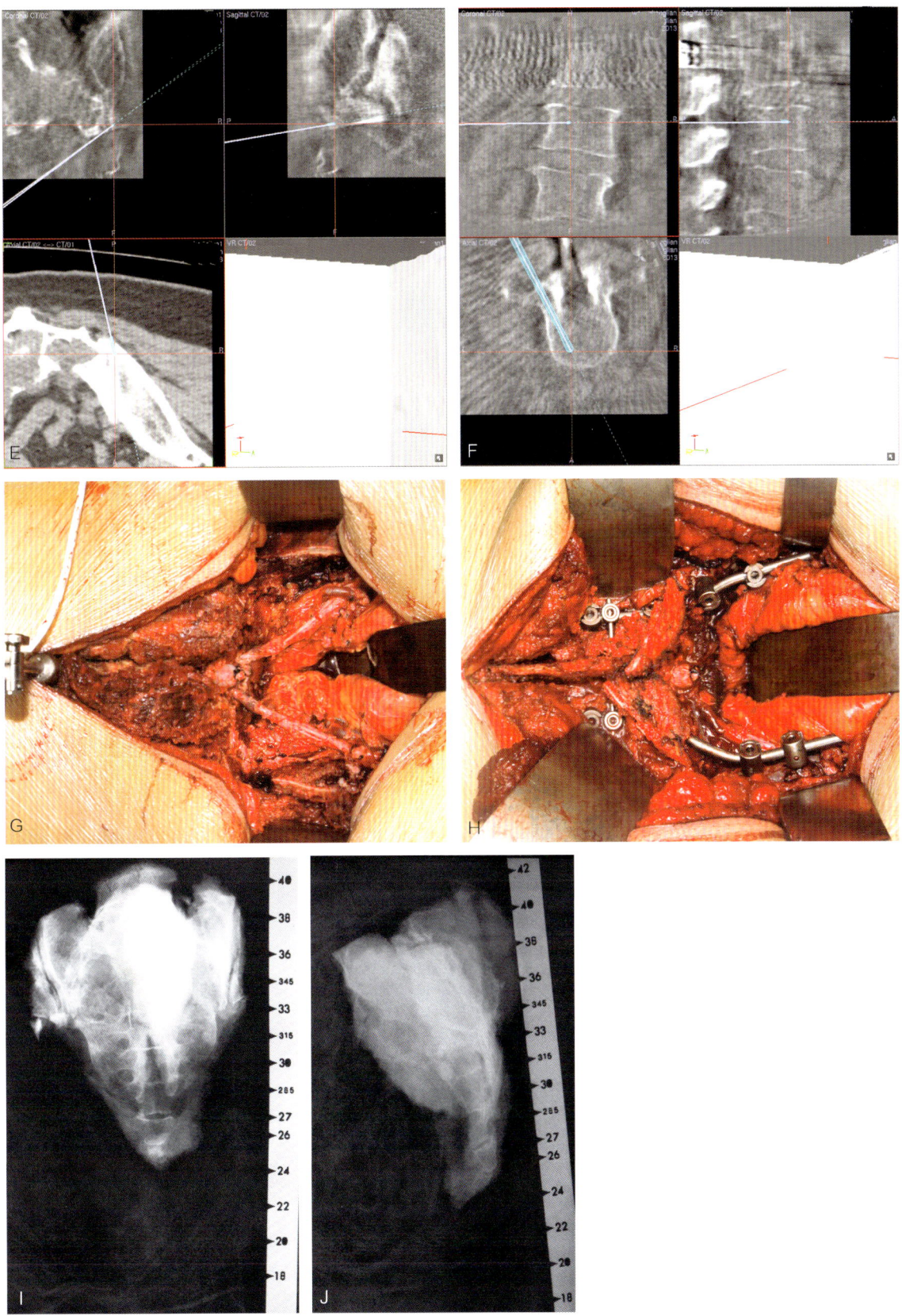

技术图3（续） E. 导航设计肿瘤切除术。F. 导航也被用来钉在脊柱上的螺钉。G. 肿瘤切除后，其余的S1神经清晰可见。H. 如何利用螺钉和杆建立骶髂关节稳定性。全骶骨切除肿瘤的正位（I）和侧位（J）视图。

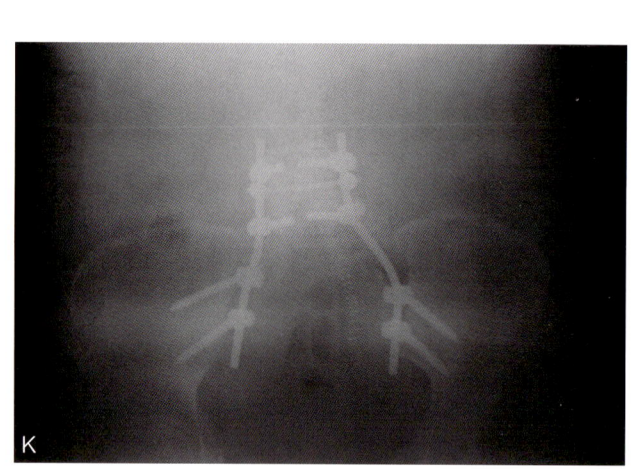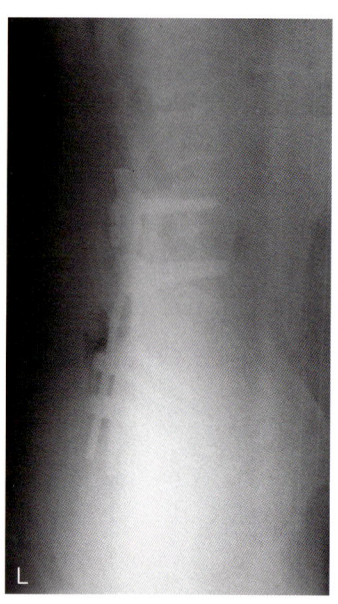

技术图3（续） 正位（K）和侧位（L）术后X线照片。

要点与失误防范

术前	• 仔细回顾术前影像学研究、精心计划的手术设计和充分的术前准备对手术的成功至关重要 • 术前24小时内栓塞对减少术中失血有重要意义。选择性栓塞及避免臀上动脉栓塞有助于预防股骨头坏死
术中	• 后中线入路是骶骨肿瘤切除最常见的入路。如果肿瘤很大，可以加两个横切口形成一个横置H形切口。皮瓣应升到深筋膜，以减少坏死的风险 • 如果肿瘤在骶骨被很好地限制，并且没有累及竖脊肌，肿瘤切除后的空腔可以用这些肌肉填充 • 臀大肌、梨状肌、骶结节韧带和骶棘韧带的插入易受肿瘤侵袭。建议将这些结构切离植入物至少1 cm，以确保足够的手术边缘，从而降低局部复发的风险 • 骶前区有一层松散的组织，直肠很容易从中直接分离，以避免不必要的损伤
术后	• 在24小时引流量小于20 mL之前，有效的引流管应牢固地保持在原位，因为腔内可能形成大量血肿，并导致严重感染。避免长时间卧位，防止皮瓣坏死 • 术后应密切监测生命体征和引流情况 • 当发生下列一种或多种情况时，应考虑严重失血：短时间内引流迅速增加，腹部膨胀伴敲击声减弱，休克症状，血红蛋白逐渐下降 • 液体治疗、输血、临时夹闭引流管、急诊血管造影和栓塞是可能的失血治疗方法。不建议手术探查，因为它有进一步导致出血和感染的高风险 • 伤口很容易被感染。应密切监测皮肤坏死和伤口感染。早期的清创和手术通常会有更好的结果

术后护理

- 如果患者术后仰卧，需要定期复位以防止皮瓣坏死。一旦患者有稳定的生命体征，就应采用侧卧位。
- 患者应留在重症监护室，密切监测生命体征和引流情况。应特别注意观察术后可能出现的大出血。
- 持续的围手术期静脉注射抗生素，直到引流液少于20毫升并拔管。
- 如果不进行重建手术，患者可以在术后10~14天开始走动。然而，如果进行重建手术，则在术后4~6周内不鼓励进行性行走。

- 所有术后患者应以骶骨X线片和CT扫描作为随访比较的基线(图8)。
- 对标本进行系列评估,以验证手术切除是否符合术前设计(图9)。

预后

- Todd等[4]回顾性分析了53例骶骨大切除术患者的肠和膀胱功能。
  - 在双侧S2~S5神经根受损的患者中,所有患者的肠和膀胱功能都异常。
  - 在双侧S3~S5切除的患者中,正常的肠和膀胱功能分别保持在40%和25%。
  - 在双侧S4~S5切除、双侧S3神经保留的患者中,正常的肠和膀胱功能分别保持在100%和69%。
  - 在非对称骶骨切除、保留至少一根S3神经根的患者中,正常的肠和膀胱功能分别保持在67%和60%。
  - 在保留对侧骶神经的单侧骶骨切除术患者中,肠功能和膀胱功能正常率分别为87%和89%。

并发症

- 术中失血过多是最常见的并发症。血管造影及栓塞可明显减少术中失血,尤其是对高死亡率的骶骨肿瘤。
- 感染是另一个明显的并发症,当植入任何植入物时,感染是毁灭性的。围手术期联合应用抗生素是非常重要的。术前肠道准备也是必要的。

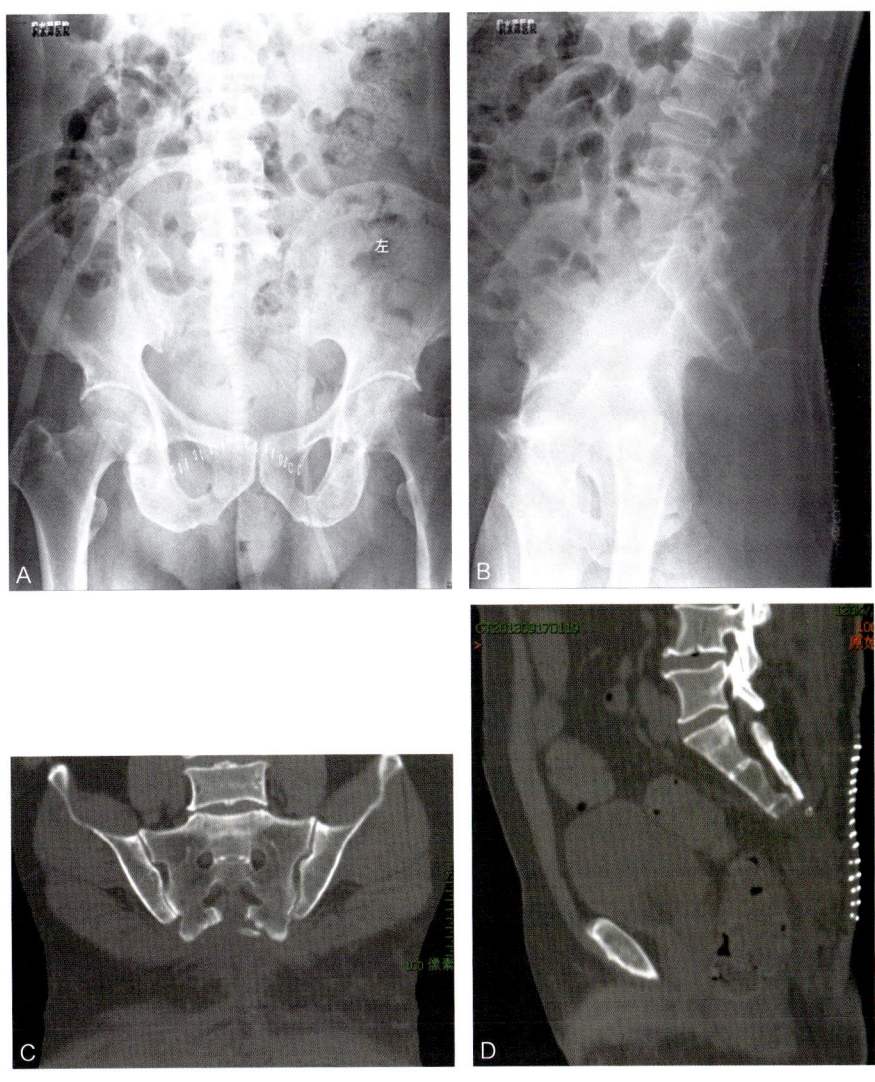

图8 术后正位(A)、侧位(B)、冠状位(C)和矢状位(D)CT扫描。

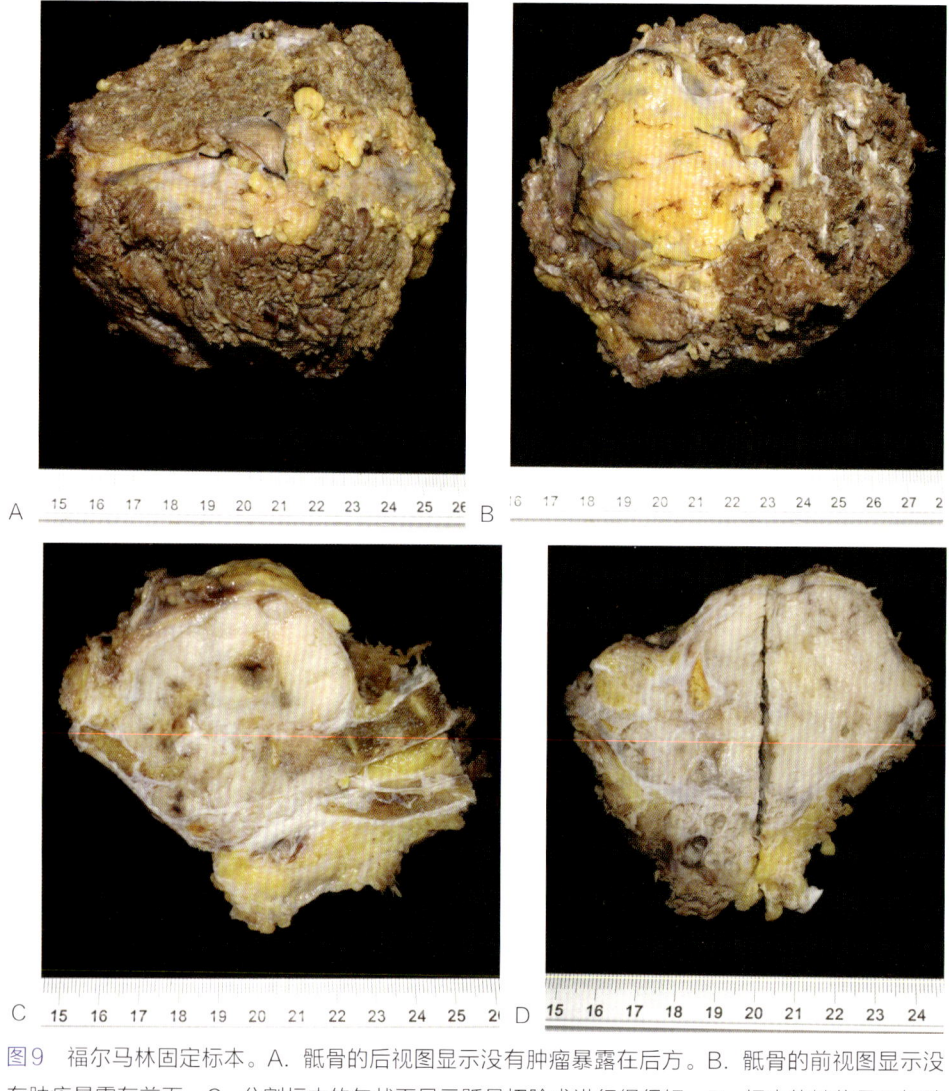

图9 福尔马林固定标本。A. 骶骨的后视图显示没有肿瘤暴露在后方。B. 骶骨的前视图显示没有肿瘤暴露在前面。C. 分割标本的矢状面显示骶骨切除术进行得很好。D. 标本的轴位显示切除的边缘在宏观上呈阴性。

- 伤口问题,包括感染、皮肤或肌肉坏死、伤口不愈合和伤口裂开,是非常具有挑战性的并发症。切除术后空洞大、伤口无肌肉覆盖、伤口可能血肿是已知的感染危险因素。
- 骶骨肿瘤切除术中的直肠损伤在文献中已有报道。原因可能是直肠直接受损,也可能是直肠血液供应受损。直肠坏死常加重感染。
- 神经损伤是一种常见的并发症,尤其是当神经受累或肿瘤局部复发时。当肿瘤很大、软组织广泛受累时,应特别注意坐骨神经。
- 脑脊液漏是一种罕见的并发症。切除硬膜囊后不结扎和复发的高位骶骨肿瘤难以结扎是两种可能的原因,值得重视。

(张智长 译,王磊 董扬 审校)

参考文献

[1] Fourney DR, Gokaslan ZL. Current management of sacral chordoma. Neurosurg Focus 2003;15(2):1-5.

[2] Gokaslan ZL, Romsdahl MM, Kroll SS, et al. Total sacrectomy and Galveston L-rod reconstruction for malignant neoplasms. Technical note. J Neurosurg 1997;87(5):781-787.

[3] Hugate RR, Dickey ID, Phimolsarnti R, et al. Mechanical effects of partial sacrectomy: when is reconstruction necessary? Clin Orthop Relat Res 2006;450:82-88.

[4] Todd LT, Yaszemski MJ, Currier BL, et al. Bowel and bladder function after major sacral resection. Clin Orthop Relat Res 2002;(397):36.

第18章 骨盆切除术概述：外科分类和术式选择

Overview on Pelvic Resections: Surgical Considerations and Classifications

Ernest U. Conrad III, Jason Weisstein, Jennifer Lisle, Amir Sternheim, and Martin M. Malawer

背景

- 骨盆是原发性或转移性骨与软组织肿瘤相对常见的解剖部位。
- 由于骨盆解剖关系复杂，毗邻腹部脏器及主要血管和神经，骨盆肿瘤的外科切除相比其他部位更加困难。骨盆肿瘤的切除手术可行性评估包括涉及的骨组织和神经、血管，以及邻近的脏器（如小肠、输尿管和膀胱）。因此术前的评估和多方面的影像资料是非常关键的。骨组织的切除和重建通常毗邻神经，或在髂血管和膀胱或腹腔/盆腔深部进行操作。
- 在所有部位的肿瘤手术中，骨盆的手术并发症、感染和生物力学失败的发生率最高。

解剖

骨盆神经系统

坐骨神经

- 坐骨神经从L4、L5、S1、S2和S3发出。从坐骨大切迹出骨盆腔，位于梨状肌下走行，在坐骨结节外侧进入大腿后侧。大约10%患者的坐骨神经穿过梨状肌。坐骨神经与臀下动脉伴行。
- 手术早期保护坐骨神经是非常有必要的。应于坐骨大切迹远端识别坐骨神经，并在梨状肌下方分离坐骨神经。坐骨神经是腰骶丛两干汇合形成的。
- 在坐骨神经出盆腔的坐骨大切迹处应密切注意，避免损伤伴行的臀上、下动脉和神经，因为它们主要营养外展肌和臀大肌。臀大肌对于关闭骨盆切除手术创面是必不可少的。

股神经

- 股神经起自L2和L3神经腹侧支的后股，于腰大肌和髂肌之间向后外侧穿出。在髂肌表面和腹股沟韧带下方进入股骨近端，侧方伴行股浅动脉。
- 在骨盆肿瘤切除中注意保护股神经。在手术早期分离股神经，在髂肌和腰大肌出盆腔平面分离股神经。股神经位于髂肌和腰大肌间隔筋膜的下方，伴行于股动静脉外侧。

闭孔神经

- 闭孔神经起自L2、L3和L4前支，是腰丛分出的最大的一股神经。神经下行至髂腰肌，从髂翼远端进入小骨盆，位于输尿管外侧和髂内血管下方。然后穿过闭孔在耻骨上支下方进入大腿内侧，并分成前后支。
- 由于闭孔神经与肿瘤紧密连接，难以分离，因此在盆底切除（III型切除）中常横断闭孔神经。

腰丛感觉神经

- 髂下腹神经（L1）、髂腹股沟神经（L1）、生殖股神经（L1、L2）和股外侧皮神经起自L2和L3。股外侧皮神经沿髂腰肌外侧下行，穿过腹股沟韧带外侧部下方，于髂前上棘内下穿过，支配大腿前外侧。
- 在多数骨盆手术中都会切除股外侧皮神经。

骨盆血管

主动脉分支

- 下腹部主动脉位于下腔静脉左侧，在L4~L5水平分为髂总动脉。髂总动脉在S1和髂翼水平分髂外和髂内动脉。邻近巨大肿瘤会使主动脉分支移位（图1A）。
- 在血管结扎前必须识别上述主动脉分叉和髂总动脉分叉。即便是最好的外科医生，由于解剖异常，也会错误地结扎血管。特别是肿瘤越过中线时更加可能出现这种失误。术前血管造影可以避免这种失误。

髂总动脉

- 髂总动脉和髂内动脉识别必须先于主动脉（图1B）。髂总动脉主要的解剖标准如下：

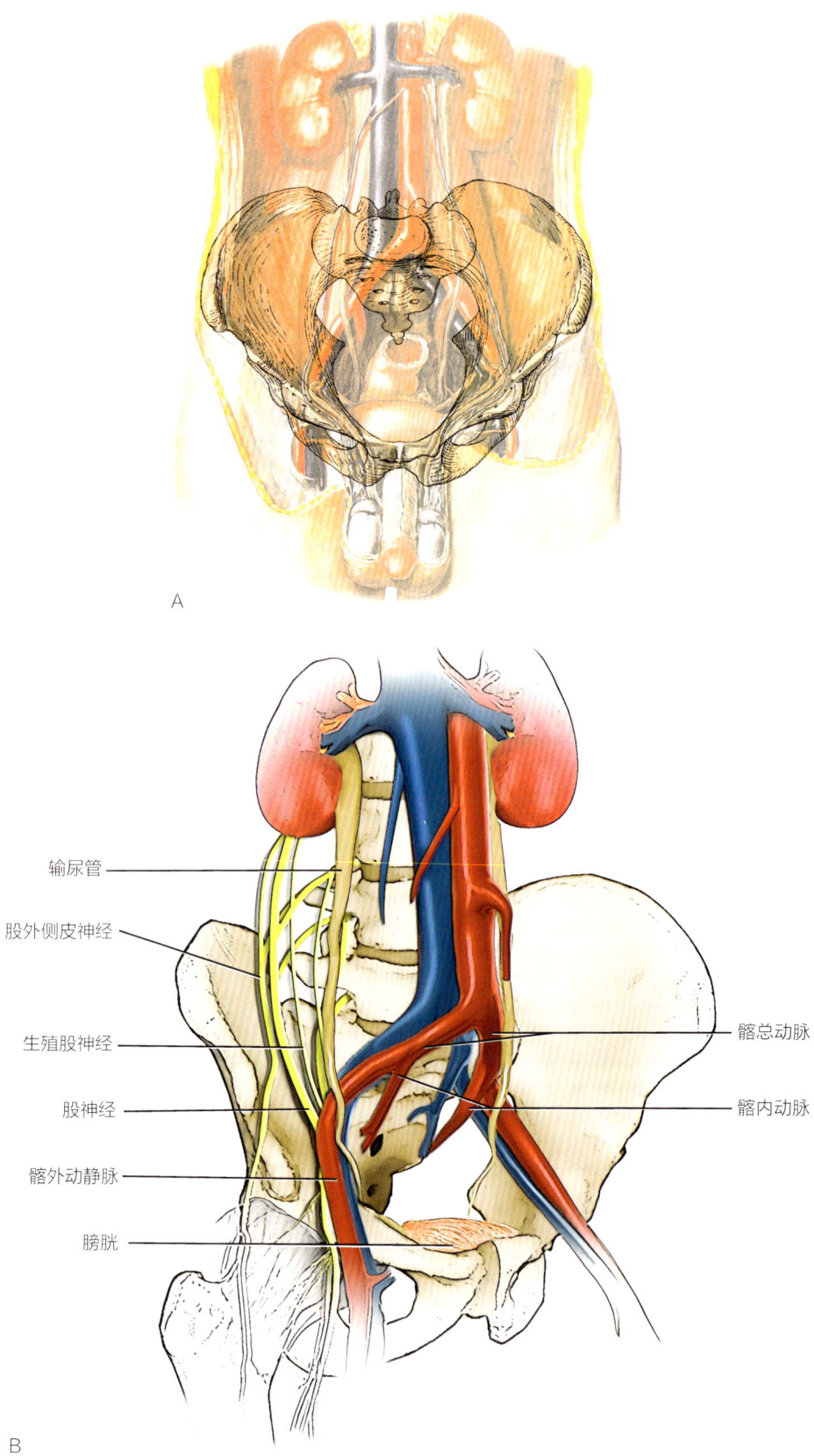

图1 A. 骨性骨盆和相关的主要血管、神经和腹内脏器。B. 骨盆重要血管解剖的外科插图。必须特别注意髂总和髂内/外血管，在盆腔切除术中要求实现血管控制（A的版权：Martin M. Malawer）。

- 没有动脉分支来自髂总动脉（但髂总静脉有一主要分支髂腰静脉）。
- 髂总动脉分为髂内和髂外动脉的准确位置为输尿管穿过腹膜表面的位置。在腹膜后解剖中输尿管常规在这个位置。
- 没有对髂外或髂内动脉或静脉进行管理，可能会导致失血失控。

髂外动脉
- 髂外动脉发出腹壁下动脉向远端延伸，和股浅动脉形成的股三角是分辨邻近结构的标志。

髂内动脉
- 髂内（下腹）动脉从骶髂关节下行至坐骨大切迹形成分支。髂内动静脉一般难以识别和结扎。髂内动脉位于静脉上方，静脉比较大而且易被损伤。在改良的半骨盆切除术和多数骨盆切除术中常常结扎下腹部血管。
- 前支
  - 闭孔动脉从闭膜管穿出骨盆（耻骨上支下方）。
  - 臀下动脉在第1~2或第2~3骶神经后方绕行，然后下行于梨状肌和骶肌间或穿过坐骨大孔在梨状肌下方进入臀部。
- 后支
  - 髂腰动脉在闭孔神经和髂外血管后方上行至腰大肌内侧缘，分为腰支，营养腰大肌、腰方肌及脊髓，分出髂支，营养髂、臀和腹部肌肉。在手术过程中结扎髂支。
  - 臀上动脉在腰骶干和第1骶神经后方走行，通过坐骨大孔穿出骨盆至梨状肌深层。在1型、2型骨盆切除术式中注意保护臀上动脉和神经。

输尿管
- 输尿管在L1水平起自肾盂，穿过后腹膜至腰大肌内侧面，与精索或者卵巢血管交叉。
- 在髂总动脉分支水平从外向内走行于腹膜表面。
  - 这是在腹膜后解剖中辨认输尿管的标志。
- 输尿管沿着坐骨大切迹内侧走行，进入膀胱三角。

死亡冠
- 死亡冠是髂外血管、腹壁下和闭孔血管之间的吻合血管，位于耻骨联合外侧3 cm左右。在腹股沟入路中损伤死亡冠会导致广泛出血。
- 耻骨和膀胱之间腹膜后区域称为Retzius隙。

腹股沟管
- 腹股沟解剖学范围是从腹股沟深环至浅环的4 cm管腔。深环源自腹壁下血管外侧。直疝三角源自腹壁下血管内侧。
- 性别决定腹股沟解剖：
  - 男性，精索包含输精管、睾丸动脉、精索静脉丛、淋巴管、自主神经、髂腹股沟神经和生殖股神经股支、提睾肌和提睾肌动脉以及精索内筋膜。
  - 女性，腹股沟包括圆韧带和髂腹股沟神经。
  - 腹股沟前壁由腹外斜肌和腹内斜肌肌腱构成。
  - 腹股沟后壁从内向外由腹股沟韧带反折、腹股沟镰和腹横筋膜组成。
  - 腹股沟上壁由腹内斜肌和腹横肌构成。
  - 腹股沟下壁由腹股沟韧带和腔隙韧带构成。

界线
- 在手术早期应识别坐骨内外切迹，以此保护坐骨神经和臀部血管蒂。
- 骨盆的上界定义为髂骨和坐骨大切迹环。
- 骨盆后界以梨状肌和臀上血管、神经为界。在梨状肌后方，阴部内血管和神经向内侧偏离坐骨神经、股后皮神经行至梨状肌浅层。
- 下界：在1型和2型切除术式中松解骶棘和骶结节韧带。

适应证

复发良性肿瘤
- 良性骨肿瘤很少行骨盆切除。偶尔多次复发肿瘤或肿瘤局限于耻骨上下支，可以行骨盆切除。
- 这种良性骨肿瘤包括巨大的骨软骨瘤或者多发合并遗传的外生骨疣，有继发软骨肉瘤的高风险。
- 骨母细胞瘤发生在髂骨或者髋臼周围。
- 骨巨细胞瘤或者动脉瘤样骨囊肿多于耻骨上支和上髋臼。

原发恶性骨肿瘤

- 骨肉瘤
  - 5%的骨肉瘤发生在骨盆。辅助化疗后行部分骨盆或半骨盆切除。
- 尤因肉瘤
  - 约25%尤因肉瘤发生在骨盆,手术是主要治疗措施。
  - 放疗在骨盆尤因肉瘤中仍有争议。
  - 手术切除应该在辅助化疗之后。
- 软骨肉瘤
  - 软骨肉瘤是最多见的骨盆原发恶性骨肿瘤。
  - 软骨肉瘤常比X线片所显示的更加巨大。CT和MRI经常显示为巨大的黏液瘤影像。

转移性腺癌:乳腺癌、前列腺癌、肾癌、肺癌和结肠癌

- 转移性腺癌常位于髂骨或髋臼周围。绝大多数骨盆转移性肿瘤可以采用放疗。
- 偶尔可能由于进行性的髋臼病理性破坏,需要外科重建。
- 肾癌(肾上腺样癌)转移癌是例外。这类转移癌可以通过外科切除、刮除或者冷冻术来清除。术前肿瘤血管栓塞可以避免术中严重出血。

软组织肉瘤

- 后腹膜软组织肉瘤比腹膜内肉瘤多见,必须评估涉及的胃肠系统、泌尿生殖系统、血管或者周围神经的受累情况。

影像学和其他诊断性检查

X线片

- X线片(图2)在骨盆病变评估中价值有限,图像比较模糊和混乱。
- 骨盆特别是骶骨,在病变早期因难以辨识而忽视。由于这些原因,进一步的影像学检查对最初的筛选和术后重建的评估是非常重要的。

CT和MRI

- 增强CT和三维重建是评估骨盆肿瘤大小、破坏、位置以及肿瘤与主要血管关系最好的技术(图3)。对畸形骨盆结构的显示以及肿瘤是否可以切除的评估很有价值。胸部CT在评估肺部转移的肿瘤分期中是必需的。

骨扫描

- 三相骨扫描过去用来排除系统转移病灶,在第一时相用来评估骨累及和肿瘤血管分布。化疗后血管的递减分布可以指导治疗。

血管造影

- 巨大骨盆肿瘤使血管解剖扭转,需要行血管造影(图4)。在术前评估血管分支变异和排除被肿瘤累及的血管是必需的。术前栓塞肿瘤的营养血管对减少失血,特别是血管瘤和肿瘤侵犯骶骨是非常有帮助的。

静脉造影

- 骨盆静脉一般比相应的动脉粗。术前静脉造影可用来排除软骨肉瘤和骨肉瘤的瘤栓形成,瘤栓形成对治疗方案有很大影响。

FDG-PET

- FDG-PET对评估恶性肿瘤分期、新辅助化疗敏感性和局部复发有帮助;PET-CT或者PET-MRI对联合成像有帮助;PET-CT对发现早期复发有帮助,但对术前决定切除范围帮助极少。

活检

- 活检的目的是明确肿瘤诊断(良恶性)、肿瘤分级(高低级),以及肿瘤亚型(是平滑肌肉瘤,还是恶性纤维组织细胞瘤)。
- 活检可以手术切取或者穿刺进行。
- 由于骨盆肿瘤的切开活检是个相对复杂的过程,因此,CT引导下穿刺活检在转移性或原发性骨盆肿瘤应用较多。

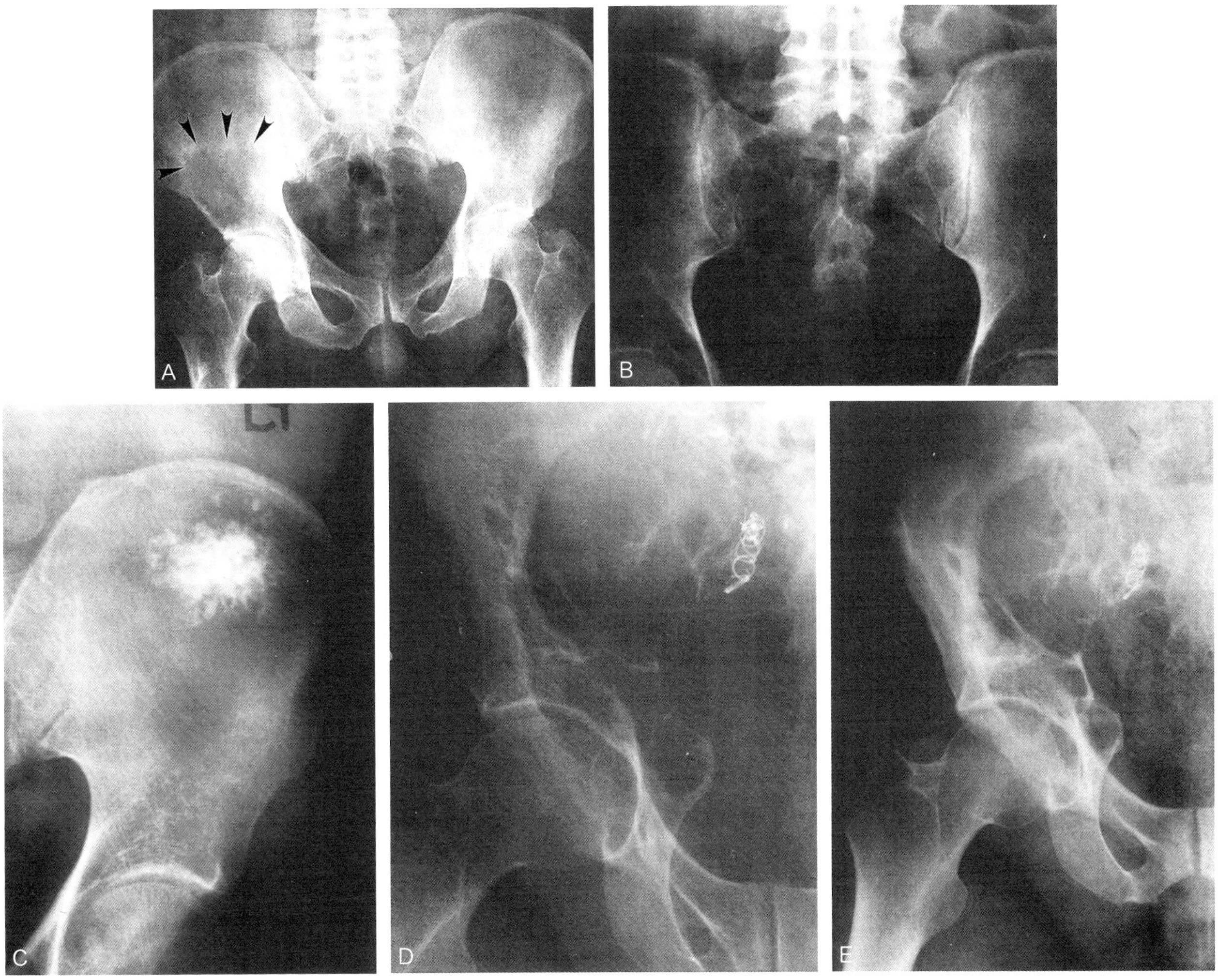

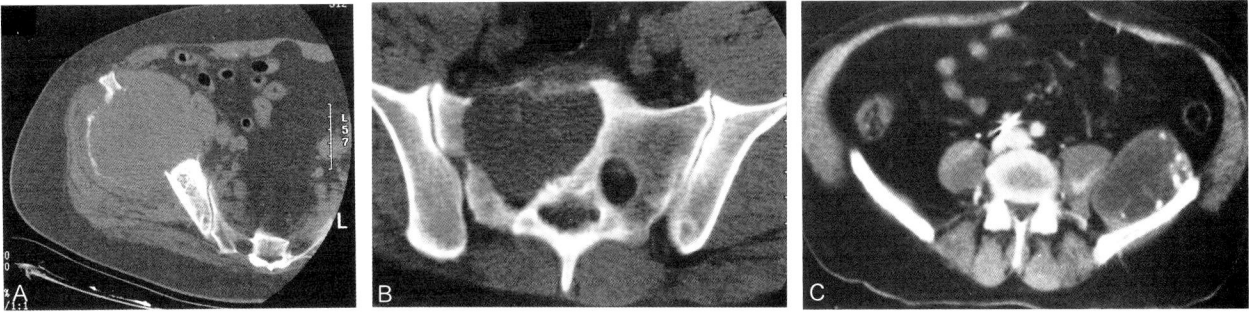

图2 A. 平片显示右侧髋臼周围区-巨大溶骨性病变；通过平片可知皮质未破坏。B. 正常骨盆平片。C. 平片显示左髂骨-成骨性病变。24小时后行CT引导下骶骨病变中心穿刺活检（注意线圈）（D）及6周后（E）。

图3 A. CT显示广泛的骨质破坏和肿瘤向右侧臀肌扩展。B. CT显示一巨大的骶骨破坏病灶。C. CT显示一巨大的肿瘤破坏髂骨内板，并扩展入盆腔。

- 增强MRI在显示软组织（如血管、神经和肌肉）和涉及的骨组织方面非常关键。MRI是观察软组织和骨髓的最优图像，在评估骨病和骶骨受累十分有用，同时对评估新辅助化疗的疗效有帮助。

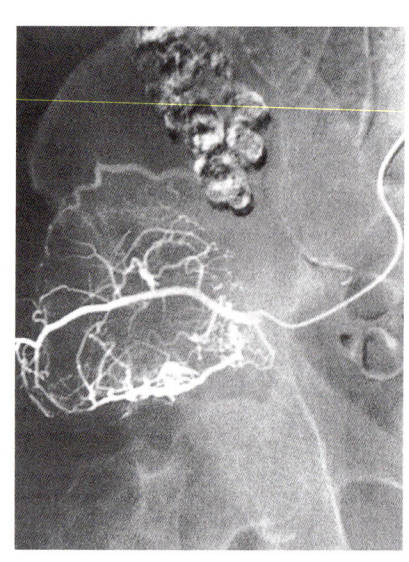

图4 术前血管造影和转移性病变的栓塞（图3A）。

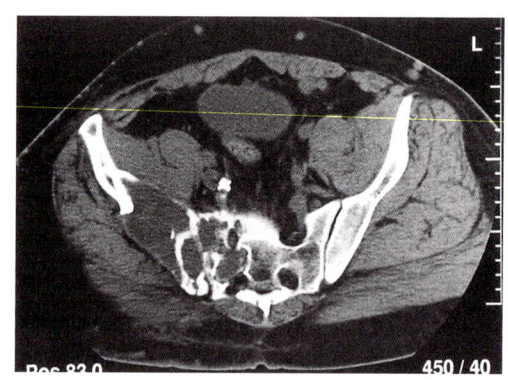

图5 右骶骨、髂骨和髋臼周围区的高级别软骨肉瘤，侵犯同侧骶孔。广泛的切除术必须通过对侧的骶孔切除，这会导致不能接受的功能损伤。

- 活检切口应在日后手术切缘内，尽量减少正常组织的污染（例如在关闭时充分止血），并取够冰冻活检的标本。活检要避开臀肌和腹股沟，因为这两个部位是以后骨盆切除术关闭创面的皮瓣和皮肤来源。
- 活检切口也可以横行在髂骨或腹股沟切口的线上。

解剖注意事项

- 评估骨盆肿瘤的解剖范围不能只依靠一种影像。联合多种影像可以得出确切的范围。但是即使得到影像支持，术前也常常会低估肿瘤的大小。
- 要依次回顾所有图像的解剖细节。如前文所示，笔者从后（骶骨中线）沿骨盆到前（耻骨联合），依次沿以下部位进行分析。

骶骨、骶翼和骶髂关节

- 广泛的半骨盆切除术需要在同侧神经裂孔切断骶骨，保留胃肠和泌尿生殖束功能。而对侧该神经根同时损伤会导致功能失调。肿瘤侵犯骶骨并越过中线即认为无法切除，这是由于累及了双侧神经根（图5）。即使切除肿瘤获得的益处也远小于术后的并发症。
- 髂部血管一般在骶翼之前，任何在这个部位破坏了骨皮质的肿瘤都可能直接累及血管。骶髂关节是解剖标志的关键。主要的神经和血管在骶髂关节内侧，因此任何骶髂关节外侧的肿瘤或者骨盆切除术可能不会侵犯主要血管神经干。在术前必须通过CT、MRI和骨扫描来确认骶髂关节结构受累情况。

主要骨盆血管和结构

- 髂总动脉在骶翼形成分支，输尿管在分支处穿过。骶翼的巨大肿瘤会推移或者侵犯这些结构，累及主要血管和骨盆脏器并不是手术禁忌证。肿瘤直接侵犯比较少。在手术中，肿瘤和上述结构可整块切除并进行移植重建。然而，在骨盆和脏器的联合切除之前必须进行预判并告知患者，并提前准备好手术必要器械。

骶丛

- 当前的影像技术不能准确地识别肿瘤是否侵犯神经。
- 股神经或坐骨神经的功能障碍意味着肿瘤的直接侵犯。绝大多数只是在手术时发现累及神经。
- 肿瘤侵犯骶丛就可切除性而言和肿瘤侵犯骶骨是一样的。双侧累及是手术禁忌证。

坐骨切迹和坐骨神经

- 坐骨神经切迹是髂骨或髋臼周围区域切除术和改良半椎切除术中盆腔截骨的部位。CT可显示肿瘤是否延伸至坐骨神经切迹，即坐骨神经和上臀肌血管与神经通过的狭窄空间（图6）。
- 梨状肌分隔坐骨切迹是关键结构，这是因为坐骨神经从下方穿出骨盆而臀上动脉在梨状肌上方穿出骨盆。通过血管造影显示臀上下动脉。
- 充足的臀肌血供是肌瓣设计的主要考虑，而且在所有符合肿瘤学的骨盆手术切除中都必须保护臀肌动脉。臀上下动脉在坐骨大切迹顶部只有几毫米，因此必须小心分离。

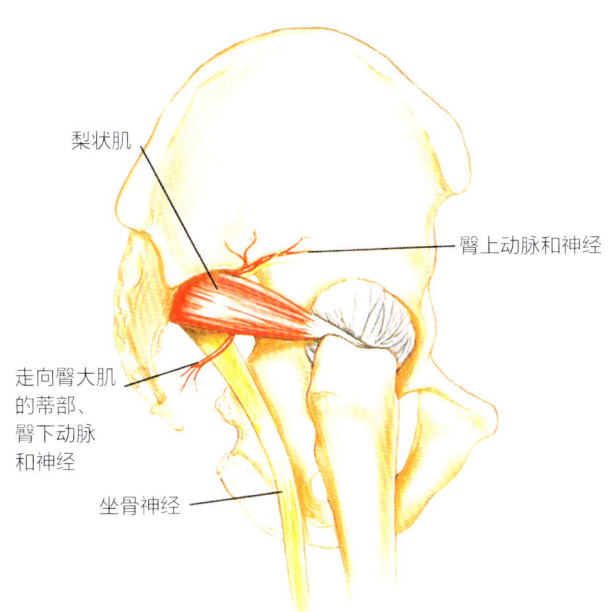

图6 在坐骨大切迹的狭小空间有坐骨神经、臀上下动脉和神经穿过。坐骨神经在梨状肌下方穿过切迹，而臀上动脉在梨状肌上方穿过切迹。

髂骨

- 髂骨内侧骨板被髂肌覆盖，髂肌源自髂嵴。髂肌是骨肉瘤直接向骨盆结构侵犯的屏障。因此髂肌可以作为肿瘤切除的边界。
- 相反，骨盆转移癌早期倾向于侵犯髂肌，因此肿瘤和邻近结构的手术平面难以确定（图7）。
- 尽管任何的器官都能被肿瘤侵犯，但是位于肌肉前方或者后方的结构（如骶丛、坐骨大切迹和神经、股血管和神经、膀胱以及前列腺）都有很高的被肿瘤直接浸润的风险。

侵犯骨盆内脏器

- 骨盆肿瘤很少直接侵犯内脏器官。左侧肿瘤倾向于侵犯靠近骨盆的胃肠道。
- 在术前插入肛管有利于术中辨认直肠。

髋臼和髋关节

- 在髋臼周围区肿瘤的广泛切除不像髂骨或耻骨肿瘤切除那么简单，会导致髋关节功能损伤，必须联合切除股骨近端并用复杂的假体重建。

耻骨

- 神经血管束通过耻骨上支前方进入股三角。累及或直接起源于耻骨支的肿瘤非常靠近股动静脉和股神经。

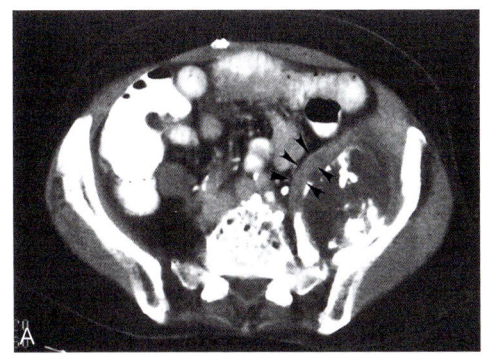
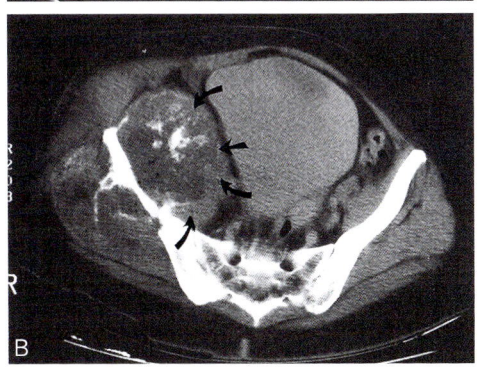

图7 A. 髂肌（箭头所示）是肉瘤的屏障，阻止肿瘤直接侵犯内脏器官。左髂骨高级别肉瘤推动髂肌移向中线。B. 骨盆转移癌（箭头所示）倾向于侵犯覆盖的肌肉层。

此外，尿道直接从耻骨联合下方走行。
- 因此主要血管、神经、脏器等易损伤组织在切除前必须标记和松解。在分离组织时要小心避免医源性损伤，确认这些组织和肿瘤的关系有助于医生选择保肢或者截肢手术，如果必要，可行血管移植并进行安全的手术切除。

手术治疗

术前计划

分期研究

- 术前计划对肿瘤的最佳切除和功能保留是非常关键的。
- 影像学研究对以下问题的分析十分关键：肿瘤的位置和范围、骨盆切除方式、肿瘤邻近的重要组织（如输尿管、主动脉、下腔静脉和膀胱）以及可用的重建方法。
  - 通过平片、CT、MRI、骨扫描和血管造影CT三维重建来评估在所有解剖层面涉及的骨组织和软组织，并可以检查邻近重要结构——膀胱、结肠、输尿管、下腔静脉、骶翼和腰椎等。

- 通过动脉造影和静脉造影来进行术前栓塞,以及评估血管闭塞和静脉血栓。
- 如果术前有输尿管堵塞或者移位,可以预防性导尿。
- 术前备血和评估麻醉风险(如准备红细胞悬液、因子、血小板和血浆)。术中的大量失血风险预判,基本等于人体的全身血量(>7%的体重)。
- 胃肠道准备和ICU监护都需要考虑。
- 术前准备好支具。
- 如果术前增强CT和结肠镜检查发现左结肠累及或左侧骨盆有较大的肿瘤,都要考虑结肠造瘘术。
- 必须备好合适的假体(如全髋置换或马鞍形假体)、同种异体骨或其他内植物。

体位

- 手术时患者留置导尿管和肛管。直肠缝闭于肛管以避免术中医源性污染。术中医生可以触及膀胱中的导尿管球囊和直肠内的肛管来协助辨认这些结构。这在左侧骨盆巨大肿瘤中特别有帮助。
- 1型切除(髂骨):患者侧卧位并向前倾斜以便后侧入路(图8A~D)。
- 2型切除(髋臼周围):患者侧卧位以便于前后入路(图8E、F)。
- 3型骨盆切除(骨盆底):患者仰卧位并下肢弯曲外展,以利于暴露腹膜后、股三角、会阴、耻骨联合以及坐骨直肠窝(图8G~I)。

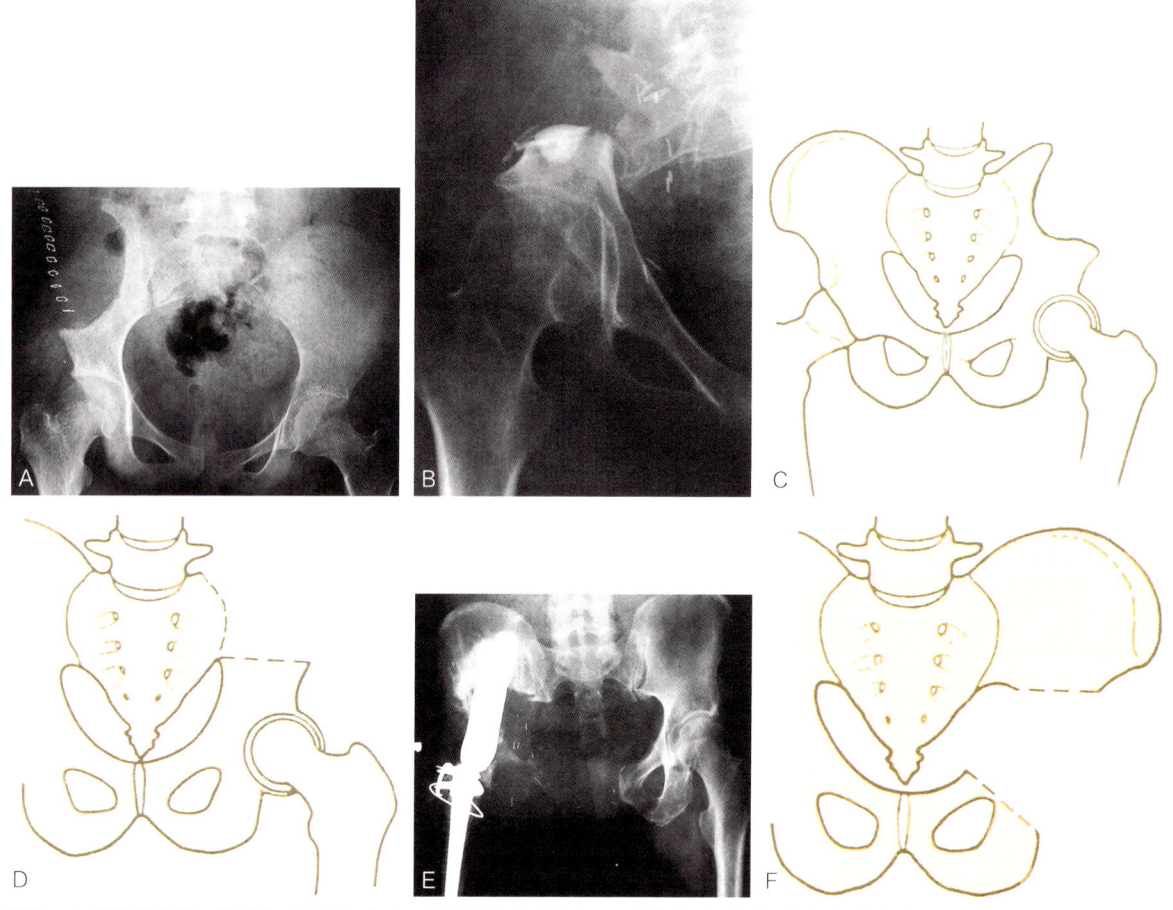

图8 Ⅰ型骨盆切除(髂骨)可部分(A)或全部(B)切除。Ⅰ型的部分(C)或完全(D)切除。E. D型骨盆(髋臼周围)切除和假体重建。F. Ⅱ型骨盆切除。

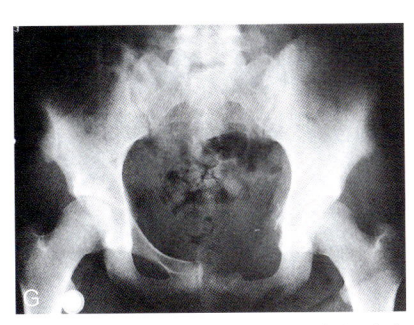
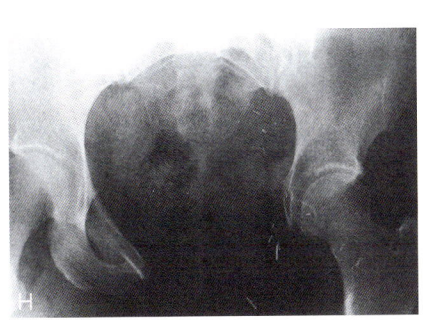
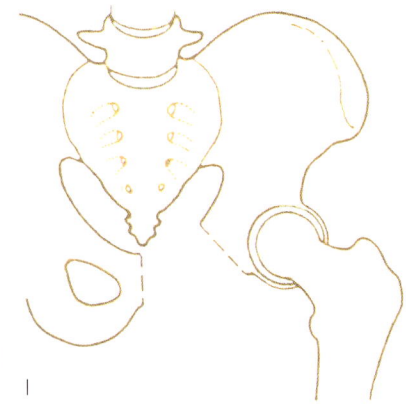

图8（续） G、H. Ⅲ型骨盆（耻骨）切除，包括耻骨上支（G）、耻骨下支或全部（H）。I. Ⅲ型骨盆切除。

入路

- 最常用的骨盆活检或切除切口是实用骨盆切口（图9）。使用全部或部分切口有助于充分暴露和切除大多数的骨盆肿瘤。
- 切口起自髂后下棘，沿髂嵴延长至髂前上棘。
  - 然后形成两支：一支沿腹股沟韧带至耻骨联合，另一支向远端前行至大腿前上1/3，然后向外侧弯曲沿臀大肌至股骨大转子下方的股骨干。
  - 翻转臀大肌肌瓣暴露臀后区域，此为股骨近端1/3、坐骨大切迹、坐骨神经、骶结节韧带和骶棘韧带，坐骨上腘绳肌的起点、骶骨侧缘以及完整的臀部。
- 现阶段有一种担忧是在活检或切除时很难做到完全止血，从而导致肿瘤细胞间室外种植。因此不做非必需的活检。
  - 如果必须活检，那么要选择恰当的技术和合适的入路。活检的位置必须在以后切除的切口上，并远离主要的血管神经束和外展肌。
  - CT引导下穿刺活检是诊断肌肉和骨肿瘤准确且安全的工具，因此是首选。
  - 实用切口可以行半骨盆切除术，通过连接后方和前方耻骨下支至耻骨联合的切口，使此切口环绕大腿且保留后方的臀大肌瓣来关闭创面。

Ⅰ型切除：髂骨切除

- 髂骨切除的切口是通过髂腹股沟的，沿髂嵴向后方绕到骶髂关节。
- 然后联合侧方切口暴露髂骨外侧、坐骨大切迹和臀后区域。

Ⅱ型切除：髋臼周围切除

- 联合前方的腹膜后入路和侧前方沿股骨绕向后方的切口来进行髋臼周围切除。
- 侧后方为基础的筋膜皮瓣（臀肌瓣）翻起，这样可以比较易观察和进入臀后区；完成髋关节、坐骨大切迹、坐骨神经和坐骨的显露，以及髋臼上缘的截骨。

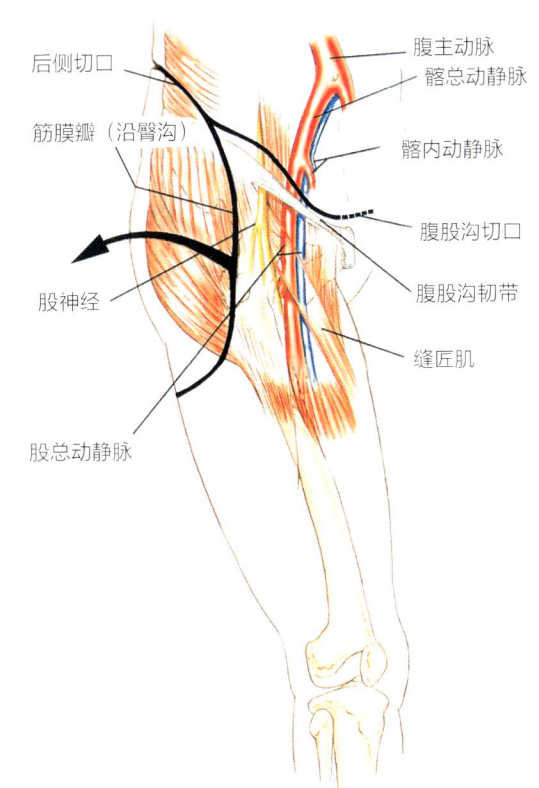

图9 实用骨盆切口。

- Ⅲ型切除：骨盆底和耻骨区
  - 骨盆底和耻骨区切除术需要做3个切口。
    - 主要切口是腹膜后(髂腹股沟)切口，以此行腹膜后探查并松解主要血管和神经。
    - 两条纵行切口向大腿远端延伸，翻转肌瓣来暴露股三角和附着的内收肌。
      - 闭孔第1个切口沿会阴折痕，第2个切口起自髂腹股沟外侧髂前上棘水平。

Ⅰ型切除：髂骨切除

- 患者侧卧位并向后方倾斜。
- 行实用骨盆切口。髂腹股沟切口分支向内侧延伸至耻骨联合，后方切口分支至骶髂关节(技术图1A、B)。
- 在髂嵴附着的所有肌肉和肿瘤整块切除，除了髂肌、臀小肌和部分臀中肌。在髂嵴横断腹部肌肉组织、缝匠肌和阔筋膜张肌并翻转离开髂骨。不损伤股直肌。在髂嵴的起点横断髂胫束，和臀大肌一起向后翻转。掀起筋膜皮瓣翻向后内方。
- 小心分离髂肌和腰大肌，因为股神经在这一位置。把腰大肌和股神经移向内侧，横断髂肌(技术图1C)。
- 髂外动脉位于髂骨内缘，在髂骨内板没有主要分支。因此在Ⅰ型切除中不必要结扎大的血管。髂骨肿瘤多数会突破髂骨外板，并把臀中肌推向一侧。在肿瘤下缘远端2～3 cm处横断臀中肌(技术图1D、E)。重要的一点是尽可能地保留肌腹，因为它是关闭创面的主要软组织，且有利于外展机构的重建。
- 行髂骨截骨时需要把拉钩沿内板下缘穿过坐骨大切迹，并从髂前上棘下方穿出，以此保护脏器(技术图1F)。如图中所示沿虚线进行髂骨截骨，保留股直肌和髋臼上板。然后进行髂骨后方截骨，把拉钩沿髂骨后缘穿过坐骨大切迹，平行于同侧骶翼(技术图1F)。

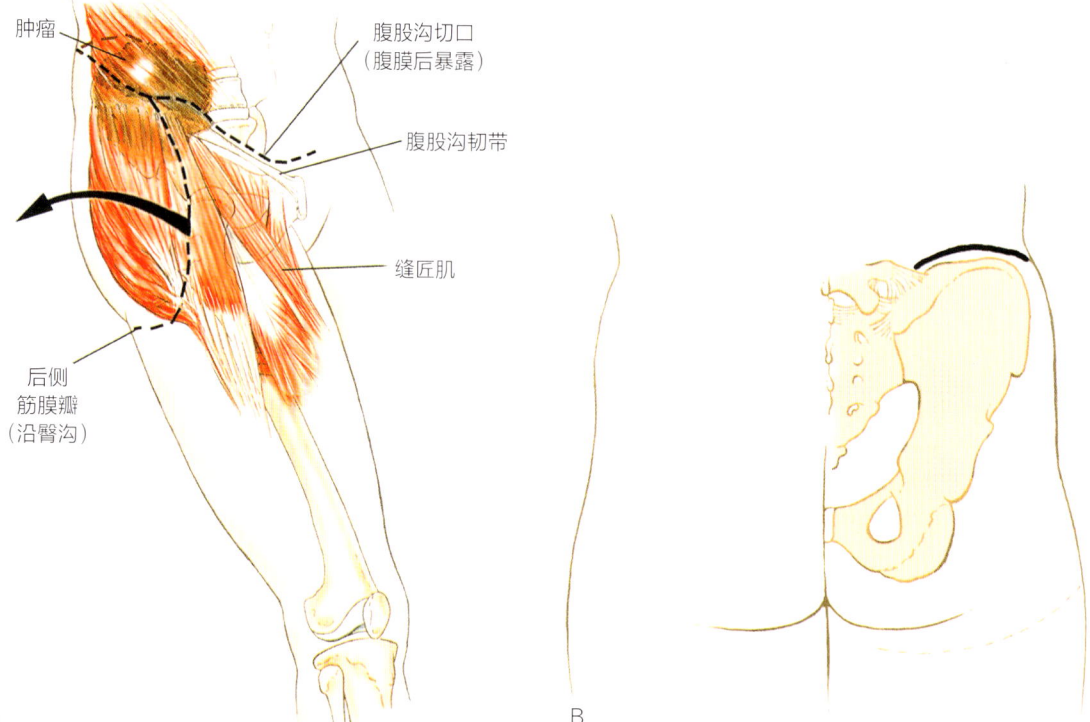

技术图1　A. 切口和外科入路。完整的实用切口用来进行Ⅰ型切除。后方筋膜皮瓣暴露全部的臀后区域：坐骨大切迹、坐骨神经、外展肌以及髋关节。这种入路提供了良好的后腹膜和臀后区域的暴露，以此可以安全地切除髂骨。腹股沟切口向前至耻骨联合、向后至骶骨（B）。

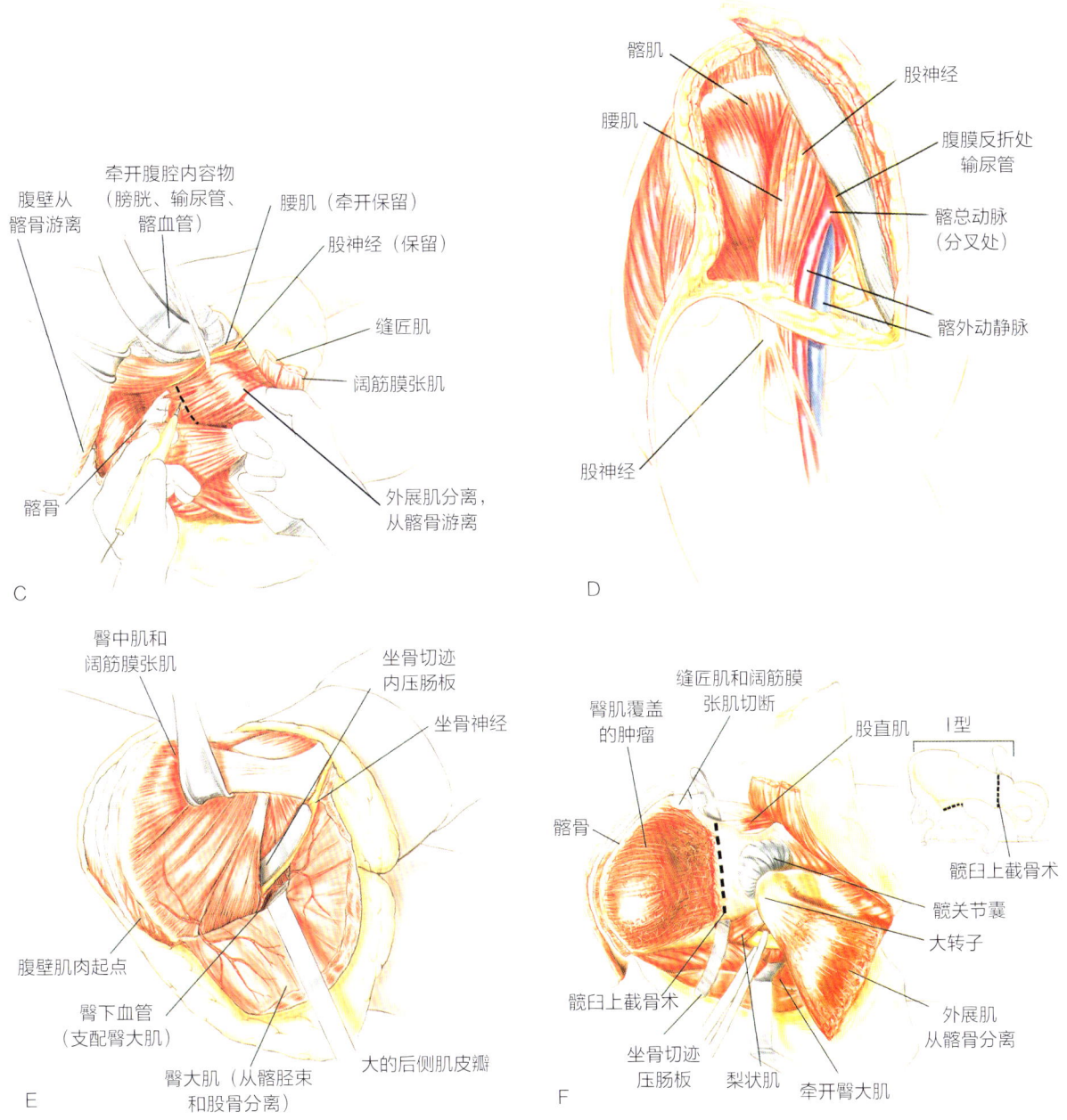

技术图1（续） C. 后方暴露和肌肉松解。在髂嵴横断腹壁肌肉。缝匠肌和阔筋膜张肌在肌腱处横断并翻向远端，不损伤股直肌，掀起筋膜皮瓣翻向内后方，在髂嵴止点横断髂胫束并和臀大肌一起翻向后方。D. 前方暴露（后腹膜）。后腹膜区域通过沿髂腹股沟的切口分支暴露。髂肌和腰大肌要小心分离，因为股神经位于这一位置。腰大肌和股神经移向内侧，且横断髂肌。保护好股神经。E. 暴露和松解臀肌。暴露髂后区域。从髂胫束和股骨上松解臀大肌，然后向后翻转。分离保护坐骨神经。把剩下的腹肌从髂翼上分离。离肿瘤边缘2～3 cm处横断臀中肌。保存尽可能多的肌腹。F. 髂臼上缘截骨术和骶髂关节解脱。把拉钩沿内骨板下缘插入坐骨大切迹，从髂前上棘下方穿出，以此保护腹部脏器。在髋关节囊上方横断髂骨，保留股直肌止点和髋臼上板，小心不要进入髋关节。插入：通过骨盆打开骶髂关节，解脱骶髂关节前分离并移位髂血管。

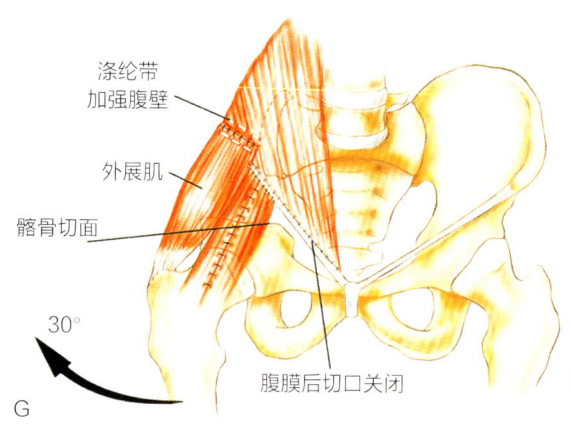

技术图1（续） G. 软组织重建。臀中肌和远端外展肌缝至腹壁肌肉。用涤纶带增强重建。用阔筋膜张肌和缝匠肌对缝来增强缝合处。

- 软组织重建中，臀中肌近端与腹壁肌肉附着最为重要。即使所有的臀中肌全部保留，臀中肌和腹壁肌肉非解剖连接，并不能提供有效的肌张力，这可以通过下肢放于外展位缝合来解决。可以用3号的涤纶带缝合阔筋膜张肌和缝匠肌来加强肌肉重建处（技术图1G）。要仔细按层次关闭肌肉，这是因为切口愈合不良或者裂开会使内部组织暴露，难以处理。

选择性重建

- 虽然已有学者报道用异体骨重建切除后缺损，但不是必须重建。
- 异体骨重建髂骨需解冻做组织培养。革兰染色有很高的假阳性率，应该避免。
- 把异体骨剪裁成合适的尺寸，用4.5 mm的重建钢板固定，术中透视证实固定良好。
- 前后留置引流管置于关闭的筋膜深层。

Ⅱ型切除：髋臼周围切除

- 患者侧卧位并向后倾斜以获得最大的前方显露。
- 实用切口用于显露骨盆的前内侧和后外侧面。髂腹股沟切口用于显露后腹膜，后方臀大肌肌筋膜皮瓣用于显露臀后区域。
- 先松解髂血管，分离腹壁下动脉并结扎。识别并保护坐骨神经和股神经。
- 髂骨截骨平面为耻骨上支。要先松解通过耻骨支的髂外血管和股血管（技术图2）。
- 臀大肌作为后方的肌皮瓣。从髂胫束和股骨上分离臀大肌，翻向后方，暴露臀后区域：髂骨、坐骨大切迹、坐骨神经和髋关节。
- 从后方切口显露坐骨，并在股二头肌肌腱附着点上方截骨。
- 完全切除髋臼周围区需松解骶棘韧带和盆底肌肉组织。联合髂腹股沟切口和髋关节后外侧切口一起暴露并置换髋关节，行后柱截骨术且暴露坐骨神经。
  - 髋臼周围截骨有三种类型：①髋臼上缘截骨；②耻骨上支截骨；③坐骨截骨。
- 通过全髋显露来识别坐骨神经和髋臼后柱。步骤是切开外旋肌和进行股骨颈截骨。
- 在股骨小转子近端1.0 cm处截断股骨颈。
- 在坐骨大切迹近端切开关节囊，小心分离坐骨神经。
- 暴露髋臼前后柱，进行髋臼截骨。后柱的截骨必须小心暴露并拉开坐骨神经和臀部血管。

Ⅱ型切除术后的复合同种异体髋臼移植重建

- Ⅱ型切除术后重建有多种方式：混合同种异体移植；马鞍型假体（Link公司）；骨盆假体（Stryker公司）；各种带巨大Phlanges的重建环和坐骨股骨关节融合。每种都有其独特的技术、并发症、功能缺陷和结果。

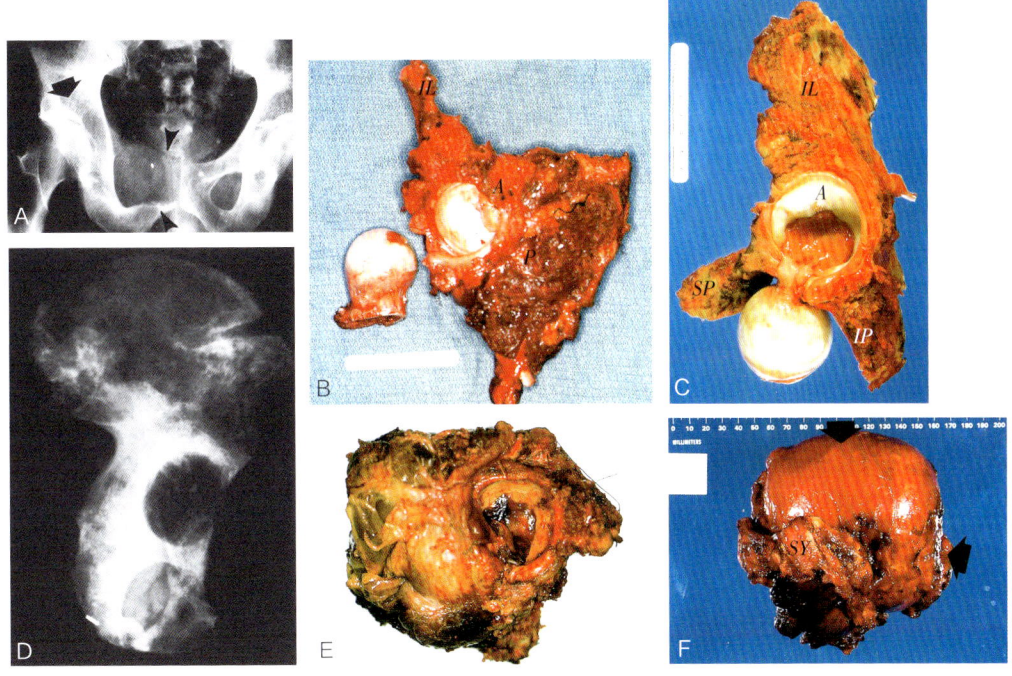

技术图2 A. 平片显示耻骨上下支高级别的恶性纤维组织细胞瘤，累及闭孔、盆底和髋臼内侧缘和上缘（黑色箭头所示）。B. Ⅱ或Ⅲ型切除术的大体标本。C. 半骨盆切除术的大体标本（Ⅰ、Ⅱ、Ⅲ型骨盆切除术）。D. 一侧完整骨盆切除标本的放射影像。上方的缺损是由切开活检造成的。E. Ⅱ和Ⅲ型联合切除的大体标本。F. Ⅲ型切除的大体标本，可见源自闭孔内肌的巨大肿瘤（黑色箭头所示）。A：髋臼；IL：髂骨部分；IP：耻骨下支和耻骨；P：盆底，包括耻骨上下支；SP：耻骨上支；SY：耻骨联合（版权：Martin M. Malawer）。

- 在进行髂骨截骨切除之前，通过后外侧入路扩髓和放置非骨水泥股骨假体。
- 髋臼：移植同种异体髋臼组件并放置髋臼假体，在螺钉和骨水泥固定之前，术中透视并确认假体和髋臼位置是否相适应。
- 骨水泥固定前后透视检查髋臼位置。确定髋臼方向前先确定髂骨移植的方向，然后用重建钢板和螺钉固定植骨块。用加大的聚乙烯髋臼缘，可考虑使用大的股骨头假体（32~36 mm）来提高假体的稳定性。
- 关闭切口。用腹股沟韧带重建外展肌，特别是在行转子截骨术的时候。关闭骨盆时，髂嵴和腹股沟管处放置引流管。

Ⅱ型：切除和马鞍型假体重建

缺口成形术
- 用高速磨钻在剩余髂骨上形成凹口。
- 凹口应该位于剩余骨组织最厚的部位（一般是内侧）（技术图3A~C）。

股骨近端准备
- 股骨近端用标准股骨部件进行准备。
- 股骨近端扩髓至可容纳最大直径的假体和2 mm厚的骨水泥壳。
- 髓腔远端塞子置于股骨柄尖端下方2 cm处。

- 盐水冲洗髓腔并垫纱布。等骨水泥（聚甲基丙烯酸甲酯）准备好，拿走纱布安装股骨假体。

复位试验
- 用试模进行复位来准确判断基础部件（中间部分）长度和最佳肌张力是非常关键的（技术图3D~K）。基础部件的长度取决于髂骨和股骨颈之间切除的距离，这是因为基础部件的长度是从马鞍型假体的凹口到股骨领的长度。选择合适长度的基础部件，使假体刚好能复位，并用很小的动作来复位假体。同时重建外展肌附着于截骨的大转子原位。

- 复位试验可以判断在术中活动范围内，马鞍形假体与髂骨的对应凹槽是否有撞击。可以通过高速磨钻进一步修整来避免活动受限或脱位。髋关节活动范围（弯曲至少90°，伸展至30°，外展至45°，内收至中立位以及旋转）应该没有撞击或脱位。

外展重建

- 股骨大转子截骨后用钢缆重建外展肌附着。如果大转子被切除，用3 mm涤纶带或钢缆将外展肌重建于假体上。当外展功能重建后，要再次测试软组织张力和假体稳定性。梨状肌和短外旋肌向前延伸并重建于近端股骨（或假体）。臀大肌用不可吸收线缝合（技术图3L～N）。
- 腹股沟和腹壁附着至耻骨联合与外侧髂嵴来关闭骨盆。当外展机制重建后，重新测定软组织张力和假体稳定性。梨状肌和短外旋肌向前延伸并重建于近端股骨（或假体）。臀大肌用不可吸收线缝合到止点。
- 对于高位Ⅱ型骨盆切除需要部分骨盆假体（Stryker公司）来重建。

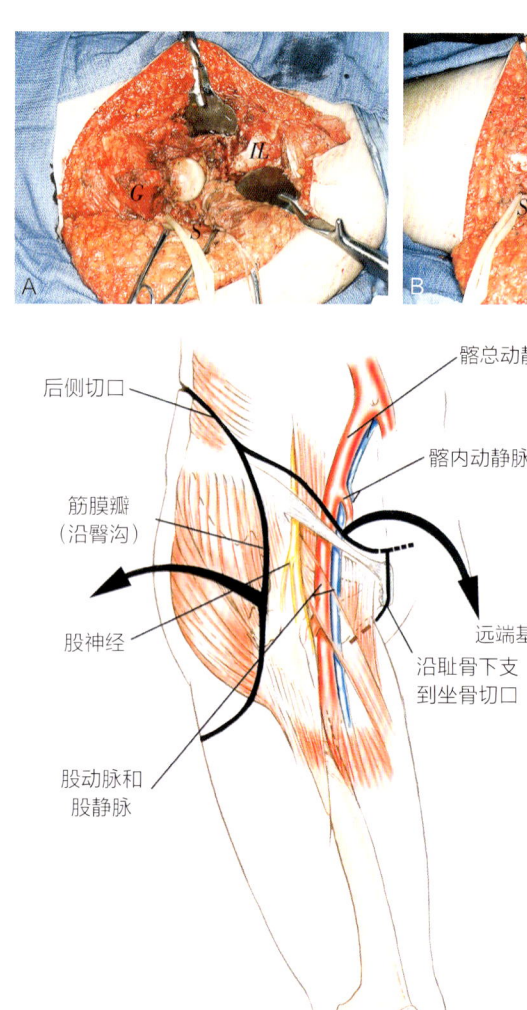

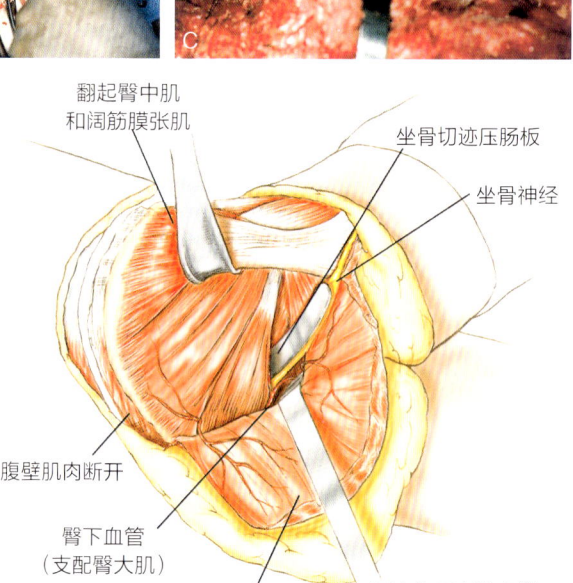

技术图3　A. 髋臼周围切除的照片显示剩余的髂骨（IL）、坐骨神经（S）、大转子截骨（G）和股骨头。B. 术中照片显示深凹口形成（大箭头所示）。C. 马鞍形假体在髂骨凹口的复位。凹口（黑箭头所示）必须和马鞍的深度相适应，有大约45°的弯曲和后伸以及外展与内收。D. 实用骨盆切口暴露。E. 后方筋膜皮瓣松解臀大肌。

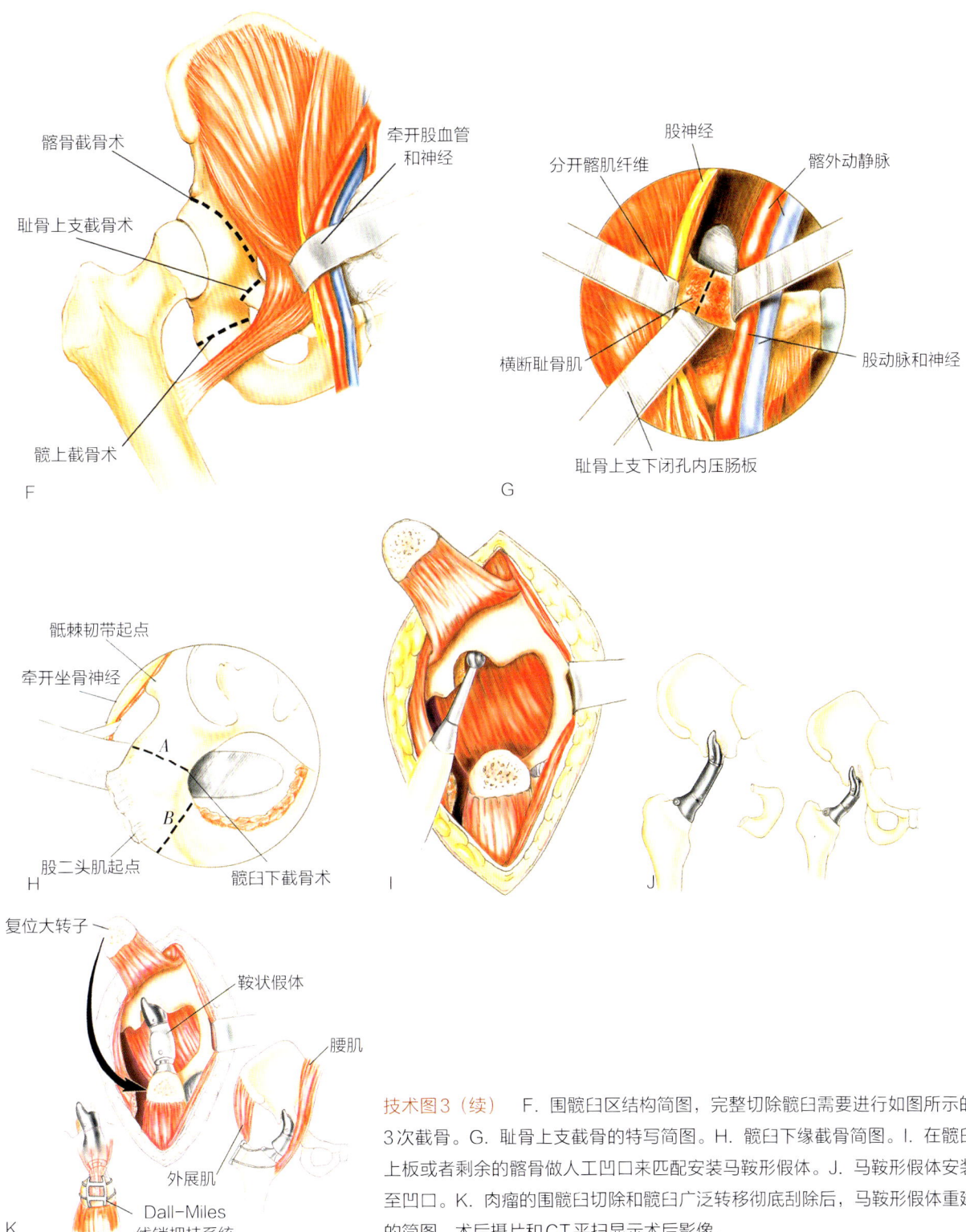

技术图3（续） F. 围髋臼区结构简图，完整切除髋臼需要进行如图所示的3次截骨。G. 耻骨上支截骨术的特写简图。H. 髋臼下缘截骨简图。I. 在髋臼上板或者剩余的髂骨做人工凹口来匹配安装马鞍形假体。J. 马鞍形假体安装至凹口。K. 肉瘤的围髋臼切除和髋臼广泛转移彻底刮除后，马鞍形假体重建的简图。术后摄片和CT平扫显示术后影像。

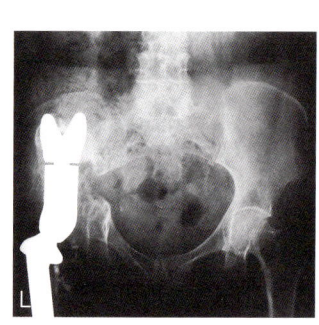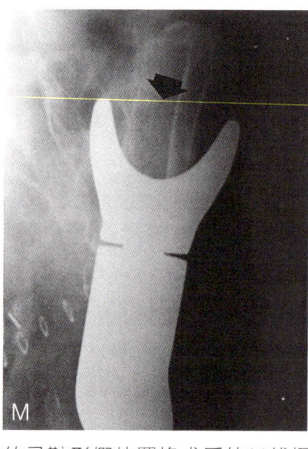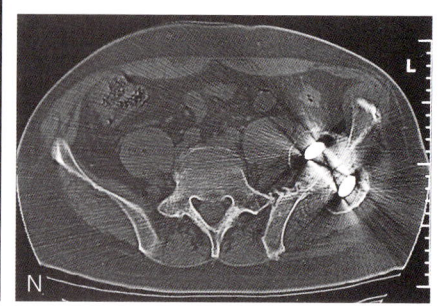

技术图3（续） L. 前后位骨盆的马鞍形假体置换术后的X线摄片。M. 45°角骨盆斜位X线摄片。N. CT平扫显示的马鞍形假体置换（A~C、L~N的版权：Martin M. Malawer；D~K经允许引自 Malawer M. Reconstruction following resection of primary periacetab-ular tumors. Semin Arthroplasty 1999; 10:171-179）。

Ⅲ型切除：骨盆底

- 行实用切口伴会阴延伸（3条切口）。
- 患者仰卧位伴同侧髋关节轻度抬高。
- 髂腹股沟切口伴侧方和会阴部（内侧）延伸（技术图1G）。这个切口通过远端向前翻开肌皮瓣来暴露与松解股血管和神经。
- 延伸会阴部切口以暴露坐骨。当存在耻骨巨大肿瘤时，通过坐骨直肠凹陷切除。
- 翻起肌瓣，把精索移向中线。在耻骨附着点横断腹股沟韧带，然后移向侧方。
- 血管神经束（股动脉、静脉和神经）移向侧方。暴露耻骨肌和大收肌止点，横断并翻向远端。
- 通过切口侧方分支，腘绳肌、内收肌和股薄肌起点切断并翻向远端（技术图4）。
- 在耻骨联合的后方、膀胱的前方放置拉钩。在耻骨上支后方、耻骨下支前方、坐骨内或外侧放置第2拉钩，主要根据肿瘤的边缘（技术图4C）。
- 通过耻骨联合和耻骨支进行截骨。截骨后谨记要磨平尖锐的截骨面，特别是那些对着膀胱的截骨面。
- 腹股沟附近切口的裂开和感染的发生率很高，因此充分的引流和仔细的切口关闭是必须的。需要持续负压吸引3~5日。静脉滴注抗生素直至拔除引流管。
- 允许术后主动承重锻炼。
- 骨盆底很少用Marlex网（CRBard, Cranston, RI）重建。

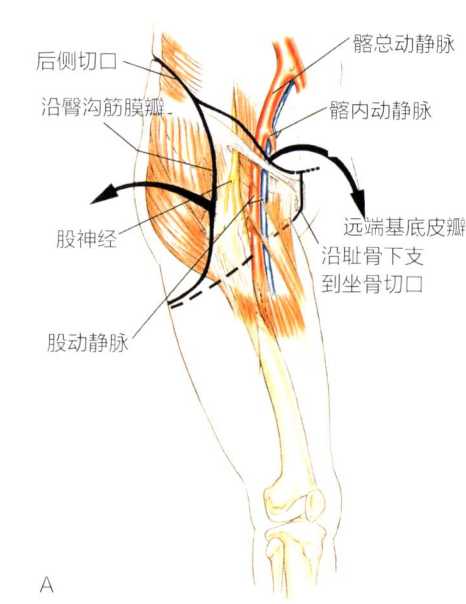

技术图4 切口。A. 行实用切口髂腹股沟分支伴改良的会阴部延长。

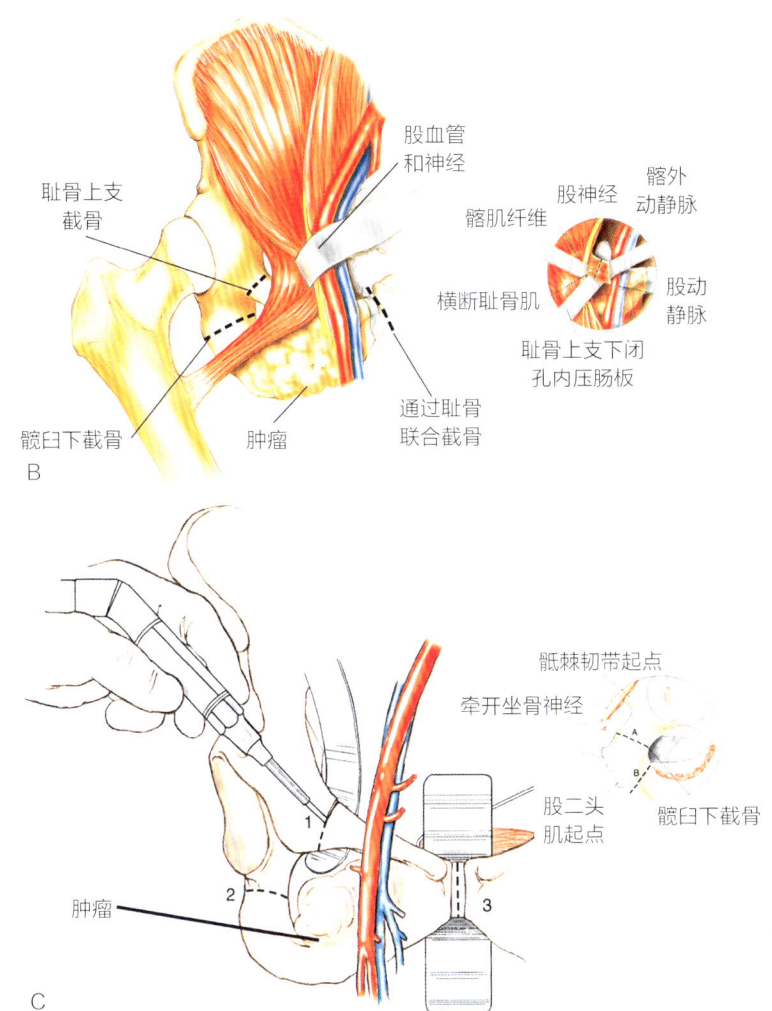

技术图4（续） B. 骨盆底切除的3处（图中数字1、2和3表示）截骨简图。C. 耻骨联合、耻骨上支和坐骨的横断截骨。

Ⅳ型切除：半骨盆

- 表1描述了半骨盆切除和其他的技术。
- 从耻骨联合到骶髂关节的充分剥离是必须的。
- 要求充分剥离坐骨大切迹、髋关节、坐骨神经以及股血管。
- 由于难以可靠地固定骶骨和耻骨联合以及假体很难适应骨盆，因此半骨盆切除后重建难度很大。
- 一些医生建议不重建骨盆，并可以接受7.6 cm（3 in）的下肢短缩和使用骨盆长腿支具。
- 术中大量的出血和半骨盆假体的固定使手术难度明显加大。

表1　骨盆切除与重建手术技巧总结

手术技术	体位	切口	暴露	血管和神经	切除	重建	关闭
Ⅰ型：髂骨后方切除	侧卧位伴前倾	腹股沟切口伴或不伴骶骨延长	腹外斜肌和腹壁肌肉	小心分离股神经、血管、髂和臀肌血管	髂腰肌，髂嵴截骨	用4.5 mm钢板固定异体骨	用不可吸收线固定腹壁肌肉至骨盆，并放置前后引流管
Ⅱ型：一侧髋臼切除	侧卧位	腹股沟切口和髋关节后侧方切口	腹外斜肌和外侧髂肌暴露髋关节	髂外动静脉和闭孔神经、臀肌血管以及坐骨神经	髋关节、坐骨大切迹、外旋肌以及股骨颈截骨	打磨异体骨置换髋臼；骨水泥和螺钉4.5 mm板	腹股沟和腹壁肌肉重建至耻骨联合与髂嵴
Ⅲ型：闭孔前方	仰卧位	腹股沟切口并向前方一侧延长	耻骨联合至后方一侧髂嵴	股鞘、股外侧皮神经、闭孔神经、闭孔动静脉	耻骨上支和坐骨之间，依肿瘤部位而定	如果髋臼前柱未累及，用Martex、异体筋膜或Gore-Tex重建软组织，如果髋臼前柱累及，用闭孔异体骨	腹股沟用不可吸收线关闭并放置引流
半骨盆切除	侧卧位	髂腹股沟	耻骨联合至髂嵴以及外侧髂肌	一侧髂骨	髂骨和髋关节伴或不伴闭孔肌	异体骨或马鞍形假体	髂嵴和腹股沟管
臀肌	俯卧位	臀肌后侧	臀肌	坐骨神经和臀肌神经、动静脉	大转子近端后方		
腹腔（软组织）	仰卧位	耻骨联合至髂骨后外侧	若肠腔累及，暴露腹中线。髂嵴上的腹壁（外斜肌）	髂骨和臀肌血管、输尿管、股动静脉和神经、坐骨神经	髂腰肌修复至髂骨翼	外斜肌和腹壁	外斜肌修复至髂骨翼
腹股沟	仰卧位	耻骨结节至外侧髂嵴	腹股沟韧带、精索、脐	股鞘、下腹部血管	腹股沟管	腹股沟韧带	

要点与失误防范

血管	• 近端和远端主要动静脉行血流阻断
术中出血	• 一般静脉损伤导致大出血。结扎和缝扎所有的出血血管
血栓形成	• 所有的患者术中、术后都有动脉血栓发生的危险，术中和术后72小时需要仔细观察（脉搏）。离开手术室前确保彻底止血，注意肢体远端的血供和脉搏，如果发现任何异常，可行术中或术后的动脉造影

(续表)

术后出血和凝血障碍	• 如果持续出血和弥散性血管内凝血,要重新送患者回手术室。或者行血管造影并栓塞出血血管。出血的时间和程度决定合理的处理方式 • 如果大出血(4.0～5.0 L)发生在切口处,局部加压伤口直至患者血压稳定 • 术中和术后24～48小时每6小时检查凝血酶时间,特别凝血酶激活酶时间和血小板计数 • 所有的患者术后要进行监护
低钙血症和低镁血症	• 在术中经常发生低钙血症。因此术中和术后要检查血钙水平 • 失血过多会出现镁离子丢失,特别是化疗后的患者。顺铂会使镁离子丢失。接受化疗的患者术后要补充镁离子。如果不纠正低镁,会出现心血管并发症
神经损伤	• 股神经、坐骨神经、骶神经会由于手术操作而损伤。损伤主要发生在分离(neuropraxia)或骶骨螺钉固定时。闭孔神经不会出现明显功能障碍
输尿管和膀胱损伤	• 对所有大肿瘤患者,术前要考虑留置输尿管。术中导尿管可以帮助触诊膀胱 • 2～3层修复膀胱壁损伤。术中出现血尿或少尿要仔细检查是否损伤膀胱
髋关节	• 切口关闭之前和之后要检查髋关节摄片
一般	• 避免损伤重要结构的方法是分离时要仔细辨认和标记重要组织结构

术后处理

- 术后即刻及24小时内每小时检查肢体远端脉搏。后期的动脉血栓是由内膜损伤造成的。
- 由于腹膜后存在广泛的积液,要求持续切口引流。如果术后4～7日仍有引流量,需入手术室进行切口冲洗。
- 术后2周,每周进行骨盆位X线摄片。
- 术后第1周,患者在术后稳定状态时,每天进行血常规和血生化检查,后面每周检查2次。
- 术后锻炼个性化。
  - 1型切除:外展肌缝合于腹壁的患者维持卧床外展7日,随后用髋人字支具防止过度内收。
  - 2型的切除和重建方法很多。安装马鞍形假体和复合组织同种异体骨移植的患者需要维持部分负重3～6个月,并且需要髋人字支具固定2～3个月。
  - 3型切除伴或不伴Marlex重建的患者要保持下肢在中立位(不要外展),以防止会阴部撕裂。使用骨盆和大腿矫正器3个月。如果髋臼的内侧壁没有累及,可以早期进行全负重锻炼。

并发症

早期并发症

- 出血:绝大多数的术中出血是静脉血而不是动脉出血。凝血功能障碍和大量输血是常见的并发症。检查凝血因子、钙和镁浓度。术中和术后可以进行输红细胞悬液、新鲜冰冻血浆、血小板、钙和镁等对症治疗
- 动脉血栓的发生是由于内膜损伤,因此在术后第1日,每小时用多普勒超声检查远端脉搏。如果发生动脉血栓,立刻行血栓摘除术。
- 神经:术后股神经或坐骨神经功能障碍是很常见的。
- 输尿管、膀胱:术中要留意是否有血尿或少尿,这往往提示膀胱或输尿管的损伤。术中每小时检测1次尿量。留置导尿4～7日。
- 肠腔损伤行修补或切除或造瘘术。
- 大的骨盆手术后肠梗阻是常见的并发症。患者应禁食,给予鼻饲,直至肠鸣音恢复(通常3～4日)。

晚期并发症

- 感染:术后20%～30%患者出现深部感染。如果出现感染,立刻取出假体或异体骨,肢体旷置。
- 脱位:马鞍形假体脱位的发生率为5%～10%,而复合组织同种异体骨移植的发生率更高。
- 异体骨重建失败可能是由于异体骨内固定的失败或者折断。

- 假体重建的失败包括重建带、聚乙烯髋臼杯、螺钉和钢板的失败。
- 骨盆切除后的复发率和死亡率依然很高。如果出现局部复发、感染或者无法控制的出血,可能要求进行二期半骨盆切除术。

(陈砚 译,宋文奇 张春林 审校)

参考文献

[1] Aboulafia AJ, Buch R, Mathews J, et al. Reconstruction using the saddle prosthesis following excision of primary and metastatic periacetabular tumors. Clin Orthop Relat Res 1995;(314):203-213.

[2] Aljassir F, Beadel GP, Turcotte RE, et al. Outcome after pelvic sarcoma resection reconstructed with saddle prosthesis. Clin Orthop Relat Res 2005;438:36-41.

[3] Cottias P, Jeanrot C, Vinh TS, et al. Complications and functional evaluation of 17 saddle prostheses for resection of periacetabular tumors. J Surg Oncol 2001;78:90-100.

[4] Enneking WF, Dunham WK. Resection and reconstruction for primary neoplasms involving the innominate bone. J Bone Joint Surg Am 1978;60:731-746.

[5] Hillmann A, Hoffmann C, Gosheger G, et al. Tumors of the pelvis: complications after reconstruction. Arch Orthop Trauma Surg 2003;123:340-344.

[6] Ozaki T, Hoffmann C, Hillmann A, et al. Implantation of hemipelvic prosthesis after resection of sarcoma. Clin Orthop Relat Res 2002;(396):197-205.

[7] Renard AJ, Veth RP, Schreuder HW, et al. The saddle prosthesis in pelvic primary and secondary musculoskeletal tumors: functional results at several postoperative intervals. Arch Orthop Trauma Surg 2000;120:188-194.

[8] Shin KH, Rougraff BT, Simon MA. Oncologic outcomes of primary bone sarcomas of the pelvis. Clin Orthop Relat Res 1994;(304):207-217.

[9] Wirbel RJ, Schulte M, Mutschler WE. Surgical treatment of pelvic sarcomas: oncologic and functional outcome. Clin Orthop Relat Res 2001;(390):190-205.

第19章 臀大肌切除术
Buttockectomy

James C. Wittig and Martin M. Malawer

背景

- 臀大肌(臀部)是高度和低度恶性软组织肉瘤的一个常见累及部位。软组织肉瘤累及臀大肌后常不表现出任何症状,直到它们变得非常大时才被发现。传统的低度和高度的恶性臀部软组织肉瘤治疗用后皮瓣半骨盆切除术。
  - 保肢外科手术的进展使得肉瘤可在安全范围内切除,降低了该区肿瘤行半骨盆切除术的必要性。
- 臀大肌的肿瘤往往局限于臀大肌,不扩展到臀后区或累及骶骨和股骨。在臀后区必须进行评估的最重要的结构是坐骨神经,必要时可进行小的重建。
  - 术后重要的是避免大的血肿形成。臀大肌切除对髋的屈伸功能影响较小,步态是正常的。
- 臀部软组织肉瘤很少需要半骨盆切除术治疗,除非肿瘤巨大,或伴有严重真菌或微生物感染或肿瘤侵犯坐骨直肠窝、骨盆和髋关节。当肿瘤罕见地直接累及骶骨或髂骨时,往往需要截肢。
- 现今约90%臀部软组织肉瘤可以通过保肢手术切除治疗。低度恶性的臀大肌的软组织肉瘤通常只需要手术;像在其他解剖区域一样,此区域的高度恶性软组织肉瘤的治疗通常采取术前和(或)术后化疗和(或)放疗。
- 一小部分高度恶性软组织肉瘤患者接受新辅助化疗。如果需要,可辅以术后放射治疗。
- 截肢的主要适应证是异常巨大的累及相邻骨、坐骨神经或坐骨直肠窝的肉瘤。

解剖

- 臀大肌起自骶骨、髂嵴、尾骨,其肌束向外下。其上部止于髂胫束近端。其下部肌束向外下止于大转子下方4~5 cm的臀肌粗隆。
  - 臀大肌下方的区域被称为臀后区。这个区域由臀后肌群组成,包括外旋肌和部分臀中肌。坐骨神经就位于臀后区。
  - 臀大肌不是臀后区内的结构,因为它只越过此区。多数情况下,这利于将臀大肌从臀后区剥离和对坐骨神经的保护。
- 因为臀大肌始于骶骨、髂骨,止于股骨,所以它跨过骶髂关节、骶棘韧带、骶结节韧带以及部分坐骨直肠窝。
- 最重要的是,坐骨神经经坐骨切迹(图1)穿出骨盆并从梨状肌下方通过。该神经靠近臀大肌下方筋膜,因此,较大的臀大肌肿瘤可能累及坐骨神经。然而,肿瘤很少累及坐骨神经,最常见的是被周围的鞘膜或假包膜推移。臀下血管从梨状肌下方穿出并进入臀大肌中部,所以臀下血管应常规结扎。

适应证

- 臀大肌切除的适应证是局限于臀大肌的低度和高度恶性肉瘤患者。

禁忌证

- 累及真骨盆或坐骨直肠窝的巨大肿瘤。
- 肿瘤累及骶骨或髂骨。
- 坐骨神经受累(必要时也可切除受累的坐骨神经)。
- 通过坐骨切迹浸润骨盆。

影像学和其他诊断性检查

CT和MRI

- CT和MRI确定臀大肌肿瘤的累及范围。
- 可以评估相邻的骶骨、股骨和坐骨神经的受累程度。重点评估臀后区内的结构,包括髋关节和坐骨神经及坐骨直肠窝。臀部肿瘤可能会通过坐骨切迹延伸到骨盆(图2)。

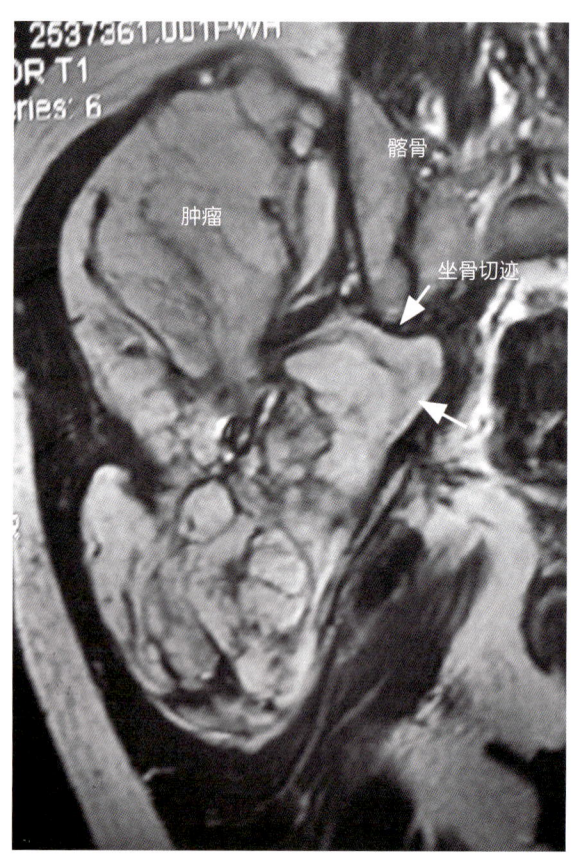

图1 臀部的肉瘤延伸通过坐骨切迹并压迫坐骨神经。坐骨神经起源于脊柱下部，穿入骨盆的髂骨部分，通过坐骨切迹穿出，并从梨状肌下方通过。在臀大肌下方，坐骨神经位于上孖肌、闭孔内肌、下孖肌和股四头肌的后方。在此冠状面T1图像上，肿瘤累及臀大肌。臀部肿瘤沿着阻力最小的路径生长，并且可以延伸至坐骨神经槽口并进入骨盆。它也可以向远侧延伸到大腿或侵入髂翼。我们无法完全确定肿瘤对坐骨神经的侵犯程度。然而，坐骨神经实际上很少被肿瘤累及，通常被肿瘤的包膜或假包膜压迫和移位。

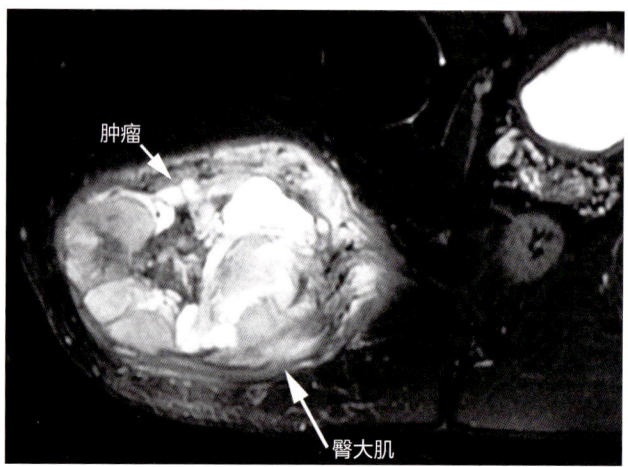

图2 臀部高级别肉瘤的液-液平。任何尺寸大于5 cm或位于深筋膜深处的肿瘤通常可归为软组织肉瘤。在此T2轴向抑脂图像上，这种高级臀部肉瘤显示出异质性肿块，伴有明显的出血和坏死。出血的降解可在MRI上产生液-液平。注意肿瘤和臀大肌，该肿瘤局限于臀大肌。肿瘤不累及坐骨直肠窝或髋关节，也不通过坐骨切迹伸入骨盆。

PET骨扫描

- 肿瘤可能会延伸到髂骨嵴、骶骨和股骨近端。这些区域应通过骨闪烁显像仪评估。PET/CT可用于确定臀部肿瘤的解剖学软组织和血管造影（图3）。

血管造影

- 评估臀大肌肿瘤时并不需要常规进行血管造影。它更多用于进行术前栓塞或术前动脉灌注化疗。

活检

- 活检部位必须位于半骨盆切除手术切口线上，活检应常规进行。因此，取臀部肿瘤活检组织的手术医生必须熟悉后皮瓣和前皮瓣半骨盆切除术的手术切口（见第21和22章）。
- Sugarbaker等[1]描述的前皮瓣半骨盆切除术更适用于臀部较大的肉瘤。术中整个肌肉和皮肤被切断并转移，包括股四头肌的前方皮瓣用于填充缺损。
- 如果使用后部皮瓣，必须注意不要污染后部皮肤或筋膜。因此，活检部位必须沿着后切口的侧面方向，并且必须避免股骨转子、坐骨神经、坐骨直肠窝和股骨大转子。

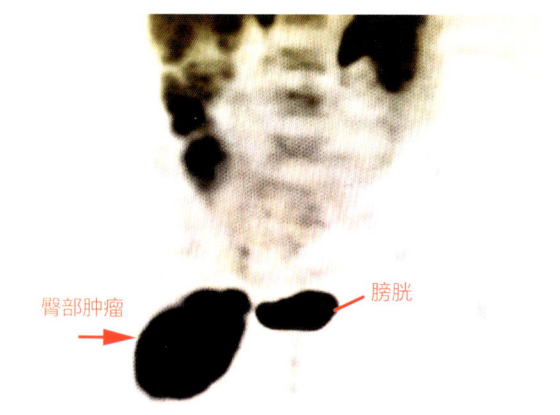

图3 冠状面PET-CT通过观察放射性葡萄糖摄取显示右臀部的肿瘤生长程度。图像显示肿瘤内代谢亢进。软组织在组织外部不明显。

暴露

- 一个大的曲线型切口始于髂嵴的后面，沿髂胫束并随着臀大肌弯曲向下（技术图1A、B），跨过大转子约6 cm后弯曲向后沿股沟转向大腿内侧。
  - 这个切口可以更容易翻开一个大的臀部皮瓣。
- 为保证手术效果和切除率，要判定坐骨神经和切除部位的关系。
  - 坐骨神经在从臀大肌下方穿过之前，位于内侧臀后肌和外侧臀后肌之间，或刚好位于坐骨外侧，然后从臀大肌下面通过。朝梨状肌方向在臀大肌下方可以摸到坐骨神经（技术图1C、D）。

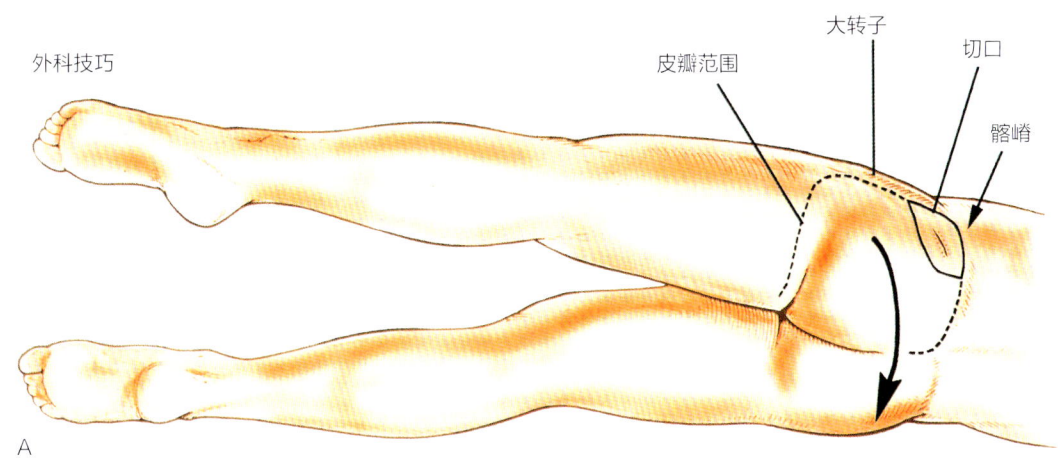

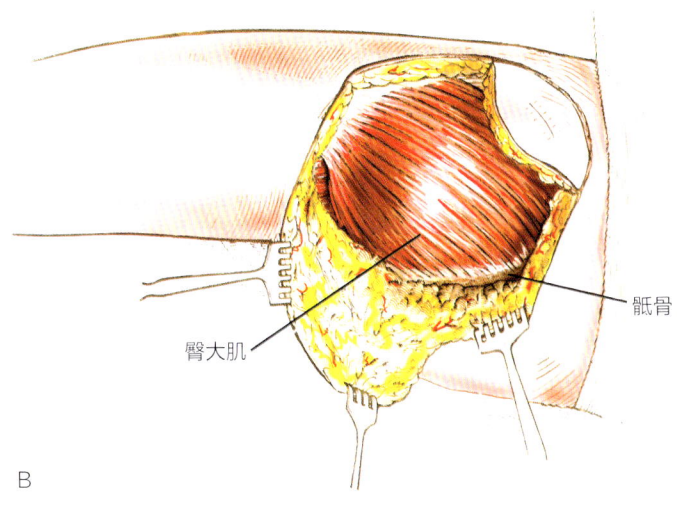

技术图1 A. 侧卧位，从腹壁到足全部消毒。切口包绕活检部位周围2～3 cm，沿髂嵴、大转子和臀大肌皮褶延伸。切口可用于臀大肌广泛切除术和坐骨神经的早期探查和保护。这种方法如果不能切除肿瘤，就要用前皮瓣半骨盆切除术。B. 使用电刀将筋膜皮瓣朝臀大肌的起点（骶骨）方向分离并翻开。这可以完全暴露臀大肌。只剩下活检部位一整块留在臀大肌上。如果肿瘤很大，同时没有浸润深筋膜，只使用一个皮瓣即可。

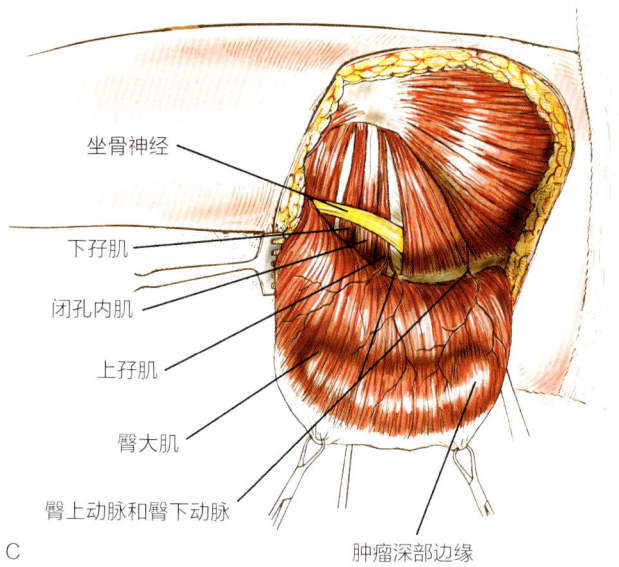

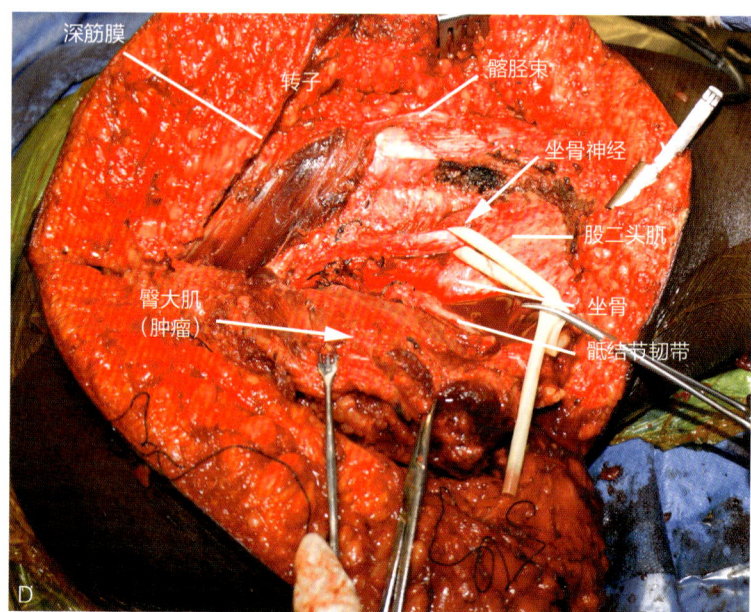

技术图1（续） C. 此图可见臀后区由臀部内外旋肌、外展肌、坐骨神经组成。沿大腿后侧深筋膜移开臀大肌，并从髂胫束上分离下来，直到髂嵴。然后沿骶骨翼、骶棘韧带和骶结节韧带将臀大肌在其起点处切断。外科医生可以将手放到臀大肌下方初步判断坐骨神经是否被肿瘤累及。D. 坐骨神经在正常组织中位于肿瘤的远端，并从肿瘤的假包膜中穿出。在坐骨神经通过臀大肌下方之前，可以在内侧和外侧绳肌远端或坐骨外侧找到坐骨神经。从肿瘤分离出梨状肌。梨状肌从其止点处分离，坐骨神经通过坐骨切口进入骨盆。当坐骨神经得到完全保护时，臀大肌从骶结节和骶棘韧带以及骶骨和回肠后部脱离。并从髂胫束股骨上分离。一旦臀大肌从其所有起源和止点处分离，就可将其与肿瘤一起切除（版权：Martin M. Malawer）。

保护坐骨神经、切除肿瘤

- 从髂胫束和近端股骨完整分离下臀大肌。向内侧翻开臀大肌，暴露下方的血管和神经，然后结扎血管。
- 在分离时首先将坐骨神经移开保护（技术图2A~C）。
- 切除臀大肌时要将臀大肌和骶结节韧带、骶棘韧带、椎板和骶骨翼分离（技术图2D、E）。

第 19 章 臀大肌切除术

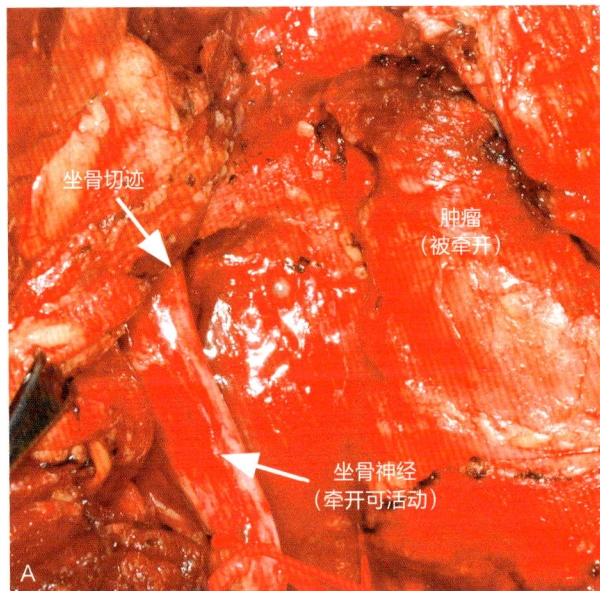

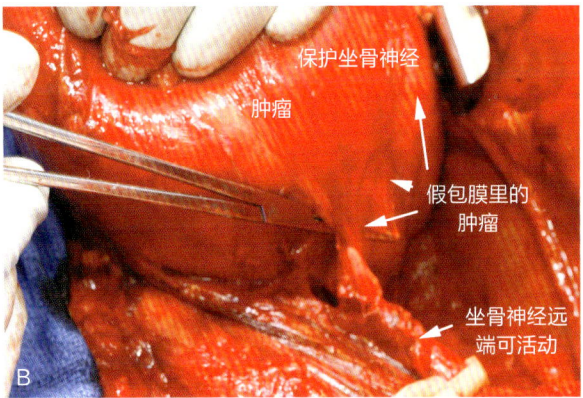

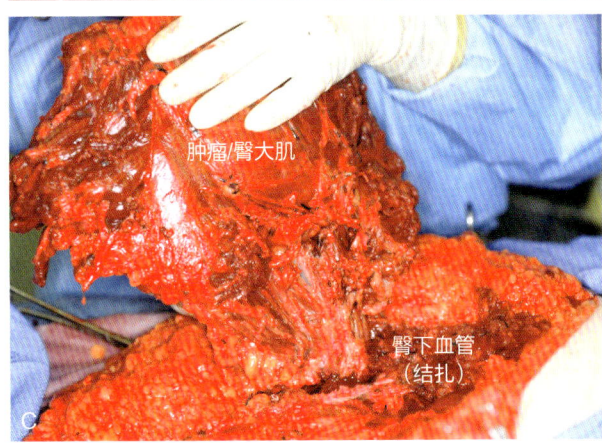

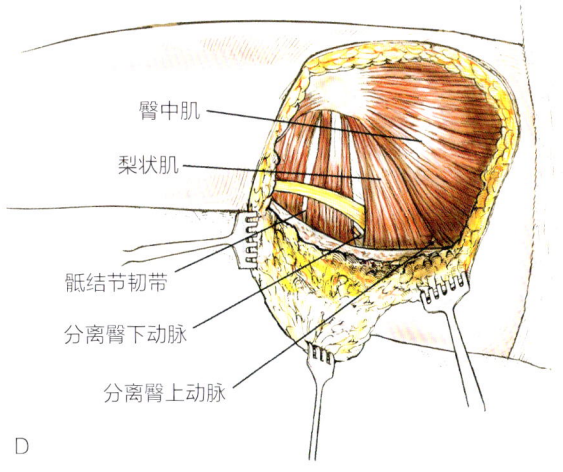

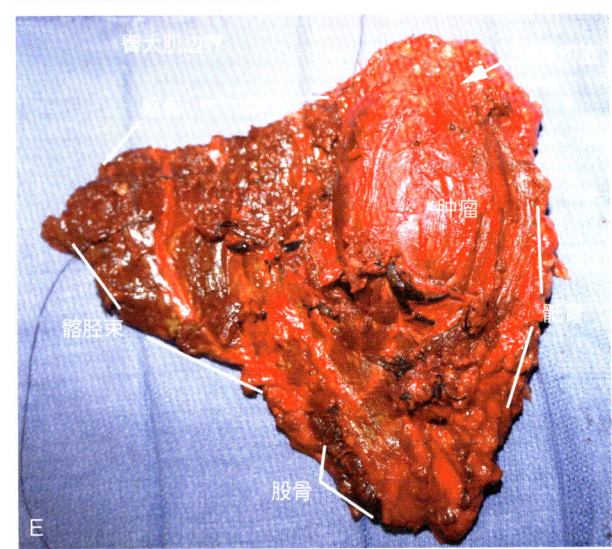

技术图2 A、B. 坐骨神经的保存。术中手术影像显示坐骨神经得以保留。对臀部肉瘤进行保留肢体手术的基本要素之一是坐骨神经的保存。坐骨神经被肿瘤的假包膜压迫到坐骨切迹。臀大肌从股骨和髂胫束脱离后，肌肉向内翻，暴露臀下血管和神经并结扎。坐骨神经向前移位，以在解剖和切除过程中提供保护。C. 肿瘤/臀大肌整体切除术的术中影像。臀大肌向后翻，结扎下臀血管和神经。通过根治性切除术去除肿块。D. 手术中切除臀大肌最后的手术操作是从骶棘韧带和骶结节韧带的臀大肌起点处横断肌肉。注意操作不要进入坐骨直肠窝。摸到坐骨，一只手置于坐骨上方、臀大肌下方后切除肿瘤标本。E. 广泛切除的臀大肌肿瘤展示。整个肿瘤覆盖着软组织，从起点到止点均去除了肌肉。尽管肿瘤局限于臀大肌，但整块切除术涉及骶骨、股骨、髂骨、坐骨神经切迹、坐骨和髂胫束。任何坐骨切迹的操作都需要仔细，因为坐骨神经通过坐骨切迹。当肿瘤明显穿过切迹时，可能需要用锯扩大切除坐骨切迹。坐骨神经损伤可导致臀部疼痛放射到足部，并有无力、刺痛和腿部麻木（版权：Martin M. Malawer）。

结束

- 为防止大的术后血肿，大的后筋膜皮瓣必须非常小心地拉回到余下的底层肌肉上，使用多根引流管（技术图3）。
- 患者保持平卧72小时，以防止血肿的形成。

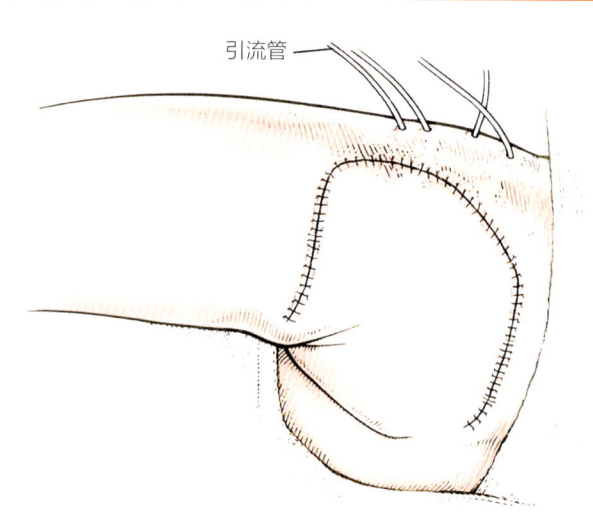

技术图3 大的后方筋膜皮瓣闭合手术切口，放置较大的负压引流管。皮瓣缝到下方的臀部内外旋肌和外展肌上以避免术后血肿。加压包扎48～72小时，患者术后平躺（版权：Martin M. Malawer）。

术后处理

- 高度恶性肿瘤患者一旦皮瓣愈合（术后4～6周），必须进行术后放疗。
- 放疗后进行术后化疗。

预后

- 臀大肌切除的唯一缺点是髋关节的伸展功能减弱。余下的臀部伸肌可代偿一部分髋关节伸展功能，患者的步态也是正常的。
- 如果坐骨神经需要切除，将会导致足踝功能的丧失，这样患者就需要一个足踝支具治疗。
- 根据坐骨神经切除的水平，股二头肌的第一分支可以是完整的。如果是这种情况，将保留良好的膝关节屈曲。膝关节屈曲还取决于缝匠肌（由股神经支配）、股薄肌（由闭孔神经支配），以及穿过膝关节插入的两个腓肠肌头。

并发症

- 最常见的术后并发症是形成一个大的血肿，因为只有一个皮瓣在上方存在一个相当大的死腔。笔者一直使用旋转股方肌作为坐骨神经上方的软组织覆盖。
- 同样，向远端旋转梨状肌，仔细将整个皮瓣在其中部朝下缝合以消除死腔。用一个20号胸腔引流管和两个Jackson-Pratt引流管，闭合其余部分皮瓣。加压包扎72小时。
- 复发的臀部肉瘤、肿瘤部位真菌感染、大范围污染、肿瘤向邻近组织浸润的病例，推荐使用前侧皮瓣半骨盆切除术（见第22章对这种方法的讨论）。

（陈欣　译，宋文奇　张春林　审校）

参考文献

[1] Sugarbaker PH, Chretien PA. Hemipelvectomy for buttock tumors utilizing an anterior myocutaneous flap of quadriceps femoris muscle. Ann Surg 1983;197:106-115.

第20章 手术治疗转移性骨病:骨盆病损
Surgical Management of Metastatic Bone Disease: Pelvic Lesions

Jacob Bickels and Martin M. Malawer

背景

- 骨盆转移性肿瘤可导致疼痛、大部分功能及负重能力的损失。由于盆腔容积相对较大,且其包含的内脏的可塑性及周围肌肉的包裹,使得肿瘤长到相当大才出现临床症状。
  - 尽管有些部位的转移性肿瘤不会损害骨盆稳定性和功能(例如髂骨、耻骨),但是髂骨后方的肿瘤可能破坏腰骶的完整性,髋臼的肿瘤可能会严重损害髋关节功能以及下肢的负重能力。
- 原发性肉瘤和转移性肿瘤会广泛浸润软组织。由于其对放疗的敏感性高,因此不必要过度地切除肌肉组织,微小的病灶则以放疗处理。由于骨盆复杂的解剖,详细的术前影像、术中暴露及重建技术方案、严谨细致的术中操作是必要的。

- 骨盆转移病灶的手术治疗包括刮除加重建术或广泛切除术,统称骨盆切除术。它以Enneking分期来分类,并以髋骨的切除区域为基础:
  - Ⅰ型,髂骨;
  - Ⅱ型,围髋臼区域;
  - Ⅲ型,耻骨。
  - 髂骨后方伴骶骨的联合切除被归类为Ⅰ型的亚型或Ⅳ型(图1)[1]。

解剖

髂骨

- 腹壁肌肉和腰方肌附着在髂嵴上(图2)。
- 髂肌覆盖于髂骨内壁,股神经则走行于髂腰肌的肌间沟内。
- 臀肌覆盖髂骨外壁。

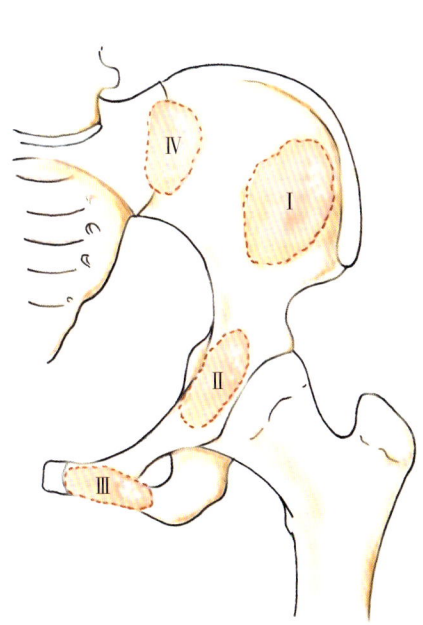

图1 髂骨、髋臼周围、耻骨和髂骨后方的转移肿瘤病灶。分别对应Ⅰ、Ⅱ、Ⅲ、Ⅳ型骨盆切除术。

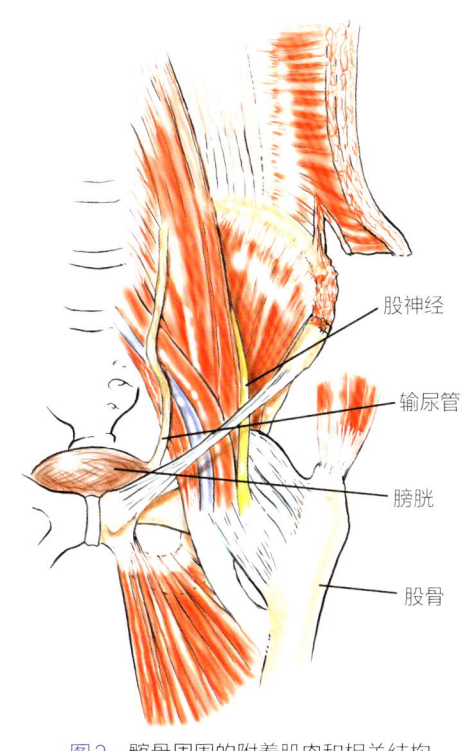

图2 髂骨周围的附着肌肉和相关结构。

髋臼

- 髋臼给髋关节提供了上内侧方的力学支持。
- 髋臼上无肌肉附着。

耻骨

- 内收肌止点位于耻骨下支。
- 神经血管束沿耻骨前方下行。
- 膀胱位于耻骨后壁。

适应证

- 髋臼病理性骨折的患者。
- 髋臼临界病理性骨折的患者,表现为病变累及髋臼上缘并破坏骨皮质,导致承重时疼痛难忍。
- 顽固性疼痛的患者,常与局部的病情进展相关,麻醉药品及术前放疗往往疗效不明显。
- 孤立性骨转移灶的患者。

影像学和其他诊断性检查

- 平片和CT对评估骨破坏的范围、软组织累及程度和髋关节的完整性是必需的。MRI很少能够添加其他的信息,当然MRI能够比CT更加准确地显示弥散的髓内病变,如多发骨髓瘤。全身骨扫描可以探测是否有其他部位的骨转移病灶。总的来说,通过图像可以回答以下几个问题:
  - 肿瘤对骨组织的破坏范围和软组织的浸润范围是多大?病灶是否会导致骨折?如果不是,那么可以非手术治疗。
  - 选择什么切口来获得最佳的暴露?(图3)
  - 如果需要手术,完全切除和刮除加重建哪个是最佳方案?
  - 是否存在其他的转移病灶?如果存在,应该采用手术治疗还是非手术治疗?

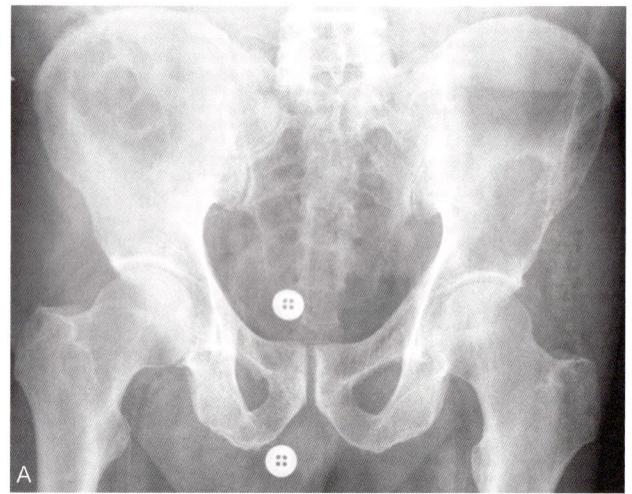

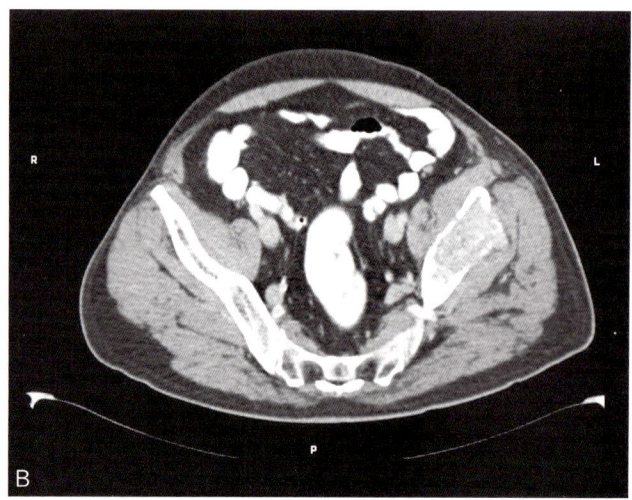

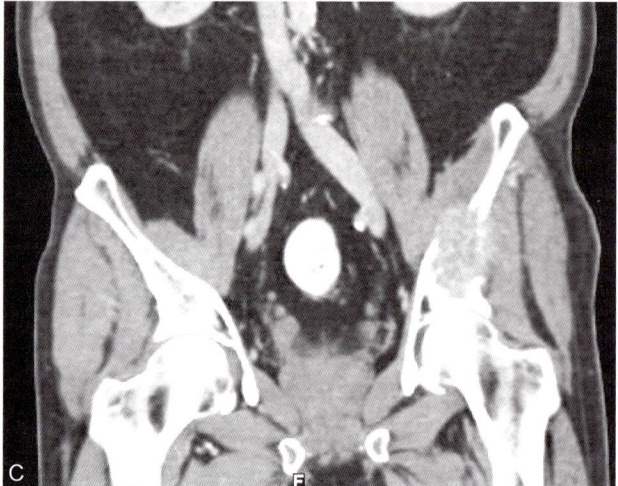

图3 平片和CT冠状面重建显示髋臼转移性肿瘤病灶及伴随的外侧壁皮质(A~C)和内侧壁皮质(D~F)显著破坏。在髋臼切口和暴露中,髋臼前方区域的破坏可以通过翻起髂骨外侧壁的臀肌暴露,侧方区域的破坏可通过翻起髂骨内壁的髂肌暴露(见切口与暴露:髋臼)。

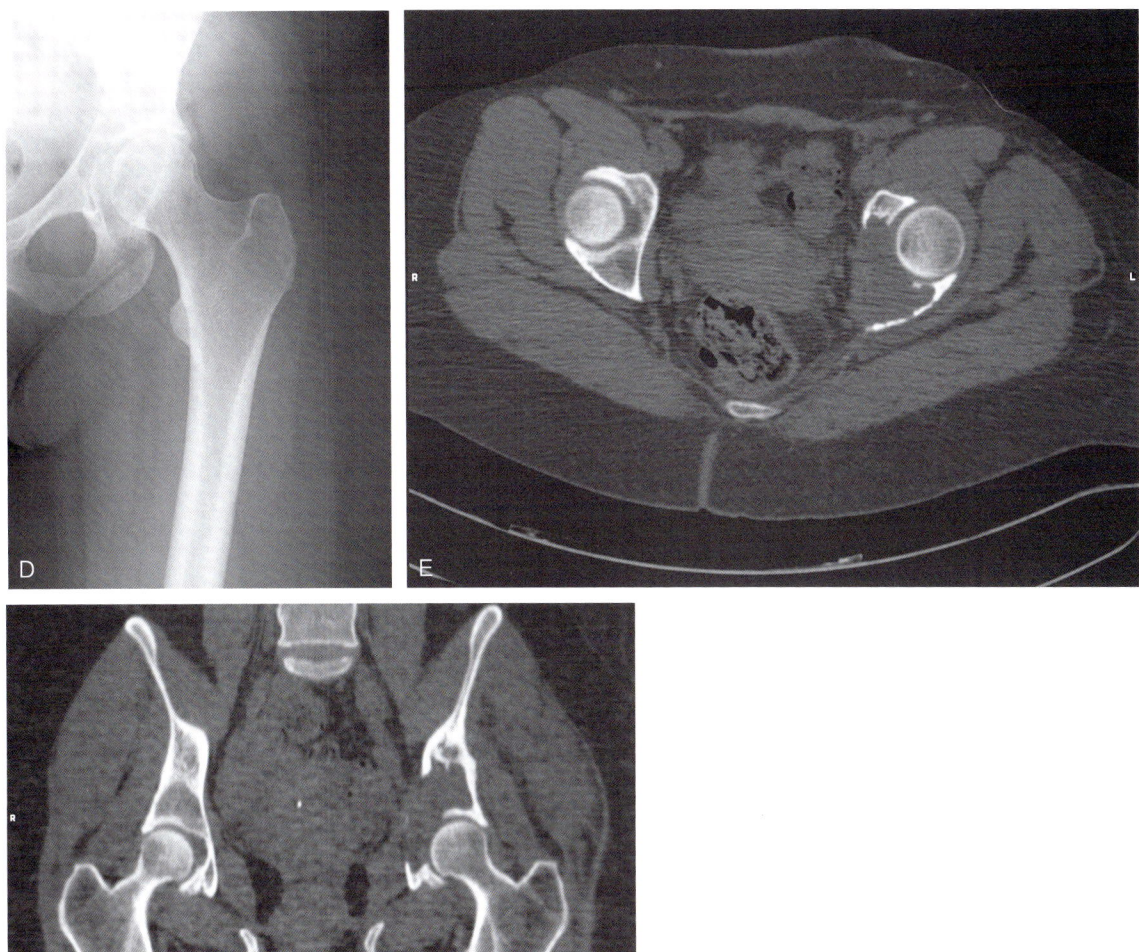

图3（续）

- 富含血管的病灶（例如转移性肾细胞或甲状腺癌）在手术暴露和切除过程中会出现危及生命的大出血。因此，强烈建议术前肿块栓塞以减少术中出血[4,5]。

手术治疗

体位

- Ⅰ～Ⅲ型切除：患者仰卧位伴患侧髋关节轻度抬高。
- Ⅳ型切除：患者侧卧位，患侧位于上方。手术台在对侧髋关节位置折弯，使得髂嵴和下方胸壁之间的空间增大，以此获得较舒适的入路和便于术中操作（图4）。

入路

- 最有用的骨盆切除术入路是实用的骨盆入路。完整或部分切口都可以充分地暴露和切除围绕骨盆部的转移肿瘤病灶。
  - 切口起自髂后下棘，沿髂嵴至髂前上棘。然后分为两个侧支：一支沿腹股沟韧带直至耻骨联合，另一支向远端延伸至前侧大腿约大腿1/3的长度，然后绕向外侧沿股骨干后方到大转子后方臀大肌的附着点。
- 翻起臀大肌，暴露近端1/3骨骼、坐骨切迹、骶结节韧带和骶棘韧带，起于坐骨的后肌群起点部、骶骨侧缘以及整个臀部（图5A）。
  - 后面切口可沿后方髂嵴、髂后上棘和同侧半边骶骨延伸（图5B）。

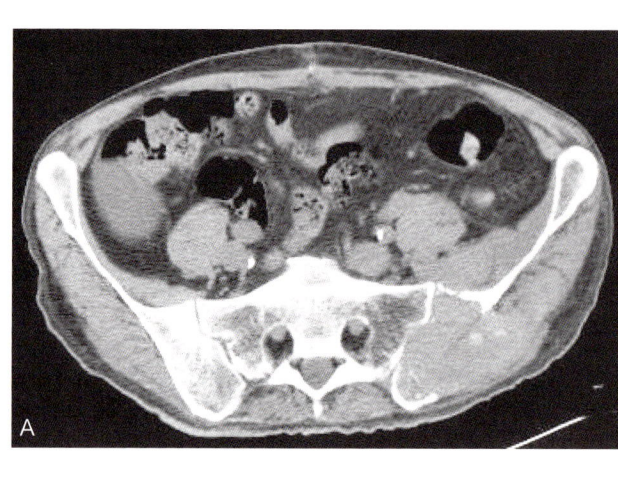
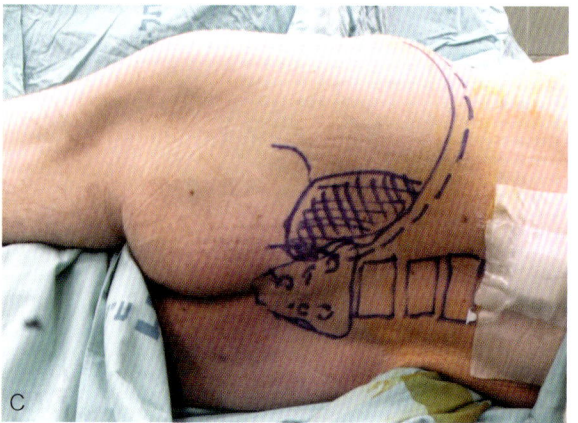
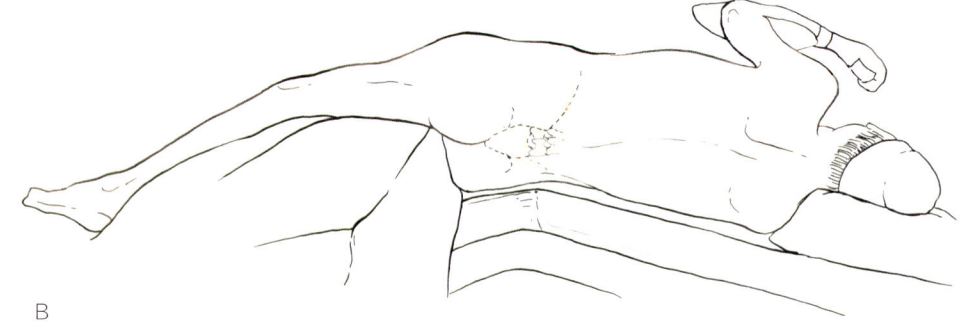

图4　A. 髂骨后方转移癌。B、C. 患者侧卧位，手术台在髋关节水平折弯以利于侧腹部入路。

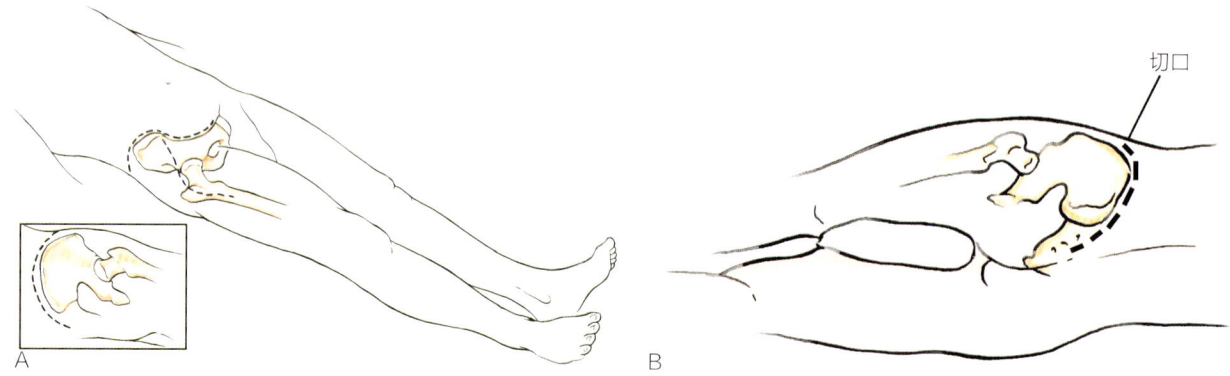

图5　A. 实用骨盆入路。B. 切口的后方，可以暴露和切除髂骨后方与骶骨的肿瘤。

暴露

I 型骨盆切除术

- 实用骨盆入路的中间部分切口用来暴露髂嵴。用电刀从髂骨外壁分离和翻转臀肌。从髂骨内壁上分离和翻转髂肌（技术图1）。

II 型骨盆切除术

- 若病灶破坏髋臼外侧骨皮质：
  - 选用实用骨盆入路的中间部分，直至髂前上棘，然后沿大腿外侧支入路延伸5 cm。
  - 电刀分离和翻转臀肌，暴露髋臼的外侧壁（技术图2）。
- 如果病灶破坏髋臼内侧骨皮质：
  - 选用实用骨盆入路的中间部分，直至髂前上棘，然后沿腹股沟分支入路延伸5 cm。
  - 电刀分离和翻转髂肌，暴露髋臼内侧壁（技术图3）。

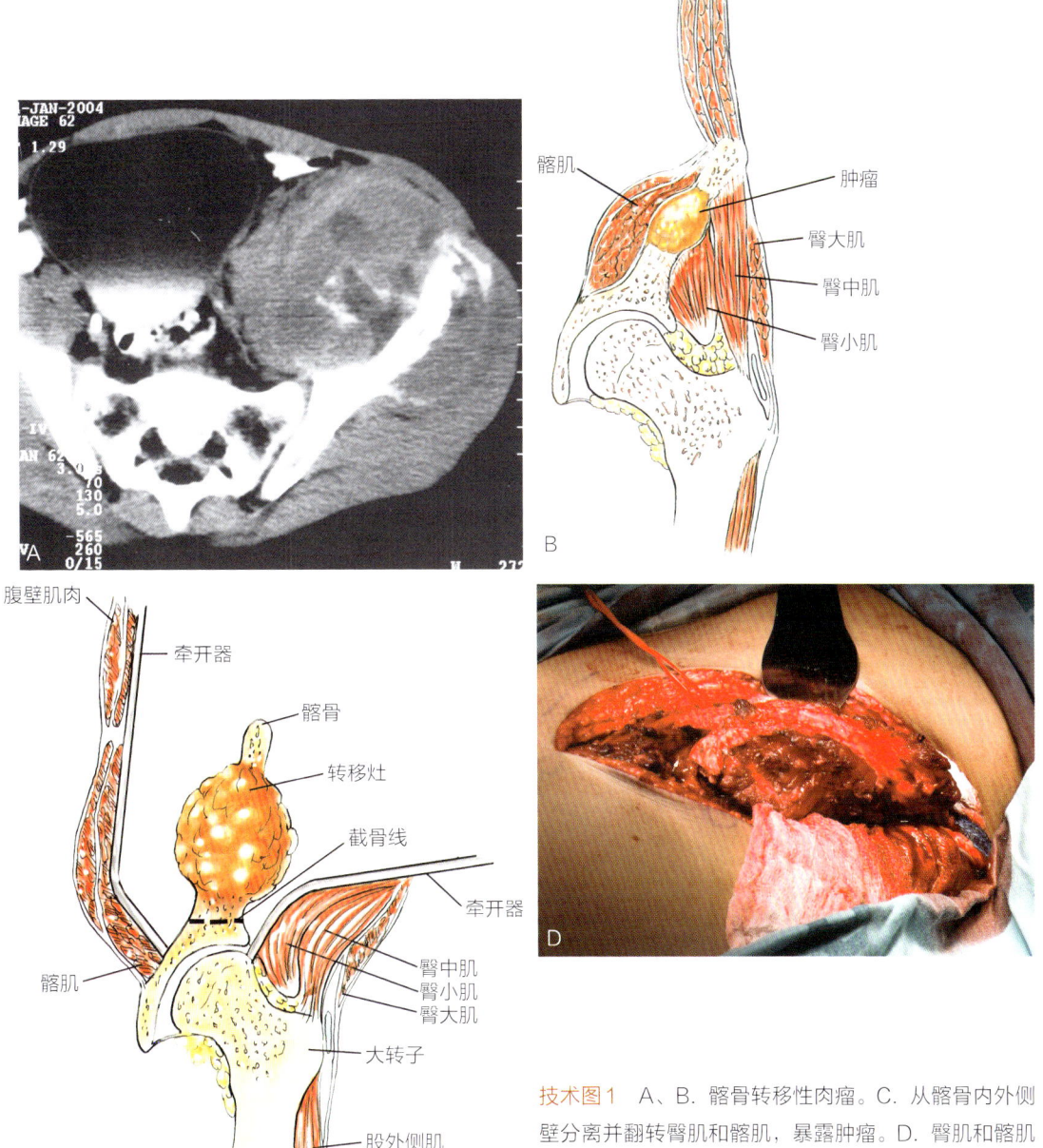

技术图1 A、B. 髂骨转移性肉瘤。C. 从髂骨内外侧壁分离并翻转臀肌和髂肌，暴露肿瘤。D. 臀肌和髂肌翻转后暴露的髂骨。

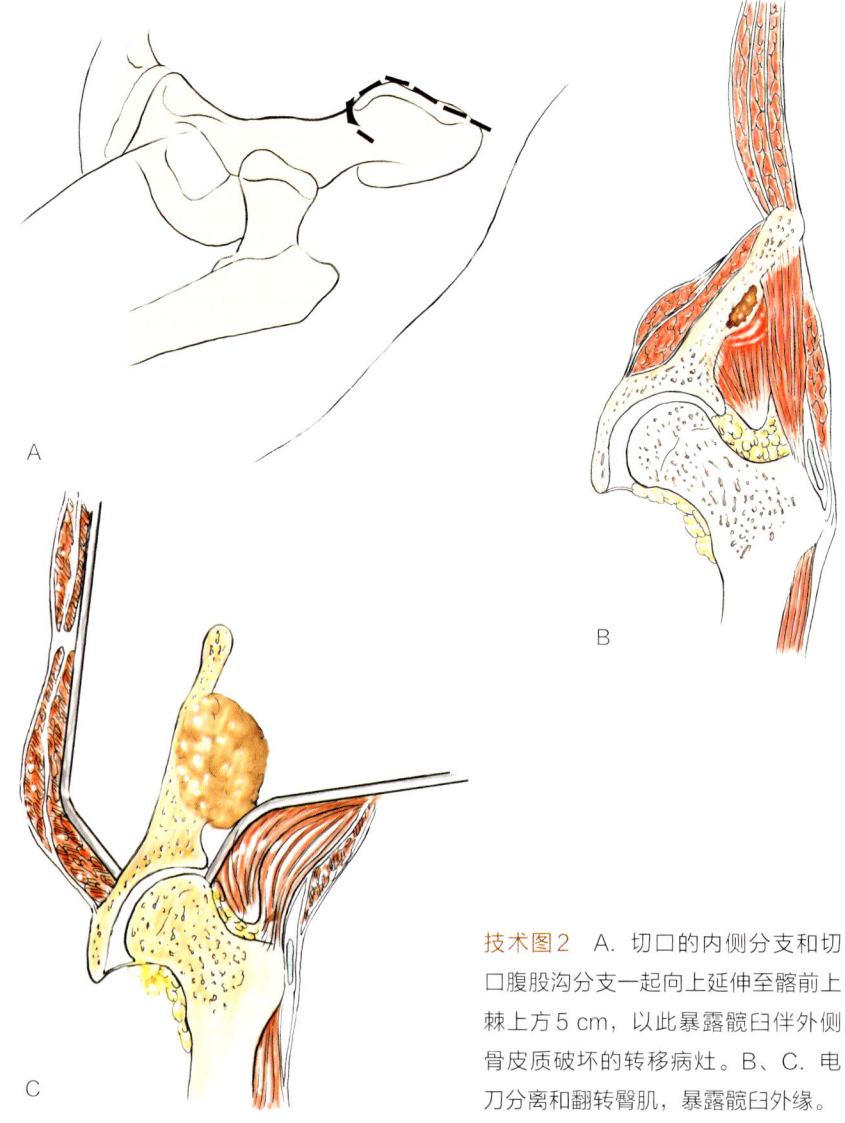

技术图2　A. 切口的内侧分支和切口腹股沟分支一起向上延伸至髂前上棘上方5 cm，以此暴露髋臼伴外侧骨皮质破坏的转移病灶。B、C. 电刀分离和翻转臀肌，暴露髋臼外缘。

- 若病灶内外侧骨皮质都破坏，应该从入路的外侧进入，这相比于内侧进入手术技术上更容易。

Ⅲ型骨盆切除术

- 实用骨盆入路的腹股沟分支，起自髂前上棘至越过耻骨联合2 cm处，被用于Ⅲ型切除术。
- 分离、标记并牵开神经血管束。
- 暴露耻骨后间隙，在耻骨和膀胱之间插入1块纱布。然后从耻骨下方分离附着的肌肉（技术图4）。

Ⅳ型骨盆切除术

- 实用骨盆入路的腹股沟分支后方入路进行Ⅳ型骨盆切除术。电刀从后方髂嵴上分离臀肌起始点，然后翻转（技术图5）。

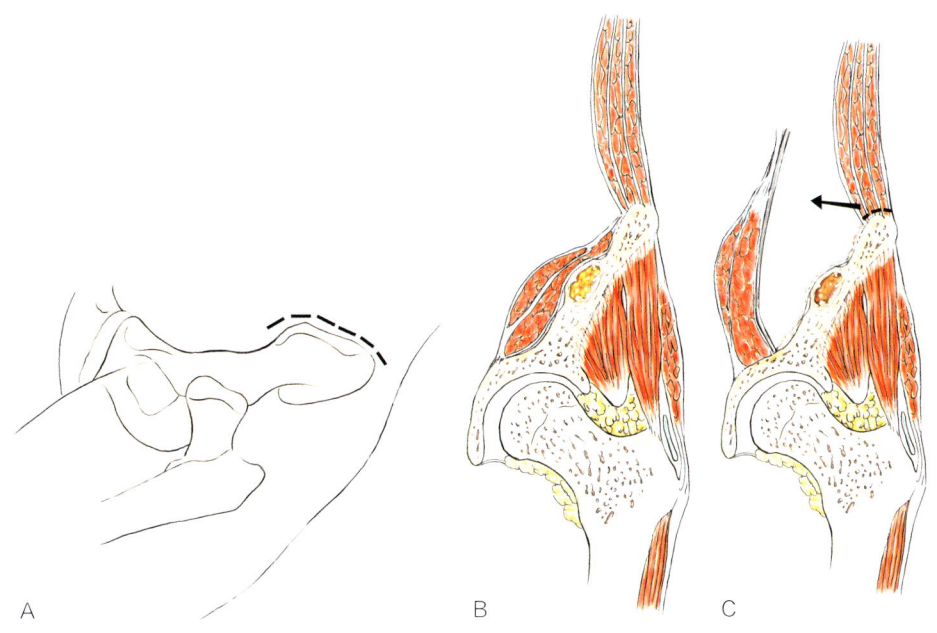

技术图3 A. 选用实用骨盆入路的中间部分，直至髂前上棘，然后沿腹股沟分支入路延伸5 cm，以此暴露髋臼伴内侧骨皮质破坏的转移病灶。B、C. 电刀从髂骨内侧壁分离和翻转髂肌，暴露髋臼内侧壁。

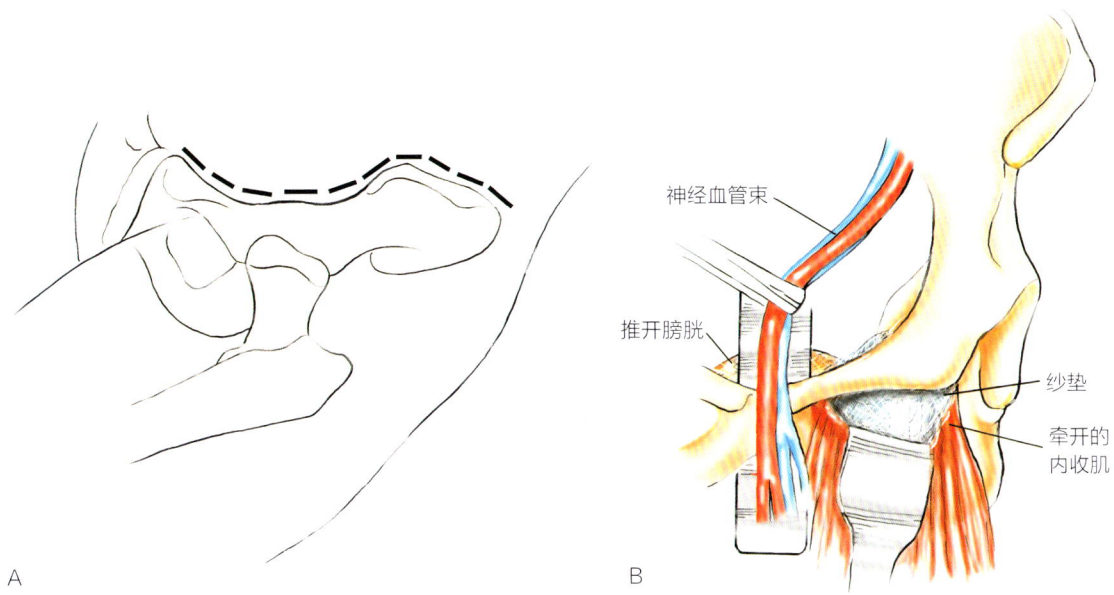

技术图4 A. 实用骨盆入路的腹股沟分支，起自髂前上棘，至越过耻骨联合2 cm处，暴露耻骨转移病灶。B. 从耻骨前方分离并牵开神经血管束，耻骨后方保护膀胱，以及分离、牵开耻骨下方内收肌起点后，暴露累及的骨组织。

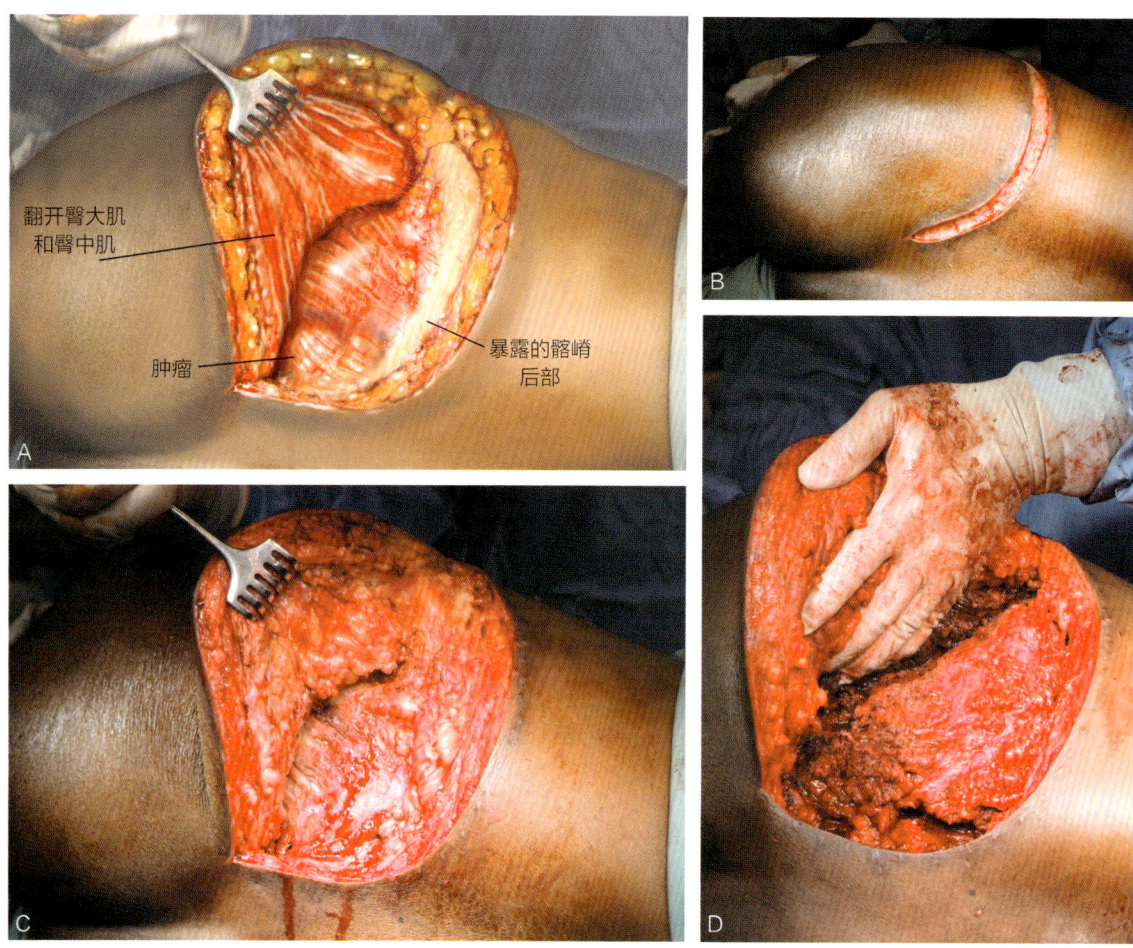

技术图5　A、B. 通过实用骨盆入路的腹股沟分支后方入路来暴露髂骨后方的转移病灶。C. 从后方髂嵴及髂骨外侧壁上离断臀肌。D. 牵开暴露髂骨外侧壁。

肿瘤切除

Ⅰ型切除

- Ⅰ型切除包括髂骨病灶周围截骨，切除病灶边缘周围 1～2 cm 骨质即可（技术图6）。不适合采用病灶刮除术，这是因为不影响髋臼及骶髂关节完整性的髂骨切除基本不影响功能。

Ⅱ型切除

刮除

- 在病灶上方开骨窗（技术图7A）。
- 用刮匙刮除肿瘤组织（技术图7B、C），必须尽量彻底刮除病灶。
- 然后用高速磨钻去除瘤腔壁上的微小病灶（技术图 7D、E）。

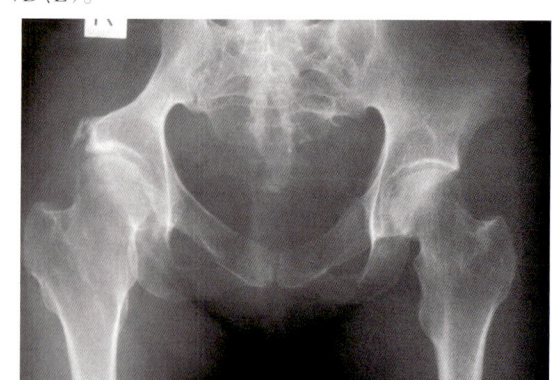

技术图6　Ⅰ型骨盆切除术后髂骨平片。不损伤骶髂关节和髋臼完整性，不影响关节功能。

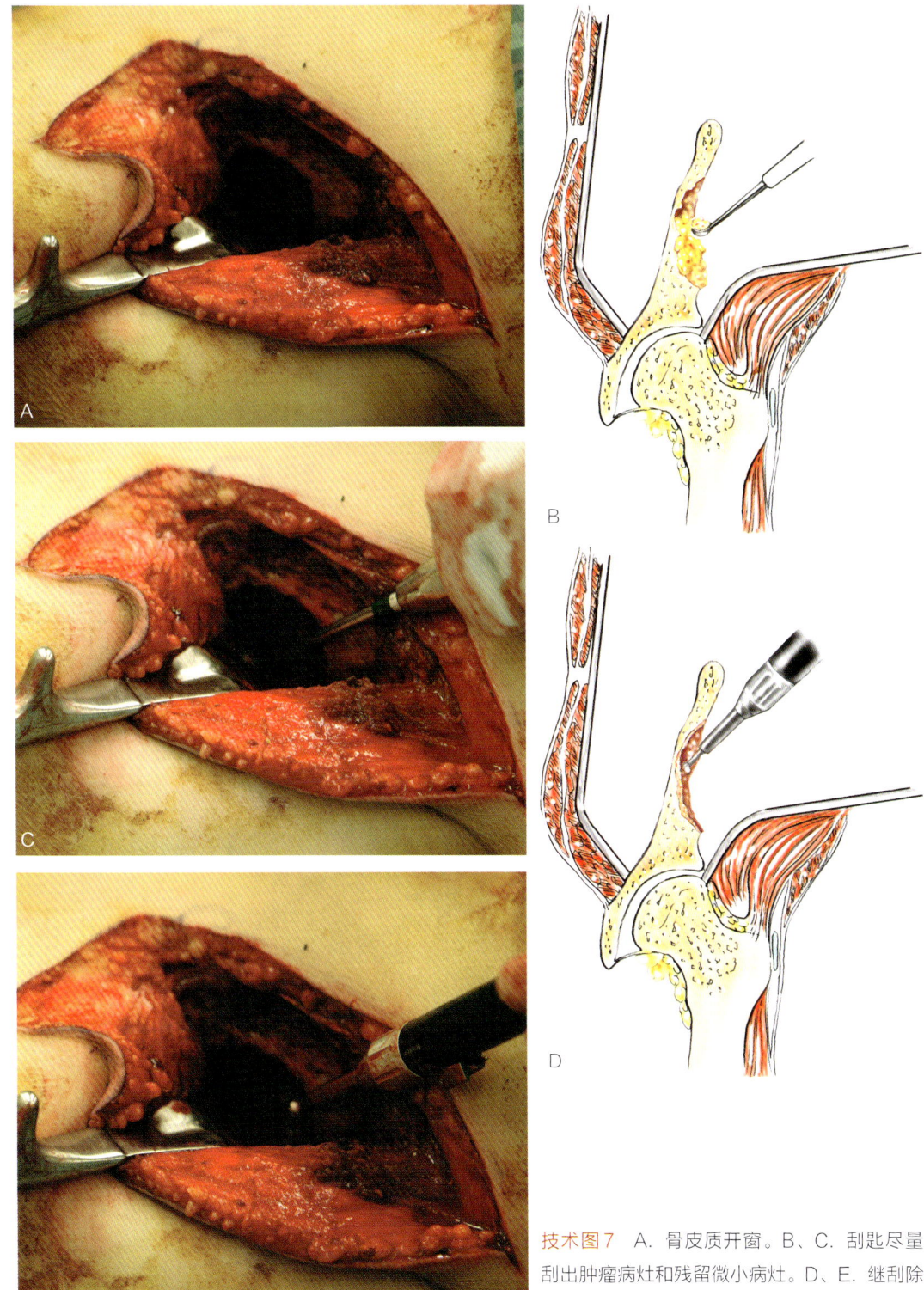

技术图7　A. 骨皮质开窗。B、C. 刮匙尽量刮出肿瘤病灶和残留微小病灶。D、E. 继刮除术后，用高速磨钻清除腔壁残余病灶。

切除

- 如果髋臼破坏严重，无法进行有效内固定及骨水泥填充，就需要按原发骨肉瘤那样进行标准的截骨术（见骨盆切除章节）。
- 沿大腿上方延长切口，打开关节囊，使股骨头脱位，然后进行髋臼的截骨并去除。

Ⅲ型切除

刮除

- 在病灶上方开一纵向椭圆形骨窗，再按Ⅱ型肿瘤切除术的方法用刮匙和高速磨钻清除肿瘤病灶（技术图8）。

切除

- 当耻骨破坏严重，无法采用刮除及高速钻磨去除病灶时，则延长切口，从两侧完整暴露病灶骨，行耻骨部分切除术。

Ⅳ型切除

刮除

- 在病灶上方开一个纵向椭圆形骨窗。然后按Ⅱ型肿瘤切除术的方法用刮匙和高速磨钻清除肿瘤病灶（技术图9）。

切除

- 当髂骨后方破坏严重，无法采用刮除及高速钻磨去除病灶时，则行髂骨后方的广泛切除术。
- 这种切除术常常需要将骶髂关节邻近部整块切除，可能会损害骨盆后环的稳定性。

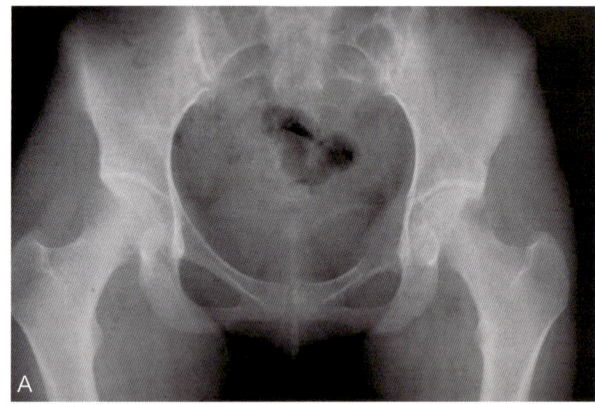
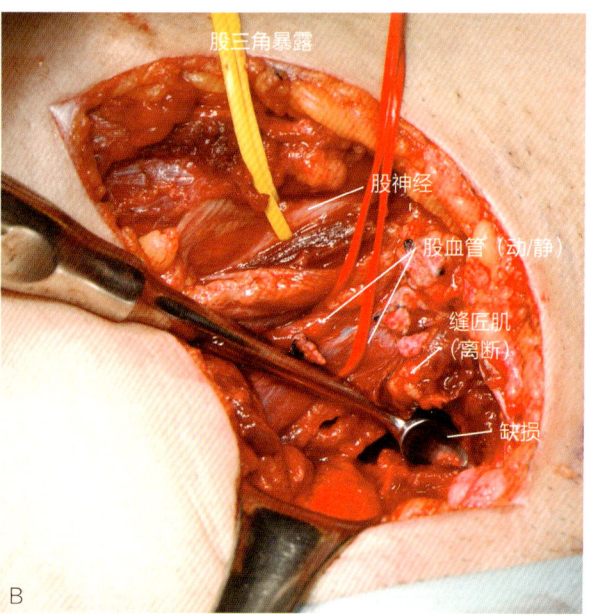
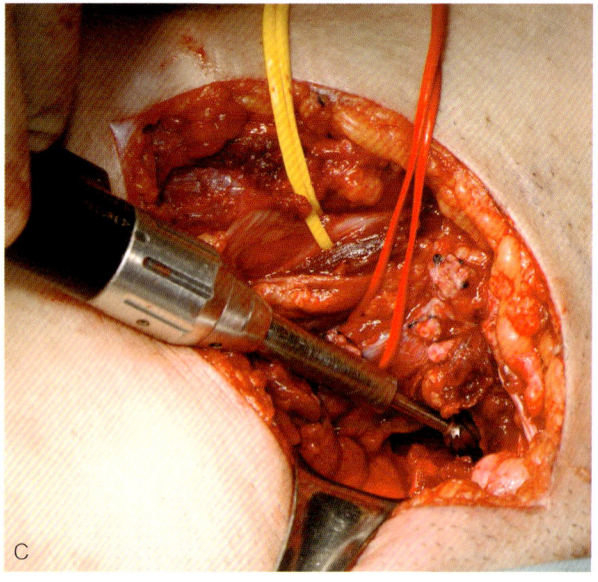

技术图8 A. X线片显示耻骨上支转移癌病灶。B. 瘤腔刮除术。股动静脉和股神经分别用红色和黄色血管环标记。C. 刮除术后用高速磨钻打磨。

第20章 手术治疗转移性骨病：骨盆病损　233

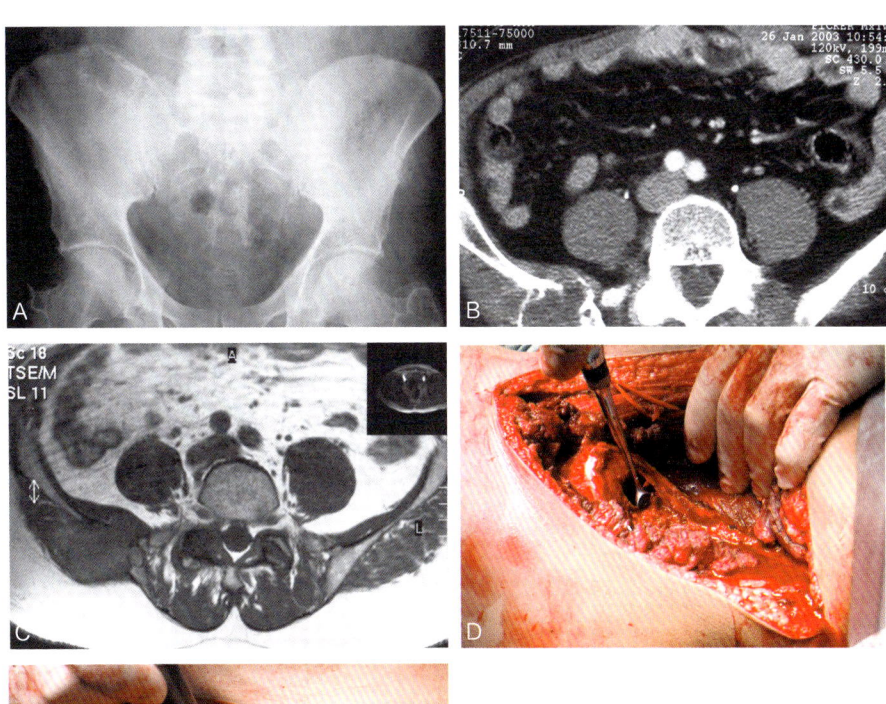

技术图9　X线片（A）、CT（B）和MRI（C）显示右侧髂骨后方的转移癌病灶。D. 用刮匙刮除肿瘤病灶，直至微小病灶。E. 用高速磨钻继刮除术后彻底清除瘤腔壁上的残余病灶。

生物力学重建

Ⅰ型切除

- Ⅰ型切除不需要重建。

Ⅱ型切除

刮除

- 在用钻孔完成肿瘤切除后，用骨水泥Steinmann针重建肿瘤腔，该针通过髂嵴引入。
- 在将针尖放置在软骨下骨之后，用骨水泥封闭瘤腔（技术图10）。
- 髋臼转移病灶可以破坏软骨下骨及关节软骨。此时，需要用聚乙烯垫片假体来重建髋臼软骨面，并用高速磨钻修饰，使之与股骨头相匹配（技术图11）。

切除

- 切除髋臼后有两种处理方法：①用鞍形假体重建；②不进行重建，形成下肢假关节。

Ⅲ型切除

- 刮除术后，用骨水泥封闭瘤腔。这并不会有助于骨盆稳定性，但是有利于术后摄片确定肿瘤的大小、术后的放疗部位，以及监测在骨组织和骨水泥交界处局部肿瘤的复发。耻骨部分切除不需要进行重建。

Ⅳ型切除

刮除

- 刮除术后，骨水泥封闭瘤腔，其目的跟骨水泥修复耻骨缺损类似。

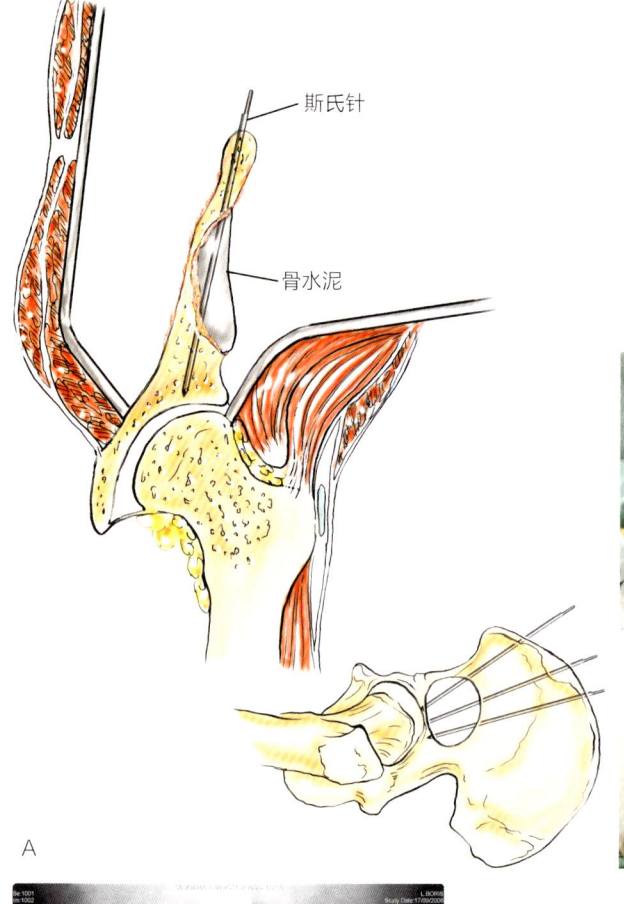
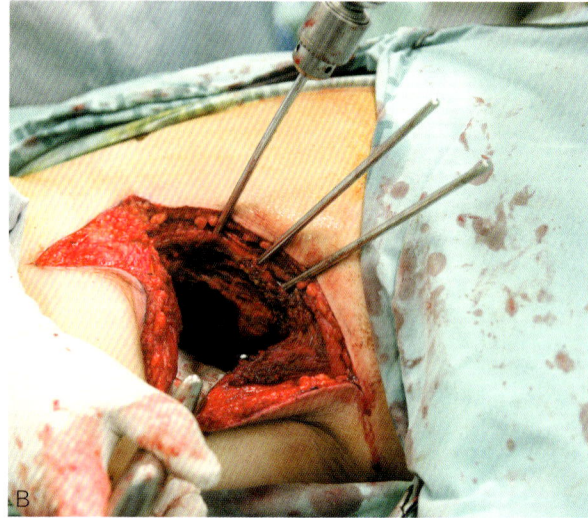
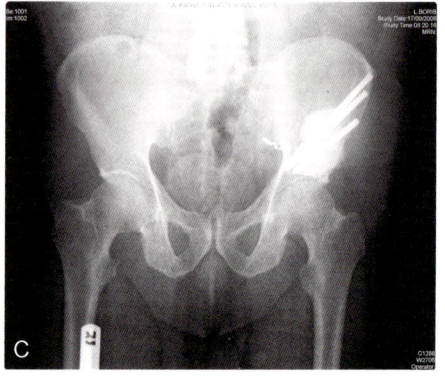

技术图10 A、B. 斯氏针从髂嵴进针，穿过瘤腔直至软骨下骨。然后用骨水泥封闭瘤腔。C. 斯氏针和骨水泥重建髋臼瘤腔的平片。

切除
- 骶髂关节的小缺损不需要加固。
- 中等大小的缺损需要钢板加固以防止骶髂关节的脱位。
- 完整骶髂关节的切除会损害骨盆后环的稳定性。
- 完整骶髂关节切除可能造成负重时髂骨逐渐上移和患侧下肢的短缩（技术图12）。用承重保护和下肢牵引来减少肢体的短缩。

第20章 手术治疗转移性骨病：骨盆病损   235

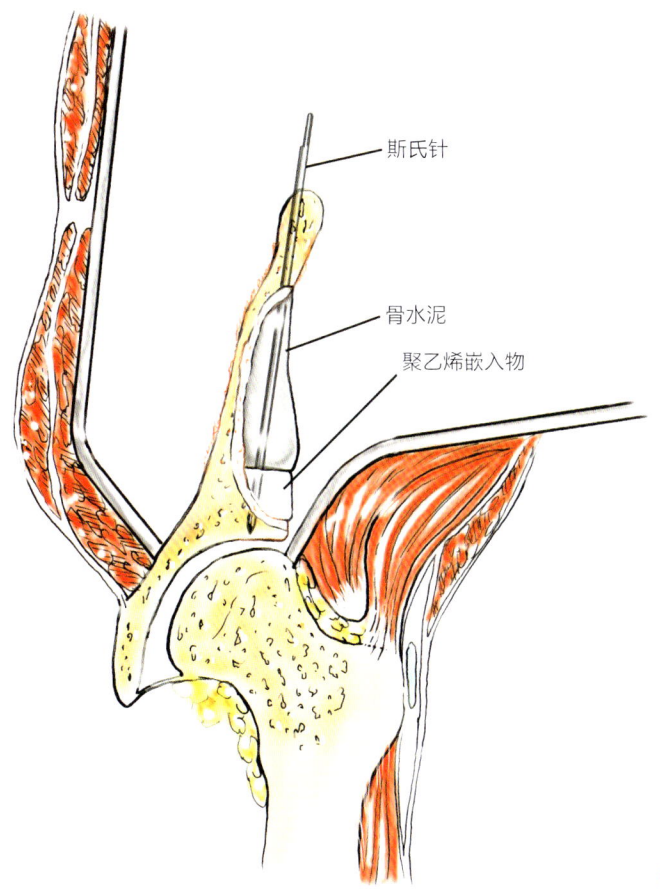

技术图11 累及髋臼软骨，以聚乙烯垫片重建。

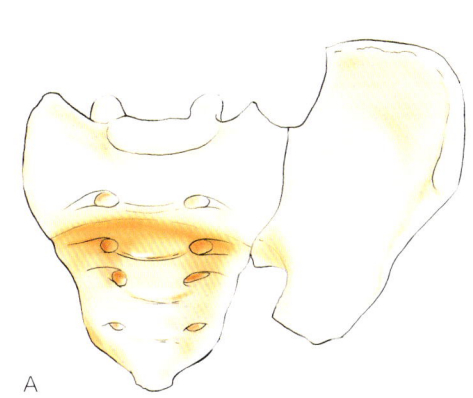

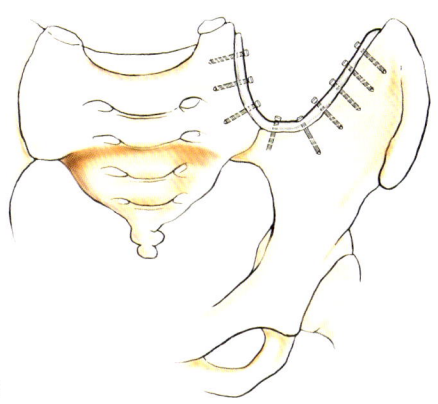

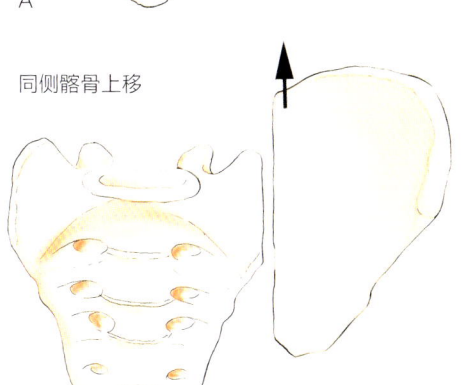

同侧髂骨上移

技术图12 A. Ⅳ型骨盆切除术后骶髂关节小缺损，不损害骨盆稳定性，无需重建。B. 中等大小的缺损需要加固。C. 骶髂关节的完整切除需要皮牵引和承重保护。这样可以使患肢在原有长度上手术区域瘢痕化，因为瘢痕可以阻止患侧下肢的上移和短缩。

软组织重建和切口关闭

- 臀肌和髂肌缝合覆盖在胯骨上并与腹壁肌肉相缝合（技术图13）。
  - 三组肌群必须良好地缝合：肌肉止点的正确复位可以恢复臀肌和髂肌的功能。恢复腹壁肌肉的连续性能够防止侧腹部疝的形成。
- 切口关闭留置引流，用外展枕减少切口张力。
- 骶髂关节完整切除和骨盆后环不连续的患者需要皮牵引牵拉下肢防止短缩。

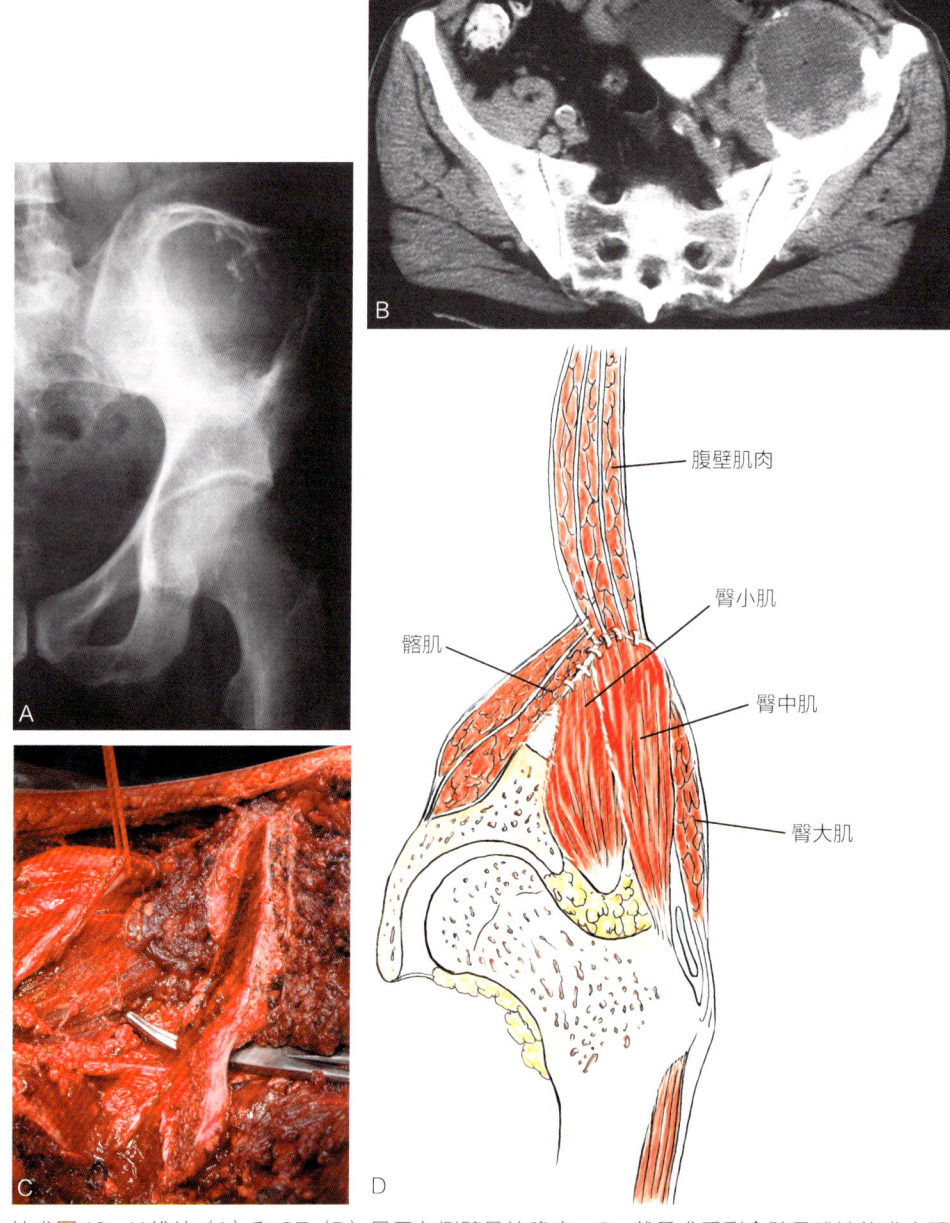

技术图13 X线片（A）和CT（B）显示左侧髂骨转移癌。C. 截骨术后剩余髂骨残端的术中照片（股神经被血管环拉起，血管钳穿过坐骨切迹）。D. 臀肌和髂肌缝合覆盖髂骨残端，然后将臀肌和髂肌一起与腹壁肌肉缝合，避免侧腹部疝的形成。

要点与失误防范

要点	• 精细的术前图像和肿瘤解剖学分类 • 切除类型和范围的选择（刮除术或切除术）以及所需的重建技术
特殊情况	• 术前栓塞富含血管的病灶
切除和重建	• 使用恰当的实用骨盆入路来广泛暴露肿瘤病灶 • 刮匙和高速磨钻来清除肿瘤病灶 • 当刮除术不适合时采用切除术
辅助治疗和术后恢复	• 用骨水泥和内固定来重建肌群功能 • 早期下床活动，除了完整切除骶髂关节的患者 • 术后放疗

术后处理

- 术后持续负压吸引3～5日，持续静脉滴注抗生素直至拔除引流管。
- 功能锻炼包括早期的无承重限制的下床活动和主动或被动的髋关节活动。
- 完整切除骶髂关节的患者术前10日行皮牵引，术后3周开始负重活动。这样可以使骶髂关节间瘢痕组织形成，减少髂骨的上移程度。
- 一旦切口愈合（一般3～4周），患者需开始接受辅助放疗。

预后

- 大多数接受骨盆转移病灶切除的患者都有疼痛的缓解，并可以完全承重活动。但同样，大多数患者不能完全恢复功能，这是因为肿瘤本身的进展及身体的消耗使得患者恢复相对缓慢和肌肉萎缩。
- 如果正确选择、安装以及用骨水泥加固，则内固定很少出现失败。肿瘤彻底清除和术后辅助放疗使局部复发的发生率<10%[2,3]。

并发症

- 深部感染
- 由于营养不良和代谢异常导致切口裂开
- 深静脉血栓
- 承重时骶髂关节脱位、髂骨上移及下肢短缩
- 腹部疝的形成
- 局部肿瘤复发

（陈欣 译，宋文奇 张春林 审校）

参考文献

[1] Enneking WF. The anatomic considerations in tumor surgery: pelvis. In: Enneking WF, ed. Musculoskeletal Tumor Surgery, vol 2. New York: Churchill Livingstone, 1983:483-529.

[2] Harrington KD. Impending pathologic fractures from metastatic malignancy: evaluation and management. Instr Course Lect 1986; 35:357-381.

[3] Harrington KD, Sim FH, Enis JE, et al. Methylmethacrylate as an adjunct in internal fixation of pathological fractures. J Bone Joint Surg 1976;58(8):1047-1055.

[4] Kollender Y, Bickels J, Price WM, et al. Metastatic renal cell carcinoma of bone: indications and technique of surgical intervention. J Urol 2000;164:1505-1508.

[5] Roscoe MW, McBroom RJ, Louis E, et al. Preoperative embolization in the treatment of osseous metastases from renal cell carcinoma. Clin Orthop Related Res 1989;238:302-307.

第21章 后侧皮瓣半骨盆切除术
Posterior Flap Hemipelvectomy

Martin M. Malawer and Janies C. Wittig

背景

- 尽管化疗及髋关节、骨盆周围保肢手术取得了长足的进步,但臀部截肢(半骨盆切除)仍然是原发性大腿近端、髋部和骨盆肿瘤的理想手术方案。
- 半骨盆切除同时也是严重骨盆创伤或下肢不可控制的脓毒血症挽救生命的治疗选择,它能明显减少不可控制转移肿瘤对肢体所造成的伤害[9,10,12]。为了减少由手术造成的术中及术后并发症,有必要对骨盆的解剖知识(图1A、B)及手术切口进行一定的了解。
- 早期半骨盆切除的手术技巧强调慎重选择患者及快速纠正失血[2,4,5,7,8,13-15,17-19,21-24]。后续这些技术也将陆续得到介绍[1,3,6,16]。
- 目前的骨盆截肢的分型过于简单且易混淆。"后腿及臀部截肢(hindquarter amputation)"与"半骨盆切除术"两者概念往往被混淆使用。以往也用"骨盆腹部截肢术"[17]及"经腹骨盆切除术"[22]来描述相同的手术操作。
- 随着保肢手术的出现,目前有必要根据是否保留同侧肢体来区分是内侧半骨盆切除还是外侧半骨盆切除。通过标准骨盆切除术分型可以避免对"内侧半骨盆切除"这一概念造成的混淆。

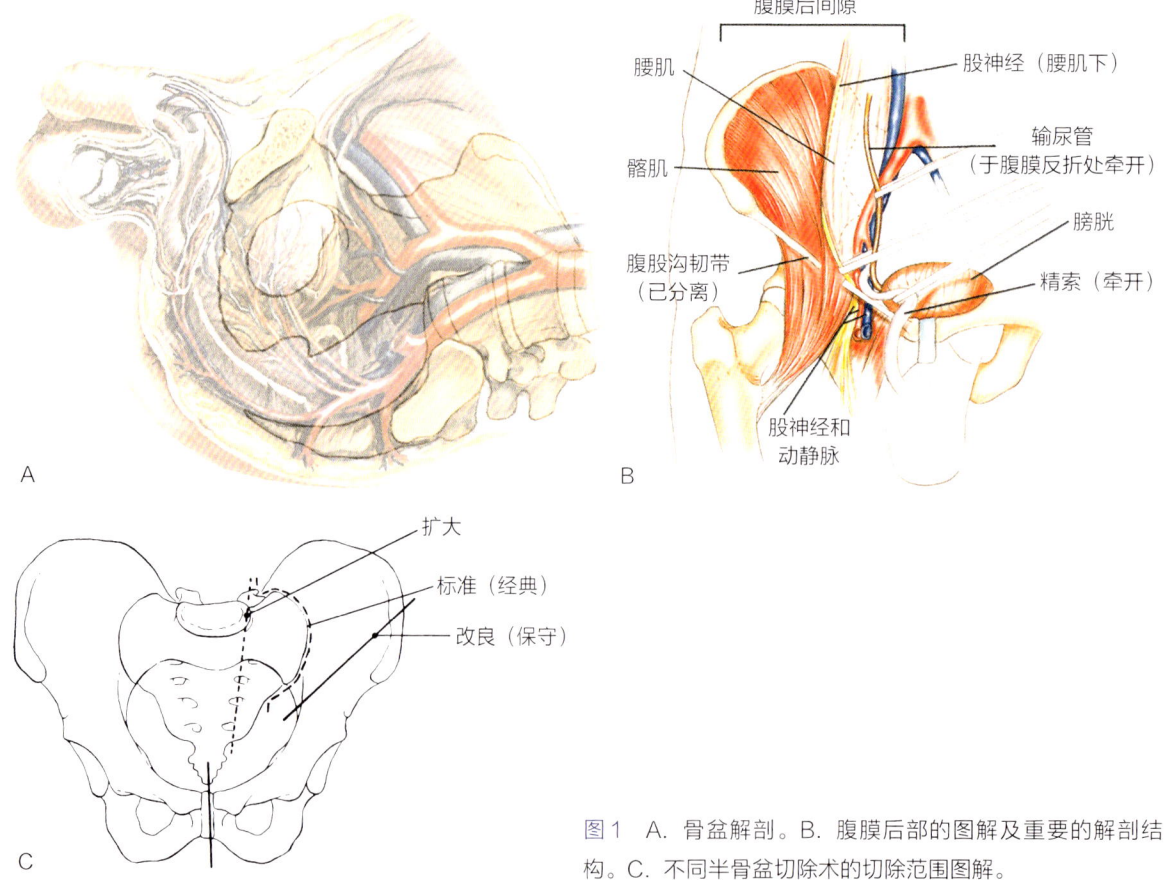

图1 A. 骨盆解剖。B. 腹膜后部的图解及重要的解剖结构。C. 不同半骨盆切除术的切除范围图解。

- Sugarbaker 和 Ackerman[23]等采用一种实用的、基于股血管的带蒂肌皮瓣，且利用大腿前间室来关闭截肢的创面，适用于后侧臀部肿瘤的切除。这个皮瓣被称为"前侧皮瓣半骨盆切除"，以区别最常用的"后方皮瓣半骨盆切除"。
  - 前侧皮瓣半骨盆切除适用于臀部肿瘤切除且需要使用良好血供的皮瓣来覆盖创面[11]。
- 后侧皮瓣半骨盆切除有几个亚型。
  - 经典半骨盆切除是指将骶髂关节和耻骨联合解脱，切断髂总血管，并使用后侧筋膜瓣关闭创面（图1C）。经典半骨盆切除术适合侵犯骨盆的巨大肿瘤。
  - 改良半骨盆切除由于保留了提供臀大肌血供的髂内血管及臀下血管，因而允许带有血管的后侧肌皮瓣覆盖创面。这种手术方法同样还有其他地方与经典手术不同，包括切除髂骨翼或者对侧耻骨支。
    - 改良半骨盆切除术最常用于无法行保肢的大腿或者髋部肿瘤。扩大半骨盆切除术是在骶骨翼及骶神经孔处行半骨盆切除，因而手术切除范围可以达到骶髂关节（图2）。
  - 不论覆盖创面的皮瓣类型如何，"联合半骨盆切除术"是指同时切除如膀胱、直肠、前列腺或者子宫等内脏器官（当怀疑肿瘤侵犯到盆腔脏器，或巨大肿瘤充满盆腔时，可以打开腹膜进行切除手术。）

解剖

- 骨盆的骨骼解剖及盆腔内容物非常复杂，如果不在直视条件下，很难被看清。大部分胃肠道、泌尿道、生殖器官、肢体血管神经干均在盆腔内共存。
- 对盆腔内结构进行三维认知可以在半骨盆切除中认清及保护这些结构（图1）。另外重要的是，正常的解剖结构可能会被肿瘤混淆。通过触及或辨认解剖标志有助于辨认重要结构。
- 半骨盆切除的手术入路就是基于可以更好地连续暴露及认清这些解剖标志及结构。

骨性解剖

- 骨盆的基本解剖可以认为是一个自后方骶骨向前方耻骨联合延伸的环。主要关节包括大而平的骶髂关节、髋关节及耻骨联合。髋关节可以通过肢体的运动来辨认及定位，而其他关节则可以通过简单的触诊来定位。此外还有一些可以简单触及的骨性标志包括髂骨翼、髂前上棘、坐骨结节、股骨大转子。
- 这些标志在制订手术切口时至关重要。同样，这些标志也有利于辨清周围结构。
- 腰骶丛可以通过触及骶髂关节来定位，坐骨神经及臀上血管可以通过触及坐骨切迹定位，尿道位于耻骨联合弓的下方。

血管解剖

- 对盆腔血管采取正确的结扎是截肢手术成功的关键。根据不同的手术分型来决定截肢的类型，这也决定了结扎血管的平面。腹主动脉及腔静脉下行至骨盆处分叉，形成髂总动脉及静脉。这个分叉一般在L4平面，再低一点可能位于S1水平。在盆腔内，偏左的主动脉、髂动脉及髂总动脉位于相应静脉的前方。髂内动脉于髂总动脉后面发出分支，向下走向坐骨切迹。
- 盆腔肿瘤可以掩盖正常的解剖结构，迫使医生在结扎血管前看清及分离每一根血管（图1A）。
- 髂内血管供应盆底、直肠、膀胱、前列腺及臀肌的血供，结扎此血管不会对上述结构造成灾难性的后果，因为对侧血管及大量吻合血管也能提供血流。但结扎后会使臀大肌的血供明显下降。经典的半骨盆切除术由于要分离上述血管，存在一定的切口并发症率。

盆腔内脏器

- 除了重要的血管结构，胃肠道的大部分器官及泌尿生殖器官在半骨盆切除术中也将被分离及暴露。术前也需要对上述结构进行评估。
- 膀胱、尿道及男性的前列腺位于耻骨联合上下。术前插入导尿管并使气囊膨大，可以在手术中更好地触及和辨认上述结构。在分离耻骨联合的同时必须注意避免损伤尿道。此外，前列腺周围的静脉丛也特别容易出血，即便在直视下看到静脉丛也很难止血。输尿管从外向内穿过髂血管也有被损伤的可能，输尿管的蠕动有助于辨别结构。
- 在女性患者中，卵巢、输卵管、子宫、宫颈及阴道需要辨认及保护。对于曾经实行过子宫切除的患者更要仔细研究。而没有做过上述手术的女性患者，上述器官一般位于膀胱周围，可以容易安全地将其牵至手术野外。

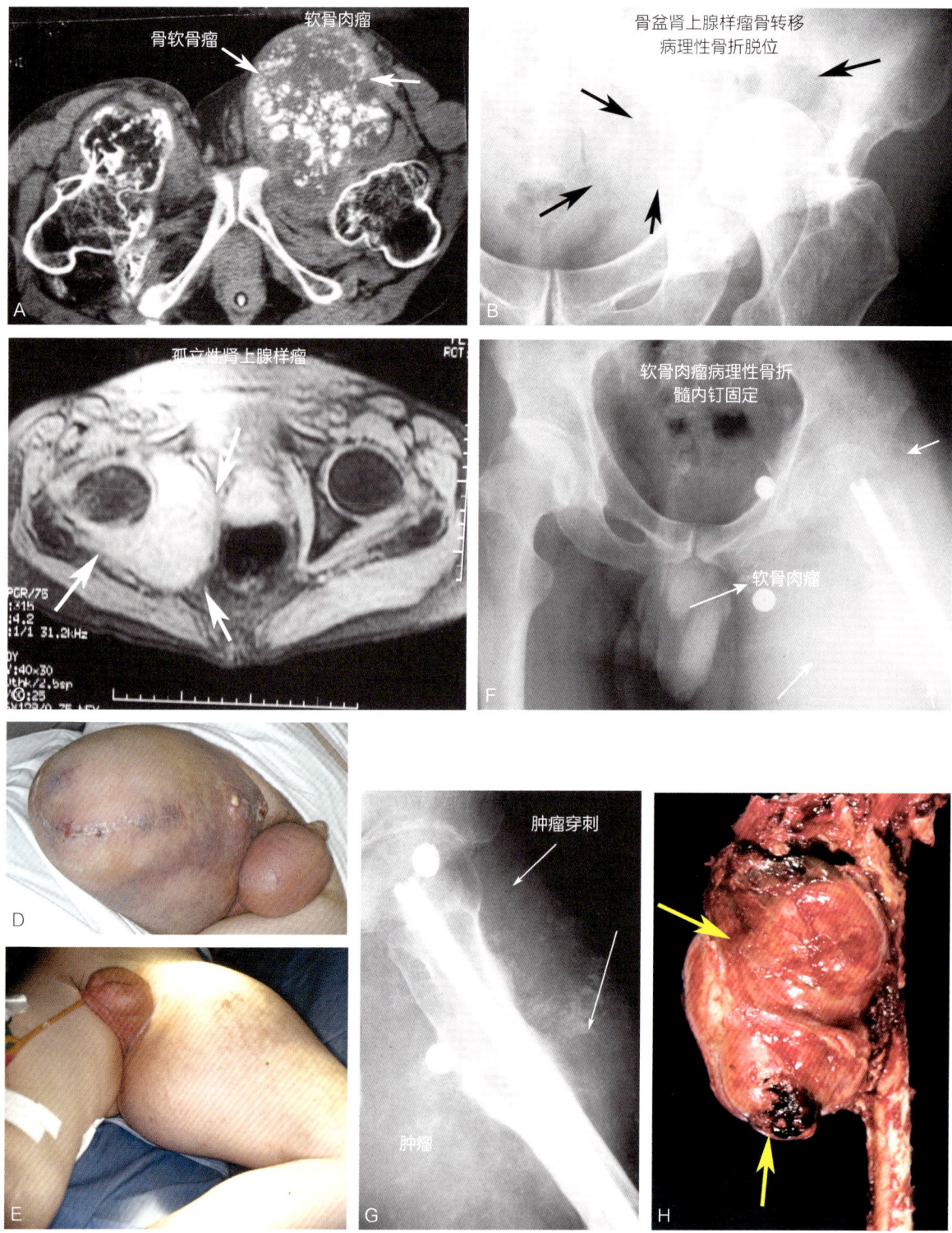

图2 A. CT扫描显示来自左股骨近端的大的软骨肉瘤,良性骨软骨瘤位于同侧股骨,该患者患多发遗传性骨软骨瘤病。这是进行后侧皮瓣半骨盆切除的最常见指征。软骨肉瘤是骨盆部位最常见的恶性肿瘤。B. 穿过左侧骨盆的极大肾细胞癌的病理性骨折。有较大的软组织肿块几乎扩展到中线。C. 右侧股骨近端孤立的转移性肾细胞癌扩展至骨盆。该MRI显示大的骨外肿瘤组织伴有髋臼周围区域的完全破坏,并且肿瘤浸润坐骨直肠间隙。孤立的肾细胞癌转移被认为是根治性截肢一个为数不多的手术指征,因为是转移癌。D. 膝上截肢后右侧大腿肉瘤复发。E. 髓内钉固定后右侧大腿严重肿胀。F. 软骨肉瘤病理性骨折,用髓内钉固定。平片显示源于软骨肉瘤的严重软组织肿胀,有轻微的软组织钙化。G. 股骨近端平片显示髓内钉从髋关节远端延伸,污染整个大腿。H. 半骨盆切除后大体标本显示来源股骨近端的极大的软骨肉瘤。

- 大部分胃肠道被腹膜保护，可以轻轻将其牵至手术野外。但在实行左半部分切除时，必须注意保护乙状结肠。在行截肢前分离悬吊肌肉过程中，结肠及直肠必须被辨认及保护。手术前插入肛管不但有助于辨认上述结构，还可以起到减压作用。由于可能造成上述结构的细菌污染，术前肠道准备及适当使用抗生素是必不可少的。

适应证

累及多间室的无反应肉瘤

- 半骨盆切除术最常见的适应证是对于放、化疗无效的非转移肉瘤。除此之外，累及大腿多间室的巨大肉瘤，为了避免肿瘤发生真菌感染、出血及继发感染，也需要立刻行截肢手术。在每一个病例中，半骨盆切除方式选择取决于肿瘤的局部解剖位置及对切除后造成空腔的预计。
- 例如，侵犯臀部及坐骨神经的后方肿瘤如果无法采用臀部切除术，则可以通过半骨盆切除并使用前侧的带血管皮瓣覆盖创面。

受到污染的周围结构

- 如患者由于不合适的活检或无计划地对骨盆、髋部和大腿近端肉瘤采用肿瘤内切除，最终导致广泛间室内肿瘤污染，需要进行半骨盆切除。此外，股骨近端病理性骨折也会造成无法预计的组织受累(图2)。
- 尽管有医疗部门尝试采用新辅助疗法和人字绷带固定制动后保肢处理，但对于这类骨折，一般常规采用半骨盆切除治疗。

无功能的肢体无需保肢

- 伴有严重周围血管疾病的老年患者，或者肉瘤伴有细菌或者真菌感染的患者无法行保肢手术，同样需要进行半骨盆切除术。
- 相反，非常年轻的或者骨骼尚未发育成熟的儿童由于保肢术后肢体长度的偏差，可能仍然需要进行半骨盆切除手术。
- 通常，患者年龄越小，越能适应失去肢体带来的不便，并开始日常生活。对于家长和家庭的心理咨询也是非常必要的。

先前手术切除失败

- 半骨盆切除术是作为股部和大腿肿瘤复发药物与保肢手术无能为力时最终的补救措施。
- 仔细评估患者的病情，排除肿瘤转移的可能。
- 半骨盆切除的同时也必须控制髋部以及骨盆保肢术后的感染。

缓解治疗

- 很少使用截肢手术来减少患者的转移病灶。采用半骨盆切除进行缓解的适应证包括肿瘤侵犯腰骶丛、坐骨神经及股神经引起的无法控制的疼痛。
- 如果转移性肿瘤造成患者无法控制的局部疾病，且放疗、化疗等治疗方法已经无效，则患者可能会得益于半骨盆切除术。
- 现实期望及心理咨询对患者及其家庭也是必需的。

非肿瘤因素手术指征

- 改良或前侧皮瓣半骨盆切除术可能用于治疗因长期瘫痪而无法控制髋部及骨盆的压疮和骨髓炎。当慢性败血症的病因被清除后，患者的功能和心理都会得到迅速改善。
- 对于行部分骨盆截肢或开放骨盆骨折出血，为挽救患者生命，可采用半骨盆切除。以上两种情况不需要确定肿瘤边界，使得术者能够更简单地进行手术。

影像学和其他诊断性检查

- 患者完整的影像学资料及分期有利于选择手术及制订术前计划。术前常规分期检查包括胸部CT扫描及全身骨扫描，以此来查找转移病灶。
- 对于像黏液样脂肪肉瘤这类在非常规部位出现转移病灶的肿瘤，也可在肝或腹部寻找转移病灶。

标准X线片

- X线片依旧是明确及诊断骨肉瘤的金标准。凡是怀疑骨盆或髋、大腿肿瘤的患者均需要拍摄标准前后位骨盆平片，范围上至髂骨翼顶部，下至耻骨联合下方。
- 而一些骨盆特殊位摄片也有很大帮助，包括Judet描述的髂骨翼斜位、闭孔斜位、入口位及出口位。由于骨盆解剖的复杂性，横断面影像学至关重要。

CT与MRI

- CT与MRI均可以提供骨盆横断面的影像资料。MRI还能较好地提供冠状面及矢状面的影像。通过口服、静脉或直肠使用造影剂可以使CT更好地反映盆腔器官。
- CT扫描对于评估骶髂关节、坐骨切迹及耻骨联合极其有用。
- 而MRI对软组织及骨肉瘤髓腔内容物显影较好。腹膜后淋巴结可通过上述两种方法评估。
- 由于上述方法之间相互补充,故在肿瘤病例中可以联合使用CT及MRI来得到完整的影像学资料。

血管造影

- 手术前采用血管造影可以明确髂血管与肿瘤之间的关系。老年人实行前侧皮瓣半骨盆切除术时,如存在隐秘性股血管硬化,可能使皮瓣造成灾难性后果。
- 采用改良半骨盆切除术时,血管造影也可以显示髂总动脉分叉的水平。此外,在实行截肢手术前采用血管栓塞的方法还可以减少术中出血。

静脉造影及其他检查

- 为了完善盆腔脏器结构的评估,还需要进行其他检查。如果怀疑结肠、直肠、膀胱、尿道或输尿管被肿瘤累及时,需要采用专门的对照剂来显像。有必要的话,还可以使用乙状结肠镜及膀胱镜来检查。如果怀疑存在静脉栓塞如下肢水肿时,则必须实行盆腔静脉造影检查。静脉肿瘤血栓好发于软骨肉瘤,术中需要将肿瘤栓子去除。

活检

- 骨盆和股骨近端周围肿瘤的活检必须做好计划以避免后方皮瓣的污染,这是行半骨盆切除最常见的情况。即将行截肢的骨肿瘤专家应当在活检现场,以保证完成恰当的活检术(图3)。

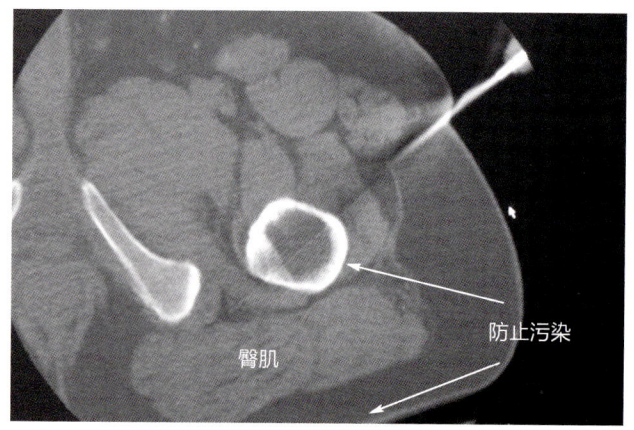

图3 推荐活检部位,以防止后方皮瓣污染。骨盆和股骨近端周围肿瘤活检必须有充分的术前计划以避免后侧皮瓣的污染,而污染是行半骨盆切除术最常见的。后侧皮瓣半骨盆切除术的皮瓣包括臀大肌上方的皮瓣或行改良后侧皮瓣半骨盆切除术时的带有臀大肌的皮瓣。

手术治疗

体位

- 患者置于改良的半仰卧位。首先完成腹壁切口和腹膜后分离出髂血管。根据完成半骨盆切除的类型选择性结扎髂总血管、髂内血管或髂外血管。

入路

- 暴露耻骨支、膀胱颈、位于耻骨联合处的尿道,暴露并分开髂骨翼、骶髂关节或骶骨以完成截肢。同时在骶骨或骨盆水平完成对腰骶丛的分离,然后完成筋膜皮瓣或肌皮瓣(包括后侧臀大肌皮瓣或大腿前侧筋膜室的前侧皮瓣)。屈曲、内收和外展髋关节,便于术者分离位于骨盆床的肌肉、韧带和完成截肢。
- 经典的后侧皮瓣半骨盆切除可以被视为由五大手术要素组成。

通过髂腹股沟切口的前方腹膜后入路

- 通过此切口（技术图1A），通过分离腹股沟韧带和髂骨翼上的腹壁肌肉暴露腹膜后间隙（技术图1B）。
  - 巨大的髂骨肿瘤会进入具有较多脂肪的后腹膜间隙。
- 从肿瘤上翻开腹膜，就能暴露后腹膜间隙，输尿管也位于腹膜返折内。
- 结扎切断髂动脉及下腹部血管，切断髂腰肌及股神经，自耻骨联合至髂后上棘范围内，从髂骨翼上剥离腹壁。
- 只有当所有前方结构被切断后，才能实行下一手术步骤。

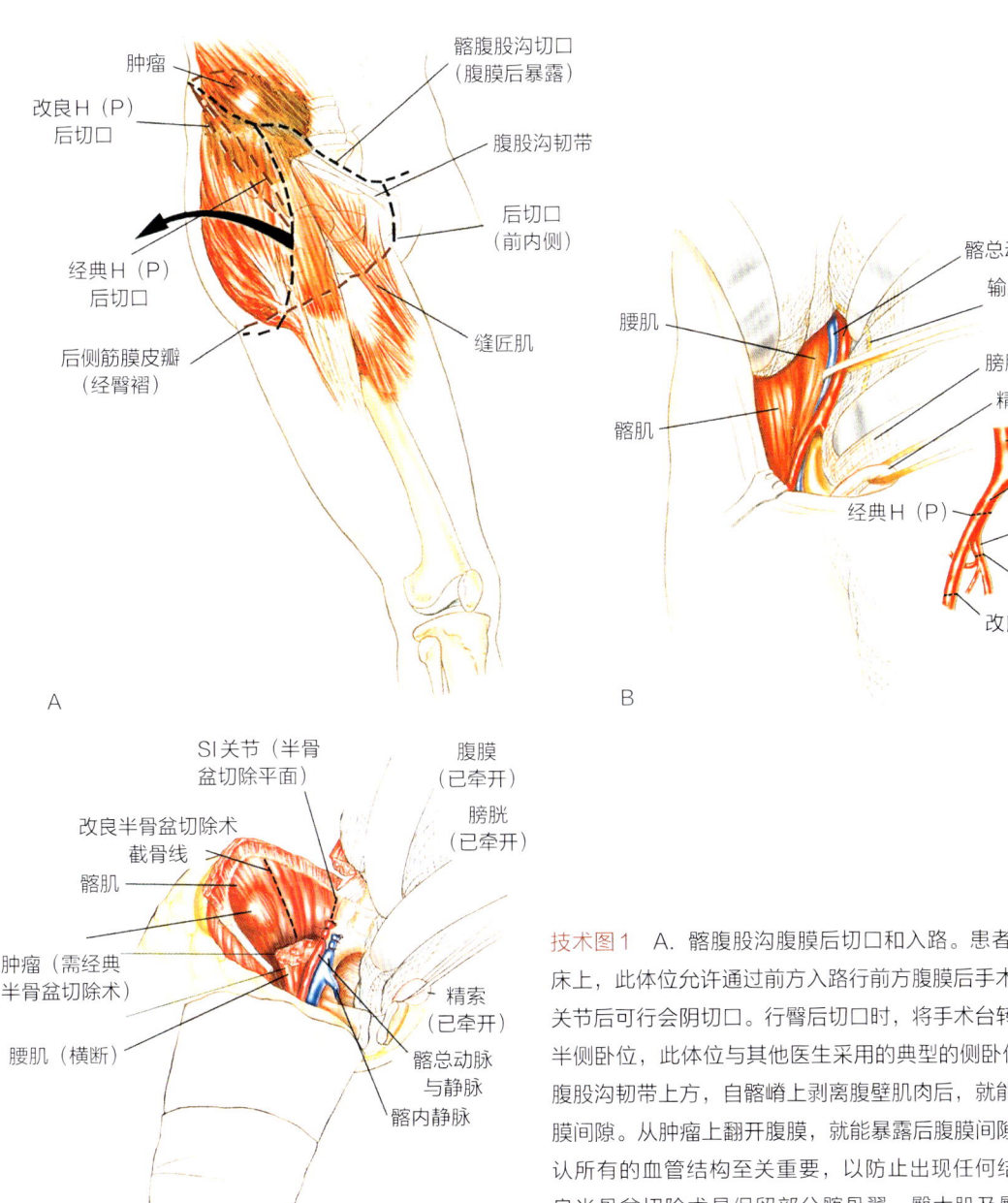

技术图1 A. 髂腹股沟腹膜后切口和入路。患者半仰卧位于手术床上，此体位允许通过前方入路行前方腹膜后手术。外展及屈曲髋关节后可行会阴切口。行臀后切口时，将手术台转向对侧，患者取半侧卧位，此体位与其他医生采用的典型的侧卧位不同。B. 于髂腹股沟韧带上方，自髂嵴上剥离腹壁肌肉后，就能容易地暴露后腹膜间隙。从肿瘤上翻开腹膜，就能暴露后腹膜间隙。结扎血管前辨认所有的血管结构至关重要，以防止出现任何结扎错误。C. 改良半骨盆切除术是保留部分髂骨翼、臀大肌及臀下血管的截肢。SI：骶髂关节。

- 认清所有血管结构非常重要，以防止结扎时出现任何错误。髂血管及其两个主要分支（髂内、髂外血管）结扎及切断水平在技术图1B中阐述。
  - 经典的半骨盆切除术需要结扎髂总动静脉。
  - 改良的半骨盆切除术需要保留下腹部血管，尤其是第1分支（技术图1C），髂外动静脉要结扎。
- 前方皮瓣半骨盆切除术要求髂外动脉是完整的，因为它是股四头肌的营养血管；因此髂内动脉在从髂总动脉分出时结扎。
- 髂外动脉不结扎。

会阴切口

- 第二个重要步骤是会阴切口，此切口从耻骨联合延伸下来沿耻骨下支到坐骨。
- 坐骨直肠间隙沿耻骨下支到耻骨联合暴露，分开耻骨联合。
- 膀胱用一个可塑性拉钩拉开，并放置一个小的可塑性拉钩在耻骨联合弓的下方，以保护尿道。尿道很容易触及，用一个可塑性拉钩保护、牵开（技术图2），放置一根Foley导管。
- 对于盆底大的肿瘤，尿道可能被肿瘤的假包膜围绕。因此，必须非常谨慎，不要进入肿瘤或前列腺包膜周围组织。

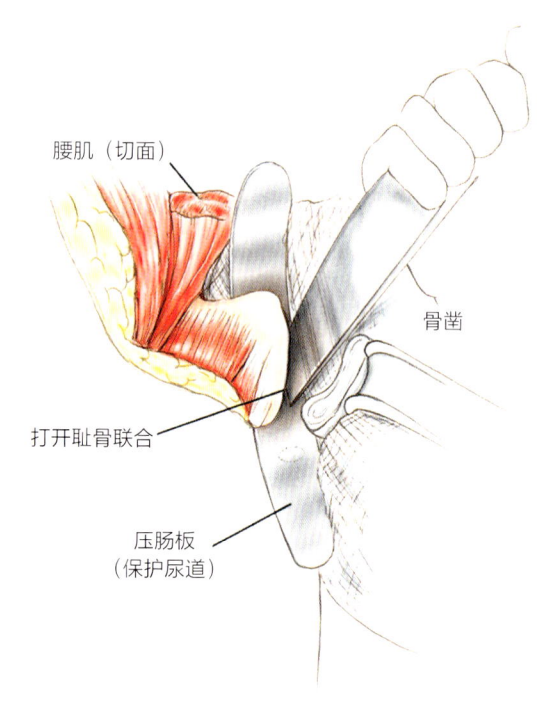

技术图2 外展或屈曲患侧肢体后，行会阴切口。使用骨刀或电刀打开耻骨联合。

暴露臀肌后方皮瓣

- 手术的第三步便是后侧筋膜皮瓣或皮下皮瓣，此皮瓣沿着髂胫束及大转子至骶髂关节。
- 经典的半骨盆切除术中，要求去除所有的臀肌结构而只留下皮下组织作为皮瓣（技术图3）。
- 经典的半骨盆切除包括骶髂关节的离断，故要求将骶棘肌以下的腹壁肌肉完全剥离。
- 髂腰韧带是很好的手术标志：它在骶髂关节上端上方的后方插入髂骨。这在不易触及骶髂关节的肥胖患者中特别有用。

第21章 后侧皮瓣半骨盆切除术 245

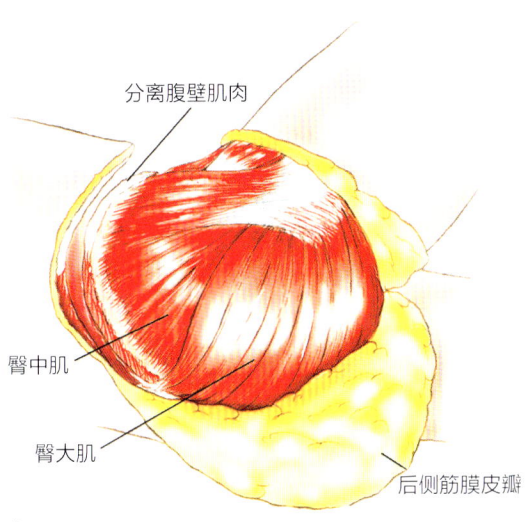

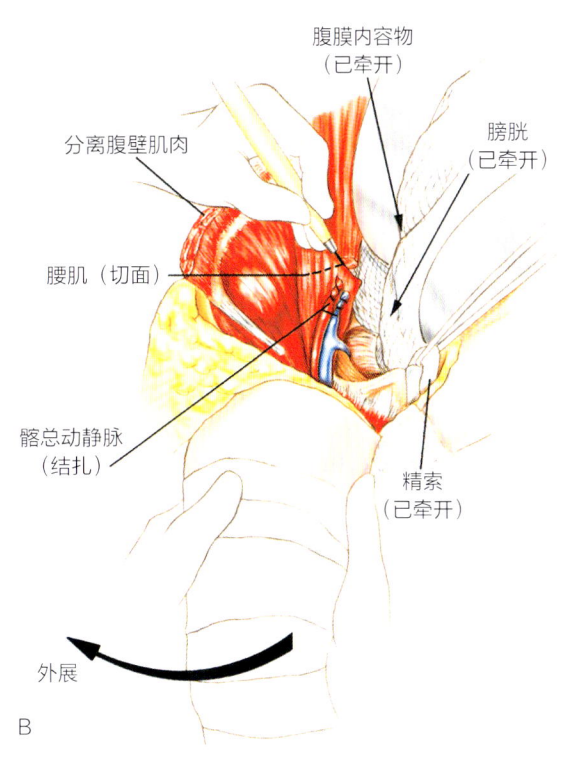

技术图3 A. 从髂嵴上剥离腹壁肌肉，但必须在髂嵴上保留肌肉1～2 cm。B. 切断腰肌后可能在术后出现出血，故切断前缝扎腰肌。根据半骨盆切除术种类（经典或改良）不同，腹壁肌肉剥离程度及后方截骨的方式也存在不同。

剥离盆底肌肉

- 在此手术步骤中，要求髋关节屈曲外展，术者站于双下肢之间，面向骨盆。

- 当助手外展髋关节时，盆底肌肉拉紧，术者利用Kelly钳自耻骨支至骶髂关节，有序结扎离断盆底肌肉（技术图4）。

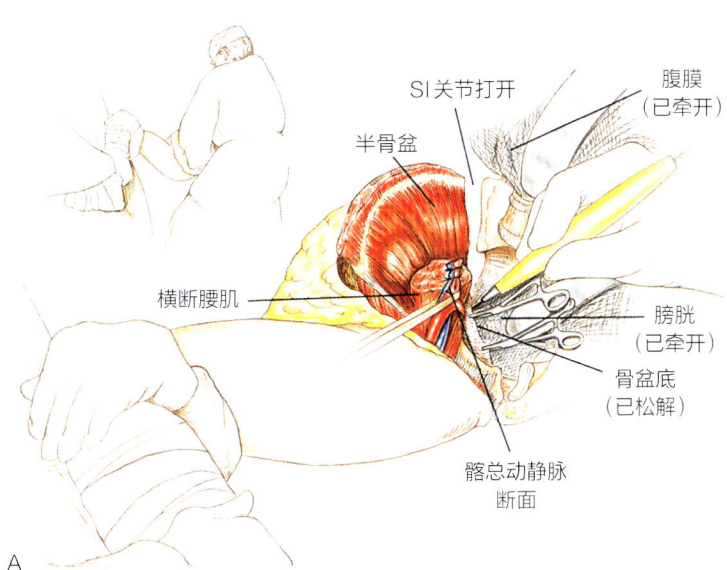

技术图4 A. 完成截肢及剥离盆底肌肉。截肢的最后一步便是剥离骶髂关节及剩余骨盆环内仍然附着于髂骨及盆底的肌肉。SI：骶髂关节。

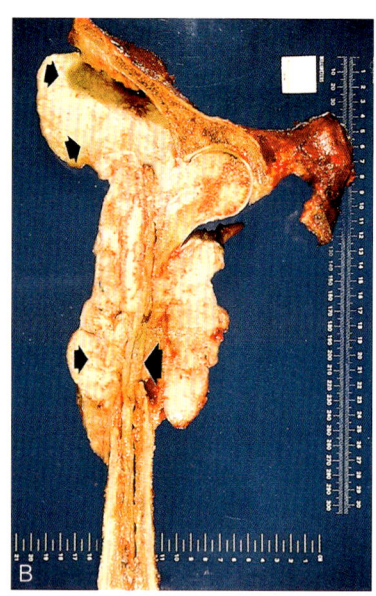 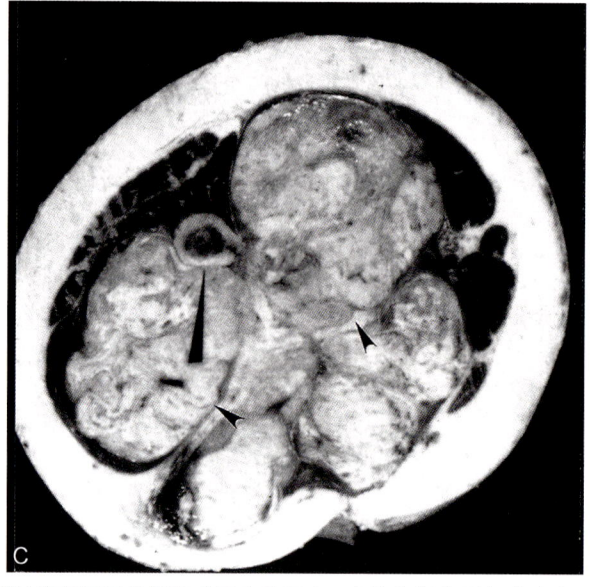

技术图4（续） B. 肾脏多发恶性转移肿瘤行半骨盆切除术后大体标本。小箭头指的是复发肿瘤，大箭头指的是髓腔。C. 肿瘤已经穿过多个解剖界线，累及大腿前侧、后侧和内侧间室。大箭头指的是股骨；小箭头指的是血管间隔膜（版权：Martin M. Malawer）。

完成截肢并将骶髂关节解脱

- 使用骨凿离断骶髂关节后完成截肢，同时使腹膜内容物回缩并避免切断髂血管。
  - 助手同术者站在手术床同一侧，助手屈曲外展下肢为术者暴露盆底肌。
  - 于伤口下方利用缠纱布的手指将直肠从骨盆悬吊肌中推开。实行左半骨盆切除术时，为了避免直肠损伤，将其推动时必须十分小心。
  - 同样也利用Kelly钳将悬吊肌切断。
  - 剩下的必须被打开或剥离的结构只有骶髂关节前方关节囊及腰骶干了。需要提醒的是，在先前的手术操作中，为了避免骶旁静脉丛损伤出血，不必要过早地打开骶髂关节。
- 如果采用后侧改良半骨盆切除术，则自坐骨切迹到髂骨中段这一范围内将髂骨翼切除。保护髂内动脉而结扎髂外动脉。
  - 术前将决定是采用经典半骨盆切除术还是改良后方皮瓣半骨盆切除术。总体来说，改良半骨盆切除术适用于大腿及腹股沟病变，经典半骨盆切除术适用于骨盆肌肉以及骨组织的真正肿瘤（技术图5A）。
- 在改良半骨盆切除术中，需要保留部分髂骨翼、臀大肌及臀下血管。因此，切除髂骨翼的部位应该从坐骨切迹开始。
  - 然后从内部切断髂肌，纵向切断外展肌（后方）。必须注意的是，所有的骨盆前方肌群都将在这个步骤中切断。
  - 最后辨认骶髂关节并结扎骶髂关节周围的血管，准备离断骶髂关节，这为手术的最后一步。
- 关闭切口并放置28号胸管作为负压引流（技术图5B）。术后使用两根Marcaine硬膜外导管持续镇痛（技术图5C），一根放置于腰骶丛，另一根放置于股神经内。
- 将准备的肌皮瓣旋转并缝合至腹壁和肋腹壁来关闭切口。

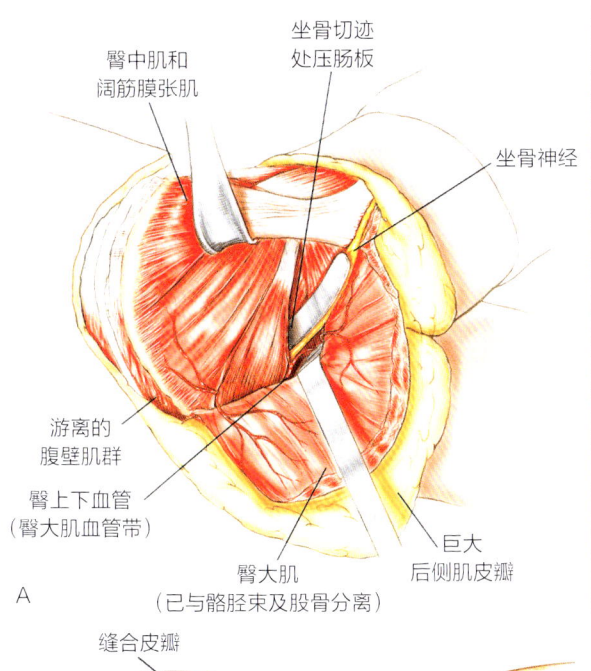
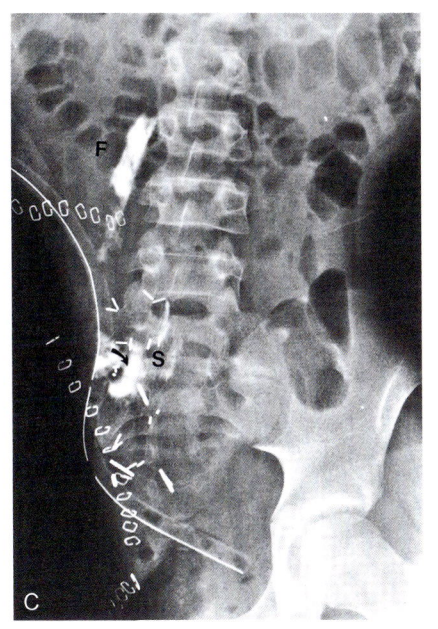
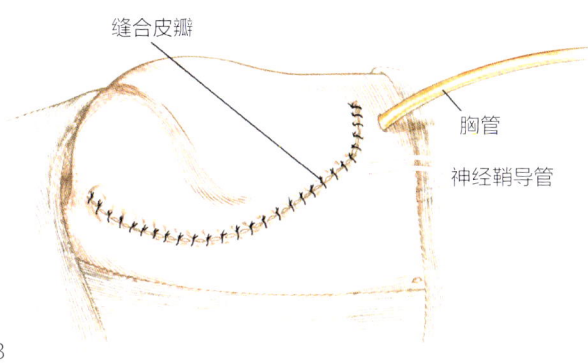

技术图 5 A. 改良后侧皮瓣半骨盆切除术的后侧皮瓣变化。改良后侧皮瓣半骨盆切除术是保留部分髂骨翼、臀大肌及臀下血管的截肢。B. 关闭切口。放置 28 号胸管进行引流。C. 广泛半骨盆切除术后 X 线片（注意骶骨翼已切除），对侧股神经鞘及腰骶丛处放置麻醉导管。这是标准术后镇痛操作。神经丛周围放置麻醉导管可以使吗啡的使用量减少 80%~90%。导管可以留置 3~5 日。F：股神经；S：坐骨神经；箭头所指为坐骨神经鞘（版权：Martin M. Malawer）。

要点与失误防范

术前	• 减少与半骨盆切除术相关的并发症发生率和死亡率，需要患者小心的生理心理准备。接受术前化疗或放疗的患者需要时间去恢复粒细胞的减少和贫血。应用支持性生长因子如促红细胞生成素及粒细胞集落刺激因子可能很有效。通过输血提高红细胞质量和纠正出血异常对减少术中死亡至关重要 • 疾病继发营养不良和化疗引起恶心、呕吐的患者需要在术前和术后高营养支持，以减少切口愈合问题
术中	• 为减少术后感染风险，所有患者应当行肠道准备 • 围手术期需要应用覆盖皮肤有氧菌群和肠道厌氧菌群的抗生素 • 如果肿瘤包住或累及主要血管，应当考虑到会有广泛的出血。大量的血液丢失和输血超过 1~2 倍的患者循环血量可能会造成凝血功能障碍和肺部并发症 • 术中牵拉腹膜和术后镇痛麻醉剂的使用会导致肠梗阻并持续 1 周以上

术后	• 预防血肿和血清肿的术后护理包括使用大口径抽吸引流管和使用Ace包裹的压力敷料。Foley导管和鼻胃管用于预防腹胀;这减少了皮肤闭合的压力。皮肤缝线或鼻胃管应保留3~4周,以尽量减少伤口裂开的风险 • 需要常规放置鼻胃管并避免口服喂养,以防止恶心、呕吐、误吸、腹胀和伤口并发症。应考虑早期静脉营养补充剂 • 接受半骨盆切除术的患者面临着与肢体丧失和潜在疾病可能造成的生命丧失相关的心理压力的组合。对患者和家属的持续心理支持至关重要 • 骶丛的分裂可能导致同侧膀胱和阴茎的神经支配丧失,导致膀胱无力和阳痿。这些问题通常是短暂的,并且通常在1~3个月内消退,因为对侧神经支配变得占主导地位。应保留留置的Foley导管,直到患者移动为止,并且一旦移除导管,应测量残留的残留物 • 应向所有患者提供假体,即使并非所有患者都可以使用假体。如果保留了一段髂骨,可以使用悬挂带

术后处理

- 患者应当理解都有幻肢感并且能够用止痛药来治疗。随着时间的推移,不适感会逐渐减轻。
- 尽管康复成功取决于患者态度,但理疗师可以引导患者取得成功。术后早期活动使患者产生积极恢复功能的态度,有利于达到其制订的目标。良性恢复途径包括让患者接触其余有着成功康复经历的人。肿瘤学家、康复治疗师以及其他术后康复人员必须仔细调整康复计划。

预后

- 大多数患者经适当康复和使用半骨盆切除假体后能够离床活动。
- 大多数康复的患者能够继续高质量地生活和参加多种娱乐活动(图4)。
- 最近的报道认为,如果手术患者选择合理,半骨盆切除术并发症率低,且生存率也可接受。
- 长期的生活质量调查表明,半骨盆切除术后死亡率并不较其他肿瘤治疗方式高。
- 老年患者和肥胖患者需要轮椅帮助移动。一些儿童和成人发现使用假肢且借助拐杖行走可能造成移动速度减慢。假肢使用者可以进行不借助外力的长时间站立,且可以使双手进行其余的工作。

并发症

- 所有的患者都有幻肢的错觉。耐心教育、合理用药及严格的物理康复治疗对减轻幻觉有一定帮助。于骶尾神经丛、股神经及坐骨神经中注入局麻药对缓解术后疼痛和幻觉有很好的作用。

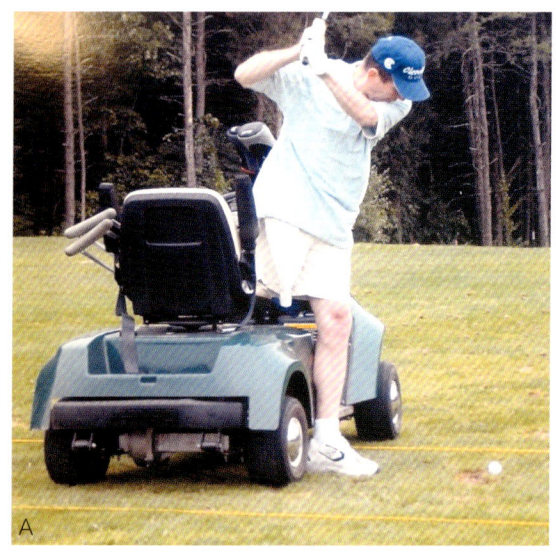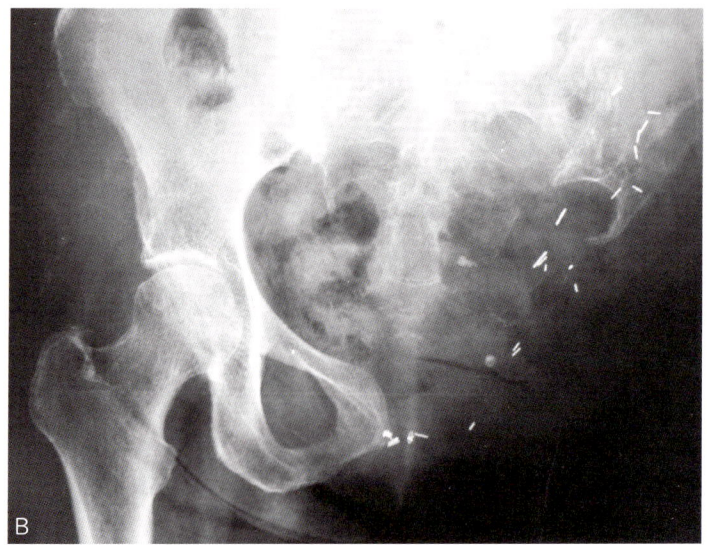

图4 A. 一位患者行半骨盆切除术后5年打高尔夫球,使用高尔夫车作为支撑。B. 平片显示一个行改良后侧皮瓣半骨盆切除术后23年长期随访的患者。该患者佩戴半骨盆假肢仍然下床活动良好。左侧髂骨翼残留部分提供半骨盆假肢支撑部分。

- 另一个严重术后并发症是伤口坏死。经典后方皮瓣半骨盆切除术需结扎臀总动脉,这就破坏了皮瓣的主要血供;10%~50%的患者可能出现严重的皮瓣缺血。由于皮瓣长时间受压后增加的压力会导致皮瓣缺血坏死,早期对坏死进行辨认并且手术补救对于减少并发症相当重要。术中保留筋膜瓣血管及一部分臀大肌可以减少皮瓣缺血坏死的发生。
- 所有接受半骨盆切除的患者均有明显感染的可能,例如与肿瘤相关的高代谢状态、慢性营养不良、放化疗引起的贫血及白细胞减少。因此感染率在15%左右也就不令人奇怪了。此外,手术应激导致的免疫抑制、输血及心理压力都是导致感染的因素。减少感染的措施包括术前肠道准备、术中荷包缝合法关闭肛门、围手术期使用广谱抗生素、留置大孔引流管防止后腹膜血肿。感染会使伤口延迟愈合,也需要常常手术清创及长时间换药。

(陈欣 译,宋文奇 张春林 审校)

参考文献

[1] Banks SW, Coleman S. Hemipelvectomy: surgical techniques. J Bone Joint Surg 1956;384:1147-1155.

[2] Beck NR, Bickel WH. Interinnomino-abdominal amputations: report of twelve cases. J Bone Joint Surg Am 1948;30A:201-209.

[3] Francis KC. Radical amputations. In: Nora PF, ed. Operative Surgery. Philadelphia: Lea & Febiger, 1974.

[4] Gordon-Taylor G. The technique and management of the "hindquarter" amputation. Br J Surg 1952;39:536-541.

[5] Gordon-Taylor G, Wiles P. Interinnomino-abdominal (hindquarter) amputation. Br J Surg 1935;22:671-681.

[6] Higinbotham NL, Marcove RC, Casson P. Hemipelvectomy: a clinical study of 100 cases with a 5-year follow-up on 60 patients. Surgery1966;59:706-708.

[7] King D, Steelquist J. Transiliac amputation. J Bone Joint Surg Am 1943;25A:351-367.

[8] Leighton WE. Interpelviabdominal amputation. Report of three cases. Arch Surg 1942;45:913-923.

[9] Malawer MM, Buch RG, Thompson WE, et al. Major amputations done with palliative intent in the treatment of local bony complications associated with advanced cancer. J Surg Oncol 1991;47:121-130.

[10] Malawer MM, Zielinski CJ. Emergency hemipelvectomy in the control of life-threatening complications. Surgery 1983;93:778-785.

[11] Marfori ML, Wang EH. Adductor myocutaneous flap coverage for hip and pelvic disarticulations of sarcomas with buttock contamination. Clin Orthop Relat Res 2011;469(1):257-263.

[12] Merimsky O, Kollender Y, Inbar M, et al. Palliative major amputation and quality of life in cancer patients. Acta Oncol 1997;36:151-157.

[13] Morton JJ. Interinnomino-abdominal (hindquarter) amputation. Ann Surg 1942;115:628-646.

[14] Pack GT, Ehrlich HE. Exarticulation of the lower extremity for malignant tumors: hip joint disarticulation (with and without deep iliac dissection) and sacroiliac disarticulation (hemipelvectomy). Ann Surg 1949;58:867-874.

[15] Pack GT, Ehrlich HE, De C Gentile F. Radical amputations of the extremities in the treatment of cancer. Surg Gynecol Obstet 1947;84:1105-1116.

[16] Phelan JT, Nadler SH. A technique of hemipelvectomy. Surg Gynecol Obstet 1964;119:311-318.

[17] Pringle JH. The interpelvic-abdominal amputation; notes on two cases. Br J Surg 1916;4:283-295.

[18] Ravitch MM. Hemipelvectomy. Surgery 1949;26:199-207.

[19] Saint JH. The hindquarter (interinnomino-abdominal) amputation. Am J Surg 1950;80:142-160.

[20] Senchenkov A, Moran SL, Petty PM, et al. Predictors of complications and outcomes of external hemipelvectomy wounds: account of 160 consecutive cases. Ann Surg Oncol 2008;15(1):355-363.

[21] Slocum DB. An Atlas of Amputations. St. Louis: CV Mosby, 1949: 244-249.

[22] Speed K. Hemipelvectomy. Ann Surg 1932;95:167-73.

[23] Sugarbaker ED, Ackerman LV. Disarticulation of the innominate bone for malignant tumors of the pelvic parietes and upper thigh. Surg Gynecol Obstet 1945;81:36-52.

[24] Wise RA. Hemipelvectomy for malignant tumors of the bony pelvis and upper part of the thigh. Arch Surg 1949;58:867-874.

第22章 前侧皮瓣半骨盆切除术
Anterior Flap Hemipelvectomy

Martin M. Malawer and James C. Wittig

背景

- 前侧皮瓣半骨盆切除是对经典后侧皮瓣半骨盆切除术的一种改良术式。在骶髂关节和耻骨联合处截肢后采用大腿前侧肌皮瓣覆盖腹膜,从而代替传统的臀区后侧皮瓣覆盖腹膜。如果后侧皮瓣已被此肿瘤累及或侵犯,这种改良术式可以治疗困难的臀部及骨盆肿瘤。
- 伴有广泛的臀部软组织肉瘤或骨盆骨肉瘤的患者,如肉瘤向后侵袭,标准的后侧皮瓣半骨盆切除很难治疗,但可以通过前侧皮瓣半骨盆切除来治疗。
- 该术式最初是采用部分股浅动脉的前侧皮瓣[1],后改良为前侧全层肌皮瓣[2,7]。
- 采用前侧皮瓣半骨盆切除术的主要优势是能得到比较大的带血管的肌皮皮瓣,能够理想地覆盖明显的后侧缺损(图1)。大腿前筋膜需保留多少取决于需要覆盖的缺损的大小。当然,挑选合适的患者进行该手术才能得到比较好的手术效果。例如,年老患者及糖尿病并伴有隐秘性股血管粥样硬化的患者术前需通过血管造影仔细评估。
- 在本部分第21章描述的半骨盆切除术需要臀部的肌皮瓣来覆盖手术缺损。前侧皮瓣半骨盆切除术允许切除整个臀部,甚至可以切除到达中线的皮肤及软组织。即便肿瘤侵犯臀部甚至到中线,都有潜在治愈的可能。
- 如果可能,此区域的肿瘤,尤其是低分化的肿瘤,需要切除臀大肌。然而,如果肿瘤已透过臀大肌,累及臀中肌或臀小肌,包裹坐骨神经或肿瘤直接侵犯骨盆骨骼,建议使用根治性截肢伴前侧肌皮瓣覆盖术。

解剖

- 手术医生需熟悉骨盆、大腿肌肉及股血管的解剖,解剖关键是骨盆和大腿的主要血管蒂。肿瘤累及骨盆的骨或软组织范围在第21章的"后侧皮瓣半骨盆切除术"中已讨论。
- 髂外血管通过骨盆且穿过股三角,形成主要的股血管。营养髂嵴的一个独立分支在腹股沟韧带下方伴随着髂外血管的内侧下行。股浅血管在缝匠肌下方大腿全长走行,并穿过内收肌孔,在膝后侧形成腘血管。在股三角的主要分支是股深动脉,它从股浅动脉后侧分出,进入大腿的深面。结扎股深动脉时可以将前侧皮瓣掀起,保留股总血管和股浅血管。
- 股四头肌、内收肌、缝匠肌都由股浅动脉分出的一条血管提供血运。从深动脉发出的一支穿支位于股外侧肌旁,并在穿过肌间隔时相交。
- 在髌骨上切开股四头肌肌腱,整个前、内侧肌肉可从股骨骨膜上剥离,形成一个全厚肌皮瓣[3,4,6]。为了防止过多出血,在内收肌孔处小心结扎所有穿支血管和股浅血管。
- 在腹股沟管处游离皮肤,固定髂外血管,使整个皮瓣可以旋转覆盖截肢后缺损的区域。
- 用此种皮瓣可以提高外观和假肢功能[9-11]。同时还能对剩余的骨盆进行放疗且无任何伤口并发症。这种前侧皮瓣覆盖的后侧缺损区域要比传统后侧皮瓣半骨盆切除术覆盖的面积大得多。
- 整个臀部区域(如臀肌、坐骨神经、骶棘韧带、骶骨翼)可以安全地移除。
- 前侧肌皮瓣包括部分或整个带血管蒂及股浅动脉的股四头肌群[4]。此皮瓣可以覆盖整个腹膜表面,愈合良好,并发症少。

影像学和其他诊断性检查

- 除了常规影像学(X线片、CT、MRI和骨扫描)评估骨盆来确定半骨盆切除范围,行前侧皮瓣半骨盆切除术的患者必须行股血管造影。

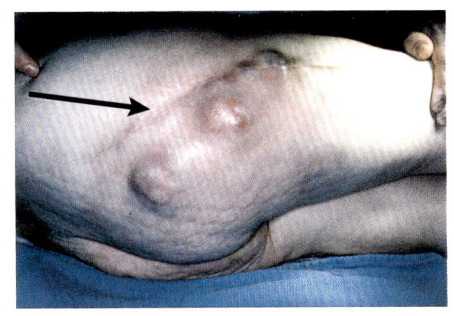

图1 临床照片显示手术和放疗术后的大腿后侧肉瘤复发伴局部肿瘤蕈状物；箭头所示为陈旧性后侧切口；这是前侧皮瓣半骨盆切除的经典适应证，以替代经典的后侧皮瓣半骨盆切除术。

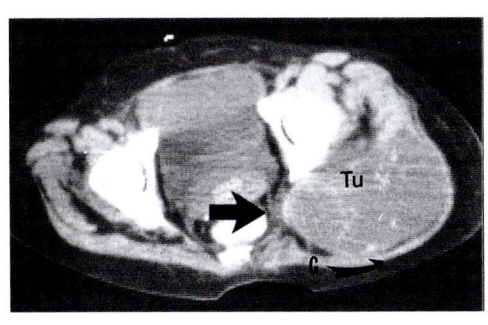

图2 CT显示臀部巨大骨外软骨肉瘤（Tu），只剩下小束臀大肌（G）。提示肿瘤穿越坐骨切迹，早期发生骨盆内侵犯。

- 股深动脉存在变异、老年患者股浅动脉隐秘性粥样硬化或患者有吸烟史，会大大影响手术效果。另外，骨盆血管的显像可以帮助确认血管是否受肿瘤累及。
- CT和MRI可以明确肿瘤是否累及骶骨或脊柱。脊柱受累是这种手术的禁忌证（图2）。

适应证

- 对于那些肿瘤累及臀部且根治术无法切除肿瘤的患者可采用前侧皮瓣半骨盆切除术。前期保肢手术失败、伴或不伴放疗、肿瘤累及大腿后侧及坐骨神经的患者也可采用该术式治疗。
- 此种手术方法也可用于保肢治疗失败的患者[5]，也适用于非肿瘤的截肢患者[8]（如无法控制的骶骨败血症或转子骨髓炎）。
- 非肿瘤性的手术指征包括不完全性截瘫伴有无法控制的骨盆和髋关节慢性骨髓炎的患者。

手术治疗

术前计划

- 为了获得最佳结果，谨慎的术前计划是非常关键的。在手术前用标记笔画出想象中的前侧皮瓣半骨盆切除术的切口（图3）。
- 术前计划包括纠正贫血和肠道准备。女性患者还要进行生殖道准备、动静脉通路准备，并留置导尿。

体位

- 患者先仰卧于手术台上，然后侧向一方，使髂嵴在手术台的弯曲点上（图4）。患者体位放置好后，在右髂嵴和大转子下放置垫子防止皮肤受压造成坏死。在腋窝处塞入软垫保证胸腔能充分扩张，同时防止臂丛损伤。

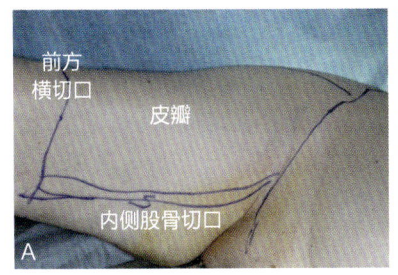 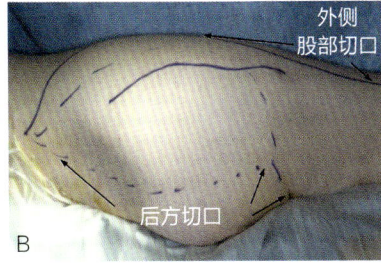 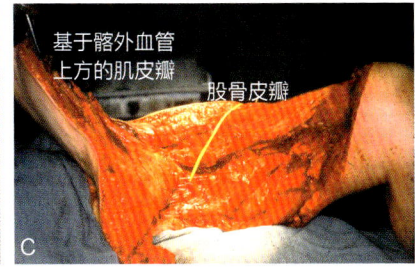

图3 A. 术前前侧皮瓣设计的照片。前侧肌皮瓣包括巨大的大腿前侧皮肤、皮下组织和股四头肌。皮瓣主要依靠股总和股浅动脉。在掀起皮瓣时结扎股深动脉。切口沿大腿内侧延伸在缝匠肌下方，这样就可以分离股浅动脉并在远端结扎以保护股四头肌的血供；在膝关节上方行横行切口。B. 后方切口从前方皮瓣延伸，从骶髂关节至臀褶皱；然后越过后方与前方皮瓣相接；这个切口避免了后方切口的污染，这一切口是由Paul H. Sugarbaker 1980年在肿瘤研究中心改进的。C. 前方皮瓣半骨盆切除，术中照片显示巨大的股四头肌的肌皮瓣从股骨上游离，结扎股深动脉使得皮瓣能够掀起于腹股沟韧带和显露腹膜后入路行半骨盆切除（版权：Martin M. Malawer）。

- 手臂放置于Krasky支架。用弹力绷带或弹力袜防止对侧下肢血流淤积。
- 手术台弯曲使髂嵴和腰椎成一角度。
- 肛门临时缝合。
- 下肢备皮消毒、包裹，保证从膝到髂嵴的皮肤外露。

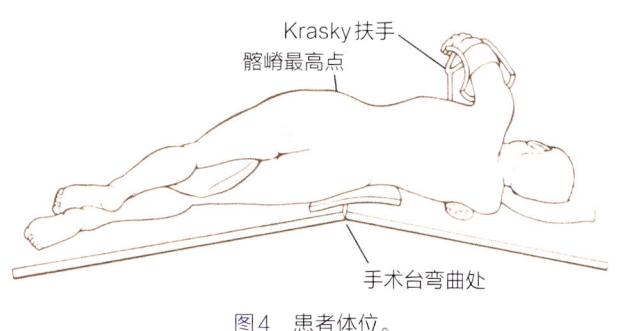

图4 患者体位。

前方和后方的皮肤切口

- 手术前应确定股四头肌上方肌皮瓣足以覆盖因手术造成的臀部缺损。用记号笔画出合适的切口范围，并将皮瓣的宽度和长度与预计的臀部缺损相比较。一旦确认皮瓣能充分覆盖缺损，完成切口剩余部分的标记（技术图1）。
- 首先，在肿瘤内侧或肛门后上中线附近标记切口。切口的上方及外侧分别平行于髂骨翼到髂前上棘的连线。切口向远端延长，沿着大腿外侧中点一直到大腿中下1/3处。
- 内侧切口起自肛门外侧2～3 cm处，向前沿着臀纹至耻骨结节。后沿着大腿中点一直到大腿中下1/3处。
- 两个纵向切口分别在大腿内外侧下行，并被一大腿前方的横行切口连接。此横行切口的位置由肌皮瓣的长度决定，因此当横行切口的位置确定后，皮瓣的顶端可以达到髂骨翼水平。

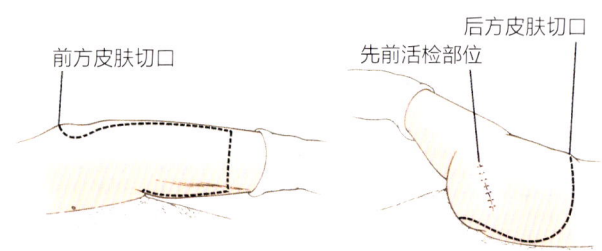

技术图1 切口（版权：Martin M. Malawer）。

坐骨直肠平面的后侧解剖

- 切除臀部肿瘤时，肿瘤内侧缘通常最靠近切除线。因此分离肿瘤时先从内侧开始，这样便于术者评估手术的可行性及是否需要完全截肢（技术图2）。
- 最初的切口应在中线骶骨的上方，通过筋膜进入骶中棘。切口应保证离肛门2～3 cm。
- 附着于骶骨的臀大肌和竖脊肌从骶中棘和骶孔背侧进行剥离。切缘的内侧进行活检比较安全。当切除骶骨外侧组织后，如有指征，可对坐骨神经进行活检。如果切片和组胚检查阴性，可以继续下面的截肢。

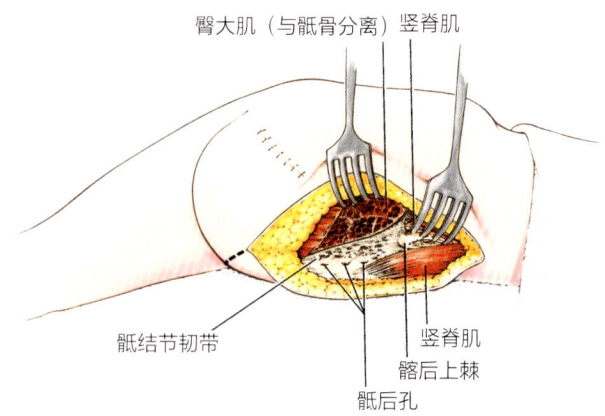

技术图2 后侧切口决定了是否还需手术治疗（版权：Martin M. Malawer）。

肌皮瓣的外侧切口

- 在骶骨、髂嵴上剥离腹部和背部肌肉,尽量在肌肉和骨连接的平面剥离以减少出血。闭孔外肌、竖脊肌、背阔肌、腰方肌都需被切断(技术图3)。

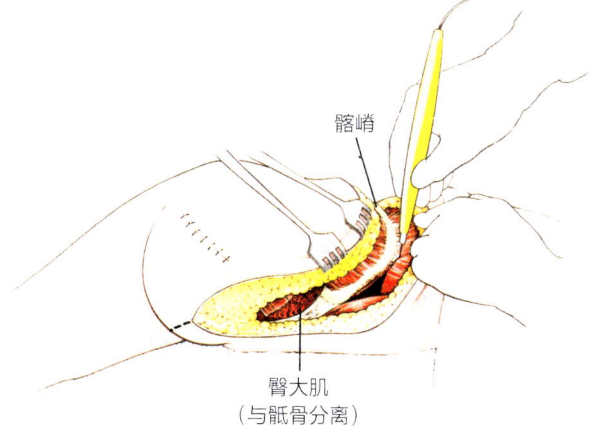

技术图3 从髂嵴上剥离背部肌肉(版权:Martin M. Malawer)。

横断股浅动脉

- 屈曲髋关节,使臀部的软组织有一定的张力。在肛门处向耻骨结节延长切口,切口沿着臀部皱折线。由直肠外侧向坐骨直肠窝进行深部分离。然后将残留附着于尾骨和骶结节韧带的臀大肌切断(技术图4)。

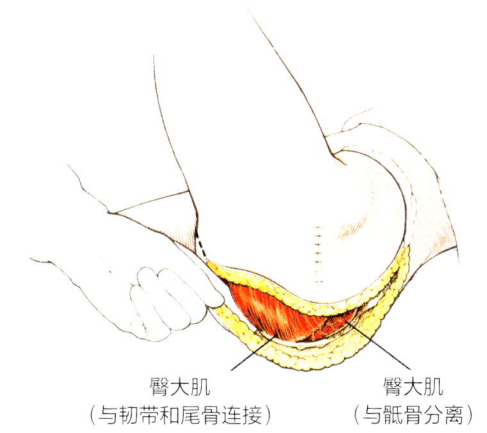

技术图4 在坐骨直肠间隙进行后侧分离(版权:Martin M. Malawer)。

游离股外侧肌

- 现在术者从患者后侧移到患者前侧。在大腿中下1/3处做前侧切口,一直沿着股骨下去,横断整个股四头肌(技术图5)。
- 在外侧,切口应沿着大转子上方一直到髂前上棘,阔筋膜张肌应从它的包膜分离出来,并取下组织样本。

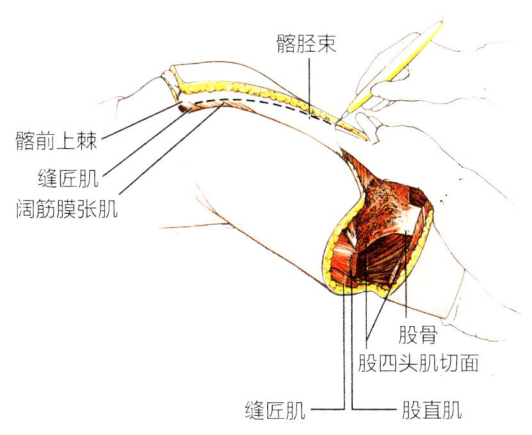

技术图5 肌皮瓣的外侧切口(版权:Martin M. Malawer)。

横断股浅动脉

- 自屈肌上剥离股外侧肌筋膜直到其股骨附着点。用电刀将股外侧肌从股骨上切断。此处游离时需小心,不要使肌皮瓣的肌束与上方的皮肤和皮下组织分离(技术图6)。

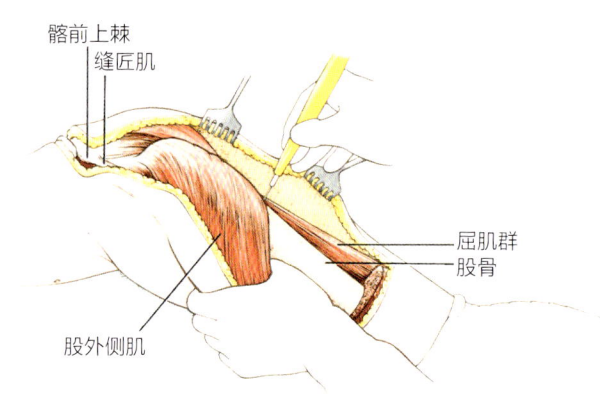

技术图6　从股骨上剥离股外侧肌(版权:Martin M. Malawer)。

从股骨上游离股四头肌

- 内侧皮肤切口从Hunter管到耻骨结节。股浅血管从此处进入内收肌,因而在此平面进行结扎和分离。这些血管沿着肌皮瓣深层经过,沿着血管分离可以发现它们到了腹股沟韧带上方。分离、结扎股浅血管进入内收肌的多个小分支(技术图7)。

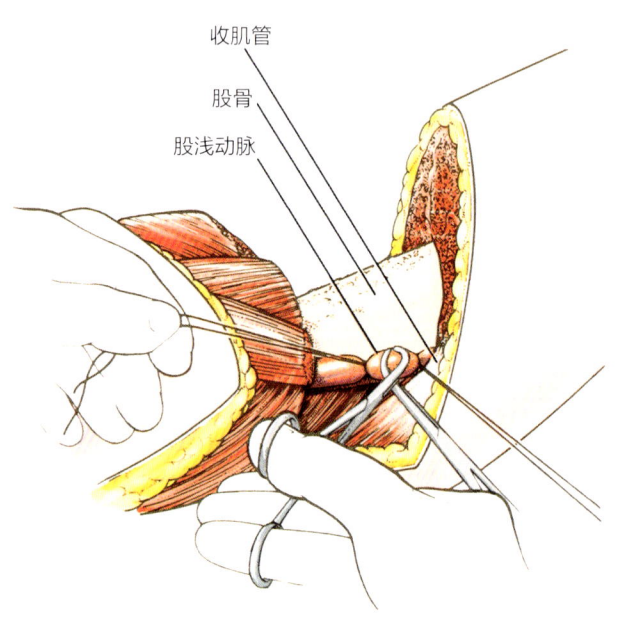

技术图7　切断股浅动脉(版权:Martin M. Malawer)。

从股骨上游离肌皮瓣

- 用力牵引肌皮皮瓣,于股中间肌和股内侧肌在股骨起点处切断之。继续游离肌皮皮瓣直到骨盆,辨认股深动脉。分离、结扎从股总动脉分出的小血管(技术图8)。
- 肌皮瓣从骨盆处游离的步骤如下:从髂嵴处切断腹肌和筋膜;于髂前上棘处切断缝匠肌的起点。于髂前下棘处切断股直肌起点,打开覆盖髋关节的股骨鞘,从耻骨上剥离剩余的腹直肌。
- 向内侧牵引肌皮皮瓣,可将其从骨盆处游离。沿着股神经钝性分离,可以快速分离入骨盆暴露血管神经,以便在接下来的过程中切断。

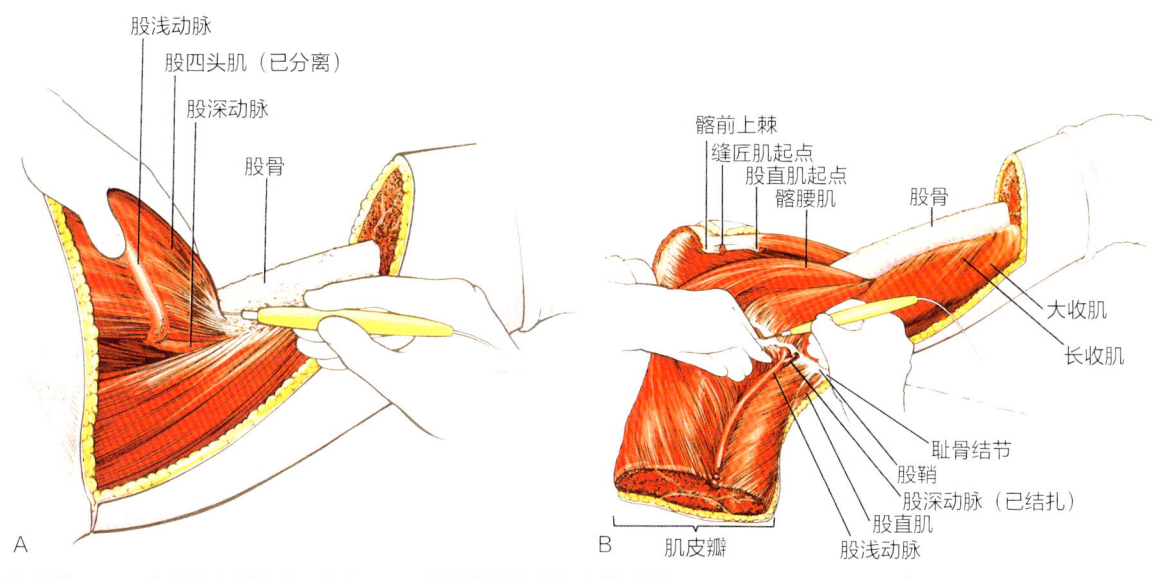

技术图8　A. 从股骨上剥离股四头肌。B. 从骨盆处游离肌皮瓣（版权：Martin M. Malawer）。

分离耻骨联合

- 为了分离耻骨联合，需保护膀胱和尿道，用手术刀切断软骨关节（技术图9）。

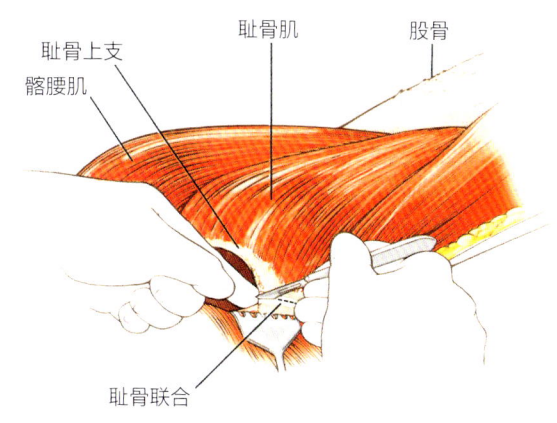

技术图9　分离耻骨联合（版权：Martin M. Malawer）。

横断髂血管

- 在髂总动脉的分叉处分离髂内动脉和静脉。从浅层到骶神经根的行径中，分离髂内血管的多个内脏分支。用力向内推开内脏可以帮助暴露这些血管。完全离断后，必须清楚地看到神经根在骨盆内的整个排列（技术图10）。
- 需要注意在此过程中依旧保留髂总淋巴结，相反，在常规标准半骨盆切除中，髂总淋巴结需被切除。

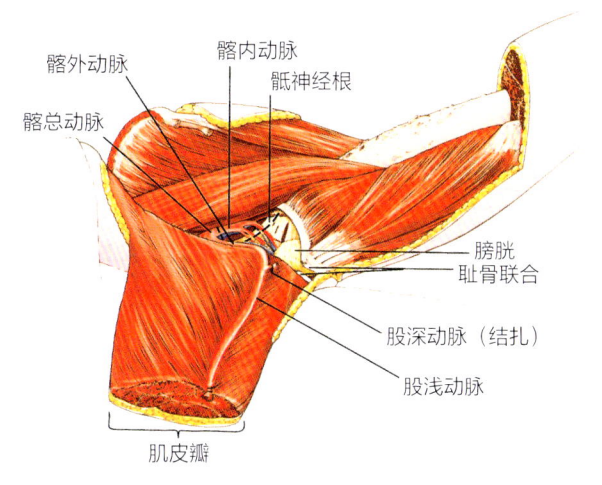

技术图10　横断髂内动脉及其分支（版权：Martin M. Malawer）。

分离腰大肌和神经根

- 在髂肌的连接处分离腰大肌,分离闭孔神经深入肌肉的部分。注意保护存留于肌皮瓣中的股神经。在骶骨孔处分离、结扎腰骶和骶神经(技术图11)。

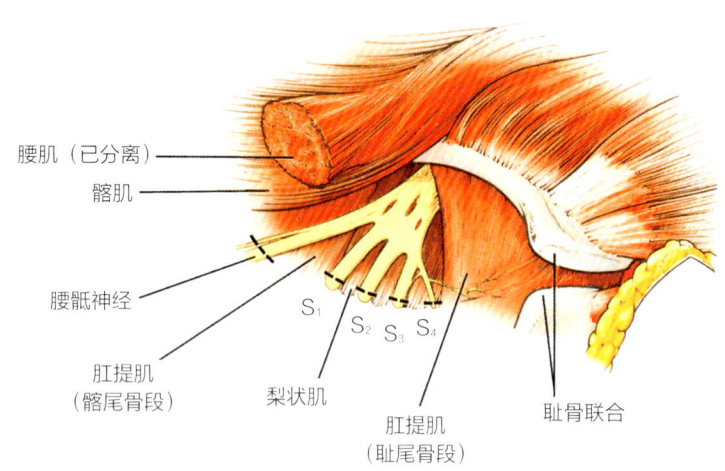

技术图11 分离腰大肌和神经根(版权:Martin M. Malawer)。

分离盆膈和骶骨

- 抬高下肢对构成盆膈的部分肌肉形成张力。注意保护尿道、膀胱和直肠。分离泌尿生殖膈、肛提肌和梨状肌。在其与骨盆的连接处切断这些肌肉(技术图12)。
- 术者需再次改变位置,移到患者的后侧。使用骨刀在尾骨的尖端开始截骨,在骶骨孔平面将尾骨和骶骨一分为二。
- 开始时,骨刀应平行于骶棘中线。站于患者后侧的术者可用左手触及尾骨,于骶骨上定位S5神经孔。这是骶骨与尾骨的连接处。用右手拿着骨刀,这样可以精确控制截骨角度。助手用骨锤进行截骨。
- 在骶骨的上部,小心不要发生医源性骨折。切断腰骶韧带,游离标本。

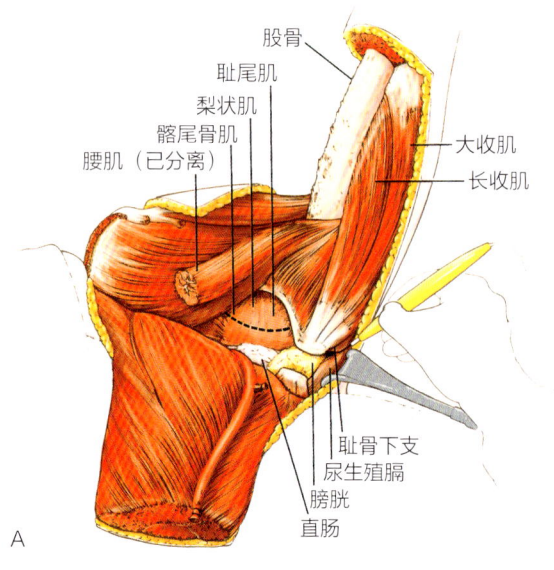
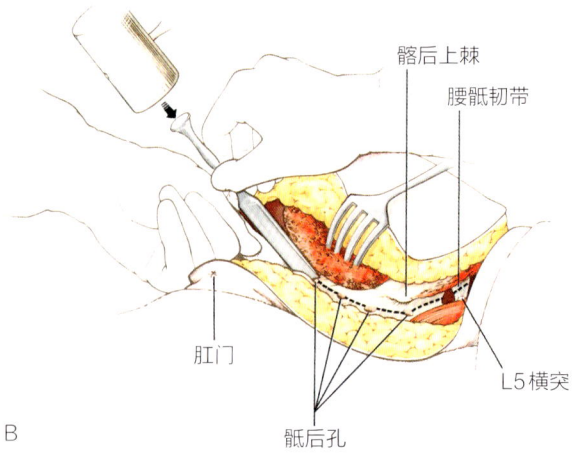

技术图12 A. 分离盆膈。B. 分离骶骨(版权:Martin M. Malawer)。

关闭切口

- 手术区和肌皮皮瓣充分冲洗、彻底止血。肌皮皮瓣向后侧覆盖术后缺损区,放置两根负压引流。将股四头肌的筋膜与腹前壁的肌肉、后侧肌肉、骶骨、盆膈的肌肉缝合,间断缝合关闭切口(技术图13)。

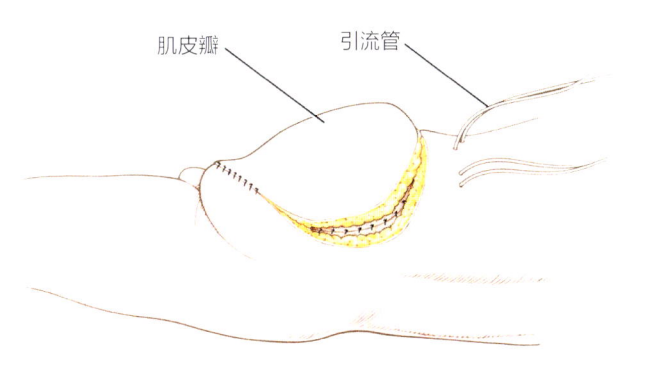

技术图13 关闭切口(版权:Martin M. Malawer)。

要点与失误防范

关闭切口	• Sugarbaker和其他学者提出对那些累及后侧臀部结构的肿瘤患者,采用带股血管的肌皮瓣和大腿前侧间室来覆盖创面 • 此手术治疗上述疾病的主要优势在于大腿前侧皮瓣可用来重建巨大的后侧缺损,且皮瓣坏死风险较小。如果患者期望术后持续剂量放疗,也尽可能采用此术式,因为血运丰富的肌皮皮瓣可很好地耐受放疗 • 必须注意的是,在设计皮瓣时不要将股四头肌上的软组织和皮肤切开,那样会损害表皮微循环 • 有时,为了切除覆盖股浅动脉的肿瘤组织或受辐射的皮肤,可能需要切除皮肤蒂。此时就需采用岛状肌皮瓣来覆盖缺损区

术后处理

- 患者应该理解会出现幻肢痛,可以用镇痛药治疗,这种不适感会慢慢过去。
- 尽管成功的康复很大程度上依赖于患者的态度,但是物理治疗师能够提供巨大的帮助。早期下床活动等积极地进行功能恢复可能使患者尽早达到自己的目标。与其他一样面临康复挑战的患者进行交流对患者有很好的帮助,这可以提供巨大的精神推动。对肿瘤科医生来说,康复治疗和其他的术后处理必须相协调。

预后

- 此手术方式康复潜力相当好。摘除肿瘤后常规使用假肢。患者使用假肢辅助行走且无需使用拐杖。
- 由于皮瓣的血管特性,大部分患者手术伤口愈合快速。此外,后侧皮瓣半骨盆切除术中出现的10%~30%皮瓣缺血性坏死在前侧皮瓣半骨盆切除中也未出现。术后继发感染的概率也明显减少[8]。
- 康复注意事项和幻肢痛与其他半骨盆切除相同。由于采用此皮瓣愈合很快,可尽早安装假肢。

并发症

- 已经证明伤口感染和皮瓣坏死的发生与长时间、广泛的手术有关。
- 目前还未发现此手术方式有早期术后并发症的发生。采用后侧皮瓣半骨盆切除术约有1/4患者出现皮瓣缺血的问题,但在此手术方式术后并未见。
- 本手术方式术后长期随访出现的主要问题是幻肢痛。大约20%的患者通过长期服用麻醉性镇痛药来缓解幻肢痛。然而,幻肢痛的发生率和标准半骨盆切除术的发生率无显著性差异。

(陈欣 译,宋文奇 张春林 审校)

参考文献

[1] Bowden L, Booher RJ. Surgical considerations in the treatment of sarcoma of the buttock. Cancer 1953;6:89-99.

[2] Frey C, Matthews LS, Benjamin H, et al. A new technique for hemipelvectomy. Surg Gynecol Obstet 1976;143:753-756.

[3] Gebhart M, Collignon A, Lejeune F. Modified hemipelvectomy: conservation of the upper iliac wing and an anterior musculocutaneous flap. Eur J Surg Oncol 1988;14:399-404.

[4] Larson DL, Liang MD. The quadriceps musculocutaneous flap: a reliable, sensate flap for the hemipelvectomy defect. Plast Reconstr Surg 1983;72:347-354.

[5] Lotze MT, Sugarbaker PH. Femoral artery based myocutaneous flap for hemipelvectomy closure: amputation after failed limb-sparing surgery and radiotherapy. Am J Surg 1985;150:625-630.

[6] Luna-Perez P, Herrera L. Medial thigh myocutaneous flap for covering extended hemipelvectomy. Eur J Surg Oncol 1995;21:623-626.

[7] Mnaymneh W, Temple W. Modified hemipelvectomy utilizing a long vascular myocutaneous thigh flap. J Bone Joint Surg Am 1980;62A:1013-1015.

[8] Senchenkov A, Moran SL, Petty PM, et al. Predictors of complications and outcomes of external hemipelvectomy wounds: account of 160 consecutive cases. Ann Surg Oncol 2008;15(1):355-363.

[9] Sugarbaker PH, Chretien PA. Hemipelvectomy for buttock tumors utilizing an anterior myocutaneous flap of quadriceps femoris muscle. Ann Surg 1983;197:106-115.

[10] Temple WJ, Mnaymneh W, Ketcham AS. The total thigh and rectus abdominis myocutaneous flap for closure of extensive hemipelvectomy defects. Cancer 1982;50:2524-2528.

[11] Workman ML, Bailey DF, Cunningham BL. Popliteal-based filleted lower leg musculocutaneous free-flap coverage of a hemipelvectomy defect. Plast Reconstr Surg 1992;89:326-329.

[12] Yamamoto Y, Minakawa H, Takeda N. Pelvic reconstruction with a free fillet lower leg flap. Plast Reconstr Surg 1997;99:143.

第23章 髋关节离断术和术后膝上假肢建立

Hip Disarticulation and Creating an Above-Knee Amputation Stump after Hip Disarticulation

Daria Brooks Terrell and Amir Sternheim

背景

- 髋关节离断术是通过髋关节囊的下肢截肢术。虽然下肢肿瘤能够进行保肢手术,但是一些股骨和大腿的巨大肿瘤需要行髋关节离断术来完整切除[5,6,12]。
  - 恶性肿瘤髋关节离断术是一种罕见的手术,但是如果由于近端胫骨跳跃性转移、病理性骨折、广泛的骨干病灶和对化疗反应差的巨大软组织肿物,而无法通过保肢手术切除肿瘤,则仍然需要用髋关节离断术而不是膝上截肢[1,11,14]。
- 尽管髋关节离断与其他远端截肢相比,患者需要更多花费,但伴随假体设计的改进,患者是可以借助假体行走的。即使不使用假体,绝大多数的患者也能够行走和维持日常生活。
- 相比髋关节离断的患者,为大腿截肢的患者所设计的假体更难与之匹配。
  - 由于髋关节离断后的结局功能存在问题,Jain 等[4]发表了他们的80例髋关节离断术的结果。整体功能差,只有一名患者定期使用假肢。髋关节离断后的患者既没有腿,也没有支点来移动人工肢体,他们很可能遭受自尊、功能和活动性丧失的困扰,并且很可能会幻肢痛。
  - 截肢后移动时的能量消耗比没有截肢时大得多,并且随着截肢水平面的提高而增加[13]。据报道,髋关节离断后的能量消耗比非截肢者所需的能量消耗高82%[2,3,10]。相比之下,膝盖以下截肢后的能量消耗仅比非截肢者所需的能量消耗多约10%。当髋关节离断的患者尝试使用假体时,能量需求可能会是正常步行者的2倍。考虑到这些因素,那些无法克服这些巨大能量需求的人必须使用拐杖或轮椅。任何可以减少截肢者所需能量消耗的干预措施,都可能增加其流动性的可能性并改善其总体生活质量[2,3,5,10]。
  - 在髋关节水平截肢时保留大腿近端的软组织,使得再用股骨近端假体进行重建存在可能性。这要求大腿的近端软组织没有肿瘤浸润,这并不常见。这是一种罕见的手术,适应证很少,但由于它比标准的髋关节离断术有益,因此仍然是一个有用的选择。
  - 保留髋关节功能是残端假体优于髋关节离断的主要优点。髋关节离断的主要缺点是它的外观。篮子形假窝产生的不适感,其中融合了将近一半的骨盆;与正常人相比,步行所需的能量消耗增加了82%[10]。
  - 残端假体为髋关节运动提供了力臂。这大大降低了用假肢行走的能量消耗,从而增加了使用假肢的可能性[9]。
  - 1979年首次尝试了提升需要进行髋关节离断的恶性骨肿瘤患者的功能状态[8]。

解剖

- 一些主要的动脉供应髋关节区域。熟悉这些血管结构并分离和结扎,可以减少术中的出血。这些动脉包括旋股内外侧动脉以及闭孔、臀上和臀下动脉、股深动脉。
- 阔筋膜张肌、臀大肌和髂胫束组成髋关节外侧肌群,因此需要离断至少上述结构的一部分来进入髋关节。
- 分离股三角来暴露主要的血管神经结构。股三角的上界是腹股沟韧带,外侧界是缝匠肌,内侧界是长纹肌。
- 髋关节离断是经过髋关节囊的截肢。坚韧的纤维层覆盖在髋关节前方至转子间线,但股骨颈后方大部分没有纤维层覆盖。
- 肿瘤可以侵犯至坐骨直肠窝,这可以通过术前的CT和MRI发现。坐骨直肠窝内侧为肛门外括约肌和盆膈下筋膜,外侧为坐骨结节和闭孔筋膜,前方是会阴浅筋膜,后方为臀大肌和骶结节韧带。在术前设计皮瓣时要特别注意评估这一区域肿瘤侵犯的情况。

适应证

- 不超过大腿中段的近端肿瘤。
- 股骨干肿瘤侵犯髓腔。
- 大腿肉瘤并累及股动静脉或股神经结构。
- 不可切除的局部复发肿瘤,特别是放疗后。
- 对辅助化疗不敏感和制动无效的病理性骨折。
- 侵及范围大的肿瘤的姑息手术。
- 髋关节离断后残端假体重建手术的适应证如下(图1):
  - 从原发性股骨远端骨肉瘤转移到股骨近端。
  - 由于肿瘤进展(最常见的适应证),典型的扩大切除术或膝上截肢术无法实现安全的骨切缘。
  - 由于股骨远端的肿瘤和逆行的髓内固定,病理性骨折后,近端髓腔受到肿瘤污染。
- 手术的前提条件是臀部、臀后区域和大腿近端周围的软组织未受到污染。

影像学和其他诊断性检查

X线

- 髋和骨盆成像可排除骨盆受累。
- 股骨全长X线检查放射分析。

CT和MRI

- CT在显示肿瘤对骨组织的破坏十分有效,它也能显示肿瘤对软组织的侵犯,特别是坐骨直肠窝、髋关节和腹股沟。
- MRI对肿瘤在髓腔内的侵犯十分有帮助,并能够决定截肢的平面和髋关节离断的入路。

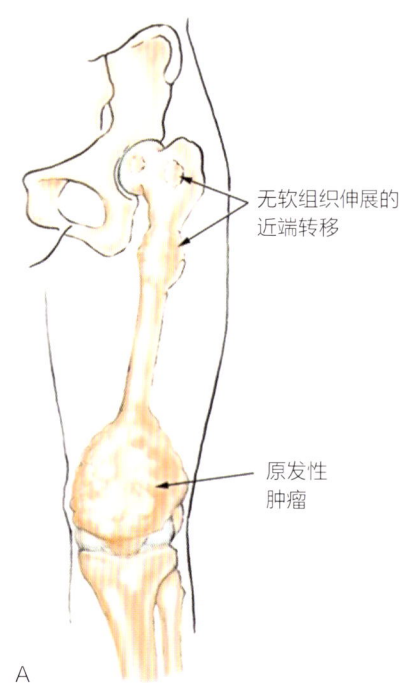
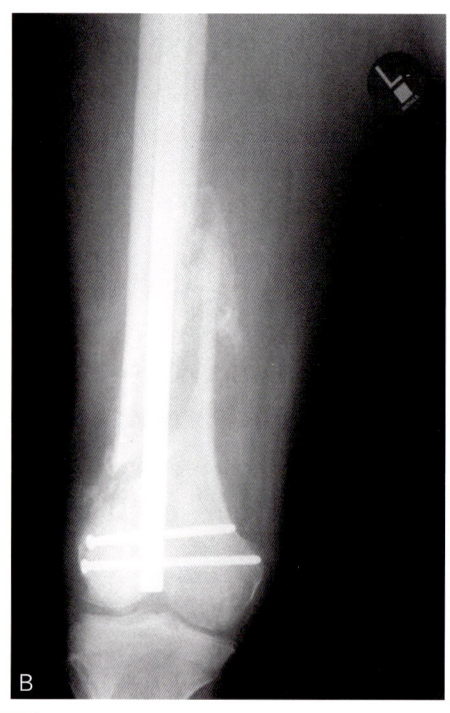
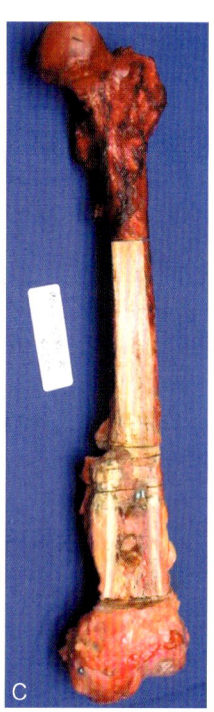
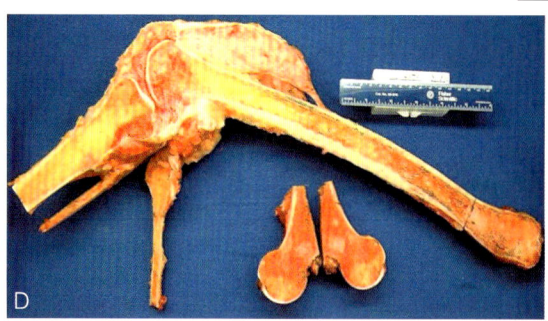

图1 使用残端假体进行髋关节离断和重建的适应证。A. 没有软组织伸展的近端转移。B. 平片示用长的逆行髓内钉治疗的病理性骨折后股骨远端骨不连。C. 相应切除的病理标本。D. 股骨远端滑膜肉瘤伴近端股骨头跳跃转移。

骨扫描
- 用骨扫描可确定股骨与邻近的骨盆和髋臼有没有肿瘤浸润,也可以显示跳跃灶。
- 髋臼受累(跨关节转移)是髋关节离断术的禁忌证。

血管造影
- 血管造影有助于分辨髂外、股总动脉及深部动脉。

活检
- 截肢前活检是必要的。即使由于功能限制和假体安装需要髋关节离断,在术前仍然推荐进行活检。

手术治疗
- 术前评估淋巴结转移。淋巴结转移是髋关节离断的相对手术禁忌证,除非是姑息性手术。
- 化疗不敏感或侵袭性肿瘤常需要进行髋关节离断,这些类型肿瘤手术切缘处复发的可能性相对较大。
- 评估影像学结果,明确股骨近端肿瘤不超过小转子,否则会增加无法切除干净或关闭切口的风险。
- 皮瓣的设计对切口关闭和愈合非常重要。不推荐在股骨中段或远端肿瘤的髋关节离断中使用非常规形状的皮瓣。瘢痕、放疗和肿瘤所在部位决定了皮肤使用的部位,包括筋膜皮瓣有助于促进切口的愈合。
- 术前优化患者整体健康和营养状态有助于切口愈合以及减少术后的并发症。当计划截肢后使用假体时:
  - 必须保留对软组织的动脉血液供应。股浅动脉应尽可能远地结扎在收肌管内,尽可能远离肿瘤区域。
  - 必须将假体固定在髋关节囊上,以免因重力拉动假体而导致脱位。这需要关节囊的重建和加固。
  - 假体设计中有大型双极杯,假体上的多孔涂层帮助软组织向内生长;远端圆形尖端的设计可避免组织被远端肌肉固定孔穿透(图2)。
  - 大腿的肌肉群必须在远端与假体连接,并保持适当的张力,以避免髋关节屈肌和外展肌过分用力。
  - 软组织足够覆盖所有假体非常重要,尤其是其远端。
- 幻肢痛和残端痛应首先通过在经坐骨神经横断处放置神经外膜导管,并使用多种镇痛方式来解决。

术前计划
- 进行MRI和CT检查以确定股骨近端的肿瘤范围。

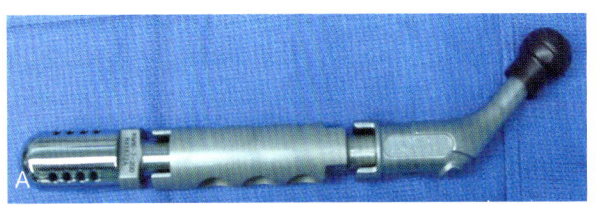
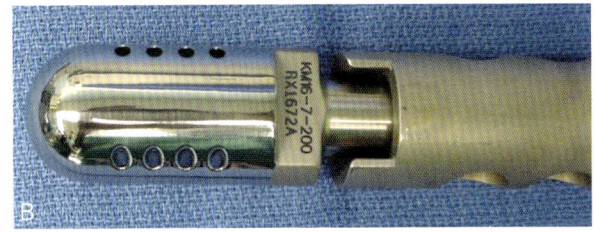
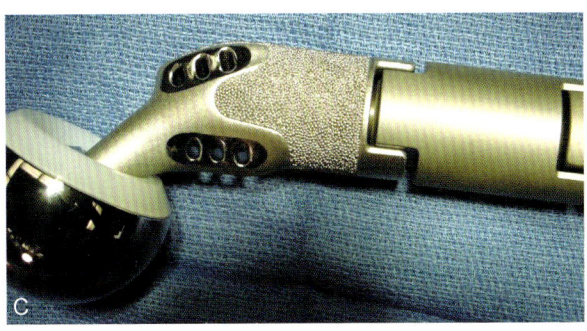

图2 A. 假体可设计成不同长度。B. 远端尖端是圆形的,以避免穿透外层软组织,大腿远端的肌肉可以固定于远端孔中。C. 残端假体包括近端双极头,多孔涂层和用于重新连接髋关节囊和外展肌的孔。

- 对更多的近端静脉结构进行操作就会增加深静脉血栓形成的可能性。近端血栓可以导致栓塞和致命性的肺栓子。如果患者有深静脉栓塞或肺栓塞病史,应该考虑行深静脉滤器来减少栓塞的风险。
- 截肢是重大创伤事件,需要对生理和心理进行评估。很多患者寻求心理咨询的帮助,围手术期应确保有可行措施。
- 让患者观看假体或义肢的功能能够给予患者对术后日常生活的信心。
  - 如果要使用残肢假体,则应需要定制的子弹头可延展型假肢。

体位
- 髋关节离断包括前后方的解离,半外展位或侧卧位比较常用。如果要用到残肢假体,一些外科医生更希望患者仰卧。

入路

- 主要通过前入路来进入髋关节和腹股沟,且利于暴露股三角和肌间隔。从而便于前侧皮瓣的设计[12]。
- 近来,Lackman[7]等发表了通过外侧入路进行髋关节离断的技术,这有利于熟悉解剖和提供前后两侧结构的入路。

切口和最初的暴露

- 需要识别的骨性标志有耻骨结节、髂前上棘、髂前下棘、坐骨结节和大转子(技术图1A)。
- 前切口从髂前上棘内侧1 cm开始,下行越过耻骨结节,到坐骨结节和臀横纹远侧2 cm。
- 如果臀部皮瓣非常厚,前切口应该向外侧移。
- 后切口从大转子前面2 cm,绕到大腿后面,达臀横纹远侧。
- 根据患者骨盆前后径的大小,对大腿后侧横切口与臀横纹间的距离做相应的调整。
- 切开皮肤,切开皮下脂肪和腹壁浅筋膜,直至腹外斜肌腱膜。
- 结扎、切断大隐静脉的分支。
- 必须结扎腹壁浅动脉和阴部外血管多个分支。
- 显露圆韧带(女性)或精索(男),并避免损伤。
- 沿腹股沟韧带下做皮肤切口,到卵圆窝,暴露腹股沟韧带下方的股动脉、股静脉和股神经(技术图1B)。
- 把丝线分别绕过股血管,先动脉,然后静脉。用两把直角钳夹住股动脉,在钳子之间切断股动脉,再次用丝线缝扎血管断端。同法结扎切断股静脉。
- 轻轻向远侧牵拉股神经,在腹股沟韧带下方切断神经,切断股神经使其近端缩入腹外斜肌腱膜之下。以后神经瘤就不会出现于残端负重区(技术图1C)。

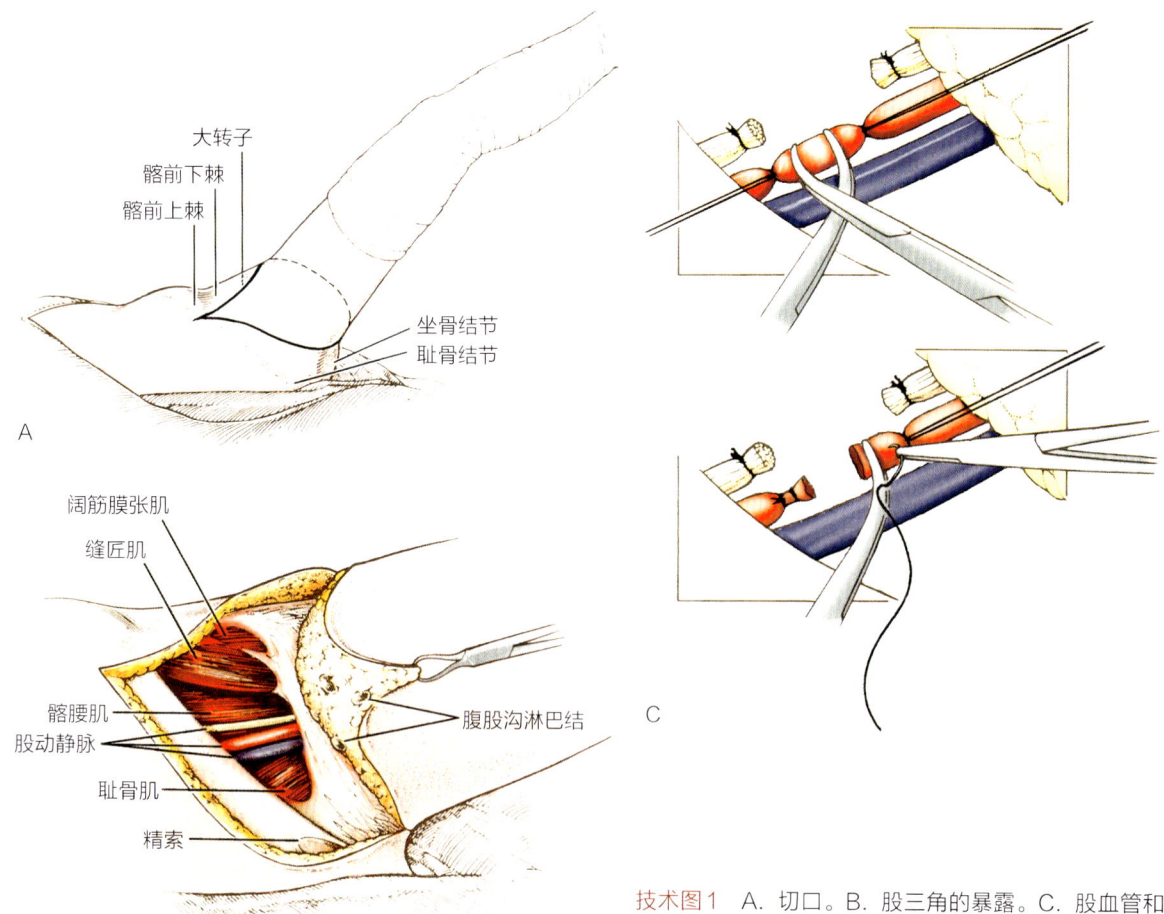

技术图1 A. 切口。B. 股三角的暴露。C. 股血管和神经分离(版权:Martin M. Malawer)。

分离前方髋关节和腹股沟肌肉,以及坐骨结节的显露

- 缝匠肌起自髂前上棘。分离缝匠肌周围的筋膜,在起点处切断。用电刀切断股动静脉后面的股鞘和疏松结缔组织,暴露髋关节(技术图2A)。
- 轻度屈曲髋关节,把一个手指放置在髂腰肌的中间外侧,游离肌肉并从小转子止点分离(技术图2B)。用一个手指从内向外穿过肌肉下面,钝性分离髂腰肌。因为髂腰肌和股直肌之间连接紧密,故难以从外向内分离。通过锐性和钝性分离,游离整个髂腰肌,直到它在小转子上的止点。在切断之前,注意保护该肌浅表的血管。从小转子的止点上切断髂腰肌。
- 现在将着手处理内收肌群,并将其从骨盆上切下,注意要从外向内进行。为了保护闭孔外肌,找到其起于小转子上的凸显的肌腱。

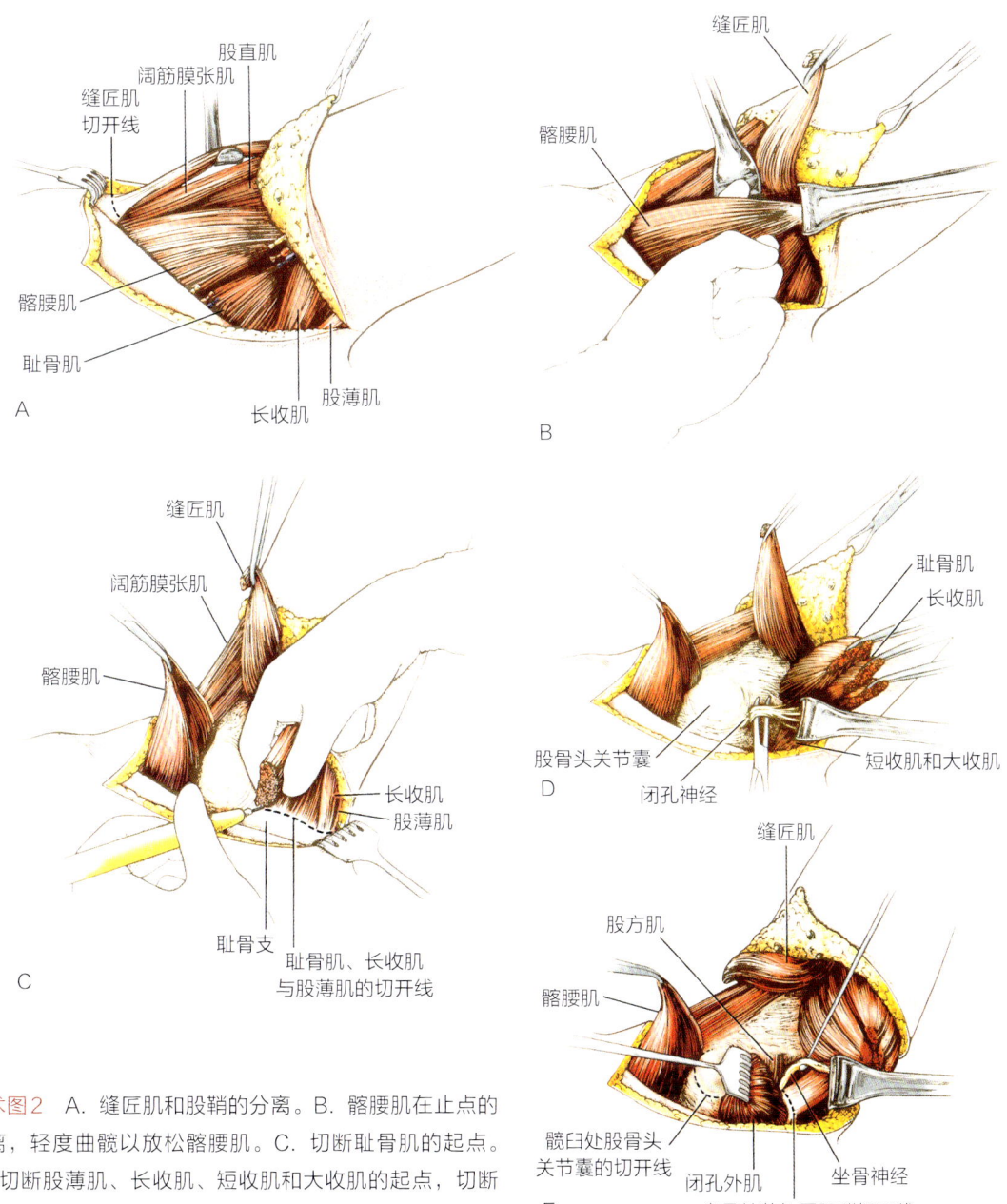

技术图2 A. 缝匠肌和股鞘的分离。B. 髂腰肌在止点的分离,轻度曲髋以放松髂腰肌。C. 切断耻骨肌的起点。D. 切断股薄肌、长收肌、短收肌和大收肌的起点,切断闭孔动、静脉和神经。E. 从坐骨结节上切断屈肌。

- 找到这个肌腱有助于识别耻骨肌和闭孔外肌之间的间隙,这两块肌肉的肌纤维的方向明显不同。用一个手指从耻骨肌深面穿过,用电刀从起点切断耻骨肌(技术图2C)。
- 显露出耻骨肌下面的闭孔动脉、静脉和神经的大量支。
- 从耻骨联合上切断股薄肌、长收肌、短收肌和大收肌的起点。闭孔动脉、静脉和神经常常在短收肌处形成分支。在解剖中注意识别闭孔动脉的分支并结扎,以免不小心破裂,导致近端缩入骨盆中出血(技术图2D)。
- 极度外展髋关节有助于找到坐骨结节,并扯开外展肌的断端。识别屈肌、坐骨神经和股方肌,避开邻近的旋股血管。从坐骨结节上切断半膜肌、半腱肌和股二头肌长头的起点,保留股方肌和坐骨神经(技术图2E)。

髋关节囊切开并分离后方肌肉

- 这时髋关节前后的所有肌肉已经切断,切开股骨头表面的关节囊,电刀切断圆韧带(技术图3A)。
- 现在术者从患者前面移到后面,把患者的躯干从后外侧位变成前外侧卧位。切开剩余皮肤并切开深面的臀筋膜(技术图3B),在切口的深面切断阔筋膜张肌和臀大肌。这些是唯一不从起点和止点上切断的肌肉。
- 紧贴这些肌肉下面是股直肌,用电刀从髂前下棘起点处将其切断(技术图3C)。切断臀大肌以后,暴露止于大转子上的肌腱,包括臀中肌、臀小肌、梨状肌、上孖肌、闭孔内肌、下孖肌和股方肌的肌腱。用电刀靠大转子上切断这些肌肉的止点(技术图3D)。

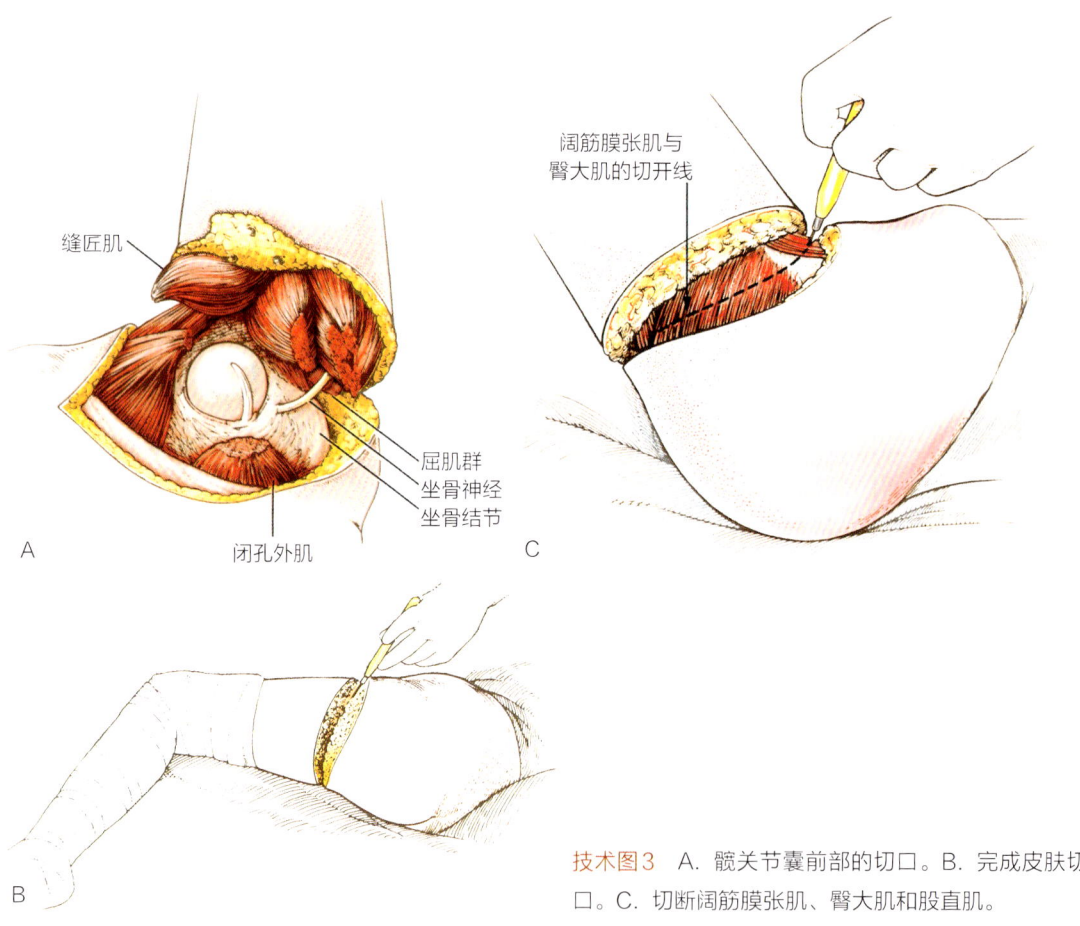

技术图3 A. 髋关节囊前部的切口。B. 完成皮肤切口。C. 切断阔筋膜张肌、臀大肌和股直肌。

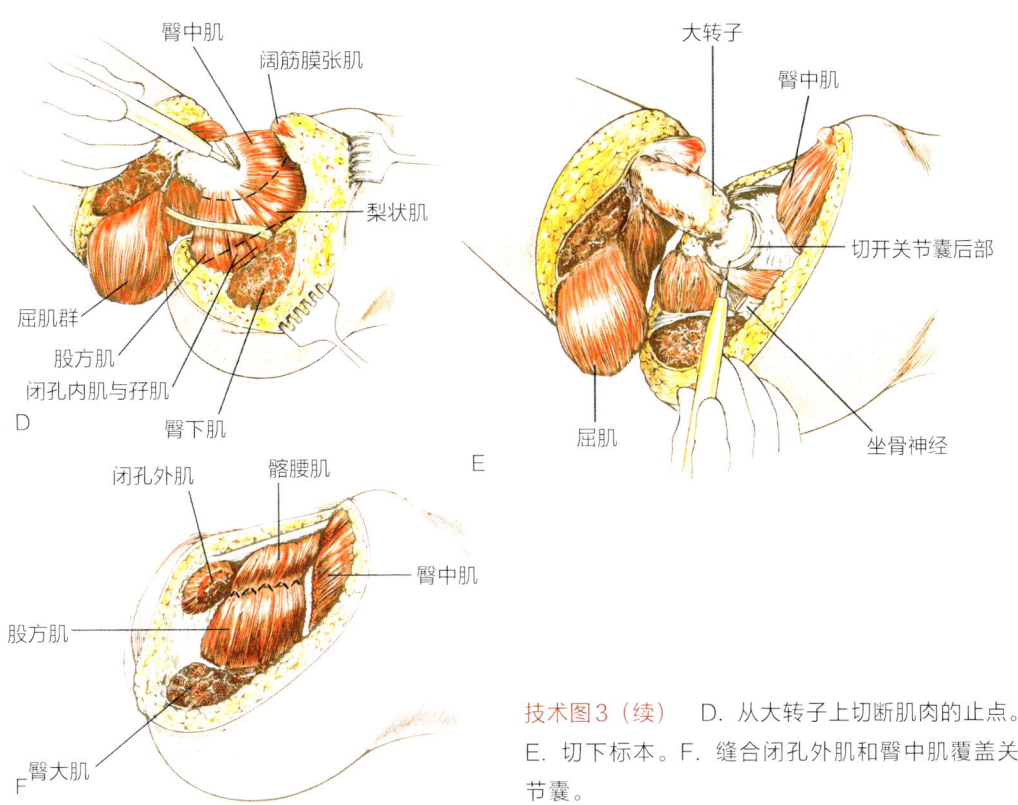

技术图3（续） D. 从大转子上切断肌肉的止点。E. 切下标本。F. 缝合闭孔外肌和臀中肌覆盖关节囊。

- 髋关节囊的横切是通过切开囊的后部来完成的。将环绕坐骨神经丛周围的肌肉分离，将其切断，并使其放回梨状肌下方（技术图3E）。
- 将闭孔外肌和臀中肌缝合在髋臼和关节囊上，以帮助覆盖骨突出的软组织（技术图3F）。

用股骨近端假体重建股骨残端

- 股骨近端假体包括近端双极头部分、体和远端圆形尖端。近端双极型部分在颈部底部周围具有孔和多孔涂层，旨在重新连接髋关节囊和大转子。防止转位的肌肉滑动。
- 假体具有多种长度选择。根据尺寸选择合适的长度。
- 远端圆锥形针头是根据义肢定制的。它有圆形的子弹形尖端，可避免穿透软组织，并且包括两组四个孔，每个孔用于重新连接股四头肌、腘绳肌和内收肌的远端。
- 可以根据所需长度的近似值试验性组装股骨近端假体。测量切除的股骨头，以帮助估计所需的头杯尺寸。应将试验假体放入髋臼中，并释放软组织回到原位以模拟闭合，并证明试验假体是否可以闭合软组织（技术图4）。

- 一旦确定了所需的假体，就组装好假体，确定莫氏锥度。

髋关节囊的重建

- 为了加强关节囊的闭合，我们使用3 mm Dacron带，该带可作为假体周围的套索以防止脱位。如果在放置假体之前完成此步骤，通常会更容易。

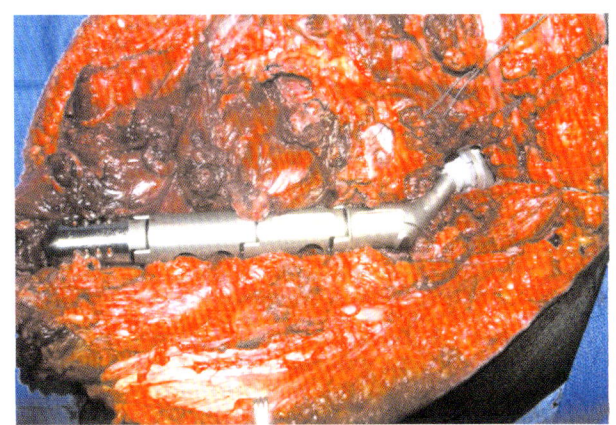

技术图4 假体的测量。可以调整双极杯的大小以适应髋臼直径。测量体长，以便在远端重新连接肌肉群（股四头肌、腘绳肌和内收肌）时，可以达到合适的紧张度和中立的位置。

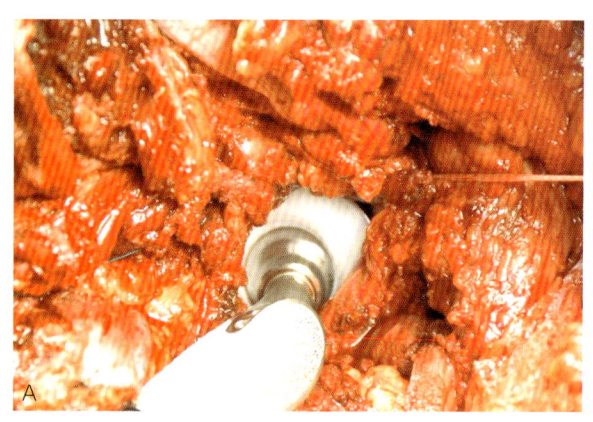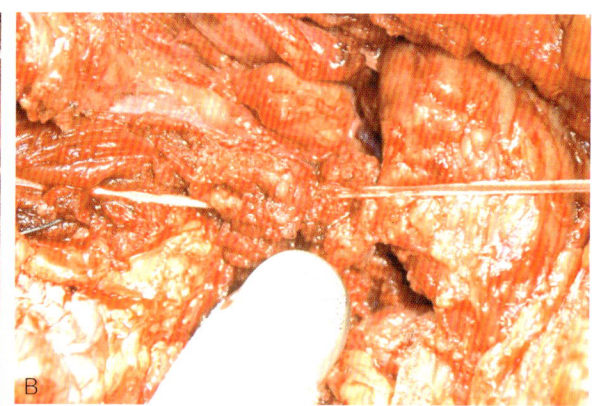

技术图5　重建切除时已标记的髋关节囊,并与假体的近端连接。腰大肌重新附着在囊的前部,而外旋肌重新附着在囊的后部。

- 将Dacron线缝在切好的关节囊周围(技术图5)。在Dacron线上施加太大的张力可能会导致难以修复假体。一旦Dacron线固定到位,就将组装好的假体放到髋臼中,然后将Dacron收紧,在股骨颈上形成套索。根据笔者的经验,这有助于防止脱臼。
- 应将髋关节置于功能范围内,以确保取得成功的结果。
- 一旦外科医生对假体和活动范围感到满意,就将先前分离的腰大肌拉到髋关节前囊上,并用爱惜邦线缝合。将短的外旋肌向前拉,然后缝合到囊后。

内收肌和外展肌的重建

- 将截去的大转子的髋关节外展肌复位,并通过线和更大的转子握柄重新连接(技术图6A)。将内收肌与假体重新连接(技术图6B、C)。

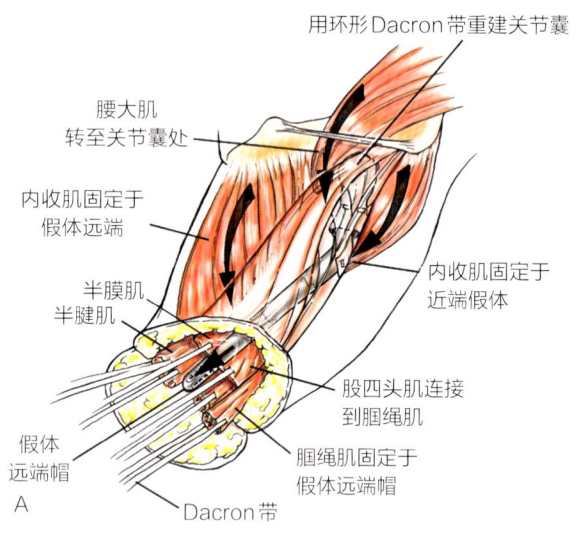
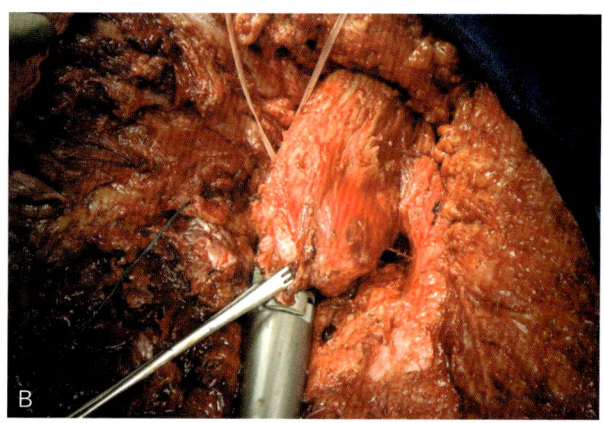
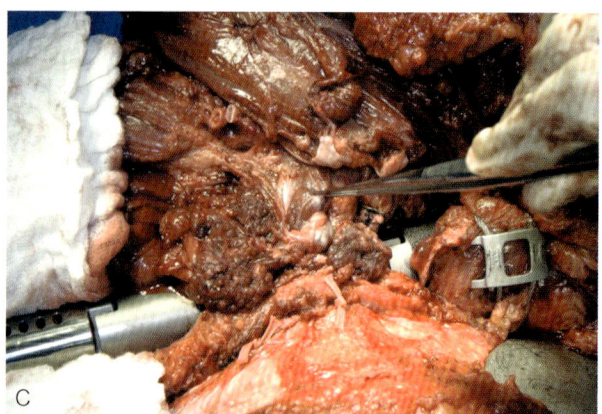

技术图6　A~C. 外展肌和大转子用线重新连接。内收肌重新连接到假体上。

- 确定坐骨神经的近端部分。使用细直角夹小心地打开其外鞘，放置导管并向近端穿入鞘内至少5～10 cm。然后将导管缝合到附近的脂肪或肌肉组织，以使用4-0铬合金缝线帮助固定。将14号血管导管放置在神经导管所需的出口处，使针头穿过皮下和肌肉层下方。将神经导管穿过血管导管到达其在皮肤水平上的所需位置，然后将导管穿出皮肤。导管中应注入4～8 mL 0.25%布比卡因，不含肾上腺素，帮助术后疼痛控制。

软组织重建和关闭切口

- 将涤纶线将股四头肌、内收肌和腘绳肌缝合到所有切开的远端残端上（技术图7）。

- 使用在假体远端部分上制成的孔将髋臼后肌群连接到假体上，并使髋部完全伸展。股四头肌通过预成型的孔以类似的方式连接到假体的前部，同时髋部伸展。内收肌以类似的方式连接。假体放置在中立位置，并且三个组的肌群同时牵拉，从而实现肌肉平衡。
- 外科医生应避免髋关节外展和内收。
- 肌肉末端相互缝合，形成覆盖远端的连续筋膜边界。为了防止肌肉挛缩，特别是外展和内收或屈曲挛缩，必须进行适当的肌肉拉紧和平衡。
- 重建的假体应位于中间位置。股外侧肌的起源在近端，重新连接到大转子。股外侧肌的筋膜与阔筋膜相连。

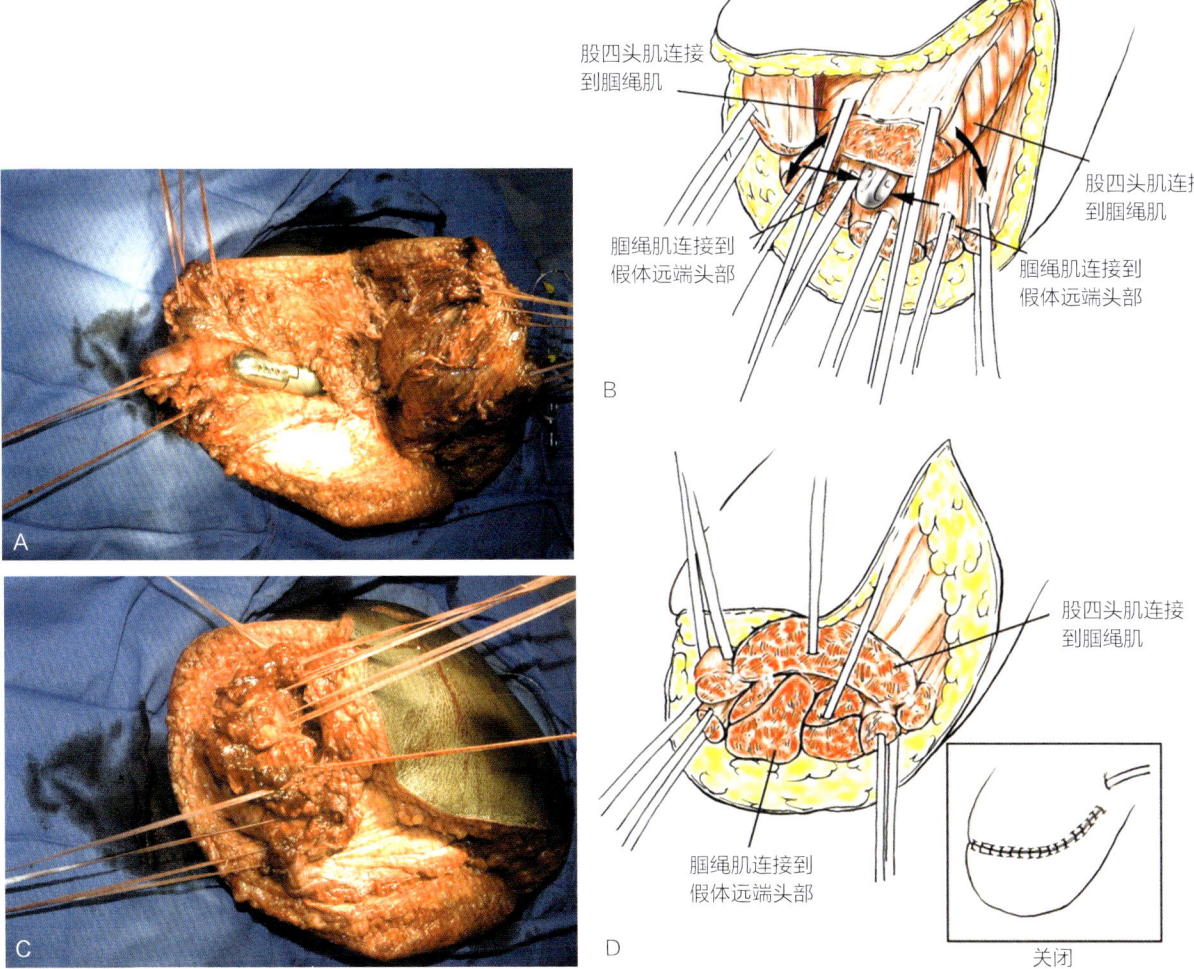

技术图7 切除时标记了远端肌肉末端。重建包括屈肌和伸肌，以及外展肌和内收肌。这些都重新连接到假体的远端并彼此连接。这是通过将假体置于中立位置来完成的。A、B. 股四头肌、腘绳肌和内收肌群以平衡的张力被拉动，附着在假体上。肌肉末端在其远端彼此连接。C、D. 正确连接后，当患者在手术台上醒来时，假体将保持在中间位置。

切下标本并关闭(未用到假体)

- 将臀筋膜与腹股沟韧带和耻骨支缝合。这时可以发现后侧肌皮瓣比前侧筋膜长很多,将臀筋膜与腹股沟韧带和耻骨支缝合在一起,尽量对合整齐。先间断穿针引线,最后再打结。在关闭伤口以前,在臀筋膜下放置负压吸引管。
- 间断缝合皮肤。还是要注意确保在切口线上均匀分布后侧皮瓣多余的软组织。当臀部皮瓣很厚时,需要再放一个引流管,闭合皮下组织内的间隙(技术图8)。
- 术后保持引流管的通畅。如果血流动力学状态允许,患者在术后第1日就可以下床活动。

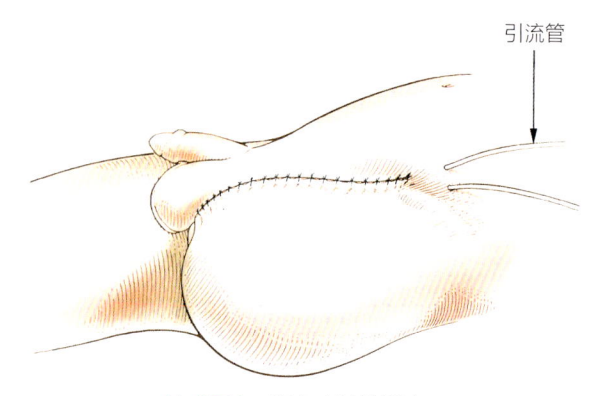

技术图8 缝合皮肤并引流。

要点与失误防范

用更大的转子截骨术保留外展功能	• 只要没有疾病涉及大转子,就应该将其截骨并与外展肌连接
试验假体	• 术中应测量假肢的双极头大小和体长
髋关节囊	• 髋关节囊应保留并标记。切除后,应将囊重新连接到颈部周围的假体上。然后,将腰大肌的远端连接到前囊,将短的外旋肌连接到后囊,来增强髋关节囊
肌肉张力	• 假体处于中立位置时,应以相同的张力重新连接股四头肌、腘绳肌和内收肌
骨性隆起	• 残留的闭孔外肌和臀中肌提供了良好的软组织来覆盖骨性隆起,以及有助于假肢的利用
伤口和切口区域	• 尽量使皮瓣分布均匀,谨慎地去除多余的软组织,可能会因为不对称而引起假肢使用的疼痛或不适
死腔的关闭	• 残留的髂腰肌和股方肌可以用来关闭关节囊和死腔
幻肢痛	• 术后镇痛至关重要。我们认为可以用神经外膜导管插入坐骨神经横断末端来缓解疼痛 • 在残留的股神经和坐骨神经行外膜内置管以减少幻肢痛的发生和感觉,并减少麻醉药品的用量

术后处理

- 加压包扎要保留3～5日以减少肿胀,之后检查伤口并重新包扎。
- 留置引流直至引流量最少,通常在手术后3～4天。术后数周使用加压敷料。一旦伤口愈合,就可以安装假体。允许负重。
  - 物理疗法可能在手术后立即开始,应集中于实现良好的关节活动度。
- 假体活动从肿胀减轻和伤口愈合开始。一般术后需要4～6周。

预后

- 髋关节离断患者的5年生存率为32%,如果有局部复发,5年生存率为25%。
- 髋关节离断对侵袭性肿瘤在没有其他治疗方法时是很好的姑息治疗方法,这将改善患者的生活质量。
  - 笔者为6位患者,包括患骨肉瘤30年($n=2$)、骨恶性纤维组织细胞瘤($n=2$)以及滑膜肉瘤($n=2$)施行该术,术后结果良好。未发生感染、脱位和局部复发。所有患者也未行二次手术。

- 相对于远端截肢的患者，假肢的使用仍然较少，为5%～60%。原因在于义肢的使用缺陷包括假肢重量、在厕所时的不便。尽管如此，所有的患者仍然应该使用义肢。
- 髋关节离断的患者功能尚可（图3），一项研究发现，大多数接受或不接受假肢的患者甚至能够进行驾驶。

并发症

- 局部复发率为2%～12%，而因复发行截肢或切缘接近肿瘤的患者复发率更加高。
  - 可能的并发症包括涉及假体的深部感染。残端重建之前必须有证据表明肢体无感染。如果可疑感染，建议二期手术。
  - 为了避免髋关节脱位，髋关节囊需重建。重建的髋关节通过前方的腰肌与后方的外旋短肌得到加固。术中应评价其稳定度。
  - 由于股四头肌和外展肌的力度，残端有屈曲、外展的自然倾向。因此，在术中平衡股四头肌、内收肌、腘绳肌和外展肌肌力是关键。
- 切口愈合问题主要由于积液和血肿，引流可以减少这一问题的发生。

（陈欣 译，宋文奇 张春林 审校）

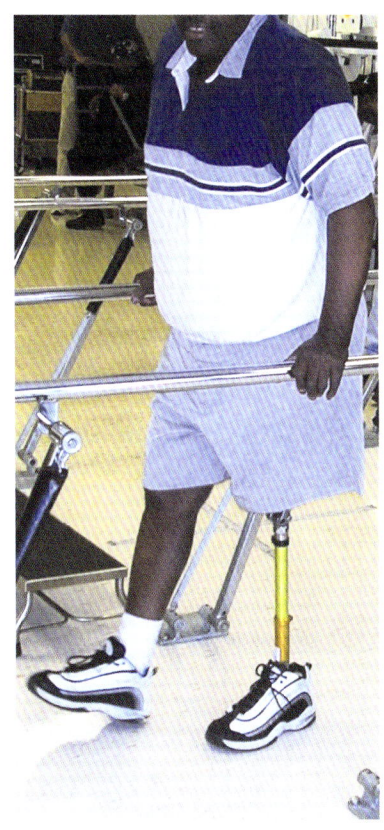

图3 在安装膝上假体后，髋关节离断和大腿近端残端重建后的患者。

参考文献

[1] Abudu A, Sferopoulos NK, Tillman RM, et al. The surgical treatment and outcome of pathological fractures in localised osteosarcoma. J Bone Joint Surg Br 1996;78B:694-698.

[2] Chin T, Kuroda R, Akisue T, et al. Energy consumption during prosthetic walking and physical fitness in older hip disarticulation amputees. J Rehabil Res Dev 2012;49(8):1255-1260.

[3] Dillingham TR, Pezzin LE, MacKenzie EJ. Limb amputation and limb deficiency: epidemiology and recent trends in the United States. South Med J 2002;95:875-883.

[4] Jain R, Grimer RJ, Carter SR, et al. Outcome after disarticulation of the hip for sarcomas. Eur J Surg Oncol 2005;31:1025-1028.

[5] Jeans KA, Browne RH, Karol LA. Effect of amputation level on energy expenditure during overground walking by children with an amputation. J Bone Joint Surg Am 2011;93(1):49-56.

[6] Kalson NS, Gikas PD, Aston W, et al. Custom-made endoprostheses for the femoral amputation stump: an alternative to hip disarticulation in tumour surgery. J Bone Joint Surgery Br 2010;92(8):1134-1137.

[7] Lackman RD, Quartararo LG, Farrell ED, et al. Hip disarticulation using the lateral approach: a new technique. Clin Orthop Relat Res 2001;392:372-376.

[8] Marcove RC, McMillian RD, Nasr E. Preservation of the functional above-knee stump following hip disarticulation by means of an Austin-Moore prosthesis. Clin Orthop Relat Res 1979;141:217-222.

[9] Merimsky O, Kollender Y, Inbar M, et al. Palliative major amputation and quality of life in cancer patients. Acta Oncol 1997;36:151-157.

[10] Nowroozi F, Salvanelli ML, Gerber LH. Energy expenditure in hip disarticulation and hemipelvectomy amputees. Arch Phys Med Rehabil 1983;64:300-303.

[11] Rougraff BT, Simon MA, Kneisl JS, et al. Limb salvage compared with amputation for osteosarcoma of the distal end of the femur: a long-term oncological, functional, and quality-of-life study. J Bone Joint Surg Am 1994;76A:649-656.

[12] Sugarbaker P, Malawer M. Hip disarticulation. In: Malawer MM, Sugarbaker PH. Musculoskeletal Cancer Surgery: Treatment of Sarcomas and Allied Diseases. Boston: Kluwer, 2001:337-349.

[13] Van der Windt DA, Pieterson I, van der Eijken JW, et al. Energy expenditure during walking in subjects with tibial rotationplasty, above-knee amputation, or hip disarticulation. Arch Phys Med Rehabil 1992;73:1174-1180.

[14] Westbury G. Hindquarter and hip amputation. Ann R Coll Surg Engl 1967;40:226-234.

第24章 股骨近端与全股骨切除并人工假体重建

Proximal and Total Femur Resection with Endoprosthetic Reconstruction

Jacob Bickels and Martin M. Malawer

背景

- 股骨近端和中段是原发骨肉瘤和转移性癌的常见部位。
- 广泛切除股骨近端进行保肢手术被认为是风险很高的手术，主要原因为大范围切除了骨与软组织，术后功能欠佳以及辅助放化疗导致的一些不良后果。因此，髋关节解脱或者半骨盆切除是治疗股骨近端和中段大范围病损的经典方法，两者都伴随而来的是功能和外观的缺失以及对患者心理造成的不良影响。
- 如今，骨与软组织肿瘤患者生存率的提高、生物工程技术的发展以及手术技巧的提高使得这部分的患者可以进行保肢手术。肿瘤局部控制良好为一个有功能的肢体的保留提供了可能性。因此，在治疗原发性骨肉瘤、转移性骨肿瘤，以及内固定失败、骨质量差的严重急性骨折、失败的全髋置换、骨髓炎、代谢性骨疾病与先天性的骨缺损等多种非肿瘤性病变时，股骨近端和全股骨切除术已经成为手术的选择[1-4]。
- 骨骼重建的方法包括切除融合术、大段骨关节同种异体移植、假体置换与假体同种异体骨复合移植[2,3,5,7]。
- 骨关节异体移植在20世纪70~80年代非常流行，试图利用供体的骨恢复受体关节的自然解剖；然而，随后感染、骨不愈合、骨段不稳定、骨折与软骨下骨崩解的发生率均增加，进而导致失败[6,8]。
- 组配式假体自20世纪80年代中叶问世以来，使假体重建产生了变革。这个可相互组合的系统内部部件包括关节面部分、主体部件以及各种直径和长度的假体柄部件。其设计特点包括假体的皮质外部分的广泛多孔涂层，以利于骨和软组织的固定，还有其金属环可为肌肉重建提供附着点（图1）。
- 大多数假体重建股骨近端或者全股骨患者功能良好，且畸形程度最小，保留了关节囊和外展肌的附着点，大大降低了关节脱位的发生率——传统髋假体重建手术最常见的并发症[1]。

解剖

- 髋关节和关节囊。由于股骨颈位于关节囊内，使得股骨近端肿瘤可能在生物学上蔓延至髋关节周围滑膜、关节间隙和圆韧带。圆韧带是跨关节跳跃转移至髋臼的基础。幸运的是，关节累及较为少见，通常是发生在病理性骨折之后。通常情况下，关节囊并未受到累及，可获得关节内切除。如果关节囊或者髋臼累及，则考虑关节外切除。
- 股骨大转子作为髋关节外展肌群的附着点，术中随着标本一起被切除，其腱性末端应标记好，重建在假体上。
- 股骨小转子作为髂腰肌的附着点，术中随着标本一起被切除，其腱性末端应标记好，重建在假体上。分别将外展肌群和髂腰肌重建于假体的内外侧，保留假体平衡的运动范围（图2）。
- 股动脉在收肌管向着股骨内收肌结节沿着大腿几乎垂直走行，进而续为腘动脉。在腹股沟韧带下方4 cm处存在股深动脉分支，有时结扎股深动脉，完整切除股骨近端较大的肿瘤。青少年患者结扎股深动脉不会对下肢血流造成影响。然而在成人患者，建议行术前血管造影，因为股浅动脉闭塞的患者结扎股深动脉可能导致下肢缺血并需要截肢。

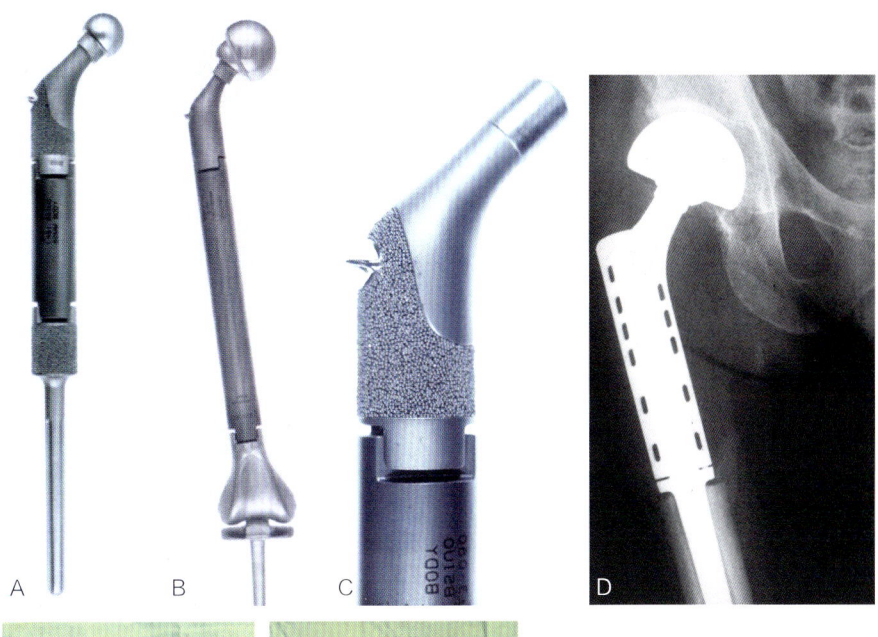

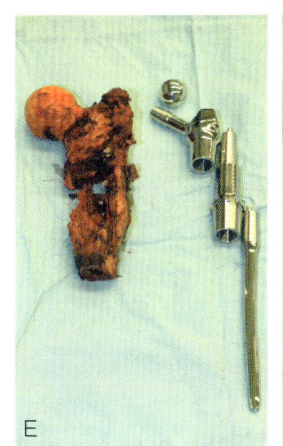

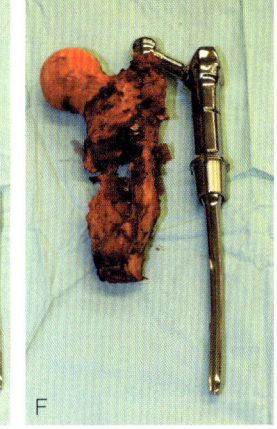

图1 A～D. 组配式股骨近端假体和全股骨假体这个可相互组合的系统内部件包括关节面部分、主体部件以及各种直径和长度的假体柄部件。其设计特点包括假体的皮质外部分的广泛多孔涂层，以利于骨和软组织的附着，还有其金属环可为肌肉重建提供附着点。E、F. 组配式假体用于重建股骨近端转移性病灶切除后的骨缺损。

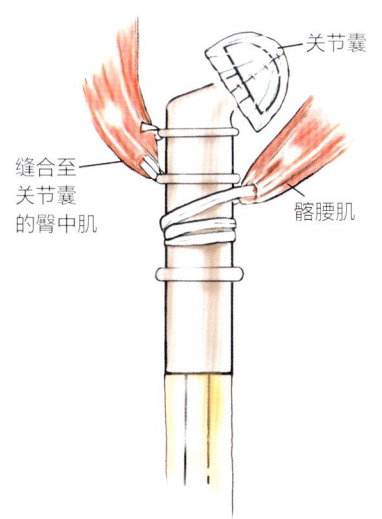

图2 同时将外展肌群和髂腰肌重建于假体的内外侧，保留假体平衡的运动范围。

- 股骨肿瘤很少向远端发展并侵犯膝关节，病理性骨折、不正确的活检方式造成的污染或肿瘤侵犯交叉韧带可以使肿瘤累及膝关节。关节腔积血提示肿瘤累及关节，建议行膝关节关节内切除术（完整切除股骨、膝关节的关节囊和胫骨的近端关节面）。

适应证

- 原发骨肉瘤（图3）。
- 良性侵袭性肿瘤伴大范围骨破坏（图4）。
- 转移性瘤伴有广泛的破坏（图5）。
- 非肿瘤学上的适应证包括：内固定失败、骨质条件差的严重急性骨折、伴随小转子下节段骨缺损的全髋置换术、慢性骨髓炎、代谢性骨疾病与多种先天性骨骼发育缺陷病（图6）。

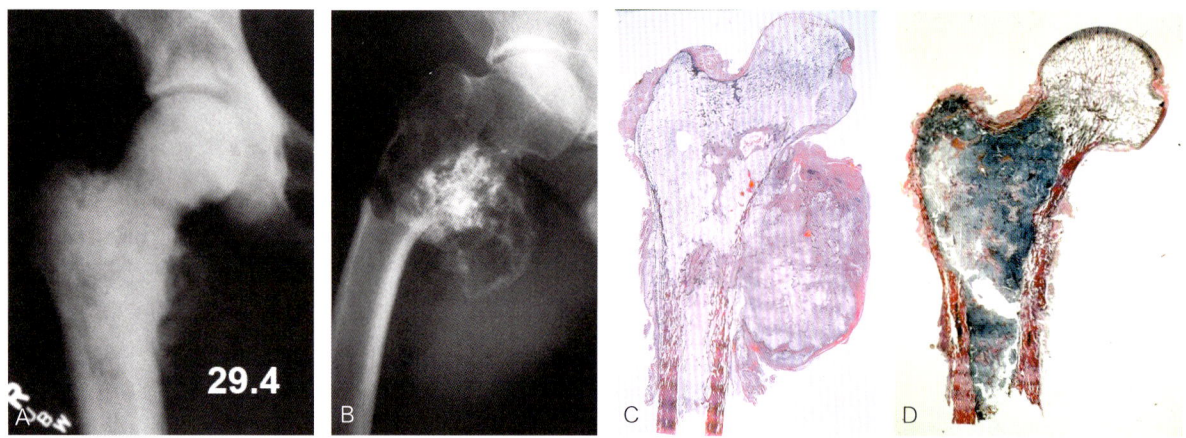

图3 A. 股骨近端骨肉瘤。B. 股骨近端软骨肉瘤。C、D. 股骨近端骨肉瘤和高分化软骨肉瘤向髓外浸润，必须广泛切除股骨近端。

- 股骨近端切除术用于干骺端-骨干部位的病损：①扩展到小转子下方。②造成广泛的骨皮质破坏。③保留至少3 cm的股骨远端骨干。全股骨切除术适用于骨干的病损：向近端扩展到小转子，向远端扩展到远端骨干-干骺端交界处。造成了广泛的骨破坏（图7）。

影像学和其他诊断性检查

- 股骨近端与全股骨切除术是大型的外科手术，需要详细的术前评估。根据体格检查与影像学检查，外科医生必须确定：
  ○ 骨切除的范围和需要的假体的尺寸。
  ○ 软组织切除的范围和重建的可能性。
  ○ 肿瘤与附近的股动静脉、股神经及坐骨神经的毗邻关系。
- 大多数并发症可以通过术前预测和术中相应手术方案的调整而得以避免。一套完整的影像学检查是必需的，包括全股骨、髋关节、膝关节的X线片、CT和MRI。CT和X线片适用于评估骨破坏的范围和程度，而MRI主要用于评估肿瘤在髓腔及软组织中的侵犯程度，以及跨过股骨髓腔在髋臼内的转移情况。
- 股动脉造影在股骨近端肿瘤切除之前是必需的。当肿瘤具有一个巨大的骨外软组织肿块时，血管移位可能性非常大。股深动脉极易扭曲，或偶见直接穿入肿瘤。如果肿瘤具有一个巨大的骨外软组织肿块时，则考虑要结扎股深动脉，前提是术前必须行血管造影以证实股浅动脉的完好。如果要进行囊内切除，在准备切除转移性血管性肿瘤时，可以在术前使用栓塞。转移性肾上腺瘤是血管性病损的一个非常典型的例子，如果不进行术前栓塞，则在进行囊内手术时，会广泛出血，造成大量失血。

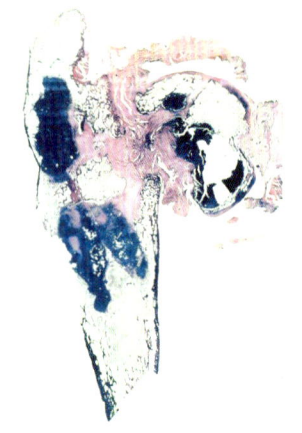

图4 股骨近端骨巨细胞瘤伴病理性骨折。

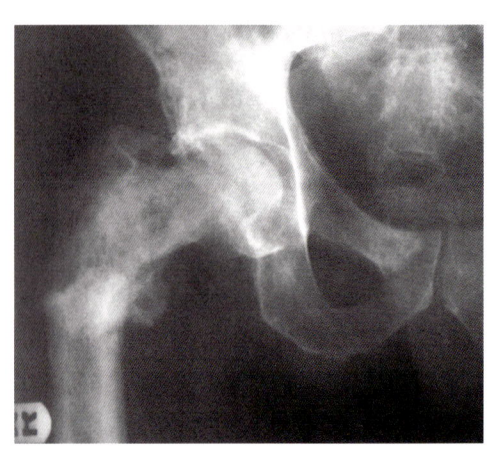

图5 股骨近端转移性瘤伴转子下病理性骨折。

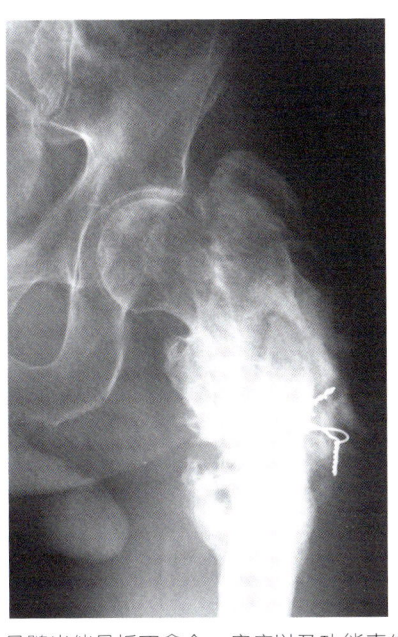

图6　慢性骨髓炎伴骨折不愈合、疼痛以及功能丧失。股骨近端切除假体重建完全解除疼痛，且大大改善了功能。

手术治疗

- 涉及用假体重建的保肢手术分为三个步骤：肿瘤切除、假体重建和软组织重建。接下来将阐述股骨近端切除假体重建的手术技术。其他全股骨切除所需要的步骤参见相关章节内容。
- 总之，股骨近端转移性肿瘤的手术操作与骨原发性肉瘤的手术操作方式一致，其主要区别是转移性肿瘤骨外软组织肿块较原发性肿瘤小，并且周围的肌肉通常

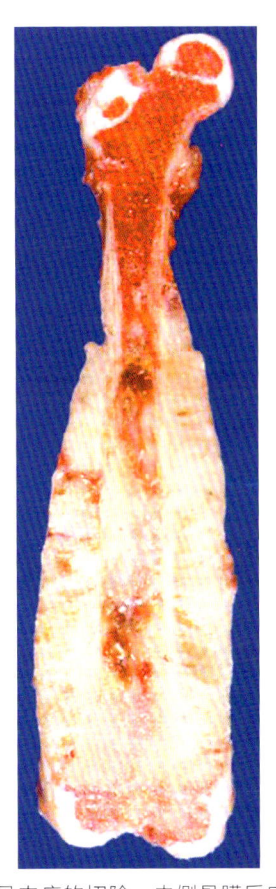

图7　股骨巨大骨肉瘤的切除，内侧骨膜反应超过了小转子，因此需要全股骨切除。

被转移性病损所累及，与骨肉瘤推压周围组织产生边界线相反。

肿瘤切除

体位与切口

- 患者取侧卧位，采用长的后外侧切口，切口可以在近端大转子以上延长3~4 cm至远端达2/3的大腿（技术图1A、B）。如果股骨近端内侧软组织部分有广泛的肿瘤，则需要加用髂腹股沟延伸部分。经该切口可以暴露股骨近端的1/3，以及安全地显露股管、股三角、股深动脉和缝匠肌管。
- 向后翻起臀大肌可暴露臀后区域、外旋肌、坐骨神经、外展肌和后关节囊。如果实施全股骨切除，则将切口向远端延伸到髌韧带和胫骨结节的前外侧。如果肿瘤侵犯沿股骨内侧远端，则最好采用内侧弧形切口进行暴露（技术图1A、C、D）。

臀大肌与臀中肌的分离

- 纵行切开髂胫束可以充分地从前后方显露臀大肌在股骨的附着点，并可以对其进行部分分离。将臀大肌翻向后方，可以结扎第1穿支动脉，该动脉位于臀肌腱附着点的相同部位。然后进一步向后剥离臀大肌，显露臀后区、外旋肌群、坐骨神经、外展肌和后关节囊（技术图2）。
- 坐骨神经位于外旋肌的正后侧。一般情况下，随着原发性骨肉瘤的扩展，外旋肌被推向外侧，并作为坐骨神经的一个保护性屏障。在这些患者中，坐骨神经由此而不在其通常的解剖位置上，为避免神经损伤，必须及早辨别分离并将其向后方移开。
- 借助其前后间隙识别外展肌群。如果其没有被肿瘤累及，通过大转子截骨。否则，将外展肌从其腱性附着点切断，并将其切开，显露髋关节及髋臼。

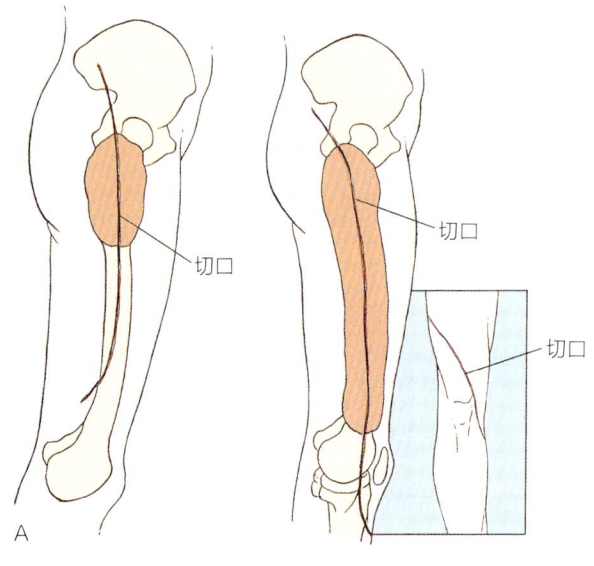
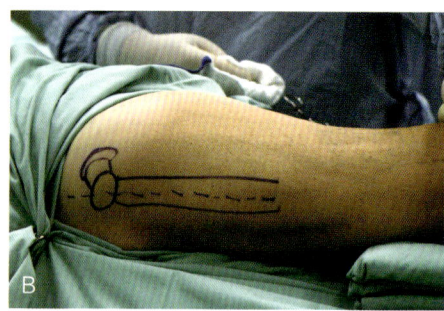
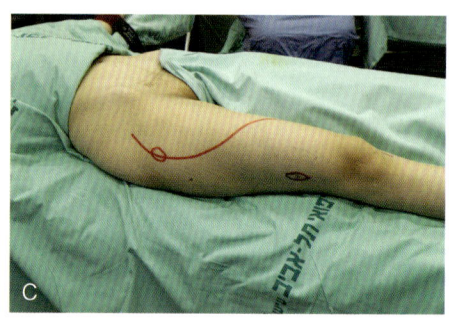
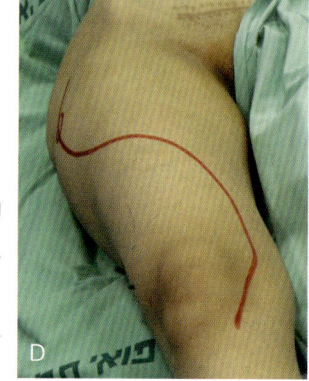

技术图1 A、B. 插图及术中照片显示股骨近端或全股骨切除的前外侧切口。C、D. 切口远端达髌韧带和胫骨结节的前外侧以暴露全股骨。如果肿瘤在股骨远端有内侧或后侧的软组织浸润，需要切除膝关节和腘窝的内侧部分，切口在远端部分应当呈弧形转至内侧。

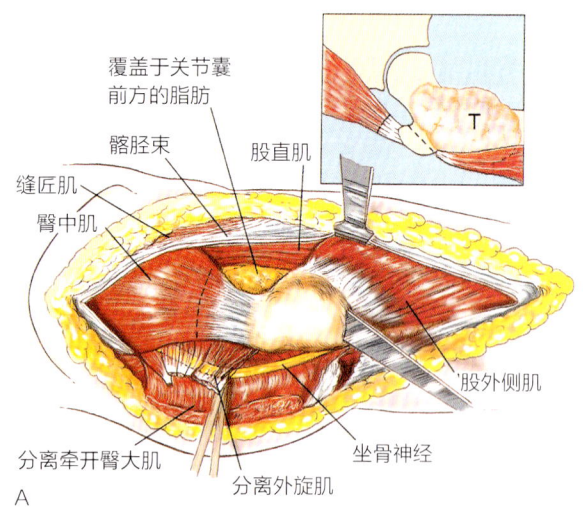
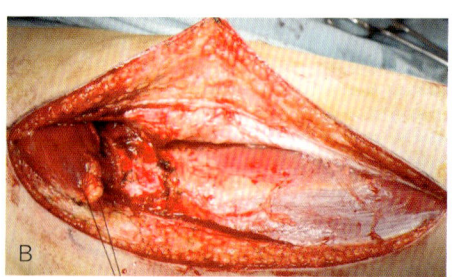

技术图2 臀大肌后侧分离。臀大肌在后侧被掀开，确认坐骨神经、外展肌和后侧关节囊。由于在所示情况下肿瘤扩展到大转子，得以识别外展肌并离断，从而暴露髋关节和髋臼。如果更大的转子不参与肿瘤扩展，则行截骨并保留外展肌肌腱。

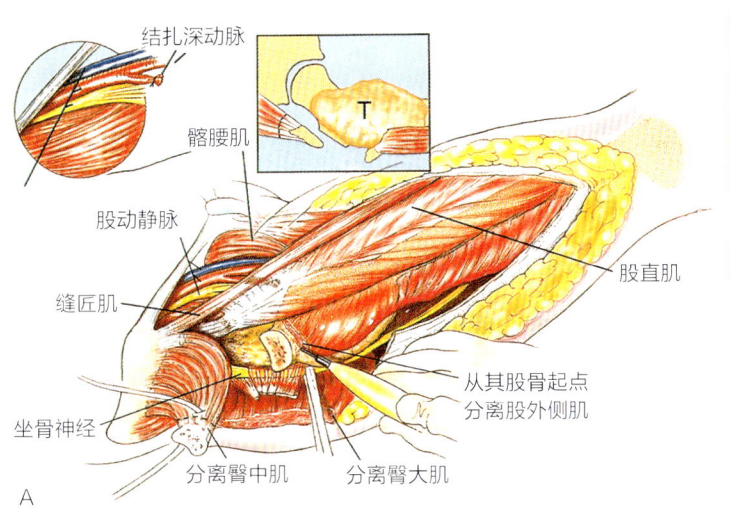
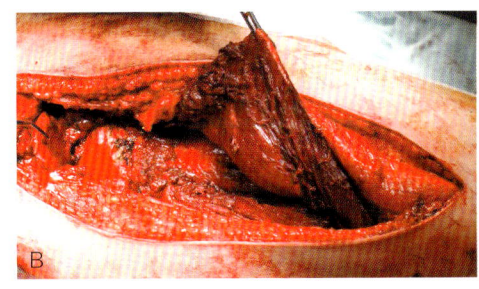

技术图3 股远端骨股外侧肌的起点。

股外侧肌的翻开

- 将股外侧肌从其止点处向远端掀起,结扎其后方的穿支血管(技术图3)。必须保留股外侧肌,原因是将来可对假体进行软组织覆盖。将其移向近端与外展肌缝合(见软组织重建一章)。注意不要结扎其主蒂部,其主蒂部向前并斜行通过腹直肌筋膜。尽管主要的血管神经束通常不被股骨近端转移性病损累及,但其常常被原发性骨肉瘤的巨大内侧骨外扩张团块压迫而移位,这种情况下,必须识别血管神经束并将其移开保护。打开缝匠肌外侧的肌间室,显露通过耻骨上方的部分髂肌。
- 找到位于筋膜下方的股神经(技术图3)。找到位于缝匠肌肌管中的股浅及股深动静脉,并将其牵开,将股深动静脉从其股总血管分叉处的远端进行结扎。

髋关节后侧肌肉与关节囊的分离

- 臀后区在前面已经被显露,现将外旋肌群从距离股骨近端附着点1 cm处整块切断。确保假体头部在髋臼中保持稳定,这个过程中,髋关节囊发挥了主要作用。如果其没有被肿瘤侵袭,则应予以保留关节囊并作为分界。
- 沿着髋臼关节囊的前外侧纵行切开,并将其从股骨颈上环行剥离。将股骨向前外方向脱位,当心不要造成股骨颈骨折,尤其是在切除原发性骨肉瘤时。
  - 检查髋臼是否有肿瘤侵犯关节(技术图4A、B)。
  - 如果通过前外侧关节切开术实施全股骨切除,则将切除交叉韧带、侧副韧带、半月板以及关节囊和股骨远端的肌肉附着点(技术图4C、D)。
- 如果探查腘窝周围的细节解剖,就必须做内侧关节切开术直至显露腘窝内侧。
- 全股骨切除需连同股内侧肌一起切除,但必须保留股外侧肌、股直肌、髌骨和髌韧带。由于股骨远端恶性肿瘤很少侵犯至股中间肌或髌骨表面,所以在大多数情况下可以保留髌骨。

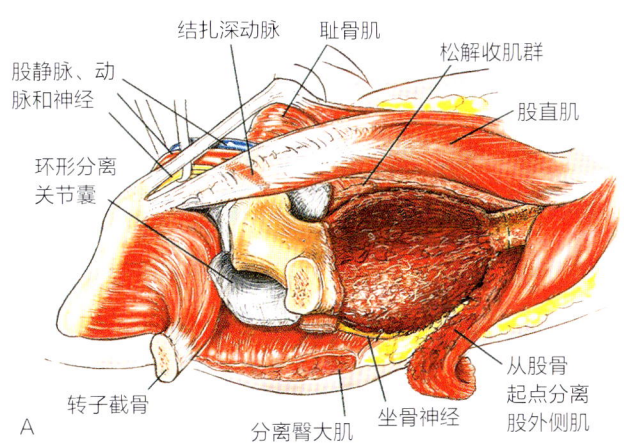
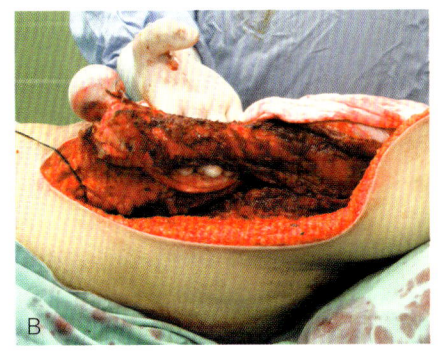

技术图4 A和B显示了分开臀后肌群与关节囊。

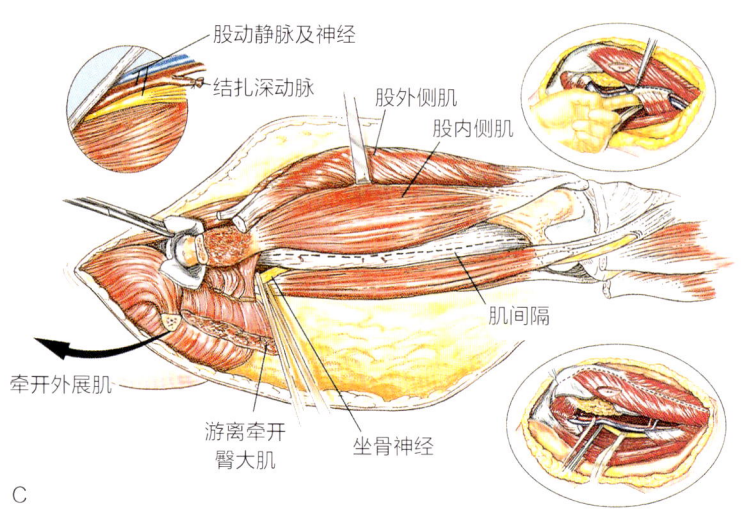
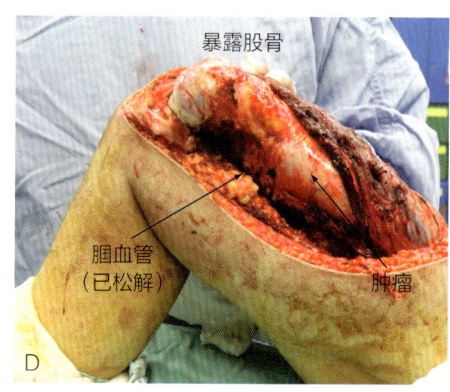

技术图4（续） C和D显示了完成全股骨切除所需的膝关节切开术。使用最初的侧切口进行前外侧关节切开术通常是可行的。但是，以防止肿瘤向腘窝延伸，需将腘动脉进行精细分离，则将膝前内侧和腘窝暴露，以切除股骨远端。股骨和股中间肌一起切除，而股直肌和髌骨除外。

股骨远端截骨与内侧结构松解

- 股骨远端截骨在由术前影像学检查所确定的合适部位进行。一般情况下，对原发性骨肉瘤，截骨处应超过其远端 3 cm；对转移性肿瘤，应超过1～2 cm，用摆锯进行截骨时，将一可扩展牵开器放置于股骨的内侧，以避免损伤邻近的软组织。截骨线应与股骨干呈直角（技术图5）。

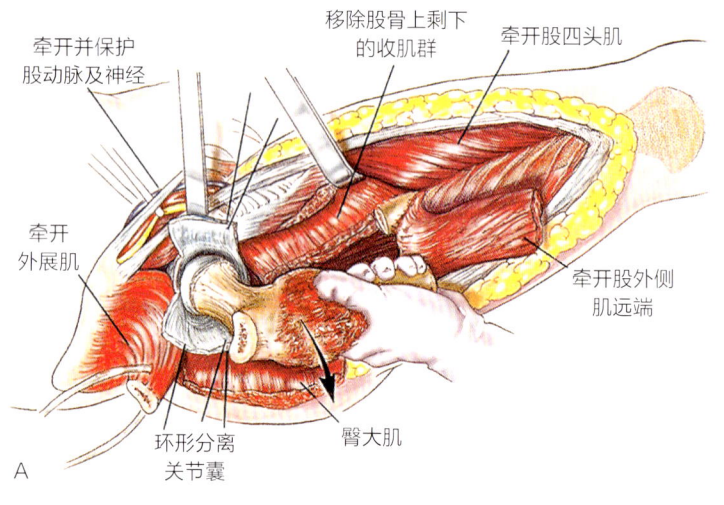
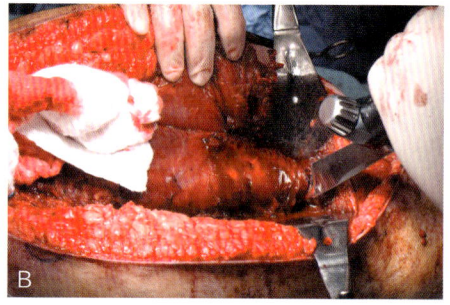
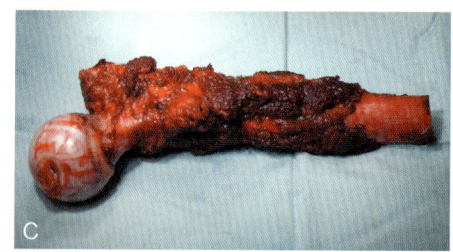
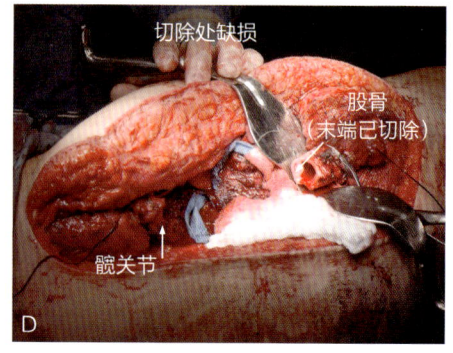

技术图5 A～D. 股骨远端截骨，去除股骨近端。股骨截骨在原发性骨肉瘤肿瘤范围以远3～4 cm，而在转移性瘤中为肿瘤范围以远1～2 cm（A的版权：Martin M. Malawer）。

- 股骨近端截除后,不要牵拉肢体,这点很重要,以避免对股血管与坐骨神经造成牵拉。如果进行全股骨切除,则采用与标准的膝关节成形术相同的手术方式进行胫骨截骨。去除大约距关节面1 cm的骨面,截骨面应与胫骨的长轴垂直。保留股二头肌的止点,在切除肿瘤时将其切断,随后将其缝合。
- 当胫骨截骨后整段股骨被分开,或股骨截骨完成将股骨向外侧牵开。此时剩余的内侧结构清晰可见,包括髂腰肌和内收肌,应在股骨截骨前或此时识别这些结构。逐层将其解剖,用弯钳钳夹、涤纶带扎牢。
- 如果有肿瘤侵及可能,需要结扎股深动脉,但要在证实股浅动脉完好的前提下。

人工关节重建

- 股骨近端切除后,需测量截下股骨的长度、股骨头的大小以及股骨远端髓腔的直径。应用股骨头试模假体验证匹配情况。用纱布包裹好保留的股骨的近端,以避免损伤股浅动脉。在扩髓前,从髓腔中取少许骨髓组织做冰冻切片以评估是否残留肿瘤细胞。

扩髓

- 应该选择最大直径的假体柄,尤其对于原发性肿瘤。假体柄周围需要1 mm厚的骨水泥鞘,因此扩髓的直径应该大于选择假体柄直径2 mm(技术图6)。

试验性假体连接

- 必须将假体的三个部分组装起来以连接股骨近端部分,并且它们必须与切除标本的颈、体、头部的长度相匹配(技术图7A~C)。
- 全股骨假体通过旋转铰链结构与胫骨部分相连(技术图7D、E)。
- 在将假体试验性植入后,触摸远端动脉搏动。如果动脉搏动减弱,则需要较短的假体。
- 牵开关节囊,并超过股骨头组件,检测髋关节的活动范围。假体在髋关节屈曲、内收和内旋时都应稳定。

假体安装与植入

- 安装组合式假体并将其植入充填骨水泥的髓腔中。假体的方向极为重要。由于仅有股骨髁作为唯一一个保留下来的解剖标志线,故在假体植入后,和股骨颈相对于假体的假想垂线成前倾5°~10°(技术图8)。
- 一般情况下需要2包骨水泥,采用第3代骨水泥技术,它包括脉冲灌洗、应用髓腔骨水泥限流器、通过离心减少骨水泥所产生的气泡、使用骨水泥枪、加压骨水泥,并通过在股骨假体近端与胫骨假体柄预涂骨水泥而增加假体与骨水泥的界面。在骨水泥逐渐硬化的过程中,手术医生反复确认假体是否置于正确位置。

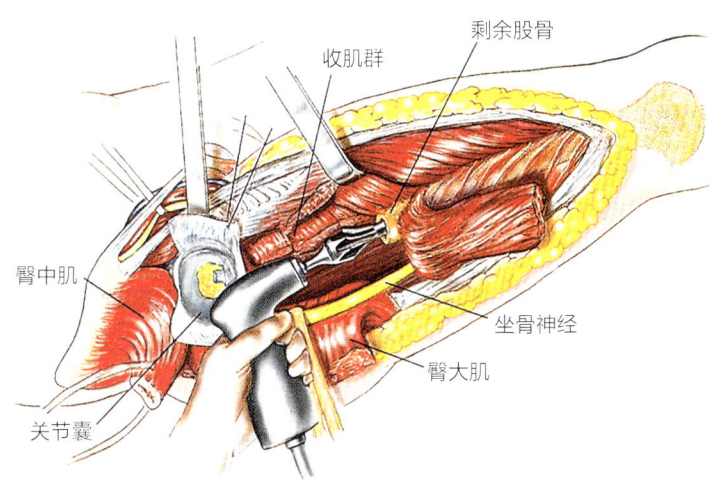

技术图6　图示为扩髓。

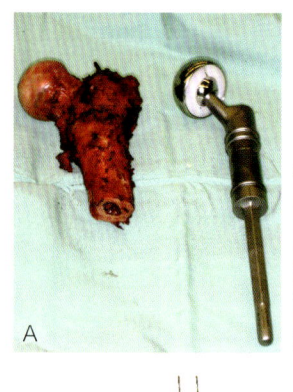
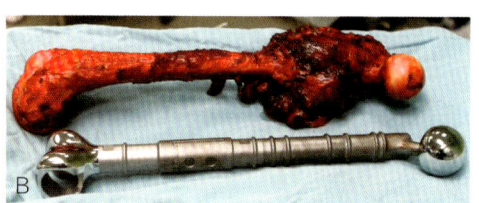
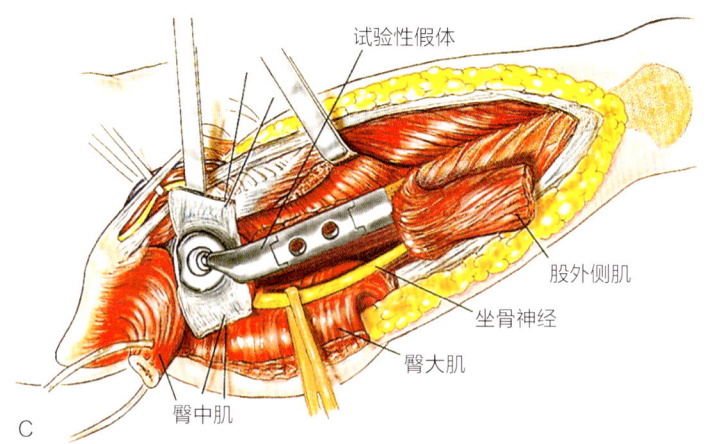
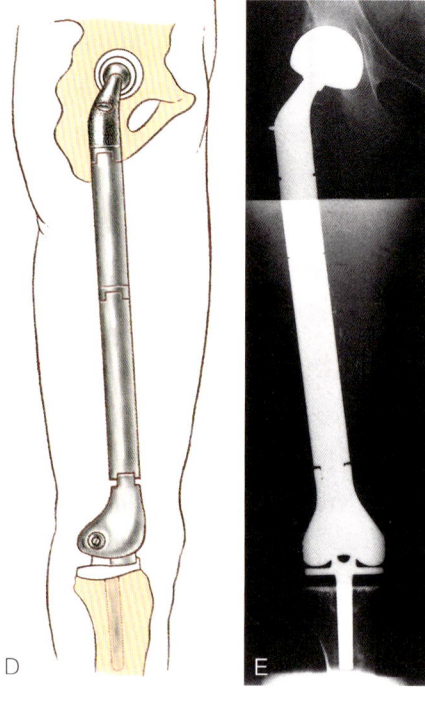

技术图7 A、B. 试验性假体同切除的股骨瘤段进行长度比较。C. 评估腿的长度，评估血管神经束是否张力过大。D、E. 全股骨置换图，股骨假体与胫骨假体通过铰链机制相连（C～E的版权：Martin M. Malawer）。

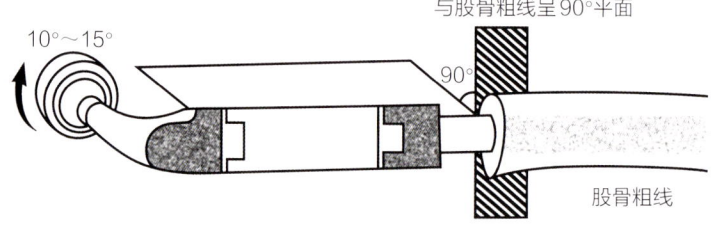

技术图8 假体保持5°～10°的前倾，股骨粗线成为股骨近端假体植入的唯一解剖学标志，胫骨结节作为全股骨假体置换的解剖标志。

软组织重建

- 应特别注意重新建立髋、膝关节的稳定性，并为假体提供足够的软组织覆盖。一旦假体植入，骨水泥固化，用3 mm涤纶带将保留的髋关节囊缝合在股骨假体颈部周围。这将在股骨颈周围形成一个环形的套索，以提供稳定性（技术图9）。涤纶是不能吸收的合成聚合物（聚对苯二甲酸乙二酯），可使关节囊的断端在显著张力作用下靠在一起，并提供关节囊形成瘢痕愈合所需要的基础条件。充分缝合关闭关节囊后，手术医生即不能将假体脱位。

- 可将外旋肌群向近侧旋转，将它们与修复的关节囊缝合，从而使关节囊得以加强。将保留的腰肌向前旋转，闭合关节囊并加强关节囊的修补效果（技术图10）。

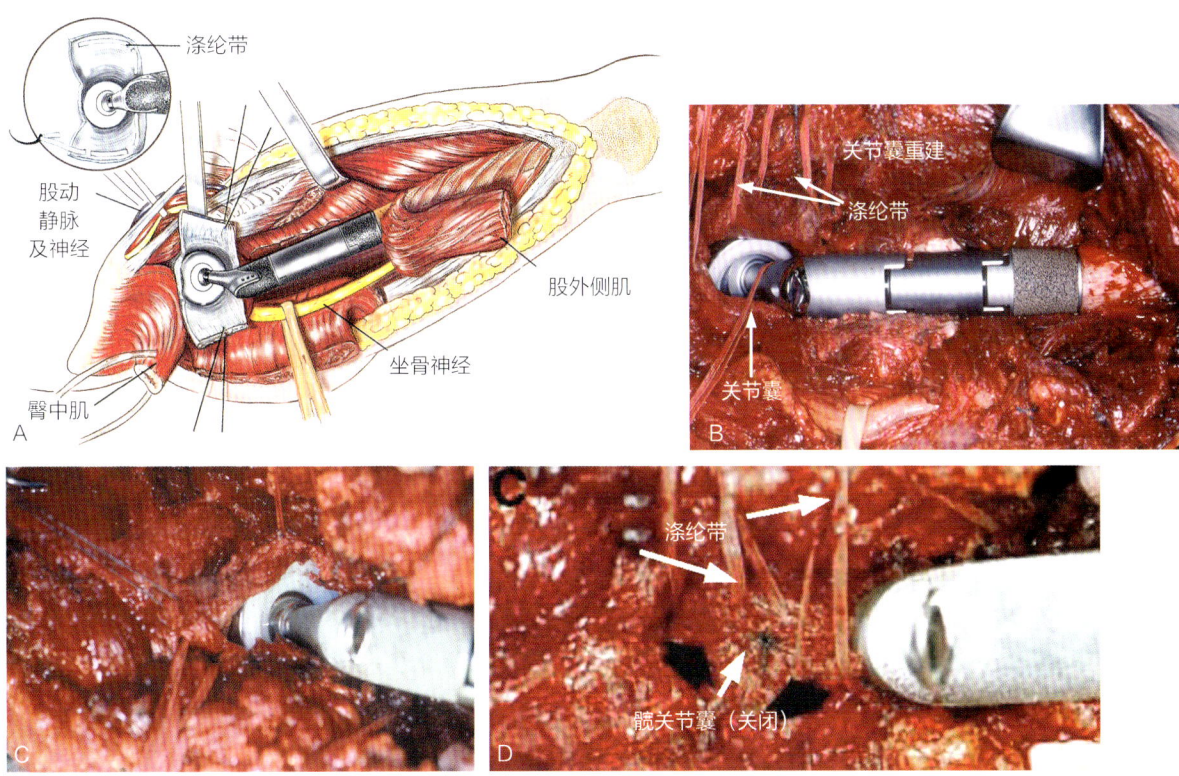

技术图9 将残留的关节囊拉至假体头颈部，应用3 mm涤纶带加强关节囊。

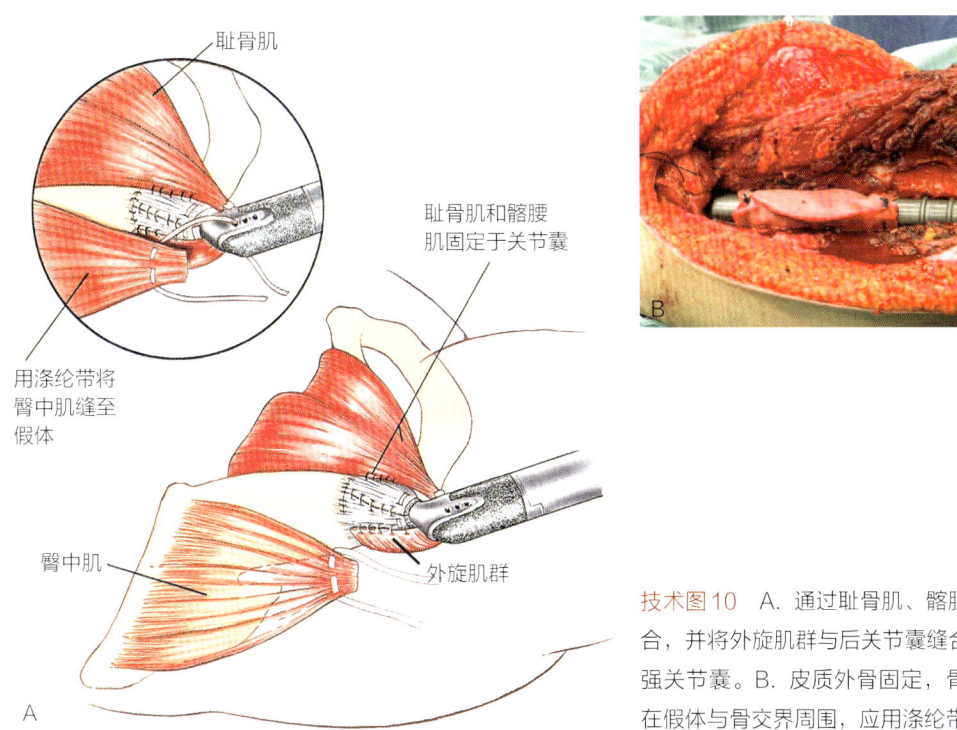

技术图10 A. 通过耻骨肌、髂肌与前关节囊缝合，并将外旋肌群与后关节囊缝合的腱固定，加强关节囊。B. 皮质外骨固定，骨条被环行放置在假体与骨交界周围，应用涤纶带缠绕固定。

- 假体的皮质外部分可以以假体周围套圈的方式来额外地固定骨与软组织。植骨条用涤纶线环形固定在假体-骨的交界面处。理论上讲，这可以防止碎屑进入骨-骨水泥界面，并减少假体无菌性松动的可能。
- 如果大转子与手术标本一起整块切除，可将余下外展肌向下牵拉至假体的近端，用涤纶带将其固定在金属环上。如果一部分大转子骨块得以保留，可用钢缆抓持固定系统将其固定在假体上（技术图11A）。将股外侧肌向近端翻转与外展肌重叠缝合固定，其余的肌肉向前与股外侧肌缝合，向后与腓肠肌缝合。检查膝髌关节的稳定性，其稳定的程度可指导术后处理。如果行全股骨切除术，并且在膝关节周围发生软组织缺损，则可以行腓肠肌皮瓣移植术（技术图11B、C）。
- 创口关闭后，应用28号胸腔引流管引流（20 cm H₂O持续负压吸引）。患者被放置在髋轻度抬高、外展约20°的左右平衡悬吊位（技术图11D）。

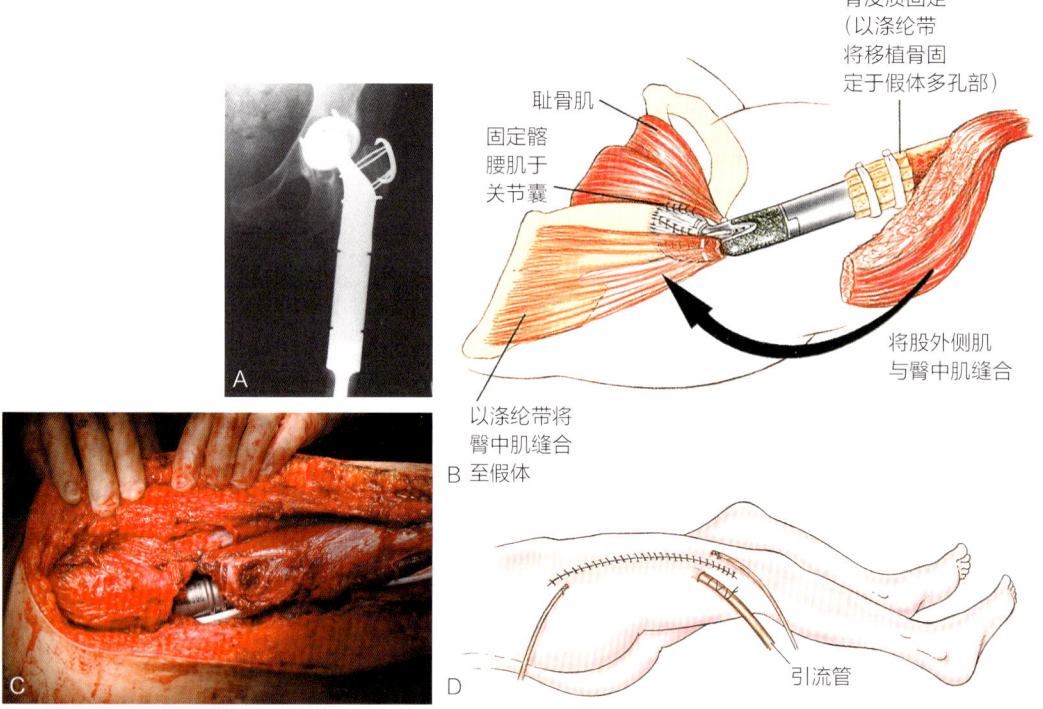

技术图11　A. 通过钢缆钳夹固定系统将股骨大转子固定于假体的外侧。B、C. 余下的肌肉组织在前方缝合于股外侧肌，在后侧缝合于腘绳肌肌腱。D. 创口关闭后，应用28号胸腔引流管引流（20 cm H₂O持续负压吸引）。

要点与失误防范

术前评估	• 囊内肿瘤扩散，是否涉及大转子及血管神经束
术中	• 如果可能,在切除时保留关节囊并在重建时缝合假体周围的关节囊 • 在假体上重新附着髋外展肌 • 额外的骨皮质固定 • 肌袖功能重建,包括假体内侧的髂腰肌肌腱

术后处理

- 将患肢抬高,并将其置于外展约20°平衡悬吊位至少5日,以防止术后水肿与假体的脱位。当髋部与大腿周围的肿胀消退,应用外展支具固定。持续负压吸引在术后需3~5日,以防止创腔积液。围手术期静脉应用抗生素直至拔除引流管。
- 术后需要带外展支具活动并部分负重6周,去除外展支具和允许患者完全负重前,必须进行髋关节主动外展锻炼。

预后

- 据报道,80%的股骨近端或全股骨切除患者术后功能良好[1],尽管部分患者外展肌力减弱以及出现Trendelenburg步态,但是绝大多数患者不需要辅助工具帮助行走。
- 笔者发现股骨近端置换和全股骨置换在功能上没有差异[1]。
- 由于同时进行关节囊修补以及重建外展功能,假体脱位变得并不常见。由于大腿近端和髋关节血供较好,假体周围肌肉组织的覆盖使得皮瓣缺血、深部感染和假体松动等并发症较为少见。

并发症

- 深部感染。
- 假体脱位。
- 外展肌力减弱以及Trendelenburg步态。
- 局部肿瘤复发。
- 假体松动。

(唐剑飞 译,宋文奇 张春林 审校)

参考文献

[1] Bickels J, Meller I, Henshaw RM, et al. Reconstruction of hip joint stability after proximal and total femur resections. Clin Orthop Relat Res 2000;(375):218-230.

[2] Enneking WF, Shirley PD. Resection-arthrodesis for malignant and potentially malignant lesions about the knee using an intramedullary rod and local bone graft. J Bone Joint Surg 1977;59(2):223-236.

[3] Freedman EL, Eckardt JJ. A modular endoprosthetic system for tumor and non-tumor reconstructions: preliminary experience. Orthopedics 1997;20:27-36.

[4] Friesecke C, Plutat J, Block A. Revision arthroplasty with the use of a total femur prosthesis. J Bone Joint Surg 2005;87(12):2693-2701.

[5] Hejna MJ, Gitelis S. Allograft prosthetic composite reconstruction for bone tumors. Semin Surg Oncol 1997;13:18-24.

[6] Mankin HJ, Gebhardt MC, Jennings LC, et al. Long-term results of allograft replacement in the management of bone tumors. Clin Orthop Relat Res 1996;(324):86-97.

[7] Ottolenghi CE. Massive osteoarticular bone grafts. Transplant of the whole femur. J Bone Joint Surg 1966;48(4):646-659.

[8] Zehr RJ, Enneking WF, Scarborough MT. Allograft-prosthetic composite versus megaprosthesis in proximal femoral reconstruction. Clin Orthop Relat Res 1996;(322):207-223.

第25章 股骨远端切除并人工假体置换
Distal Femoral Resections with Endoprosthetic Replacement

Jeffrey J. Eckardt, Martin M. Malawer, Jacob Bickels, and Piya Kiatisevi

背景

- Ralph C. Marcove（Memorial Sloan Kettering 肿瘤中心）和 Kenneth C. Francis（纽约大学医学中心）在20世纪70年代介绍了恶性肿瘤的保肢手术，化疗药物的使用推动了保肢手术。外科医生希望结合化疗和手术，可以更加安全地进行保肢手术治疗。
- 股骨远端假体重建经历了手术和生产工艺的变化，使它成为满意度最高的骨肿瘤手术之一。锻造的假体部件最大限度地减少了假体的失败，组配式假体提高了它的适应证和使用范围。肌肉的保留和组织覆盖技术减少了伤口的不愈合问题。
- 保肢的三个主要步骤是广泛切除肿瘤、可靠地重建骨缺损和足够的肌肉软组织覆盖。在治疗骨肉瘤的过程中，笔者获得了很好的临床经验，最常见的部位是股骨远端和胫骨近端。这项技术渐渐应用于肢体的其他部位和复发的良性肿瘤，以及失败的同种异体骨移植和多次失败的全膝关节置换术。
- 目的就是要充分地切除肿瘤和保留足够的肌肉与允许患者无痛的功能运动。这个章节所介绍的技术是基于笔者的上级医师（MM, JJE）51年的经验，以及自1979年以来大约440例的股骨远端重建手术的经验。

解剖

- 外科医生必须熟悉骨骼血管软组织结构、局部肌瓣的解剖和假体的结构，以及涉及保肢技术的多项技术（图1）。

收肌管

- 收肌管是由股内侧肌、缝匠肌与大收肌组成的间隙，股动脉通过大腿的内侧（收肌腱裂孔）进入腘窝。
- 对于肿瘤＞13 cm的患者，缝匠肌管通常会移位。其里面的血管通常受股内侧肌与血管外周坚韧的筋膜所保护，肿瘤很少穿透筋膜。股骨远端的活检应该避开缝匠肌管、腘窝与膝关节。

膝关节

- 膝关节很少直接被肉瘤侵袭，膝关节受肿瘤污染主要来自不正确的活检，肿瘤沿交叉韧带扩散或者病理性骨折。偶尔肿瘤也可以经关节囊而越过关节软骨侵袭到胫骨近段。通过CT与MRI可以评估膝关节的受累程度。
- 如果体格检查提示任何肿瘤扩散的征象，需要进行膝关节穿刺活检并取材进行组织学检测。关节内积血通常暗示肿瘤累及滑膜，这很少发生，但不是截肢的指征。

腘窝

- 腘窝区域包含腘动静脉与坐骨神经，腘血管由于经过缝匠肌管，因此通过收肌腱裂孔在腘窝的内侧走行。腘血管可以通过增强CT、MRI与血管造影显示。

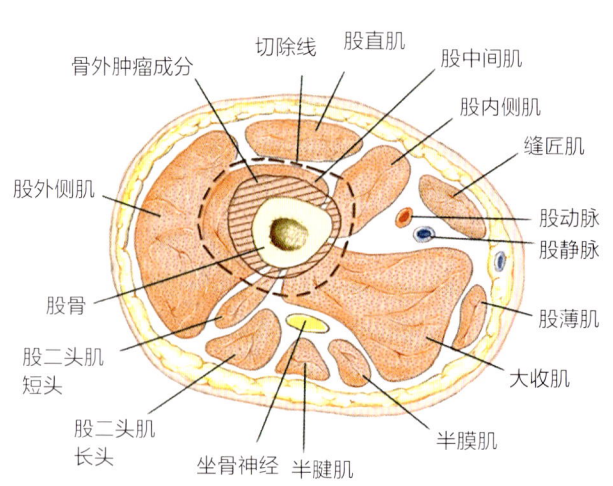

图1 股骨远端横截面。

- 肿瘤通常很少直接侵袭血管。血管可被增大的肿瘤向后压迫而移位，但通常有正常的腘窝脂肪作为界限。
- 探查腘窝区域是决定保肢治疗是否可行的第一步，解剖腘窝血管并结扎膝关节血管。如果肿瘤不累及血管，切除将会很安全。
- 术中应当进行腘窝的脂肪或腘血管外膜的冰冻切片检查。如果有明显的血管被肿瘤累及，可以采用血管移植取代受累血管。
- 腘静脉通常不被修复，因为术后很少引起损害。

前后交叉韧带
- 股骨远端的肿瘤直接扩散偶尔也可通过髁间窝腱-骨交界处累及交叉韧带。在这个区域没有限制肿瘤生长的软骨屏障。
- MRI偶可检测到肿瘤侵袭交叉韧带。
- 前后交叉韧带的肿瘤结节可导致关节腔积血。在切除肿瘤时最常见肿瘤累及交叉韧带，这种情况仍适合保肢治疗。连接在胫骨平台的交叉韧带可以同胫骨近段一同被切除，这是安全的手术步骤，避免了肿瘤的关节外切除。

适应证
- 关节假体起初只用于重建恶性肿瘤切除术后的缺损。在定制假体的空隙期间，可以进行化疗。假体重建是可靠的，设计也不断完善（图2）[5,6]。
- 组配式假体可以马上使用，扩大了假体的适应证，可以用于3级的骨巨细胞瘤的保肢手术；约10%无法完成囊内切除的转移性肿瘤；老年骨质疏松症的复杂股骨髁上骨折；失败的异体骨或全膝关节置换；有严重屈曲挛缩的初次膝关节表面置换的患者，由于韧带的切除导致膝关节不稳定。

病史和体格检查
- 高度恶性骨肉瘤的平均年龄为5~30岁，中位年龄为16~21岁。表面骨肉瘤好发于女性，30岁左右。
- 与活动无关的疼痛，夜间钝痛。
- 30%~40%的患者诉说有局部外伤，但是往往无因果关系。常常是患者外伤后就诊，局部拍摄X线片时发现肿瘤，被称为"创伤性确诊"。
- 经典高分化骨肉瘤往往主诉疼痛，但是皮质旁肉瘤（表面骨肉瘤）往往仅有肿块（图3）。
- 皮质旁骨肉瘤在股骨远端的后方最常见。它的发生率接近骨肉瘤的4%，腘窝肿胀是常见表现，X线片表现与经典骨肉瘤差别明显。
- 检查可发现局部压痛，局部无淋巴结肿大。骨肉瘤随血行转移，很少见感染。
- 病理性骨折率<1%。往往发生在溶骨性骨肉瘤（占全部骨肉瘤的25%左右），因这种类型很少有矿化的骨基质。
- 90%高度恶性骨肉瘤可见软组织肿块。
- 充血水肿往往表明肿瘤侵犯关节或者病理性骨折。
- 双下肢脉搏往往对称和正常。
- 下肢肿胀表明腘血管血栓或者栓塞。
- 腹股沟淋巴结增大，可能是淋巴结转移，但是这比较罕见。应考虑活检。
- 很少见腘窝淋巴结转移（除尤因肉瘤和淋巴瘤）。

影像学和其他诊断性检查
- 诊断要包括平片、锝-99骨扫描、大腿全长的MRI检查、股骨远端的CT平扫（图4）和血管造影。三维CT血管造影代替了普通的造影。术前的影像学检查集中在前面讨论过的4个解剖结构上。这样可以帮助决定手术方式、手术切口、关节外或者关节内切除以及活检的部位和技术。
- 平片上的Codman三角常与肿瘤的范围有较好的关联度。
- 锝-99骨扫描能显示肿瘤在股骨内的范围及跳跃转移、多发性病变以及其他骨的转移。骨扫描的早期和充盈相能描绘肿瘤的血流，而且与化疗的效果相关（例如肿瘤坏死）。
- 股骨MRI能详细地评估骨外肿瘤的侵袭范围及股骨远近端髓腔内的情况。MRI检测皮肤的肿瘤转移最为敏感。
- CT扫描是对MRI的补充，可以了解选择切面的骨骼情况。
- 血管造影或者三维CT血管造影，可以评估股动脉和腘动脉。这对于后方或内侧的大的骨外肿瘤尤其重要。后动脉相和静脉相可反映肿瘤的血液残留，这与肿瘤的坏死程度相关（图5A、B）。近来，三维CT血管造影逐步代替了普通的血管造影（图5C~F），它很清楚地显示的血管解剖。

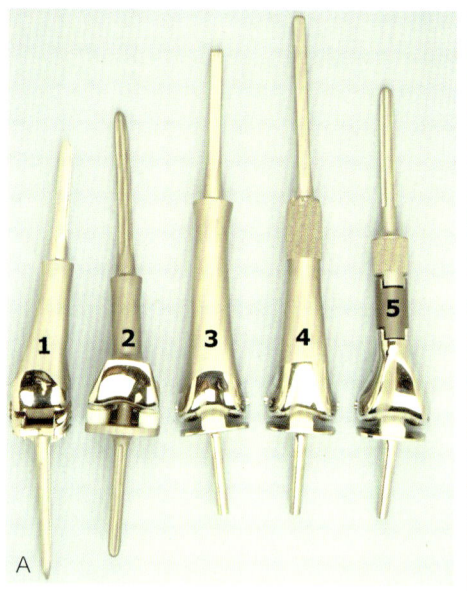
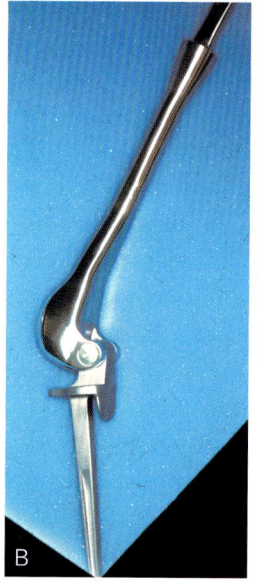
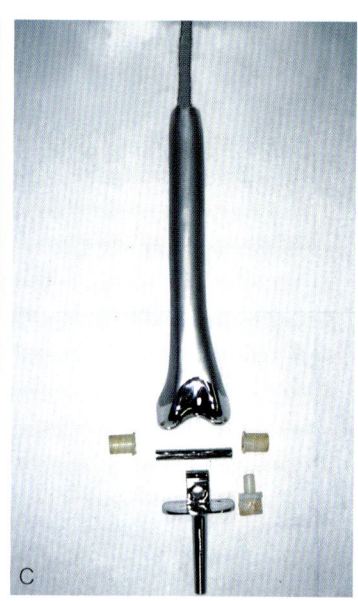
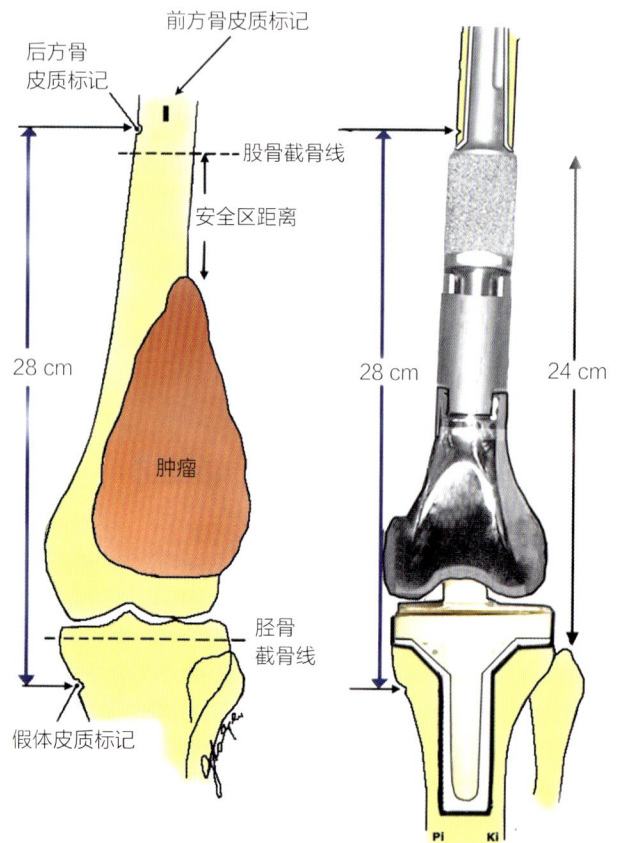

图2　A. 股骨假体的演化过程。1号假体在1951年出现，有固定的假体铰链。2号假体在1975年由Harry Matthews发明，在1977年开始使用，由金属球和聚乙烯衬垫连接股骨与胫骨假体。3号假体，旋转铰链式假体开始出现在1980年。4号假体1985年开始出现珍珠面，使得骨可以长入。5号假体1988年开始出现组配式假体，假体部件采用Morse锥来锁扣。自1980年Peter Walker为Howmedica公司推出以来，运动的旋转铰链膝关节机制大致维持不变，除了略有增加轴和聚乙烯套管的直径。旋转铰链膝关节假体现在已经被普遍采用，作为膝关节股骨远端假体重建的首选。B. 19世纪70年代之前在旋转铰链式假体使用之前的Guepar假体（简单铰链）。C. 19世纪80年代使用的定制节段型股骨远端假体（1982年）。膝关节假体是一个可旋转的铰链，由衬垫、轴和一个插入到胫骨的旋转组件组成。D. 组配式假体系统在1988年首先使用并得到了FDA的批准。这个系统包括关节组件、多个节段、不同直径的柄，可用于股骨胫骨全股骨和肱骨近端的置换，由Stryker公司出品。

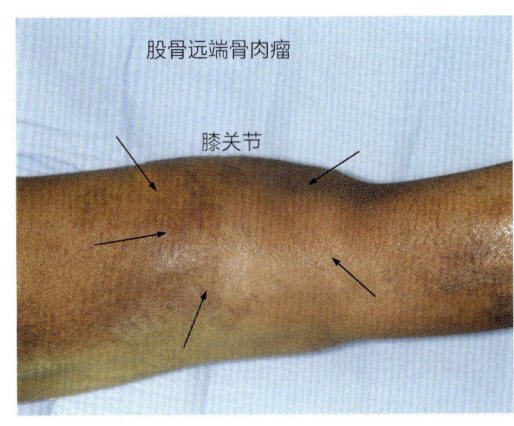

图3 股骨远端骨肉瘤的临床照片。有一大块软组织肿物（箭头）。95%的骨肉瘤有骨外成分。

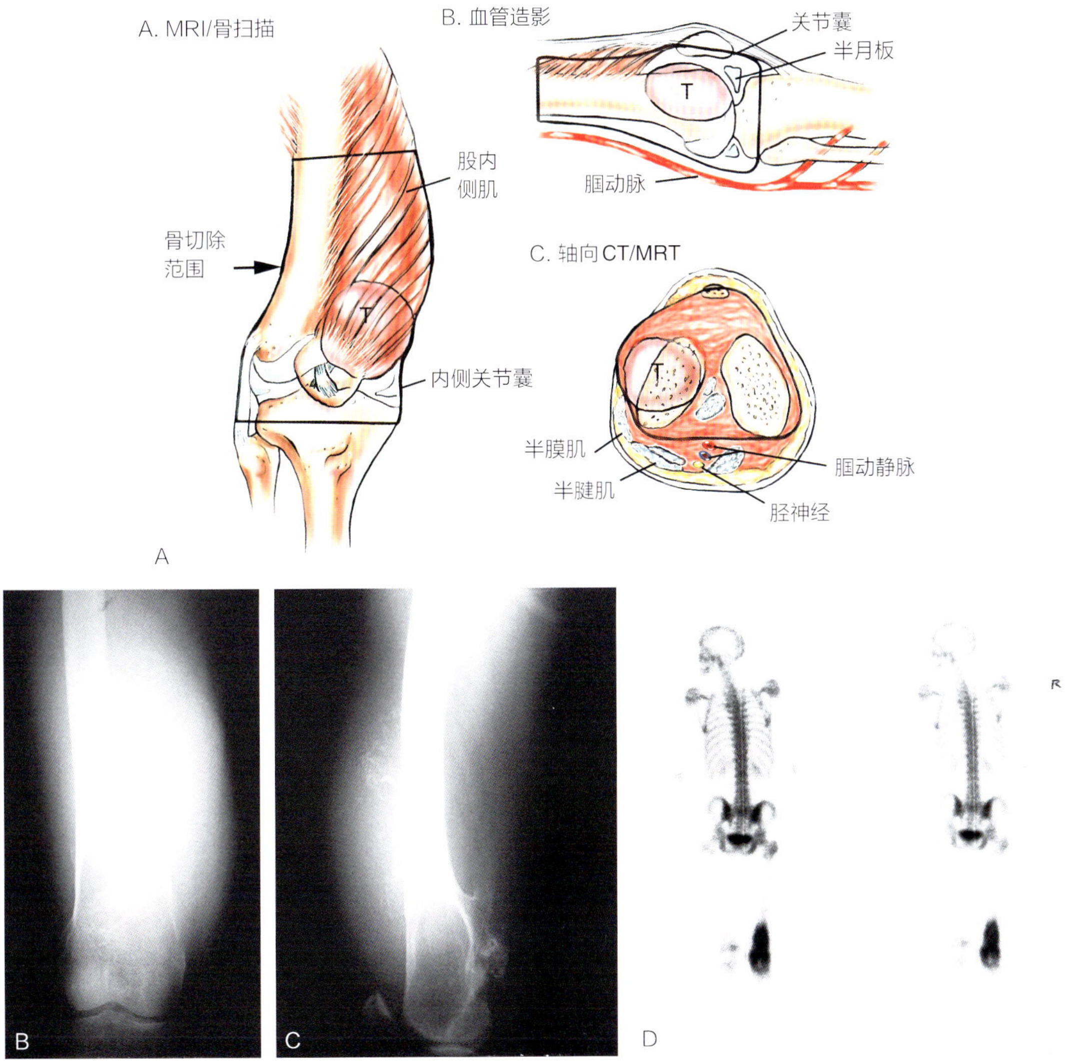

图4 A. 示意图显示股骨远端肉瘤术前要做的检查：MRI、CT、骨扫描和血管造影。B、C. 前后位和侧位X线片显示继发于骨软骨瘤的软骨肉瘤。D. 锝-99骨扫描发现有跳跃转移病灶。

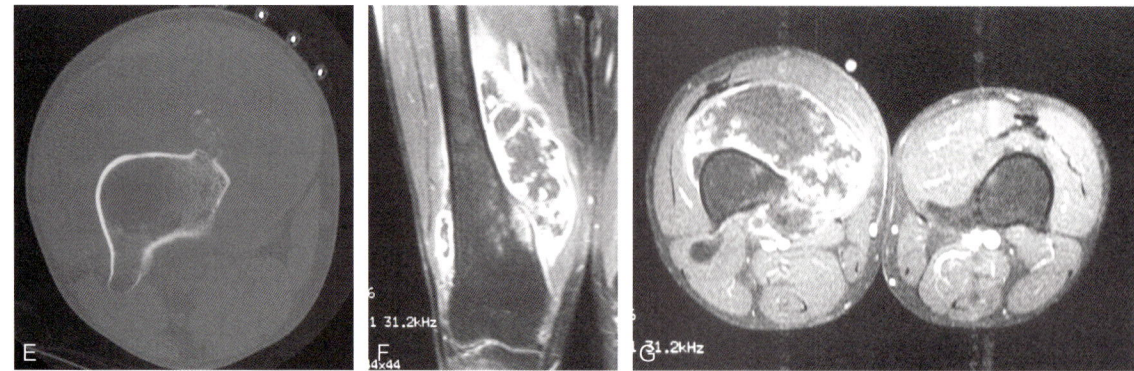

图4（续） E. CT扫描，可清晰地显示图B、C中内侧的继发于骨软骨瘤的软骨肉瘤。可见后外侧的骨软骨瘤。虽然CT上肿瘤的软组织浸润很明显，但没有MRI显示得清晰。F、G. 冠状位和横切面的MRI。

- 综合以上信息来决定截骨的平面和肿瘤切除的范围。
- 对假体的长度和宽度要有充分的了解。要保证有足够的骨量和长度来进行肿瘤切除后的假体重建。

手术治疗

- 手术指导原则如下：
  - 主要的神经血管必须分离保护好。

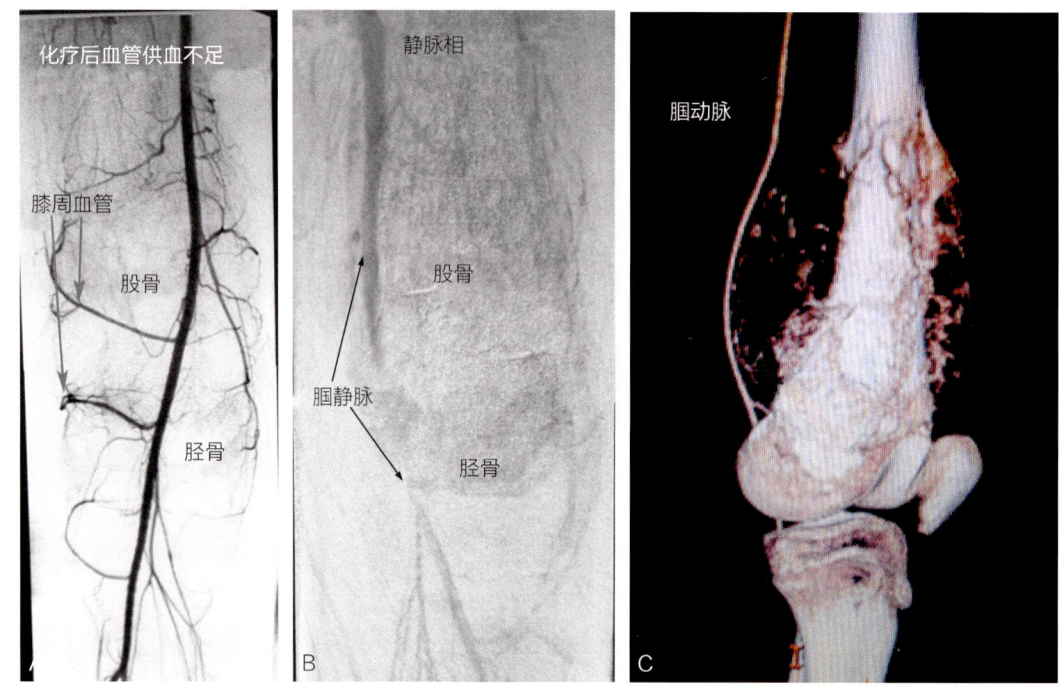

图5 化疗后的血管造影。A. 前后位。B. 侧位显示肿瘤充盈缺失，这是进行术前分级和预测肿瘤的化疗反应最可靠的证据。这个患者有100%的肿瘤坏死率。C. 三维CT血管造影。

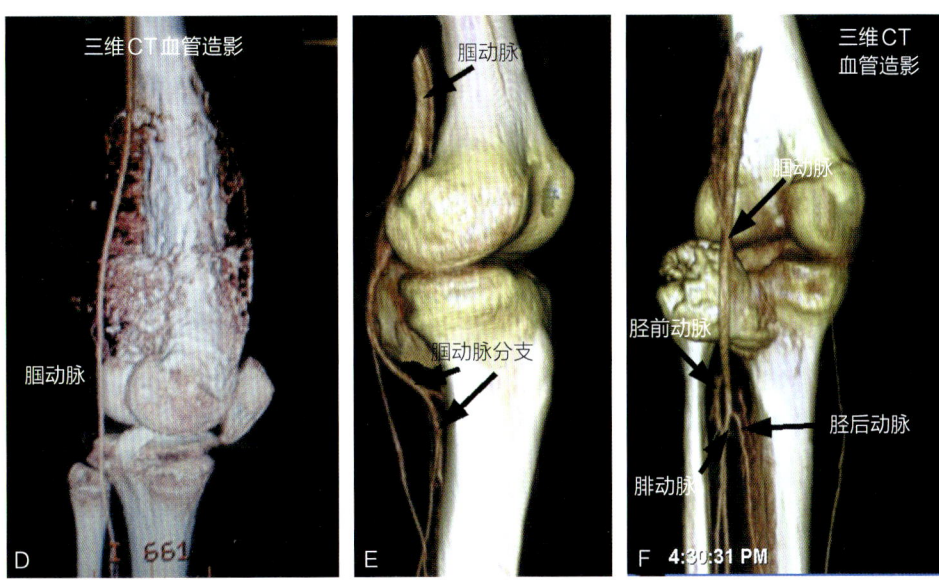

图5（续） C、D. 股骨远端肿瘤外侧和后侧位，可见腘血管以及移位，未见骨外成分。E、F. 胫骨近端继发的软骨肉瘤。外侧和后侧位可清晰显示腘动脉和它的分支。64或者246薄层的CT扫描，与冠状动脉造影相似。

- 肿瘤切除后要保留足够的边界和正常的肌肉袖（1～2 cm）（图6）。
- 所有的活检通道要切除（图7A）。
- 要切除距离肿瘤边缘骨3～5 cm，来防止肿瘤的扩散。
- 附近的关节和关节囊要切除。
- 通过肌肉的转位来达到功能的重建。
- 要有充分的软组织覆盖，防止皮肤坏死和感染的发生。当需要时，内侧腓肠肌转移为假体提供了很好的覆盖。
- 注意患者的一般情况。患者经过了术前化疗（图7B、C）和放疗（尤因肉瘤），需要有充分的间隙恢复。一般来说，在放化疗后2～3周可以进行手术。白细胞和血小板要在正常范围之内，化疗后没有皮肤红斑。
- 对失败的内固定、失败的全膝关节置换术或同种异体骨手术后的患者进行重建手术，如果患者既往有感染史，预后不佳。

术前计划

- 应在患者进入手术室之前确定预期的切除范围。仔细检查诊断确认此位置，并应在长度和宽度方面留有足够的骨量来放置股骨柄。股骨远端切除需确保安全的肿瘤边缘（距离正常骨髓3～4 cm）。末端长度应精确到毫米。为实现此目的，进行术中标记和测量以确保切除前的长度等于重建长度。
- 在规划主要切除和重建时，外科医生还应该计划截肢或翻修[9]。理想情况下，截肢水平应与截肢作为实现局部控制的原始手术所处的水平相同。外科医生应该计划在感染或假体故障的情况下如何修改这种重建。真正的目标是保留患者自己的髋关节，并且不进行全部股骨置换，因为这需要对两个关节进行连续修复，这对患者来说是很大的痛苦。

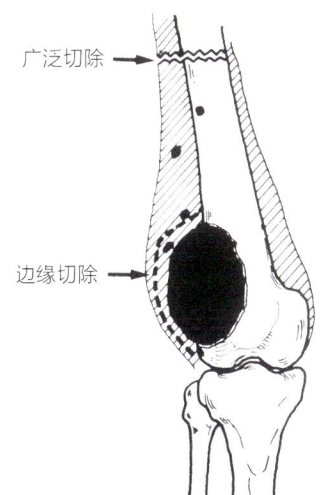

图6 原发股骨远端骨肉瘤：软组织切除的黑点显示潜在的皮肤转移。图示边缘切除和广泛切除的边界。

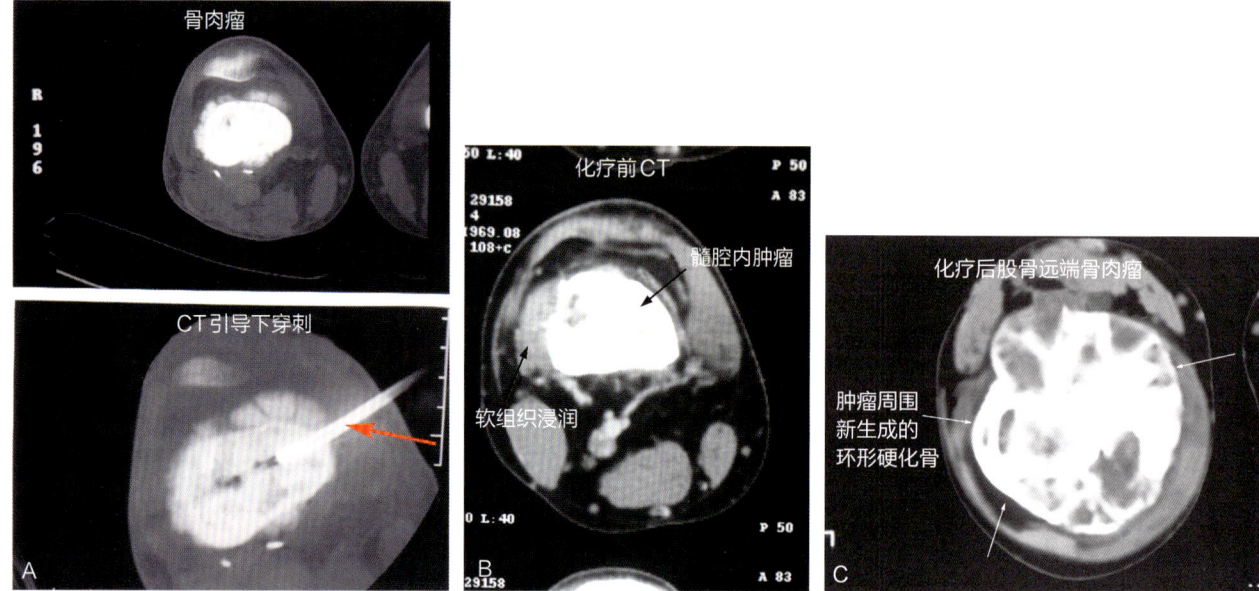

图7 A. CT显示股骨远端硬化性骨肉瘤。在CT引导下穿刺活检。常规进行穿刺活检以明确诊断。低于5%～10%的患者需要切开活检。B、C. 化疗后患者的影像学检查发现。B. 术前CT平扫，显示髓腔外肿瘤成分。C. CT显示整个病灶在骨化。CT扫描在化疗前后常规使用对判断肿瘤进展非常有价值（肿瘤的坏死率）。

体位

- 在手术室或麻醉诱导时给予静脉抗生素。1 g去甲万古霉素缓慢静脉注射（超过1小时）。每12小时重复一次，直到引流管拔除。麻醉成功后，给予80 mg庆大霉素或妥布霉素。留置硬膜外导管处理术后疼痛。
- 麻醉成功后插尿管。内侧入路者取仰卧位，对腹股沟区及整条腿进行消毒，以利探查血管。
- 不上止血带，在骶骨部位放置垫子抬高骨盆以更好铺巾消毒。外侧入路者取侧卧位，放在沙袋上，腋窝下垫卷。标准的10分钟准备，用聚维酮碘（碘伏）消毒。

入路

- 较好的入路是内侧纵行入路，可以显露股浅血管和腘血管。所有供应肿瘤及股骨远端的血管分支要予以结扎（图8）。外侧入路只用于股骨近端要进行交锁钉置入时或者当只有小段股骨近端残留时。

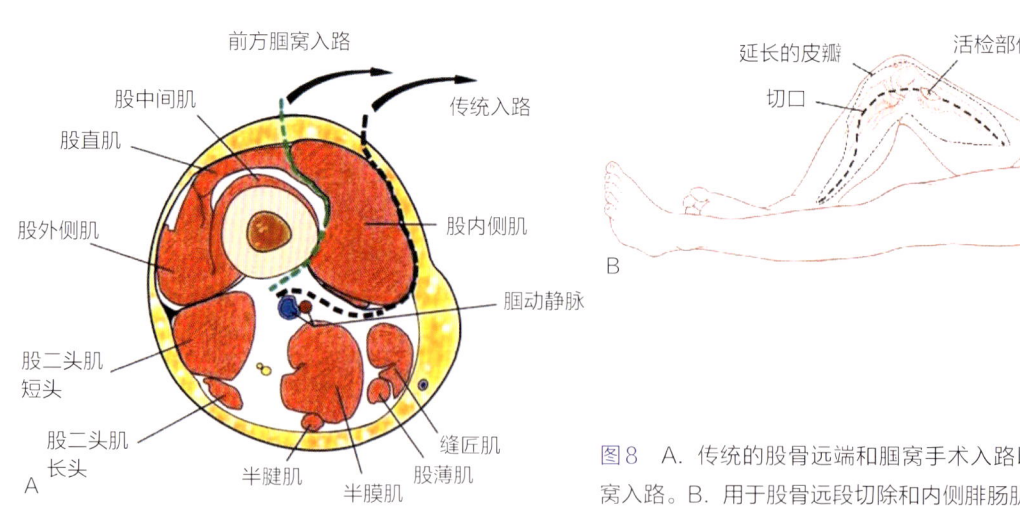

图8 A. 传统的股骨远端和腘窝手术入路以及前方经内收肌腘窝入路。B. 用于股骨远段切除和内侧腓肠肌肌瓣转移手术切口。

通过纵向内侧入路进行股骨远段切除，采用骨水泥型胫骨、髌骨和股骨部件重建术

体位和切除

- 仰卧位，腹股沟以下大腿进行消毒（技术图1A）。
- 纵行切口，沿缝匠肌从大腿近端到胫骨结节处止（技术图1B）。
- 所有的活检通道要与深部的肿瘤相连。
- 因为常规入路是内侧入路，前方或侧方的活检通道需要与原发肿瘤相连。
- 隐神经要确认和保护好（技术图1C）。
- 缝匠肌和股内侧肌的间隙被打开，暴露股动脉和股静脉（技术图1D、E）。
- 血管和隐神经从近到远分离，与缝匠肌一起牵开到后内侧。
- 所有的血管（膝周血管网）要用2-0或3-0的丝线结扎（技术图1F）。不要结扎腓肠血管，它们是腓肠肌的血供来源。
- 收肌管的远端要小心，因为血管就在内收肌腱的深面。
- 在内收肌管的远端要游离和保护腘血管（技术图1G）。可见股二头肌的短头从近到远走行并编入在大腿外侧的股二头肌长头。

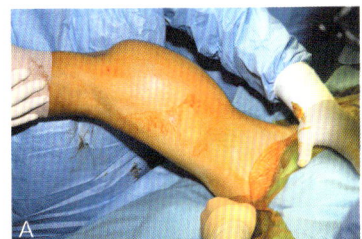
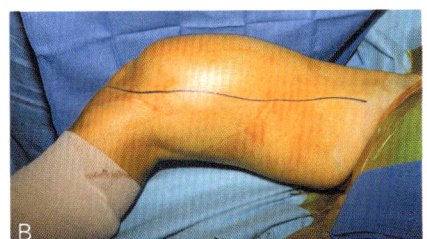
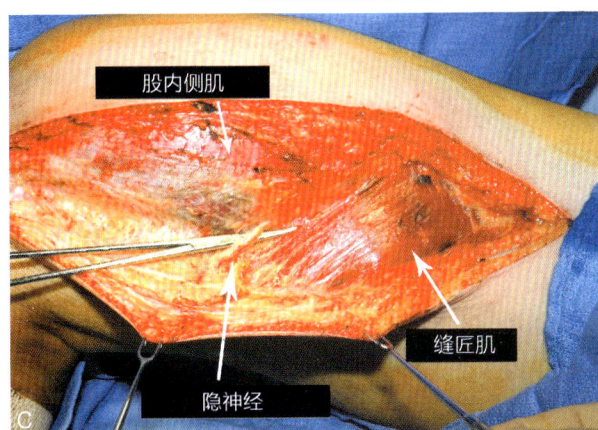
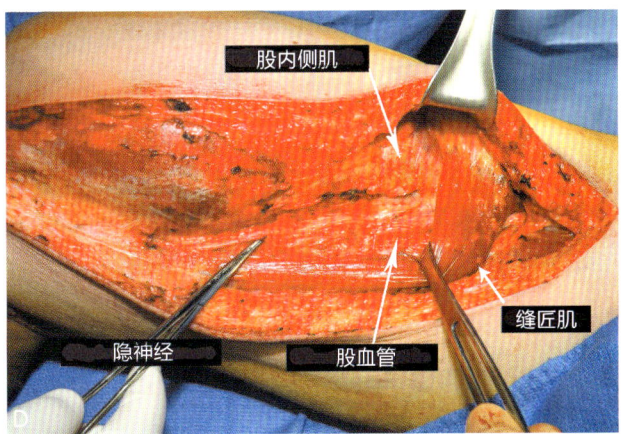
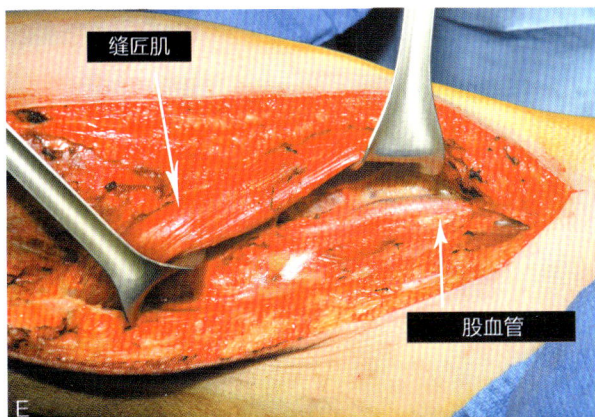

技术图1 A. 右大腿巨大继发软骨肉瘤。B. 内侧入路切口，沿着缝匠肌到胫骨结节处止，可以直接和充分暴露股血管和腘血管。C. 切开皮肤和筋膜组织后，在筋膜深面做一个大的后内侧筋膜皮瓣。第一个需要确认和保护的重要结构是隐神经，它在大腿与股血管伴行，然后沿缝匠肌到小腿。如果切断了神经会导致麻木和神经瘤形成。D. 在大腿的中间和远侧牵开缝匠肌到后内侧显露股动静脉。E. 在大腿近端，将缝匠肌牵往前外侧，可以暴露股血管，如果有必要可显露腹股沟韧带。

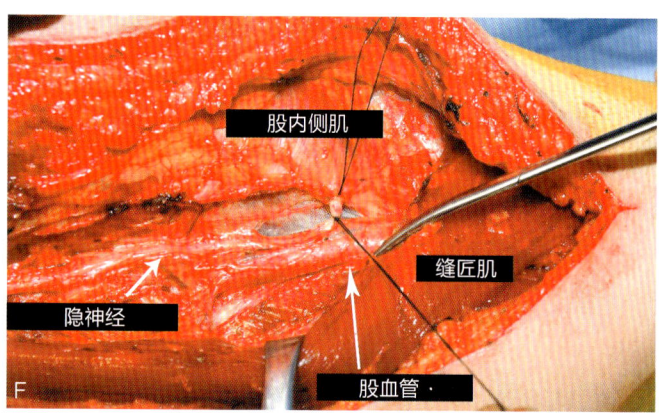
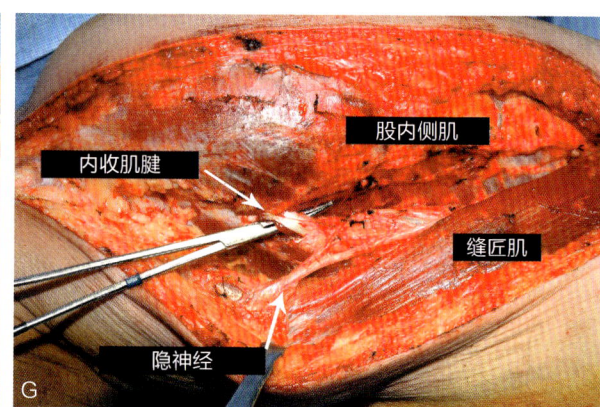

技术图1（续） F. 所有通往股骨远段和肿瘤的血管切断前都要用2-0或3-0的丝线结扎。手术过程中减少出血，充分显露，保证结构的完整性。G. 在Hunter管处，确认内收肌肌腱并切断。主要的血管就在其下方，要注意保护。有几支副血管在这里从股血管分出，到达股骨和肿瘤，需要结扎。可见隐神经伴随缝匠肌走行。

- 显露和保护坐骨神经。
- 在肿瘤的大腿近端和内侧，在内收肌和股内侧肌连接处之间切开，将股四头肌向外侧分开显露股骨（技术图2A）。
- 在内侧肌间隔的深面示股深动静脉的终末支，需要结扎。
- 游离出股血管、隐神经和腘血管，沿肿瘤边界直到关节线之下（技术图2B、C）。

- 内侧腓肠肌可以游离，但是不要切断腓肠动静脉（技术图2D、E）。
- 将股动静脉完全游离和分开，股四头肌的全部或者一部分沿着髌骨和髌韧带翻转到肿瘤上面，使股中间肌留在肿瘤上作为一个满意的肿瘤安全边界。
- 通常采用关节内切除。
  - 切开关节囊，用电刀切断前后交叉韧带和腘肌腱、侧副韧带。

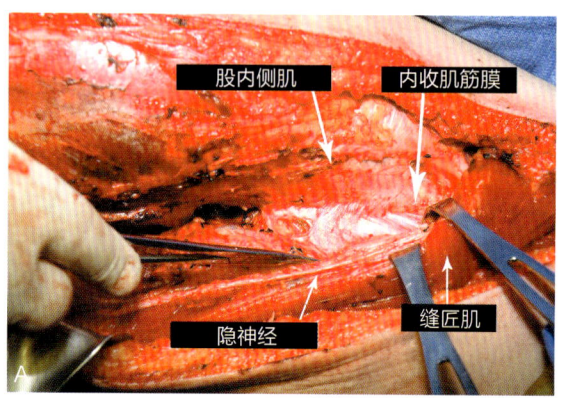
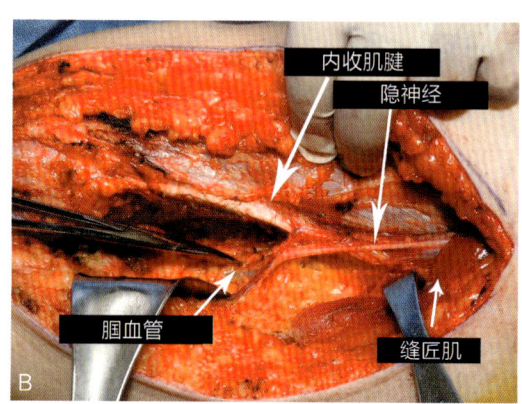
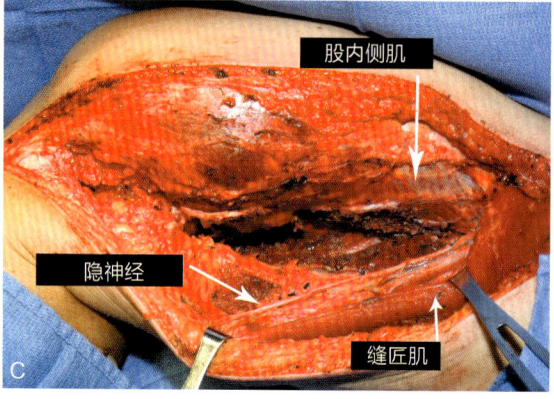

技术图2 A. 大腿近端，在肿瘤的上方，内收肌筋膜与股内侧肌相连。打开这个间隙可以暴露股骨。股深动脉走行在内收肌筋膜下方。B. 隐神经在大腿近端伴随股血管走行，缝匠肌被牵往后内侧。内收肌肌腱没有切断，但是腘血管被显露和游离在膝关节下方，要时刻保护它。C. 完成内侧切除。隐神经伴随缝匠肌从近端向远端走行。

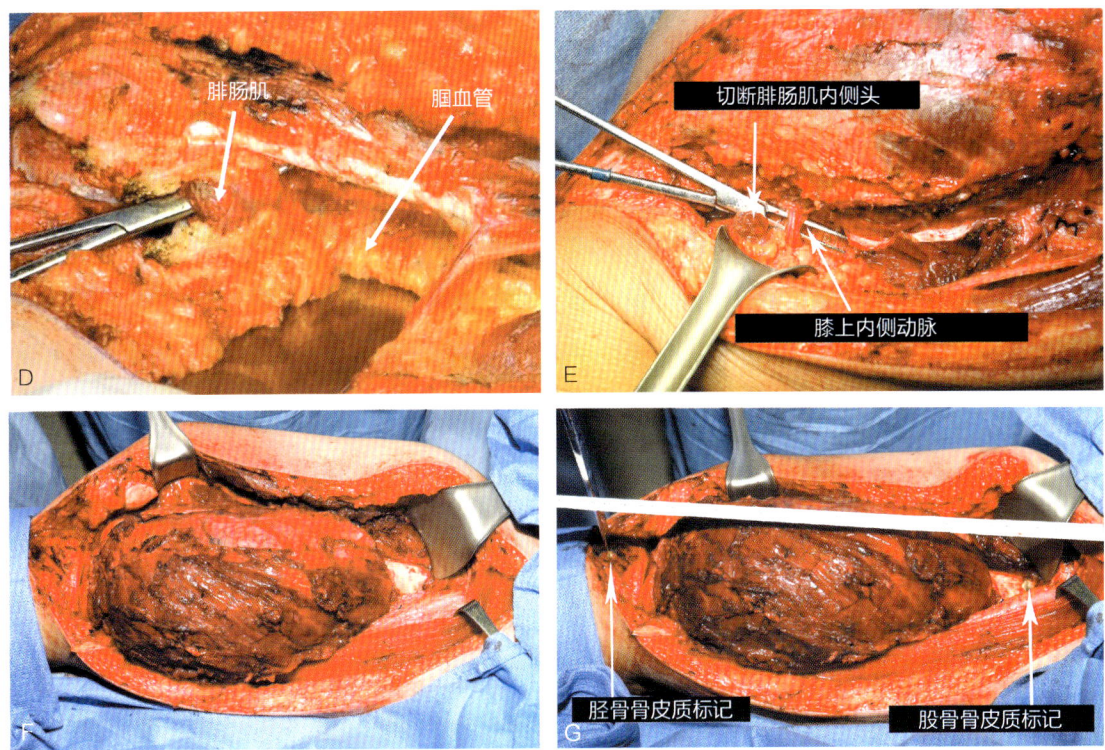

技术图2（续） D. 左膝关节内侧，将腓肠肌内侧头切断和游离。E. 确认和切除膝内侧血管。F. 切开关节。股四头肌在肿瘤上方切开和分离。使股中间肌留在肿瘤上方作为一个安全的肿瘤边界。G. 在股骨和胫骨分别做标记确认截骨的上界和下界，以利重建。前方的骨皮质标记帮助假体的旋转定位。

- 切开后关节囊，确保腘血管在视野下或保护在手术者的手指下，避免损伤血管。
- 肿瘤在关节内蔓延较少见。如果发生，肿瘤表面必然覆盖滑膜。如果发生局部复发，一般沿着神经血管解剖平面，不会发生于膝关节前方和中间。
- 股四头肌在肿瘤的上面翻开，保留肿瘤上方的部分肌肉作为安全边界，保留股中间肌在肿瘤表面留下的肌肉作为安全边界（技术图2F）。
- 骨皮质标记如下：
  - 在进行关节脱位前，在股骨近端和胫骨做好标记。需在瘤段切除前测量标记间的距离。
  - 切除的瘤段长度与假体长度一致。
  - 股骨前方骨皮质标记要做好，有助于假体的旋转对位和假体柄的插入（技术图2G）。股骨粗线也可帮助调整假体旋转位置。
- 将膝关节脱位，切除股二头肌短头和残留的后外侧关节囊。

截骨和准备股骨、胫骨及髌骨

- 用电锯将股骨在术前计划的平面切断（技术图3A～C），比股骨假体组件长度多截1 cm，胫骨侧多截7 mm。这17 mm相当于股骨假体髁部到全聚乙烯材料胫骨部件（8 mm）底部之间的距离，这样可以确保双下肢的等长（技术图4A）。此外，17 mm长度可通过由制造商提供的组装的胫骨假体获得，股骨侧按假体长度准确截骨，这样髌骨更接近解剖位置，对功能影响小（技术图4B）。
- 股骨近端的骨髓内容物送病理冰冻切片。
- 股骨扩髓后使用最大直径的股骨柄。理念是"压配式"，弯曲的柄可以增加旋转稳定性，直径＜13 mm的假体不要在成人使用。截骨端用扩髓器扩开口使之形成倒角，以利假体置入，并冲洗（技术图4C～E）。
- 如果使用骨水泥假体，近端置入骨水泥塞子。
- 胫骨用摆锯截骨，可以徒手或用工具进行截骨，要使胫骨有轻微的后倾角度（技术图4F、G）。笔者通常只截去7 mm，截骨面仅贴着软骨下方，这样可以留下最大面积截骨面来支撑重建的假体。胫骨前斜坡截骨会导致膝关节屈曲挛缩。胫骨近端这时可以放置假体，同时放置骨水泥塞子。试模插入后进行X线检查，观察截骨端是否垂直，不要有内外翻，假体的放入也不要有内外翻（技术图4H）。

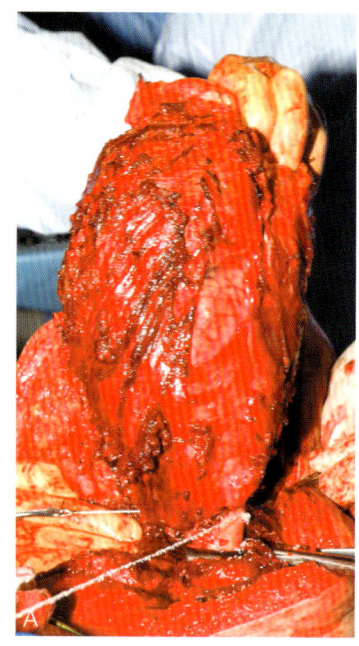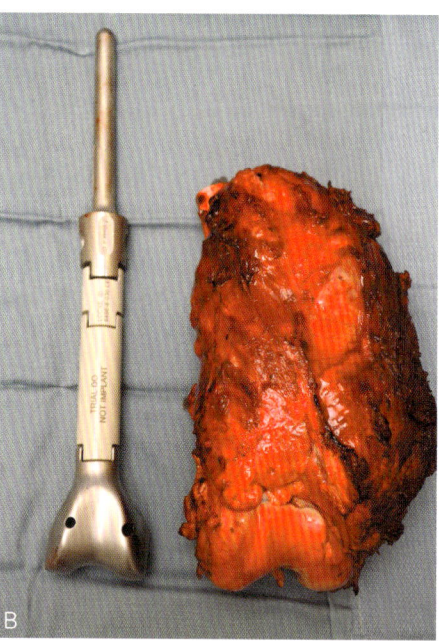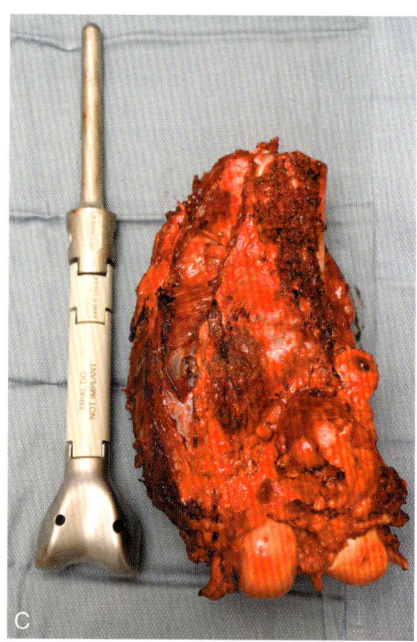

技术图3　A. 用Gigli线锯或摆锯在计划切除水平切断股骨并皮下标记。B、C. 标本与试验假体一起的前后视图。

- 切除50%髌下脂肪垫下表面以防止撞击。在术后短时间内可能会有疼痛。
- 髌骨的内表面切除，用髌骨假体置入。Malawer医生常规使用单一的中央型PEG组件对髌骨表面进行置换。但是，如果髌骨表面正常（大部分的年轻人），则没有必要置换它（技术图4I～L）。
- 试模复位后确认假体长度与截骨的距离相同（技术图4M）。
- 检测活动范围：股四头肌和髌骨滑动，没有脱位倾向。
- 如果有髌骨半脱位或脱位倾向，需进行外侧支持带松解。
- 检查股血管的紧张度，完全伸直位用多普勒检查足背血管脉搏。假体过长使组织张力高，压迫周围组织。
- 要避免肢体过长。肢体过长恢复更困难，发育期的孩子下肢不等长可在假体组件更换得到纠正，而不是在初次重建时延长肢体。一些青少年患者可能不再需要延长。过长的肢体可导致坐骨神经和腓总神经的麻痹。

选择和放置假体组件

- 放入的髌骨假体不要超出切去的髌骨高度。髌骨置换的目的是可以立即大运动量地康复，而避免因为髌骨在金属假体上摩擦造成的膝关节疼痛。髌骨表面置换适合于膝关节的目的在120°～130°的屈曲。如果患者希望膝关节的活动角度在90°或更低，那么髌骨是否置换意义不大。
- 全聚乙烯的胫骨假体厚度在8 mm，金属支持的胫骨假体在患者初次手术中不常规使用，但是在翻修的患者中使用多。
  ○ 胫骨假体对准胫骨结节（轻微外旋）。
- 股骨假体要遵循压配式的原理，放置的时候要参照股骨粗线和股骨骨皮质标记。
- 真正的假体组装在后台操作，另一个假体试模用来检查它的长度、血管的张力、肢体远端的脉搏和髌骨的活动轨道。在组配假体之前要保持假体段连接口的干燥，以防止松动和脱位。

骨水泥假体组件

- 所有的假体都是骨水泥型的。
- 在放入骨水泥之前，静脉注射100 mg氢化可的松防止栓塞形成。脂肪栓塞的不良反应主要由于大范围的肺部炎症反应。糖皮质激素是最好的抗炎症介质。

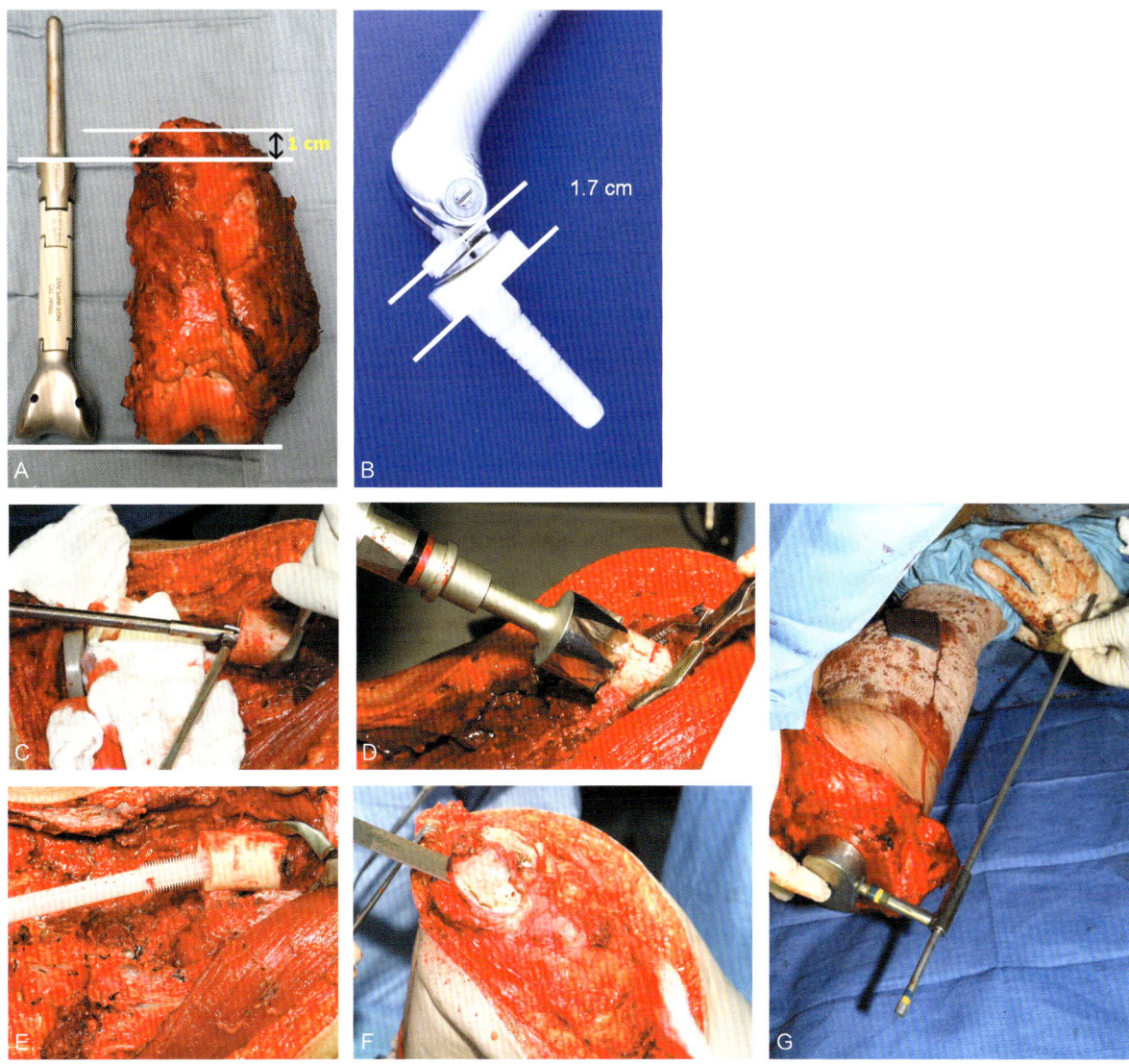

技术图4 A．作者 Jeffrey J. 的技术。股骨比预计多截 1 cm。B．胫骨近端只截去 7 mm，这样有最大的胫骨截骨平面面积来承受胫骨假体。这 17 mm 相当于股骨假体髁部到 8 mm 的全聚乙烯材料胫骨部件底部之间的距离。这样可以确保双下肢的等长。C．髓腔内容物送冰冻病理，报告阴性后，开始扩髓，缓慢和轻柔地进行，充分冲洗防止脂肪栓塞形成，充分扩大髓腔，以容纳最大的假体柄的植入。D．用倒角扩髓器扩截骨处。E．充分冲洗髓腔。F．徒手将胫骨近端截骨。G．垂直进行胫骨截骨，要有轻微的胫骨后倾角来保证膝关节和假体的完全伸直。

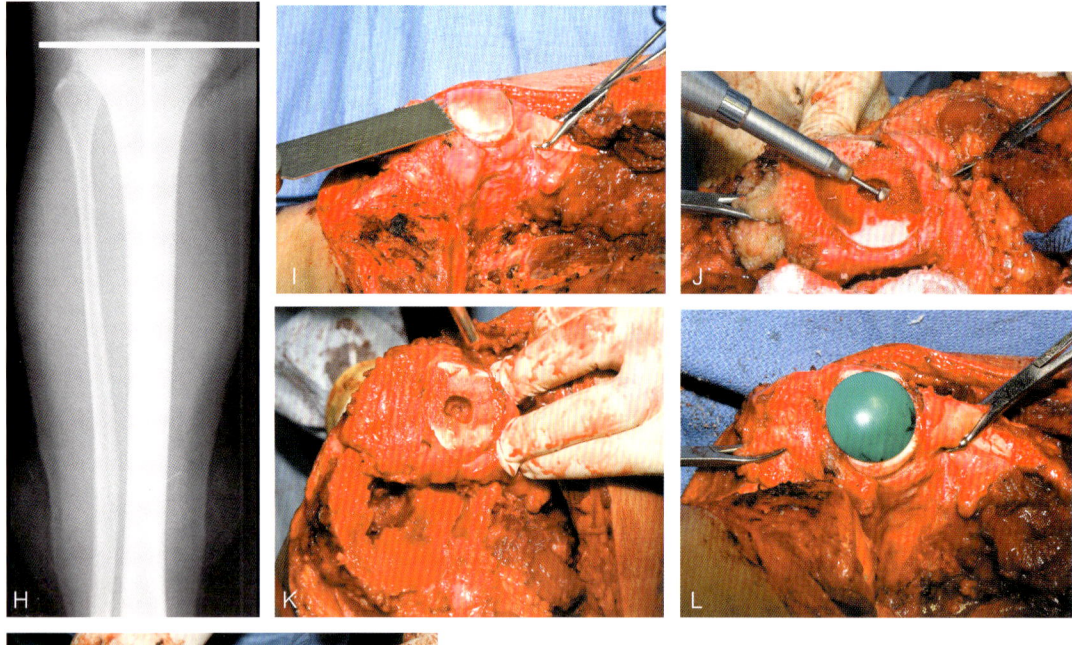

技术图4（续） H. 术中摄片以确认截骨的垂直性。轻微的膝内翻和膝外翻不干扰功能或导致松动。I. 髌骨关节面下截骨。J. 在用磨钻钻孔后植入全聚乙烯髌骨假体。K. 胫骨准备放置假体，可见髌骨和胫骨已经准备妥当。L. 髌骨假体过大，要更换为小的髌骨假体。M. 从胫骨到股骨标记点进行测量，以确保重建后双下肢的等长。反复检查踝部血管搏动。

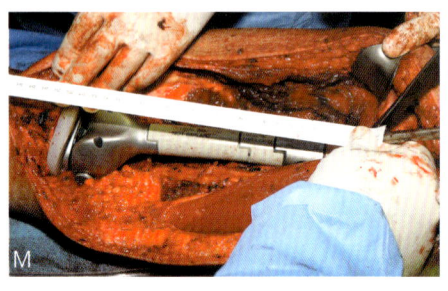

- 常规使用含抗生素骨水泥。
- 胫骨假体和髌骨假体首先使用骨水泥。
- 在骨水泥还比较稀的时候使用，然后加压股骨髓腔。
- 股骨柄缓慢插入，快速插入可能导致脂肪栓塞。
- 要防止假体柄旋转位置不良，否则会固定不良和早期松动。不要在最后时刻调整股骨假体。
- 假体置入后要测量。
- 最终的重建见技术图5A、B。

关闭切口和术后护理

- 关闭切口前，仔细止血。
- 抗生素生理盐水充分冲洗，最后用生理盐水冲洗。

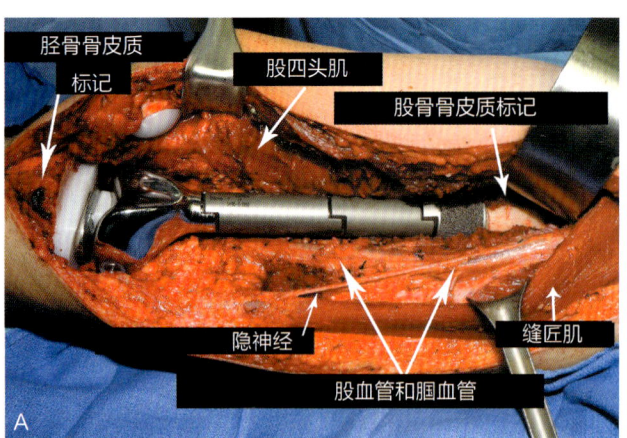
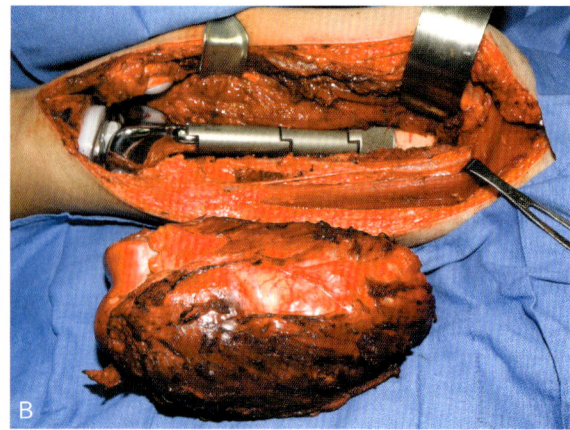

技术图5 A. 最终的重建。B. 最终的重建和肿瘤切除标本。

- 将关节囊缝合到胫骨近端部位残留的关节囊。
- 缝匠肌与股内侧肌缝合,其深部放置一根10 mm扁平引流管,用1号可吸收线缝合(技术图6)。
- 关闭皮下组织,其深部放置10 mm扁平引流管。
- 引流如果24小时<30~40 ml,予以拔除。
- 关闭皮肤。
- 只有不到1%的患者需要进行腓肠肌肌皮瓣的转移,这对于覆盖假体的软组织不够时非常有用。经常使用腓肠肌皮瓣能反映个别外科医生的手术切除理念和技术。
  - 应用无菌敷料包扎创口。
  - 用CPM机进行功能锻炼,开始3日屈曲30°,伸直-5°。出院前要达到屈曲90°。
  - 使用序贯加压鞋。
- 下一个技术,从前方入路,经内收肌入路,可以作为另一个选择。

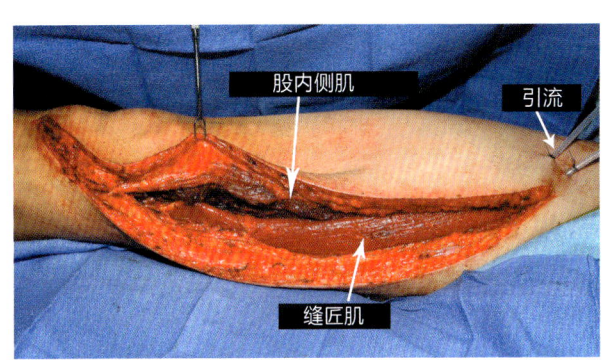

技术图6　关闭创口:两个大而扁的10 mm引流管放在近端出口。缝匠肌与存留的股内侧肌缝合。关闭远侧关节囊。

采用外侧纵行入路切除肿瘤和骨水泥型股骨、胫骨和髌骨假体重建股骨远端

- 外侧入路适应证
  - 所有翻修患者。
  - 全股骨置换。
  - 原发股骨远端肿瘤侵犯至股骨近端需要使用交锁钉股骨柄固定,交锁钉垂直股骨干或呈135°打入股骨颈,以获得稳定的重建[2]。
- 不论是外侧入路或内侧入路,患者的术前准备是相同的。
- 麻醉成功后插尿管,静脉注射庆大霉素、万古霉素。患者取侧卧位,注意保护所有的体表受力点。
- 消毒铺巾范围包括整个下肢,从髂翼上方到足部。
- 不需使用止血带。
- 采用外侧纵行切口,从胫骨结节向近端延伸,如果要进行全股骨置换,可延到大转子尖端和髂前上棘。
- 用电刀切开皮下组织,沿纤维方向切开阔筋膜。
- 从股外侧肌间隔入路,经股骨后外侧结扎所有血管穿支并将股外侧肌整体游离,显露股骨全长。注意不要破坏肿瘤表面的肌袖。
- 因胫骨结节于中部略偏外侧,要注意保护以免髌韧带撕裂。
- 余步骤同内侧入路。

前方经内收肌入路到达股骨远端和腘窝切除股骨远端肿瘤及假体置换

- 这项技术可以使笔者很容易到达股骨前方,并通过分离大的筋膜皮瓣和筋膜瓣,可以探查腘窝和游离神经血管组织(技术图7)。
- 因为一些皮肤和筋膜的血供不可避免损伤,在笔者分离皮瓣的时候,所有的膝周血管常规结扎作为股骨远端切除的一部分,因此,皮瓣坏死率增高,除此之外,分离股内侧肌损伤了外层肌肉的血供[7,10-12]。最终切除股内侧肌的内层,这是肿瘤切除的必要,会损伤残留的外层内侧肌的血供,这样假体就不能得到充分的覆盖。由Malawer医生对110例股骨远端切除假体重建患者采取前内侧入路手术,25例患者需要腓肠肌瓣覆盖缺损的软组织[1]。

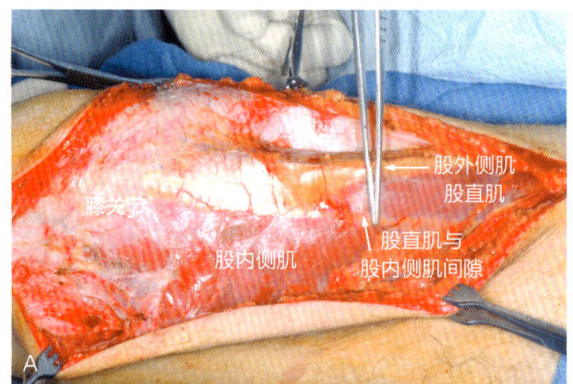
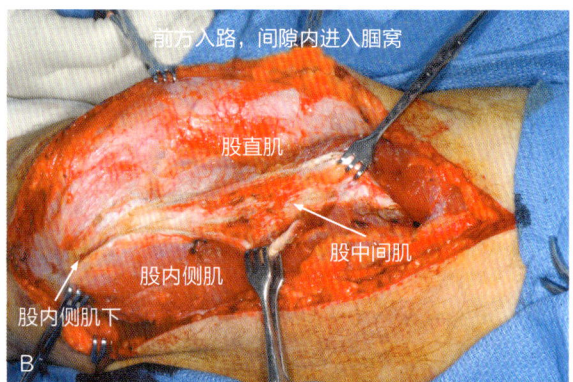
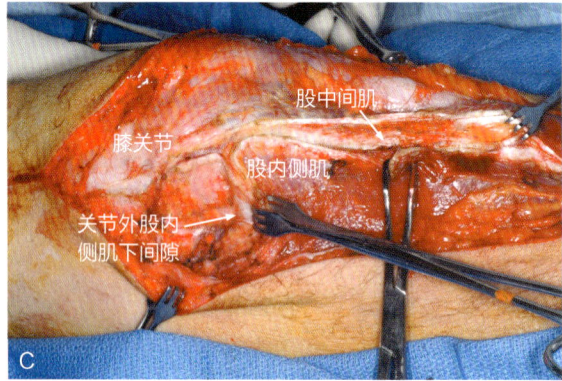
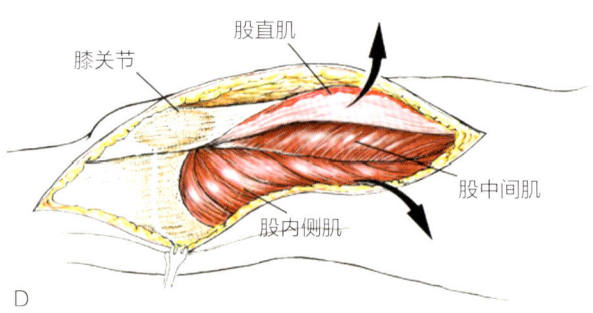
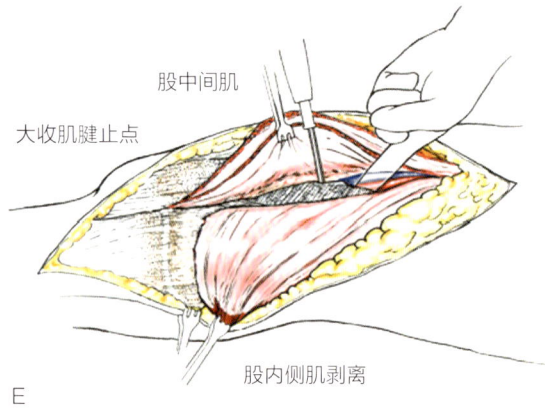
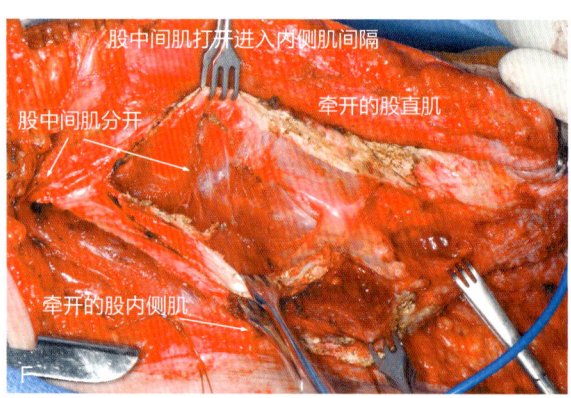
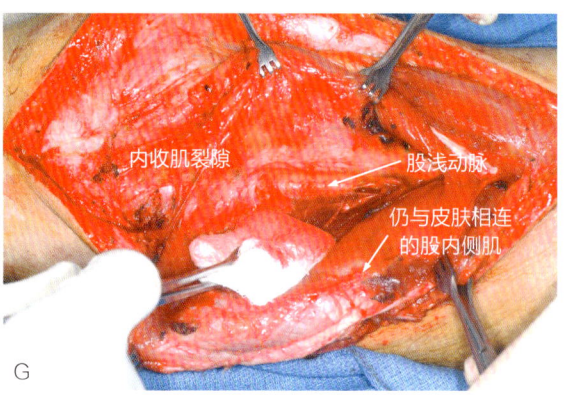

技术图7 A～C. 采用新的前方经内收肌入路到达股骨远端，这个入路可避免皮瓣坏死。股内侧肌保留与皮肤的相连，形成了一个肌皮瓣。A. 股直肌与股内侧肌的肌间隔要仔细小心打开。B. 在股直肌和股内侧肌之间切开显露股中间肌肌纤维和肌腱。C. 股内侧肌远端被分出。D. 手术入路。E. 股中间肌被切开，股内侧肌被分离。F～K. 手术照片显示经内收肌入路。F. 股直肌和股内侧肌之间切开，股中间肌被游离。G. 游离缝匠肌管的终点内的股动静脉。

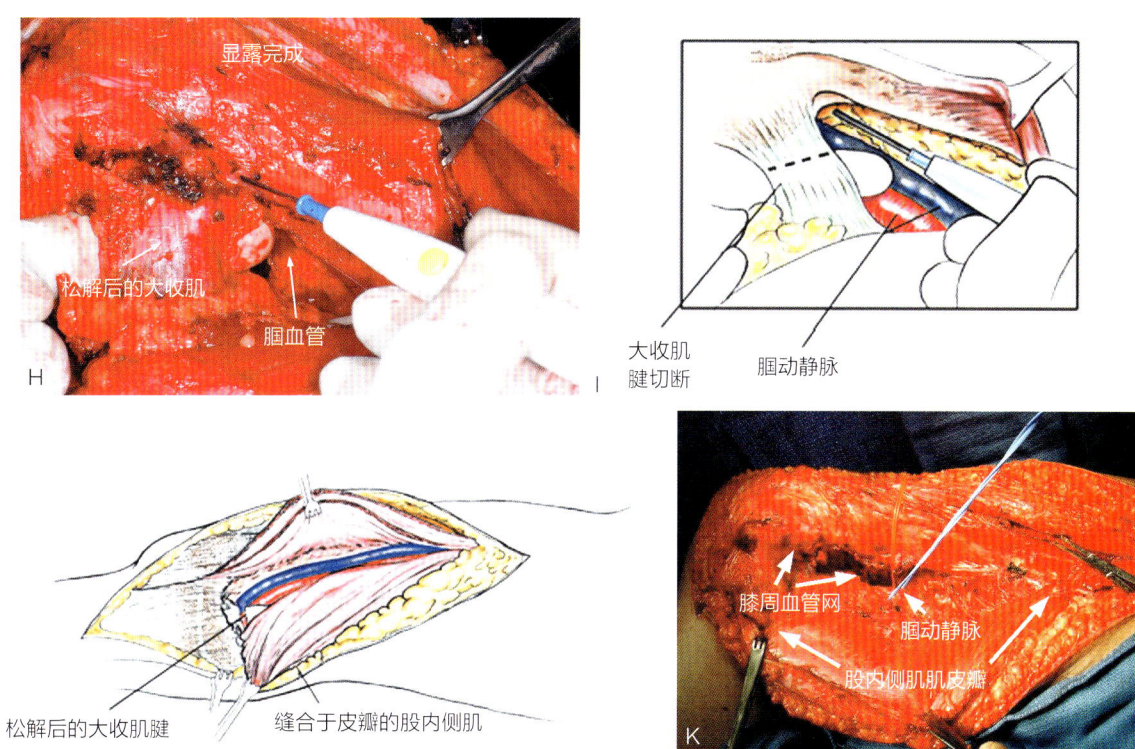

技术图 7（续）　H. 缝匠肌管被打开。I. 大收肌肌腱在股骨远端的止点被松解。J. 股动脉到腘窝和大收肌肌腱的关系。K. 腘窝和神经血管结构的暴露。仔细结扎膝状分支。股内侧肌仍然附着在覆盖的皮肤上。

- Kawai 等报道皮瓣坏死率为 30%，40 例患者进行了股骨远端切除假体重建术。Safran 等总结出围手术期的化疗和术中肌瓣的缺血是保肢术后感染的主要原因[14]。为了减少皮瓣坏死的发生并改善内置假体的软组织覆盖率，Malawer 医生提出了一项改良的外科手术技术。采用有良好血供的后内侧肌皮瓣：

○ 适应证
  – 股骨远端高度和低度恶性肿瘤。
  – 股骨远端翻修。如果需要使用顺行髓内钉，还要一个单独的近端外侧切口，没有必要连接两个切口。
  – 当软组织覆盖有困难时，推荐使用这个入路。这可以通过简单地向远端延长切口行内侧腓肠肌皮瓣，内侧腓肠肌总是首选，因为内侧腓肠肌比外侧腓肠肌更大、更长。它允许更大区域的纵向和横向地覆盖假体和膝关节（见"内侧腓肠肌转移术"）。
  – 这个切口可以使用肌皮瓣，保留了股内侧肌与皮肤的相连。皮瓣坏死、肌肉裂开、关节内出血、水肿和其他伤口问题很少（1%～5%）。
  – 如果血管切除和重建可于术前完成，股浅血管和腘血管可直接显露，外侧切口使得血管重建更加困难。
  – 如果在切除术后难以覆盖创面和缝合切口，可以通过旋转缝匠肌来覆盖小创面。此外，缝匠肌转移可通过这个切口完成，以重建部分或全部的股内侧肌的缺失。

体位和切口
- 取仰卧位，做长的内侧切口。从近端在股直肌和股内侧肌的交界处弯曲向远端到达髌骨内侧到达鹅足。

近端分界和肌皮瓣的分离形成
- 打开股直肌和股内侧肌的间隙，暴露其下的股中间肌。注意不要让肌肉和它覆盖的筋膜皮瓣分开，可以把股内侧肌与表面皮肤缝合在一起。

暴露肌间隔和收肌管

- 确认股内侧肌和股骨内侧髁间平面(类似于)。股内侧肌从股骨内侧髁分离并向内侧牵拉离开关节囊。用纱布在肌纤维中剥离显露出肌间隔、大收肌肌腱和收肌管。

确认股血管和腘血管

- 缝匠肌跨越在股内侧肌近端部分,打开股内侧肌和缝匠肌边界之间的薄筋膜后,可将缝匠肌向后拉。
- 股血管在内收肌裂孔近端确认,手术者的手指放在内收肌肌腱裂孔保护其下的血管。切开大收肌显露腘窝股血管,仔细分离游离开来,用血管带保护。

完成腘窝暴露

- 屈膝90°,将股内侧肌向后牵拉,暴露腘窝,腘血管在腓肠肌两头之间。
- 确认腘血管后,切断腓肠肌内侧头,从股骨髁释放。手术医生的手指应放在肌肉下方,以保护腘动脉和静脉。
- 此外,要保护腓肠内侧动脉,它是腓肠肌内侧头的唯一供血动脉(技术图8)。

游离腘血管和坐骨神经

- 从内收肌裂孔水平到腓肠肌的交界处,逐一结扎膝关节周围血管会使腘血管的游离更方便。向下牵拉血管可以更好地分辨膝关节周围血管。

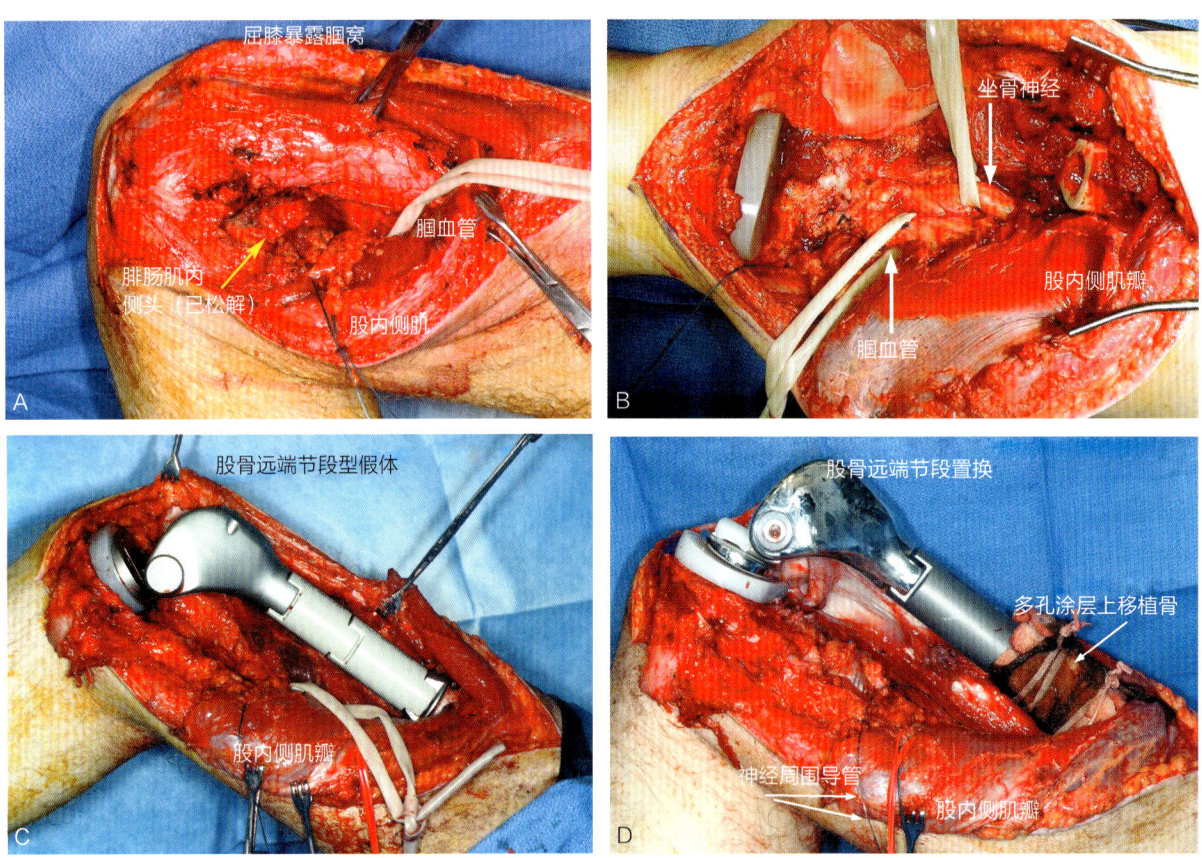

技术图8 A. 屈膝暴露腘窝和血管,腓肠肌内侧头止点松解暴露腘窝血管。B. 手术缺损。缺损范围为15～20 cm。C. 假体试模,不要牵拉神经血管结构,使下肢等长。D. 安装永久性假体。

- 在腘窝脂肪近端暴露坐骨神经,并向远端追寻到分为胫神经和腓总神经处,用罂粟碱纱块覆盖腘血管以防止痉挛。

外侧结构松解
- 完全显露腘窝,包括腓肠肌内侧头的松解和腘血管的游离,松解腓肠肌外侧头、股二头肌短头和整个后关节囊。

前方(关节内)松解和远端股骨截骨
- 前方关节囊横行打开,切除交叉韧带,股骨截骨通常在关节线以上15~20 cm,相当于内收肌裂孔上方,游离股浅血管后可以安全地截骨。股骨截骨,以下步骤完成切除和重建与前面讨论的一样。
  - 关节内切除。
  - 骨皮质标记。
  - 截骨和准备。
  - 试模复位调试。
  - 选择和植入假体部件。
  - 植入骨水泥。
  - 关闭创口。

内侧腓肠肌转移
- 内侧腓肠肌是向股骨远端转移的主要肌肉,此技术用于高难度和复杂的股骨远端骨缺损由 Malawer 和 Price 于1985年首先描述(技术图9)。
- 内侧腓肠肌转移可以覆盖股骨远端切除后大的、小的前内侧缺损,根据笔者的经验股骨远端切除和假体置入不需要游离皮瓣。

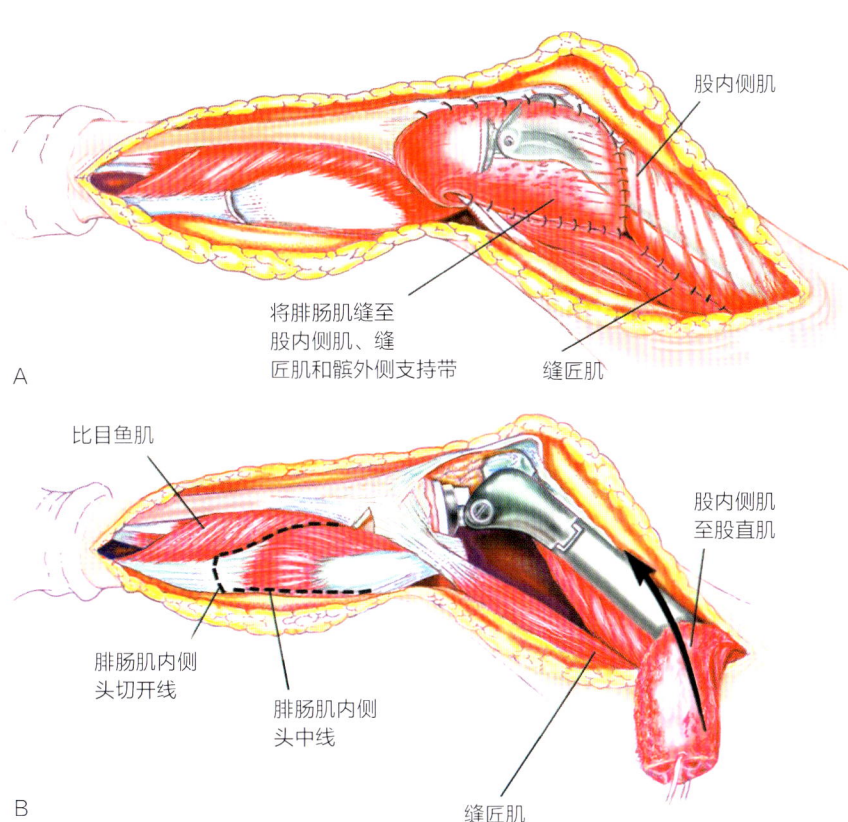

技术图9 分离腓肠肌瓣。A. 切口。B. 向远方和经过内外侧腓肠肌之间的中线分离内侧腓肠肌瓣,有利于旋转肌瓣。

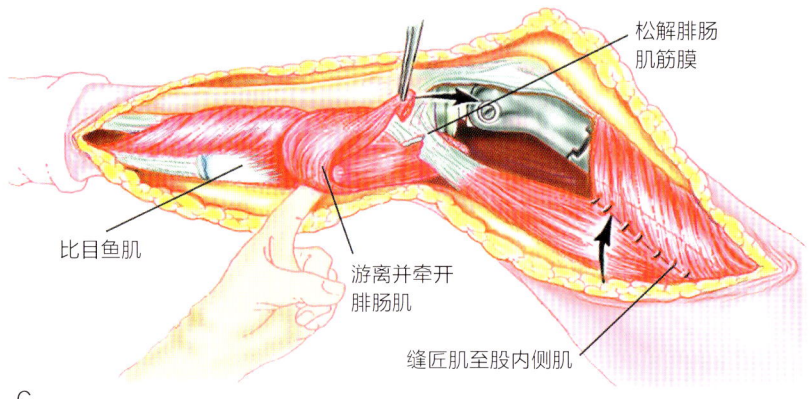

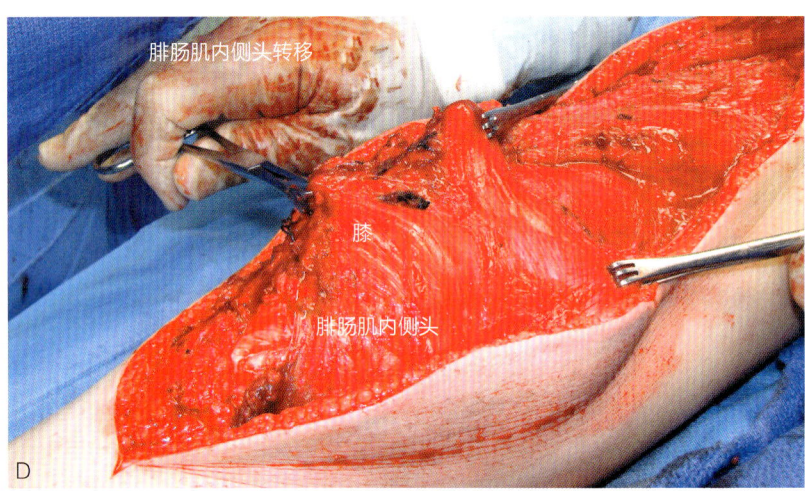

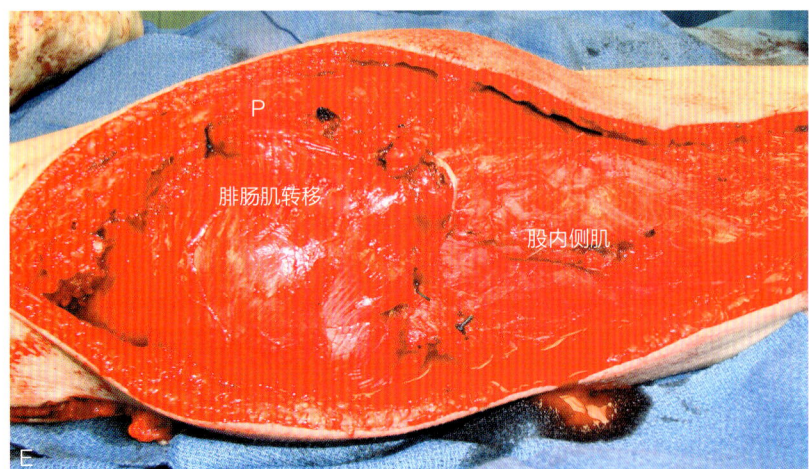

技术图9（续） C. 旋转腓肠肌覆盖假体和关节。D、E. 内侧腓肠肌瓣。D. 游离的内侧腓肠肌皮瓣。E. 缝合到位后，这个肌瓣关闭了软组织缺损处。腓肠肌瓣与股内侧肌、髌骨和比目鱼肌缝合。

- 通过松解腱性部分来游离内侧腓肠肌瓣,骨水泥固结后在胫骨中线插入假体,根据实际需求可以向横向或近端转移肌瓣。如果皮肤有张力或肿胀,皮瓣可以直接缝合至肌瓣,剩余的皮肤缺损则需要采用中厚皮片移植来覆盖肌肉缺损。
- 通常有厚的筋膜在前方和后方覆盖内侧腓肠肌,用一把尖的刀将它切开可以扩大150%的覆盖范围,肌肉可以向近端、向前端覆盖整个膝关节。通过松解缝匠肌和内收肌群可以增加肌瓣的旋转角度。这些肌肉可以缝合至转移的肌肉。
- 从腘动脉发出的内侧腓肠动脉供应内侧腓肠肌的血供。该血管的起源低于或平膝关节平面。在分离腘血管时不可将此血管误伤,误当作膝周血管网的一支。膝周血管在腘血管前方穿过,而内侧腓肠血管则从后方和内侧穿行,且由膝下血管平面发出。外侧腓肠肌较少使用,因为它的肌肉较小,而且其旋转弓受腓总神经和腓骨所阻拦。

疼痛控制

- 常规将弹性神经导管(MM)置于股神经鞘中,并在患者转移至恢复室之前输注10 mL 0.25%布比卡因。使用输液泵每小时施用4~8 mL,术后长达72小时。这提供了极好的疼痛控制,并且使全身性麻醉剂需求降低超过50%(技术图10)。

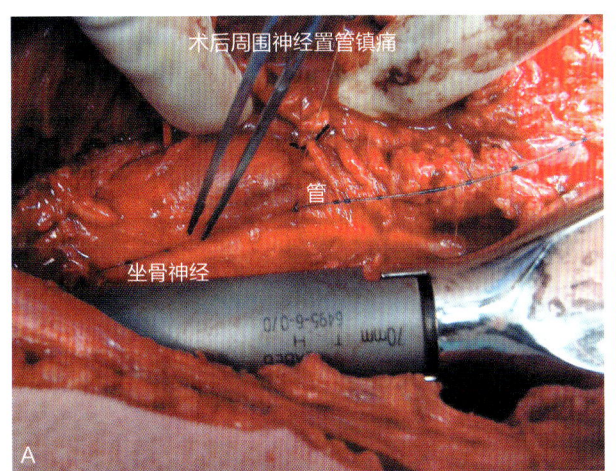

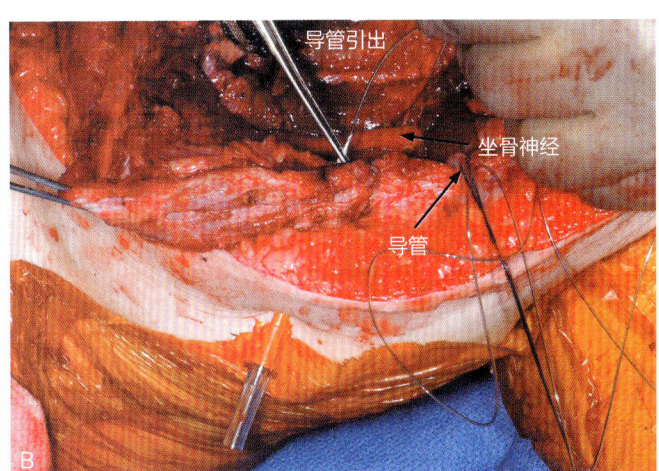

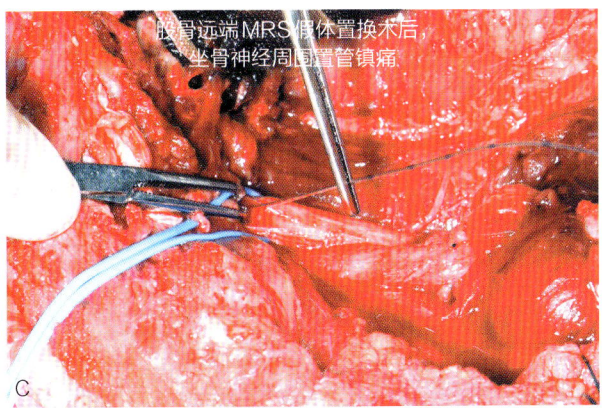

技术图10 术后镇痛神经鞘周的置管。持续注入0.25%布比卡因,每小时4~8 mL。A. 术中照片显示神经和置管与假体的关系。B. 坐骨神经鞘打开置入管。C. 置管从伤口通过一个血管套管引出,随后移除。

要点与失误防范

伤口难以关闭	• 伤口难以关闭是由于大量组织需要切除,以获得安全边界。过长的腿可引起同样的问题。同时,要检查髌骨的高度 • 内侧腓肠肌肌瓣可以用来覆盖假体。有时候可以采用缝匠肌旋转覆盖小范围的软组织缺损
确认内侧和股内侧肌下间隙	• 医生应仔细辨认股内侧肌和股直肌间隔,以及股内侧肌下方间隙。股内侧肌可以从股骨髁移至关节外
游离股血管	• 在缝匠肌管内找到股血管并找追寻至收肌腱裂孔处。用手指保护好血管,再切开内收肌和打开肌间筋膜
难以辨认腘血管,尤其是在远端	• 可以在股骨内髁止点1～2 cm范围内松解内侧腓肠肌。在腓肠肌的内外侧头之间可见腘血管
损伤或者结扎腓肠内侧动脉	• 腓肠内侧动脉是腓肠肌内侧头的主要供养血管,它由腘动脉分出,向后、向内走行。手术者不可以结扎任何向内侧和后方走行的膝部血管
损伤坐骨神经,特别是腓总神经	• 由于坐骨神经在厚的腘动静脉鞘的后方,在腘窝处很容易辨认出它的位置,胫神经和腓总神经在腘窝顶部分离,随后胫神经与腘动静脉伴行,但是腓总神经走行于腘窝的外侧,在外侧腓肠肌的外侧。腓总神经在这里很容易损伤,特别是从股骨髁上切断外侧腓肠肌的时候
损伤腘动脉和静脉	• 虽然腘动脉和腘静脉起初被辨认和游离,但仍有可能在后续操作中被医源性损伤,在切开后方关节囊的时候要十分小心。膝关节周围的血管要结扎,以使得腘动脉、静脉远离关节囊时,腘血管在截股骨时易被损伤,可以用开腹手术垫包绕股骨远端,以避免这种情况发生
关闭伤口后没有脉搏	• 这往往是血管痉挛造成的,年轻人多见,这是由于血管细小、长时间暴露等,要避免这种情况发生,在整个手术过程中可以使用罂粟碱和温盐水 • 一旦发生这种情况,手术者需确认血管没有被损伤、被折弯,没有形成牵拉后的血栓、没有内膜损伤及人为结扎,术中造影和血管外科会诊是必要的。有时要进行血管探查。血管外科医生要使用Fogarty导管来确保没有血栓形成,这也是打开痉挛严重的动脉的一种方法
双下肢不等长	• 截骨前仔细测量,置入假体试模后检查双下肢长度,保证肢体长度的差别在毫米级
压配式股骨髓腔	• 对股骨髓腔进行充分扩髓,以获得压配式匹配
切除前结扎血管	• 瘤段切除前需结扎血管,以减少出血,使术野清晰
使用骨水泥固定所有部件,包括髌骨和全聚乙烯胫骨	• 笔者25年来没有髌骨和胫骨近端聚乙烯假体失败的病例,骨水泥的使用可以使患者进行积极的康复
防止脂肪栓塞	• 缓慢地进行扩髓,缓慢地插入假体柄,打入骨水泥前使用100 mg氢化可的松
防止髌骨脱位	• 确保髌骨四周软组织的肌力平衡,如果有必要可在关闭切口前进行膝外侧松解
不情愿计划做翻修	• 初次行肿瘤切除和假体重建的患者需考虑到后期的翻修计划

术后处理

- 手术室里,患者在CPM机上,屈曲35°,伸直25°,直到术后3日。每日增加10°~15°,直到90°,然后出院。
- 住院7~10日。
- 毛巾卷放在足跟,每日3次,每次60分钟。确保完全伸直,以防止膝关节屈曲挛缩。这个操作持续至术后4周。
- 术后3日下地行走,使用助行器和拐杖持续4~8周。
- 出院前患者能够屈膝90°,独立起床和上下楼梯。
- 引流每日<30~40ml时拔掉,通常需要5~6日。
- 静脉抗生素使用到拔除引流管。
- 抗凝根据患者情况调节。
- 膝盖加压2个月。可以使用膝关节支具数月。
- 出院患者康复治疗在术后4~6周开始,持续12周。第4个月时患者可以行走,并看不出患者做过手术。

预后

- Bickels等[1]于1980—1998年研究发现,110名确诊患者采用股骨远端肿瘤切除假体置换术,2例患者由于肿瘤沿着膝关节交叉韧带蔓延采用关节外切除。
- 假体重建包括73例组配式假体,27例定制性假体,10例可延长型假体。只有8例使用早期的限制性假体,其余患者采用旋转铰链式假体。21例内侧腓肠肌、3例外侧腓肠肌、1例双侧腓肠肌皮瓣转移软组织覆盖。10例可延长型假体患者进行了14次假体延长手术。
- 采用旋转铰链式假体的功能优异率为91%,限制型膝关节假体的优异率为50%。

并发症

- 6例患者发生深部感染(5.4%),3例接受截肢,2例假体翻修,1例创口清创。总体来说,有15例翻修手术,原因包括:聚乙烯衬垫失败6例,假体翻修9例(无菌性松动6例,深部感染2例,放疗后坏死1例)(图9)。
- 2例聚乙烯衬垫失败的病例发生于同一患者,分别发生在初次术后的2.5年和3.8年,聚乙烯衬垫失败发生平均时间为3.7年(1.25~7.25年),无菌性松动发生平均时间为5.5年(3.2~10.3年)。
- 接受假体翻修手术的患者往往同时伴有聚乙烯垫片的损坏。

局部复发

- 无论是关节融合、异体骨移植或假体重建,局部复发取决于外科医生,与重建的方法无关。

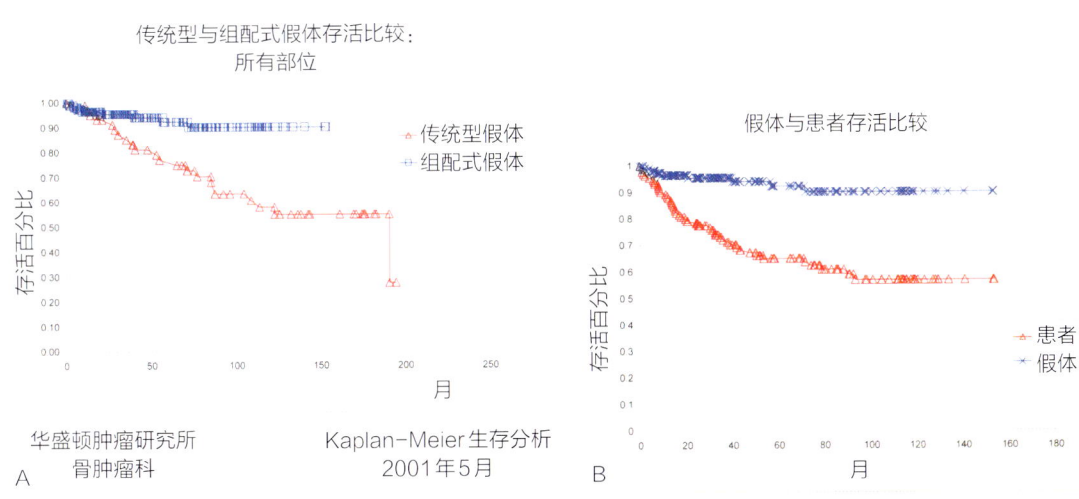

图9 股骨远端假体的存活情况。Kaplan-Meier生存曲线图显示假体的存活百分比。A. 在所有解剖部位的传统型假体和组配式假体的存活百分比比较。这种不同主要是由于外科技术和软组织重建技术的提高而改变。B. 假体存活百分比与患者实际存活百分比比较。假体依赖于患者的生存时间。

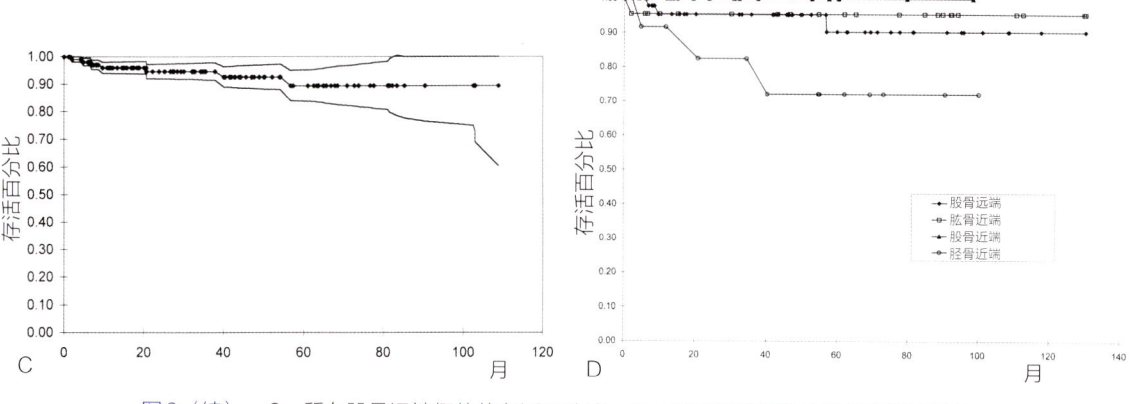

图9（续） C. 所有股骨远端假体的存活百分比。D. 不同解剖部位的假体存活百分比。

感染

- 感染与手术的环境、手术时间的长度、软组织覆盖等问题有关。尽管在异体骨重建中感染率更高（图10），感染与重建方式无关。
- 25%～30%的假体周围金黄色葡萄球菌或表皮葡萄球菌的感染可以救治，要在早期采用积极的清创手术治疗，包括假体取出和植入含抗生素的骨水泥间隔，以及6～8周的抗生素滴注，如果引流培养显示细菌阴性，重新植入假体。很多其他的细菌感染很难治疗，往往需要截肢。
- 假体暴露是导致感染的另一因素。旋转皮瓣或游离皮瓣可以解决这一问题。

脂肪栓塞

- 有多个原因导致脂肪栓塞，所以扩髓要缓慢和轻柔，及时冲洗和吸引。缓慢插入假体柄，要在插入股骨柄之前保证患者机体不缺水、缺氧。

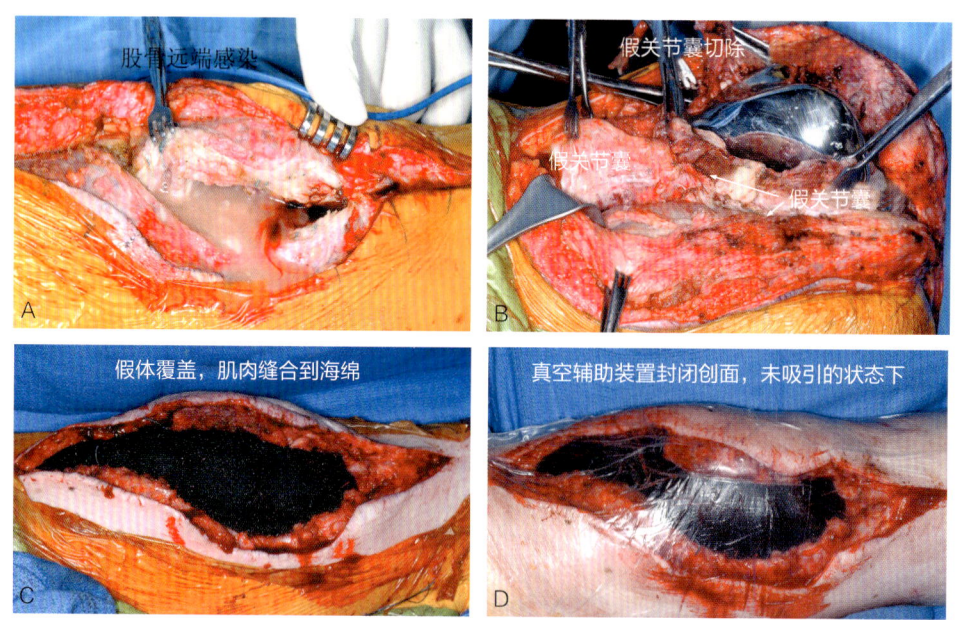

图10 假体深部感染。A. 膝关节化脓性感染。B. 切除滑膜和假关节囊移除假体。C. 持续负压吸引覆盖创面。D. 持续负压吸引。敷料每1～2日更换一次。

- 脂肪栓塞引起大量的炎症反应。在插入长柄的时候常规静脉注射 100 mg 氢化可的松抑制炎症发生。
- 大范围的脂肪栓塞会致命。

机械性失败

- 机械性失败包括疲劳性金属或聚乙烯的内植假体断裂、无菌性松动、组配式假体脱落、聚乙烯磨损引起滑膜炎(图9)。
- 大部分的假体失败可以进行翻修。翻修成功的关键在于分析失败的原因而不要重复以前的重建方式。尽管文献报道5年内翻修的失败率为50%，但找到初次重建失败的原因并纠正它，翻修后的假体寿命会超过初次重建[13]。
- 旋转铰链式假体在1980年12月开始使用，成为用于股骨远端膝关节重建的国际标准，它有着前后和内外的稳定性。假体有一定的旋转性，能够分散假体与骨、骨-水泥-假体界面的应力，使得假体无菌性松动和疲劳骨折的比例下降[7]。
- 相比铸造的假体柄，组配式假体的使用很大程度减低了疲劳骨折的发生，特别是股骨柄。患者尺寸与假体尺寸不相匹配例如 11 mm 柄插 250 磅体重的患者是重建失败的原因。

衬垫失败和假半月板的形成

- 衬垫失败的先兆是膝关节突然疼痛和有不稳定的感觉。只有在很罕见的情况下才能在影像学上发现内外侧的轴的突出。当高度怀疑时，需要进行外科手术探查。这属于晚期并发症，在7例患者中，平均发生时间为84个月(30～112个月)(图11)。

假半月板形成和膝关节内紊乱

- 假半月板形成指活动在胫骨部件上、股骨髁假体和其下的部件，以及骨水泥型全聚乙烯部件之间的瘢痕组织形成。在时间的作用下和不断的活动中，逐步形成了与真的半月板形状类似的真正的纤维软骨性瘢痕。
- 假半月板在很多患者中形成，可是有症状者不多。症状往往隐匿，表现为膝关节内紊乱。感觉不稳，伴轻微外翻不稳定(应力试验时超过5%的患者阳性)。无诊断方式，怀疑是最好的诊断。有时与衬垫失败的症状相近，只是不稳定和肿胀的程度要轻。
- 真正有症状的假半月板的发生率为5%～7%。治疗是切除假半月板和假关节囊[8]。

假体柄断裂

- 使用锻造假体以来，假体柄的断裂发生率已经大为减少。但是如果假体柄过小，仍然会发生假体柄的断裂。柄的松动会导致假体的疲劳断裂[11]。

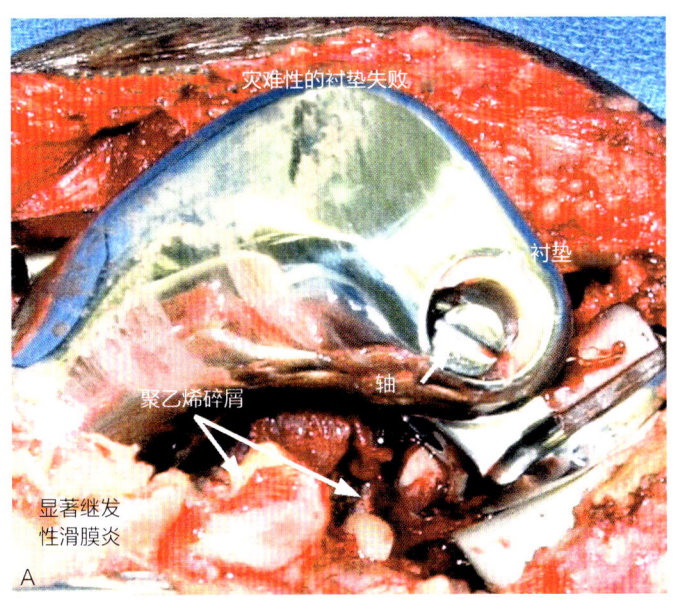
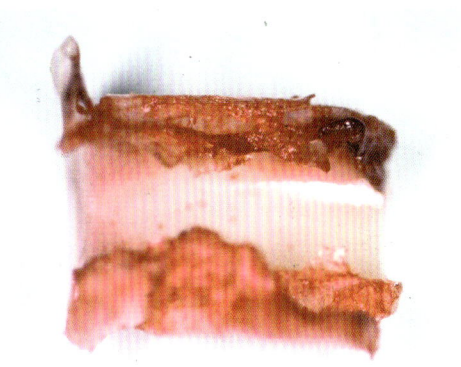

图11　A. 内侧衬垫失败。B. 仔细观察残留的衬垫。

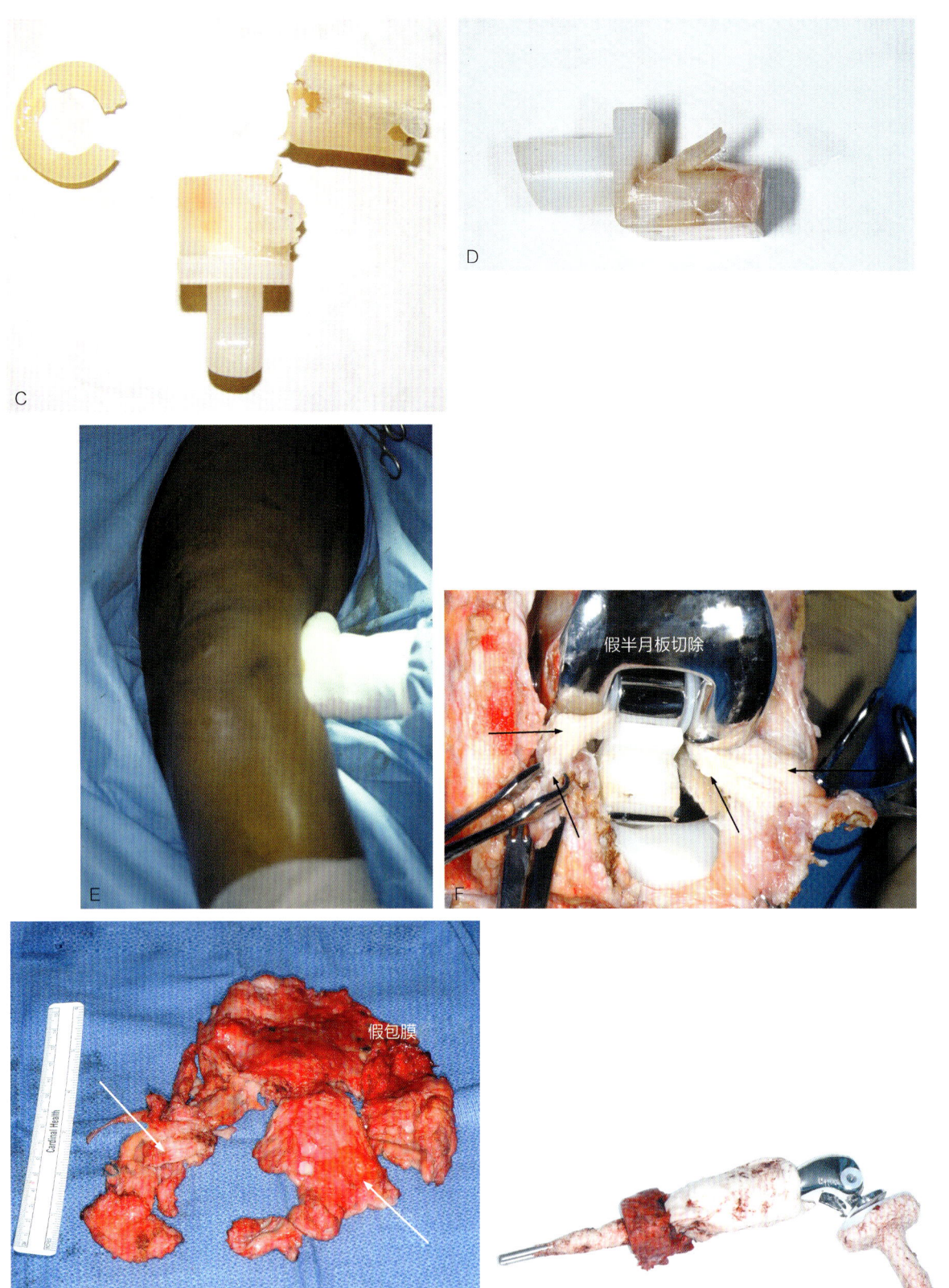

图11（续） C. 衬垫分层。D. 手术后17年取出分层的衬垫。E. 临床检查可见内翻应力试验阳性，这显示衬垫磨损和破裂。F、G. 发生假性半月板的患者觉得局部疼痛，无法完全伸直膝关节，但无关节渗液。H. 假性半月板的大体组织标本，由增厚的没有炎症成分的纤维胶原组成。术后5～7年内很少产生假性半月板。

- 如果假体柄裂开但是没有移位,患者感到骨折部位的疼痛。但是影像学上很难在这个时候发现它,只有在移位明显的时候才能发现。疼痛明显患者需要扶拐行走。老式灌注假体容易在体柄交界上方2 cm处断裂。

Morse锥的脱位

- 很少发生Morse锥的脱位。外科手术探查和重新组配是必要的。

无菌性松动

- 通过髓外的覆有允许骨组织长入的多孔涂层假体柄,无菌性松动的发生率已经下降。软组织的长入,使得骨-骨水泥-假体复合体产生生物-荷包-线效应。
- 羟基磷灰石外涂层可以加强固定。
- 交锁钉假体柄需要定制,但是可以使得假体柄变短,这样可能导致早期的无菌性松动。
- 有时患者会有聚乙烯碎屑性滑膜炎发生。探查和重建、切除假性滑膜、更换衬垫、伸膝阻挡器可以解决这一问题。除非有感染才翻修胫骨聚乙烯部件。如果取出了聚乙烯部件,则可更换为金属部件的胫骨假体。因为骨水泥不会比初次置换好,所以在翻修的时候用骨水泥固定聚乙烯假体部件会导致早期无菌性松动的风险。

(唐剑飞 译,宋文奇 张春林 审校)

参考文献

[1] Bickels J, Wittig JC, Kollender Y, et al. Distal femur resection with endoprosthetic reconstruction: a long-term followup study. Clin Orthop Relat Res 2002;400:225-235.

[2] Cannon CP, Eckardt JJ, Kabo JM, et al. Cross-pin fixation in 32 tumor endoprosthetic stems. Clin Orthop Relat Res 2003;417:285-292.

[3] Eckardt JJ, Kabo JM, Kelly CK, et al. Endoprosthetic reconstruction for bone metastasis. Clin Orthop Relat Res 2003;415(suppl):S254-S262.

[4] Eckardt JJ, Lesavoy MA, Dubrow TJ, et al. Exposed endoprosthesis: management protocol using muscle and myocutaneous flaps. Clin Orthop Relat Res 1990;251:220-229.

[5] Freedman EL, Hack DJ, Johnson EE, et al. Total knee replacement including a nodular distal femoral component in elderly patients with acute fractures and nonunion. J Orthop Trauma 1995;9:231-237.

[6] Freidman EH, Eckardt JJ. A modular endoprosthetic system for tumor and non-tumor reconstructions: preliminary report. Orthopaedics 1996;20:20-27.

[7] Kabo JM, Yang RS, Dorey FJ, et al. In vivo rotational stability in the kinematic rotating hinge knee. Clin Orthop Relat Res 1997;336:166-176.

[8] Kay RM, Kabo JM, Seeger LL, et al. Hydroxyapatite-coated distal femoral replacements: preliminary results. Clin Orthop Relat Res 1994;302:92-100.

[9] Ward WG, Eckardt JJ. Endoprosthetic reconstruction of the femur following massive bone reconstruction. J South Orthop Assoc 1994;3:108-116.

[10] Ward WG, Haight D, Ritchie P, et al. Dislocation of rotating total knee arthroplasty: a biomechanical analysis. J Bone Joint Surg Am 2003;85A:448-453.

[11] Ward WG, Johnston KS, Dorey FJ, et al. Extramedullary porous coating to prevent diaphyseal osteolysis and lines around proximal tibial replacements. J Bone Joint Surg Am 1993;75A:976-987.

[12] Ward WG, Johnson KS, Dorey FJ, et al. Loosening of massive femoral cemented endoprostheses. J Arthroplasty 1997;12:741-750.

[13] Wirganowicz PZ, Eckardt JJ, Dorey FJ, et al. Etiology and results of tumor endoprosthesis revision surgery in 64 patients. Clin Orthop Relat Res 1999;358:64-74.

[14] Wu CC, Pritsch T, Shehadeh A, et al. The anterior popliteal approach for popliteal exploration, distal femoral resections, and endoprosthetic reconstruction. J Arthroplasty 2008;23:254-262.

第26章 胫骨近端切除并人工假体置换

Proximal Tibia Resection with Endoprosthetic Reconstruction

Jacob Bickels and Martin M. Malawer

背景

- 胫骨近端切除范围包括切除1/2～2/3的胫骨，附着于胫骨的一部分肌肉以及全部腘肌，并进行近端胫腓关节的关节外切除。腓总神经应予保留。
- 对所有主要长骨部位切除和假体重建来说，胫骨近端切除被认为是最复杂、并发症发生率最高、术后功能最差。主要的原因是胫骨前内侧缺乏肌肉覆盖，供应小腿血管直径相对较小，切除肿瘤时无法保留伸膝装置的止点。在过去，这些因素造成了保肢手术的困难，因此胫骨近端恶性肿瘤的唯一选择是膝上截肢。
- 本章介绍的保肢手术技术能够安全地分离腘血管、切除并置换1/2～2/3的胫骨近端。术前肿瘤范围的评估要求熟悉解剖和结合CT、MRI、骨扫描和双平面血管造影等影像学评估。
- 重建的手术方法有一期关节融合、人工假体置换或者同种异体骨关节置换。笔者推荐进行人工假体置换；同种异体骨关节置换的感染和骨不连发生率比较高，而关节融合功能差。手术成功的关键一点是使用腓肠肌肌瓣转移来获得可靠的软组织覆盖假体，并恢复伸膝机制。

解剖

膝关节和交叉韧带

- 膝关节很少受到胫骨近端肿瘤的直接侵犯，除非发生了病理性骨折，或是活检污染了膝关节，或肿瘤通过交叉韧带侵犯。关节积血提示有关节内病变。
- 交叉韧带是否受累常常直到手术时才能确定。MRI检查是确定有无交叉韧带侵犯的最可靠方法。如果在交叉韧带上看到结节样病变，则可以进行部分关节外切除（即胫骨近端连同关节囊以及股骨髁的联合切除）。

伸膝装置

- 伸膝装置止点为胫骨结节，其与胫骨近端一起被切除。
- 重建伸膝装置对于保留有功能的肢体来说至关重要。

腘动脉三个分支

- 腘动脉在腘肌下缘分为三支，即胫前动脉、胫后动脉和腓动脉。腘动脉三根分叉实际上是两个二分叉。第1个分叉位于腘动脉发出胫前动脉处，然后腘动脉继续下行为胫腓干。胫前动脉是第1个分支，起自腘肌下缘。
- 第2个分叉位于胫腓干分为腓动脉和胫后动脉处，因此，第2个分叉位于胫前动脉起始部位远端。在做切除手术时，一般都必须结扎胫前动脉，而在结扎之前必须辨明其他血管。
- 覆盖胫骨后方表面的腘肌是此处独特而有利的结构，它在胫骨与后方的软组织之间形成良好的边界，并保护腘动脉及其分支。与此相对比，股骨远端后方仅由腘窝脂肪垫覆盖。

胫腓关节

- 胫腓近端关节与胫骨近端后外侧部紧密相邻。组织学研究表明，发生在胫骨近端的肿瘤，其扩散并侵犯关节囊周围组织和胫腓关节的概率较高。
- 在切除胫骨近端肿瘤的时候，为了获得满意的手术切缘，必须将近端胫腓关节整块切除，即进行关节外切除。对所有胫骨近端高度恶性肿瘤来说，这是常规术式。

胫骨的皮下部位

- 胫骨的整个内侧部分都位于皮下。通过任何技术进行切除和重建都使重建后的区域位于皮下。这是原发和继发感染的主要来源之一，而一旦感染，就势必要进行膝上截肢。

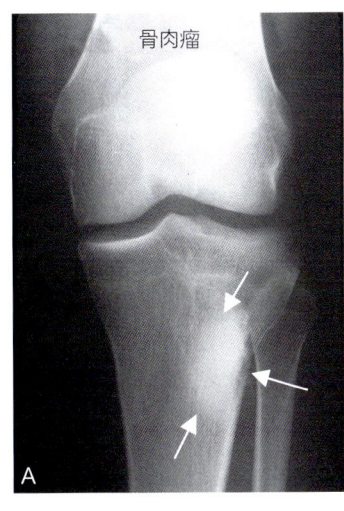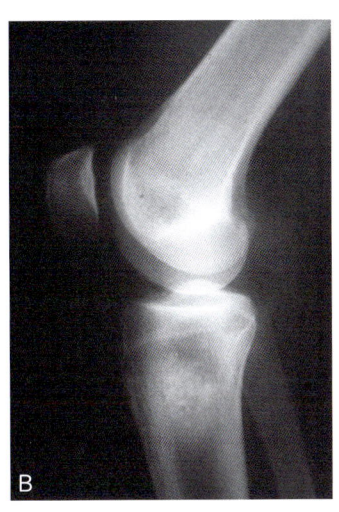

图1 前后位片（A）和侧位片（B）显示一位17岁女性患者胫骨近端骨肉瘤。化疗后，这位患者接受胫骨近端切除和假体重建。

- 如今，常规将腓肠肌内侧头转移前置来覆盖假体已成为一种可靠的假体覆盖方法。这种肌瓣转移术也为伸膝装置重建提供了一种方法。该方法是一种简单而可靠地降低感染率、皮瓣坏死率和二期截肢率的方法[4]。

适应证和禁忌证

- 原发性胫骨近端骨肉瘤（图1）。
- 侵袭性良性肿瘤伴广泛骨质破坏（图2）。
- 转移性肿瘤伴广泛骨质破坏。

- 保肢术的禁忌证是累及神经血管，肿瘤累及广泛的软组织缺乏足够的组织覆盖假体。

影像学和其他诊断性检查

CT和MRI

- CT和MRI对确定原发肿瘤的骨皮质破坏和髓腔以及软组织侵及范围是有帮助的。也是决定胫骨切除平面所必需的，至少离髓腔内肿瘤累及病灶3~5 cm远。MRI同时也能显示跳跃病灶，可能影响胫骨切除范围（图3，图4）。

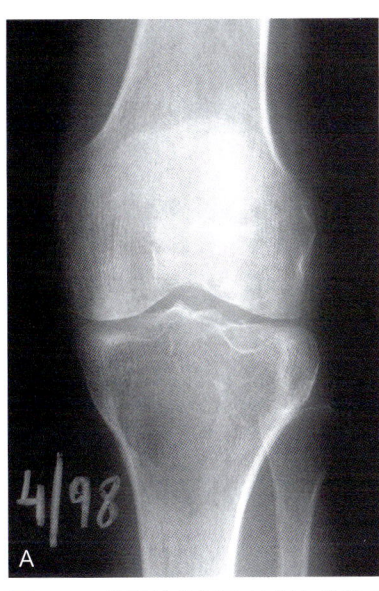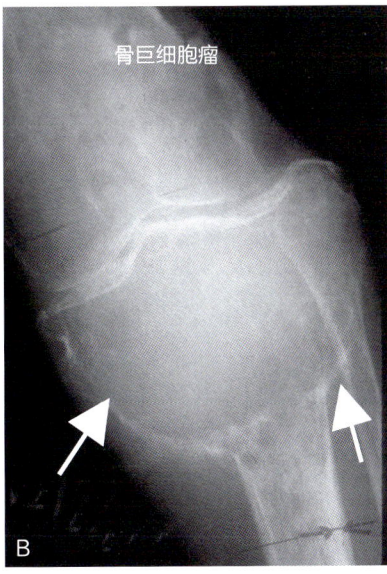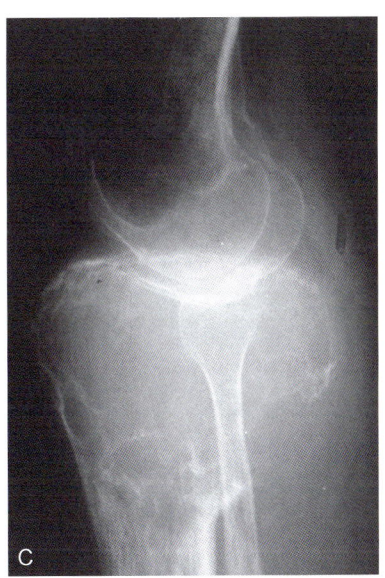

图2 A. 前后位片显示48岁女性患者胫骨近端骨巨细胞瘤。因为持续的膝关节疼痛而摄片，病灶位于干骺端区域，但却被首诊医生漏诊。前后位片（B）和侧位片（C）是因为其他症状而行的摄片。平片显示了广泛的骨质破坏。

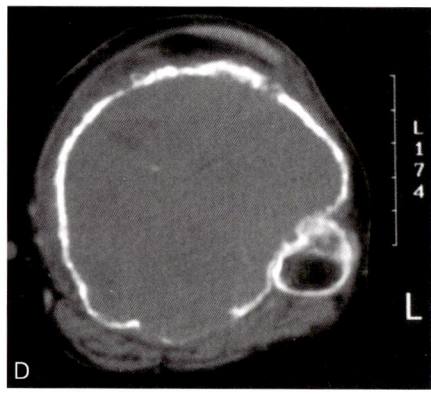
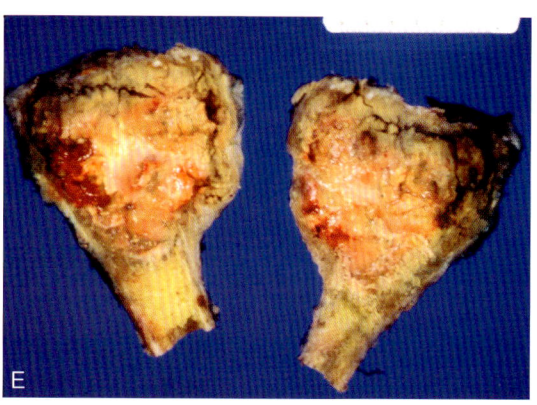

图2（续） D. 轴位CT显示肿瘤侵犯整个干骺端伴皮质变薄和膨胀，这位患者接受胫骨近端假体置换。E. 矢状面切开标本可见巨大的肿瘤和骨皮质破坏。

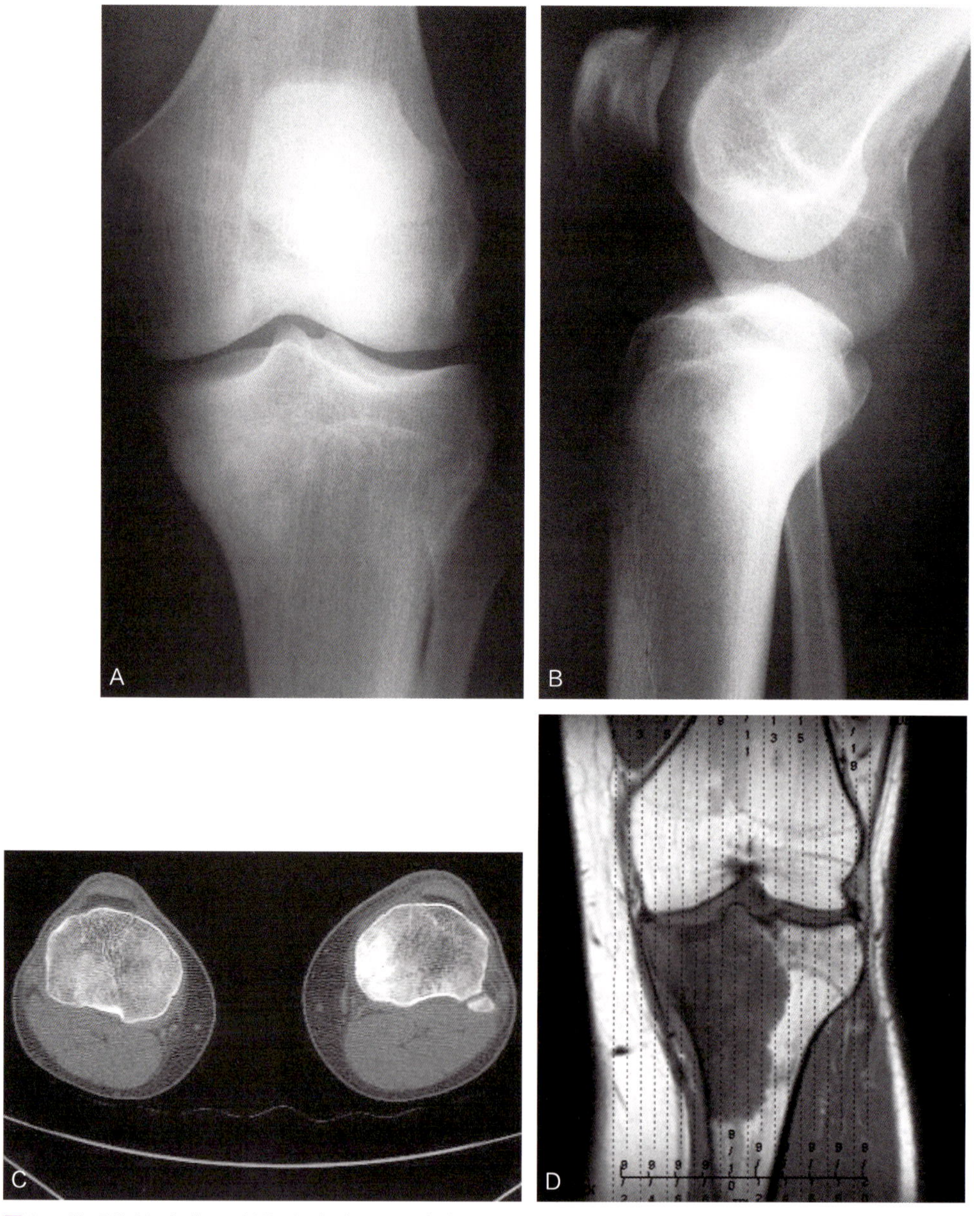

图3 前后位片（A）和侧位片（B）、CT（C）、MRI（D）显示了胫骨近端骨肉瘤。影像学显示，皮质破坏很少且无软组织肿块。MRI显示髓内病灶浸润的远点，这些研究可以帮助确定截骨平面和周围软组织切除的范围。

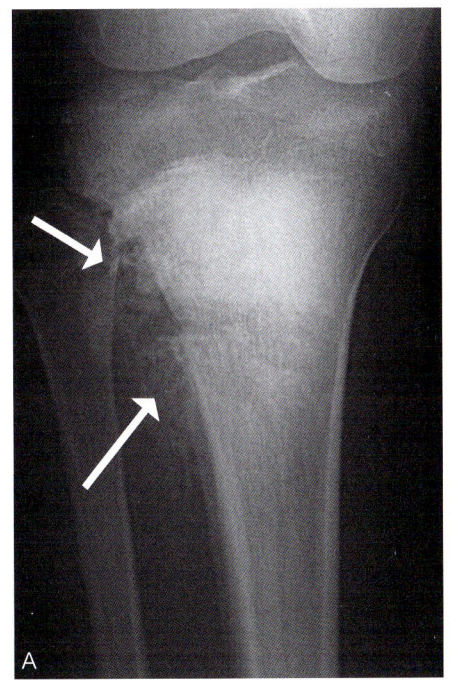
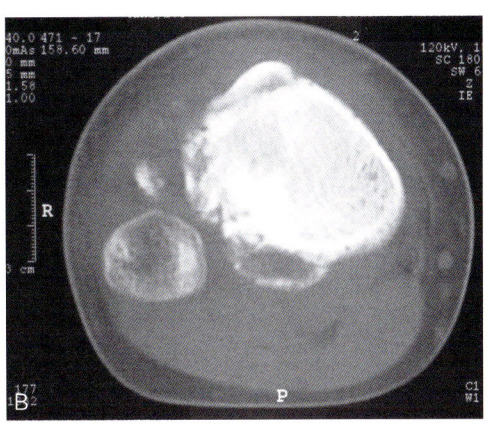

图4　前后位片（A）和CT（B）显示胫骨近端骨肉瘤伴皮质破坏和软组织肿块。

血管造影

- 双相血管造影(图5)是用来进行局部动脉情况评价的，特别是当CT检查已经发现后方软组织侵犯时。前后位影像是用来评价腘动脉分叉处的，特别有意义的是确定胫后动脉是否被累及，该动脉是在行切除术后小腿的唯一血供来源。
- 侧位片有利于评价胫骨和血管神经束之间的间隔。通常，腘肌会将后方的肿瘤与血管分隔开。在侧位片上，腘肌显示为一个清晰的间隙，提示有足够的安全手术切缘存在。
- 胫前动脉一般都需要进行结扎。
- 当肿瘤侵入后侧筋膜室较多时，腓动脉可能受累。在年轻患者中，可以结扎三个主要分支中的两支，而不会损害下肢的存活和功能。
- 胫后动脉几乎从不受肿瘤侵犯。

手术治疗

- 胫骨近端肿瘤的成功切除和重建手术包括三个主要步骤：
  - 肿瘤的切除。
  - 以组配式人工假体重建骨缺损和膝关节。
  - 重建伸膝装置并以腓肠肌内侧头肌瓣覆盖假体[1,3]。

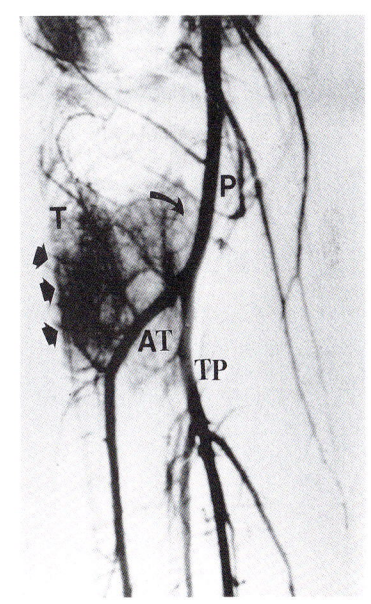

图5　腘动脉血管造影侧位片。通过血管造影侧位片可以清晰显示胫骨近端肿瘤和腘动脉分叉之间的间隙。腘动脉（P）、胫腓干（TP）和胫前动脉（AT）都得到了显影。紧挨着腘动脉和胫腓干的瘤体后方的软组织（弯箭头）不受肿瘤侵犯是非常重要的。腘肌在这间隙内覆盖胫骨后方，通常可以保护上述血管免受肿瘤侵犯。在前方可以看到肿瘤（T）染色（小箭头）（经允许引自Clin Orthop Relat Res, 1989;239:231-248）。

切口

- 做前内侧单切口，近端起自股骨远端1/3，延伸到胫骨远端1/3。
- 该入路包括切除离活检部位边缘至少2 cm的皮肤和软组织。
- 建立内侧和外侧皮肤与皮下组织瓣。未受累的皮瓣应连同底下的筋膜一同掀起，以降低皮瓣缺血的风险(技术图1)。

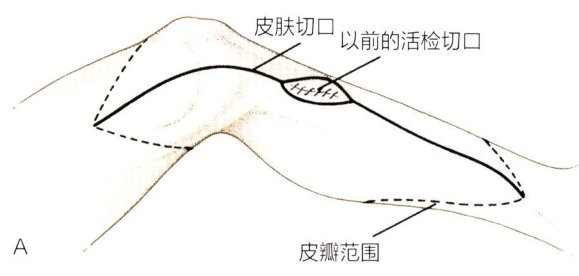
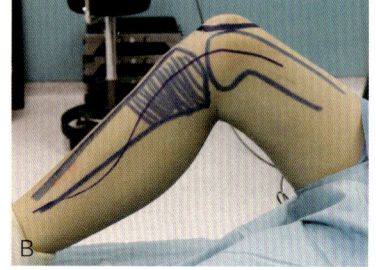
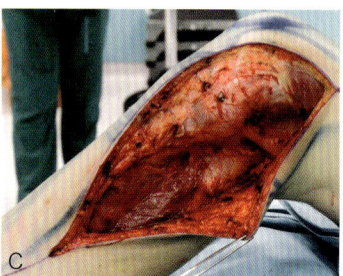

技术图1 图示（A）和术中照片（B）显示前内侧切口来暴露胫骨近端和神经血管束。近端起自股骨远端1/3，延伸到胫骨远端1/3。该入路包括切除活检部位。C. 形成厚筋膜皮瓣（经允许引自Clin Orthop Rel Res, 1989:239:231-248）。

暴露腘窝和分离血管束

- 为了确定肿瘤是否可以手术切除，必须尽早进行腘动脉三个分支的探查，尤其是当肿瘤位于偏后方位置时。
- 如果不是，通过剥离腓肠肌内侧头劈开比目鱼肌来显露腘窝和腘动脉三个分支(技术图2)。
- 在正常组织中能很容易地找到腘动脉，并在腘肌周围向远端追踪。注意保护所有主要血管分支。

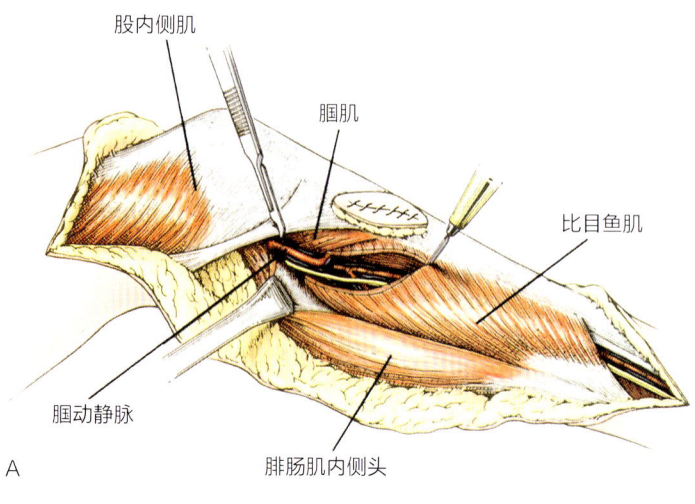

技术图2 图示（A）和术中照片（B）显示暴露腘动脉三个分支。为了确定可切除性，需要仔细探查腘窝。将内侧皮瓣向后继续翻开，将内侧腘绳肌在其止点近端2~3 cm处进行松解以显露腘窝。找到腘血管，通过内侧入路开始探查腘血管分支。将腓肠肌内侧头部分游离，劈开比目鱼肌以显露神经血管结构。腓肠内侧动脉需小心予以保留，因为它是腓肠肌内侧头的主要血管蒂。如果胫骨后侧部分与胫腓干之间（由腘肌分隔）的间隙未受肿瘤侵犯，则切除可以继续往下进行。

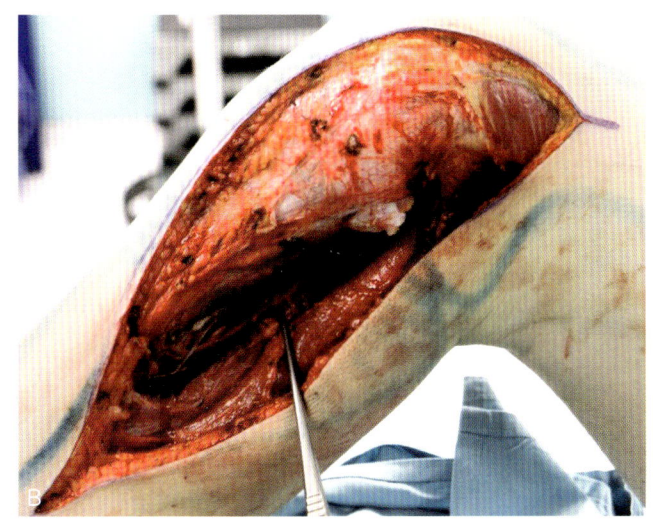

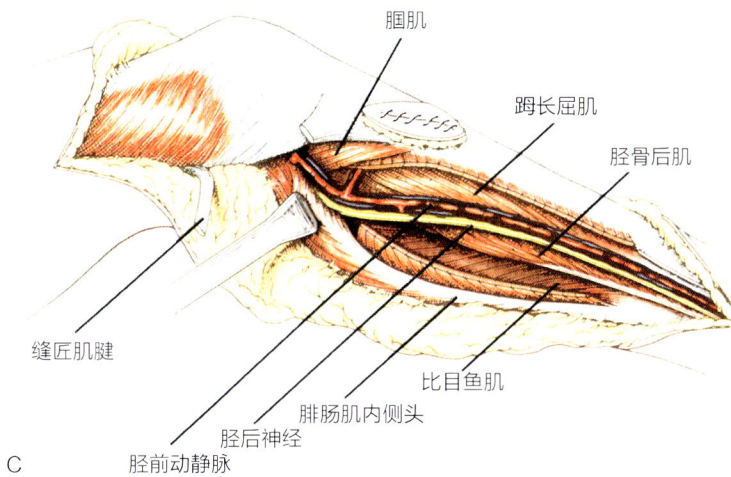

技术图2（续） C. 由于肿瘤扭曲了正常的解剖结构，要找到并游离主要的血管通常是比较困难的。要求劈开几乎全长的比目鱼肌。在进行任何结扎之前必须小心谨慎地辨明所有主要的血管分支。最先发自腘动脉的胫前动脉位于腘肌下缘。由于该动脉直接向前穿过骨间膜，所以它束缚了整个神经血管束（A、C经允许引自 Clin Orthop Relat Res 1989; 239:231-248）。

分离血管束

- 在腘动脉近端施以向后的牵引可以看到胫前动脉的发出点及其伴行静脉。将胫前血管分别结扎，使得整个神经血管束可以离开胫骨和（或）肿瘤的后方（技术图3）。
- 如果肿瘤较大，可能需要结扎腓动脉，保留胫后动脉供应肢体。
- 结扎膝下血管后可以进一步向后移开腓血管。

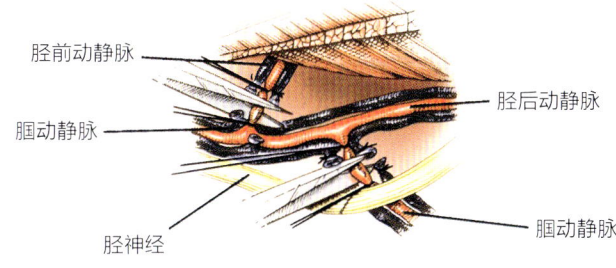

技术图3 将胫前动脉结扎，使得整个神经血管束可以离开胫骨的后方。

暴露膝关节并切除胫骨近端

- 为避免污染，在离胫骨和髌韧带约1 cm处横行环状切开关节囊（技术图4），直视下显露交叉韧带。如果有任何肿瘤性结节的迹象，则在后面的步骤中需要将股骨髁连同胫骨近端整块切除。
- 在胫骨结节近端1～2 cm处切断髌韧带，用电刀将膝关节的整个关节囊在离胫骨止点1～2 cm处环行剥离。
- 通过结扎膝下血管游离腘血管后，在直视下小心切开后关节囊。
- 在接近股骨附着点处切断交叉韧带。为断开瘤段，在距肿瘤远端3～5 cm处进行胫骨截骨，通过MRI和CT检查确定的截骨平面（技术图5）。在直视下断开肌间隔。
- 到此，膝关节的关节内切除宣告完成。

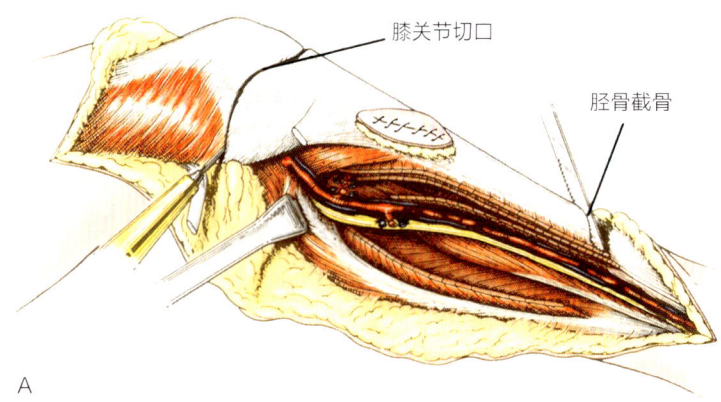
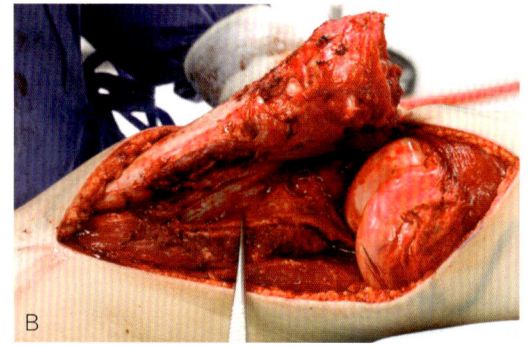

技术图4　图示（A）和照片（B）显示将膝关节的整个关节囊在离胫骨和髌韧带1 cm处环行剥离（A经允许引自Malawer MM, McHale KA. Limb-sparing surgery for high-grade malignant tumors of the proximal tibia: surgical technique and a method of extensor mechanism reconstruction. Clin Orthop Relat Res 1989;239:231-248）。

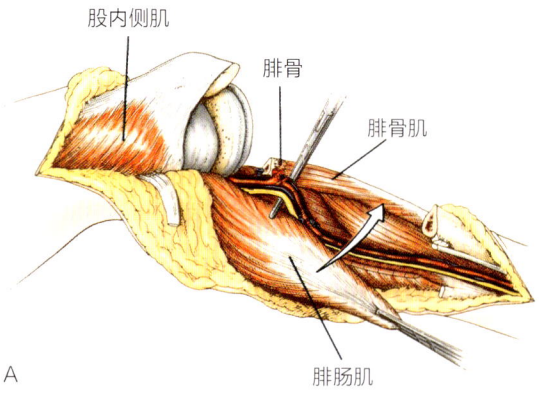
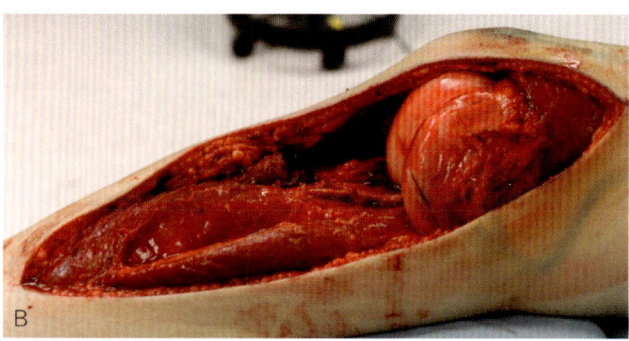

技术图5　图示（A）和术中照片（B）显示胫骨近端病灶远端3～5 cm处截骨。在直视下断开肌间隔，至此膝关节的关节内切除宣告完成（A经允许引自Malawer MM, McHale KA. Limb-sparing surgery for high-grade malignant tumors of the proximal tibia: surgical technique and a method of extensor mechanism reconstruction. Clin Orthop Relat Res 1989;239:231-248）。

假体置换

- 目前使用的胫骨近端假体包括组配式假体，前方带有金属环，利于髌韧带附着，多孔涂层利于软组织附着，侧孔利于周围肌肉固定，以及一个旋转铰链膝关节（技术图6）。
- 无骨水泥假体主要用于青少年或青年的骨肉瘤切除后重建，骨水泥式假体主要用于转移性肿瘤的切除重建。

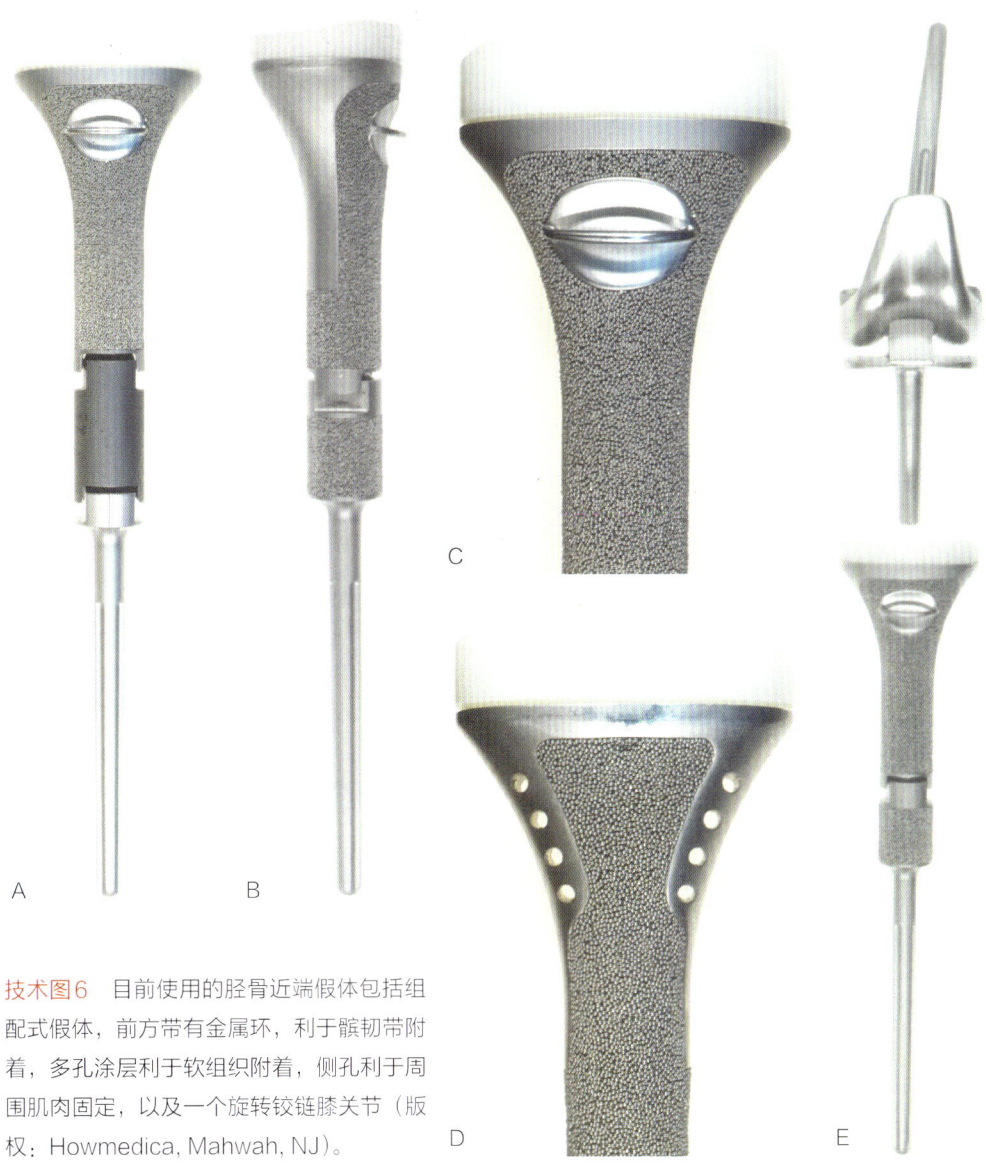

技术图6 目前使用的胫骨近端假体包括组配式假体，前方带有金属环，利于髌韧带附着，多孔涂层利于软组织附着，侧孔利于周围肌肉固定，以及一个旋转铰链膝关节（版权：Howmedica, Mahwah, NJ）。

伸膝装置重建和腓肠肌内侧头肌瓣

- 残留的髌韧带用3 mm涤纶带缝到胫骨近端假体上，这直接提供了固定装置。
- 在多孔涂层和肌腱之间紧密植骨，骨组织源自股骨远端切除的骨块的一部分（技术图7）。植骨块楔形嵌入植骨部位，这样就可以重新建立新的"骨-肌腱"连接。
- 比目鱼肌向前牵拉以覆盖假体内侧，腓肠肌内侧头用来覆盖假体近端（技术图8）。在肌肉-肌腱连接处分离腓肠肌内侧头和外侧头，移位，并向前翻转覆盖假体。在上方，肌瓣和髌韧带缝合以加固假体和植骨的重建。

- 沿肌肉间隙留置引流,筋膜皮瓣牵拉并关闭,常规遗留一间隙于腓肠肌内侧头,需要来自同侧大腿的断层皮片移植来覆盖(技术图9)。

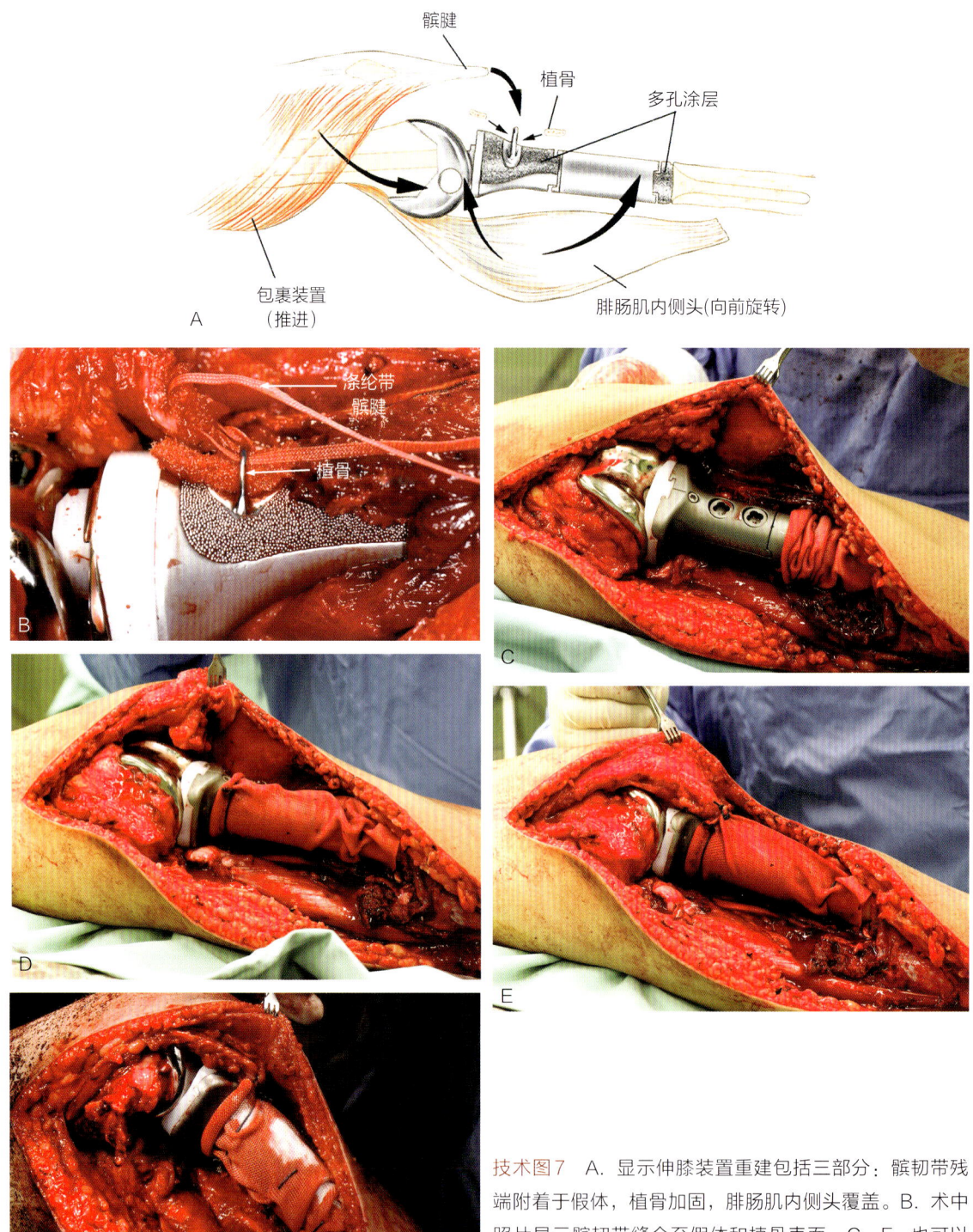

技术图7 A. 显示伸膝装置重建包括三部分：髌韧带残端附着于假体,植骨加固,腓肠肌内侧头覆盖。B. 术中照片显示髌韧带缝合至假体和植骨表面。C~F. 也可以在假体上使用环形聚对苯二甲酸乙二醇酯管,将周围的肌肉和髌韧带缝合[2] (A的版权：Martin M. Malawer)。

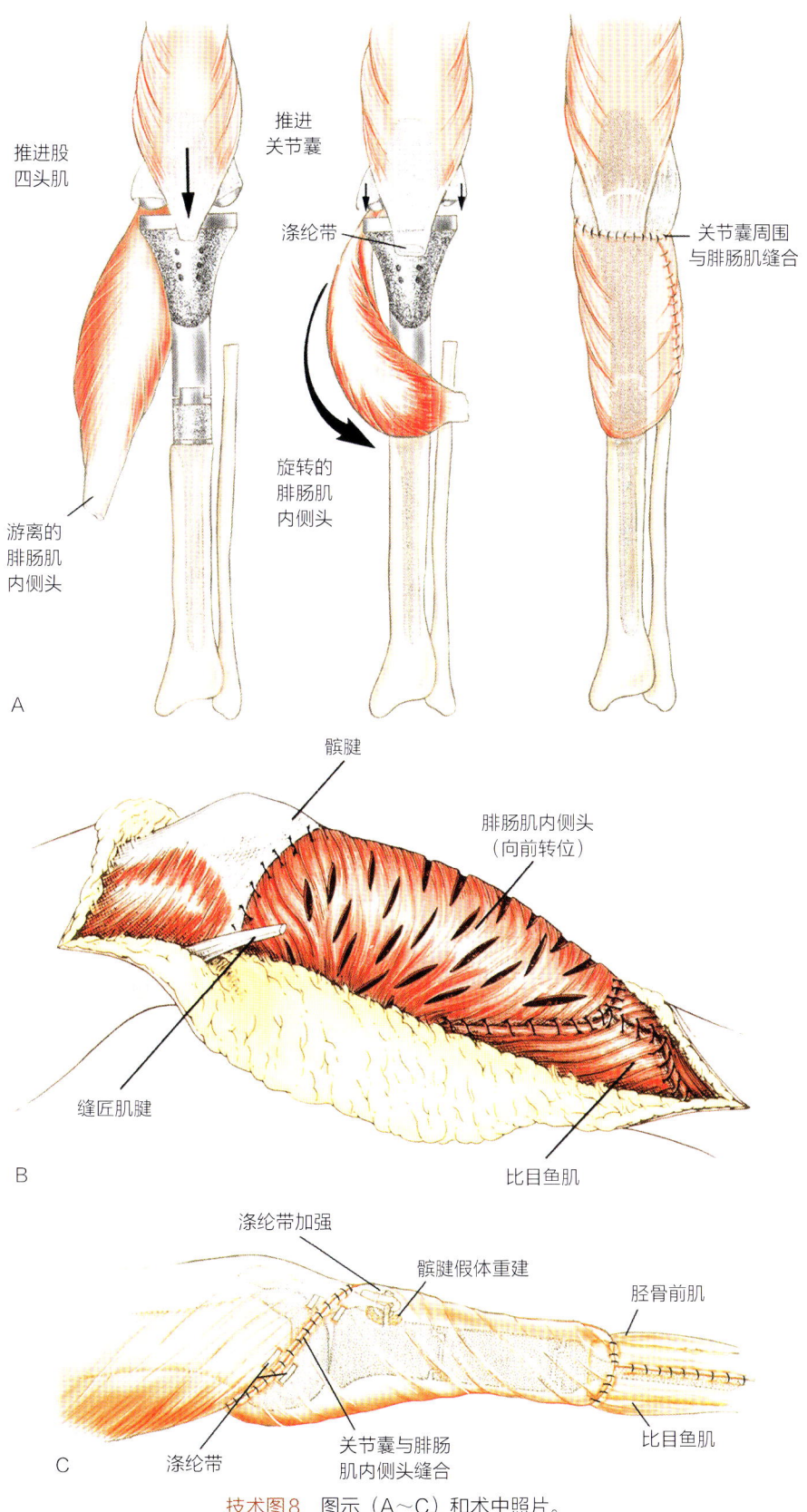

技术图8 图示（A~C）和术中照片。

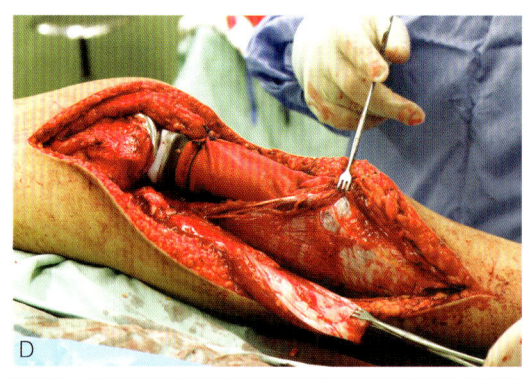
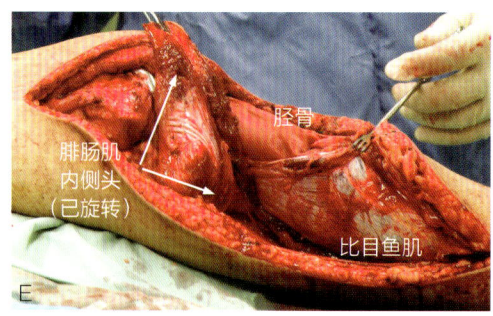
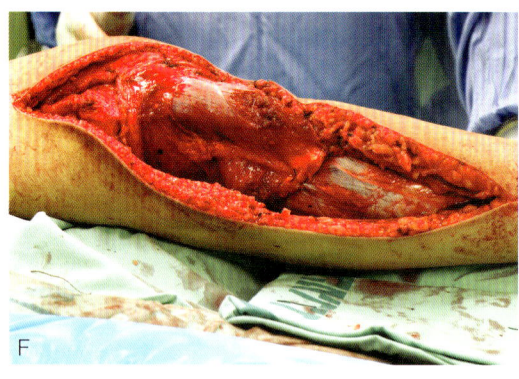

技术图8（续） D. 比目鱼肌向前牵拉以覆盖假体内侧，腓肠肌内侧头用来覆盖假体近端。小心保护内侧腓肠动脉。E. 在肌肉-肌腱连接处分离腓肠肌内侧头和外侧头，移位，并向前翻转覆盖假体。F. 髌韧带和前方肌肉边缘缝合形成完整的软组织包裹假体（A、B引自 Malawer MM, McHale KA. Limb-sparing surgery for highgrade malignant tumors of the proximal tibia: surgical technique and a method of extensor mechanism reconstruction. Clin Orthop Relat Res 1989;239:231–248; C引自 Malawer M. Proximal tibial resection with endoprosthetic reconstruction. In: Malawer MM, Sugarbaker PH, eds. Musculoskeletal Cancer Surgery: Treatment of Sarcomas and Allied Diseases. Dordrecht: Kluwer Academic Publishers, 2001:485–504）。

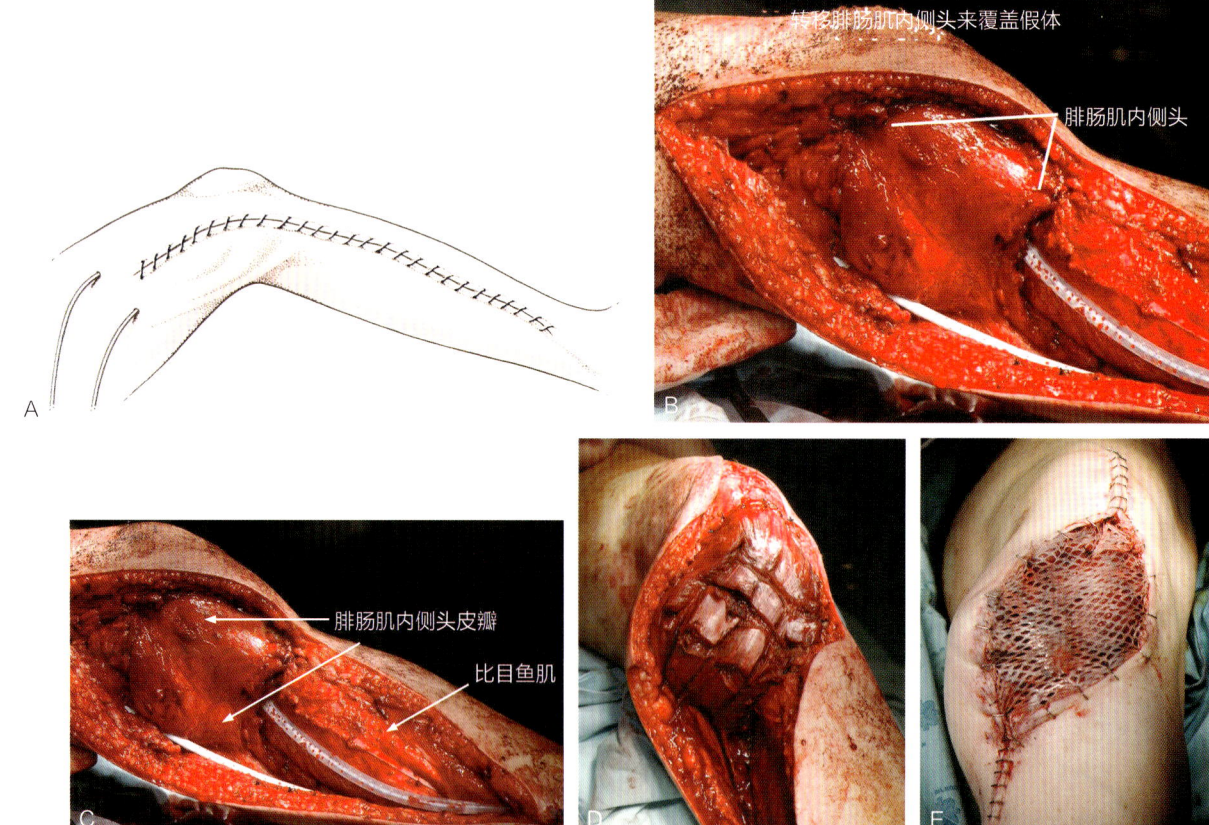

技术图9 A～E. 沿肌肉间隙留置引流，筋膜皮瓣牵拉并关闭，常规遗留一间隙于腓肠肌内侧头，需要来自对侧大腿的断层皮片移植来覆盖。

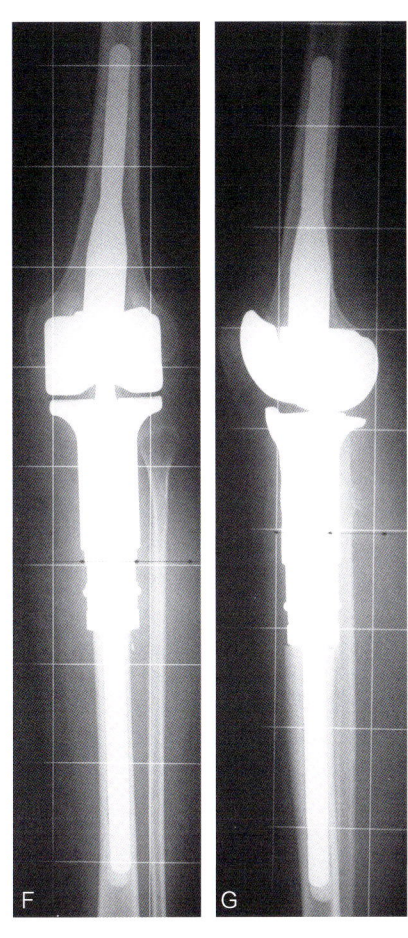

技术图9（续）　F、G. 前后位片和侧位片显示胫骨近端的假体重建。

要点与失误防范

手术中注意事项	• 前内侧长切口 • 结扎胫前动脉，使得血管束远离胫骨近端从而安全截骨
重建	• 用非骨水泥假体来重建青年的胫骨骨肉瘤缺损，骨水泥假体重建转移性病灶 • 伸膝装置包括三部分：髌韧带残端附着于假体，植骨加固，腓肠肌内侧头覆盖 • 软组织有效覆盖全假体：比目鱼肌覆盖内侧1/3，腓肠肌内侧头覆盖近端1/3
恢复	• 术后下肢制动于完全伸直位，逐步增加活动范围锻炼对于恢复伸膝装置功能是必需的

术后处理

- 下肢抬高并处于完全伸直位，以避免髌韧带紧张。持续负压吸引3～5日，静脉滴注抗生素直至去除引流。
- 如果术后第5日无明显水肿，患者可以负重行走每次10～15分钟。如果下肢保持无水肿，可以逐步增加活动。膝关节保持完全伸直6周以后，允许主动或被动弯曲膝关节。

预后

- 相对其他部位的保肢手术，例如肱骨近端和股骨近端或远端，胫骨近端切除皮瓣缺血、深部感染和假体松动的发生率更高。

- 由于手术过程和软组织重建的复杂性、聚乙烯部件磨损以及机械性失效,导致胫骨近端的生存率相比其他部位低(胫骨近端假体置换10年生存率为80%,而其他部位为95%)。通过使用腓肠肌肌瓣,感染的发生率已经得到显著降低。严格遵守术后处理指南也已经减少了肢体水肿的发生率、切口问题以及明显的伸膝装置的障碍。

并发症

- 肢体水肿
- 皮瓣缺血和全层坏死
- 深部感染
- 伸膝装置的障碍和伸展迟缓
- 假体松动

(唐剑飞 译,宋文奇 张春林 审校)

参考文献

[1] Bickels J, Wittig JC, Kollender Y, et al. Reconstruction of the extensor mechanism after proximal tibia endoprosthetic replacement. J Arthroplasty 2001;16:856-862.

[2] Gosheger G, Hillmann A, Lindner N, et al. Soft-tissue reconstruction of megaprostheses using a trevira tube. Clin Orthop Relat Res 2001;393:264-271.

[3] Malawer MM, McHale KA. Limb-sparing surgery for high-grade malignant tumors of the proximal tibia: surgical technique and a method of extensor mechanism reconstruction. Clin Orthop Relat Res 1989;231:231-248.

[4] Malawer MM, Price WM. Gastrocnemius transposition flap in conjunction with limb-sparing surgery for primary bone sarcomas around the knee. Plast Reconstr Surg 1984;73:741-750.

第27章 腓骨切除术
Fibular Resection

Jacob Bickels and Martin M. Malawer

背景

- 腓骨极少发生原发性或转移性骨肿瘤[1]。腓骨近端最常被肿瘤侵犯，其次是腓骨干、腓骨远端。
- 软骨肉瘤、骨肉瘤和良性侵袭性骨肿瘤构成了腓骨肿瘤的最常见组织学类型（表1）。
- 原发性腓骨恶性肿瘤的传统治疗方法为膝关节以上截肢。保肢手术的增多激发了骨科医生对这一部位的手术解剖以及对安全切除腓骨肿瘤的可行性的兴趣[2-7]。

解剖

腓骨近端

- 腓骨近端是膝外侧副韧带和股二头肌腱的附着点。因此，腓骨近端在膝关节外侧的稳定性中具有重要作用。
- 腓总神经绕过腓骨颈后穿入腓骨长肌管（图1）。

腓骨干

- 腓骨干被来自各个方向和解剖层次的肌肉包绕。

腓骨远端

- 腓骨远端位于皮下，少量软组织覆盖。
- 腓骨远端是胫腓韧带和跟腓韧带的附着点，在踝关节外侧的稳定性中具有重要作用。

适应证

- 良性侵袭性肿瘤。
- 骨原发性恶性肿瘤。

表1 腓骨近端肿瘤组织学类型 1990—2014

肿瘤	数量
良性侵袭性肿瘤（骨巨细胞瘤和动脉瘤样骨囊肿）	18
软骨肉瘤	16
骨肉瘤	5
尤因肉瘤	7
骨软骨瘤	11
内生软骨瘤	9
其他	10
转移性骨肿瘤	2
共计	78

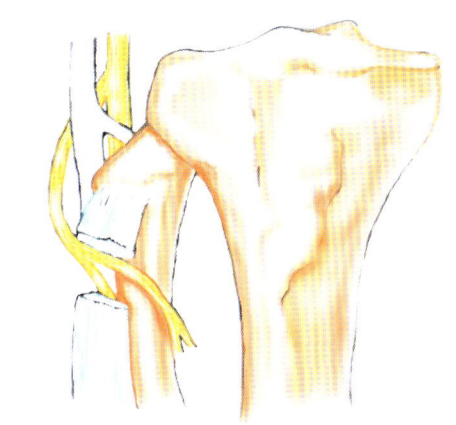
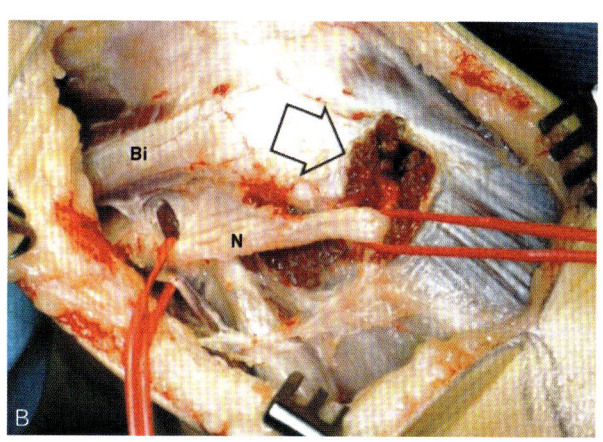

图1 A. 膝外侧副韧带和股二头肌肌腱附着在腓骨头上，腓总神经绕过腓骨颈后穿入腓骨长肌管。B. 术中照片显示腓总神经（N）穿入腓骨长肌管（空心箭头）。腓骨长肌已被切开，显露神经在腓骨颈周围的走行。股二头肌肌腱（Bi）远离腓总神经附着在腓骨头。血管吊带轻柔地牵开腓总神经，以切除腓总神经的分支。

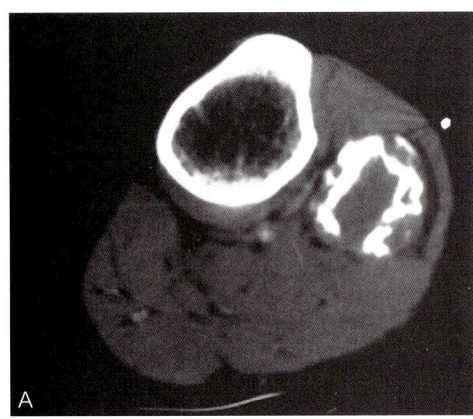
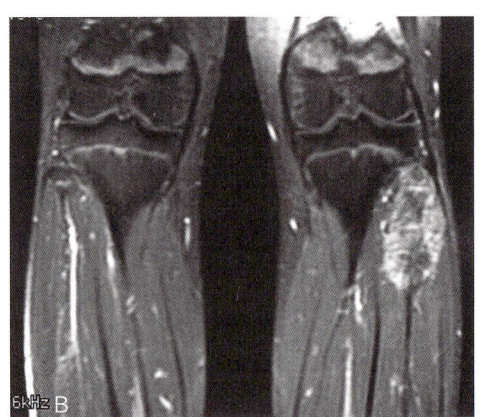
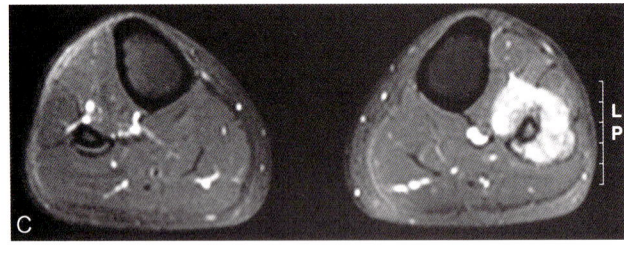

图2　A. 腓骨近端CT显示中度恶性纤维肉瘤，可见骨皮质破坏和骨外软组织。B、C. 分别为MRI冠状位与横断面影像，显示腓骨近端高度恶性骨肉瘤，可见骨皮质破坏及小腿前侧和外侧筋膜室软组织（Martin M. Malawer提供）。

- 腓骨转移性肿瘤通常予以放疗，很少需要手术治疗，因为腓骨不是主要的承重结构，该部位的骨破坏不会影响下肢的机械稳定性。
- 当恶性肿瘤严重侵蚀胫骨或累及多筋膜室，尤其是小腿后筋膜室时，应考虑行膝关节以上截肢术。

影像学和其他诊断性检查

- 在对腓骨肿瘤进行分期时，应重点关注骨破坏、骨髓和软组织侵袭范围，同时，应特别关注肿瘤与腓总神经、血管和胫骨的关系。
- 平片和CT用于评估骨骼与骨皮质破坏的程度。磁共振成像（MRI）用于显示髓内和骨外软组织受累的范围（图2）。

手术治疗

体位

- 术中使用半仰卧位（手术侧抬高45°）可方便地进入前、外侧筋膜室，并可切开腘窝。术中无菌区包含从腹股沟韧带到脚的整个肢体，以便于评估肢体远端足部动脉搏动的情况，并在需要时行膝关节以上截肢术。
- 腓骨入路有利于完整地暴露并切除各部位的腓骨肿瘤。手术切口从膝关节以上的股二头肌向下延伸至腓骨中段，继续向前可到达胫骨嵴，然后向后或远端弧形延伸至踝关节，并可掀起较大的前、后筋膜皮瓣。
- 暴露前筋膜室、外侧筋膜室（腓骨肌组织）和由腓肠外侧肌与比目鱼肌组成的后筋膜室浅层。通过该切口探查腘窝和腘血管的三个主要分支。将活检组织与肿块一起完整切除（图3）。

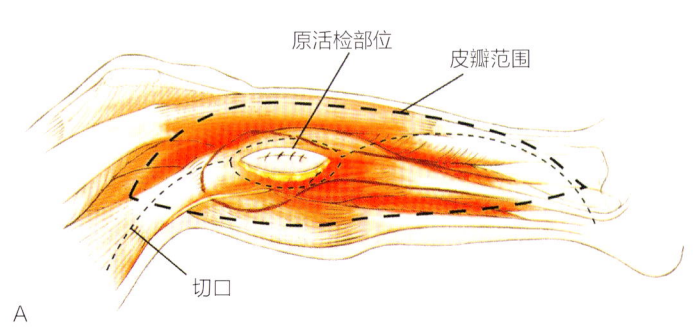
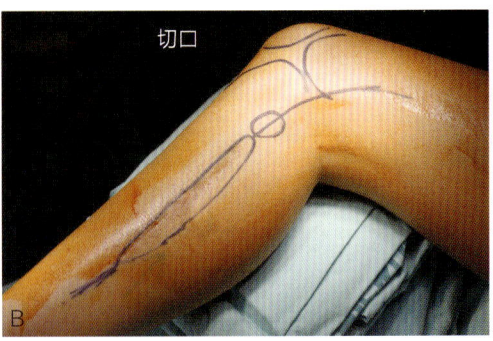

图3　A. 腓骨入路是从膝关节以上的股二头肌向下延伸至腓骨中段，继续向前可到达胫骨嵴，然后向后或远端弧形延伸至踝关节。根据切除水平决定使用哪一段切口：近端1/3切口用于近端腓骨切除（B），近端2/3切口用于腓骨中段切除（C）（A经允许引自Clin Ortho Relat Res 1984;186:172-181）。

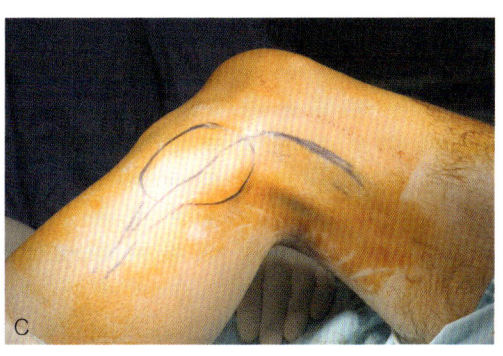

图3（续）

腓骨近端切除术

- 腓骨近端肿瘤切除术有三种手术方式：腓骨近端刮除术、Ⅰ型和Ⅱ型切除术。肿瘤刮除术适用于良性侵袭性肿瘤，低级别的肉瘤表现出轻微的骨皮质破坏与骨外软组织侵犯（技术图1A）。这种腓骨近端切除术由Malawer提出[5]。
- Ⅰ型切除术的切除范围包括腓骨近端、四周薄层肌袖及膝外侧副韧带附着点。保留腓总神经及其运动支，关节内切除上胫腓关节（技术图1B～D）[5]。这种手术方式适用于引起骨皮质严重破坏的良性侵袭性及低度恶性肿瘤。
- Ⅱ型切除术的切除范围包括全部的腓骨近端、上胫腓关节、腓总神经、胫前动脉和小腿前、外侧筋膜室（技术图1E～H），适用于骨皮质严重破坏或广泛骨外软组织浸润的高度恶性肿瘤。
- 所有Ⅱ型切除术都需要结扎胫前动脉，相反，Ⅰ型切除术通常可以保留胫前动脉。Ⅱ型切除术有时可能需要结扎腓动脉。表2总结了不同类型的腓骨近端切除术的被完整切除的解剖结构。

暴露

刮除术

- 在股二头肌腱内侧缘找到腓总神经。在刮除术和Ⅰ型切除术中，如需保留腓总神经，则需切开腓骨长肌管，暴露腓骨长肌管中的腓总神经。将腓总神经牵向后侧使其远离腓骨近端，并用橡胶管标记（技术图2）。
- 在病灶位置的骨皮质处开一个纵行椭圆形的窗。

Ⅰ型和Ⅱ型切除术

- 腓骨近端巨大肿瘤可能到达后方中线，挤压并扭曲腘血管。沿腓骨长轴剥离并掀开腓肠肌外侧头，暴露主要血管，如有必要，松解起自股骨外侧髁的腓肠肌外侧头近端肌腱起点。暴露深部的比目鱼肌，按照相似的方法，剥离其位于腓骨头的起点。

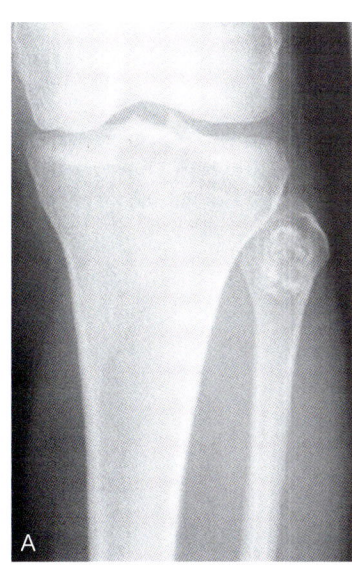 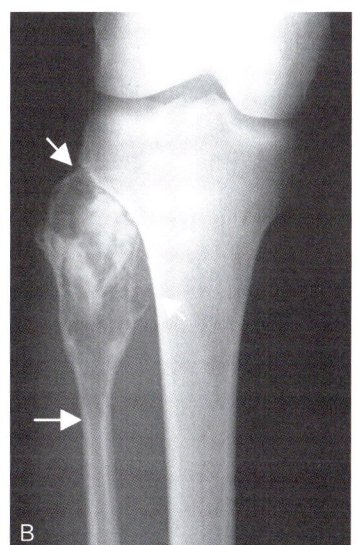 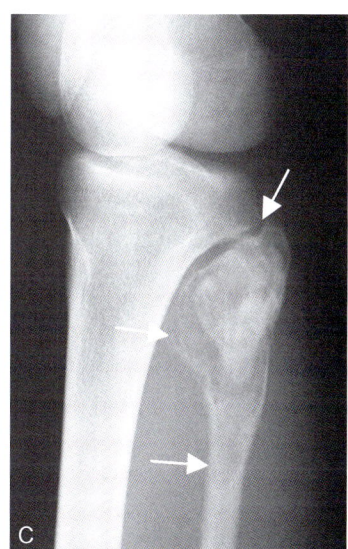

技术图1 A．低度恶性的腓骨近端软骨肉瘤，骨皮质稍向外膨胀，但骨皮质完整，无骨外软组织浸润。这种肿瘤可予以刮除和高速磨钻磨除。B、C．正侧位片显示腓骨近端动脉瘤样骨囊肿。

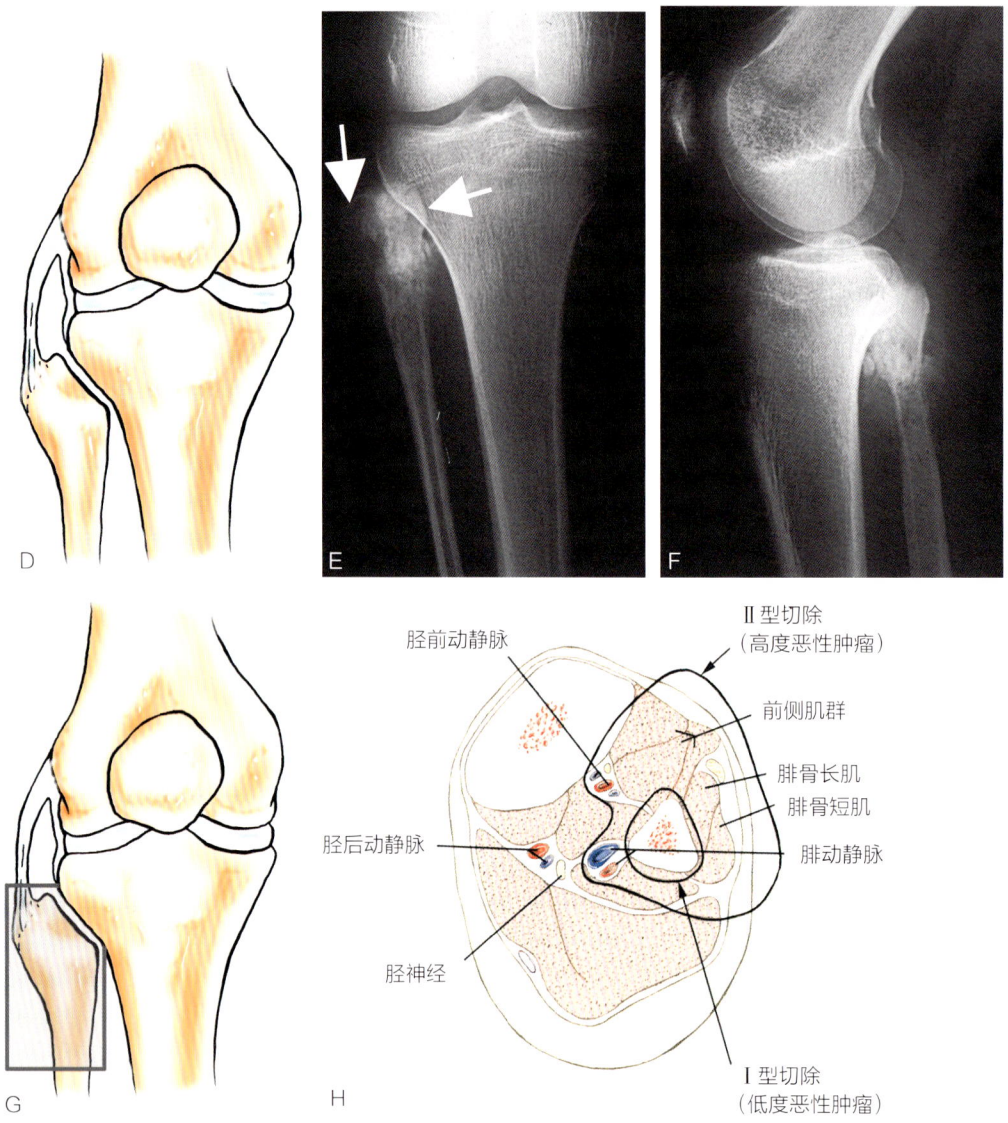

技术图1（续） D. 这种良性侵袭性肿瘤予以Ⅰ型切除治疗，包括腓骨近端、四周薄层肌袖及膝外侧副韧带附着点。E、F. 正侧位平片显示腓骨近端高度恶性骨肉瘤。G. 这类高度恶性骨肉瘤予以Ⅱ型切除术治疗，包括全部的腓骨近端、上胫腓关节、腓总神经、胫前动脉和小腿前、外侧筋膜室。H. 小腿近端的断层解剖，显示Ⅰ型和Ⅱ型切除术的切除范围（H的版权：Martin M. Malawer）。

表2 不同类型腓骨近端切除术切除的解剖结构

手术方式	膝外侧副韧带附着点	胫前动脉	腓总神经
刮除术	完整保留	完整保留	完整保留
Ⅰ型切除术	切除	完整保留	完整保留
Ⅱ型切除术	切除	切除	切除

- 在腘肌水平可轻松找到血管神经束：胫前动脉位于腘肌远端，距腘肌下缘2～3 cm。腓动脉与胫骨后侧面紧密相邻，并沿着踇长屈肌下行。
- 位于最表面的是胫神经，腘静脉位于胫后动脉与胫神经之间，可在中线处辨认。必须尽早探查和评估腓骨头后方与腘动脉/胫后动脉之间的间隙，以确定是否可切除高度恶性肿瘤或需要血管移植。
- 胫前动脉直接向前穿过骨间隔，固定血管束，使其无法活动。在腘动脉上施加牵引这一简单的操作，即可显露胫前动脉根部。然后，结扎并切断胫前动脉和两条随行静脉，使腘动脉/胫后动脉从肿块的后表面游离。然后继续向远端完成血管的分离。

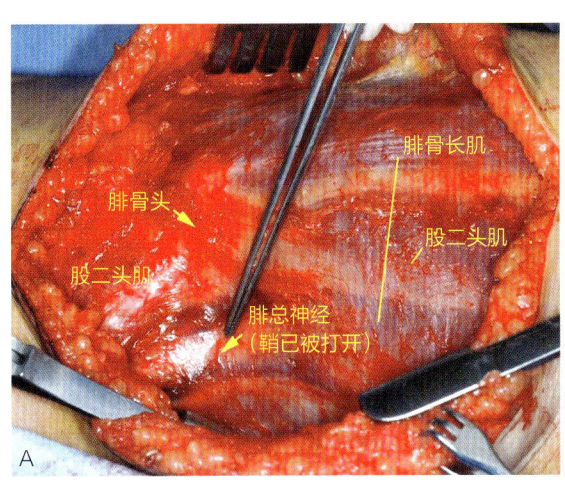 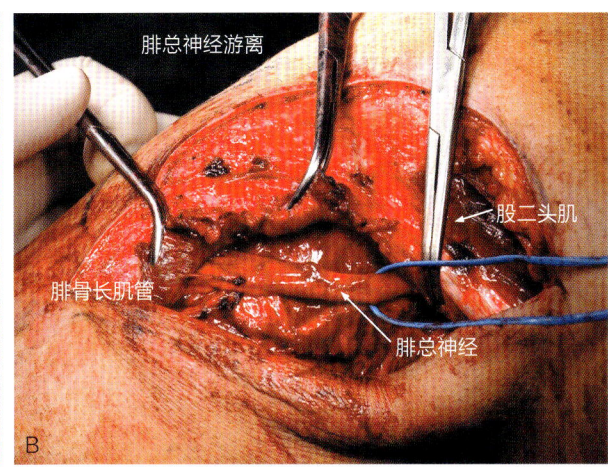

技术图2　A. 暴露筋膜层。B. 腓总神经位于股二头肌下缘。腓骨长肌浅层被切开，暴露腓骨近端周围的腓总神经。

肿瘤切除

刮除术

- 用刮匙刮除整个肿瘤（技术图3A、B）。刮除肿瘤时要仔细，在肿瘤腔内只能留下显微级别的病灶。刮除病灶后，用高速磨钻磨除肿瘤腔壁（技术图3C、D）。

Ⅰ型切除术

- 切断膝外侧副韧带和股二头肌肌腱在腓骨近端附着点。在腓骨近端用电刀切断肌肉起点。暴露上胫腓关节前侧关节囊，后侧关节囊位于腘肌深面。
- 切开关节囊，打开上胫腓关节，在病灶下缘以下1 cm处截断腓骨，切除腓骨近端（技术图3E）。

Ⅱ型切除术

- 切除小腿前、外侧筋膜室的肌肉及其浅部的深筋膜。用电刀切断胫骨前群肌肉的起点，远端在肌肉腱束移行处切断。腓骨近端附着点以上2.5 cm处松解膝外侧副韧带、股二头肌肌腱和腓总神经。暴露上胫腓关节前侧关节囊（技术图3F）。
- 直接从腘肌向胫骨外侧髁的后方做半环形切开。在肿瘤下缘以下2～3 cm处截断腓骨（技术图3G）。在截骨和瘤段切除后，仔细检查外侧髁是非常重要的。如果已暴露并切开膝关节囊，应将其修复，防止发生滑膜瘘。

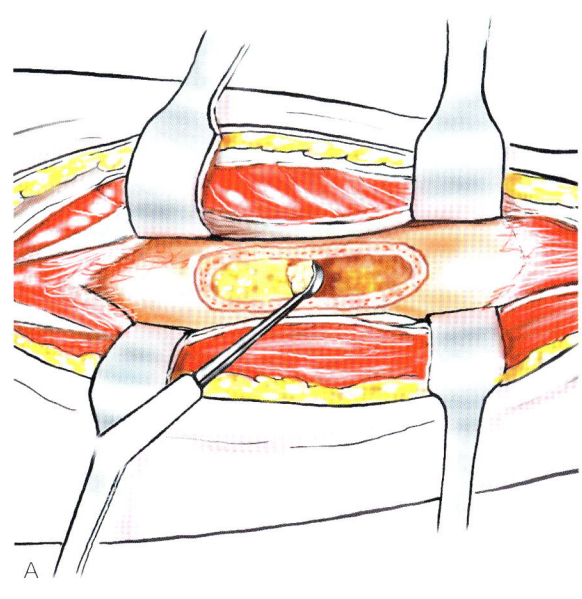 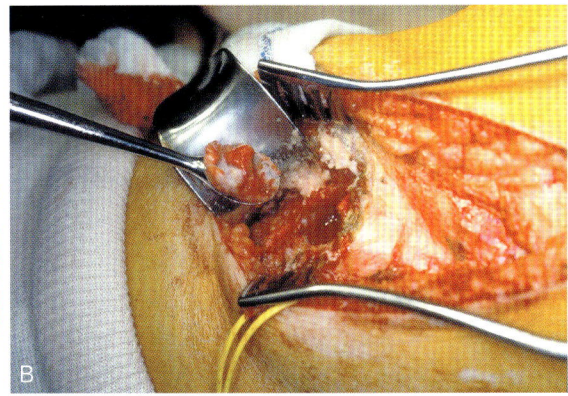

技术图3　A. 刮匙刮除肉眼可见的大体肿瘤。B. 腓骨近端低度恶性软骨肉瘤刮除。

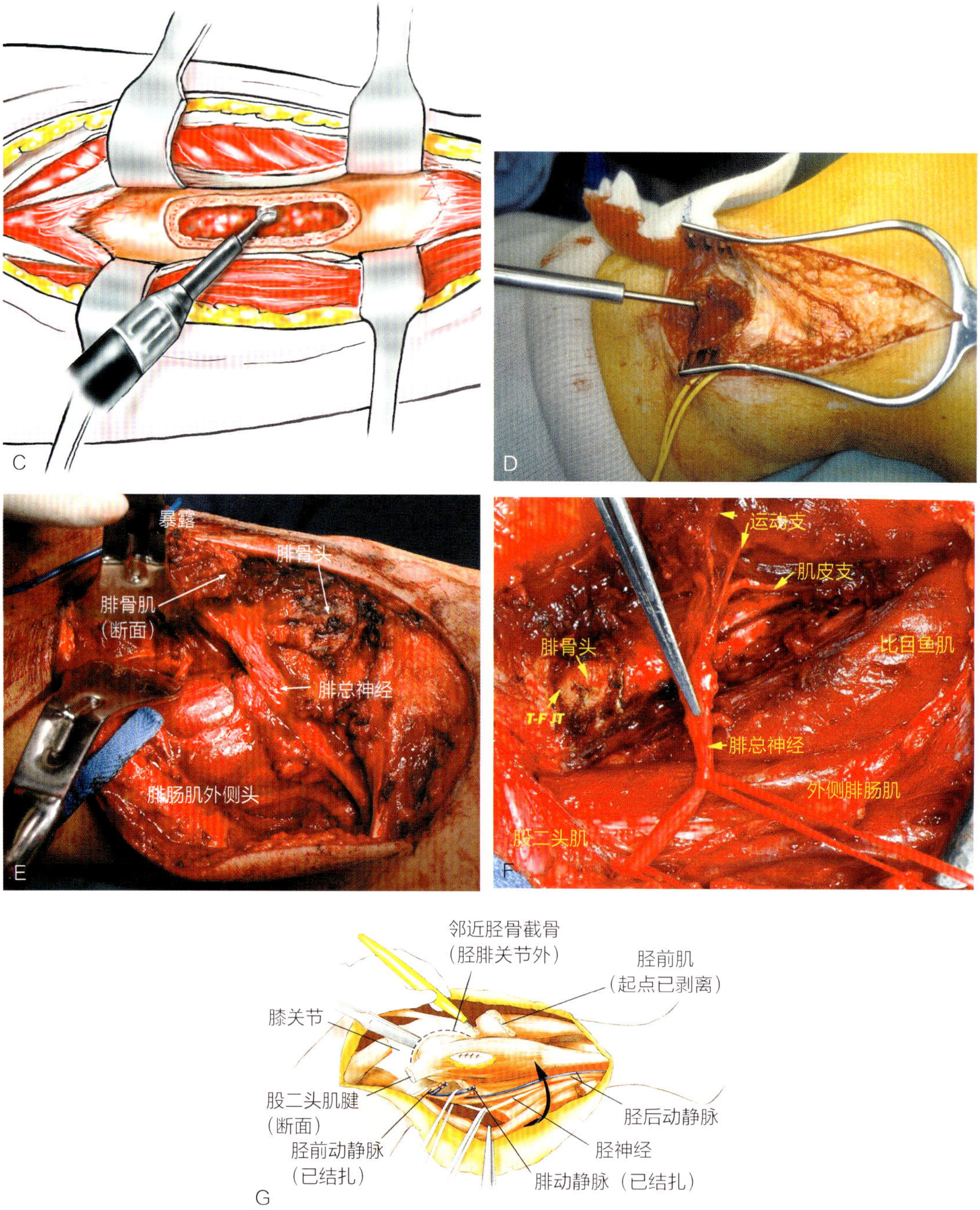

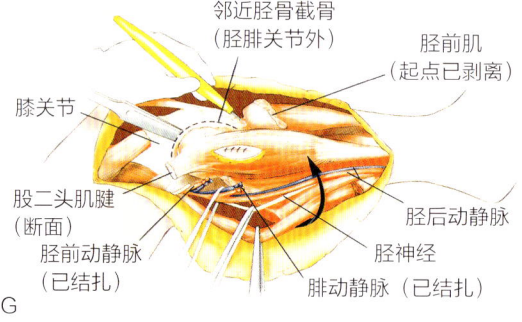

技术图3（续） C、D. 刮除后，高速磨钻磨除肿瘤腔壁。E. Ⅰ型腓骨近端切除术。打开上胫腓关节，打开腓骨长肌管显露腓总神经，在腓骨近端切断肌肉起点，在病灶下缘以下1 cm处截断腓骨。F. 进一步解剖，图示腓总神经的肌皮支和运动支。G. Ⅱ型腓骨切除术。首先探查腘动脉三大主要分支。如果胫前动脉和腓血管后侧有较大的肿瘤组织，常需结扎并切除。松解并切断腓骨后方附着的所有肌肉，保护胫神经。在腓总神经进入腓骨长肌管前将其结扎。剥离附着在腓骨的所有腓骨肌，并随肿瘤一并切除。最后，用弯骨刀或高速磨钻于关节外离断上胫腓关节，连同一部分胫骨外侧平台，完整切除整个关节。必须小心操作，避免伤及膝关节（F经允许引自Clin Ortho Relat Res 1984;186:172-181）。

重建与伤口关闭

刮除术

- 对于良性侵袭性肿瘤的年轻患者,可将移植骨或骨替代物植入肿瘤腔。骨水泥用于成年人的骨骼重建,尤其是低度恶性的肉瘤或转移性骨肿瘤。

Ⅰ型和Ⅱ型切除术

- 胫骨骨瓣成型后,在膝关节弯曲20°的状态下,用螺钉将膝外侧副韧带残端固定在胫骨外侧髁(技术图4A~D)。并用不可吸收的缝线加强上方髂胫束及深筋膜的固定。
- 当手术野延伸到小腿时,将腓骨肌和趾长伸肌肌腱拉紧,从而使足处于中立位(避免术后足下垂,而使用足踝矫形支具),然后用3 mm涤纶带将肌腱固定至胫骨嵴(技术图4E、F)。
- 将腓肠肌外侧头向前转位至深筋膜,覆盖暴露的胫骨,闭合手术缺损。将腓肠肌与深筋膜、比目鱼肌远端以及膝关节外侧囊缝合。然后,将股二头肌肌腱固定至腓肠肌肌腱(技术图4G)。

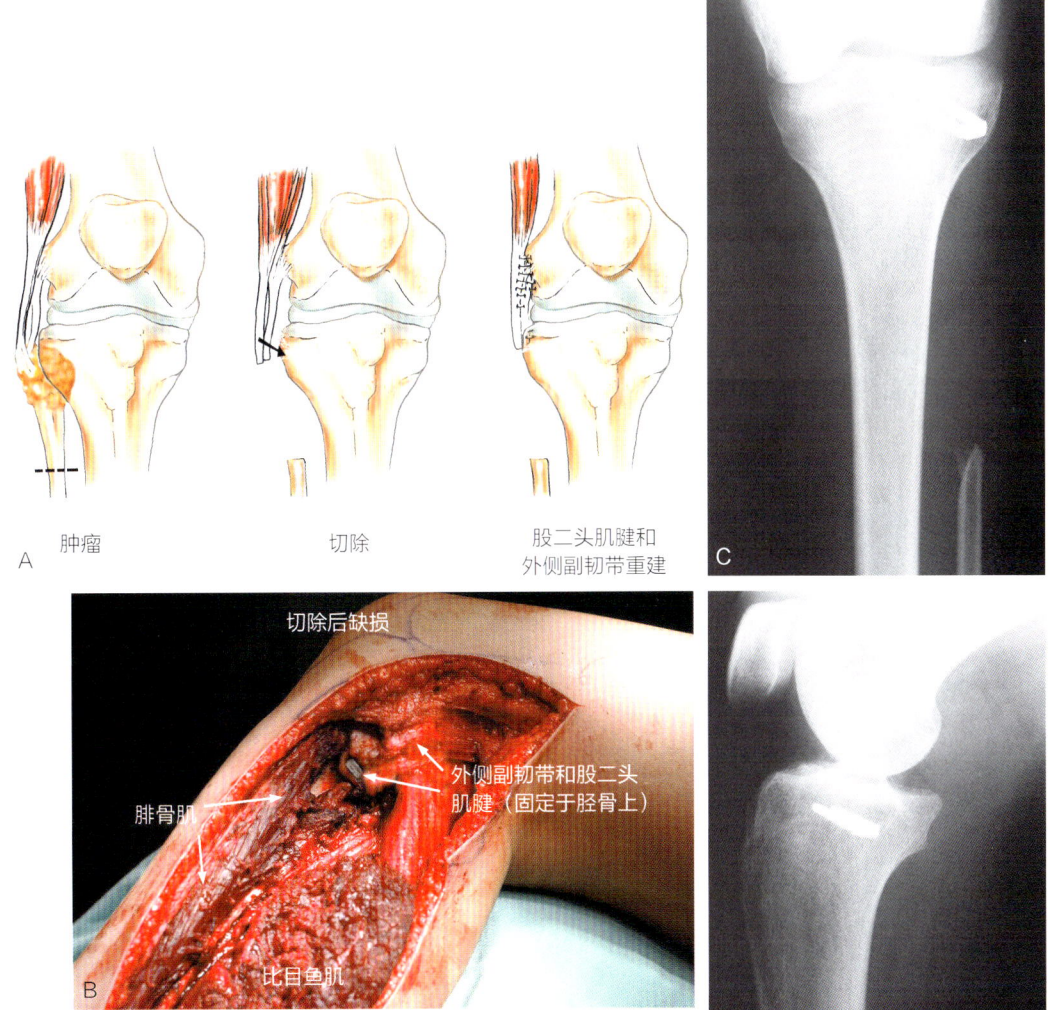

技术图4 A~D. 胫骨骨瓣掀开后,在膝关节弯曲20°的状态下,用螺钉将膝外侧副韧带残端固定在胫骨外侧髁。

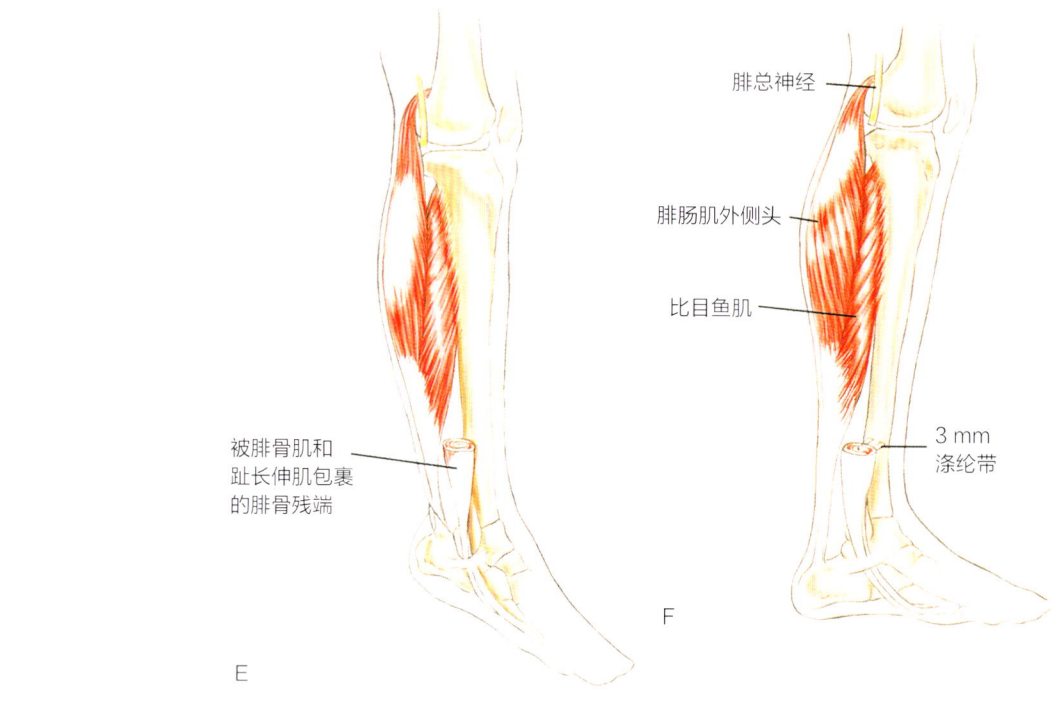

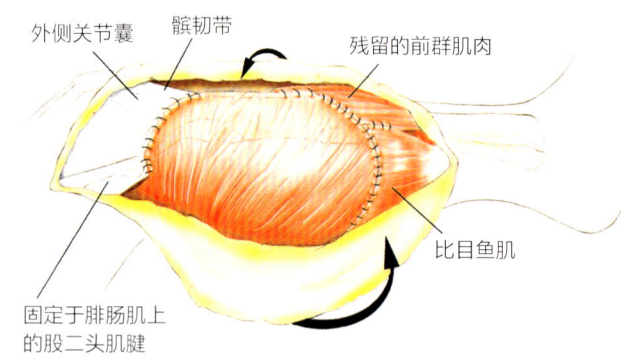

技术图4（续） E. Ⅱ型切除后的手术缺损，由于需要切除腓总神经，常发生足下垂。F. 将腓骨肌和伸肌腱固定至胫骨嵴，使足处于中立位，可以防止足下垂，即可不依赖于足踝矫形器。G. 腓骨切除后，将腓肠肌外侧头向前转位至深筋膜，覆盖暴露的胫骨，闭合手术缺损。将腓肠肌与深筋膜以及膝关节外侧囊缝合。将股二头肌肌腱固定至腓肠肌肌腱（E、F 的版权：Martin M.Malawer；G 经允许引自 Clin Ortho Relat Res 1984;186:172-181）。

腓骨干切除术

- 腓骨干肿瘤，无论是良性还是恶性，通常将受累的腓骨干进行节段性切除。由于腓骨干的直径小，肿瘤刮除既不可行也无效，且腓骨干节段性缺失通常不会影响膝关节和踝关节的稳定性或下肢的整体功能。
- 良性肿瘤只需要切除腓骨干，而高度恶性的骨肿瘤则需要完整切除腓骨干及周围的肌袖。

暴露

- 采用腓骨中段切口，根据受累节段的解剖范围，向近端或远端延伸，进行腓骨节段性切除。
- 为暴露腓骨，在实用切口下切开筋膜。两个筋膜室间隔将腓骨肌和比目鱼肌之间隔开。将比目鱼肌自其腓骨的起点剥离，然后与腓肠肌外侧头一起向内侧和近端牵开，显露腓骨后嵴（技术图5）。
- 根据深部肿瘤的恶性程度和局部浸润范围，保留或切除踇长屈肌。将腓骨肌向前游离，将牵开器置于腓骨下方。

肿瘤切除

- 在术前确定好的切除水平上切除腓骨干。注意不要损伤腓骨后侧与腓骨平行的腓血管（技术图5B、C）。

重建与伤口关闭

- 腓骨干节段性切除通常不需要骨重建。仅保留较短腓骨的低位腓骨干节段性切除可能需要加强外踝,以保持外踝的稳定性(技术图6A、B)。
- 腓骨远端很少被切除。由于踝关节的一部分缺失,切除腓骨远端后需要重建。推荐使用带血管蒂腓骨重建外踝。
- 另外,同侧腓骨也可用来重建外踝。腓骨近端做Ⅰ型切除,用1枚螺钉将腓骨头和腓骨颈固定在胫骨穹窿部,用1块钢板固定腓骨干(技术图6C)。

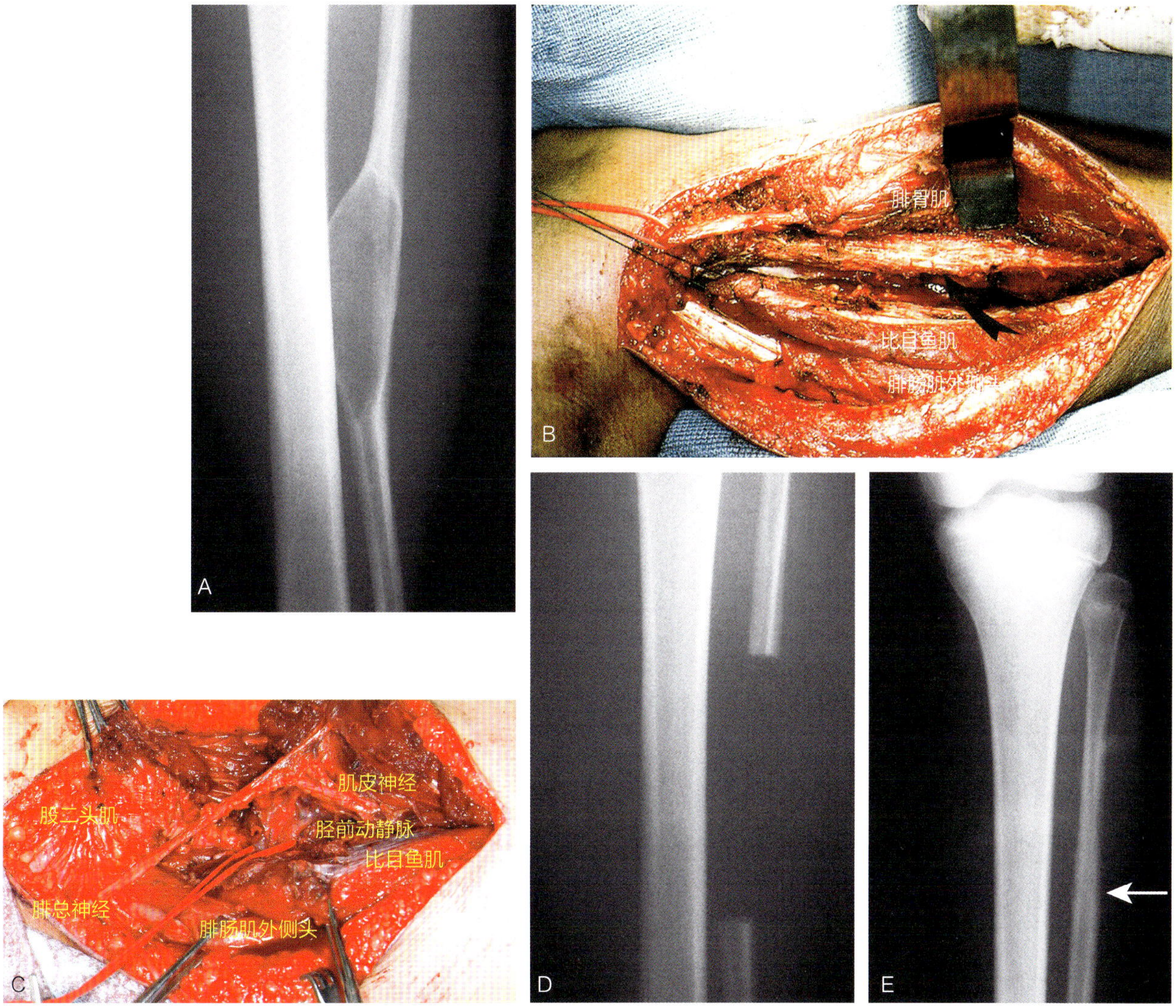

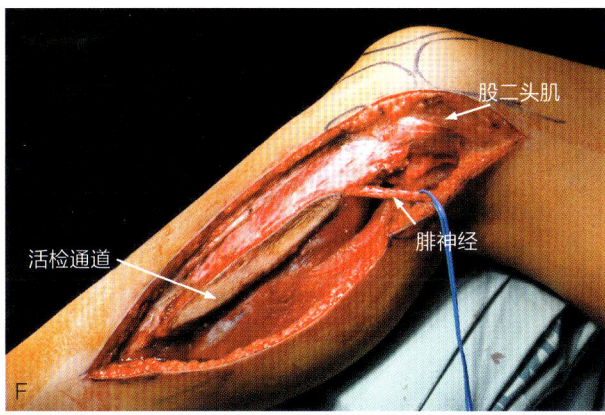

技术图5　A. 平片显示腓骨干骨纤维异常增殖症。B. 术中照片显示良性侵袭性肿瘤的显露。将比目鱼肌(So)自其腓骨起点分离,然后与腓肠肌外侧头(G)一起向内侧和近端牵开,显露腓骨后嵴(箭头)。根据肿瘤的恶性程度和局部浸润范围,保留或切除跗长屈肌。将腓骨肌(PE)在手术前进行活动,向前游离,将牵开器置于腓骨下方,在术前确定好的切除水平上切除腓骨干。C. 切除腓骨后的术中照片。特别注意保护腓骨和肌皮神经以及相关的血管系统。D. 术后平片。E. 平片显示腓骨干尤因肉瘤。F. 使用通过实用腓骨切口的上2/3显露肿瘤(B的版权:Martin M. Malawer)。

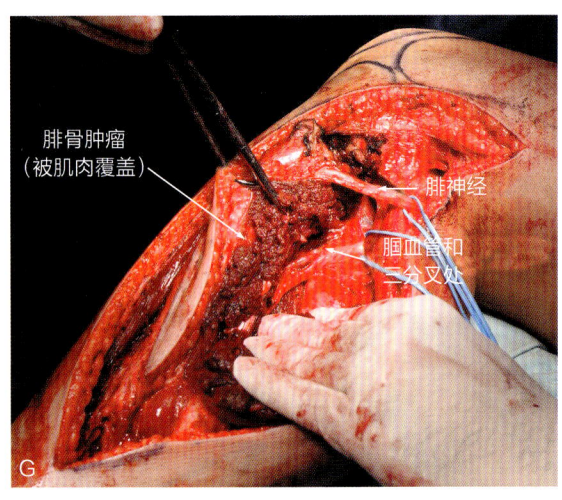

技术图5（续） G. 由于肿瘤骨外浸润，切开比目鱼肌，牵开神经血管束，显露肿瘤；腓骨周围肌肉仍然附着在腓骨上。

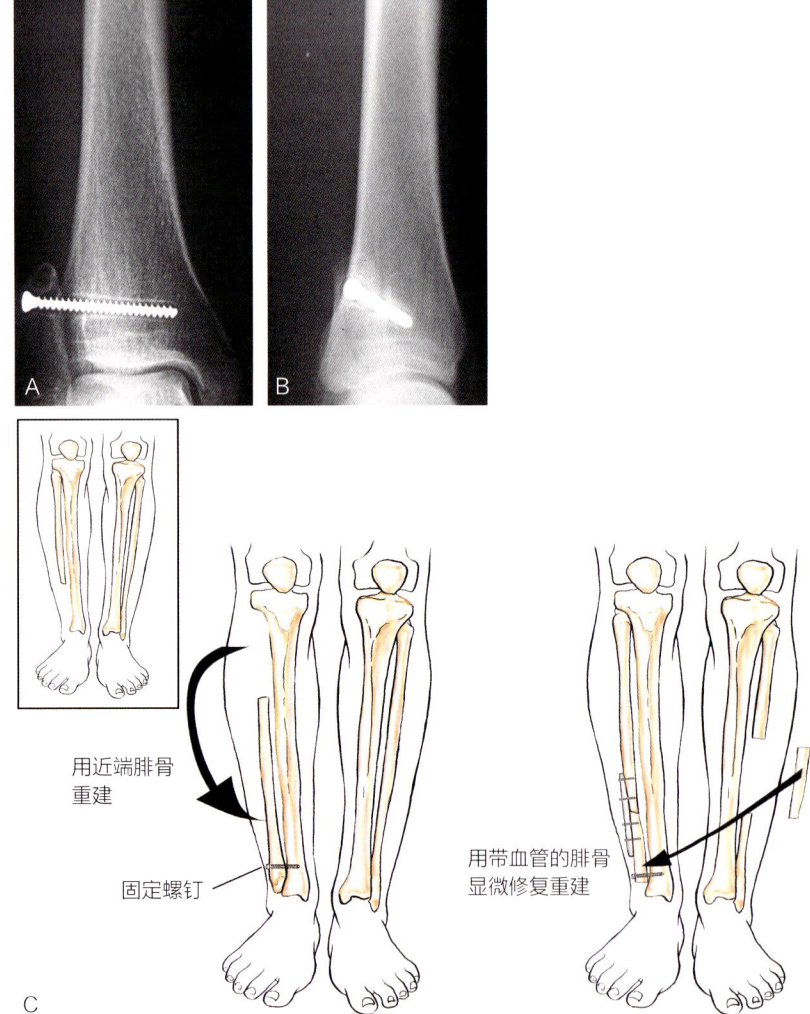

技术图6 A、B. 平片显示低位腓骨干节段性切除术后用螺钉加固外踝。C. 远端腓骨缺损可由对侧小腿的带血管蒂腓骨或同侧腓骨近端转位重建。

要点与失误防范

腓骨近端切除术

术中	• 半仰卧位、屈膝状态下,做腓骨实用切口 • 牵开保护腓总神经 • 必要时,显露腘血管 • 根据肿瘤类型和解剖位置选择手术方式(刮除/Ⅰ型或Ⅱ型切除) • 重建腓骨近端切除后膝外侧副韧带(图4)

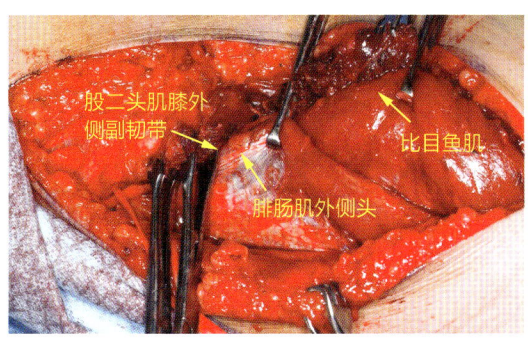

图4 切除近端腓骨后的副侧韧带附着部位的重建。股二头肌、腓肠肌外侧头和比目鱼肌均用于手术缺损的软组织重建和伤口闭合。

术后	• 根据肿瘤类型进行特殊的康复训练,包括给Ⅱ型切除患者佩戴足踝支具
腓骨骨干切除术	• 做足够长的实用切口以完全显露需切除的腓骨干节段 • 高度恶性肿瘤需连同周围肌袖完整切除 • 低位腓骨干节段性切除术后必须加强外踝的稳定性

术后处理与康复

腓骨近端切除术

- 术后留置3~5天负压引流,围手术期静脉滴注抗生素,直到拔除引流管。
- 术后3周内,鼓励患者早期部分负重锻炼,主动或被动地全范围活动膝关节。伤口愈合后即可完全负重。
- 术后3周,下肢石膏固定制动,保持膝关节屈曲20°,以利于软组织愈合。石膏去除后,即可完全负重并进行膝盖全范围活动。
- Ⅱ型切除术后因腓总神经功能障碍足下垂的患者需佩戴足踝支具。
- 高度恶性肿瘤的患者术后予以化疗。
- 尤因肉瘤患者要进一步接受6 000~7 000 Gy体外照射放疗。

腓骨骨干切除术

- 术后留置3~5天负压引流,围手术期静脉滴注抗生素,直到拔除引流管。
- 随后是术后3周部分负重锻炼,主动或被动地充分活动膝关节。伤口愈合后即可完全负重。

预后

- 切除腓骨,即使整体切除腓骨周围肌袖,通常对下肢功能只有轻微的影响。
- 下肢负重功能不受影响,主要肌群通常保持完整。唯一的例外是Ⅱ型腓骨近端切除术中切除腓总神经后发生足下垂,需要使用足踝支具。
- 如果充分注意重建膝外侧副韧带,保护使其愈合并逐渐负重,膝盖稳定性同样得到了保护。

并发症

- 刮除或腓骨近端Ⅰ型切除时腓总神经损伤。
- 由于不充分的膝外侧副韧带重建或术后康复锻炼不良导致的膝关节外侧不稳定。
- 低位腓骨干瘤段切除术后,未充分固定外踝,导致踝关节外侧不稳定。
- Ⅱ型切除术后下肢慢性肿胀,需行淋巴引流。
- 深部组织感染。

(唐剑飞 译,徐铮宇 张春林 审校)

参考文献

［1］ Dorfman HD, Czerniak B. General considerations. In: Dorfman HD, Czerniak B, eds. Bone Tumors. St. Louis: CV Mosby, 1998: 1-33.

［2］ Erler K, Demiralp B, Ozdemir T, et al. Treatment of proximal fibular tumors with en bloc resection. Knee 2004;11:489-496.

［3］ Faezypour H, Davis AM, Griffin AM, et al. Giant cell tumor of the proximal fibula: surgical management. J Surg Oncol 1996;61: 34-37.

［4］ Farooque M, Biyani A, Adhikari A. Giant cell tumours of the proximal fibula. J Bone Joint Surg Br 1990;72B:723-724.

［5］ Malawer MM. Surgical management of aggressive and malignant tumors of the proximal fibula. Clin Orthop Relat Res 1984;186: 172-181.

［6］ Marcove RC, Jansen MJ. Radical resection for osteogenic sarcoma of fibula with preservation of the limb. Clin Orthop Relat Res 1977;125:173-176.

［7］ Ozaki T, Hillman A, Lindner N, et al. Surgical treatment of bone sarcomas of the fibula. Analysis of 19 cases. Arch Orthop Trauma Surg 1997;116:475-479.

第28章 带蒂游离腓骨移植治疗节段性骨缺损

The Use of Free Vascularized Fibular Grafts for Reconstruction of Segmental Bone Defects

Arik Zaretski, Ravit Yanko-Arzi, Yehuda Kollender, Eyal Gur, and Jacob Bickels

背景

- 长管骨肿瘤广泛切除导致大段骨缺损,往往需要手术重建。传统上通过假体、同种异体移植物以及同种异体移植物-假体联合植入来重建骨缺损,这些重建手术往往有很高的概率导致并发症和重建失败[5]。
- 牵张成骨可以为小到中等范围的骨缺损提供生物性重建,它需要一个漫长的过程,两个月可延长1 cm,而且往往存在较多的问题,如并发症较多、患者依从性较差以及无法同时处理大面积的软组织缺损[8,12],相关肿瘤学的安全性及有效性的文献报道有限。
- 自从20世纪70年代初报道利用自体带血管游离腓骨移植治疗肿瘤切除术后长管骨缺损以来,利用游离腓骨瓣重建肿瘤切除术后或切除-关节融合术变得可行[3,4,6,9,11,13,14]。它固有的一个优势是基于利用自身生物性骨折愈合的能力,而不是像对于非带血管移植来说非常重要的爬行替代。
- 由于解剖学上的可获取性,腓骨是理想的带血管移植来源,切取中间一部分而保留腓骨,下胫腓联合近端以及外踝对于膝关书和踝关节的稳定性没有产生影响,同样不会对下肢的负重和整体功能产生影响。由于存在独立的血液供应,它可以重建大段骨缺损,甚至在有原先手术或放疗导致周围软组织条件不加的情况下,也可使得移植物与受体骨发生愈合。
- 此外,吻合血管的腓骨移植在持续应力负荷下具有增大的能力。因此,带血管腓骨移植呈现出很好的长期耐用特征[2,9,16]。腓骨骨头切除术后,腓骨头部也可用于关节重建[7]。
- 总之,游离腓骨移植可以提供长久的其有生物性的重建,具有适应和新生潜能,而且少有近期和远期并发症[16]。这需要一个训练有素、高度合作的团队以及患者良好的依从性的共同努力,并必须经历一个非常漫长、复杂且困难重重的恢复期。

解剖

- 腓骨形态长且窄,可以为长骨骨缺损的重建提供坚强皮质支撑。其上端的横截面为正方形,下端为三角形。在成人,宽达1.5~2 cm,长35 cm,其中25~30 cm可用来做移植。它的形状和长度可与上肢部分(肱骨、桡骨、尺骨)或与下肢骨的髓腔(股骨、胫骨)相匹配。因此,它可在这些部位用来重建骨缺损。
- 腓骨外侧和前内侧面被肌肉包围,后侧为腿部四个肌间隔的起始。腓骨血供及静脉回流归于腓血管。腓动脉及伴行两条腓静脉与腓骨平行走行,位于踇长屈肌及胫后肌之间(图1)。腓骨具有骨内膜和骨外膜的双重血供。
- 腓骨骨内膜血供来源于滋养动脉,它起自腓动脉分支6~14 cm处,通过滋养孔进入中1/3骨干,而后分出一支升支和一支降支。骨外膜血供起源于8~9支骨外膜分支,大部分在中1/3骨干。腓动脉发出4~6支筋膜血管,通过后侧肌间隔至腓骨外侧皮肤,同样分出很多肌支。尤其是发出许多小分支至前肌间隔肌肉以及一些大分支至小腿后肌间隔内的比目鱼肌。
- 腓骨独特的形态特征及血液供应使得腓骨瓣可以重建骨、软组织以及生长板的缺损,并可转移至各个部位来满足不同个体的需要。
  - 在垂直方向,它可用来重建相对狭窄的骨缺损(图2),纵行截骨术可用来增加骨瓣的表面积以提高部分皮肤缺损的愈合进程。基于筋膜瓣在蒂部中远1/3部分的分支,10 cm×20 cm的皮瓣可同时进行转移以覆盖大面积的软组织缺损,并利于观察开放蒂部部分的吻合情况。部分踇长屈肌及比目鱼肌也包括在内来重建软组织缺损以及覆盖骨外露。

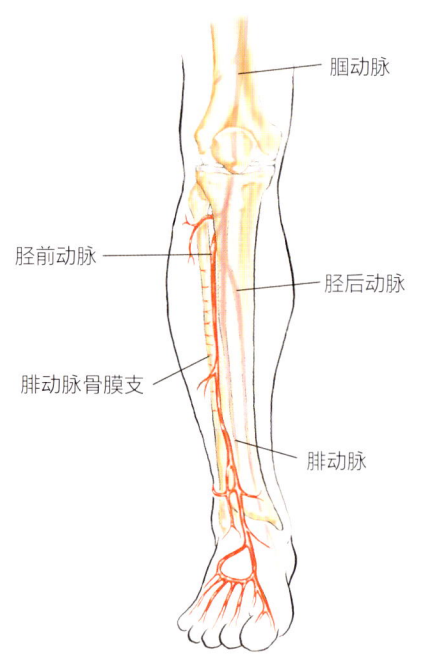

图1 腓骨的血液供应是通过平行它的腓动脉和两条腓静脉完成的。腓骨具有骨内膜与骨外膜双重血供。前者由滋养动脉与腓动脉分支6~14 cm处形成，后者有顺着腓骨干的数条骨膜分支组成。

- 通过中间骨干横向截骨在单蒂（双或三管）产生两个或更多的骨皮质干来重建大段骨缺损。当外膜血管离断后，骨以内膜血管系统存活。
- 近端骨骺可能也被包括在移植物内来重建关节及在关节内肿瘤切除术后保留纵向生长潜能（小儿患者）（图3）。这类骨瓣是依赖于胫前血管或膝状动脉降支，最多用于重建肱骨近端和桡骨远端切除后。

适应证

- 由以下原因导致＞5 cm的骨缺损：
  ○ 肿瘤。
  ○ 放射性骨坏死。
  ○ 骨髓炎切除术后。
- 在高分化骨肉瘤患者，笔者一般使用Spacer即刻重建，而不是带血管游离腓骨移植，在肿瘤切除术后2年无肿瘤复发及肺转移的情况下才行带血管游离腓骨重建。

禁忌证

- 各系统全身一般情况
  ○ 心血管疾病、手术创伤及可能影响外周血液循环的血液病等疾病。

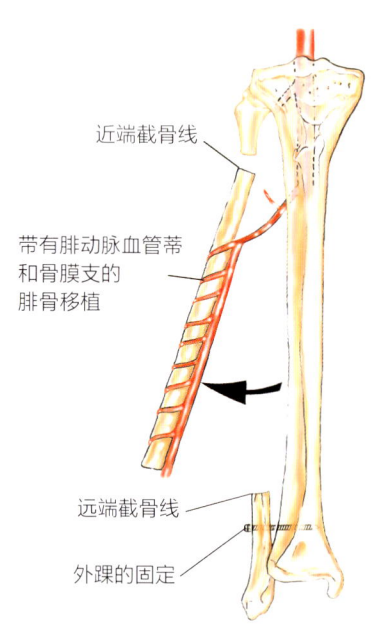

图2 腓骨干移植重建骨缺损，如果需要行大段移植且截骨平面靠近踝关节，建议用螺钉将腓骨远端固定于胫骨避免外翻畸形以及踝关节不稳。

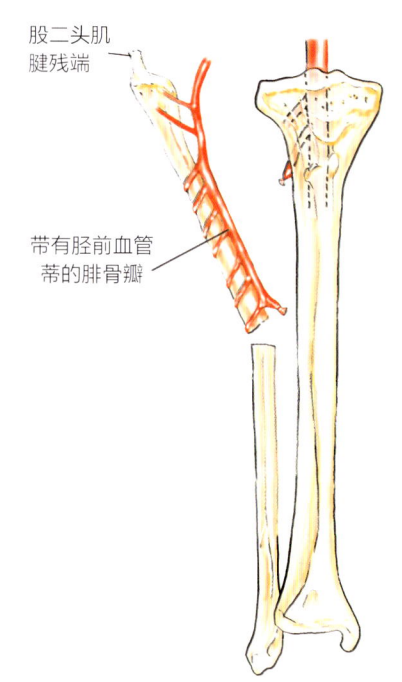

图3 腓骨近端骨骺包括在皮瓣内（依赖于胫前血管）来重建关节。并在关节内肿瘤切除术后保留儿童纵向生长潜能。

- 依从性差，或者患者生理或心理状态无法经历一段长时间的非负重期和康复期。
- 全身情况欠佳。
- 供体部位方面考虑：
  - 先前下肢创伤导致腓骨畸形
  - 血管损伤或先前小腿外伤累及血管
  - 下肢或足底弓血管异常（如足单血管型或者腓血管优势型）
- 受体部位方面考虑
  - 手术区域的感染
  - 可疑的肿瘤复发

影像学和其他诊断性检查

- 术前必须仔细分析受区和供区的情况。受区影像学资料提供肿瘤切除术后骨与软组织缺损的范围（长度和直径），以利于选择类型和大小都合适的腓骨瓣。
- 供区的影像学资料应包括下肢全长、排除腓骨畸形，并确定皮瓣的最大长度。手术医生必须确认胫后动脉和足背动脉搏动均正常。
- 外科医生应确认胫骨后动脉和足背动脉搏动是否正常。掌部Allen试验可评价移植的深部和浅表血管弓的通畅情况，并以超声多普勒来检查确认。如上述试验无法得出结论，行血管造影及MRI检查。

受体部位
- X线平片（图4A、B）。
- 当血管结构不明确时，CTA（图4C）。
- MRI。

供体部位
- X线平片。
- CTA。
- 超声多普勒（术中探查皮岛穿孔）。

手术治疗

- 为减少手术时间，如果患者在手术床上的位置允许，当受区准备好时，腓骨瓣应当已经切取完毕，此过程可能包括原发肿瘤的切除或者之前手术中植入的间隔器的移除。

中间切除

- 常理来说，带血管的腓骨较直且构造简单、非常适用于上肢的骨缺损（横断面直径相对较小）。
- 由于需要额外的力学支撑，重建下肢的骨缺损要较大直径的移植物。双腓骨瓣移植可以用来重建长达13 cm的股骨和胫骨缺损。更长的缺损可能就需要同种异体移植物的植入来支撑了，它可以提供骨愈合的初始稳定性，骨融合以及随后的腓骨增粗。
- 此外，万一血管吻合失败，腓骨和同种异体移植物的复合体可相当于多皮质异体支撑物，仍然有很大的机会成功，尤其是获得可靠固定的情况下。Capanna和同事提出带血管游离腓骨和同种异体骨联合移植可提供较强的稳定性，是重建位于下肢中段的大段骨缺损的理想方法[1,2]。

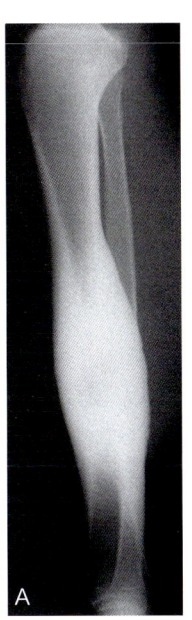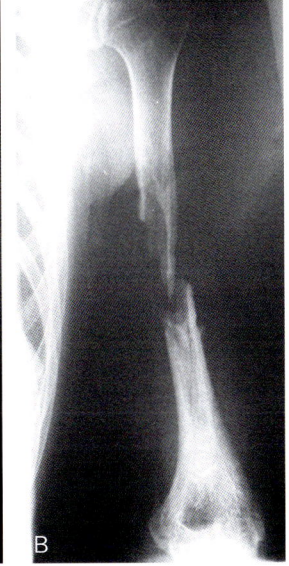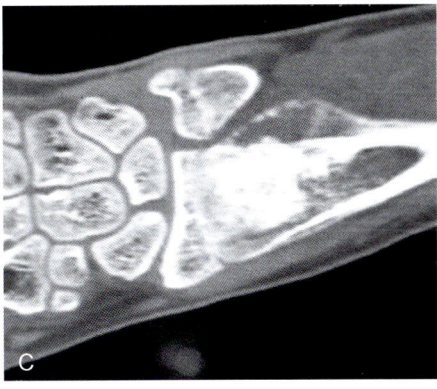

图4 A. 胫骨平片显示骨干中大块低级骨肉瘤。B. 手臂的平片，显示与肱骨干大量骨质流失和病理性骨折伴急性骨髓炎。C. 前臂远端的冠状面CT重建显示远端骨肉瘤。

体位

- 治疗下肢的骨缺损，患者仰卧位，大腿分开，供体侧髋关节和膝关节屈曲（技术图1）。第1小组（蓝色）负责肿瘤切除的手术医生位于受体侧患肢的内侧或外侧。
- 如果从肢体内侧切除肿瘤，医生可站于内侧。第2小组（红色）负责切除供区腓骨瓣的医生位于供区肢体的外侧。

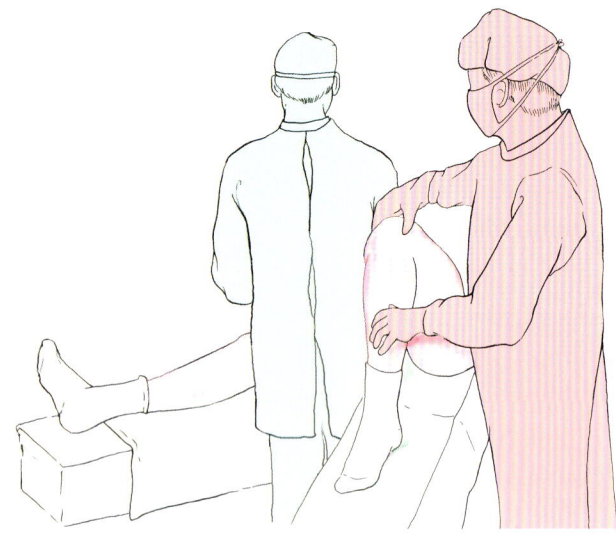

技术图1 患者在手术台上仰卧位，大腿分开，供体侧髋关节和膝关节屈曲。根据需要，负责肿瘤切除的小组（蓝色）位于受侧患肢的内侧或外侧。负责切除供区腓骨瓣的医生（红色）位于供区肢体的外侧。

骨肿瘤的切除

- 根据标准手术技术切除骨肿瘤，并测量中间骨缺损的长度和直径（技术图2～4）。

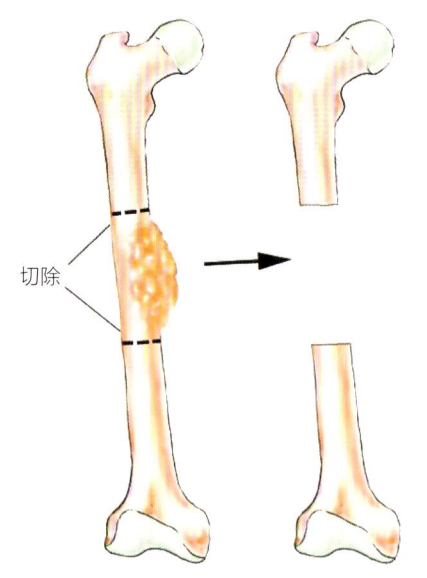

技术图2 广泛切除骨干肿瘤，剩余大段骨缺损。

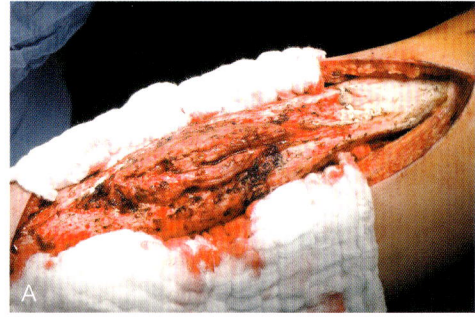

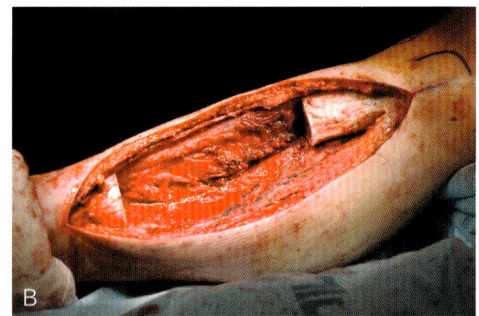

技术图3 A. 胫骨骨干大块低级别骨肉瘤的术中照片，如图4A所示。B. 肿瘤切除术后大段骨缺损。

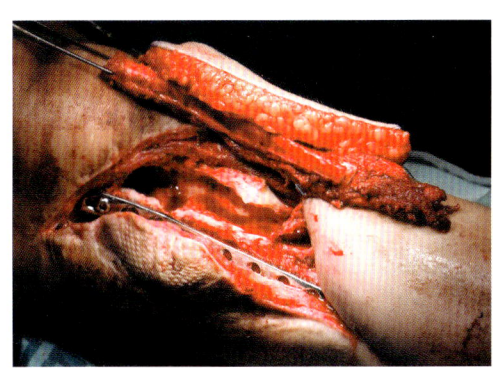

技术图4 组织抽样培养，静脉注射抗生素控制急性感染后，图4B中患有肱骨骨干的急性骨髓炎的患者接受了感染骨组织的切除，剩余大段骨缺损。

腓骨瓣的切取

- 取对侧肢体前外侧切口，切取比骨缺损长6 cm的腓骨瓣，包括其营养血管和周围肌肉（技术图5）。

- 如果肿瘤切除后致大面积皮肤缺损，应切取带同一腓动脉的腓骨瓣并包括皮岛，从而可以无张力覆盖皮肤缺损并可观察皮瓣是否存活；动脉或静脉的不通畅可立即表现为皮岛的缺血或充血（技术图6）。

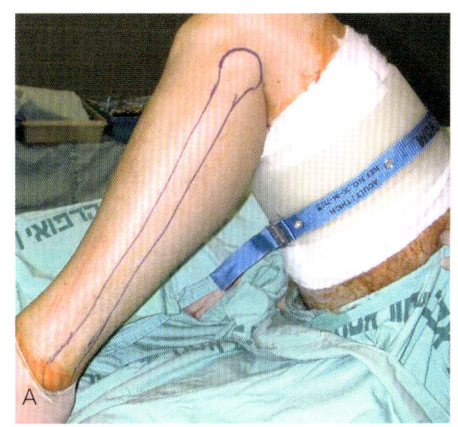

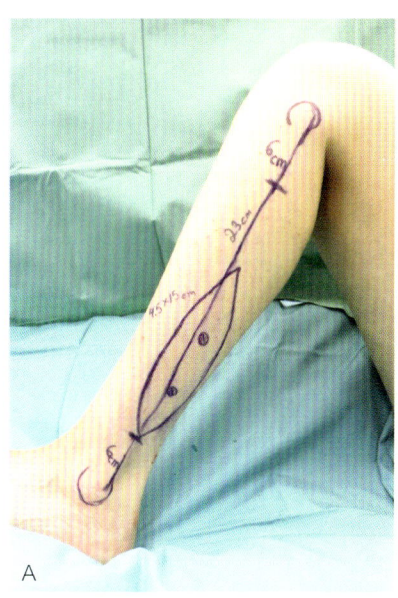

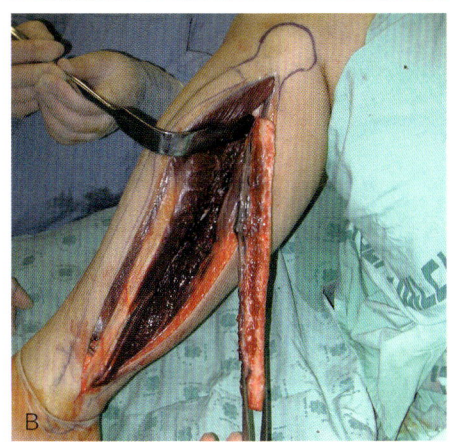

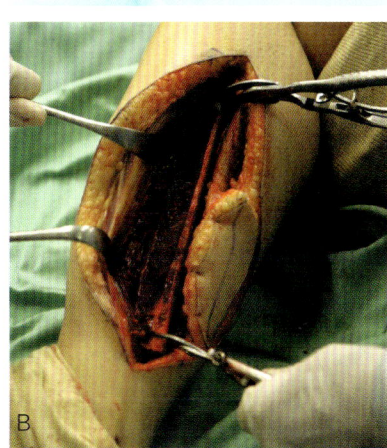

技术图5 A. 小腿前外侧切口用于切取腓骨瓣。B. 切取比骨缺损长6 cm的腓骨瓣，连同其营养血管和周围肌肉在内。

技术图6 A～F. 如肿瘤切除后大面积皮肤缺损，在切取腓骨瓣同时切取被覆皮岛，可覆盖软组织缺损和观察皮瓣活力。

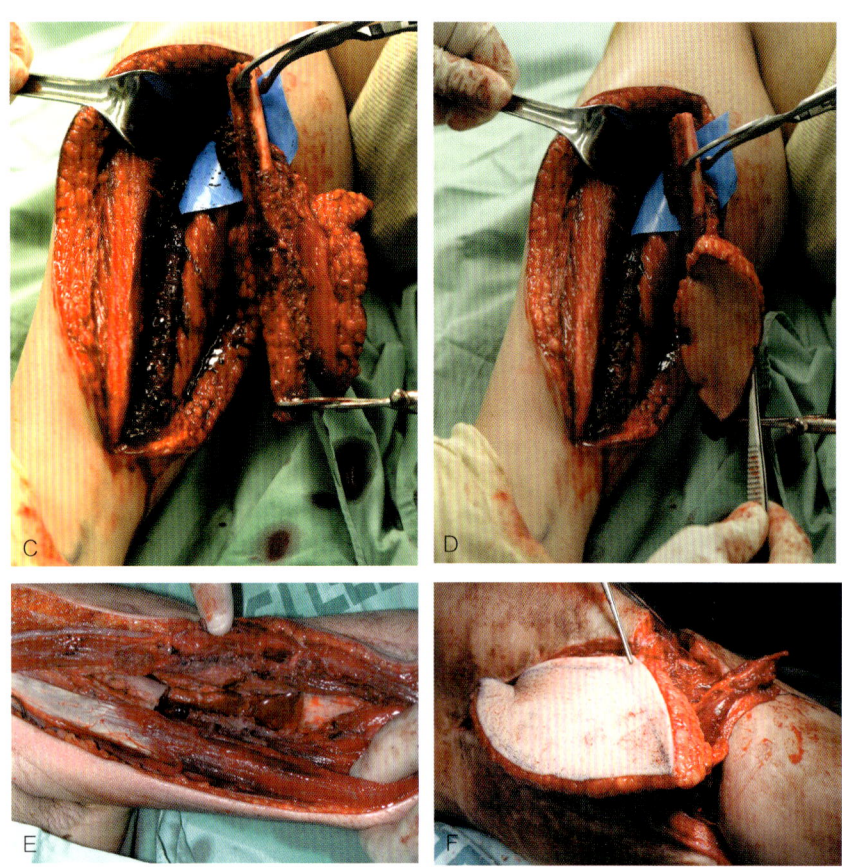

技术图6（续）

- 分离不含有筋膜的皮岛，它被保留以维持腓骨肌腱的覆盖从而摄取更好的皮肤移植物（技术图7）。
- 如果需要较长骨段且截骨面靠近外踝，建议将腓骨固定于胫骨以防外翻畸形和踝关节不稳定（图2）。通常取供体侧大腿做皮肤移植覆盖缺损部分。为确保安全的皮肤移植，腓骨肌腱应该有肌肉覆盖。
- 将同种异体骨切成与骨缺损相同的长度，并通过切除尽可能多的骨皮质和骨松质在纵向上开出一条沟，以便将腓骨瓣插入其中。

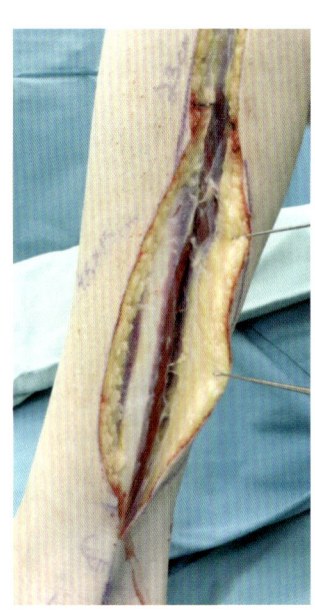

技术图7　切取皮肤，并在腓骨肌腱上保留皮下的筋膜。

受体的重建

- 同种异体移植物置入骨缺损区域,钢板螺钉将近端和远端固定(技术图8)。如果同种异体移植物的骨髓腔直径足够容纳髓内钉和腓骨瓣。可使用髓内钉进行固定。
- 使用高速钻头,在同种异体移植物皮质的适当平面造成缺损方便腓骨血管蒂连接受体肢体的血管束,以避免血管吻合产生张力。
- 将腓骨瓣插入骨髓腔(距两端2～3 cm)并用螺钉固定(技术图9),小心避免螺钉损伤腓骨的营养血管。腓骨可置于髓腔内,位于同种异体移植物内或者与之平行。无论怎样放置,腓骨截骨处应靠近骨缺损的边缘。
- 血管吻合后,腓骨瓣残留骨质或取髂骨行自体骨移植来加强腓骨和受体骨之间的接触面。

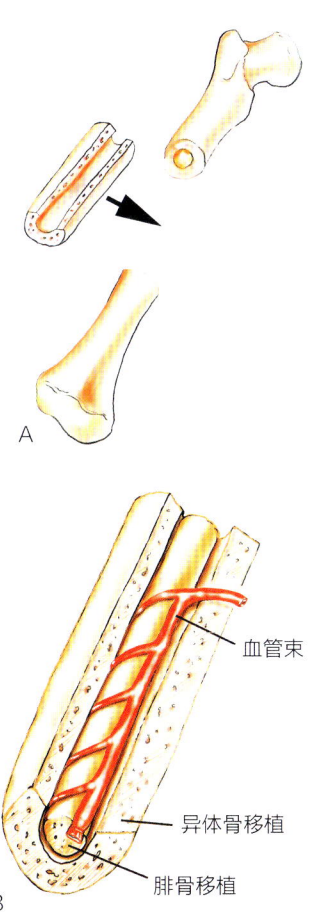

技术图8 A. 切取和骨缺损长度一样的同种异体移植物,纵行开窗去除皮质和骨松质以利于插入腓骨瓣。将其插入填充骨缺损并以钢板螺钉固定近端和远端。B. 造成同种异体移植物表面皮质缺损利于腓骨血管束的通过。

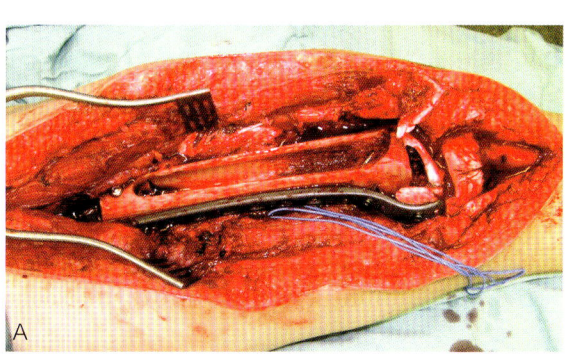
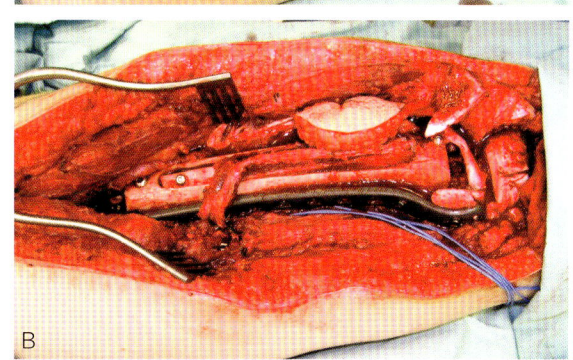
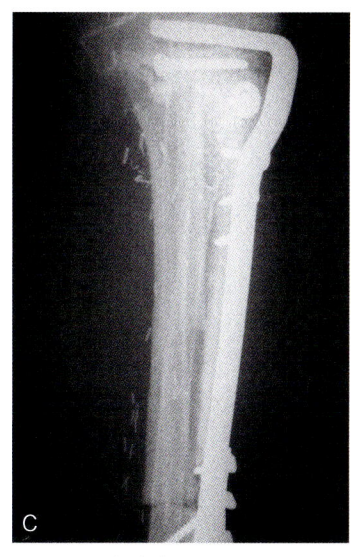

技术图9 A. 股骨远端的中间缺损放置了独木舟形骨移植物。B. 将游离带蒂腓骨插入移植骨的髓管中。包括一个小的皮岛,可以监测瓣的灌注情况。C. 在另一位患者的X线平片上显示,腓骨移植物插入同种异体移植物骨髓腔并螺钉固定。

关节内切除

- 腓骨近端骨骺连同不同长度的骨干以胫前动脉或膝下动脉为血管束来重建包括一侧的关节面的骨缺损。
- 切除腓骨瓣后使用锚钉将外侧副韧带固定于胫骨的外侧干骺端来维持膝关节外侧稳定性(技术图10)。
- 腓骨瓣近端部分使用钢板螺钉固定于桡骨或肱骨骨干,股二头肌腱则固定与对侧关节面的软组织外层(技术图11、12)。

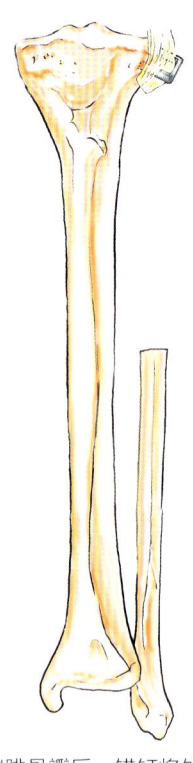

技术图10 切除近端腓骨瓣后,锚钉将外侧副韧带钉于胫骨的外侧干骺端以恢复膝关节的外侧稳定性。

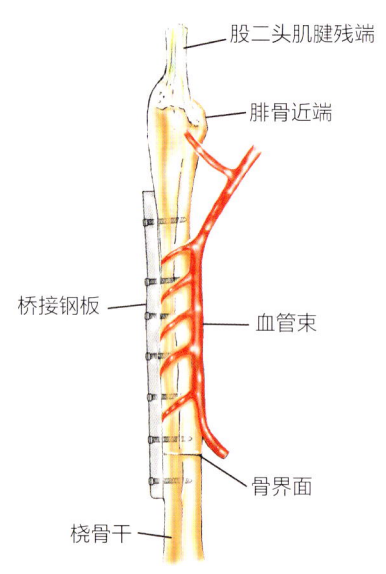

技术图11 将腓骨近端移植物与桡骨骨干重建。C前臂冠状位CT重建显示桡骨远端骨肉瘤。

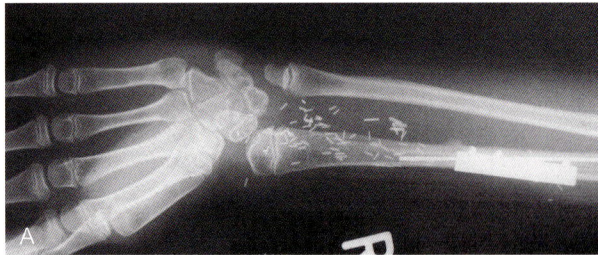
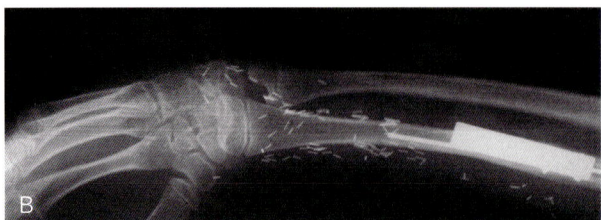

技术图12 图4C中桡骨远端骨肉瘤患者正侧位片示腓骨近端移植物重建骨干缺损。

要点与失误防范

- 当腓骨瓣中包含皮岛时,将使用外部多普勒监测血液循环。当瓣被掩埋,则使用可植入的库克-斯沃兹多普勒进行监测。在手术中使用植入式多普勒仪还可以检测伤口闭合期间血流灌注情况(图5)。

腓骨瓣监测

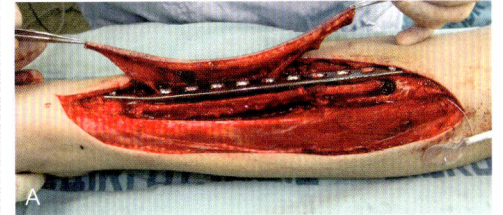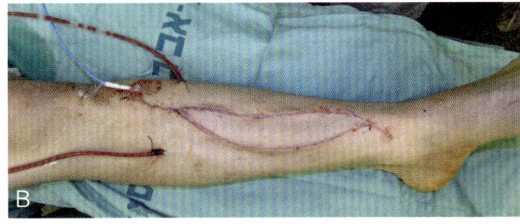

图5 A. 使用植入式Cook-Swartz多普勒监测腓骨瓣的灌注情况。B. 伤口闭合后,通过可植入的多普勒和上覆皮岛的生存力来监测瓣的灌注情况。

术后处理

- 所有患者都应按照严格持续的计划进行治疗和监察,术后5日内转ICU监测生命体征和皮瓣活力。注射大量乳酸林格液(1.5倍维持量)确保血管吻合口的高流量及预防血栓形成。总共3日大量补液,随后2日逐渐减量至正常水平。
- 肝素预防深静脉血栓,每日2次抽血监测血容量和电解质,保持血红蛋白9~10 g/ml以减少血液黏度和降低血栓形成的可能性。术后10日行骨扫描和单电子发射型CT检查皮瓣活力。
- 受体侧肢体术后制动3个月(上肢使用支具,下肢使用石膏),随后逐渐增加被动活动的幅度。
- 通过一系列摄片来评估骨愈合,上肢一般在术后4~5个月,而下肢则需5~7个月。影像学显示骨愈合征象时开始部分负重,逐渐增加直至完全负重。

预后

- 大部分患者获得坚强骨愈合,包括腓骨增粗、完全负重、机械负荷能力在大多数患者中可实现。由于应力传导、微骨折和骨痂形成的作用,腓骨在数年后增粗。
- 如同其他重建手术,小到中等活动范围减少较为常见,主要原因是骨及软组织切除范围而不是重建方式。
- 深部感染较少见,内固定失败需要翻修手术。

并发症

- 受体部位
  ○ 血栓形成和皮瓣坏死
  ○ 部分皮岛坏死
  ○ 骨不连
  ○ 感染
  ○ 内固定失败和断裂
- 供体部位
  ○ 踝关节外翻畸形
  ○ 踝关节不稳定
  ○ 腓总神经一过性或永久性麻痹
  ○ 一过性或永久性腓总神经支配区的感觉缺失
  ○ 皮肤坏死和肌腱外露
  ○ 一过性或永久性屈跨功能损伤

(唐剑飞 译,徐铮宇 张春林 审校)

参考文献

[1] Capanna R, Bufalini C, Campanacci M. A new technique for reconstructions of large metadiaphyseal bone defects. Orthop Traumatol 1993;3:159-177.

[2] Capanna R, Campanacci DA, Belot N, et al. A new reconstructive technique for intercalary defects of long bones: the association of massive allografts with vascularized fibular autograft. Long-term results and comparison with alternative techniques. Orthop Clin North Am 2007;38:51-60.

[3] Chang DW, Weber KL. Use of a vascularized fibula bone flap and intercalary allograft for diaphyseal reconstruction after resection of primary extremity bone sarcomas. Plast Reconstr Surg 2005;116:1918-1925.

[4] Gebert C, Hillmann A, Schwappach A, et al. Free vascularized fibular grafting for reconstruction after tumor resection in the upper extremity. J Surg Oncol 2006;94:114-127.

[5] Getty PJ, Peabody TD. Complications and functional outcomes of reconstruction with an osteoarticular allograft after intra-articular resection of the proximal part of the humerus. J Bone Joint Surg 1999;81(8):1138-1146.

[6] Innocenti M, Delcroix L, Manfrini M, et al. Vascularized proxi-

mal fibular epiphyseal transfer for distal radial reconstruction. J Bone Joint Surg Am 2004;86:1504-1511.

[7] Innocenti M, Delcroix L, Manfrini M, et al. Vascularized proximal fibular epiphyseal transfer for distal radial reconstruction. J Bone Joint Surg Am 2005;87:237-246.

[8] Kocaoglu M, Eralp L, Rashid H, et al. Reconstruction of segmental bone defects due to chronic osteomyelitis with use of an external fixator and an intramedullary nail. J Bone Joint Surg Am 2006;88:2137-2145.

[9] Malizos KN, Zalavras CG, Soucacos PN, et al. Free vascularized fibular grafts for reconstruction of skeletal defects. J Am Acad Orthop Surg 2004;12:360-369.

[10] McKee DM. Microvascular bone transplantation. Clin Plast Surg 1978;5:283-292.

[11] O'Brien BM, Morrison WA, Ishida H, et al. Free flap transfers with microvascular anastomoses. Br J Plast Surg 1974;27:220-230.

[12] Paley D. Problems, obstacles, and complications of limb lengthening by the Ilizarov technique. Clin Orthop Relat Res 1990;250:81-104.

[13] Rose PS, Shin AY, Bishop AT, et al. Vascularized free fibula transfer for oncologic reconstruction of the humerus. Clin Orthop Relat Res 2005;438:80-84.

[14] Schmulder A, Gur E, Zaretski A. Eight-year experience of the Cook-Swartz Doppler in free-flap operations in microsurgical and reexploration results with regard to a wide spectrum of surgeries. Microsurgery 2011;31(1):1-6.

[15] Taylor GI, Miller GD, Ham FJ. The free vascularized bone graft. A clinical extension of microvascular techniques. Plast Reconstr Surg 1975;55:533-544.

[16] Zaretski A, Amir A, Meller I, et al. Free fibula long bone reconstruction in orthopedic oncology: a surgical algorithm for reconstructive options. Plast Reconstr Surg 2004;113:1989-2000.

第29章 股四头肌切除术
Quadriceps Resections

Jacob Bickels, Yair Gortzak, Amir Sternheim, and Martin M. Malawer

背景

- 股四头肌群是四肢软组织肉瘤的好发部位。
- 此部位最常见的肉瘤是脂肪肉瘤、恶性纤维组织细胞瘤和平滑肌肉瘤。
- 尽管在就诊时大腿前方的肿瘤已经非常大,但是绝大多数患者能够进行保肢的切除手术。通过辅助化疗来缩小病灶,以及术后的辅助放疗来根治可能残留的微小病灶。因此大腿前方的肿瘤切除是比较安全和可靠的。
- 此外,当必须切除的肌肉数量较多时,可以用缝匠肌、腘绳肌或两者一起来重建伸肌功能,都能获得较好的功能结果。
- 截肢(如改良的患者半骨盆切除术)最常见的手术指征是:巨大肿瘤向筋膜室外侵犯到内收肌和腘绳肌组织;通过股三角和腹股沟韧带侵犯到骨盆内;蕈伞状的巨大肿瘤;伴或不伴有感染的肿瘤大面积播散。

解剖

- 大腿由厚的筋膜分为三组不同的肌群:前群(股四头肌和缝匠肌)、内侧群(内收肌)和后群(腘绳肌)。
- 股四头肌包括股内侧肌、股外侧肌、股直肌和股中间肌。股内侧肌、股外侧肌起自股骨近端和肌间隔。股中间肌起自股骨表面和股骨粗线,并覆盖整个股骨干。股直肌起自髋臼上缘结节。所有肌肉远端合为四头肌腱,止于髌骨。
- 股中间肌覆盖股骨前方以保护股骨免受其他股四头肌肿瘤的直接侵犯。
- 事实上软组织肉瘤一般局限于某一肌肉的肌腹之内,很少侵犯到其他肌肉。解剖上的这种特点使得部分肌群切除治疗股四头肌肉瘤成为可能(图1)。
- 内侧肌间隔和外侧肌间隔将大腿肌的前群与后侧筋膜室和内侧筋膜室隔开。但是内侧肌间隔在近端有缺损,因而股四头肌肿瘤可能会向内侧和后侧筋膜室扩展,结果难以实施保肢手术。同样道理,大腿后侧群和收肌群的肿瘤也可能向股四头肌扩展,保肢手术同样难以实施。
- 股三角是股四头肌切除的关键,它由内侧的长收肌、外侧的缝匠肌和近端的腹股沟韧带围成,底部是耻骨肌,前壁为坚厚的筋膜。
- 股动、静脉经过腹股沟韧带的下方,穿过股三角,并经其尖端进入收肌管。股神经在外侧进入股三角,并迅速分支支配股四头肌。股动、静脉在大腿侧经收肌管的内侧壁行走,与前群肌(股内侧肌)之间有一层厚厚的筋膜隔开,正是这个筋膜为切除股四头肌提供了很好的保障。
- 这个筋膜为切除股四头肌提供了很好的手术边界。

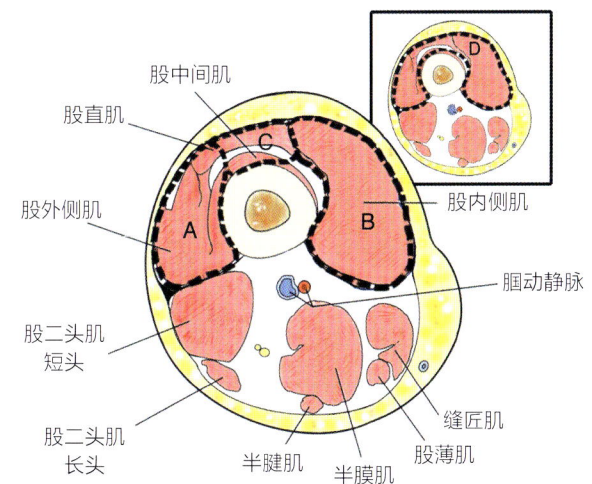

图1 股四头肌切除类型。A. 切除股外侧肌。B. 切除股内侧肌。C. 切除股直肌和股中间肌。D. 股四头肌次全切除。类型A和B切除范围经常包括股中间肌。

适应证

- 绝大多数低度恶性的大腿前方软组织肉瘤可以通过切除部分肌肉群进行治疗，巨大肿瘤或高度恶性肿瘤可以通过部分或全部的间室肌肉切除来进行治疗。保肢手术的禁忌证如下：
  - 肿瘤累及腹股沟区。源自腹股沟区或股三角的肿瘤常无法可靠彻底地切除，可能需要截肢。
  - 肿瘤侵犯至筋膜室外。一般来说，一个肌群切除对肢体活动影响不大，但如果切除两个肌群，肢体丧失的功能就难以挽救。大腿前方的巨大肿瘤若通过粗线或肌间隔同时累及收肌群和后侧肌群，此时就有必要实施截肢了。
  - 肿瘤侵犯至骨盆内。在极少情况下，大腿近端和腹股沟区的巨大肿瘤会经腹股沟韧带下方侵犯至后腹膜间隙。这种情况也需要实施截肢手术。
  - 股四头肌的复发肿瘤、感染、肿瘤大出血或者先前手术导致的大范围肿瘤污染都需要截肢。
- 累及神经和血管的肿瘤不必要行保肢切除手术。发生在股四头肌的大多数肿瘤会使股动脉发生移位，但并不侵犯这些血管。若手术切缘肿瘤细胞呈阳性或者非常靠近，则切除范围包括动脉，并用血管支架重建进行保肢。
- 股神经切除不是保肢手术的禁忌证。当股四头肌完全切除或股神经切除继发瘫痪时，重建技术能允许膝关节的伸张和髌骨的稳定性（表1和表2）。

表1 15名接受大腿前方软组织肿瘤切除和伸肌功能重建患者的组织病理学诊断

肿瘤类型		患者数量
恶性软组织肿瘤	恶性纤维组织细胞瘤	4
	高分化脂肪肉瘤	3
	复发低分化脂肪肉瘤	1
	平滑肌瘤	3
	恶性外周神经鞘膜瘤	2
良性侵袭性软组织肿瘤	复发侵袭性纤维瘤	2
全部		15

表2 股四头肌肌力分级系统

分级	分值	活动
5	正常	能够伸展膝关节对抗最大的阻力
4	良好	能够伸展膝关节对抗标准阻力
3	中等	能够伸展膝关节对抗重力
2	差	当重力减轻时能够伸展膝关节
1	极差	触及微小收缩，没有关节活动
0	零	未触及收缩

特殊的解剖考虑

- 肌瓣转移（图2A～D）手术成功的重要原则是保持肌瓣血运，以抵抗放疗和表浅的损伤（图2E）。
- 手术操作不能损伤肌瓣的血管，因此对血管蒂的分布和走行的准确认知是必需的。股动脉供应缝匠肌并具有节段性血管类型（Ⅳ型血管类型，根据Mathes和Nahail[6]）。每个血管蒂供应一部分肌肉，提起肌瓣的过程中如分离超过三个血管蒂会导致远端肌肉坏死，腘绳肌由股深动脉分支供应，近端为优势血管蒂，远端血管蒂作用较小（Vascular pattern Ⅱ型）。因此必须保护近端的血管蒂来提高肌肉活力。

影像学和其他诊断性检查

CT和MRI

- MRI和轴向CT对确定肿瘤的部位、病灶的范围以及与股骨的关系分别都是非常必要的。股四头肌的大肿瘤通常会使股动脉和股深血管移位（图3）。在切除之前确定这些血管与肿瘤的解剖关系很重要。大腿近端较大的肿瘤可能需要结扎股深动脉和静脉，因此，在手术前了解股动脉是否存在是至关重要的。这在年龄较大的患者中尤其如此，在这些患者中，可能由于周围血管疾病继而阻塞了股浅动脉。股浅动脉移位通常并不表示肿瘤侵袭；但是，如果手术切缘阳性，则应切除动脉并用大隐静脉或人工移植物代替。

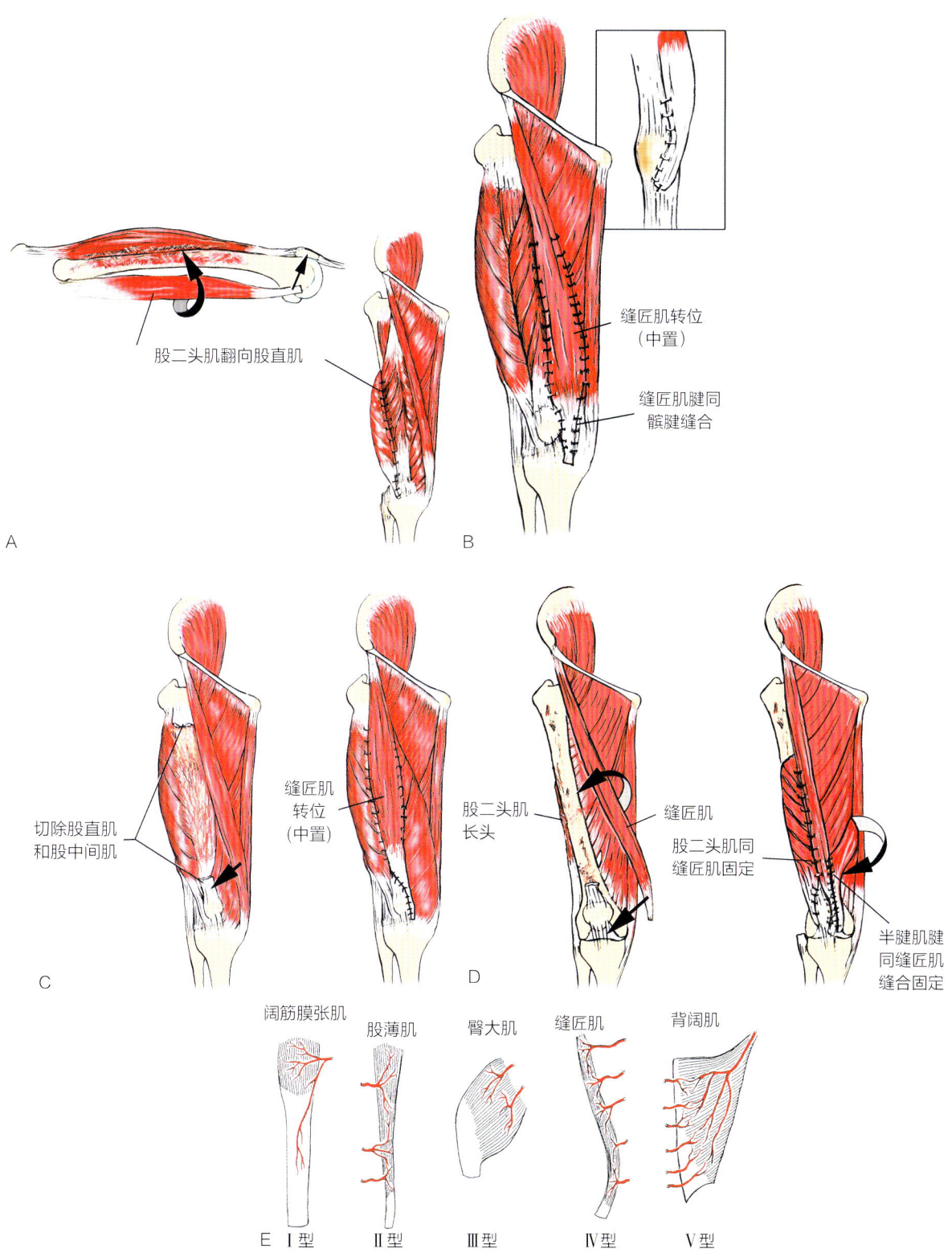

图2　A. 切除类型A的肌肉转移（股外侧肌伴或不伴股中间肌）。股二头肌长头向前转移并与髌骨、四头肌肌腱、股直肌缝合。B. 切除类型B的肌肉转移（股内侧肌伴或不伴股中间肌）。缝匠肌向前转移但是不离断其远端止点，与髌腱、髌骨、股四头肌肌腱、股直肌缝合。C. 切除类型C的肌肉转移（股直肌和股中间肌）。缝匠肌向前转移，与髌骨及残留的股四头肌肌腱缝合。D. 切除类型D的肌肉转移（次全切除）。外侧股二头肌和缝匠肌以及内侧半腱肌向前转移，混合后缝合至髌骨。E. 肌肉的血管解剖。肌肉有5种血运供应模式，其依据为主要和次要血管蒂的分布情况。缝匠肌的血运模式为Ⅳ型，腘绳肌的血运模式为Ⅱ型（图示以股薄肌来描绘）。

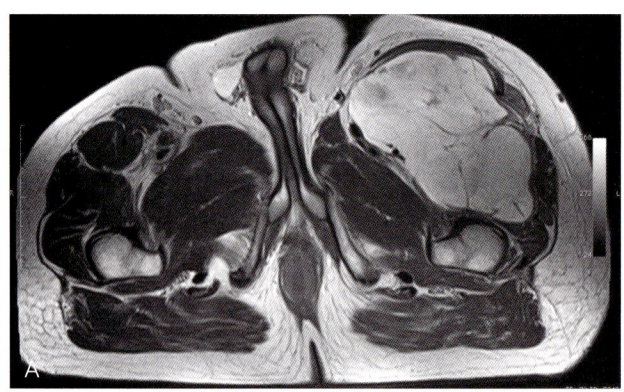

图3 大腿前室大型软组织肉瘤的轴位（A）和冠状位（B）MRI图像。神经血管束在内侧受压。然而，肿瘤并没有到达股骨的前部，存在一个安全界限。

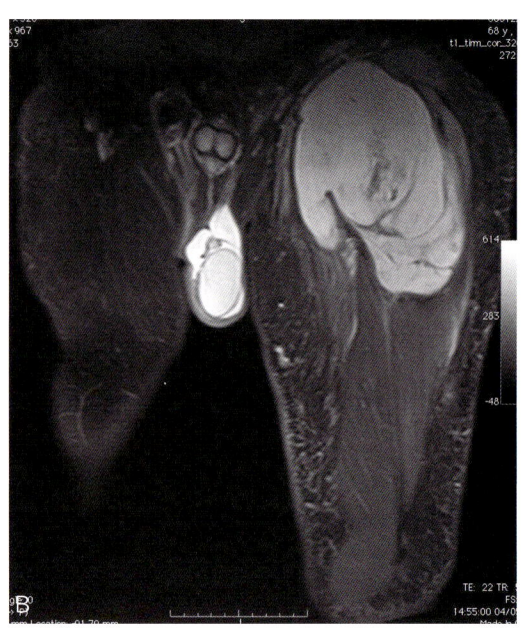

- 肿瘤可能局限于一块肌腹中，也可能累及多块股四头肌肌肉。
- 确定肿瘤和股骨的关系是非常重要的。如果肿瘤侵犯股中间肌，则附近的骨膜也常受累。

骨扫描

- 三相骨扫描对判定肿瘤和骨膜的邻近关系很有用。如果骨膜吸收缺失则提示存在反应性边界或者假包膜，这并不意味着股四头肌肿瘤无法切除，而是指必须在手术中一并切除下面的骨膜。肿瘤很少直接侵犯股骨。

活检

- 活检的部位应与肿瘤切除的手术切口保持一致，且位于肿瘤最明显的部位。活检道应只涉及单个肌肉并避免神经血管束。
  - CT和超声引导的芯针活检可提供可靠的病理诊断，是首选方法。可以从同一穿刺部位收集多个样品。

手术治疗

体位

- 患者仰卧位、患侧臀部抬高。
- 如果肿瘤靠近或侵犯股动脉，对侧下肢取大隐静脉，以防术中需要切除股动脉（图4）。

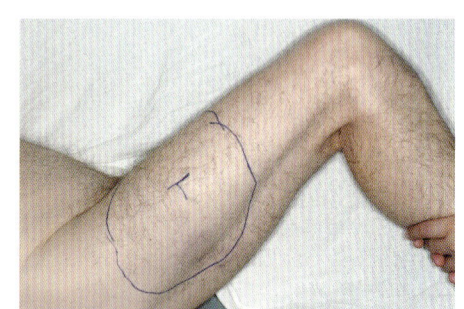

图4 切除类型A（股外侧肌和股中间肌）并用股二头肌进行重建。术前图像显示位于大腿前间室外侧的巨大恶性软组织肉瘤。切除范围包括股外侧肌和部分股中间肌及股直肌。切除术后，股骨外侧面暴露，股二头肌长头转移，与残留的股四头肌肌腱以及股直肌缝合至髌骨。

股四头肌的局部切除

- 绝大多数大腿前方的肿瘤局限于股四头肌的一个肌群内,因此能够被安全地切除,且不需要牺牲较多的肌肉组织。
- 于肿瘤上方行纵行切口,包含活检切口。肿瘤切除边缘要超过正常组织的 1 cm。
- 当肿瘤累及股中间肌、股外侧肌或者股直肌,切除范围的上层为皮肤和皮下组织,深部的边缘可能要包括部分的股中间肌。当肿瘤的边缘累及股中间肌,切除部分可能包括部分股直肌,如果肿瘤深部的表面接近股骨,骨膜也需要被剥离并切除,且骨皮质表面需用高速磨钻打磨。

部分或完全股四头肌切除

- 皮肤切口从髂前下棘纵向延伸至髌骨。切口呈椭圆形,并完全包绕活检部位(技术图1A)。
- 由阔筋膜浅层的皮肤和皮下组织组成的皮瓣,内侧至内收肌群,外侧至大转子和屈肌群。在卵圆窝处切断大隐静脉,打开腹股沟韧带和股三角,暴露股动、静脉和股神经(技术图1B)。
- 向外侧牵拉股四头肌群,显露股动、静脉的股四头肌肌支血管,然后从近端到远端,依次钳夹、切断、结扎这些血管。包括股深动、静脉。在收肌管区域,用力将缝匠肌向外侧牵拉,显露股动脉表面的大收肌止点,在股动脉表面切断这些肌纤维(技术图1C、D)。
- 辨认位于臀中肌和臀小肌上方、阔筋膜张肌下方的一个平面,在这一平面上,电刀松解阔筋膜张肌在髂骨翼处的起点,进而寻找缝匠肌在髂前上棘处的起点,并将其切断;寻找股直肌在髂前下棘处的起点,并在其腱性部分将其切断(技术图1E)。

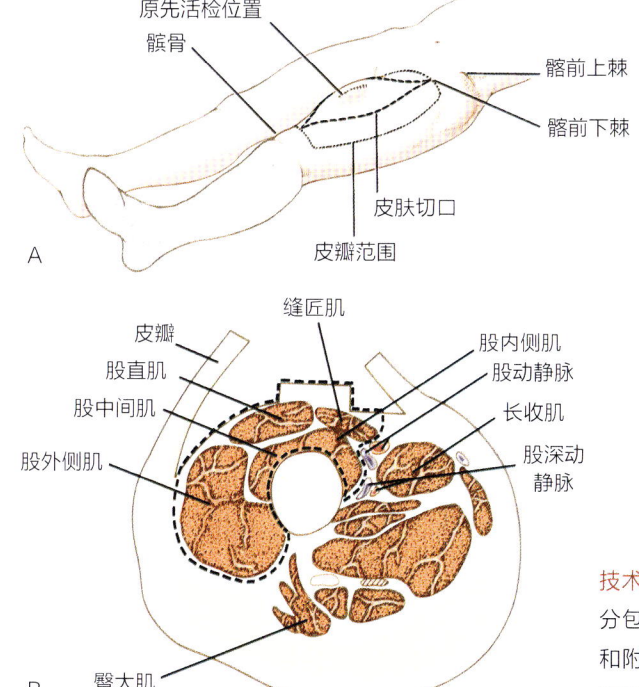

技术图1 A. 皮肤切口从髂前下棘纵向延伸至髌骨,呈椭圆形,并充分包绕活检部位。如果体检或断层成像时发现肿瘤侵犯髌骨,则髌骨和附着其上的肌腱都应切除。此时,手术的切口就应经膝关节前方延伸至胫骨结节。B. 横断面解剖。

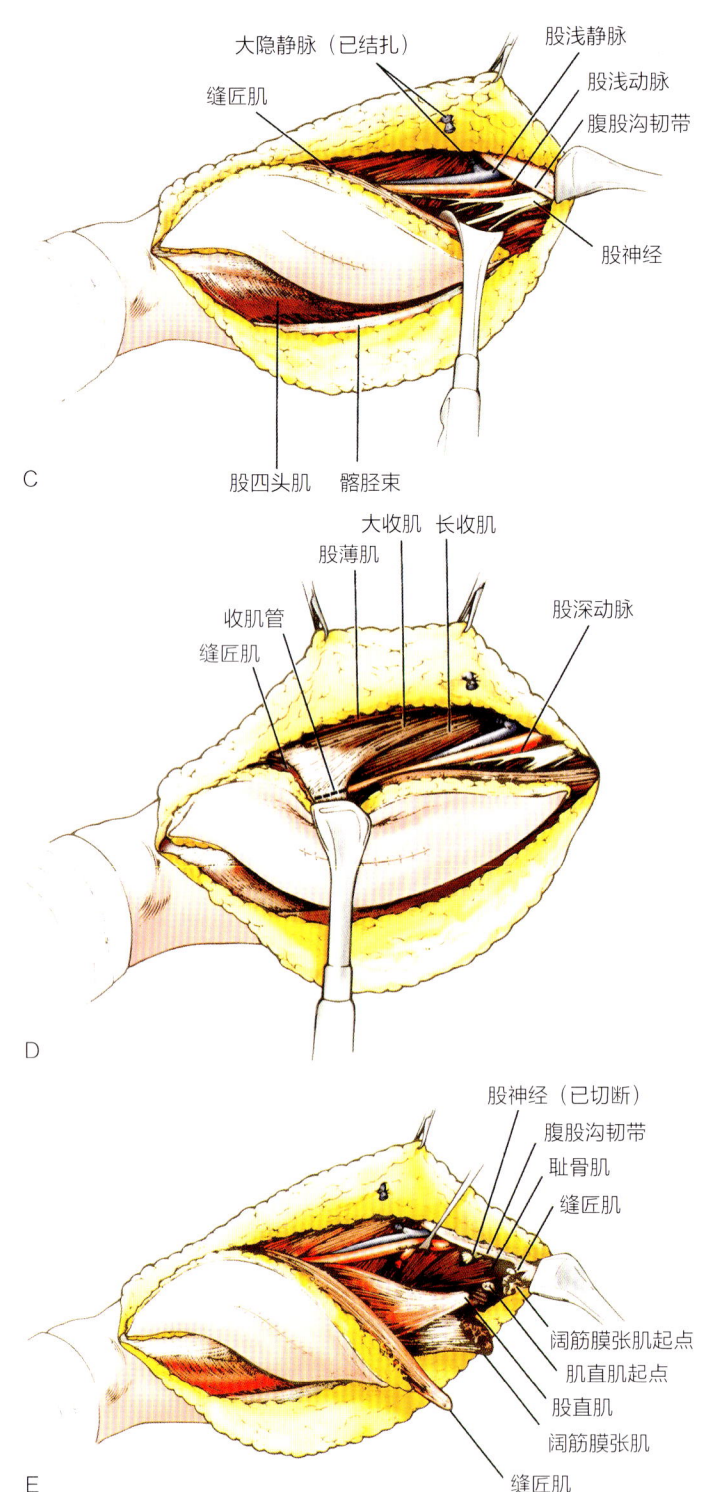

技术图1（续） C. 由阔筋膜浅层的皮肤和皮下组织组成的皮瓣，内侧至内收肌群，外侧至大转子和屈肌群。在卵圆窝处切断大隐静脉，打开腹股沟韧带和股三角，暴露股动、静脉和股神经。D. 解剖股血管，向外侧牵拉股四头肌群，显露股浅动、静脉的股四头肌肌支血管，然后从近端到远端，依次钳夹、切断、结扎这些血管，包括股深动脉和静脉。在收肌管区域，用力将缝匠肌向外侧牵拉，显露股动脉表面的大收肌肌肉止点，在股浅动脉表面切断这些肌纤维。E. 横断骨盆处的肌肉起点，辨认位于臀中肌和臀小肌上方、阔筋膜张肌下方的一个平面。在这一平面上，电刀松解阔筋膜张肌在髂骨翼处的起点，继而寻找缝匠肌在髂前上棘处的起点，并将其切断。同样，寻找股直肌在髂前下棘处的起点，并在其腱性部分将其断开。

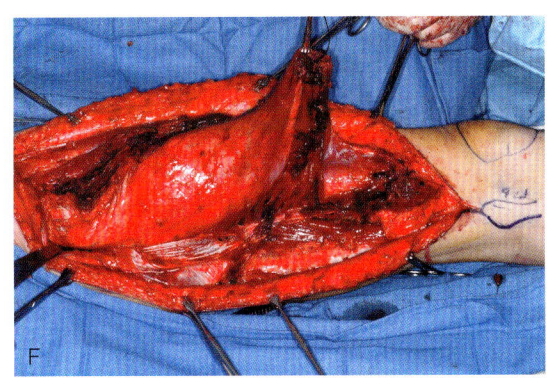

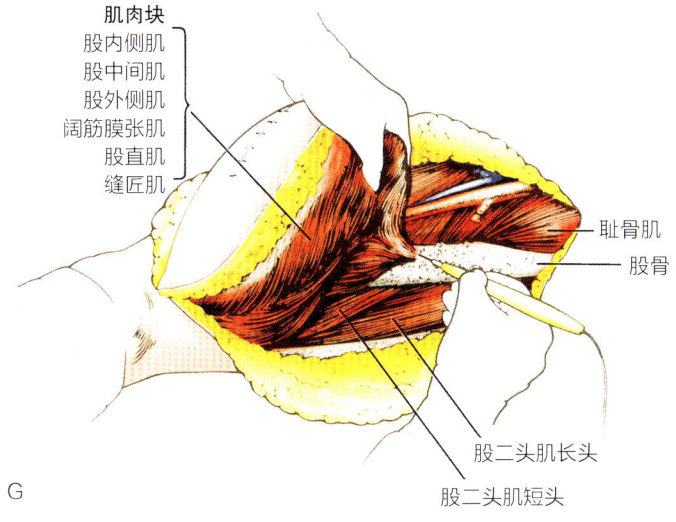

肌肉块
- 股内侧肌
- 股中间肌
- 股外侧肌
- 阔筋膜张肌
- 股直肌
- 缝匠肌

耻骨肌
股骨
股二头肌长头
股二头肌短头

G

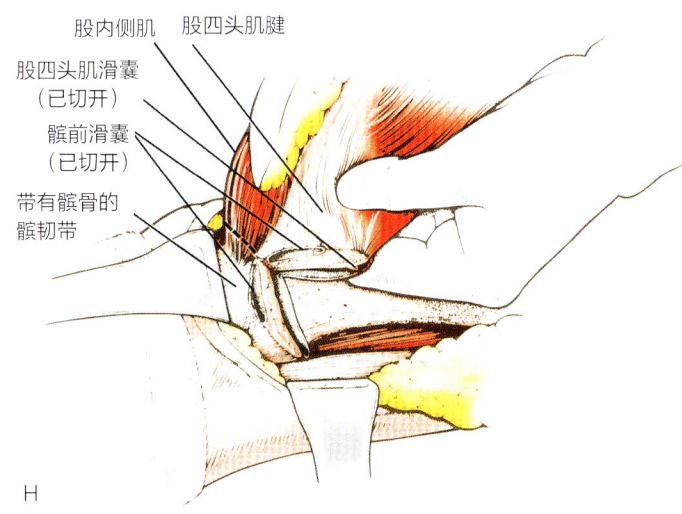

股内侧肌　股四头肌腱
股四头肌滑囊（已切开）
髌前滑囊（已切开）
带有髌骨的髌韧带

H

技术图1（续） F. 切除范围包括股外侧肌和部分股中间肌以及股直肌。G. 横断股骨处的肌肉起点，电刀横断股外侧肌、股中间肌和股内侧肌在股骨表面的肌肉起点。切除时用力向上牵拉这些肌肉以方便操作。H. 横断股四头肌止点，通过向上和向内侧牵拉肿瘤标本，来切断股外侧肌、股内侧肌和股直肌在髌骨处的髌腱止点。同样，要切断股内侧肌在内侧副韧带处的止点，这样就完成了整个标本的切除。充分冲洗切除后的伤口，通过电灼或结扎严格止血。

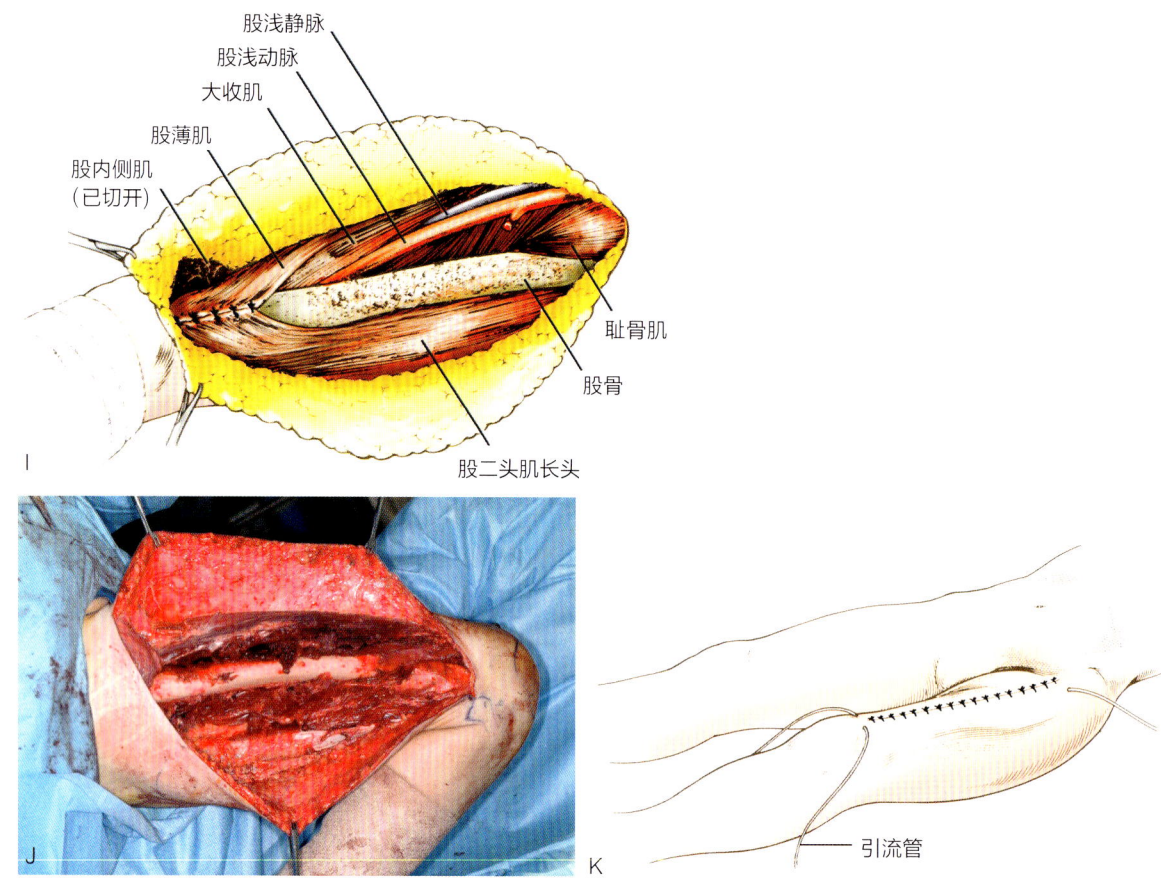

技术图1（续） I. 稳定的膝关节有利于患者恢复。为此，将内侧的股薄肌和外侧的股二头肌长头在内外侧副韧带处的止点切断，要在肌肉的极远端切断，使得肌肉的腱状部分得以保留。继而，用不可吸收的粗线将这两块肌肉移植缝合到髌腱上。缝合过程中要将髌前滑囊和股四头肌滑囊闭合。约在大腿中线处将肌肉缝合，并覆盖在远端1/3股骨。J. 切除完成后，股骨外侧面暴露。K. 引流管放在皮瓣下面，最后闭合皮肤切口，切口上仅覆盖聚维酮碘软膏和干松的无菌敷料。拔除引流管且下肢的水肿缓解后，患者就可以下床活动了。因为股动脉旁和臀部内的淋巴管尚保持完好，所以肿胀延迟消退通常不必担心。而且，肌肉是从起点到止点的全部切除，所以术后并不会出现大量的浆液性渗出。患者早期可拄拐下地行走，患肢触地但并不能负重。

- 电刀横断股外侧肌、股中间肌和股内侧肌在股骨表面的肌肉起点，切除时用力向上牵拉这些肌肉以方便操作（技术图1F、G）。
- 向上和向内侧牵拉肿瘤标本，并切断股外侧肌、股内侧肌和股直肌在髌骨处的髌腱止点（技术图1H）。
- 这一操作不可避免地也切除了髌前滑囊和四头肌滑囊（髌后滑囊）。同样，要切断股内侧肌在内侧副韧带处的止点，这样就完成了整个标本的切除，充分冲洗切除后的伤口，通过电灼或结扎严格止血。
- 如果肿瘤靠近下方的股骨（技术图1I），那么骨膜也必须切除且用高速磨钻清除暴露的骨组织。要清除几毫米的外层骨皮质的组织，禁止行全层骨皮质切除。
- 引流管放在皮瓣下面，皮下组织要用可吸收缝线间断缝合。笔者推荐使用28号的胸导管来引流手术区域（技术图1K）。

含液肿块

- 有时，软组织肉瘤表现为大的囊性肿块，并充满坏死性和出血性液体。这些肿瘤很难切除，因为它们充满了患处，神经血管束受到挤压，通常位于肿瘤的根部，无法触及（技术图2A～C）。
- 在这些情况下，我们在切除之前从肿瘤中排出液体（技术图2D～F）。这种操作可显著减少肿瘤的体积，并提供更好的可视化效果和对间室内容物的更轻松操作（技术图2G）。

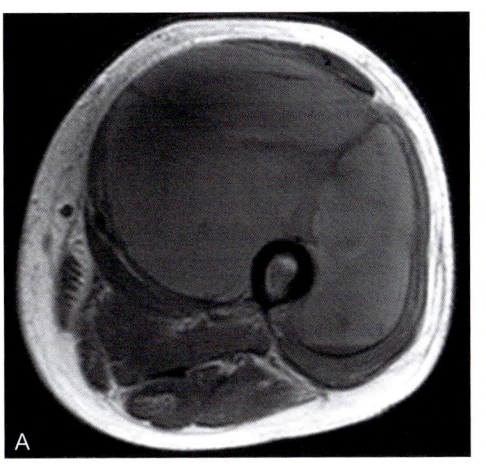
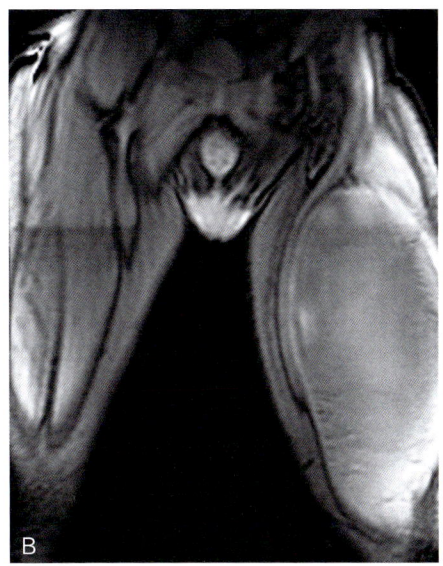
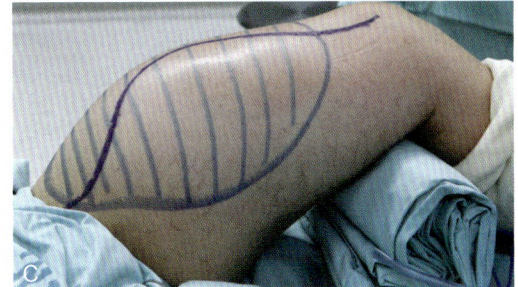
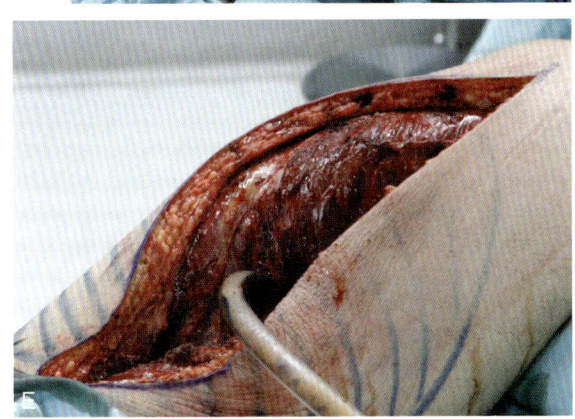
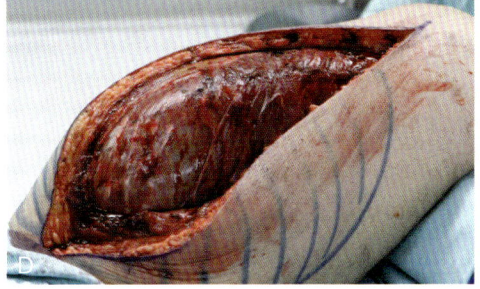
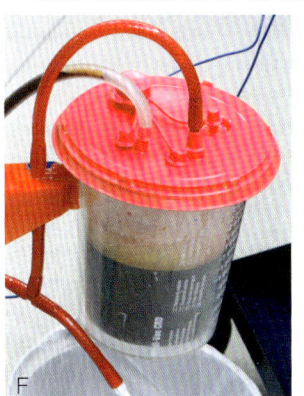
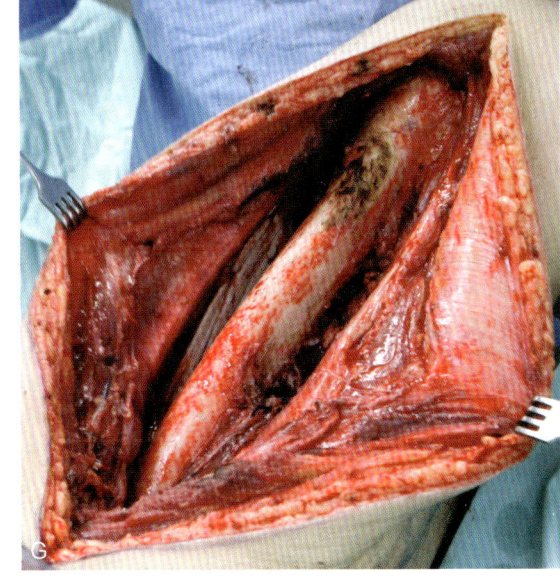

技术图2 大腿前部广泛的囊性软组织肉瘤的水平面（A）和冠状面（B）MRI。肿瘤充满坏死性和出血性液体。C. 肿瘤在大腿前侧间室中引起相当大的张力，导致不适。D. 肿瘤暴露。膨胀是由于其内腔中液体量大的结果。E. 通过荷包缝合线，将大口径引流管插入肿瘤腔。排干液体，肿瘤缩小，并紧密缝合肿瘤壁的开口以防止渗漏。F. 排出的液体。G. 切除肿瘤后的前室。股骨暴露，并进行了骨膜剥离。

残留巨大缺损的软组织重建

- 如果较多数量的股四头肌被切除或者必须损伤股神经，笔者常规重建伸肌机制以恢复伸膝力量和髌骨的外侧部分稳定。股二头肌长头用来重建股四头肌（技术图3），缝匠肌和半腱肌或两者用来重建股四头肌的内侧部分。
- 另外一种可以重建巨大缺损的技术（不在本书范围内）是背阔肌瓣显微重建。笔者认为这可以用于任何肌肉转移术失败时。

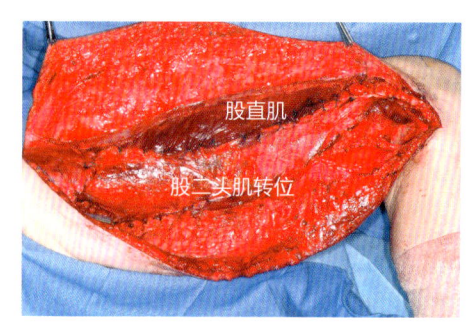

技术图3 股二头肌长头向前转移并与残留的股四头肌肌腱和股直肌一起缝合至髌骨。

股二头肌转移功能重建巨大的外侧软组织缺损

- 切除完成后，在腓骨小头横断股二头肌止点。要尽量在远端切断股二头肌，使肌肉的腱状部分得以保留。
- 牵拉肌肉向前翻转至中线，这一过程中只有较少的深部分支需要结扎。
- 由于腘绳肌属Ⅱ型的血管分布，远端分支的结扎不会损害它的活力。
- 因此，使用不可吸收的粗线把肌肉和残留股四头肌腱以及股直肌缝合至髌骨。

缝匠肌和半腱肌转移功能重建中央与内侧的软组织缺损

- 缝匠肌和半腱肌或两者一起可用来重建巨大的内侧缺损。巨大的中间缺损可使用缝匠肌来进行重建。

半腱肌转移

- 尽可能在远端靠近胫骨近端止点处横断肌肉，然后牵拉肌肉向前转移。
- 由于半腱肌属于Ⅱ型的血管分布，因此结扎其远端分支不会损害肌肉的活力。
- 肌肉及其肌腱部分与残留的股四头肌缝合至髌骨。

缝匠肌转移

- 完成切除后，于其远端胫骨近端内侧止点处松解缝匠肌但不横断。目的在于向前转移至中线并牵拉，使其与髂前下棘和髌骨形成直线。
- 结扎其远端2～3处血管分支，缝匠肌能够非常容易地向中线转移并与髌骨、残留的股四头肌肌腱缝合至髌骨。
- 由于缝匠肌属于Ⅳ型的血管分布，因此需注意避免结扎超过3处血管分支以防止远端肌瓣坏死。

要点与失误防范

适应证	• 股四头肌的肿瘤一般局限于1个或2个肌群(例如股外侧肌或股内侧肌),因此部分切除股四头肌是可行的 • 肿瘤靠近腹股沟或四头肌止点必须仔细解剖股三角 • 股四头肌肿瘤很少累及股三角 • 肿瘤靠近股四头肌止点要求关节内的切除并去除部分邻近的膝关节囊 • 股中间肌肿瘤可能累及下方的股骨,因此在手术前需对影像学结果认真评估 • 源自股内侧肌的肿瘤可能累及或推移缝匠肌管。需要术前观察股血管和管道的组成部分是否累及活动度
重建	• 股四头肌切除后的巨大缺损可以用多种肌肉转移来进行重建。如果要行术后放疗,最好推迟转移肌瓣时间直到放疗结束以获得最佳的功能重建

术后处理和康复

- 持续负吸3~5日,围手术期静脉滴注抗生素直至去除引流管。如果进行了肌肉转移重建,需要穿戴膝关节伸展支具并在术后3~4周进行物理锻炼,恢复肌肉强度和膝关节活动度。根据患者功能恢复情况逐步去除支具。
- 如果只是切除,那么不需要进行制动,拔除引流管后患者就可以离床活动了,下肢的水肿也可以得到解决。因为股动脉旁和臀部内的淋巴管尚保持完好,所以通常不必担心持续肿胀。

预后

- 接受股四头肌局部切除的患者一般不会出现功能受限。目前只有少量关于广泛切除伴或不伴重建患者的功能结果数据。
- Markhede和Stener[5]评估了17位接受股四头肌切除患者的术后功能。他们发现肌肉等长收缩时的肌力在四头肌的一、二、三或更多肌群切除时分别减少了22%、33%、55%和76%。
- Capcnna等[1]报道了因恶性骨肿瘤行股四头肌和股骨远端联合切除以及假体重建的患者的功能情况。他们认为股四头肌切除的程度对功能结果有很大影响。
- Malawe[4]为股骨远端切除人工假体置换,并采用缝匠肌和股二头肌重建其伸肌功能的患者进行了步态肌电图分析。术后6个月,缝匠肌和二头肌与股直肌愈合良好。
- 根据笔者的经验,进行肌肉转移重建的患者都有很好的功能结果和令人满意的活动度[7]。背阔肌瓣移植的功能结果同样令人振奋[2,3,8]。

并发症

- 伤口裂开常常是由于最近或术后放疗引起,可以简单地通过清创术和皮肤移植治疗。
- 血管损伤较少发生。
- 膝关节僵硬是常见的问题,可简单地通过物理治疗解决。
- 伸肌无力或功能障碍可能导致跌倒和骨折。
- 由于放射导致坏死引起的股骨病理性骨折是罕见的具有破坏性的晚期并发症。

(燕晓宇 译,徐铮宇 张春林 审校)

参考文献

[1] Capanna R, Ruggieri P, Biagino R, et al. The effect of quadriceps excision on functional results after distal femoral resection and prosthetic replacement of bone tumors. Clin Orthop Relat Res 1991;267:186.

[2] Hallock GG. Restoration of quadriceps femoris function with a dynamic microsurgical free latissimus dorsi transfer. Ann Plast Surg 2004;52:89-92.

[3] Ihara K, Shigetomi M, Kawai S, et al. Functioning muscle transplantation after wide excision of sarcomas in the extremity. Clin Orthop Relat Res 1999;358:140-148.

[4] Malawer MM. Distal femoral osteogenic sarcoma: principles of softtissue resection and reconstruction in conjunction with prosthetic replacement (adjuvant surgical procedures). In: Lane J, ed. Design and Application of Tumor Prostheses for Bone and Joint Reconstruction. New York: Thieme-Stratton, 1983:297.

[5] Markhede G, Stener B. Function after removal of various hip and thigh muscles for extirpation of tumors. Acta Orthop Scand 1981;52:373.

[6] Mathes SJ, Nahai F. Vascular anatomy of muscle: classification and application. In: Mathes SJ, Nahai F, eds. Clinical Applications for Muscle and Musculocutaneous Flaps. St. Louis: Mosby, 1982:16.

[7] Pritsch T, Malawer MM, Wu CC, et al. Functional reconstruction of the extensor mechanism following massive tumor resections from the anterior compartment of the thigh. Plast Reconstr Surg 2007;120:960-969.

[8] Willcox TM, Smith AA, Beauchamp C, et al. Functional free latissimus dorsi muscle flap to the proximal lower extremity. Clin Orthop Relat Res 2003;410:285-288.

第30章 内收肌群（股内侧）切除术
Adductor Muscle Group (Medial Thigh) Resection

Jacob Bickels, Yair Gortzak, Martin M. Malawer, and Yehuda Wolf

背景

- 股内收肌是大腿软组织肿瘤中第二常见的发生部位，仅次于前群（股四头肌）。虽然切除这一部分肌肉并不会对下肢的总体功能产生很大的影响，但是需在术前评估和肿瘤切除中特别注意下肢近端的主要神经血管束。
- 发生在内收肌的肿瘤往往发展到很大，在它们生长的过程中，它们常常会使股血管和股深血管移位，同时它们可能会侵入盆外肌群（闭孔筋膜）和骨中（耻骨上下支和坐骨），甚至扩散到内侧的腘绳肌或者腰大肌和邻近的髋关节，这些解剖特点经常会使肿瘤切除非常困难。这种巨大肿瘤以前都是通过截肢术处理（例如半骨盆切除术）。然而，有效的化疗和放疗，使得可在此部位行保肢肿瘤切除术，并获得较低的局部肿瘤复发率。
- 在此部位最常见的肿瘤是脂肪瘤和低度恶性的脂肪肉瘤，这些肿瘤常常很容易通过他们的包囊切除，不用处理血管束。然而，高度恶性的软组织肉瘤可能会附着并包围血管束，需要切除部分或者全部的受侵犯血管束节段。因此，保肢肿瘤切除术开始于分离和保护表层的股血管。
- 巨大的高度恶性肉瘤常常需要结扎股深动脉。周围的内收肌也要沿着耻骨上下支、坐骨和肿瘤一起被切除。肿瘤切除术后的软组织缺损通常可以通过转移缝匠肌和剩余的内侧腘绳肌来重建。

解剖

- 股内收肌群包括大收肌、长收肌和短收肌、股薄肌和下肢主要的血管束。部分肌肉起自骨盆平面和同侧骨盆环的内侧部分（耻骨联合、耻骨下支、坐骨和闭孔筋膜），止于远处股骨嵴和股骨远端的内侧部分。
- 股动脉行走于整个间室前缘和侧缘，并形成了外侧缘。这一间室可以看作是个倒置的漏斗，基底是闭孔肌环和筋膜，侧缘是股骨和股骨嵴，圆锥体的顶是内收肌裂孔（图1）。

适应证

- 内收肌良性软组织肿瘤
- 内收肌软组织肉瘤

禁忌证

- 内收肌群中约95%的高级软组织肉瘤和几乎所有低级肉瘤都可以安全切除。
- 如今，几乎没有截肢手术。但是，保肢手术有一些禁忌证。
- 在一般情况下，需要合并数个禁忌证，其中大部分都涉及巨大肿瘤。在这些情况下，笔者建议在最终做出关于截肢的决定之前，进行诱导化疗或隔离肢体灌注以及反复分期研究[2,3]。
- 保肢手术的禁忌证包括以下内容：
  - 侵犯主要神经血管
  - 盆底侵犯
  - 广泛间室外侵犯

影像学和其他诊断性检查

- 术前分期必须评估收肌管、骨盆底、内侧腘绳肌、坐骨、腰大肌以及髋关节，以判断骨与软组织受肿瘤侵犯的程度。可对患肢、患侧髋关节和半骨盆行X线平片、CT、MRI检查。
- 大多数内收肌肿瘤会使股血管移位，但很少直接侵犯这些结构（图2）；另一方面，股深动脉往往会受侵犯，需在其通过短收肌处结扎。闭孔动脉和神经在通过闭孔筋膜时，应常规结扎。
- 鉴于上述情况，患者术前血管评价应包括直接询问有关间歇性跛行、患肢肿胀和深静脉血栓形成等病史。还应包括查体、测踝肱压力指数、行患肢股动脉和股静脉以及做双腿大隐静脉多普勒超声扫描。
- 患有慢性阻塞性动脉疾病，应及时行血管造影，比如CT血管造影或磁共振血管造影。特别是对40岁以上的患者，应行双平面血管造影，以评估股动脉的通畅情况；在股动脉通畅度较差的情况下，结扎股深动脉会导致下肢坏死。

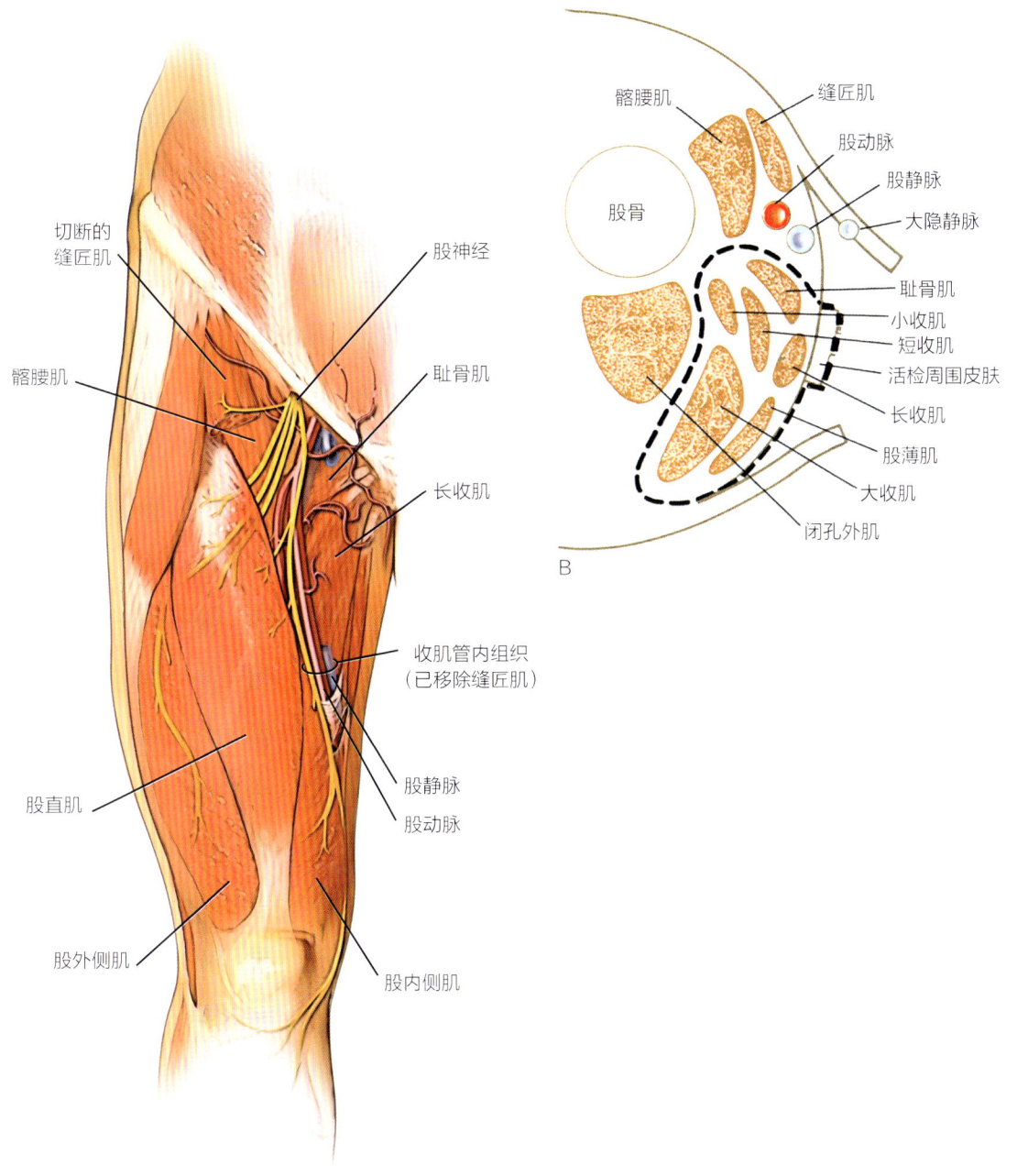

图1 A. 大腿内侧间室的解剖结构。B. 大腿内侧间室的横断面解剖，收肌管已打开。

- 过去，血管造影术也被术前用来判定病变大腿内血管束的情况，并评估血管重建的可能性。
- 高清晰度MRI提供了相同的有用信息。
- 骨盆壁的骨结构是该肌肉群中肉瘤的最近边缘。有时，发生于盆腔肿瘤需要切除盆底（Ⅲ型盆腔切除术），并且同时结合切除内收肌群获得阴性切缘。罕见的是，近端内收肌肿瘤可像哑铃一样围绕坐骨延伸到结直肠窝中。这种扩展的可能性必须在术前进行评估（图3）。
- 内侧腘绳肌也来自坐骨。在大腿近端没有肌间隔将内收肌群与腘绳肌分开。因此，当这些肿瘤向近端侵犯时，发生于大腿内侧间室的肿瘤有可能进入大腿后侧间室，此时需要适当切除部分内侧腘绳肌。

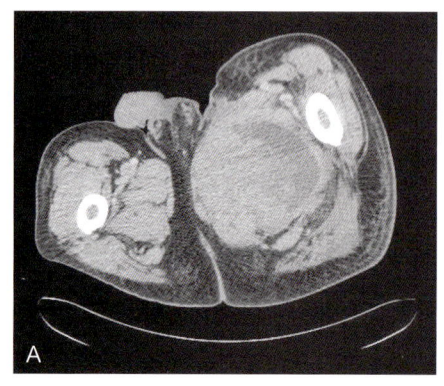
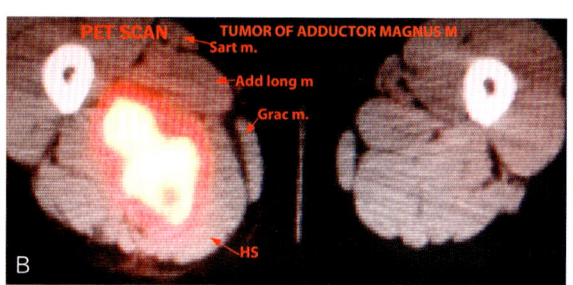

图2　A. CT显示一个在内收间室近端的巨大肉瘤，进一步导致股血管束移位。虽然血管移位明显，但它们和肿瘤组织之间的间隔平面是显而易见的。B. 正电子发射断层扫描（PET）在评估肉瘤在内收肌群腔内侵犯方面特别有用。

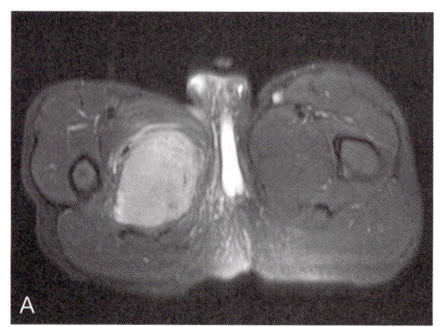
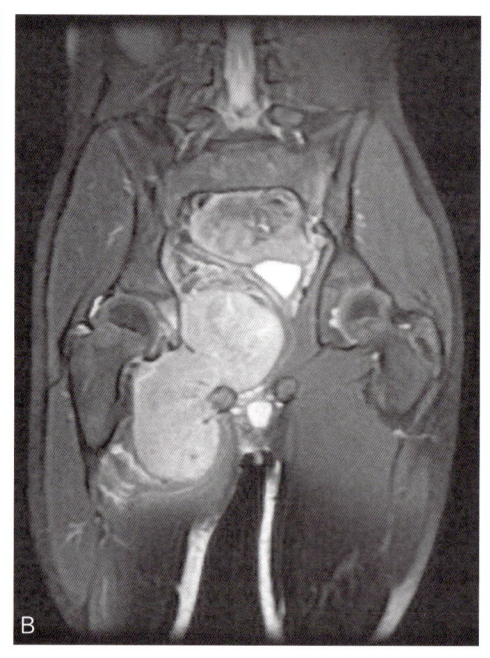

图3　A. 横断面MRI显示大腿内侧间室的肉瘤。B. 冠状切面显示肿瘤呈哑铃形扩展，进入盆腔并包绕坐骨。

切口和暴露

- 切口从腹股沟区近端向下沿着缝匠肌下缘到膝关节的后内侧部分，包括以前的活检部位（技术图1A）。这个切口允许有大的前后侧皮瓣，从而暴露股内侧肌、收肌管和整个内侧间室部分。如果需要，可以延长切口暴露腘窝内侧。如果有肿瘤软组织部分侵犯至闭孔窝和坐骨，切口向上可以沿耻骨下支的边界呈T形。

- 取大的前部和后部的筋膜瓣，将其提起并牵开，暴露股内侧肌和收肌管，向后暴露内收肌群的下缘（技术图1B、C），活检部位和潜在的内收肌一同保留下来。

- 缝匠肌是解剖整个肌群的关键。确认并结扎股深血管前，应打开缝匠肌并确认股动脉。这些肌肉沿闭孔与他们的起点（耻骨上、下支）分离。切除术从近端到远端：结扎和切断闭孔血管，然后深部股血管（技术图1D、E）。

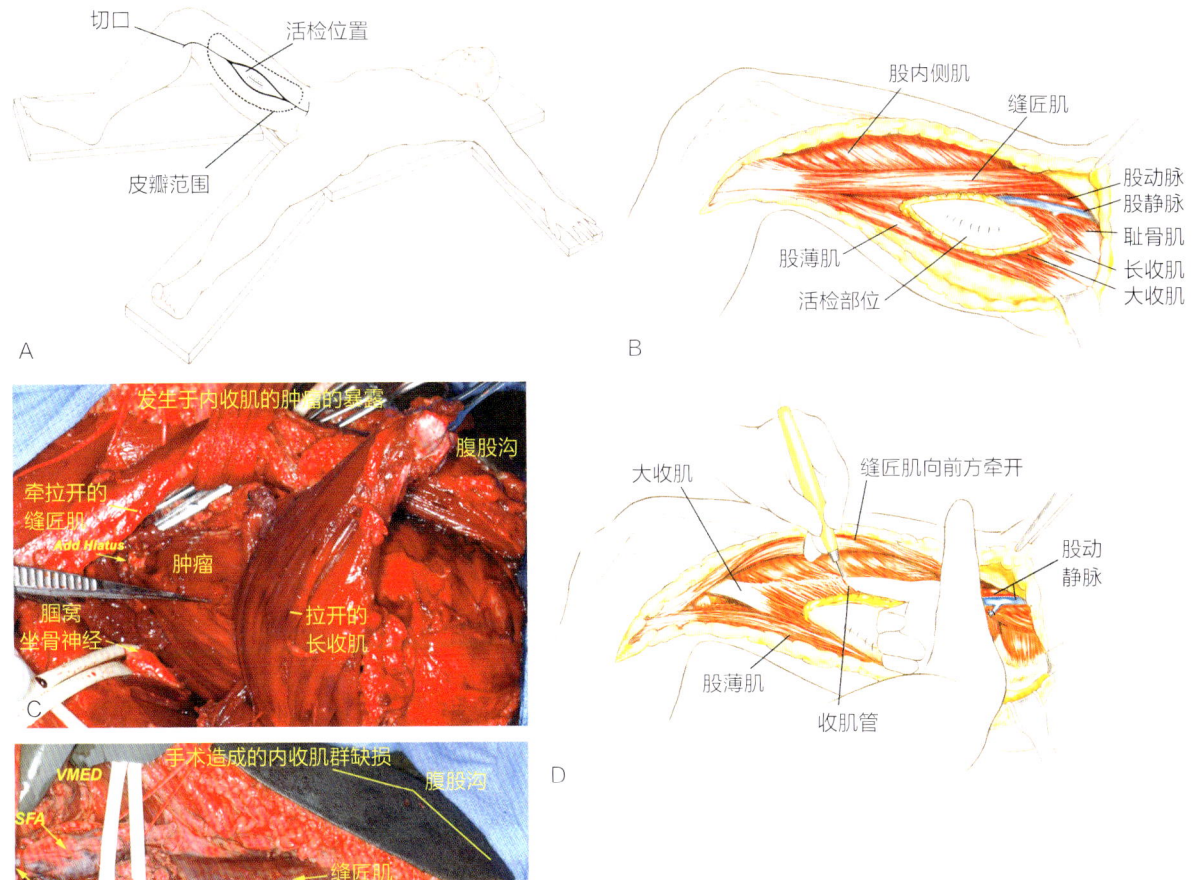

技术图1 A. 切口从腹股沟区近端向下延伸到缝匠肌并平行于缝匠肌到膝关节的后内侧部分，梭形切除活检部位。B、C. 取大的前部和后部的筋膜瓣，将其提起并牵开，暴露股内侧肌和内收肌管，向后暴露内收肌群的下缘。D. 从内收肌附着处将其松解。大收肌和长收肌从股骨附着处至内收肌裂孔全程剥离。切断大收肌肌腱远端。手指插入内收肌裂孔，指导切开和保护深面的血管。E. 切除后的手术缺损（版权：Martin M. Malawer）。

肿瘤切除术

- 一起切除脂肪瘤和包囊。
- 低度恶性和高度恶性的肉瘤，需要去除整个覆盖在肿瘤表面的内收肌群肌肉组织（技术图2）。
- 无间隔面的血管受累，需要切除整块所涉及的血管段（技术图3）。

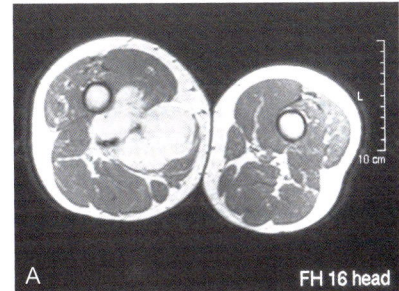
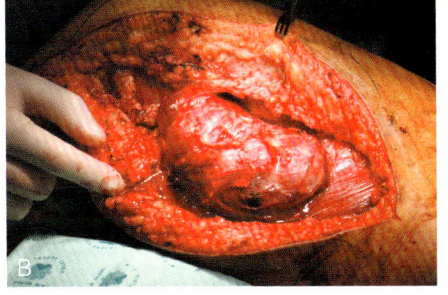

技术图2 A. 大腿中部轴位MRI呈现出分化良好的大腿内侧间室脂肪肉瘤。B. 肿瘤被囊壁完全包裹，可在一个窄的内收肌肌袖内将其安全切除。

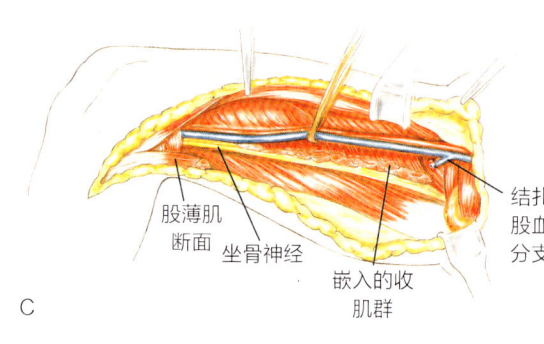

技术图2（续） C. 肿瘤切除后。剩下的切断后的肌肉以及部分股薄肌固定于股骨远端插入到股骨远端以及股薄肌的部分。整个肿瘤被取出后，检查切口，检查股动脉和静脉有无渗漏，沿股骨的肌肉切缘需因止血而缝合。如果有一个大的内收肌肿瘤，有时也须整块切除部分近端内侧腘绳肌。

股薄肌断面　坐骨神经　嵌入的收肌群　结扎的股血管分支

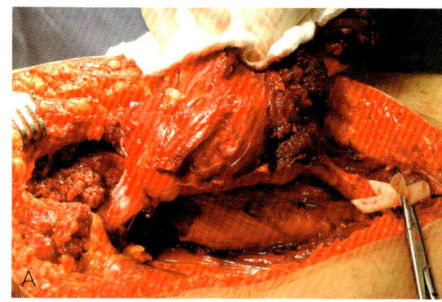

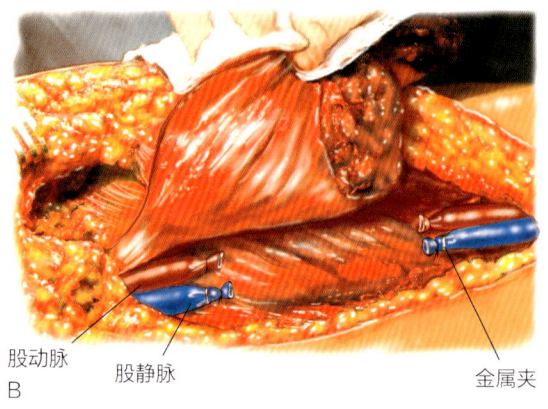

股动脉　股静脉　金属夹

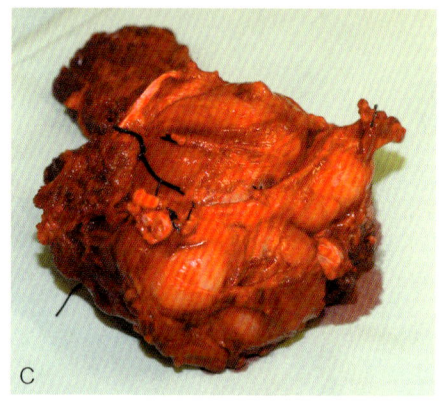

技术图3 A. 高度恶性内收肌肉瘤延伸到股血管。注意到用血管夹夹紧瘤床上的股深动脉残端。B. 血管和肿瘤一起被缝合结扎。C. 大体手术标本（版权：Martin M. Malawer）。

血管和软组织重建

- 如只切除动脉节段的一小部分，可以通过自体静脉修复。考虑到全周切除后端端吻合的张力可能会非常大，在这些情况下需要血管移植。这些移植血管应来自自体组织，主要是大隐静脉（技术图4）。
- 最好的方法是使用对侧大腿的静脉，从而尽可能保留手术部位周围静脉血流通畅。这对于因为肿瘤侵犯，或因不慎损伤股静脉而行股静脉结扎的患者尤为重要。如果大隐静脉不足或先前已去除，可使用人工血管吻合。
- 手臂静脉移植，虽然耗时较多，却是一个更好的长期解决方案。如果股动脉慢性闭塞，闭塞段切除没有直接不良影响。仔细的术中及术后股深血管的侧支循环评价是必需的。如有小腿和足部缺血的迹象应建立股-腘血管旁路。
- 整块切除肿瘤后股静脉的重建更具争议性。它耗时长且失败率高，甚至使用人工血管植入也是如此。因此在这些情况下，结扎是最有效的选择。
- 如果股动脉重建和静脉结扎。为预防静脉侧支病变，强烈建议行预防性小腿筋膜切开术。
- 缝匠肌被转移来覆盖血管束，间断缝合筋膜皮瓣并留置负压吸引管。

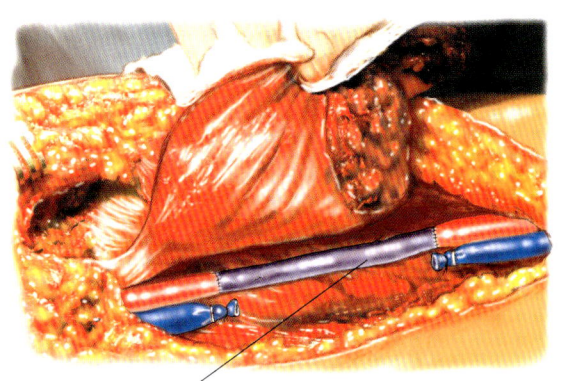

自体大隐静脉血管重建

技术图4　自体大隐静脉血管重建。

要点与失误防范

影像学方面	• 术前影像学以及整个内收肌群和盆底详细的血管评价
术中方面	• 肿瘤切除术前血管束的充分暴露 • 整块切除和重建受影响的血管段 • 如果动脉重建和静脉结扎，预防性行小腿筋膜切开术

术后处理

- 持续负压吸引3～5日，围手术期静脉注射抗生素，直到引流管被移除。
- 当可以忍受时，允许完全负重。

预后

- 内收肌间室周围切除通常只带来非常小的功能丧失。然而，下肢水肿可能会发生在血管重建和静脉结扎的患者。辅助放射治疗，同时也增加了慢性下肢水肿的可能性，这可以通过淋巴引流处理。
- 需要血管重建与没有重建的患者有相似的肿瘤局部控制率和全身复发率。然而，这些患者发生伤口并发症和下肢深静脉血栓形成的概率要高[1]。

并发症

- 深部切口感染
- 血管供血不足
- 深静脉血栓形成
- 皮瓣缺血
- 局部肿瘤复发

（宋文奇　译，徐铮宇　杨庆诚　审校）

参考文献

[1] Ghert MA, Davis AM, Griffin AM, et al. The surgical and functional outcome of limb-salvage surgery with vascular reconstruction for soft tissue sarcoma of the extremity. Ann Surg Oncol 2005;12:1102-1110.

[2] Gutman M, Inbar M, Lev-Shlush D, et al. High-dose tumor necrosis factor-alpha and melphalan administered via isolated limb perfusion for advanced limb soft tissue sarcoma results in a >90% response rate and limb preservation. Cancer 1997;79:1129-1137.

[3] Henshaw RM, Priebat DA, Perry DJ, et al. Survival after induction chemotherapy and surgical resection for high-grade soft tissue sarcoma. Is radiation necessary? Ann Surg Oncol 2001;8:484-495.

第31章 腘绳肌群（股后侧）切除术
Hamstrings Muscle Group (Posterior Thigh) Resection

Jacob Bickels and Martin M. Malawer

背景

- 股后侧（腘绳肌组织）是大腿三个间室中肉瘤发生率最低的。15%～20%的软组织肉瘤出现在腘绳肌后组织内。发生于大腿后侧的肿瘤大小变化多样，肿瘤发生位置近端可达坐骨附近，远端可至腘窝。大腿后侧是一个较安全的手术区，最重要的结构是大腿坐骨神经。几乎所有的低度恶性的肉瘤都可以安全地切除。大多数高度恶性的肉瘤可以由完整的或部分的肌肉群手术切除。坐骨神经很少受侵犯，如若受累，多是肿瘤直接扩展或原发性神经瘤。
- 一般很少将整个坐骨神经切除来治疗大腿后侧恶性肿瘤，这历来被认为是截肢的适应证[2]。这种方法是基于预期小腿和足的运动，感觉功能丧失会导致不可容忍的功能缺陷和压疮，因此有很高的二次截肢率。然而，已经证明对大多数患者而言，保肢切除坐骨神经对大腿产生一个很好的结果。大多数患者可行走，所有患者因为腓总神经麻痹需要使用短腿支具，但只有一半患者需要步行辅助器（拐杖或手杖）[1]。

解剖

- 后侧间室包括半膜肌、半腱肌、股二头肌的长头和短头，所有这些肌肉起于坐骨结节和股骨嵴，其中没有大的动脉。
- 坐骨神经是最重要的结构。它经坐骨大切迹进入间室，横向到坐骨，将腘绳肌划分为内侧和外侧，神经周围包裹着一个厚鞘，可作为一个阻止肿瘤直接扩散的屏障。通常，肿瘤发生于大腿后侧单独某块肌肉或肌肉之间。在大多数情况下，可将坐骨神经与相邻的肌肉分离开来。

适应证

- 几乎所有的大腿后侧低度恶性肉瘤，可以通过肌肉部分或全部切除来治疗。高度恶性的肉瘤，可以通过完整的切除受侵犯肌肉。如果肿瘤是肌肉外的，但仍在这一间室内，可以切除一部分肌群（图1）。多可采用手术切除多块或全部肌肉的方式取代截肢手术。
- 后间室保肢切除的禁忌证包括：
  - 扩散到坐骨直肠窝：这使得切除更加困难，并可能会需要截肢。
  - 扩散至腘窝并累及血管。
  - 股骨皮质破坏。

影像学和其他诊断性检查

- 术前评估必须包括坐骨、坐骨直肠窝、臀后部和腘窝肿瘤侵犯范围。
- 最有用的影像学检查是CT和MRI。只有当肿瘤向远端延伸到腘窝，需行血管造影（图2）。

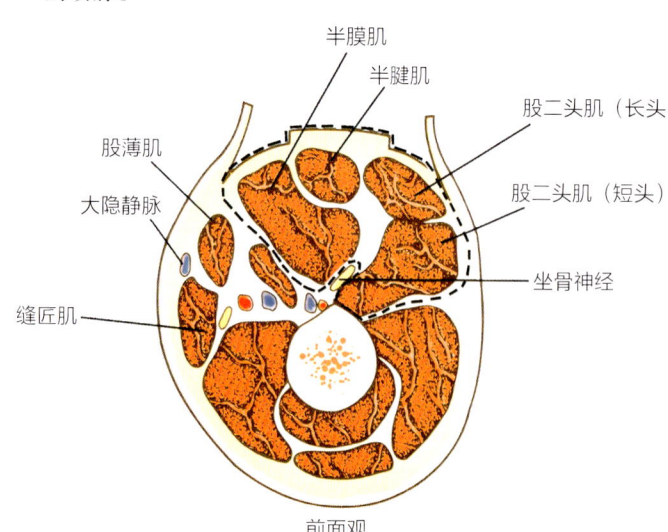

图1 大腿中部横断面解剖显示切除大腿后侧的范围。明确显示后侧间室内与坐骨神经邻近的巨大肉瘤（版权：Martin M. Malawer）。

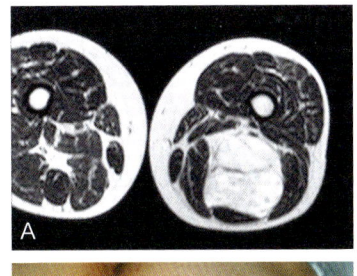
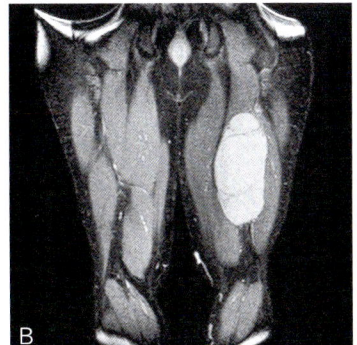
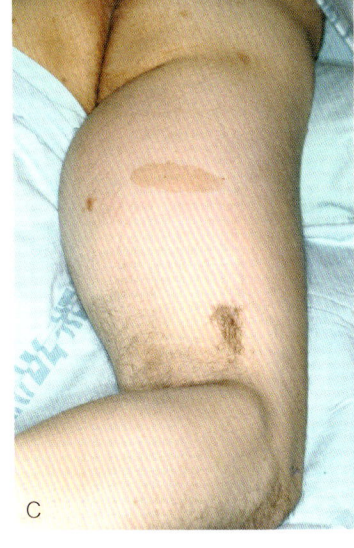
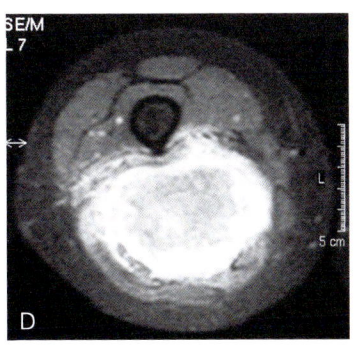

图2 大腿后侧的黏液样脂肪肉瘤的横断面（A）和冠状面（B）MRI。肿瘤是肌肉外的，起源于内侧和外侧的腘绳肌之间。一个潜在的多发性神经纤维瘤患者的大腿后侧神经纤维瘤的临床图片（C）和横断面MRI（D），可以在患者的大腿上看到咖啡斑，这是一个坐骨神经的原发肿瘤，必须广泛切除。

体位和切口

- 患者取俯卧位。
- 一个长正中切口，切开后皮缘呈椭圆形，这样皮缘离以前的活检部位有2 cm左右。
- 两侧切口交汇时，要将其在切缘边界切成锥形。
- 内侧的清扫范围到大腿股薄肌，外侧范围到大腿髂胫束（技术图1）。

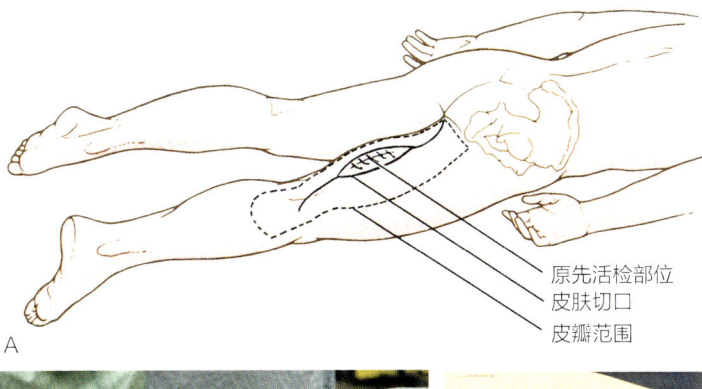
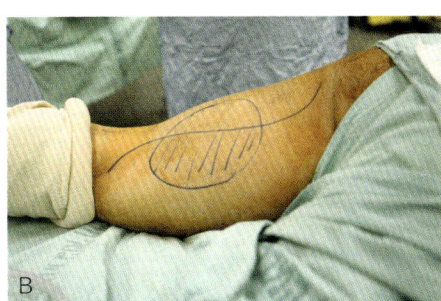
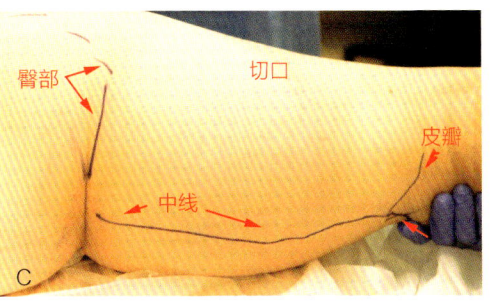

技术图1 手术切口的插图（A）和临床照片（B、C），显示出了肿瘤的范围。

皮瓣和暴露

- 内侧(半腱肌和半膜肌)和外侧(股二头肌长、短头)肌肉暴露(技术图2A、B)。解剖的程度取决于肿瘤的位置,但它通常涉及股二头肌长头、半膜肌和半腱肌(技术图2C~F)。这可能与标本外侧股四头肌部分机制有关。
- 同样,如果边缘更加宽大,可暴露一个或多个内收肌肌束。上述三个肌肉,起自坐骨结节,走行于坐骨神经的浅层。在这一间室后部表面无瘤平面进行一个无瘤边缘切除术,很明显下一个相邻的结构是坐骨神经本身。

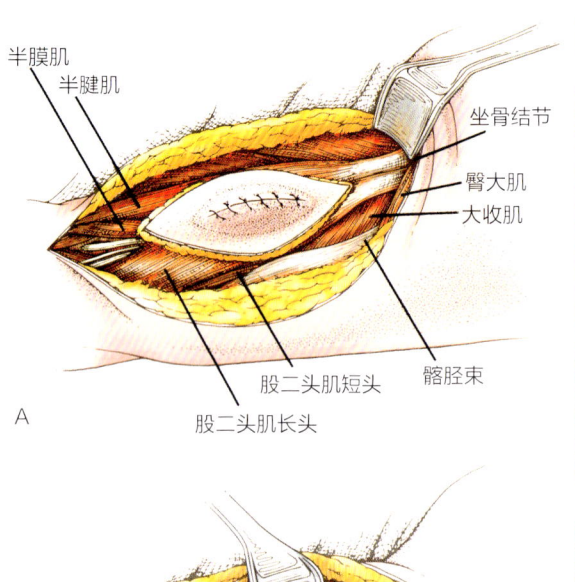

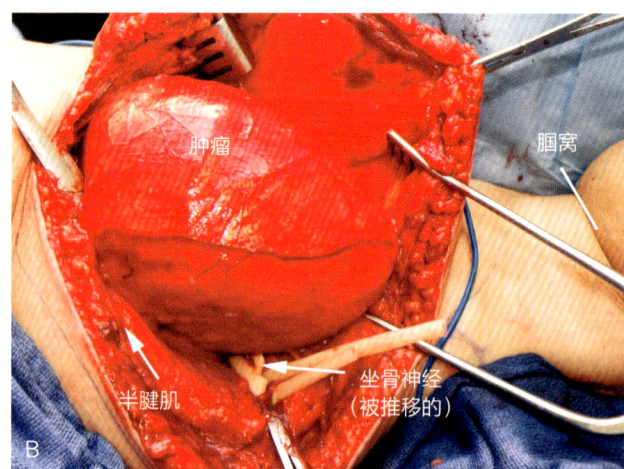

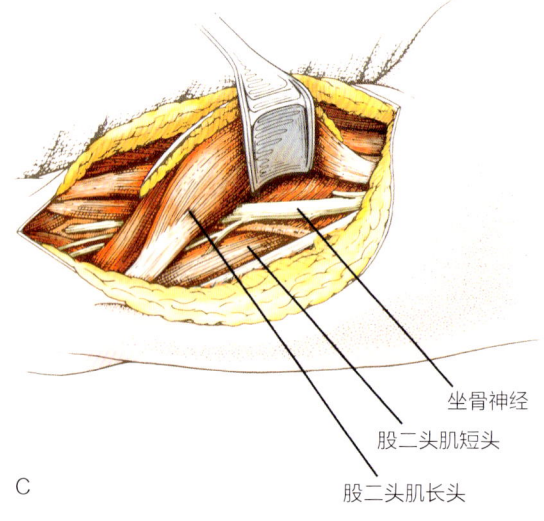

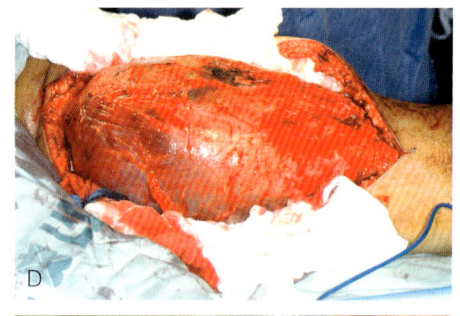

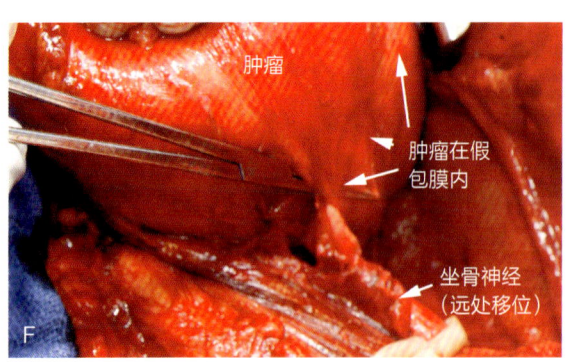

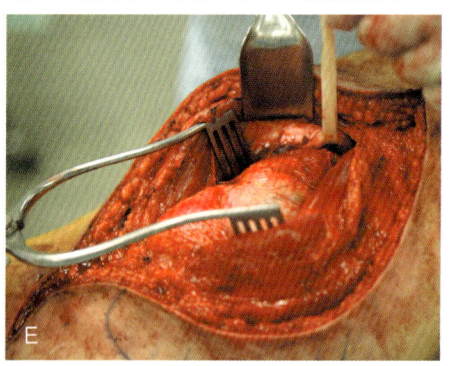

技术图2 A. 取筋膜皮瓣并牵开,暴露后室的内容。肿瘤切开活检留下瘢痕。B. 术中照片:延伸皮瓣,牵开肌肉和坐骨神经;在手术视野中间可见一血管源性肿瘤。C. 提起皮瓣后方间室内的肌肉。D. 提起皮瓣,暴露后室的肌肉。E. 高度恶性坐骨神经的神经纤维瘤延伸到腘绳肌内侧和外侧,与肿瘤一起被切除。F. 后室的肌肉外脂肪肉瘤。该肿瘤周围被一个边界清晰的囊壁包裹着,这使得相邻腘绳肌不受侵犯。因此后者可以通过筋膜皮瓣一起牵开,暴露肿瘤(A、C、D的版权:Martin M. Malawer)。

肿瘤切除

- 良性和低度恶性肌肉外肿瘤可以与包裹其的囊壁一起切除(技术图3A)。然而,累及后室的肌肉的高度恶性肉瘤或肿瘤需要切除整块肌肉。
- 解剖开始于暴露坐骨结节,它在皮肤表面很容易识别。将腘绳肌在坐骨结节起点处离断(技术图3B),用钳固定来牵引肌肉,结扎和分离进入腘绳肌的血管和神经。
- 通过钝性和锐性剥离坐骨神经、股二头肌的短头向外侧提起,内收肌向内侧从解剖部位被提起(技术图3C),然后横断外侧肌肉附着部。股二头肌长头腱在大腿外侧肌腱部分被切断。
- 应注意避免损伤腓总神经。

涉及坐骨神经

- 如果肿瘤严重涉及坐骨神经但没有切除平面,就要切除神经(技术图4A、B)。
- 半膜肌和半腱肌从他们肌腱内侧部分分离。
- 腓肠肌内侧头暴露(技术图4C~F)。

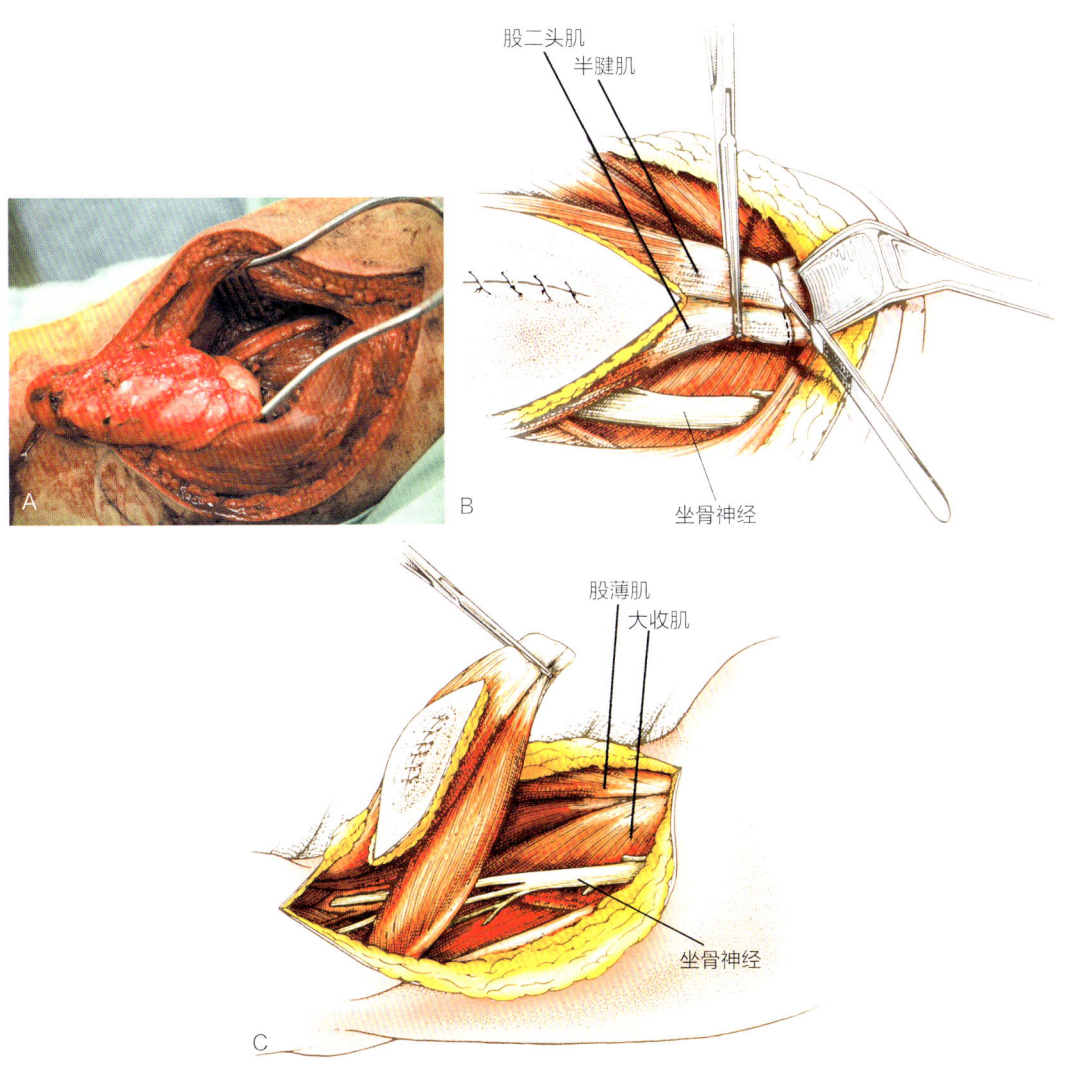

技术图3　A. 技术图2E中所示肌肉外脂肪肉瘤可以在不切除相邻的肌肉组织的情况下安全地切除。B. 解剖和松解的腘绳肌起点是肿瘤切除的第1阶段。C. 通过锐性和钝性剥离,使肿瘤组织和包囊其的肌肉组织从坐骨神经和间室基底部分离。

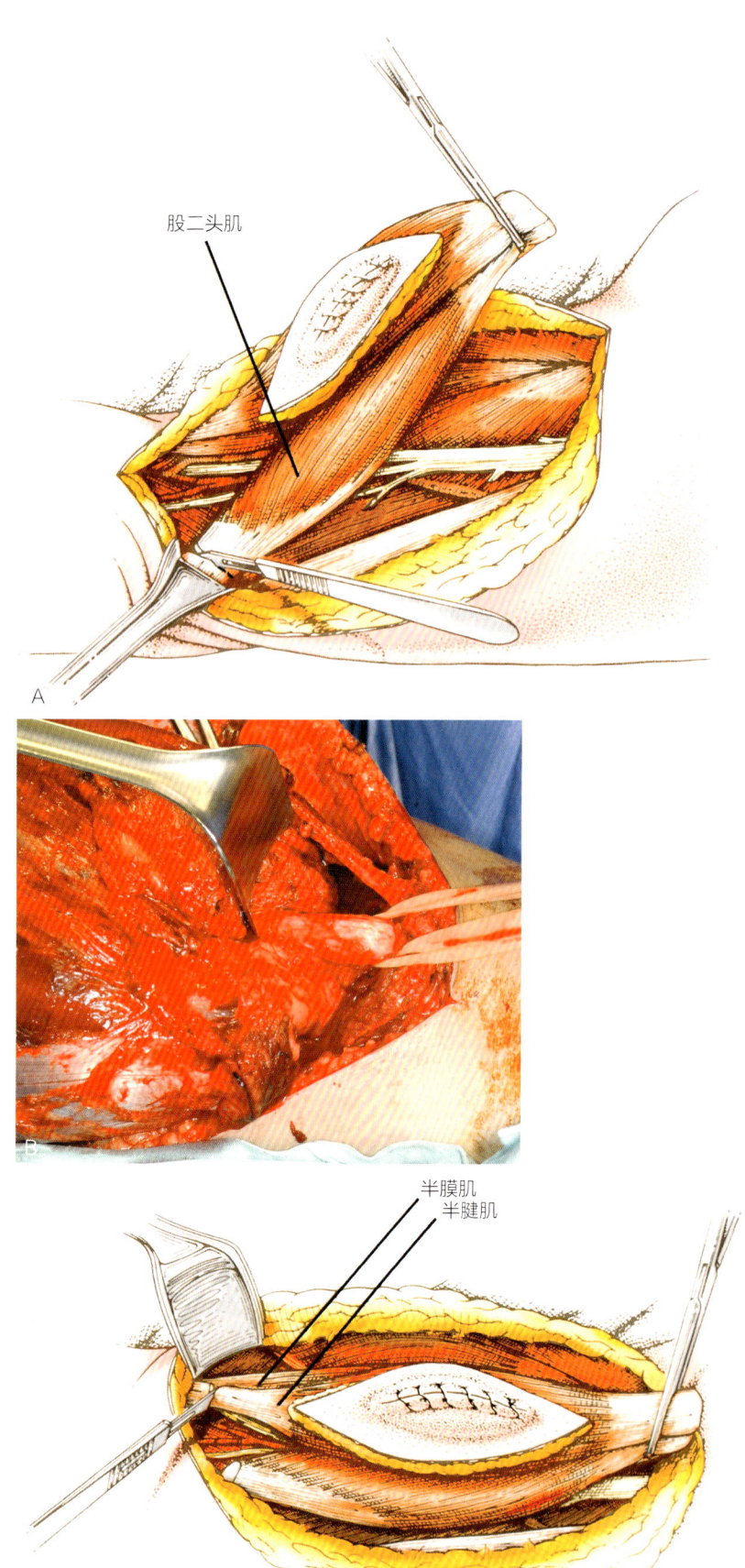

技术图4 A. 切断大腿外侧肌肉的股二头肌的肌腱。B. 坐骨神经被高度恶性的后室肉瘤包围。无间隔平面存在，为实现广泛切除，必须切除坐骨神经。C. 切断内侧腘绳肌肌腱。

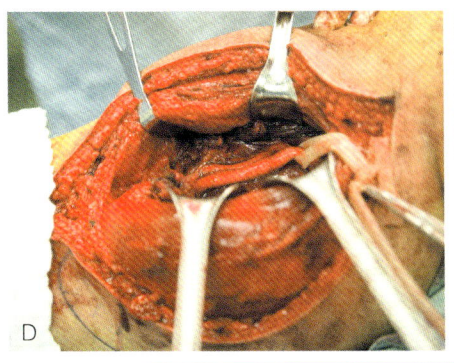
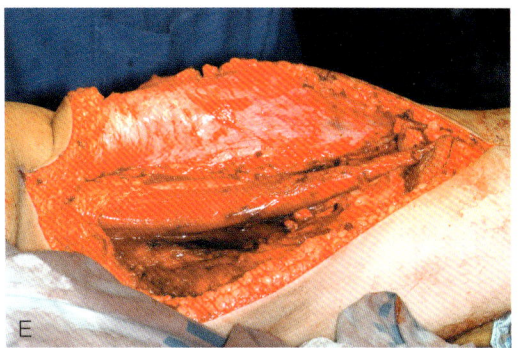
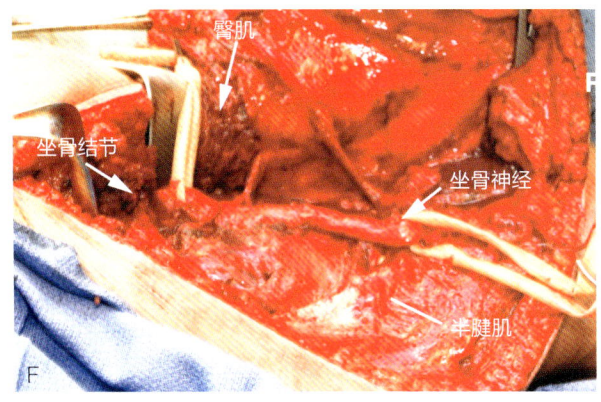

技术图4（续） D．肌肉外脂肪肉瘤切除后的大腿后侧照片。大腿后侧肌肉被保留并牵开，可以看见胫骨和腓总神经。E．上方覆盖的肌肉和坐骨神经与高度恶性的肿瘤一起切除后，手术区域只有剩下半膜肌。F．切除缺损并保留坐骨神经。半腱肌和臀肌已被保存并恢复原位。

关闭切口

- 仔细缝合浅筋膜和皮肤。
- 应用负压引流。
- 引流管不应从皮瓣处引出，而是应高于臀线（技术图5）。

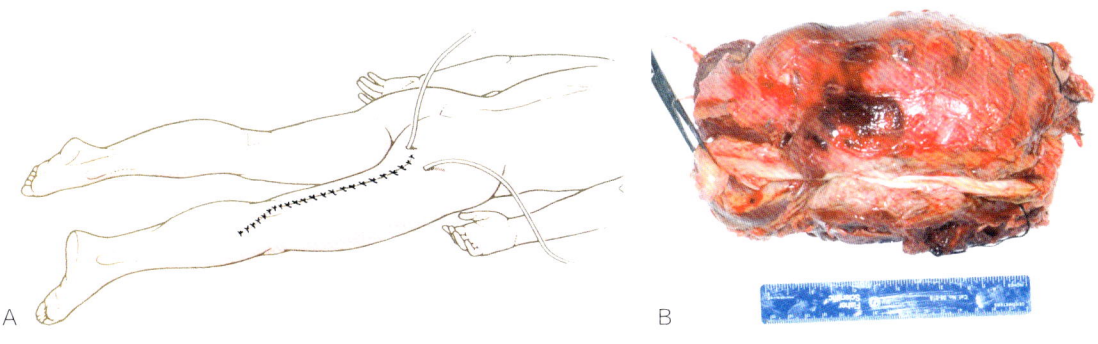

技术图5 关闭手术切口（版权：Martin M. Malawer）。

要点与失误防范

术前	• 后室、坐骨和坐骨直肠窝的影像学检查
术中	• 长正中切口 • 如果必要,一起清除累及的肌肉和坐骨神经
术后	• 使用短腿支具并行被动活动练习

术后处理

- 手术后应立即使用短腿支具并行被动活动练习,避免跟腱缩短。
- 连续吸引3~5日,并继续围手术期静脉注射抗生素,直到引流管被去除。
- 可以忍受时允许完全负重。

预后

- 大腿后侧肌群切除后的膝关节功能几乎是正常的。剩余的缝匠肌、股薄肌、腓肠肌可以用以屈曲膝关节。
- 大多数接受大腿后侧肿瘤坐骨神经切除的患者可以自己步行,只有一半需要步行辅助器[1]。因腓总神经麻痹,所有患者需使用短腿支具。软垫鞋用来防止压疮。
- 虽然所有患者的麻醉同侧下肢麻痹,但没有幻肢痛、灼痛、压疮和二次截肢的记录[1]。在较低的解剖平面行神经切除术的患者比更高平面的行该手术的患者有更好的功能。可能的解释是在低平面行该手术的患者半膜肌、半腱肌、股二头肌长头的神经支配被保存下来[1]。

并发症

- 深部感染。
- 皮瓣缺血坏死。
- 坐骨神经部分或完全功能障碍。
- 局部肿瘤复发。

(宋文奇 译, 徐铮宇 杨庆诚 审校)

参考文献

[1] Bickels J, Wittig JC, Kollender Y, et al. Sciatic nerve resection: is that truly an indication for amputation? Clin Orthop Relat Res 2002;399:201-204.

[2] Younge D, Paramasivan ON. Transtibial amputation for sciatic nerve loss: saphenous sensate residual limb. Clin Orthop Relat Res 1998;347:200-202.

第32章 间隙肉瘤手术切除概述
Overview of Surgical Resection of Space Sarcomas

Amir Sternheim and Tamir Pritsch

背景

- 下肢的三个主要室外间隙包括股三角、收肌管和腘窝,这些间隙均由下肢筋膜室的边缘所围成。
- 所有室外间隙的边缘由肌肉、邻近间室和管腔的筋膜组成,其中充填着脂肪、纤维组织和途经此间隙的血管,主要的动静脉和神经。
- Enneking 20多年以前在他的骨骼肌肉肿瘤协会(Musculoskeletal Tumor Society, MSTS)软组织肿瘤分类中介绍了间室内和室外间隙的区别。Enneking 借用了他的骨肿瘤分类中的"室外"一词,在文章中,它是指肿瘤起源于骨,继而侵犯皮质和软组织部分。
- 间室外肿瘤被认为比间室内肿瘤更具有侵袭性,因此更难治疗且预后较差,但是这观念在近几年已有所改变。
- 原发软组织肉瘤的分期系统(MSTS)有三个预后标准:转移、分级和间室划分。
- "间室划分"一词把软组织肿瘤区分为间室内和间室外肿瘤。间室内病灶在各个方向都被天然屏障如骨和肌肉所局限,这些肿瘤来源于一个结构——大腿:前侧间室、内侧间室、后侧间室;小腿:前侧间室、外侧间室、后浅间室、后深间室。
- 相比之下,间室外肿瘤出现在不被肌肉筋膜约束的间隙(即腘窝、收肌管、股三角、腋窝、肘窝、椎旁、骨盆内、手中部、脚中部及后足)或来源于间室内肿瘤侵犯范围超出间室的边界。
- 间室外肿瘤有独特的特点。它们可以克服解剖的限制,延伸相当大的距离,它们的体积往往比间室内的同类更大,并且经常在邻近神经血管束的部位出现。基于这些原因,间隙肿瘤最初被认为比那些只限于间室内的肿瘤预后要差。对于软组织肉瘤的预后,最新的研究不支持间隙肿瘤预后较差是因为其位置而不是其大小的假说。
- 间隙肿瘤在 Enneking 分型和后来的 AJCC 分型中很少被提到。间室内病变的分型是基于肿瘤生物学。间室外肿瘤早先是指生长于间室内的肿瘤向外蔓延侵入相邻的间室。后来才将定义扩大,包括了间隙肿瘤。从那时起,学者们很少论及间隙肿瘤的解剖学名称、生物学特性和手术入路。
- AJCC 软组织肉瘤分期分类的最新版本并未使用间室划分作为分期标准,取而代之以肿瘤分级、大小和深度。
- 四肢软组织肉瘤切除术的目标是广泛切除病灶以达到阴性切缘,术后肢体功能良好。
- 对于间室内肿瘤,这些目标的实现可通过同时切除肿瘤及包绕周围的肌肉组织。由于间隙肿瘤邻近血管和神经,实施肿瘤广泛切除术,而不切除血管是一个棘手的任务。
- 某些肿瘤,虽然很接近血管,但仍能获得阴性切缘,而其他的肿瘤则有不同表现并侵犯血管。如果血管浸润则要求切除血管。这种肿瘤行为的生物学差异取决于肿瘤分级高低、组织学特点及生物学特性。
- 不同的肿瘤,由于其不同的生物学特点,决定了不同的手术切除技术。不像间室内肿瘤,间隙肿瘤切除的范围和需要的技术各不相同。目前,临床上缺乏切除不同类型的间隙肿瘤的指南。

解剖

股三角间隙

- 股三角可以描绘成一个三维的"金字塔"。其基底部是腹股沟韧带,外侧缘是缝匠肌,内侧缘是长收肌的内缘或股薄肌的前缘(图1)。
- 股三角基底部外侧是髂腰肌,内侧是耻骨肌和长收肌,其顶点是缝匠肌跨越内收肌的部分。
- 穿越该管的主要血管,从内侧到外侧,分别是股静脉、动脉和神经。他们从腹部腹股沟韧带下进入股三角,从"金字塔"尖部离开并进入收肌管。

收肌管

- 收肌管介于前(股四头肌)室和内侧内收肌室,连接大腿近端股三角的顶点及大腿远端后方的腘窝。收肌管横截面的形状像一个倒三角形(图2)。

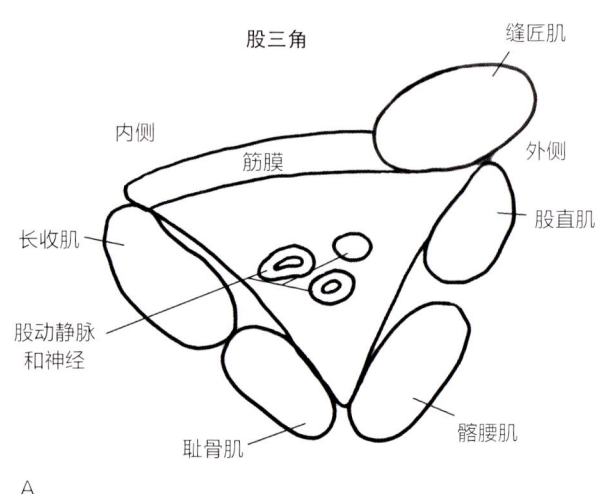
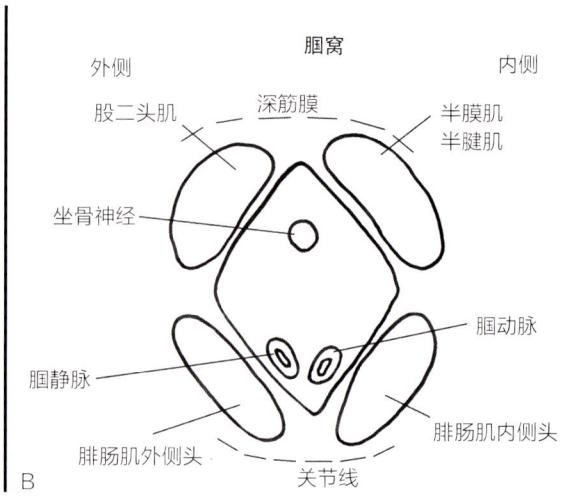

图1　下肢间室的横断面解剖。A. 股三角的解剖像一个三维"金字塔"的轮廓。间隙内的血管从内侧向外侧分别是股静脉、动脉和神经。股三角的基底是相应的腹股沟韧带；外缘是缝匠肌，内缘是长收肌的内侧缘和股薄肌的前缘。股三角基底的外侧是髂腰肌，内侧是耻骨和长收肌，其顶点是缝匠肌跨越内收肌的部分。B. 腘窝解剖像一个钻石的轮廓。股二头肌、半膜肌、外侧腓肠肌和内侧腓肠肌形成间隙四缘。腘动脉和静脉位于间隙深部，坐骨神经较为表浅。深筋膜作为间隙和浅表组织之间的屏障。

- 收肌管的顶部是由位于其前部和内侧的缝匠肌构成。长收肌构成管的底部。外侧边界是厚厚的股内侧肌筋膜。收肌管的后方边界是内收肌室即大收肌。
- 后外侧边缘也覆盖着厚厚的筋膜，股动脉和股静脉穿过股三角的顶部进入收肌管，这些结构位于管的深部，其全长被很厚的筋膜鞘包围。
- 血管在收肌管的远端靠内侧通过位于大收肌远端部分的收肌腱裂孔离开该管。

腘窝

- 腘窝的形状像一颗三维钻石，其近端外侧是股二头肌，近端内侧是半腱肌和半膜肌，在远端是腓肠肌外侧和内侧头（图1B）。
- 间隙前方是膝关节的后关节囊，间隙的后方是厚厚的腘筋膜。
- 腘窝内的血管称之为腘动脉和静脉，近端通过收肌腱裂孔进入，远端在腓肠肌两个头之间离开。
- 坐骨神经通过近端尖部进入，并分成腓总神经和胫神经分支。

适应证

- 一整套手术指南有助于对下肢三个解剖间隙来源的软组织肉瘤进行切除，能帮助在临床实际操作中更好地获得感性认知。通过术前研究MRI图像及术中对肿瘤的初步印象，可以将其分为三类。
- 肿瘤依据其来源分类：
  - 1型肿瘤源于间隙内。通常情况下，他们源自间隙内的脂肪或纤维组织。这些肿瘤被称为腔内型，因为他们可能离得很近，但不附着于间隙的任何壁或间隙内的任何动脉、静脉和神经。它们局限于腔内。
  - 2型肿瘤源于间隙的边界壁上。这些肿瘤源自组成间隙边界的肌肉或肌肉筋膜。
  - 3型肿瘤侵入动脉、静脉、神经，被称为血管型病变。包括起源于管壁或侵入管壁。
- 手术切除平面根据肿瘤发生部位的三种不同分型：
  - 1型：腔内型肿瘤切除时要连带周围一层薄薄的健康组织袖。有些病例中，当间隙和外界相通时，该型肿瘤大多会向外蔓延生长。尽管肿瘤与管壁很贴近，但仍能获得阴性切缘。
  - 2型：界面型病变肿瘤需要连同其来源的肌肉彻底切除。广泛的手术切除包括切除肿瘤及其来源的肌肉，以及肌肉表面的筋膜层。
  - 当肿瘤邻近血管或紧靠血管鞘膜时，需要连带切除作为肿瘤屏障的血管鞘膜，并注意按以下方式切除肿瘤：当操作接近肿瘤区域，发现血管鞘膜看似未被累及，而且容易与动脉壁分离时，在血管位于肿瘤组织对侧的鞘膜上切开，将鞘膜连同肿瘤切除组织一起从动脉上剥离。若可能，尽量将静脉也分离保留。

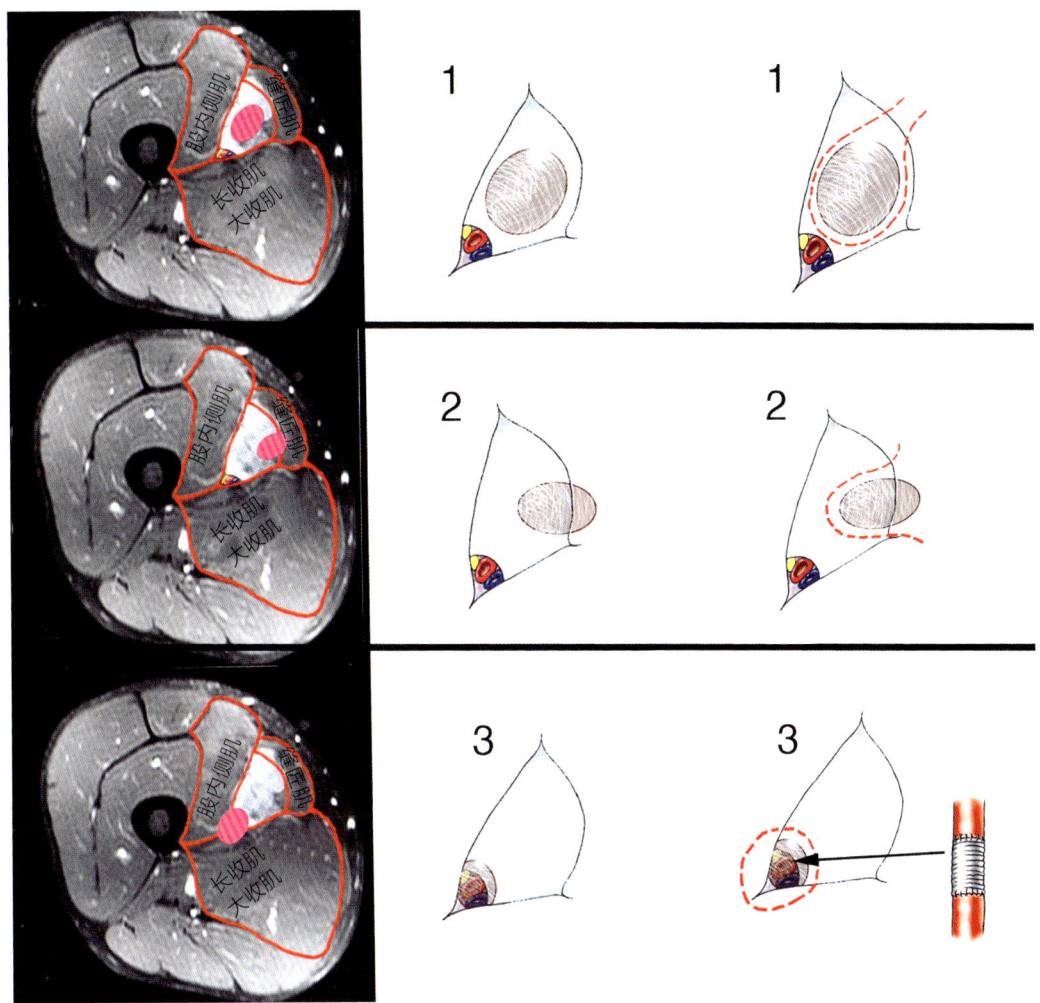

图2 间室外间隙肿瘤的系统切除术。左列显示了三种不同类型的收肌管内肿瘤的MRI横断面。中间一列为肿瘤的位置示意图。右列显示推荐的手术切除（虚线）的平面。从上到下显示切除类型依次为1~3型。1型（腔内）肿瘤在间隙内，与周围组织的薄袖一并切除。2型（壁上）肿瘤源于包围间隙的肌肉，采用典型的肌肉切除手术。3型（血管）肿瘤侵入血管，因此与血管一并被切除。

- 血管周围的纤维鞘在肿瘤整块切除后应通过冰冻切片仔细检查。即使肿瘤不附着于血管鞘，也应从肿瘤分离，并被检查，以排除肿瘤的侵袭，从而确保切缘安全。
- 3型血管型：肿瘤累及血管壁。当血管被明显累及时，先将肿瘤组织远近端的血管仔细游离并控制，待肿瘤组织周围分离完全后，选定血管移植物，在患者全身肝素化前提下，分别用血管夹阻断两端的血流，切除肿瘤组织并做血管重建。
- 含有血管的间隙肿瘤和不含血管的间隙肿瘤的基本不同在于将肿瘤和周围组织分离时采用不同的手术策略。
- 动脉切除后，它必须通过一种人工血管的移植或反向的大隐静脉移植进行重建。静脉切除术后只要患侧大隐静脉是完整的，并不需要重建。静脉切除术的潜在风险来自患肢的水肿。被肿瘤入侵的神经必须整块切除（即坐骨神经、股骨神经、胫骨神经和腓骨神经）。这些神经切除术不一定需要截肢，可以保肢手术治疗。由于肿瘤与血管一并切除，这些切除术在手术重建方面是十分具有挑战性的，但在肿瘤切除方面相对简单，可以实现广泛的手术切除。

影像学和其他诊断性检查

X线平片
- X线常被用来排除肿瘤的局部侵蚀骨皮质。

CT和MRI
- CT和MRI通常被用来评估肿瘤的解剖位置和大小及其周围组织的关系。因为在一些狭小紧凑的间隙内,肿瘤往往改变了正常解剖关系。CT和MRI显得更为重要,动脉造影和三维重建结果更清晰。
- MRI能有效评价肿瘤对相邻解剖结构的侵犯,以及对间隙周边肌肉组织和内部血管的累及。

骨扫描
- 骨扫描用来排除发生远处转移,同时可以提示肿瘤的恶性程度,例如在三相扫描中,高度恶性肿瘤显示后动脉相肿瘤组织的强充盈。

血管造影和其他检查
- 动脉造影被用来评价肿瘤的血管供应、血流灌注以及肿瘤营养血管的定位,研究肿瘤与其供养动静脉之间的关系可以提供评价肿瘤是否移位或侵犯血管。下肢静脉造影被用来排除静脉血栓、肿瘤栓塞或直接的肿瘤侵犯。

组织活检
- 穿刺和切开组织活检提供了肿瘤相关的重要信息。由于肿瘤与重要血管相隔非常近,还可能发生血管的医源性损伤和血肿引发的肿瘤细胞对间隙的污染。笔者常用细的穿刺针抽吸做活检,这对于判断肿瘤是淋巴瘤还是间质性肿瘤(如软组织肉瘤)非常重要。
- 淋巴瘤并不需要手术切除。如果是软组织肉瘤,则并不需要了解确切的组织来源,因为肿瘤切除边缘通常更多地依靠解剖学确定,而不是参照现有的手术操作流程。确定肿瘤分级非常重要,不论是高级或低级,都有可能采用新型辅助化疗。

手术治疗
- 广泛暴露间隙是手术的关键。使用拉钩彻底暴露整个间隙,必要时还需分离表面的肌肉组织。
- 要确认手术关键的血管组织,在解剖位置尚未发生改变的肿瘤近端和远端分别游离并保护这些血管组织。
- 尽量环绕肿瘤组织周围做肿瘤切除,并保留较宽的切缘。当病变非常邻近血管时,其纤维鞘膜因连同肿瘤组织一同切除。除非该血管明显未被累及,应从血管鞘膜对应于肿瘤的另一侧作切开,以便评估粘连在血管鞘膜上的肿瘤是否已经侵入血管壁。
- 侵入血管的肿瘤与血管必须手术切除,然后需要进行重建。
- 当肿瘤似乎并不明显入侵血管,与肿瘤一起切除的鞘膜组织应做冰冻切片检查,以排除微小侵袭型病灶。
- 用邻近肌肉的转位覆盖血管做软组织重建是非常必要的。如果后期有伤口外露,那些部位的血管必须被血供良好的软组织覆盖。

术前计划
- 术前MRI、CT和可能的三维CT血管造影对于确定肿瘤的确切大小和位置是有用的。还有助于肿瘤分类,以选择所需手术的类型。
- 增强CT是确定间隙内动脉位置的重要方法。通常肿瘤动脉与正常的解剖位置有较大的变化,在腘窝间隙内,动脉往往被移位到肿瘤前方,坐骨神经(分支为胫神经和腓总神经)常常反向(即向后或横向)移位。此外,化疗后血管造影初始相和终末相(高度恶性肉瘤)肿瘤灌注的减少与肿瘤坏死率有良好的相关性。如果局部显示良好的血管造影反应,那么有充分的依据确定此处为切缘。
- 静脉造影术:主要的静脉可能因为软组织块的压迫或肿瘤侵犯血管鞘膜发生堵塞,由于大多数移植的静脉不能维持管道通畅,静脉移植不予考虑。
- 神经系统检查:间隙内主要神经受到侵犯往往表现成剧烈疼痛或运动无力。这些症状提示手术者可能必须将这主要神经切除。一般来说,股三角的股神经或腘窝的坐骨神经出现上述症状,并非提示需要截肢。

体位
- 股三角(间隙)肿瘤:取仰卧位。腹部和大腿都需术前准备,尤其是做腹膜后股血管探查,从而确定髂外动静脉并用血管套圈做近端血管保护。
- 收肌管肿瘤:患者取仰卧位,下肢屈曲并外旋髋关节。整个大腿、骨盆骶区和小腿都做术前准备,以便术中可以触摸到肢体远端脉搏(或采用多普勒超声检查)。
- 腘窝间隙肿瘤:患者取俯卧位。大腿后方自臀纹到足部都要做术前准备。该体位可以提供臀后区、大腿后侧(若肿瘤自腘窝间隙向近端蔓延)、腘窝和小腿后侧(若肿瘤自腘窝间隙向远端蔓延,尤其是低于腓肠肌或在腓肠肌双头之间)良好的显露。

入路

- 股三角间隙：切口从腹股沟韧带近端开始，呈圆滑的S形跨过腹股沟韧带，到达远端的股三角顶点和收肌管的近端部分。该切口大致平行于缝匠肌的内侧缘。主要的血管在切口的远近端分别予以确认，然后再准备肿瘤切除的操作。
- 收肌管间隙：切口沿着缝匠肌，从股三角的顶点到收肌裂孔水平。需要的话，切口将延至腘窝间隙（如果肿瘤位于收肌管远端）或向近端延至股三角（如果肿瘤位于收肌管近端），缝匠肌若未被肿瘤组织侵犯，可以沿其边缘做向前或向后牵拉，断蒂的肌肉部分可做结扎。若缝匠肌被肿瘤侵犯，则在肿瘤的远近端分别做肌肉的横断，可获得良好的显露，以利于肿瘤切除。

股三角肿瘤

- 做纵行切口显露股三角间隙，弧型跨越腹股沟韧带并延至缝匠肌管。腹膜后的髂外血管显露后用橡皮条套圈做标记保护（技术图1）。
- 在股三角筋膜表面做宽大的皮下分离，掀起皮瓣后确认肿瘤、缝匠肌和内收肌筋膜。
- 打开收肌管近端，分离股动静脉，在肿瘤组织的远端处理血管。
- 打开收肌管的深筋膜，暴露肿瘤组织。
- 探查并明确肿瘤的手术类型以及肿瘤与股神经、股血管的关系，并以此来决定需要切除的组织和需要保留的组织。如果动脉段被切除，则需人工血管或对侧的大隐静脉移植。如果股神经被切除，可以在伤口愈合和放射治疗后二期做腘绳肌的内、外侧头转位。
- 手术一并切除肿瘤与周围的脂肪、淋巴管和任何必要的肌肉。
- 手术术野周围放置血管夹并留置。
- 缝匠肌从髂前上棘剥离，并旋转覆盖残余的缺损和神经血管组织。缝匠肌可以缝在腹股沟韧带和周围保留的肌肉组织。然后缝合皮瓣，引流管置于肌肉转位的深层。

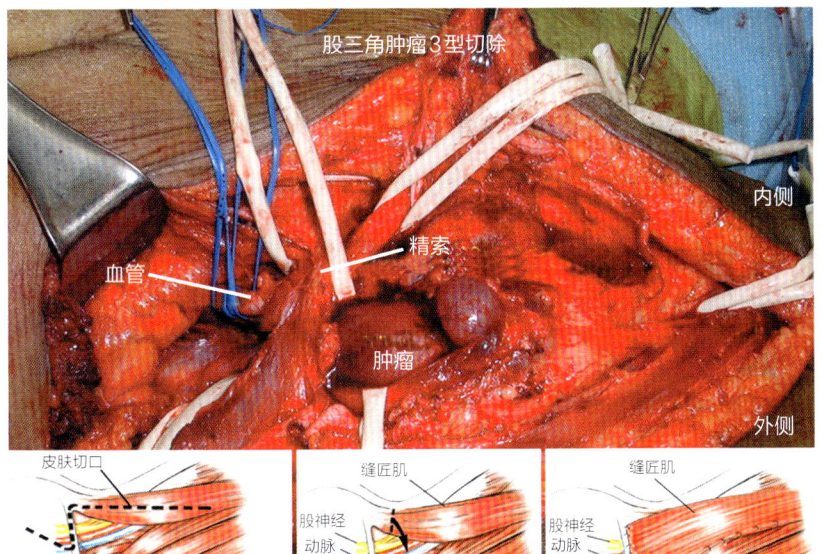
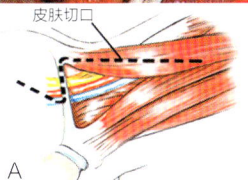
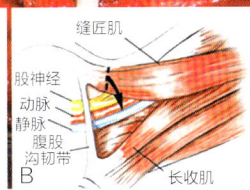
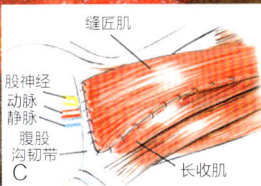

技术图1 股三角内股动脉来源的平滑肌肉瘤做3型切除的手术照片。被累及的血管要先做游离控制，血管套圈标记髂外动脉，精索也被标记并牵开。A. 沿着腹股沟韧带和缝匠肌做皮肤切口。B. 缝匠肌近端被游离后有利于显露和软组织重建。C. 将缝匠肌铺平形成一个肌肉屏障分隔于股血管和皮肤之间。

收肌管间隙肿瘤

- 切口沿着缝匠肌的轮廓,可根据需要向近端(股三角)或远端(腘窝)延伸(技术图2)。
- 从深筋膜上掀起宽阔皮瓣暴露缝匠肌的前后缘。
- 缝匠肌可以沿股内侧肌前缘或内收肌边缘牵拉移动。
- 如果术前MRI发现肿瘤未侵犯缝匠肌,通常可保留肌肉。在收肌管内肿瘤组织的远近端探查股动脉和静脉。如果隐神经受累,它可能被切除。
- 根据肿瘤类型进行肿瘤切除,1型(腔内)肿瘤通常只需要一个简单边缘切除。如果肿瘤接近血管,则需切除血管鞘膜并进行冰冻切片检查。若边缘未发现肿瘤,则用缝匠肌瓣覆盖缺口并关闭伤口。
- 对于2型肿瘤,起始的手术方案类似前面所述,但肿瘤的起源肌肉必须切除。缝匠肌或股内侧肌较常见。肿瘤侵犯内收肌群较少见。常规切除邻近血管鞘膜,类似于1型肿瘤。
- 3型肿瘤常常起源于血管鞘。起始的手术方案和1型与2型相似,但增加了股动脉和静脉切除,血管外科医生同时参与手术。动脉必须重建,可采用Gore-Tex材料或同侧大隐静脉移植,并需要全身肝素化。

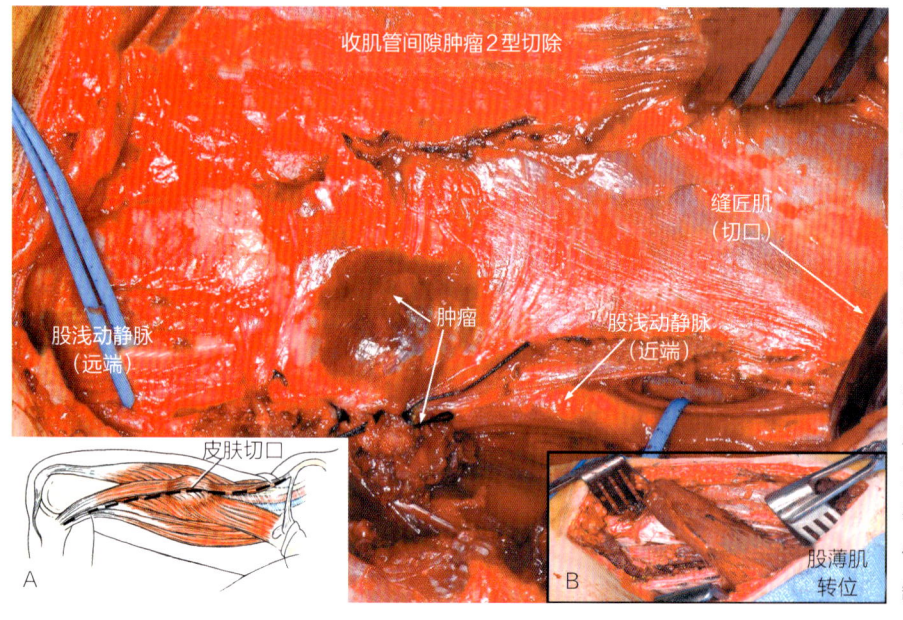

技术图2 2型手术切除来源于收肌管边缘(股内侧肌)且紧靠血管的肿瘤。由于肿瘤细胞未侵入血管鞘膜壁,血管被游离保护而单独切除肿瘤组织。A. 沿缝匠肌走行做切口,从肿瘤学观点来看,该类型肿瘤需连同切除缝匠肌。如果肿瘤未与缝匠肌粘连,可以在远端做分离显露。B. 用股薄肌转位做软组织重建,重要的是为收肌管内的血管提供良好的软组织覆盖。股薄肌的远端游离后向前转位,肌腹展开后缝合于前方的软组织缺损区。

腘窝间隙肿瘤

- 腘窝间隙切口呈较宽大的S形。内侧切缘总是沿着内侧腘绳肌边界,因为腘血管在大收肌裂孔的内侧进入间隙(技术图3)。
- 外侧切口沿股二头肌下缘,因为腓总神经伴行二头肌于深筋膜下。
- 做宽大的皮下皮瓣,显露深处的腘窝筋膜,由于腘窝脂肪丰富,分离时特别注意不能穿透这层筋膜。
- 首先在二头肌内侧发现腓总神经,仅在深筋膜下面。
- 纵向打开深筋膜、内侧和外侧腘绳肌之间确认坐骨神经。
- 确认组成腘窝"钻石"形状的四块肌肉:近端的内侧和外侧腘绳肌以及远端的内侧和外侧腓肠肌。
- 确认腓肠肌中线。移动腘血管和胫神经,放置血管夹以控制远端血管。
- 移开坐骨神经,包括腓总神经和胫神经部分。
- 在内收肌孔进入处、腘窝深处内侧、腘绳肌近端,确认腘动脉和静脉。外科医生可以很容易地感受到搏动(不应使用止血带),手指可以安全地放置在收肌裂孔来定位。
- 仔细解剖并移开血管、神经结构。

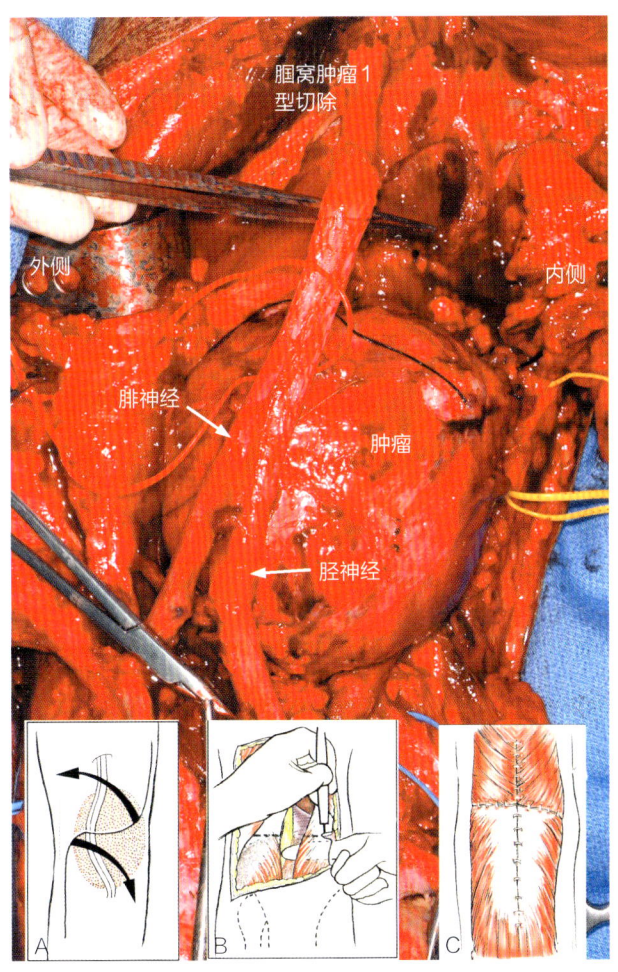

技术图3 巨大的腘窝1型间隙肿瘤切除：术中图片显示腘窝间隙的广泛暴露。肿瘤非常接近浅部的坐骨神经及其深面的腘动静脉（橡皮条套圈标记）。由于它是一个间隙内肿瘤，可以获得切缘阴性，不需要切除周围血管。A. 切开皮肤和皮下组织皮瓣便于暴露。当切取皮瓣时，应注意不要打开阔筋膜皮瓣以减少血管神经损伤风险。B. 松解腓肠肌内外侧头，向远端反折，寻求最大的暴露。远端之间的腓肠肌间确认腘血管。C. 将腓肠肌头和腘绳肌缝合在一起，形成腘血管和神经的肌肉覆盖。

- 为了更好地暴露，将腓肠肌的内侧或外侧头，或两者同时从他们各自的股骨髁起点处剥离。同样，半膜肌或股二头肌也可能会为了更好地暴露而剥离。
- 如果肿瘤在近端延伸（腘绳肌之间或远端在腓肠肌之间），那么相应的肌肉必须松解，以获得广泛切除。
- 腘血管通常被推移而不是被肿瘤侵犯，除非源于其的平滑肌肉瘤。在这种情况下，需要血管移植。
- 肿瘤只有在上述结构均被确认和移动后，才能被切除，相邻的神经鞘或血管鞘被切除后，应行冰冻切片检查，以确定是否需要进一步切除。
- 缝合软组织时一定要避免腘窝间隙空腔的形成，将腓肠肌的内、外侧头互相缝合以防止切口并发症，用来覆盖腘窝间隙的远侧部分并保护下方的神经血管。类似的，腘绳肌内侧头可以与股二头肌缝合以关闭腘窝间隙近侧的空腔。最后将腓肠肌和腘绳肌缝合在一起，用肌肉组织充分地关闭整个腘窝间隙。

要点与失误防范

术前要对"间隙"肿瘤分类	• 肿瘤被分为第1、2或3类（如前所述）。这一分类对应相应的切除方案和切除结构
CT和MRI检查非常必要	• CT和MRI是用来确认局部解剖，并确定肿瘤的类型
血管造影	• 造影确定通过间隙的主要血管的解剖位置和可能出现的移位

(续表)

3型切除术	• 3型切除术,大血管必须切除和重建,可能需要术后肝素使用。通常不推荐静脉重建
血管处理	• 在接近或切除肿瘤前,对重要血管的近端和远端进行处理
股神经和坐骨神经功能的神经学检查	• 任何运动减弱是表明肿瘤累及主要神经

术后处理

- 第1个24小时每小时检查一次脉搏。
- 术后2~3日去除引流管。
- 1~2日内允许完全负重。
- 最低程度的康复治疗是必要的。根据不同的手术间隙部位,需要在7~10日内限制相关活动,以利于伤口愈合。腘窝切口用屈膝支具保护,直到伤口愈合。
- 术后放射治疗在1~4周伤口完全愈合后开始。

预后

- 笔者治疗了53例间隙肿瘤病例。恶性纤维组织细胞瘤和脂肪肉瘤是最常见的。综上所述,已经形成了一个分类系统。大部分缝匠肌肿瘤往往是低度恶性并侵犯间隙壁,缝匠肌也经常被侵犯。
- 脂肪肉瘤、继发恶性纤维组织细胞瘤是最常见的组织学类型。累及间隙壁的肿瘤比那些腔内或主要的神经血管结构起源的更多见。起源于主要血管的肿瘤是平滑肌肉瘤。
- 腘窝间隙肿瘤往往高度恶性,可以以阴性边缘切除,并行放疗。坐骨神经切除非常少见。
- 所有间隙肿瘤截肢率不到10%,截肢通常用于肿瘤局部复发。
- 总体生存率取决于肿瘤等级,局部复发不到10%。所有高度恶性肉瘤在伤口愈合后可采用放疗。
- 手术的分类已用于53例软组织与下肢间隙肿瘤(股三角、收肌管和腘窝)。

并发症

- 最常见的并发症是伤口或皮瓣坏死,这在腘窝是较常见的。股三角或收肌管切口愈合良好。
- 神经失用症常见,尤其腓总神经失用症,但功能多能恢复。
- 感染并不常见。
- 由于导致伤口裂开或有坏死风险,术前放疗不使用。
- 二期截肢的发生率小于5%~10%,常由于局部肿瘤复发而行截肢术。

(宋文奇 译,徐铮宇 杨庆诚 审核)

参考文献

[1] Bickels J, Malawer MM. Resections in the popliteal fossa and the posterior compartments of the leg. In: Malawer MM, Sugarbaker PH, eds. Musculoskeletal Cancer Surgery: Treatment of Sarcomas and Allied Diseases. Philadelphia: Lippincott Williams & Wilkins, 2001:chap 16.

[2] Pritsch T, Bickels J, Winberg T, et al. Popliteal sarcomas: presentation, prognosis, and limb salvage. Clin Orthop Relat Res 2006; 455:225-233.

[3] Wu CC, Pritsch T, Shehadeh A, et al. The anterior popliteal approach for popliteal exploration, distal femoral resection, and endoprosthetic reconstruction. J Arthroplasty 2008;23:254-262.

第33章 腘部切除术
Popliteal Resections

Amir Sternheim, Yair Gortzak, and Jacob Bickels

背景

- 腘窝软组织肉瘤是罕见的,占所有四肢软组织肉瘤的比例5%以下。在这一解剖区域,手术是具有挑战性的:很好地完成一个切除范围较大的手术并获得阴性切缘往往是困难的,因为其邻近关节及靠近神经血管结构[3,7,10]。
- 以前是通过截肢来治疗这类肿瘤[4],但现在由于更深刻地理解肿瘤生物学以及化疗和放疗技术的进步,使保肢手术在大部分该类肿瘤治疗中被采用。

解剖

- 腘窝呈菱形,其上向内侧是半膜肌、半腱肌,外侧是股二头肌。其下边界是腓肠肌两个头,腘窝顶是薄的腘筋膜,底部是股骨后侧的远端、后关节囊和覆盖在胫骨近端的腘肌。
- 腘动脉和静脉从腘窝的内侧穿过收肌管进入腘窝,并直接位于膝关节后关节囊的背侧。
- 它们斜向通过腘窝并分成膝上2支、中间1支和膝下2支的分支。当离开腘窝后,腘动脉分为终末分支:胫前、胫后和腓动脉。腘静脉在腘神经和腘动脉之间,小隐静脉穿过腘筋膜在腘窝内汇入腘静脉。
- 胫神经走行于腘窝中部、腘动脉的外侧。它跨过动脉到其内侧并维持在该位置,腓总神经沿上外侧边界向下至腘窝内侧,沿股二头肌肌腱,进入腓骨长肌形成的通道。

影像学和其他诊断性检查

MRI

- MRI是诊断腘窝软组织肉瘤的一种成像方式。典型的表现是软组织肿块伴有坚硬成分,与膝关节没有连接,伴中央或不规则结节性钆增强。相反,腘窝最常遇到的肿块腘窝囊肿的典型MRI表现为一个单房、充满液体的囊肿,并与膝关节直接有联系,其外侧壁通常有强化。
- MRI也用于评估肿瘤大小及其与神经血管结构、膝关节后关节囊、周围肌肉的关系,以及评估局部淋巴结受累情况(图1A~C)。

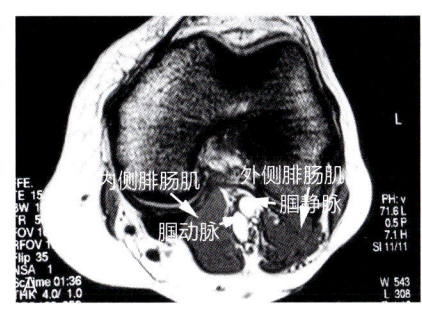
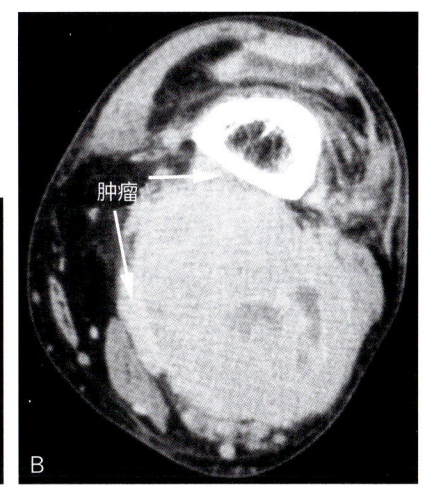

图1 一个典型的骨肉瘤MRI检查。A. 腘窝远端部分的正常MRI,通过内侧和外侧腓肠肌至股骨髁。B. 巨大的腘窝软组织肉瘤。

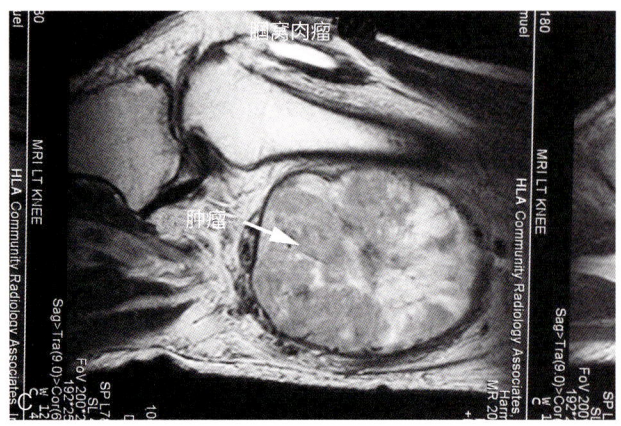
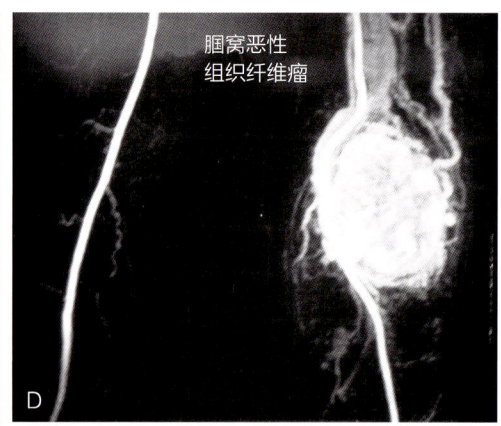
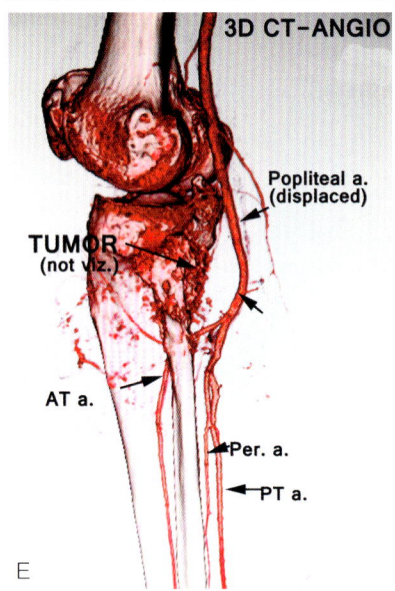

图1（续） C. 矢状面显示腘窝肉瘤与相邻的股骨和膝关节（不涉及本病例）关系。D. 腘窝肉瘤的血管造影。动脉栓塞可能是有用的。在切除时所有肿瘤的小血管必须结扎。腘动脉很少直接受累，往往可被保留。E. CT血管造影证实腘动脉移位。

平片和CT
- 行平片和CT扫描来排除肿瘤侵袭相邻骨组织。

血管造影
- 血管造影术（图1D、E）常规用来评估肿瘤与腘动脉的关系、可能存在的血管移位类型、血管畸形的存在、动脉和静脉回流通畅。

手术治疗

体位
- 患者呈俯卧位（图2），双下肢下垂。
- 如果腘动脉必须切除并行动脉重建，则应准备对侧下肢大隐静脉用以移植。

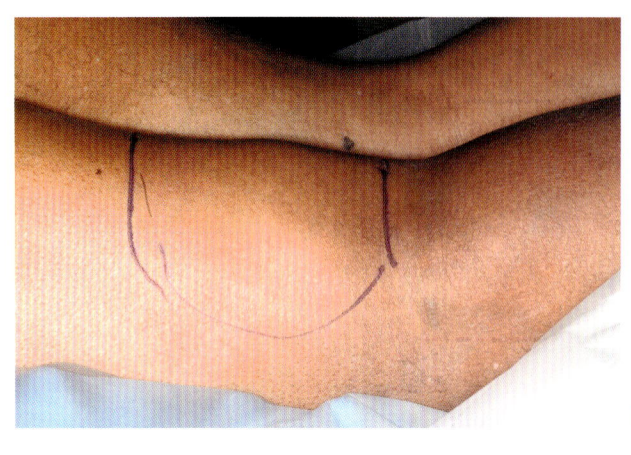

图2 一个巨大腘窝肉瘤的临床照片。切除手术常规使用俯卧位。

暴露

- 在膝关节水平面从近端内侧到远端外侧取S形切口(技术图1A)。近端内侧部分的切口可以确认腘血管在其穿出收肌管的部位。外侧远端部分切口可暴露腓总神经、腓骨头后方。此外,远端外侧切口向外偏可避免损伤走行于小腿内侧的大隐静脉(技术图1B)。
- 腘筋膜非常薄且易损伤,且靠近神经血管束(尤其是腓总神经在腓骨头水平位于腘筋膜的深面),这使其成为一个重要标志。取皮下组织瓣并确认腘筋膜。腘窝的标志和各种结构往往通过筋膜可触及,然后小心地切开。
  - 如未能发现位于筋膜下方只有几厘米的腘血管神经,那在使用刀片进行分离时,就容易造成这些结构的损伤。
- 小隐静脉在小腿后浅表部位,沿中线向上延伸,进入腘部筋膜与腘静脉相连。这是一个标志物,从近端顺其走行是一种安全的方法,可帮助识别腘窝的血管结构。

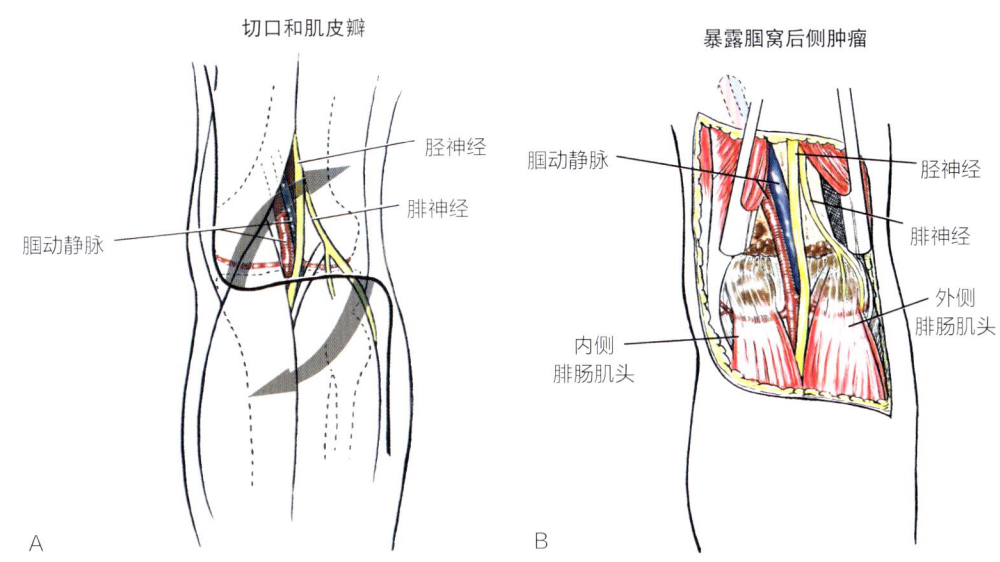

技术图1 A. 腘窝肉瘤切除手术切口。必须广泛暴露腘窝,以避免意外损伤重要神经血管结构。B. 通过宽的自动牵开器,牵开内、外侧腘绳肌。同样,剥离股骨髁部的内、外侧腓肠肌头,将其牵开,或两者均行。腓肠肌两个头在中线处分开,注意不要损伤较为表浅的胫神经和血管(仅位于神经前方)。

肿瘤切除

- 腘窝肿块切除术的第一步是暴露和确认神经血管束,这需要手术医生在切除术前移开这些易损结构。通常从大腿远端和小腿近端向腘窝逐渐暴露这些易损结构,并将其移开(技术图2A、B)。如果腘血管难以暴露,术中多普勒超声能有所帮助。
- 移开神经血管束后,如果可能,与部分正常组织可一起切除肿瘤。然而血管、神经或两者接近肿块或附着于其假包膜上并不少见。在这种情况下,游离这些解剖结构,切除神经鞘和动脉外膜并行冰冻切片病理检查,以最终确定手术边缘(技术图2C、D)。
- 如果腘窝的血管和神经被肿块包裹,必须手术切除。从腓肠肌到肿瘤的所有血管蒂都应该切除(技术图E)。腘动脉可通过取对侧小腿大隐静脉移植进行重建。笔者认为不需要重建腘静脉,因为同侧大隐静脉可以弥补其损失。
- 即便神经或血管受损,只要能充分切除,并非截肢指征[1,2,5]。

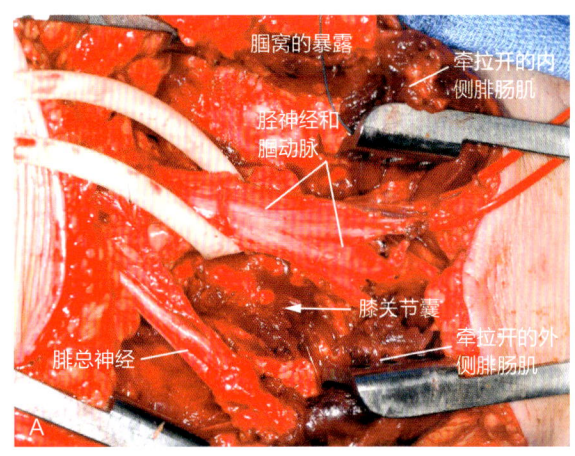
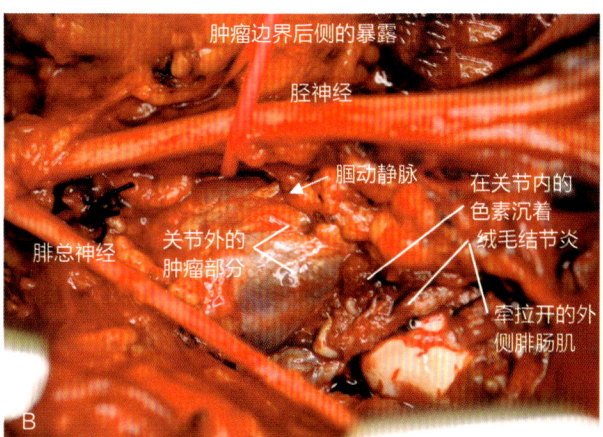
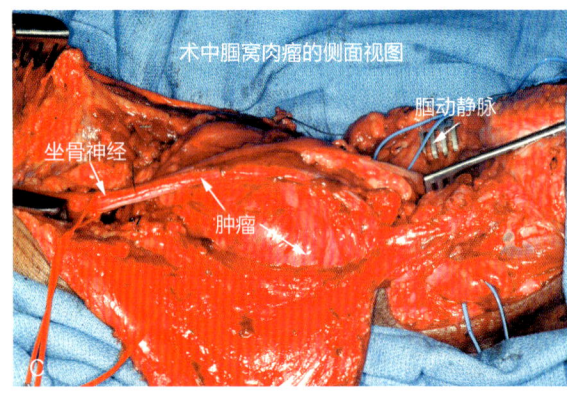
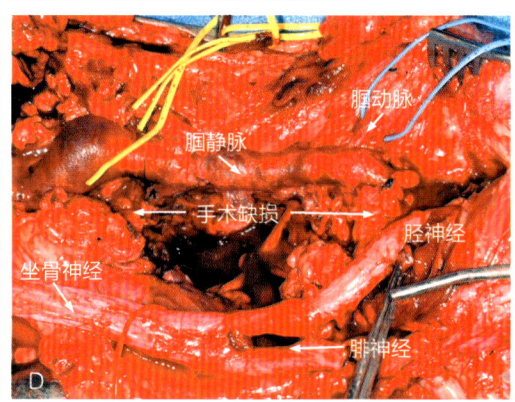
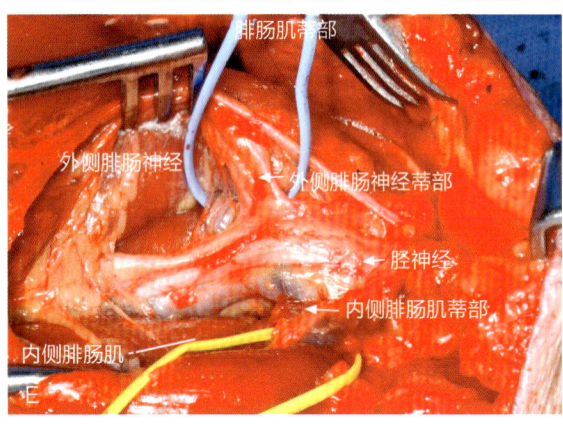

技术图2 A. 确认坐骨神经以及它的两个主要分支：胫神经和腓总神经。B. 牵引内侧腓肠肌暴露腘窝底部以显示关节外肿瘤。C. 术中腘肉瘤的侧面视图。D. 肿瘤切除后的手术区域。坐骨神经和腘血管得以保留。E. 找到肿瘤的血管蒂并结扎。

软组织重建

- 肿瘤切除后（技术图3A），腓肠肌两头彼此缝合，并与腘绳肌缝合，形成一个单一的肌肉层覆盖腘窝（技术图3B）。这种伤口缝合技术通过在皮肤切口和腘窝之间形成一个肌肉屏障，减少了深部伤口感染的发生。技术图3C、D是切除的肿瘤标本。

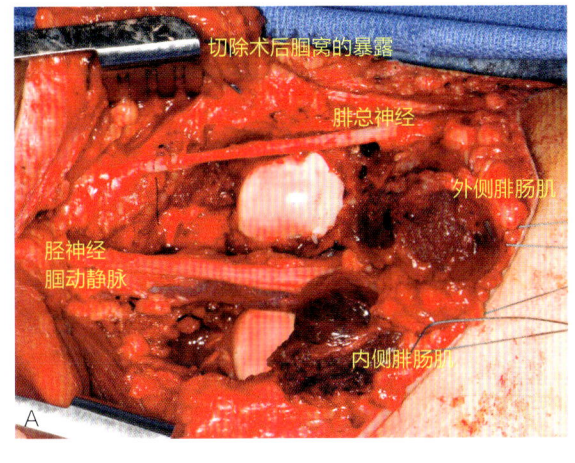
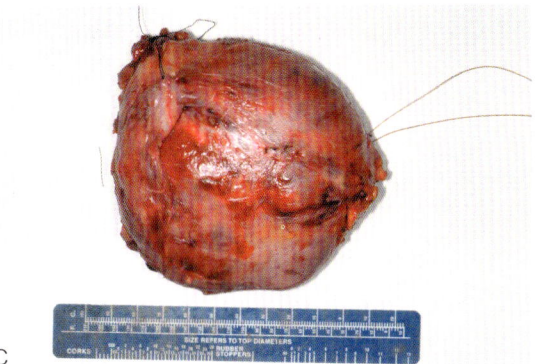
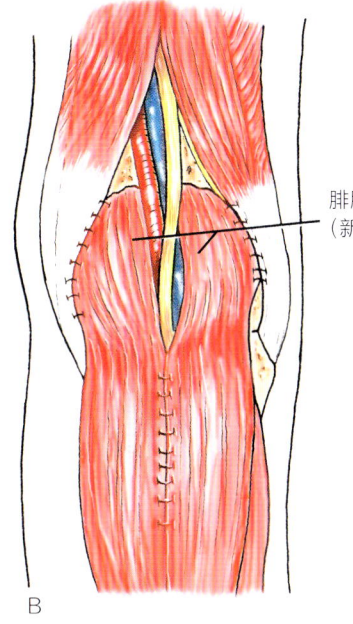

技术图3 A. 术中照片显示整个腘窝暴露，肿瘤和血管已切除。腓总神经、胫神经和腘动静脉得以保留。B. 关闭腘窝。在坐骨神经下方缝合腓肠肌内、外侧头覆盖腘血管。腘绳肌内侧（半膜肌）和外侧（股二头肌）也同样缝合，关闭腘窝，同时与腓肠肌缝合。这样就关闭了所有的死腔以保护腘血管，如果需要植皮，这也提供了一个很好的肌肉基底。C. 腘窝肉瘤大体标本。D. 肿瘤横断面。

要点与失误防范

- 腘窝软组织肉瘤通常会让常见的解剖标志移位。为了定位神经血管束，必须暴露腘窝的近端和远端，确认重要的血管和神经，并顺其进入腘窝
- 坐骨神经近端可在内外侧腘绳肌之间被确认。腓总神经位于腓骨头后方，腘窝薄筋膜下方，胫神经位于腓肠肌两头之间
- 当腘血管在穿出收肌管时位于腘窝近端，其远端在腓肠肌两头之间。笔者通常剥离内、外侧腘绳肌以及腓肠肌两头的起点以广泛暴露腘窝神经。通常发现腘窝神经位于肿瘤后方，血管位于肿瘤前方
- 通过腘窝时，腘动脉分支出膝上2支、中间1支和膝下2支动脉。膝下血管使腘动脉贴近关节囊，通常必须结扎，以允许其移动。腘静脉比起动脉表浅，位于腘动脉和胫神经之间
- 两个主要负责小腿静脉回流的通道是腘静脉及大隐静脉。在肿瘤切除术，切除腘静脉可能是不可避免的，因为这个原因，应注意不损伤大隐静脉，这可能是仅存的静脉通道。此外，如果腘动脉和静脉被切除，就应取对侧大隐静脉来重建腘动脉。腘静脉和同侧大隐静脉同时结扎，可能会导致严重的静脉功能不全

术后处理和康复

- 手术后,使用夹板将患肢固定在15°~30°膝关节屈曲位,以减轻神经血管束和皮肤切口的张力。
- 加强肌力和活动范围的理疗,需等到皮肤切口完全愈合才开始。

预后

- 在英文文献中,只确认了4个系列的软组织肉瘤报道[3,6,8,9,11]。所有的研究发现,其预后与其他部位的软组织肉瘤相当,保肢率较高。
- 在最近报道的一个29例腘窝肉瘤者,平均79个月的术后随访中,在其中16例高度恶性的肿瘤中,3例局部复发(19%)、4例有远处转移(25%),其中2例死亡[9]。低度恶性肿瘤患者无局部复发或远处转移,整体的保肢率为86.2%。高度恶性肿瘤的患者保肢率为75%[9]。

并发症

- 表浅伤口裂开是最常见的并发症。它通常发生于辅助放射治疗期间,有时需要行局部清创术。
- 腓总神经麻痹是最常见的,原因是神经失用症,通常几周后缓解。
- 膝关节运动受限通常继发于腘窝的辅助放射治疗中。在笔者的29例腘窝肉瘤患者的研究中,26例中14例(53.8%)接受一期切除的患者拥有正常的膝关节活动,12例(46.1%)有轻度至中度膝关节屈曲限制(12°~90°),4例(15.3%)有轻度屈曲挛缩(5°~15°)[9]。这一系列中没有患者需要膝关节处理或挛缩松解。

(宋文奇 译,徐铮宇 杨庆诚 审校)

参考文献

[1] Bickels J, Wittig JC, Kollender Y, et al. Sciatic nerve resection: is that truly an indication for amputation? Clin Orthop Relat Res 2002;399:201-204.

[2] Brooks AD, Gold JS, Graham D, et al. Resection of the sciatic, peroneal, or tibial nerves: assessment of functional status. Ann Surg Oncol 2002;9:41-47.

[3] Eilber FC, Eckardt JJ, Rosen G, et al. Large, deep, high-grade extremity sarcomas: treating tumors of the flexor fossa. Surg Oncol 1999;8:211-214.

[4] Enneking WF, Spanier SS, Malawer MM. The effect of the anatomic setting on the results of surgical procedures for soft parts sarcoma of the thigh. Cancer 1981;47:1005-1022.

[5] Fuchs B, Davis AM, Wunder JS, et al. Sciatic nerve resection in the thigh: a functional evaluation. Clin Orthop Relat Res 2001;382:34-41.

[6] Huh WW, Guadagnolo BA, Munsell MF, et al. Soft tissue sarcomas of the popliteal fossa: a single-institution retrospective review. Cancer 2011;117(12):2728-2734.

[7] Peabody TD, Simon MA. Principles of staging of soft-tissue sarcomas. Clin Orthop Relat Res 1993;289:19-31.

[8] Philippe PG, Rao BN, Rogers DA, et al. Sarcoma of the flexor fossa in children: is amputation necessary? J Pediatr Surg 1992;27:964-967.

[9] Pritsch T, Bickels J, Winberg T, et al. Popliteal sarcomas: presentation, prognosis, and limb salvage. Clin Orthop Relat Res 2007;455:225-233.

[10] Shiu MH, Collin C, Hilaris BS, et al. Limb preservation and tumor control in the treatment of popliteal and antecubital soft tissue sarcomas. Cancer 1986;57:1632-1639.

[11] Yang RS, Lane JM, Eilber FR, et al. High-grade soft-tissue sarcoma of the flexor fossae. Cancer 1995;76:1398-1404.

第34章 比目鱼肌切除术
Soleus Resection

Amir Sternheim, Jacob Bickels, and Martin M. Malawer

背景

- 比目鱼肌和腓肠肌的恶性肿瘤是罕见的,传统是通过膝上截肢治疗。在过去的20年,下肢软组织肉瘤的治疗历经了一个向保肢治疗的巨大转变。
- 在大多数情况下,更好地了解这些肿瘤的生物学行为,有效的新辅助化疗(往往减少肿瘤的大小有利于做更保守的切除)的使用,以及认识到阴性手术边缘联合术后放射治疗可以达到良好的局部控制,使得在大多数病例中使用肿瘤切除术来替代截肢。

解剖

- 比目鱼肌和腓肠肌组成被称为三头肌的小腿肌肉群,连同跖肌形成小腿后肌群浅层。这些肌肉共同起到了跖屈足和踝关节的作用。
- 腓肠肌是后浅间室中最浅表的肌肉,组成了小腿突起的绝大部分。它有两个头的起点,内侧头稍大,比外侧头延伸得远一点。两头汇聚在腘窝的下缘,在腘窝形成外下缘和内下缘。外侧头位于股骨外侧髁的外侧表面,内侧头起自股骨内侧髁上方的腘窝面。
- 比目鱼肌是位于腓肠肌深面的宽阔肌肉。它起自腓骨头和腓骨上1/4、比目鱼线、胫骨内侧缘中间1/3的后方。它也来自胫骨和腓骨之间跨越胫血管的比目鱼腱弓。比目鱼肌和腓肠肌两头衔接形成跟腱,止于跟骨的后表面。

适应证

- 发生于且完全局限于比目鱼肌中的肿瘤。
- 大多数低度恶性和一些高度恶性的肉瘤。

影像学和其他诊断性检查

CT和MRI

- CT和MRI仔细检查是确定可切除的关键。位于胭血管分支部位周围或进入腓肠肌的肿瘤通常需要截肢治疗(图1)。
- 腘窝也必须进行评估。源于比目鱼肌近端的肿瘤往往延伸到腘窝,可能累及胫血管或坐骨神经,或两者同时被侵及。

骨扫描

- 骨扫描可能会显示相邻的胫骨、腓骨或两者的累及。
- 浓聚的区域应行更进一步的MRI和CT扫描检查。

血管造影及其他检查

- 双平面造影确定血管移位或肿瘤包裹是非常有用的,术前仔细分析胫血管分支部位是非常有必要的,可能提示有肿瘤的侵入,因而需要截肢治疗。

活检

- 活检部位应在计划切口处,必须位于肿瘤最突出的部分。
- 已经证明穿刺活检可以提供可靠的病理诊断,是首选办法。同一穿刺部位可收集多个标本。
- 主要动脉和静脉穿过的部位应避免进行活检,以免穿透血管和肿瘤细胞污染。

手术治疗

- 必须注意识别,保护小腿后部的关键结构。

体位

- 手术切除时患者处于俯卧位,使用全麻或硬膜外麻醉。

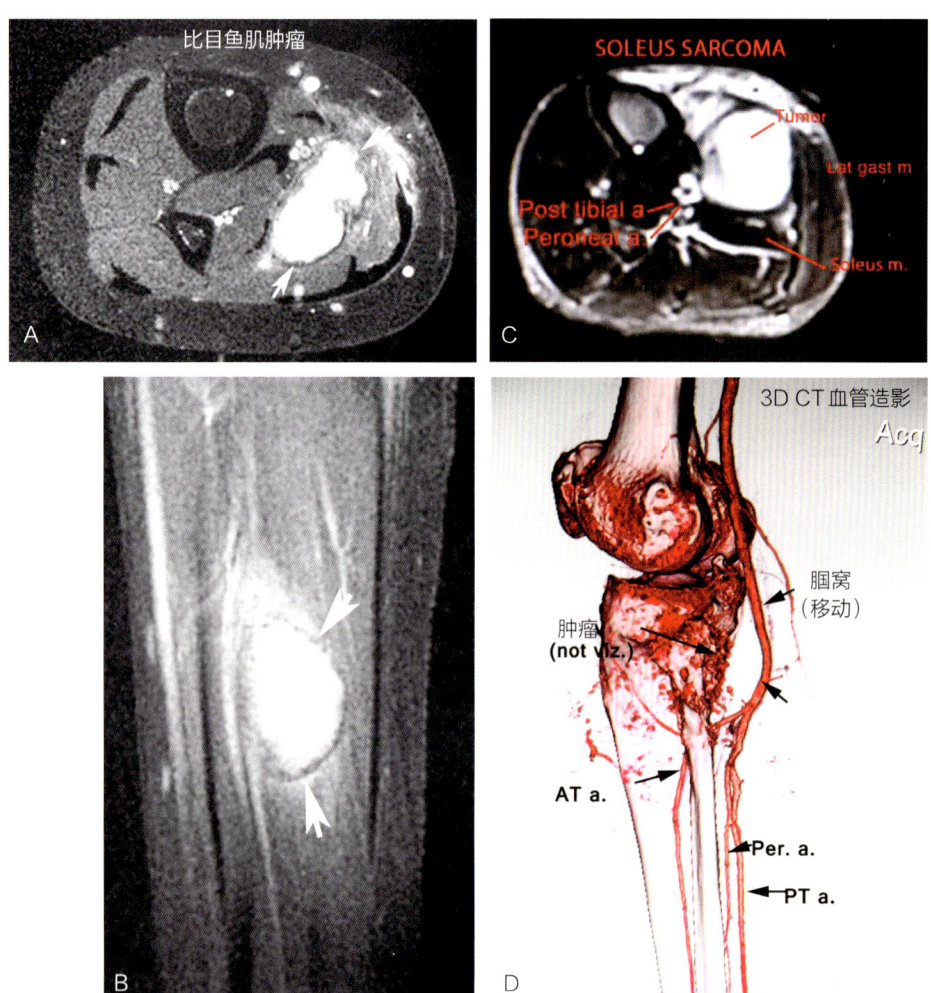

图1 腺泡状比目鱼肌软组织肉瘤患者,保肢切除术与Gore-Tex血管移植重建后进行诱导化疗。A、B. 轴位和冠状T2加权MRI显示一个巨大的比目鱼肌内的肿瘤,箭头显示肿瘤的范围。C. T2加权MRI显示源自比目鱼肌的肿瘤,侵犯了胫后动脉和腓动脉。两个血管在此时都表现通畅,然而血管造影可能对手术计划有用。D. 三维CT血管造影照片可用于确定局部区域解剖结构和比目鱼肌肿瘤与腓血管和胫后动脉的接近程度,并可显示计划的手术范围内的任何血管异常。

伴或不伴腓肠肌的比目鱼肌切除术

- 最初取小腿后方的纵向切口,根据肿瘤的解剖位置可偏内或偏外(技术图1)。如果打算切除外侧腓肠肌就选用外侧切口。中线后切口用于切除内侧腓肠肌、比目鱼肌和小腿后侧深筋膜室。
- 筋膜与皮下组织剥离,并掀起大的筋膜皮瓣。首先需确认腓总神经,并以保护,接下来仔细解剖,辨认坐骨神经和胫神经。
- 打开覆盖在腓肠肌两个头上的深筋膜后确认腘血管。腓肠肌内侧或外侧头的根治切除,需结扎他们主要的血管蒂(内侧或外侧腓肠动脉和静脉),并切断其股骨的起点和跟腱的止点部分。
- 比目鱼肌切除术的暴露是通过部分或完整的跟腱切断术,以及反折腓肠肌近端内侧头和外侧头来实现。
- 从横行肌间隔钝性剥离比目鱼,从比目鱼肌的胫骨和腓骨起点与跟腱止点将其剥离。
- 跟腱的残余缺损应重建,放置引流管关闭切口。

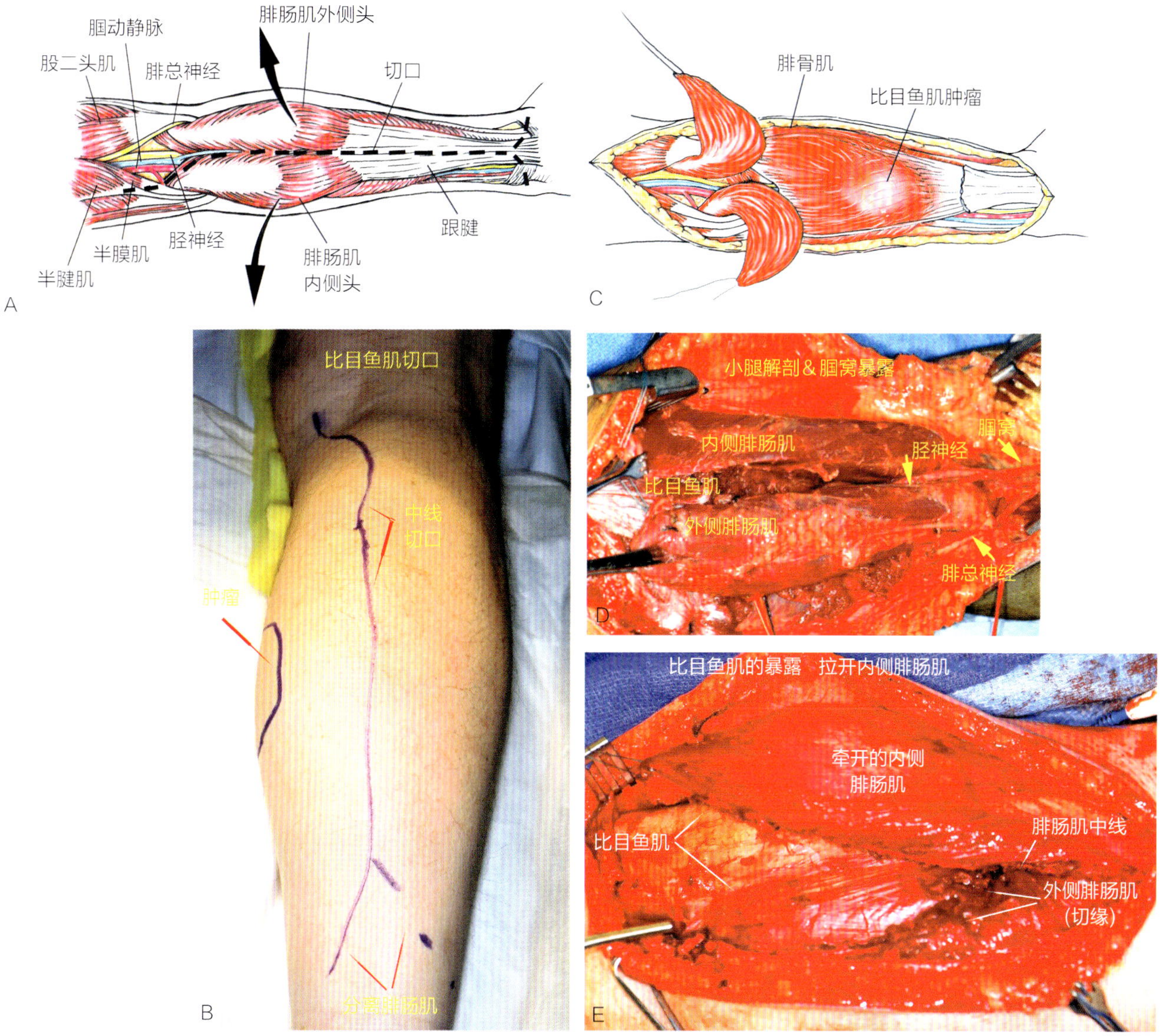

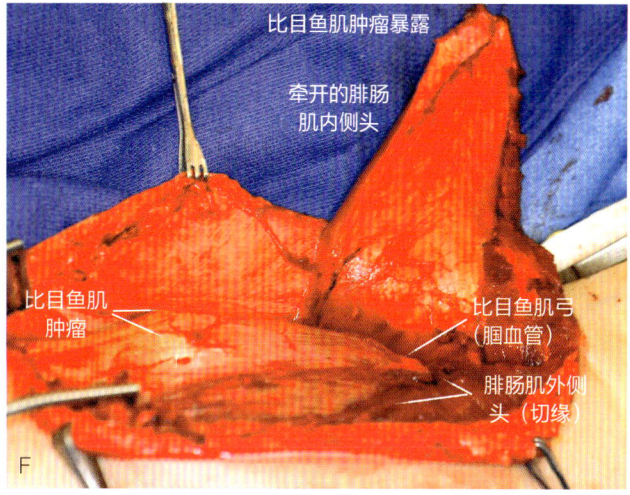

技术图 1 A. 解剖学和进入小腿后室的一个入路。B. 临床照片显示手术中线切口和腓肠肌内侧与外侧头部将被切断的位置。C. 暴露肿瘤，确认后方血管，要求从跟腱处切断腓肠肌内外侧头。D. 切开并形成筋膜皮瓣后，识别小腿后部关键解剖结构。E. 腓肠肌的内侧和外侧头已牵开。F. 一旦腓肠肌内侧被提起，就可以看到比目鱼肌，可以进行肿瘤切除。

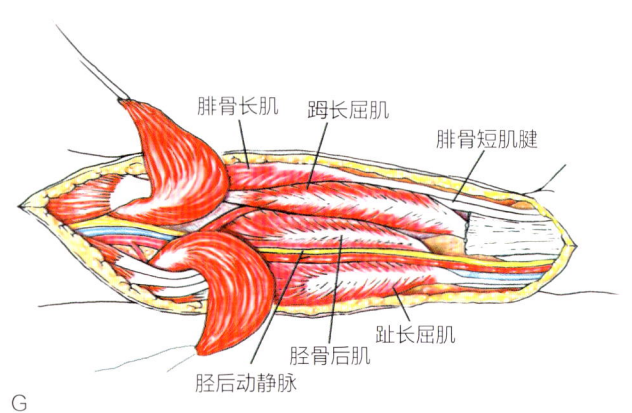
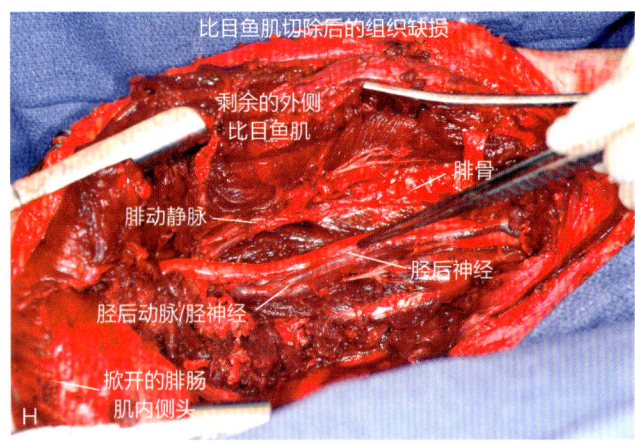

技术图1（续） G. 由于比目鱼肌肉瘤或癌广泛切除后造成的巨大缺损。H. 切除肿瘤后，在这种情况下保留了部分比目鱼肌。腓动脉和静脉、胫后动脉和静脉以及胫骨后神经均保持完整。

切除后的功能重建

- 比目鱼肌肿瘤切除后，功能重建通常是必要的，因为跟腱的近端部分被完全切除。它包括腓肠肌内侧和外侧头的腱固定术，以及伴有Gore-Tex血管移植。血管移植物的长度取决于肿瘤的大小以及切除残端和跟腱之间空隙的大小。
- Gore-Tex血管移植物用3 mm涤纶胶带和0号爱惜邦聚丁酯缝线缝合到跟腱断端（技术图2A～D）。
- 拉伸回缩的腓肠肌和比目鱼肌断端。在适度张力下，用3 mm涤纶胶带和0号爱惜邦聚丁酯缝线与Gore-Tex动脉移植物缝合在一起。
- 切除肿瘤后，手术标本包括活检通道、肿瘤和整个比目鱼肌腹（技术图2E）。
- 在这些重建手术中保持足中立位。用后夹板保持足中立位，膝关节呈15°屈曲。

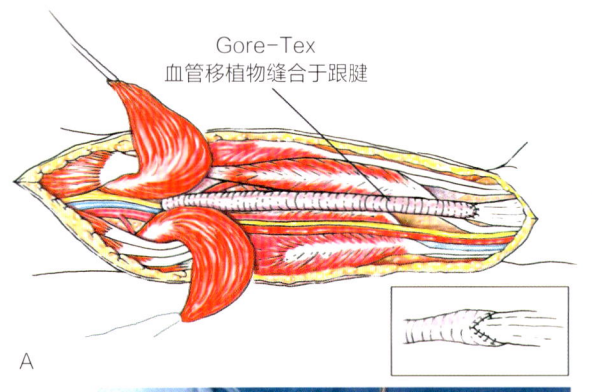
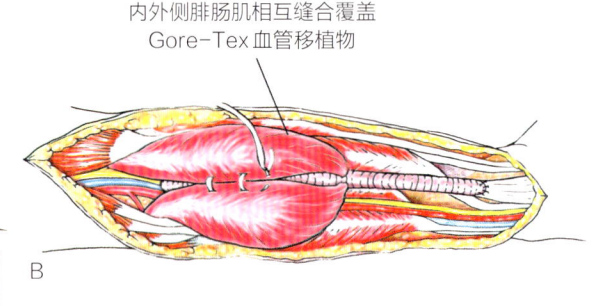
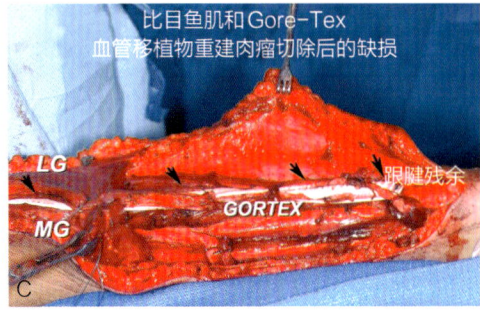

技术图2 A. Gore-Tex血管移植物缝合到跟腱断端，显示移植物和残端交界处的一个特写。B. 缝合腓肠肌的内侧和外侧头以及与Gore-Tex血管移植物的连接。C. 此术中照片显示Gore-Tex人工血管移植物重建解剖缺损（箭头），用0号爱惜邦聚丁酯缝线和3 mm涤纶胶带吻合与残余腓肠肌（MG、LG）和跟腱残端（AT）。

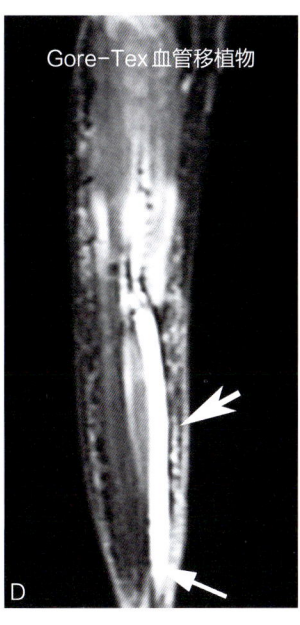
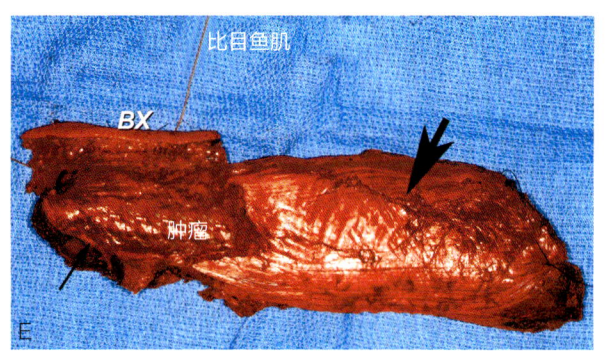

技术图2（续） D. 术后MRI显示Gore-Tex血管移植物范围从腓肠肌结合部至跟腱残端。E. 肿瘤切除后，手术标本包括活检通道（BX）、肿瘤和整个比目鱼肌肌腹（箭头）。

要点与失误防范

术前	• 大的比目鱼肌肿瘤扩散范围可能比预期的大 • 腘窝和血管的术前评估是必需的
术后	• 切除术后，较大的比目鱼肌缺损建议通过Gore-Tex血管移植物重建 • 外科医生在切除肿瘤前应仔细分离、保护胫血管。术中多普勒扫描可能是有用的

术后处理和康复

- 术后，小腿用长夹板固定，然后使用短腿支具行走3～4周，这主要取决于软组织切除的程度。
- 接受Gore-Tex血管移植物重建跟腱的患者应使用足踝矫形器额外固定8周。
- 康复包括小腿力量训练、平衡和步态训练(图2)。

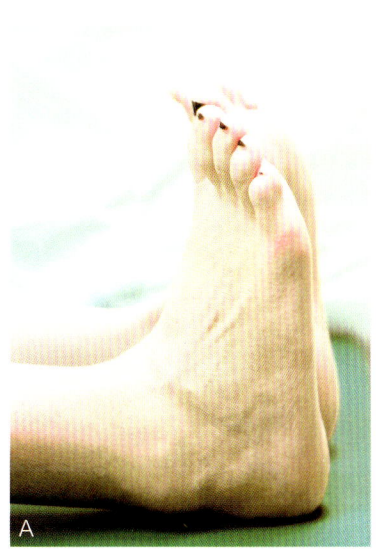
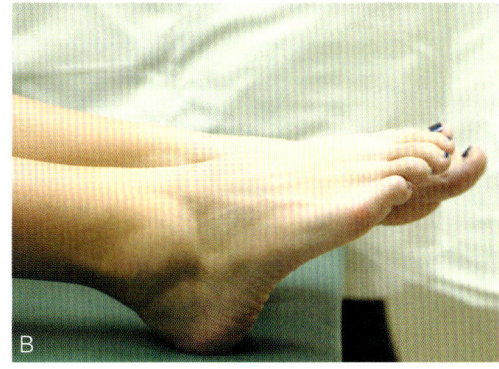
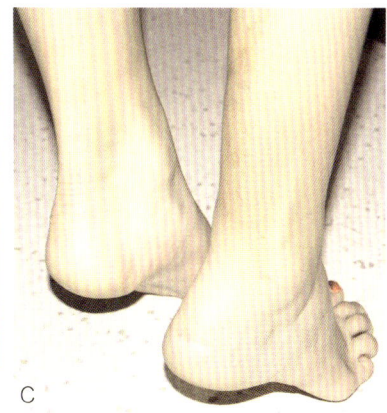

图2 手术后3年的临床照片。A、B. 这名患者患侧较对侧相比，足踝关节背屈和跖屈没有明显差异。C. 这名患者踮起脚尖脱离地板时，不存在疼痛。

预后

- 因肉瘤行比目鱼肌切除术的病例数较少。用Gore-Tex移植物重建，可以使患者拥有几乎正常的步态（足跟-趾）和几乎正常范围的踝关节运动。
- 局部复发可能需要截肢。

并发症

- 最常见的并发症是皮瓣坏死和肿瘤复发。
- 胫后动脉血管闭塞是罕见的。
- 为使Gore-Tex血管移植物愈合，放射治疗应推迟几周。

（宋文奇　译，徐铮宇　杨庆诚　审校）

第35章 手术治疗转移性骨病：股骨病灶
Surgical Management of Metastatic Bone Disease: Femoral Lesion

Jacob Bickels and Martin M. Malawer

背景

- 需要手术治疗的骨转移疾病中，股骨是最常见的部位。因为它是主要的负重骨且有最小的手术容错率，为了获得稳定的重建，需要进行仔细的术前计划和精细的术中操作。详细的术前临床和影像学评估是必不可少的，以确定病变的形态特征，来决定手术方式是需要刮除和骨水泥固定，还是需要切除后假体重建[1,6,7]。
- 不像原发性股骨肉瘤，转移性肿瘤即使存在广泛的骨破坏，通常只含有少量软组织成分。这一特点允许保留部分皮质外结构，如关节囊、被覆肌肉、肌肉附着部以及用它们进行重建和保存功能的可能性。
- 由于解剖和手术因素的显著差异，股骨近端、股骨干和股骨远端的手术将分别进行讨论(图1)。

解剖

股骨近端

- 较厚的关节囊围绕股骨的头部和颈部，并附着于颈基底部。
- 外侧关键组成：股骨大转子是臀中肌(稳定外侧和髋关节外展肌)止点和股外侧肌的起始部位。
- 内侧关键组成：小转子是腰肌(稳定内侧和屈髋)的止点。

股骨干

- 股骨干是由两个肌肉层包围：
  - 第1层：股中间部肌肉。
  - 第2层：股直肌和股内侧肌肉相交于前内侧，股直肌和股外侧肌相交于前外侧。

股骨远端

- 股骨内侧髁位于股内侧肌止点的下方。
- 股骨外侧髁位于股外侧肌止点的下方。

适应证

- 病理性骨折。
- 即将发生的病理性骨折。
- 由于对镇痛剂和放射治疗不敏感而引起顽固性疼痛的局部进展性疾病。
- 在部分患者及肿瘤种类的孤立性骨转移(乳腺癌及肾细胞癌)。

影像学和其他诊断性检查

- 必须行股骨全长X线片，以排除因转移影响手术的范围及术式的可能性。对病灶进行CT检查可以明确软组织的范围和骨破坏的程度。全身骨显像能检测到骨骼任何部位同时存在的转移病灶(图2)。影像的结果可以为外科医生提供以下问题的答案：
  - 病变是否即将发生骨折(如果不是，它可能应该进行

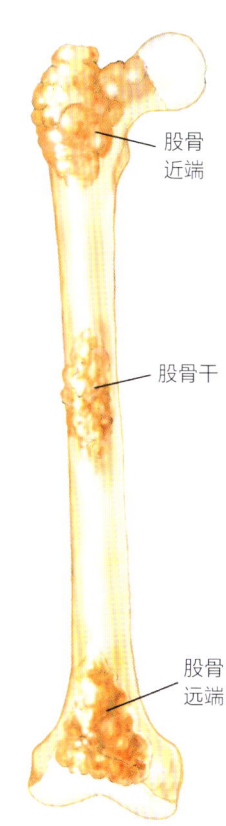

图1 股骨近端、股骨干和股骨远端的转移性肿瘤。

非手术治疗)？
- 股骨是否有其他部位发生转移？如果是这样，它们可以通过非手术治疗，还是也需要手术治疗？
- 合适的手术方式是什么？通常，在剩余皮质容许固定装置时，可以采用肿瘤刮除加骨水泥固定。否则，手术则包括瘤段切除与假体重建。

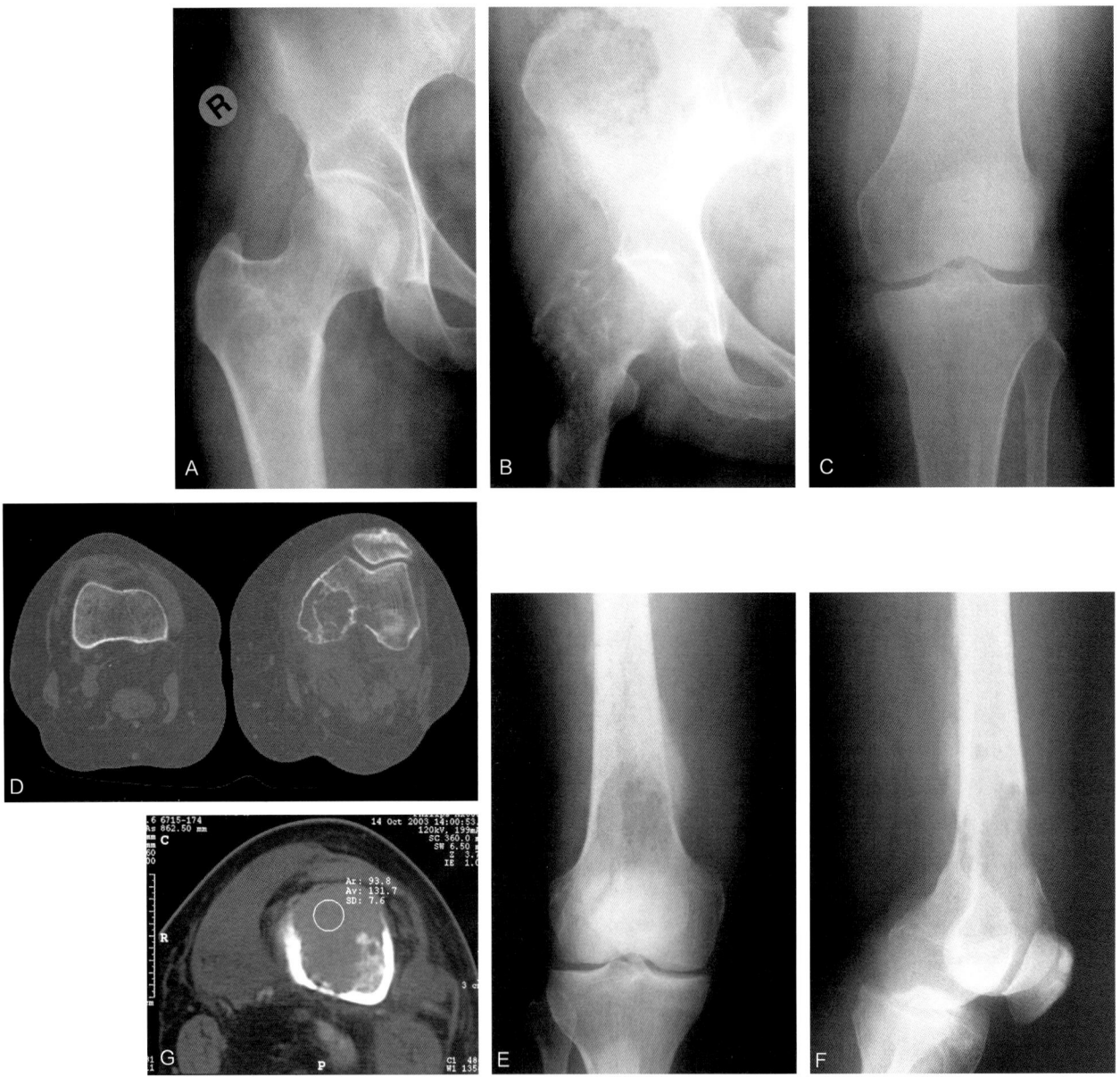

图2　A. X线片显示股骨近端有转移灶，其周围的皮质完好无损，手术包括病灶刮除术和用骨水泥、髓内钉重建。B. 同一部位的转移性病变，伴有周围骨广泛破坏。在这种情况下，手术需要切除股骨近端并用假体进行重建。股骨远端的X线正位片（C）和CT（D）显示左股骨内侧有转移灶。保留外侧髁和关节软骨，并在解剖上保持连续，从而固定重建装置。股骨远端的正位片（E）、外侧（F）平面X线片和CT（G）显示转移灶很大，破坏了整个骨的前部，后皮质明显变薄。手术包括股骨远端切除术和假体重建术。

股骨近端

体位及切口

- 患者呈仰卧位于手术台上，患侧臀部靠近床边。手术台向外科医生对侧倾斜30°。
- 切口为沿大转子及股骨干远端的纵切口（技术图1）。它起始于大转子近端5 cm，以便放入髓内钉，延伸至病变下缘以远5 cm以上，使肿瘤得以被刮除。

暴露

- 纵向分开阔筋膜，牵开阔筋膜以暴露臀中肌的下缘和其在股骨转子的止点与股外侧肌的上部（技术图2A、B）。
- 使用电刀，将股外侧肌从股骨转子和近端骨干剥离，并向远端反折暴露股骨干皮质（技术图2C～E），随后在股骨干外侧面做一个椭圆形的纵向皮质窗（技术图2F）。

肿瘤切除

- 用刮匙将肿瘤大部分刮除（技术图3A、B）。刮除应当细致，在髓腔内只留下只能在显微镜下发现的病灶，然后用高速磨钻对肿瘤壁进行打磨（技术图3C、D）。

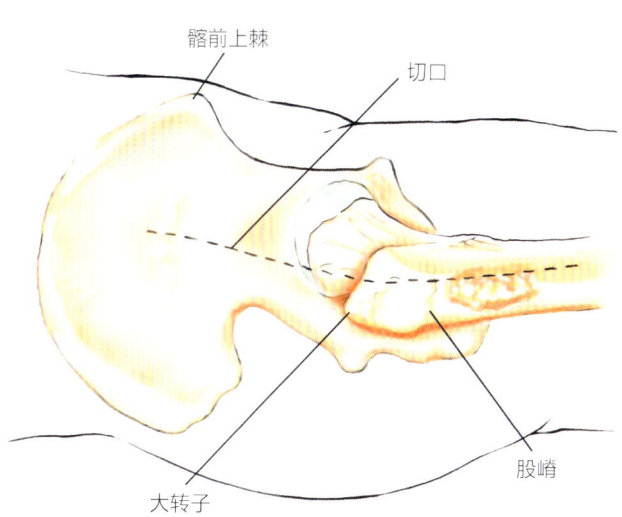

技术图1 沿着大转子的尖端顺着股骨干做纵行切口。

- 当股骨近端切除完成后，将臀中肌从大转子的止点部位剥离并反折（技术图3E），打开关节囊，将股骨头脱离出髋臼。将股骨近端的内侧从肌肉附着点处游离，然后在肿瘤远端处进行截骨（技术图3F～H）。

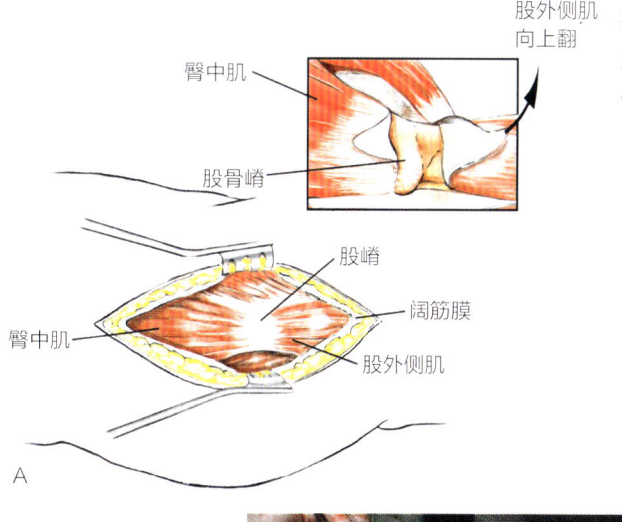

技术图2 A、B. 筋膜纵向分开并翻开，以暴露臀中肌的下边缘及其在大转子的附着部位、股骨嵴和股外侧肌上缘。C～E. 股外侧肌从股骨和股骨干分离。

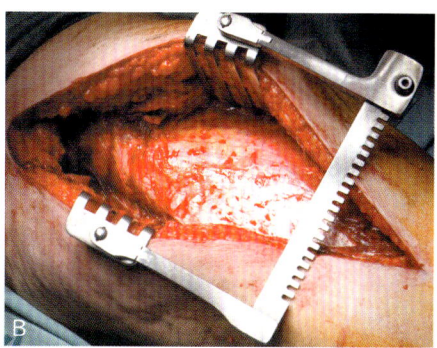
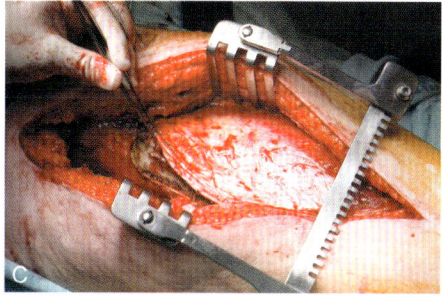
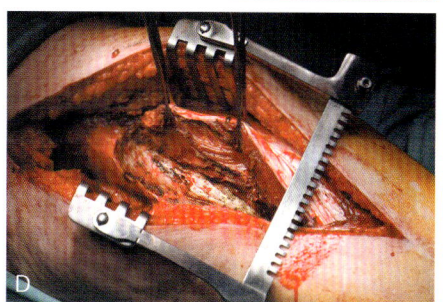

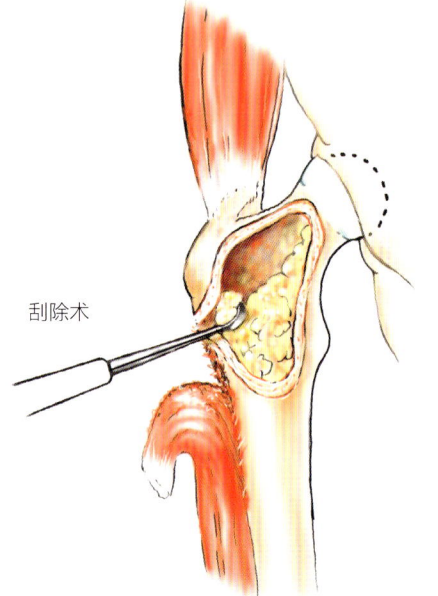
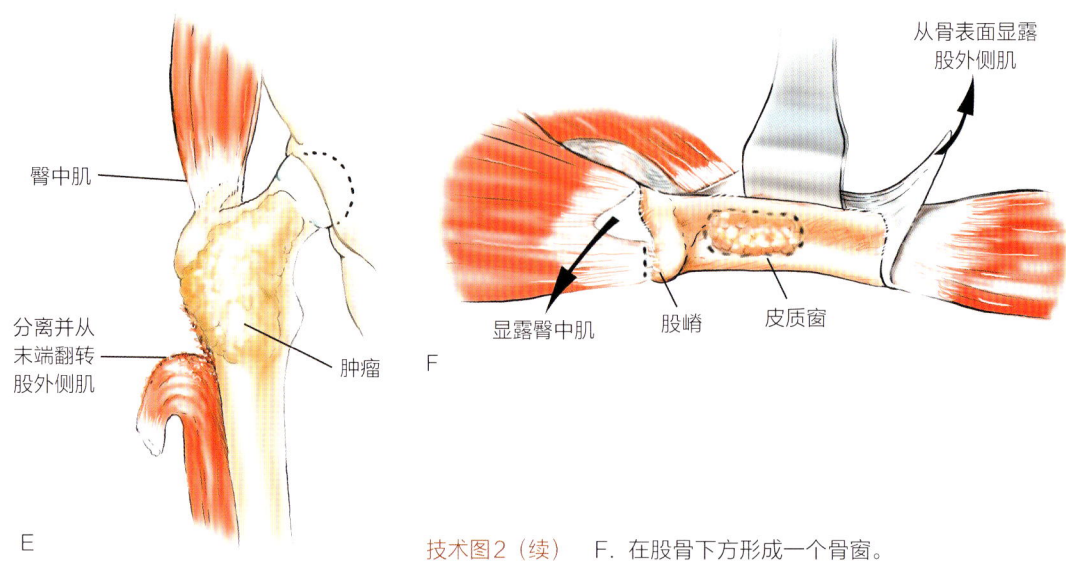

技术图2（续） F. 在股骨下方形成一个骨窗。

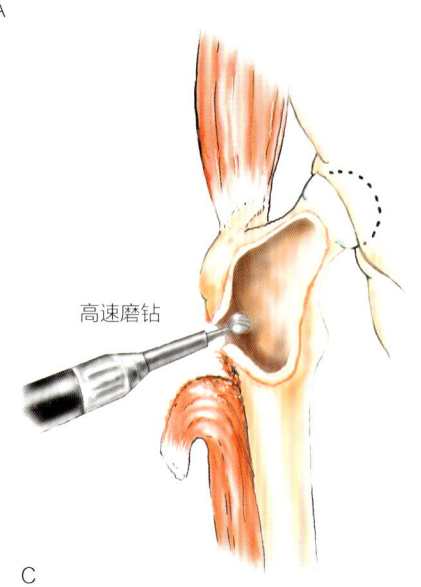

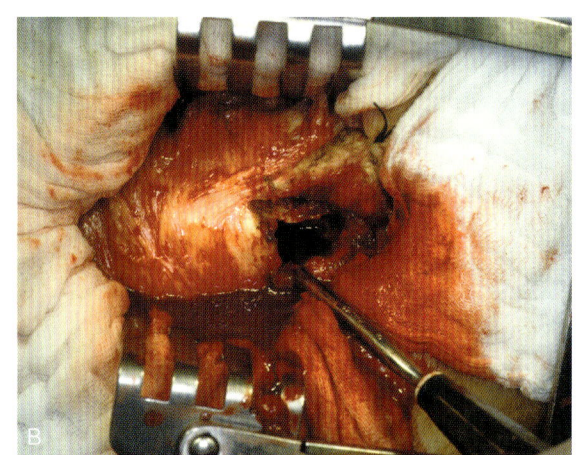

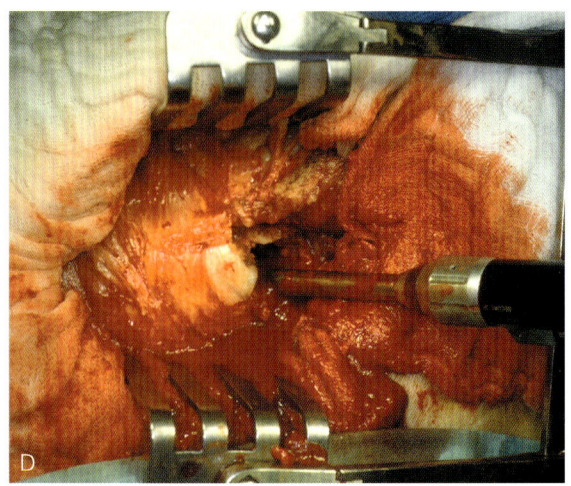

技术图3 A、B. 用刮匙将所有肉瘤刮除。C、D. 刮除术后，在肿瘤腔壁上用高速钻头打磨。

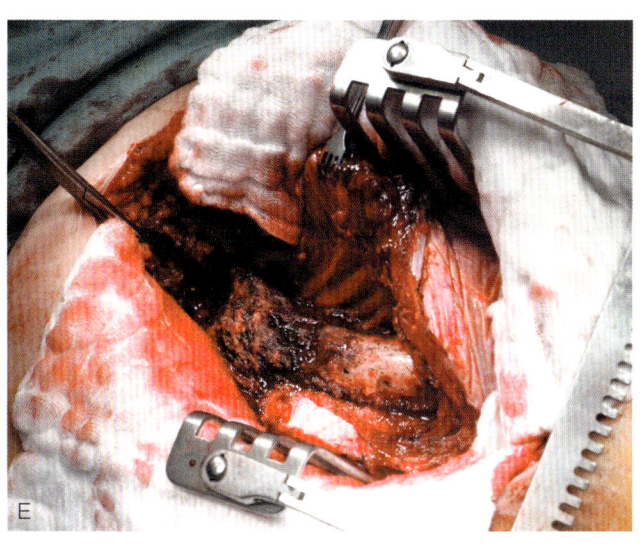

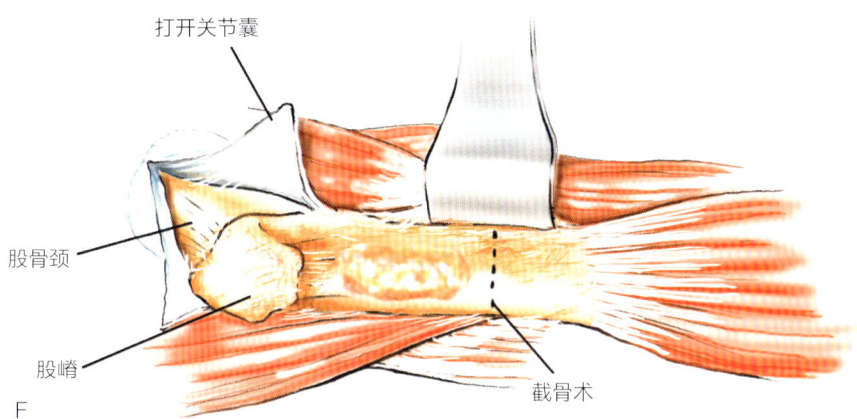

打开关节囊
股骨颈
股嵴
截骨术

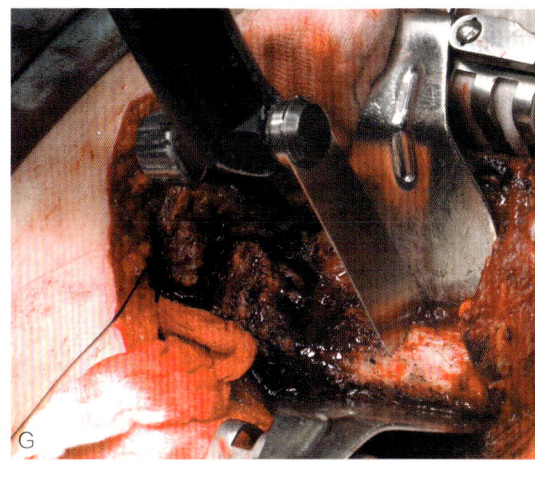

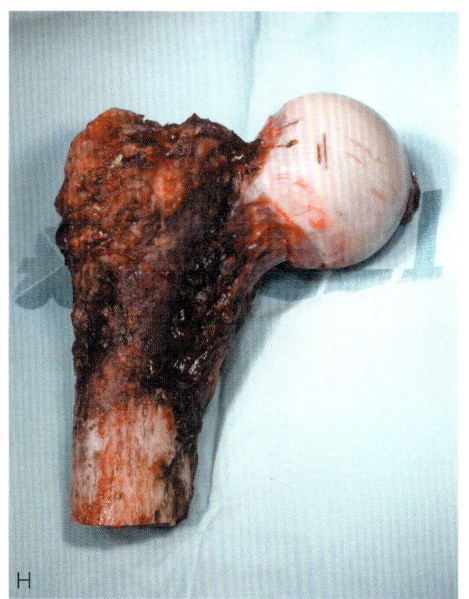

技术图3（续） E. 切断臀中肌并从其附着部位大转子处翻开。F、G. 关节囊被打开，股骨头从髋臼分离，其内侧没有肌肉附着，并且在转移瘤水平以下进行了截骨术。H. 关节内切除的股骨近端的手术标本。

机械重建

- 重建从打入髓内钉开始,当确定适当的位置和长度时,部分撤回髓内钉,将髓腔内填满骨水泥(技术图4A)。随后将髓内钉打入髓腔,并置入交锁螺钉(技术图4B、C)。同样也可使用侧方钢板和动力滑动螺钉进行固定。当切除近端股骨后,使用骨水泥型肿瘤假体进行重建(技术图4D)。

软组织重建和切口关闭

- 将股外侧肌固定于原先的股骨外侧(技术图5A)。
- 如果进行了假体重建,可使用3 mm的涤纶线收紧假体颈部的残存关节囊,从而提供即刻的稳定性。
- 通过将外旋肌向近端旋转并缝合到关节囊的后外部以加强关节囊的强度。残存的外展肌固定到假体外侧的金属圈上,并在小转子水平将腰大肌固定到假体的内侧部(技术图5B)。
- 将上述两块肌肉固定到假体上,以获得稳定的平衡是非常重要的。
- 随后关闭切口并留负压吸引。患者被置于平衡的悬吊体位或髋关节上抬屈曲20°行胫骨结节牵引。外展枕的使用可以用来矫正体位。

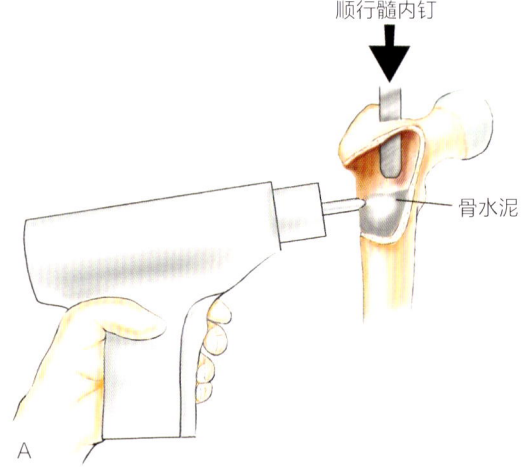

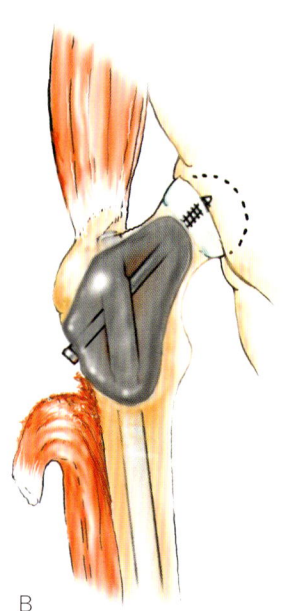

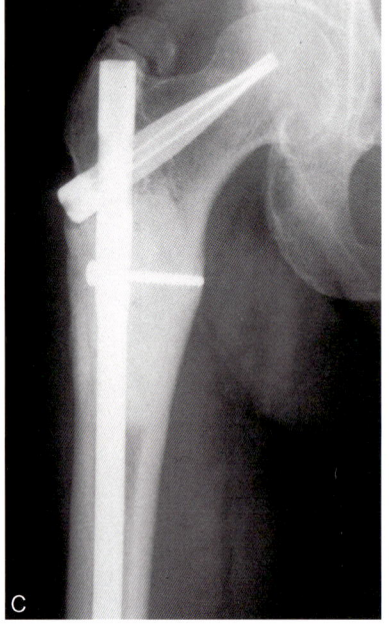

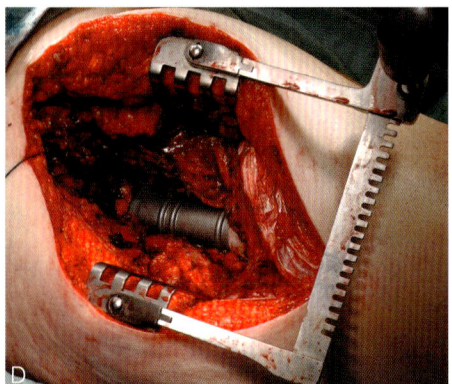

技术图4 A. 确认髓内钉的位置后,将其部分拔出,并用骨水泥完全填充肿瘤腔。B、C. 在用骨水泥填满空腔后,将髓内钉推回到髓管中,并用互锁螺钉固定。D. 在股骨近端切除后,使用骨水泥假体进行重建。

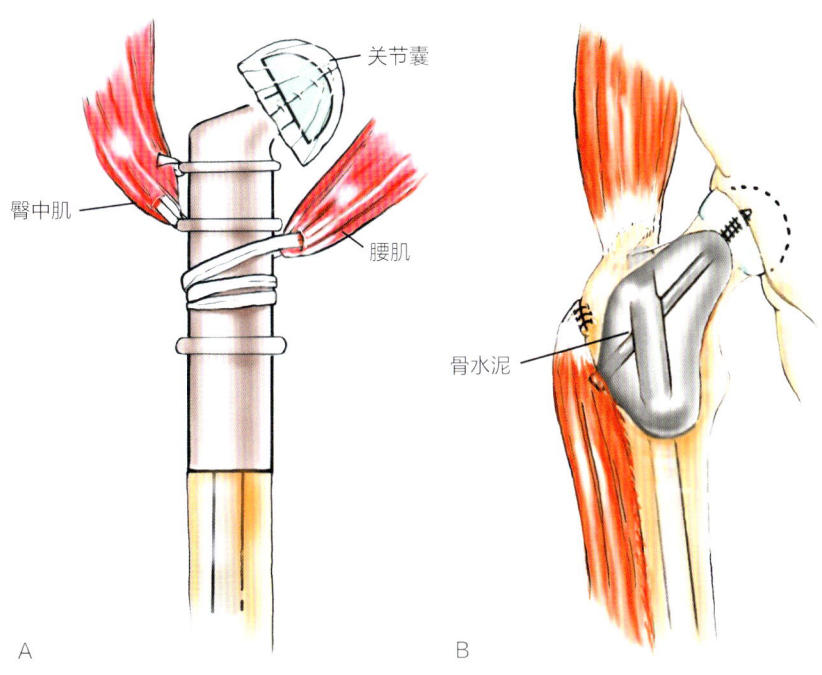

技术图5　A. 股外侧肌的起点重新连接到股骨嵴。B. 将剩余的关节囊缝合在假体头部至颈部周围。臀中肌和腰大肌分别重新附着到假体的外侧和内侧。

股骨干

体位及切口

- 患者取仰卧位，患侧臀部垫高，手术床向医生侧倾斜30°。
- 对于外侧骨皮质破坏的股骨干病灶，一般以病灶为中心，取大腿前外侧纵行切口。水平位于股直肌和股外侧肌之间（技术图6）。

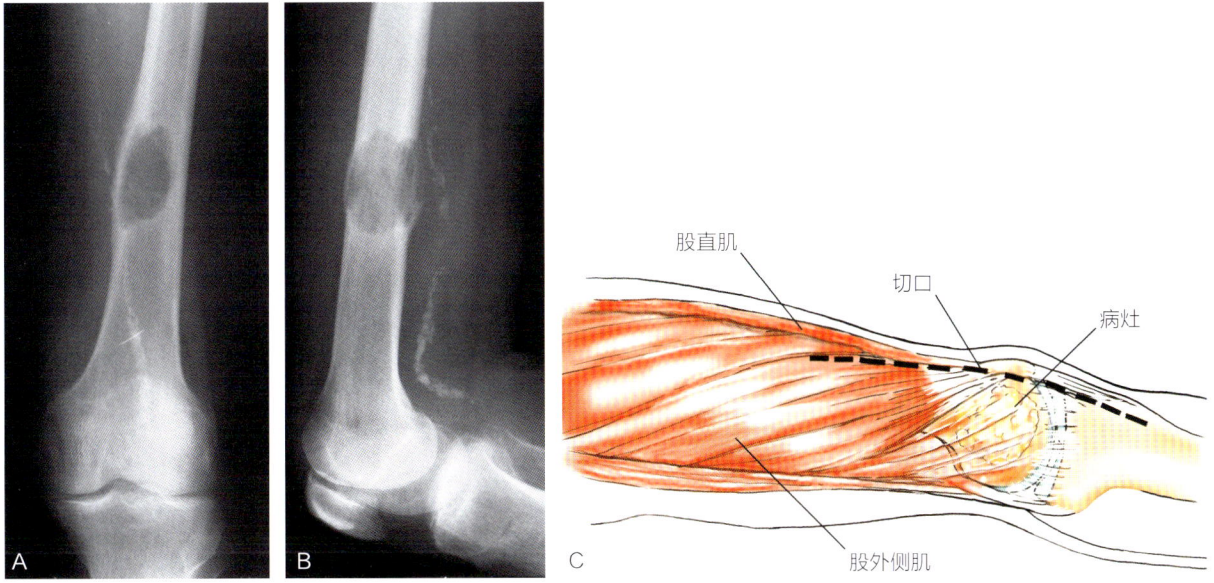

技术图6　A、B. 前后平片显示由于转移性肿瘤，股骨干即将发生骨折。C. 在股直肌内侧血管交界处做纵向前内侧切口。

- 对于内侧骨皮质破坏的股骨干病灶，采用相似的大腿前内侧纵行切口。切口位于股直肌和股内侧肌之间。

暴露

- 打开股直肌和骨外侧肌之间的间隙，牵开肌肉，暴露覆盖股骨干的股中间肌。劈开股中间肌，暴露股骨干，并将牵开器放置于股骨干后侧（技术图7）。
  - 该入路允许广泛暴露病变骨骼，同时对覆盖的肌肉损伤较小。
- 在病灶处取纵椭圆形骨窗。

肿瘤切除

- 用刮匙将肿瘤大部分刮除（技术图8A、B）。切除应细致，在髓腔内只留下只能在显微镜下观察的病灶，然后是用高速磨钻对肿瘤壁进行打磨（技术图8C、D）。

机械重建

- 根据病灶在股骨干的位置，选择顺行或逆行髓内钉进行重建。
- 当确定适当位置和长度时，部分撤回髓内钉，将瘤腔内注满骨水泥（技术图9）。
- 随后将髓内钉推入髓腔，并上交锁螺钉。

软组织重建和伤口闭合

- 沿股骨干肌肉放置引流管，并将股外侧肌缝合到股直肌。

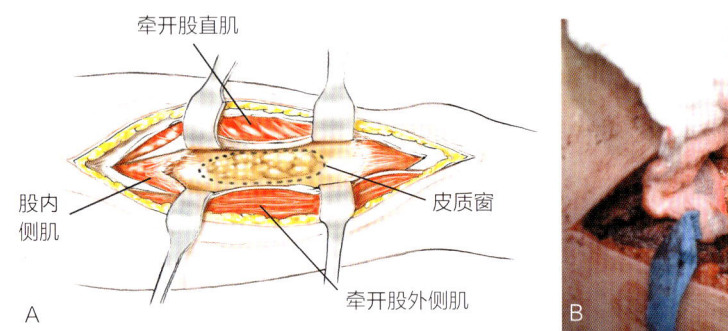
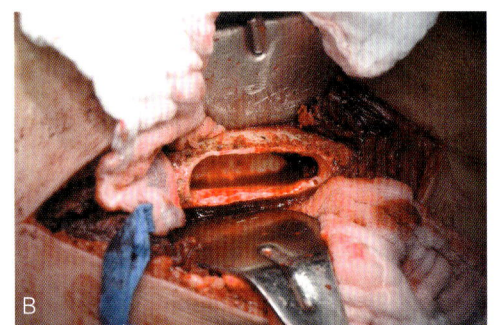

技术图7 打开股直肌和股内侧肌之间的间隔后可见肿瘤。股中间肌被分开以暴露出下面的皮质，并做一个椭圆形的骨窗。

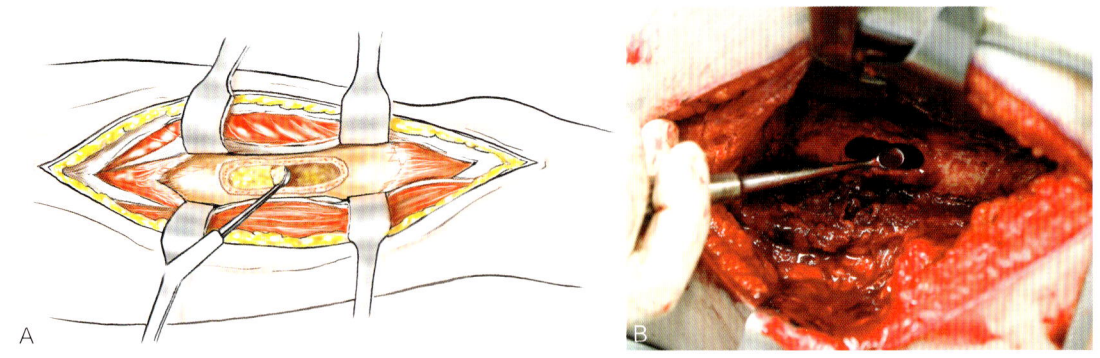

技术图8 A、B. 用刮匙刮除所有肿瘤。

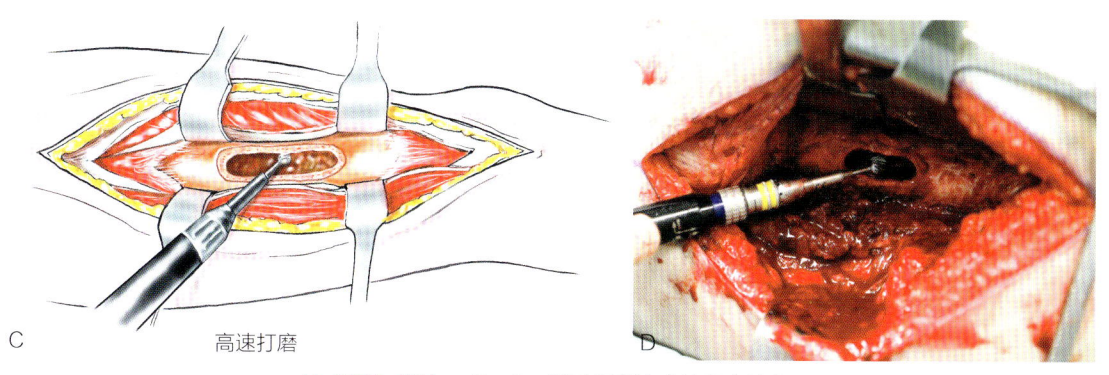

技术图8（续） C、D. 然后用高速磨钻打磨腔内。

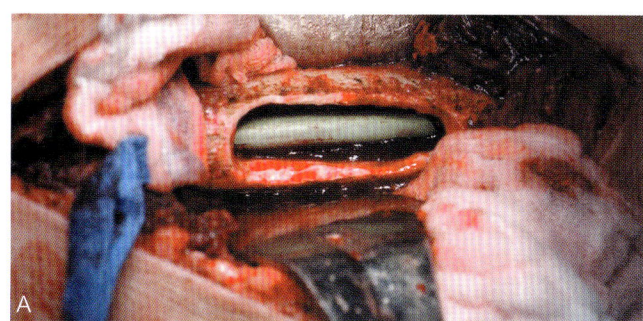
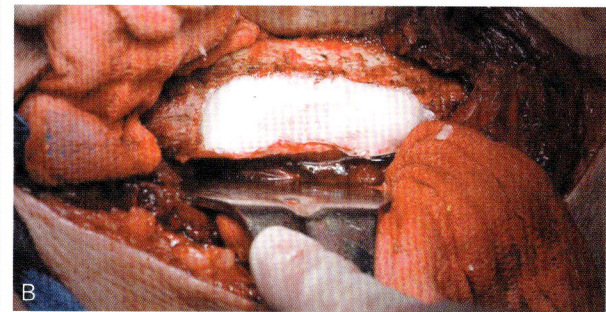

技术图9 置入了髓内钉并确认适当的定位。然后将钉子部分拔出，肿瘤腔完全用骨水泥填充，然后在骨水泥中再次插入钉子，并用互锁螺钉固定。

股骨远端

切口和体位

- 患者取仰卧位，患肢屈膝30°。

- 内侧髁病灶行大腿远端前内侧纵行切口，沿股直肌和股内侧肌间隙，止于髌骨内侧边缘上1 cm处（技术图10）。
- 外侧髁病灶使用前外侧类似切口，沿股直肌和股外侧肌间隙至髌骨外侧。

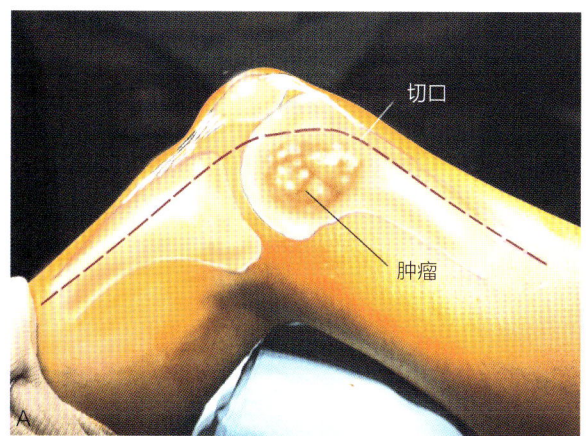
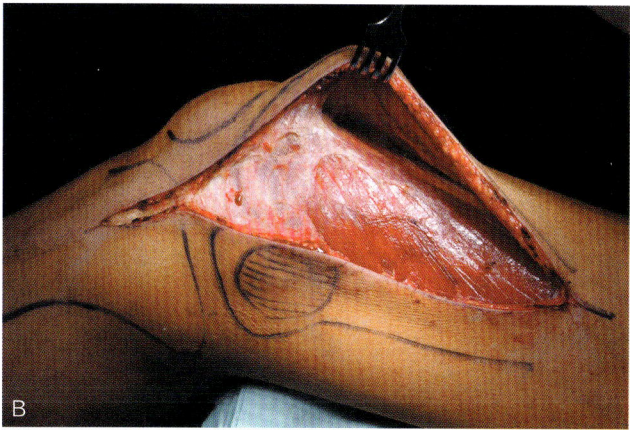

技术图10 在股直肌与股内侧肌交界处水平面上，距髌骨内侧缘1 cm处，沿大腿远端前内侧方向做纵向切口暴露内侧髁病变。

暴露

- 打开股内侧肌和股直肌远端间隙,剥离股内侧肌到股四头肌肌腱止点及髌骨和关节囊(技术图11A、B)。
- 股内侧肌向后牵开,暴露下方的股中间肌及股骨远端(技术图11C、D)。
- 股骨外侧髁病灶采用相似的分离方式,将股外侧肌向后牵开。这种入路暴露范围广,并最大可能地保护覆盖骨的肌肉。
- 在病灶处开一个纵椭圆形的骨窗。

肿瘤切除

- 用刮匙刮除大体肿瘤(技术图12A、B),刮除应细致,只能留下显微镜下可视的病灶。随后应用高速磨钻打磨瘤壁(技术图12C、D)。
- 进行股骨远端切除术时,腓肠肌内侧头从股骨远端的起源处脱离,露出腘窝。然后通过结扎和横切膝周血管形成腘血管与股骨后部之间的间隔(技术图12E、F)。沿其前内侧边界打开关节囊,并去除韧带和半月板(技术图12G)。
- 术前影像学检查确定股骨截骨的适当位置(距离股骨肿瘤近端1~2 cm处,适用于一般股骨转移病灶)(技术图12H~J)。随后行胫骨截骨,以使用胫骨假体组件。垂直于胫骨的长轴截骨,并且以与标准膝关节置换术相同的方式进行,截去大约1 cm的骨头。

机械重建

- 使用髓内钉加髁钢板可达到最佳稳定性,应为首选(技术图13A~C)。
- 切除股骨远端后,使用骨水泥肿瘤假体重建(技术图13D~F)。

软组织重建及关闭切口

- 沿股骨干肌肉放置引流管,将股内侧肌缝合在股直肌上,并将其止点缝合在股四头肌和髌骨上,并上拉内侧腓肠肌将其缝合在股内侧肌上(技术图14)。

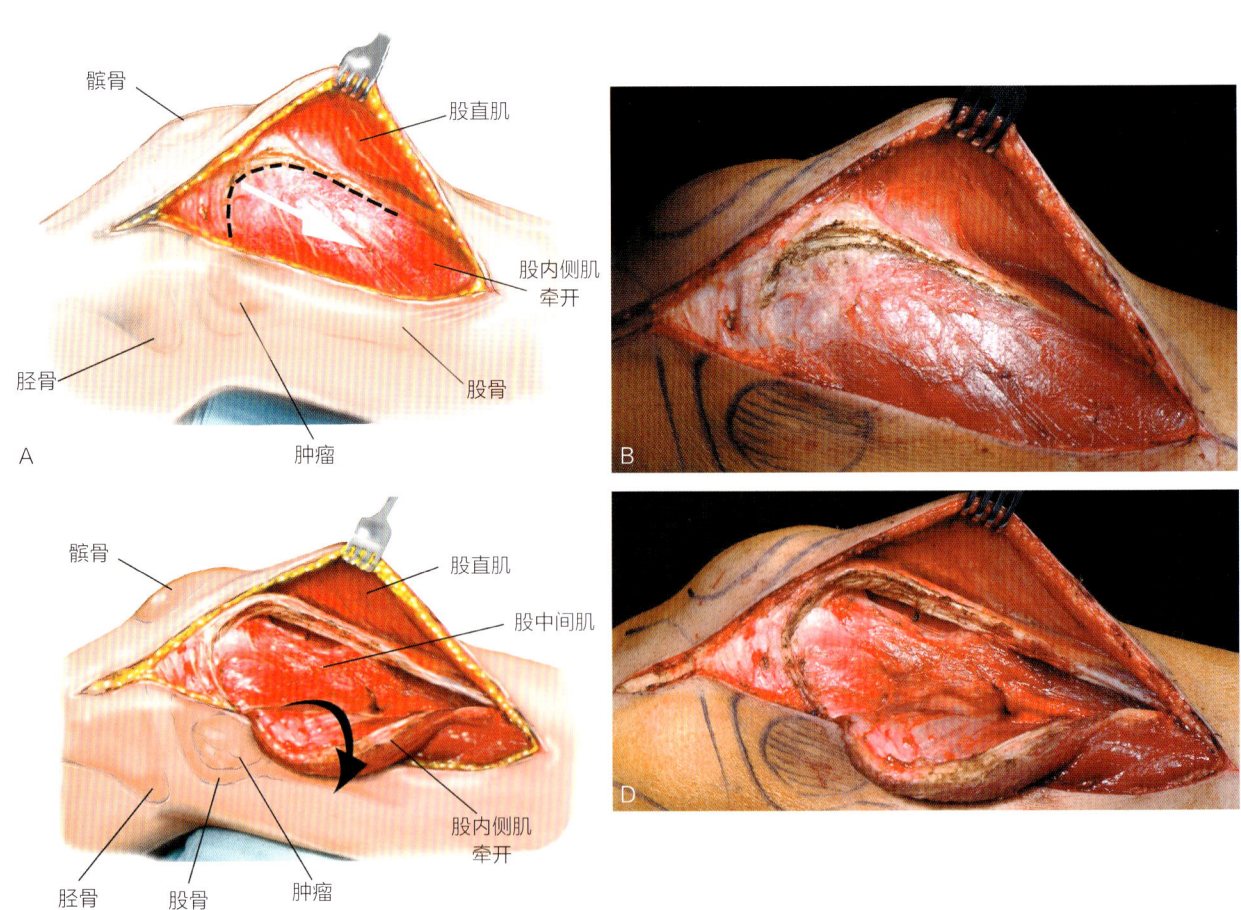

技术图11 A、B. 将股内侧肌从其与股直肌的连接处分离,并插入股四头肌肌腱、髌骨和关节囊。C、D. 股内侧肌后缩,暴露股中间肌和股骨远端。

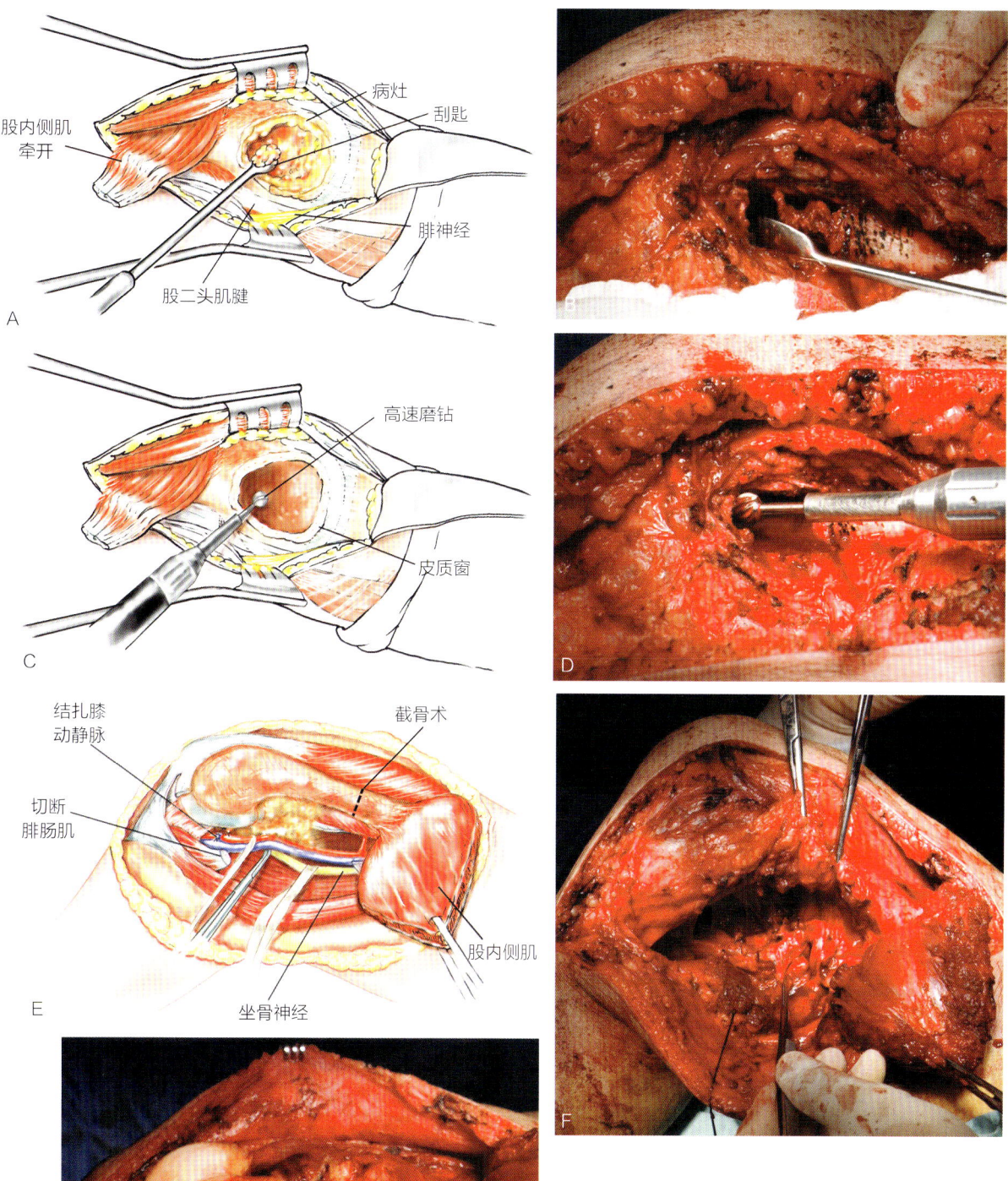

技术图 12　A、B. 用刮匙刮除肿瘤。C、D. 刮除肿瘤后，在肿瘤腔壁上高速打钻。E、F. 腓肠肌内侧分离并翻开，露出腘窝。通过结扎和切断膝状血管来暴露股骨后部。G. 关节囊从股骨周围打开。

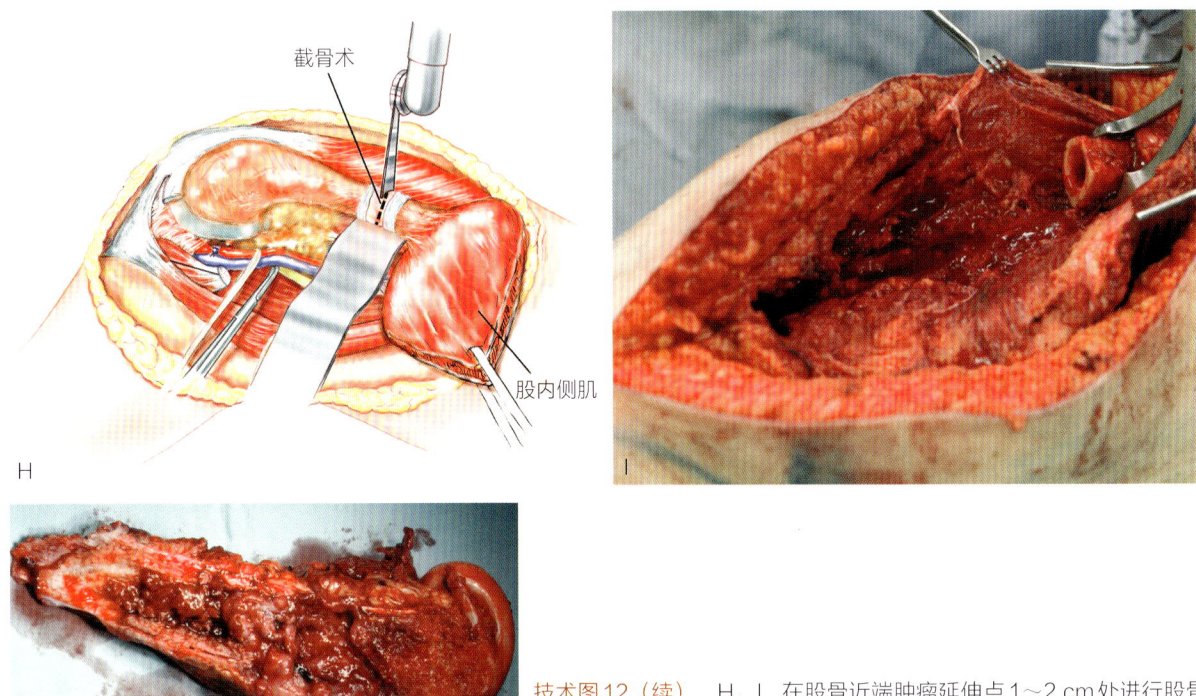

技术图12（续） H、I. 在股骨近端肿瘤延伸点1～2 cm处进行股骨远端截骨术。J. 手术标本。

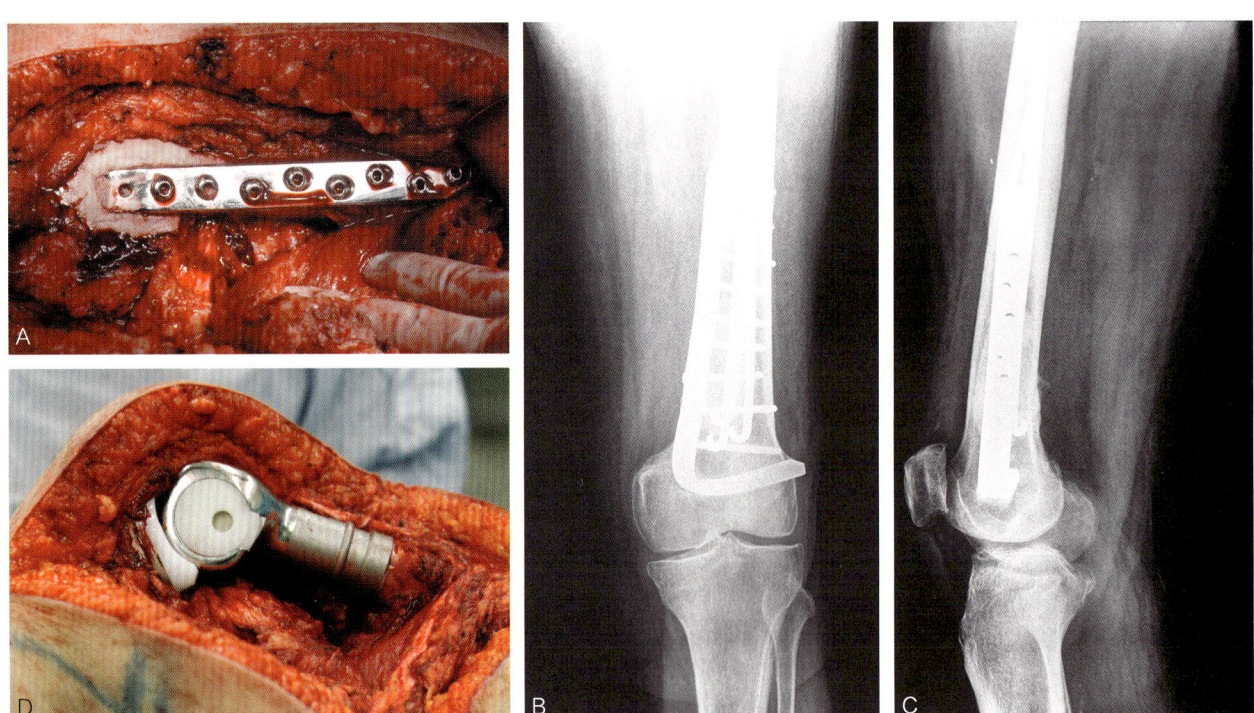

技术图13 A～C. 使用骨水泥髓内钉和髁钢板重建干骺端病变，其中剩余的皮质可以包围固定装置。

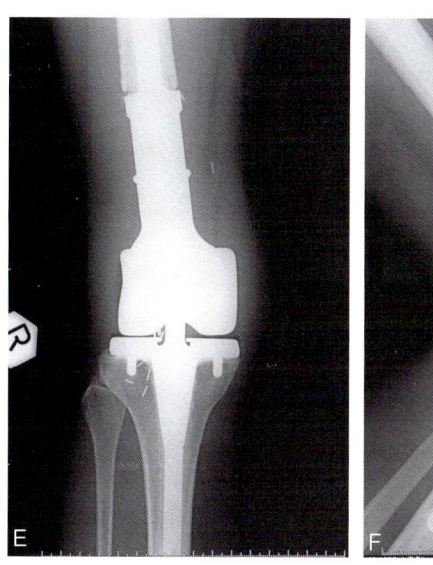
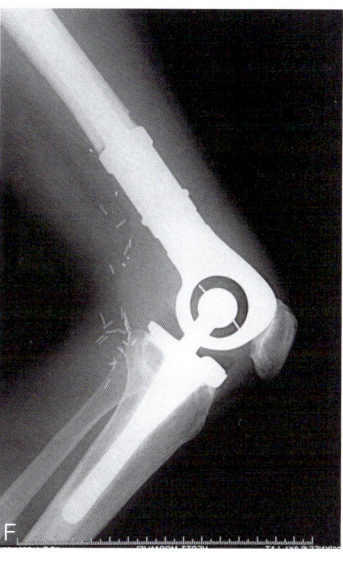

技术图 13（续） D~F. 使用骨水泥肿瘤型假体在股骨远端切除后重建骨缺损。

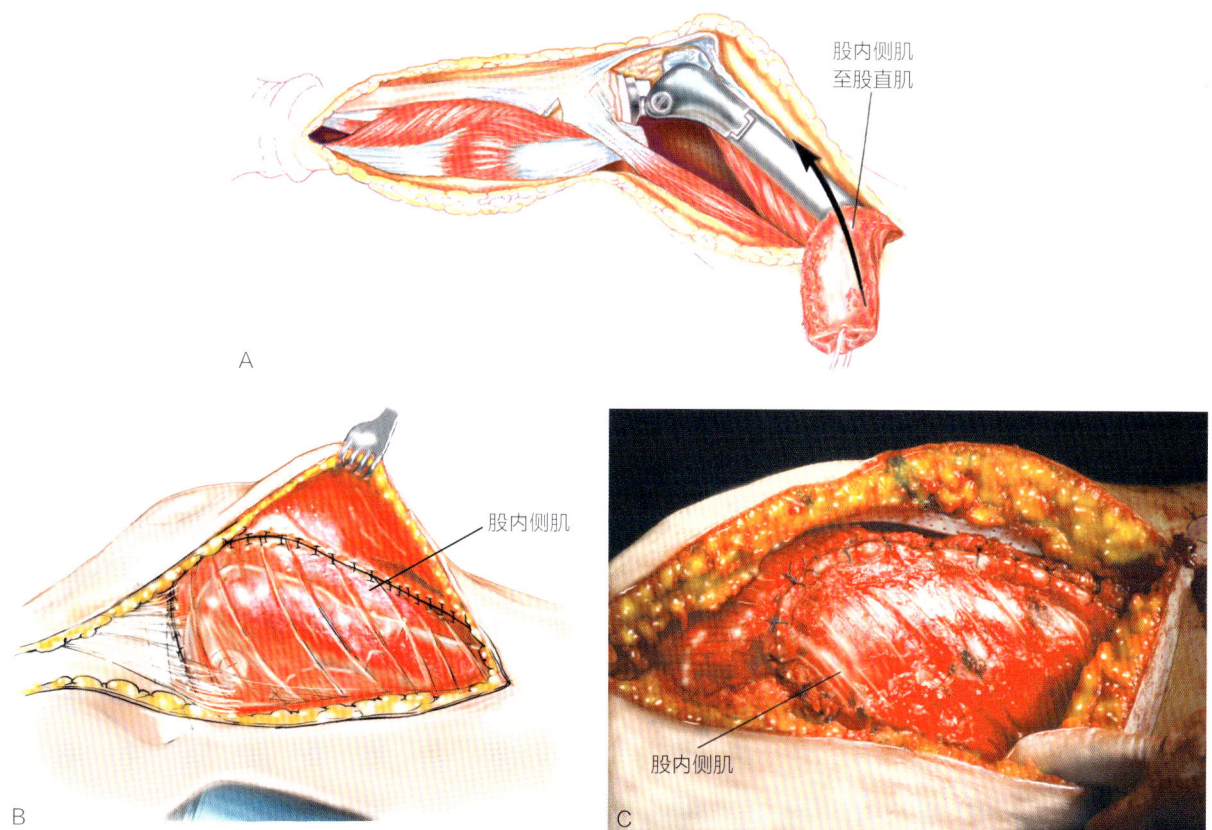

技术图 14 股内侧肌与股直肌缝合，其插入点沿股四头肌和髌骨。腓肠肌内侧头被拉起并缝合到股内侧肌。

要点与失误防范

股骨近端	• 根据股骨全长片:手术医生决定行肿瘤刮除术,还是瘤段切除及假体重建术 • 广泛暴露瘤腔,在皮质适当的位置开窗 • 仔细刮除肿瘤和打磨骨皮质 • 用内固定及骨水泥填塞瘤腔 • 近端股骨切除:运用水泥型关节假体重建,缝合关节囊,复位臀中肌和腰大肌 • 早期下床活动及关节活动度锻炼,允许负重
股骨干	• 通过股直肌和股外侧或内侧肌之间的间隙暴露 • 广泛暴露瘤腔,在皮质适当的位置开窗 • 仔细刮除肿瘤和打磨骨皮质 • 用内固定及骨水泥填塞瘤腔 • 早期下床活动及关节活动度锻炼,允许负重
股骨远端	• 通过股直肌和股外侧或内侧肌之间的间隙暴露 • 广泛暴露瘤腔,在皮质适当的位置开窗 • 仔细刮除肿瘤和打磨骨皮质 • 用内固定及骨水泥填塞瘤腔 • 当股骨远端切除后,分离腓肠肌起点暴露腘窝 • 用骨水泥肿瘤假体完成重建 • 早期下床活动及关节活动度锻炼,允许负重

术后处理

股骨近端

- 连续引流3～5日,围手术期持续静脉使用抗生素直到拔除引流管,如行肿瘤刮除术,康复训练应包括早期的被动及主动的髋关节活动以及非受限的负重步行。
- 切口愈合后,通常是术后3～4周,患者应进行辅助放疗,但对近端股骨切除并行假体重建的患者并不常规要求进行辅助性放疗。
- 如进行假体重建,患肢应放置于平衡的悬吊体位至少5天。关节置换患者术后活动,如常规全髋置换,不管有无外展支架,在耐受情况下负重应谨慎,需到6周后。

股骨干

- 连续引流3～5日,围手术期持续静脉使用抗生素直到引流管拔除。
- 康复主要包括早期下床负重锻炼及关节活动度锻炼。
- 通常在术后3～4周伤口愈合后,可行新辅助化疗。

股骨远端

- 连续负压吸引3～5日,围手术期持续静脉使用抗生素治疗直到引流拔除。如果肿瘤清除干净,康复主要包括早期下床负重及被动主动膝关节活动。
- 当伤口愈合后,通常术后3～4周时间可行新辅助化疗治疗。对于股骨远端切除的病例,术后下肢抬高3日,直到第1次术后伤口检查以防止伤口水肿。可以直接将膝关节制动2～3周,以允许皮肤愈合,直到伸膝功能恢复。
- 在这段时间里,允许肌肉等长收缩练习及负重。辅助放疗并不常用于股骨远端切除并行假体重建的患者。

预后与并发症

- 对于假体置换,转移性骨病功能预后和并发症与原发性骨肉瘤的结果没有区别(见本部分第25章和26章)[2-5,8]。因为大多数转移性骨病的患者生存期较短,长期的并发症如无菌性松动、聚乙烯组件下滑和假体疲劳性骨折较为罕见。
- 骨转移患者真正需要注意的是肿瘤的局部复发和重建失败,应仔细切除肿瘤,正确选择和使用固定装置和辅助放疗,使这些并发症尽可能少出现。局部复发和重建失败在患者中占比小于5%。

(宋飒 译,徐铮宇 杨庆诚 审校)

参考文献

[1] Aaron AD. Treatment of metastatic adenocarcinoma of the pelvis and the extremities. J Bone Joint Surg Am 1997;79A:917-932.

[2] Bickels J, Meller I, Henshaw RM, et al. Reconstruction of hip joint stability after proximal and total femur resections. Clin Orthop Relat Res 2000;375:218-230.

[3] Bickels J, Wittig JC, Kollender Y, et al. Distal femur resection

with endoprosthetic reconstruction: a long-term followup study. Clin Orthop Relat Res 2002;400:225-235.

[4] Capanna R, Morris HG, Campanacci D, et al. Modular uncemented prosthetic reconstruction after resection of tumours of the distal femur. J Bone Joint Surg Br 1994;76B:178-186.

[5] Dobbs HS, Scales JT, Wilson JN, et al. Endoprosthetic replacement of the proximal femur and acetabulum. J Bone Joint Surg Br 1981;63B:219-224.

[6] Harrington KD. Impending pathologic fractures from metastatic malignancy: evaluation and management. AAOS Instr Course Lect 1986;35:357-381.

[7] Harrington KD, Sim FH, Enis JE, et al. Methylmethacrylate as an adjunct in internal fixation of pathological fractures. J Bone Joint Surg Am 1976;58A:1047-1055.

[8] Kawai A, Muschler GF, Lane JM, et al. Prosthetic knee replacement after resection of a malignant tumor of the distal part of the femur: medium to long-term results. J Bone Joint Surg Am 1998; 80A:636-647.

第36章 足和踝关节截肢：跖列切除术和跖跗关节（跟骰关节）

Foot and Ankle Amputations: Ray Resections and Lisfranc/Chopart

Braden J. Criswell, Yvette Ho, Martin M. Malawer, and Loretta B. Chou

背景

- 由于足部功能和解剖的独特性，足部恶性肿瘤的治疗对骨肿瘤专科医生来说是个巨大的挑战。
- 在足部，骨与软组织是结构和功能的统一。此外，足的各个骨筋膜间室之间，其神经血管束相互交通。由于这些骨性结构和软组织结构承担着足的稳定性，况且还有各个间室之间复杂的交织关系，想要对足进行结构性的完整切除（大范围局部切除术）是困难的。足的恶性骨肿瘤很少见，跖趾关节以远的恶性骨肿瘤更少见[5,9,12,14,17,18]。这些肿瘤许多往往需要截肢来治疗。
- 图1A显示了所有解剖结构的分布，图1B显示了良恶性病例的分布，图1C显示了所有手术类型的分布。
- 在本文第一作者所经历的153例足和踝关节肿瘤中，有31例进行了截肢（图1C）。幸运的是，跖趾关节以远的肿瘤能够通过对跖趾关节的截肢进行治疗，而这种治疗只会对足功能造成很小的破坏。唯一的例外是第1跖列的切除，它在步态周期中脚尖离地的时候，承受了50%的体重。因此，尽可能多地保存近节趾骨对保全这一重要的结构十分重要。

解剖

- 足从本质上来说是一个三点支撑的"三脚凳"结构，因此可以适应直立行走的要求。"三脚凳"主要由第1~5跖列和跟骨组成，与弓形的中足骨性结构共同达到内在和外在的稳定性。
- "三脚凳"主要由第1~5跖列和跟骨组成，与弓形的中足骨性结构共同达到其内在和外在的稳定性。由于这个原因，切除第1和第5跖列会明显改变足的功能，尤其是切除第1跖列。在切除第1跖列后，负荷转移到第2跖骨上，使足在结构上不能有效地支撑体重，从而导致转移性跖痛。
- 如果合理运用矫形支具，诸如将内侧足跟部分楔形垫高，使受力转移至更外侧；或者使用跖骨垫板，使外侧跖骨之间的负荷分布更为均匀，也许可以缓解这一足部结构改变带来的症状。第5跖列切除后的处理相对简单，可以通过在足跟外侧垫高，使负荷内移来解决。
- 中间跖列的切除不会导致严重的功能缺陷，外观也是可以接受的；唯一的结果是前足缩窄，这很容易通过改动鞋来弥补。
- Lisfranc关节是连接跗骨与跖骨的关节。在这一水平行截肢术将保留背屈肌和跖屈肌。截肢水平后足部功能与鞋子大小修改和前脚垫填充物高度相关。如果跖骨基部可以通过经跖骨切断术保留下来，那么功能结果就会得到改善。
- Chopart关节也称为跗横关节。它包括跟骰关节和距跟关节。在这一水平截肢保留了跖屈肌群，但牺牲了背屈肌群，往往导致马蹄足样挛缩畸形。
  - 为了避免这个问题，需使用胫骨前肌。将边缘带有软组织的胫前肌（最好是骨膜）与跗舟骨分离。在距骨的颈部和头部钻一个从背外侧到足底内侧的斜孔。然后，肌腱穿过这个骨通道缝合到自身软组织上。在通道背侧开口附近放置骨锚可加强这种修复。残余足部可以保持最大背伸度（图2）。
- 与Syme截肢相比，Chopart截肢的优势在于保持后足高度。这是一种末端负重的残肢，患者可以在无需鞋子改造或装配假肢的前提下进行短距离活动。

适应证

- 足趾和跖骨肿瘤很少见，足的原发肿瘤，包括骨肉瘤的发生率很低[2,4,14]，足的转移性肿瘤也很少[9,20]。转移性肿瘤原发灶的常见位置是肺、肾和结肠[9]。

跖列切除术

- 趾骨切除术的适应证为肿瘤侵犯了足趾或者跖骨，其中的大部分是良性肿瘤[12]。

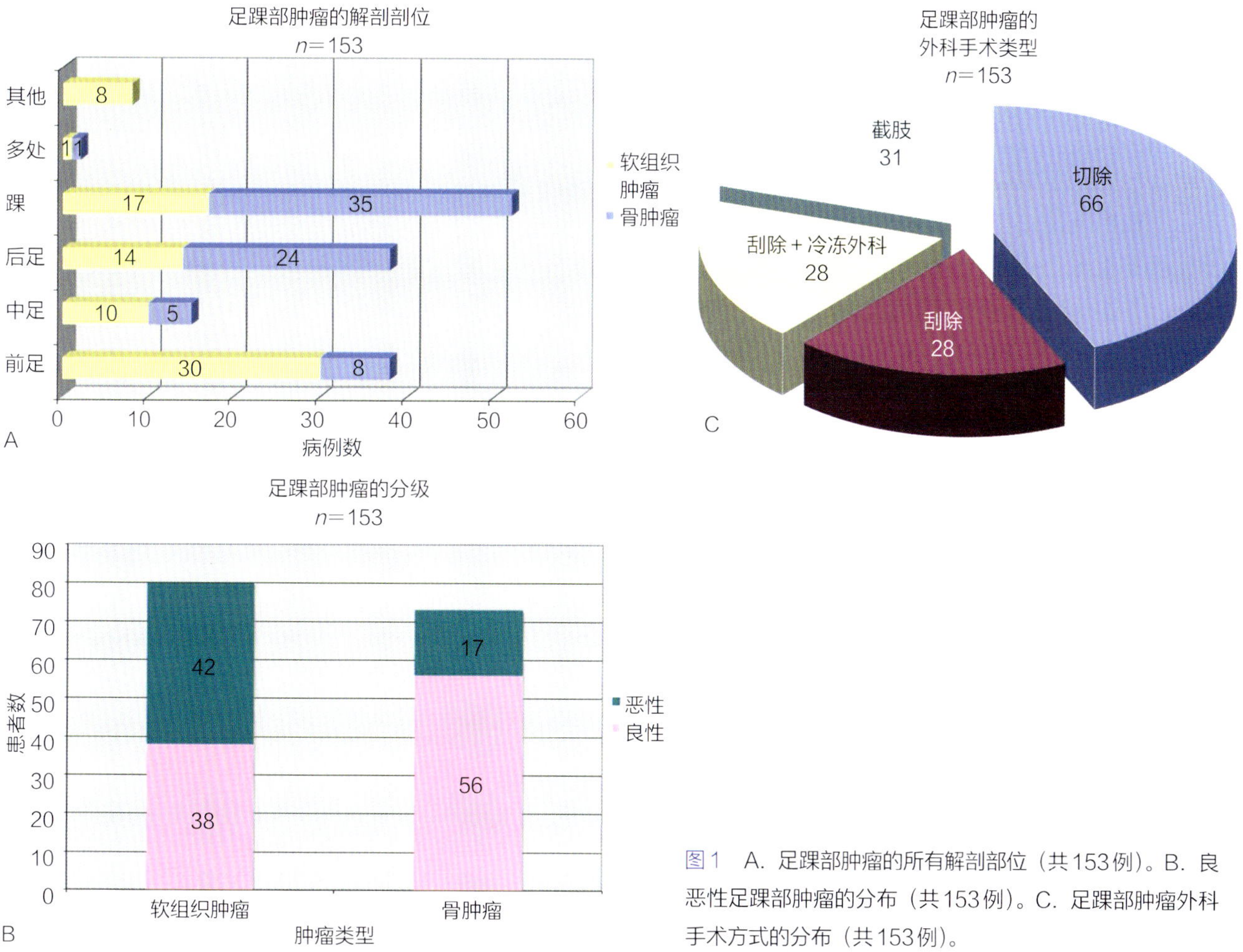

图1 A. 足踝部肿瘤的所有解剖部位（共153例）。B. 良恶性足踝部肿瘤的分布（共153例）。C. 足踝部肿瘤外科手术方式的分布（共153例）。

Lisfranc 截肢术

- 涉及相邻跖骨或多个跖骨第1和第2间隙的扩散性肿瘤（图3）。

Chopart 截肢术

- 扩散至跗跖关节伴有软组织浸润的肿瘤。图4显示的是累及足部多块小骨的软骨肉瘤广泛切除术后的病理标本。

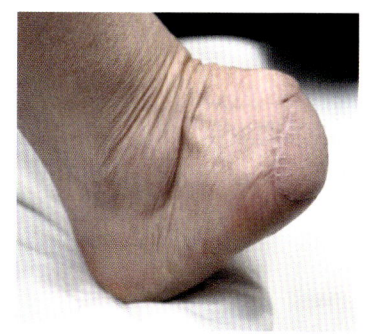

图2 Chopart 截肢术后良好的背屈功能。

病史和体格检查

- 足趾或者跖骨肿瘤的患者表现为疼痛和肿块，肿块可能很小并且生长缓慢。它可能是在外伤后才被发现的。患者可能难以进行负重活动，包括行走和站立。鞋子的穿着，特别是时髦的鞋子，可能是受限的。
- 体格检查（表1）会发现足趾或跖骨部位具有压痛的肿块，可能伴有水肿。如果有感觉神经位于此处，可能会有感觉异常。如果体积很大，可能会运动受限，或有脚和踝关节活动的不适。

影像学和其他诊断性检查

- 手术前的检查应包括足部平片，包括前后位、侧位和斜位。如果累及踝关节，则需拍摄同侧踝关节的前后和踝穴位平片。
- MRI对评估跖骨肿瘤的范围及决定截肢水平非常重要（图5）。它也显示了软组织受累，可以帮助辨别肿瘤是良性还是恶性。

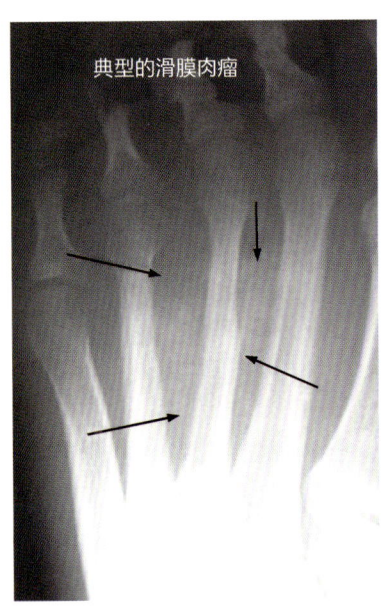
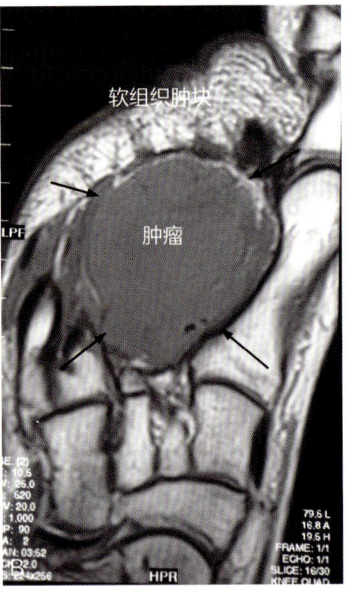
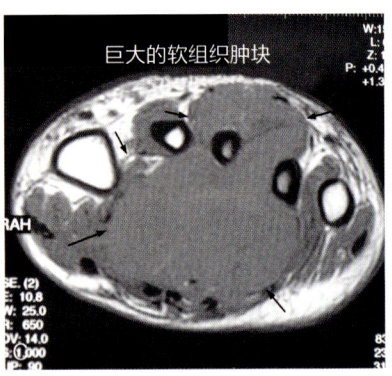

图3 前足滑膜肉瘤。A. 这个患者的X线片显示第2跖骨周围有放射密度改变,这是典型的滑膜肉瘤的影像学表现。B、C. MRI显示巨大的软组织肿块。

手术治疗

- 手术的目的是彻底切除肿瘤获得足够的安全切缘。
  - 图b示一例跟骨骨肉瘤患者,骨肉瘤通常可以广泛切除,但是这例肿瘤仅局限跟骨,且化疗反应好,肿瘤坏死率达到100%,最终,此例患者接受世界首例跟骨假体置换术。
- 一个长的跖皮瓣对于强健的负重残肢很重要。
- 组织的质量比数量更重要[1]。
- 骨性边缘应尽可能光滑并成斜角。以Lisfranc截肢为例,楔骨应打磨成一个圆形轮廓。在Chopart截肢术中,距骨和跟骨轮廓应当被修剪以适合假体。
- 肌肉固定术有助于保护残肢末端。
- 在Chopart截肢手术中,重建胫骨前肌肌腱并插入距骨颈部将有助于防止马蹄挛缩畸形的发生。

术前计划

- 若要达到好的治疗效果,术前计划非常关键。对术前的平片、CT和MRI进行研究,对判断肿瘤侵犯的范围相当有必要(图7)。它们也能显示软组织肿瘤的范围,可能有助于区分良恶性肿瘤[19]。活检结果将会决定截肢的水平。
- 截肢水平是术前计划的重要组成部分。残端的长度和软组织一样重要。必须有足够的皮肤、皮下脂肪、肌肉和肌腱来覆盖骨头的末端。

表1 体格检查

检查	技术	意义
视诊	评估患者下肢(膝盖下裸露)	对两个肢体的检查可以进行比较,以确定异常情况
触诊	对疼痛的肿块或区域轻而深地触诊	评估肿块的压痛程度;评估肿块是活动的还是固定的
关节活动度	观察脚和脚踝的被动和主动运动范围	确定肿瘤是否累及关节
血管检查	触诊足背动脉和胫骨后动脉	评估肢体血管及是否有肿瘤受累
神经检查	评估轻触时的运动强度和感觉	评估肌肉和感觉神经的受累程度

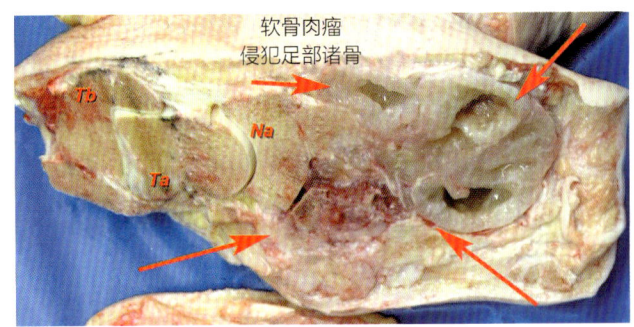

图4 软骨肉瘤可侵犯多个部位。这张照片显示膝下截肢标本,可见足部多个部位受到软骨肉瘤的侵犯。

第36章 足和踝关节截肢：跖列切除术和跖跗关节（跟骰关节） 405

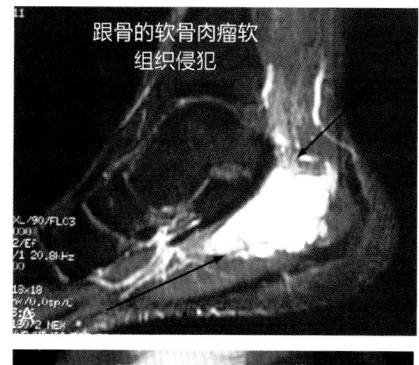
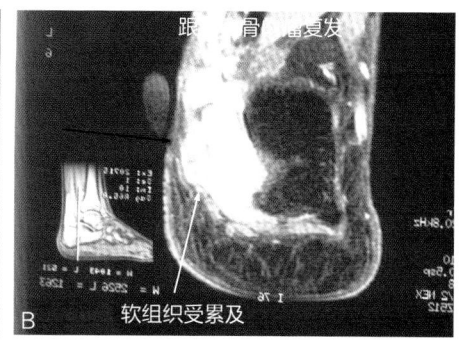
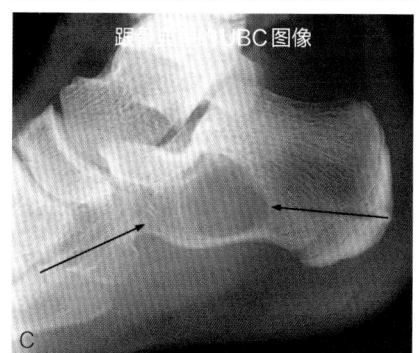
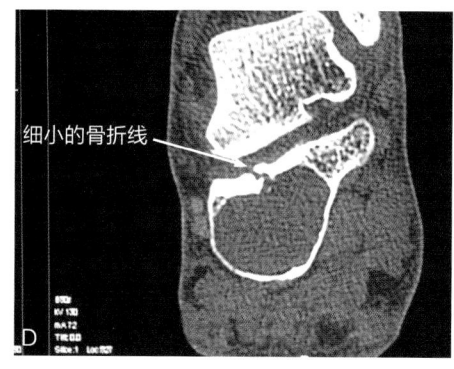

图5 跟骨软骨肉瘤。A、B. MRI显示肿瘤侵犯到软组织。接受低温冷冻手术治疗但复发，最后选择膝下截肢。C、D. 跟骨的UCB。X线片显示了UCB的典型膨胀外观。CT扫描显示更多的骨性结构。采用病灶刮除术、植骨和骨水泥治疗。

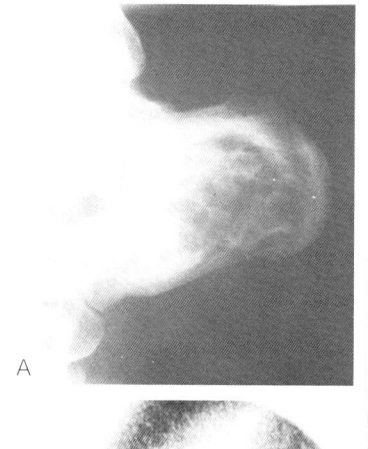
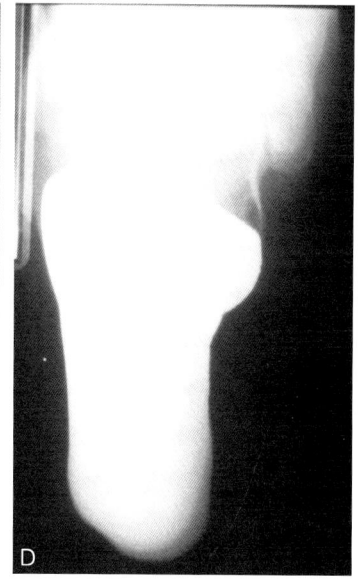
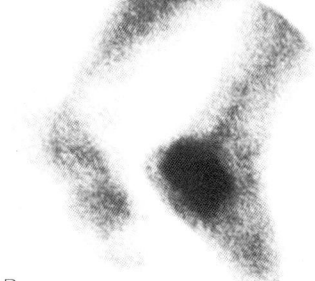
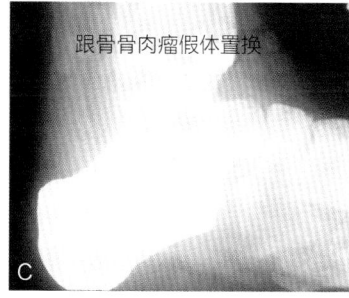

图6 发生在跟骨的骨肉瘤。骨肉瘤是一种侵袭性恶性肿瘤，通常采用广泛切除术治疗，但在这个病例中，肿瘤仅限于跟骨。该患者对辅助化疗反应良好，肿瘤坏死率达100%，是世界上唯一报道的跟骨置换术的病例。侧位片（A）显示膨胀性肿瘤。骨扫描（B）显示孤立性受累。术后10年，患者无肿瘤复发，并且工作和生活正常（C、D）。

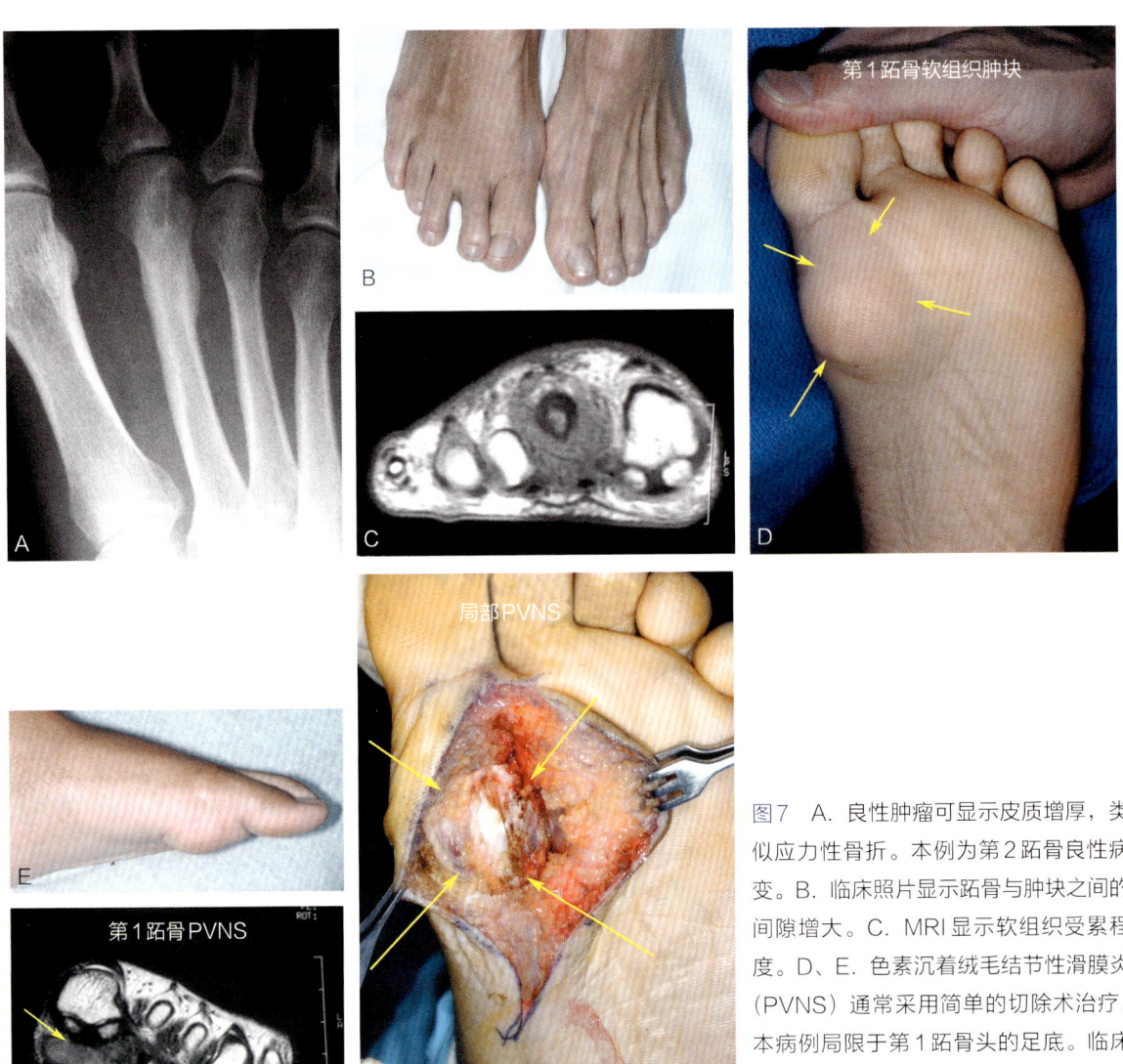

图7 A. 良性肿瘤可显示皮质增厚，类似应力性骨折。本例为第2跖骨良性病变。B. 临床照片显示跖骨与肿块之间的间隙增大。C. MRI显示软组织受累程度。D、E. 色素沉着绒毛结节性滑膜炎（PVNS）通常采用简单的切除术治疗。本病例局限于第1跖骨头的足底。临床照片显示肿块。F. MRI显示软组织受累。G. 术中照片显示肿瘤切除。

体位

- 患者在手术台上仰卧位。
- 大腿上止血带，内衬以足够的棉垫，比如Webril。
- 在同侧髋部坐骨切迹的下方进行垫高，限制手术中下肢外旋。

入路

- 需手术前计划好手术方法。确保保留尽可能多的足底部皮肤，因为该处皮肤更厚且有特殊的足脂肪垫，特别适合负重。
- 在受累及的趾骨背侧纵向切开，切开方向与趾骨方向一致。
- Lisfranc和经跗骨截肢术采用足中部切口，术中采用足底的长肌瓣，此方法与Chopart截肢术相同。足底的皮肤较厚，有特殊的趾骨脂肪垫来支撑残端负重。

跖列切除术

- 在跖列切除术中,先做一个足背纵切口,切口与受累的跖骨共线。在跖趾关节处,切口以弧形的方式向关节周围足底延伸(技术图1)。
  - 这部分结构将在随后用来重建相邻趾间的皮肤。
- 分离位于皮肤下方的感觉神经,向远端牵拉后用锐刀切断,在近端于跖趾关节附近切断伸肌腱。
- 辨认伴随血管束走行的趾总神经。如血管神经束受累或与肿瘤的假性包膜粘连,则需在近端进行结扎。在近端切断蚓状肌和骨间肌,暴露跖骨基底部。如可能,最好保留跖骨基底部,因为这样不会损坏由跖趾关节构成的足弓。
- 用摆锯切断跖骨,或在跖趾关节处将关节脱位并提起跖骨。由近向远端进行切除,分离横断屈肌腱,然后将整个跖骨连同周围软组织(蚓状肌、内在肌和屈伸肌肌腱)一起切除,再向远端和足底进一步分离。在真皮下把跖趾关节关节囊分开,然后移除整个跖列。
- 缝合相邻跖骨头之间的关节囊。在足的内外侧加压、缩小相邻跖骨间的空隙。如用0号不可吸收缝线缝合固定相邻的跖骨关节囊,使跖骨相互靠近,减小相邻跖列之间的缺损,在空腔处放细引流管,在切口远端将引流管穿出。使用3-0的可吸收线间断缝合皮下组织,用4-0的尼龙线间断缝合,关闭皮肤切口。
- 术后厚敷料包扎,通过对相邻跖骨均匀加压来减轻关节囊张力,保持跖骨头相互靠紧。如果伸屈肌肌腱没有被肿瘤侵犯,可以通过跖骨头将它们相互编织在一起,形成将跖骨之间相互拉近的吊带,以保持两个跖骨头之间的紧密关系。

第1跖列切除术并用自体腓骨移植重建缺损

- 在硬膜外麻醉下,沿第1跖骨做切口。前后皮肤筋膜瓣一直延伸至第2跖骨的前后方,且切口的近端部分到达跖趾关节,远端部分延伸到足趾。
- 切除范围包括了第1和第2跖骨间的结构:从第2跖骨沿着跖趾关节向后,然后沿第1跖骨,绕至趾长屈肌肌腱。靠近跖趾关节的近端截断第1跖骨列,移除肿瘤,保留胫骨前肌和腓骨肌肌腱以及胫前血管。
- 取同侧中段腓骨进行重建。测量的跖骨头与内侧楔骨间的距离约为8 cm。在远近两端用两枚小的皮质骨螺钉进行固定,足趾保持在中立位。
- 用纤维蛋白胶将皮松质移植骨骨条放在截骨的远端和近端部分,以帮助止血和促进骨愈合。另外同侧腓骨的中部取切口,在腓骨长肌和比目鱼肌之间切取所需长度的腓骨。牵开肌肉,用电刀松解肌间隔。用线锯切约10 cm的腓骨。冲洗伤口,修复腓骨肌,放引流管。

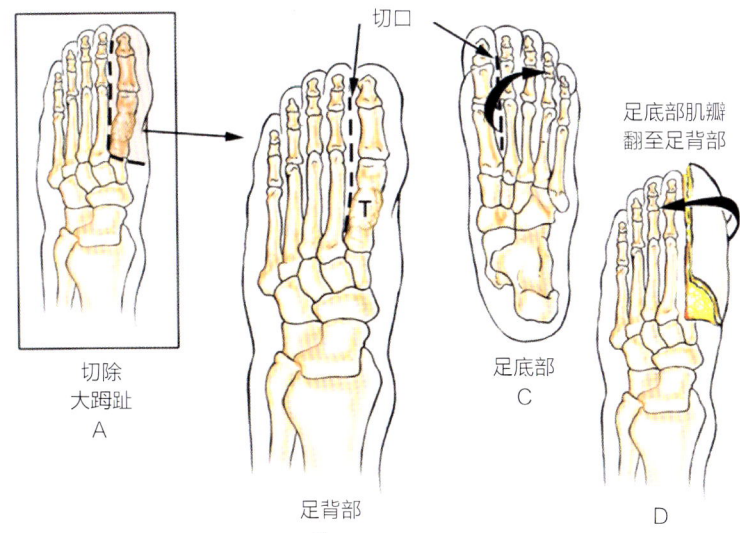

技术图1 A. 跖列切除术中的皮肤切口位置。B. 背侧切口。C. 足底切口。D. 足底皮瓣较长,背侧带以覆盖残端的骨端。

跖趾关节截肢术

- 计划使用更长的足底皮瓣。切口在足背跖趾关节水平处进行。
- 暴露关节,在该水平处切开关节囊、韧带和肌腱。烧灼血管。
- 将足底皮瓣带到背侧,用尼龙缝线修复皮肤。

经跖骨截肢术

- 在跖骨中部或近1/3处进行横向切口,穿过皮肤进入皮下组织(技术图2A)。
- 分离腓神经末梢的皮肤分支。向远端牵拉神经。将神经迅速切断,使其在近端回缩。
- 尽可能保留足背动脉末端分支,以维持与胫后动脉末端分支吻合,从而维持足背动脉和足弓的血供。
- 将伸肌肌腱拉直,最好是屈曲前足,在皮肤切口处迅速整齐离断肌腱,使肌腱近端收缩。
- 将足部放在手术台的中间位置,用摆动锯与垂直方向呈30°角经跖骨头部进行斜切。然后,经背侧作横切口斜穿内侧和外侧脚约45°延伸至跖骨头部水平,然后横穿跖骨近侧,切断皮肤,形成跖侧皮瓣(技术图2B)。
- 首先要找到并分离感觉神经,牵出后迅速切断神经。内侧足底神经的末梢分支也采取同样方式识别出来,足底内侧动脉的末梢分支依次被分离、结扎和离断。
- 通过背屈前足使浅屈肌肌腱和深屈肌肌腱处于紧张状态,通过跖骨截骨将其离断,使其能够近端收缩。不用将伸肌肌腱缝合到屈肌肌腱上。

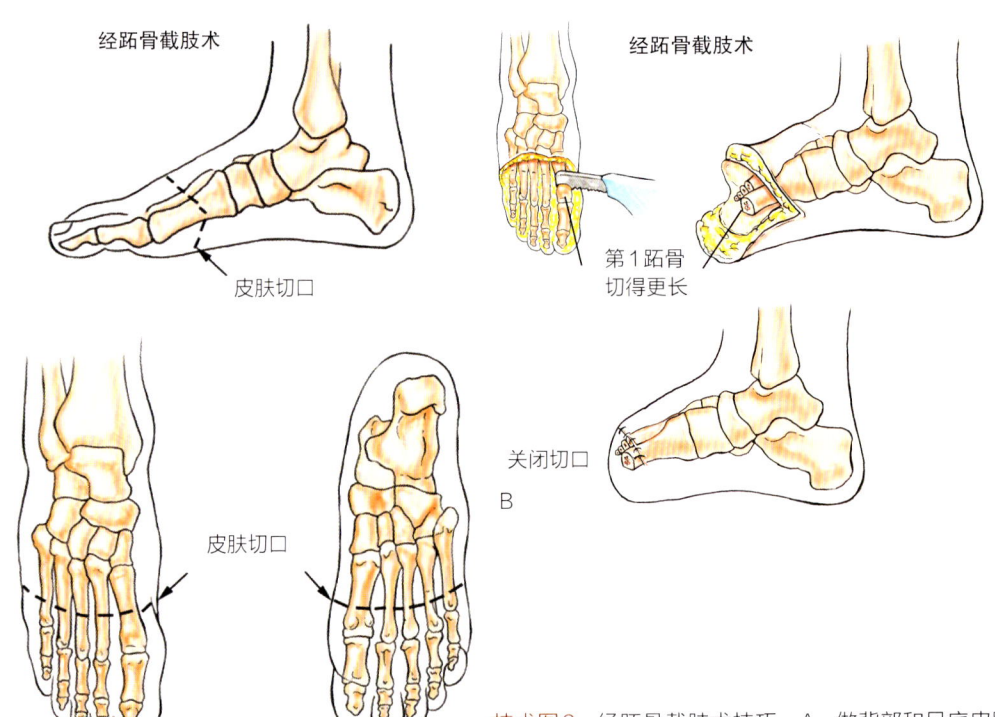

技术图2 经跖骨截肢术技巧。A. 做背部和足底皮肤切口。B. 用摆锯进行截骨。

- 如果肿瘤有明显的足底侵犯,不能使用足底长皮瓣。在这种情况下,最好采用鱼口状切口。为了实现这一点,我们构建了等长的背部和足底皮瓣,并进行了如上所示的相同操作。
- 松止血带放气,仔细止血。不鼓励过度使用电刀来止血,会造成跖部皮瓣的血运不正常。
- 跖部皮瓣应当附着并固定于跗骨,又或者可以将足底筋膜缝合在跗骨骨膜或周围囊膜结构中。
- 用4-0尼龙缝线缝合皮肤。Penrose引流管置于皮瓣的深处,通过切口从内侧或外侧引出。

Lisfranc截肢术

- 在跖骨中部或近1/3处做横向切口,穿过皮肤进入皮下组织。
- 分离腓神经末梢的皮肤表皮分支。向远端牵拉神经。离断神经后,使其在近端回缩。
- 当足背动脉的末梢分支进入第1足背间隙并在足底筋膜中走行时,将其分离并结扎。
- 将伸肌肌腱放在伸展处;最好是跖屈前足,在皮肤切口水平锐性切断肌腱,使残余肌腱近端收缩。
- 将跗跖关节离断,经从背侧做横切口,斜穿过足内外侧,一直45°延伸至远端跖骨水平形成跖侧皮瓣(技术图3A)。
- 首先识别并分离感觉神经,牵出后迅速切断神经。足底内侧神经的末梢分支也应当游离,牵出后锐性离断。
- 识别、结扎和分离足底内侧动脉的末端分支。背屈前足,在跗跖关节位置处牵出深浅屈肌肌腱将其锐性分开,使其近端收缩。不必将伸肌肌腱缝合到屈肌肌腱上。
- 如果肿瘤有明显的足底扩张,不能使用长的跖部皮瓣。在这种情况下,最好采用鱼口状切口。为了实现这一点,我们构建了等长的背部和足底皮瓣,并进行了如上所示的相同操作。
- 松止血带放气,仔细止血。不鼓励过度使用电刀来止血,这会造成跖部皮瓣的血运不正常。
- 跖部皮瓣应当附着并固定于跗骨。又或者可以将足底筋膜缝合在跗骨骨膜或周围囊膜结构中。
- 皮肤用4-0尼龙缝合线缝合(技术图3B),在皮瓣深处放置一个小的引流管,通过切口从内侧或外侧引出。

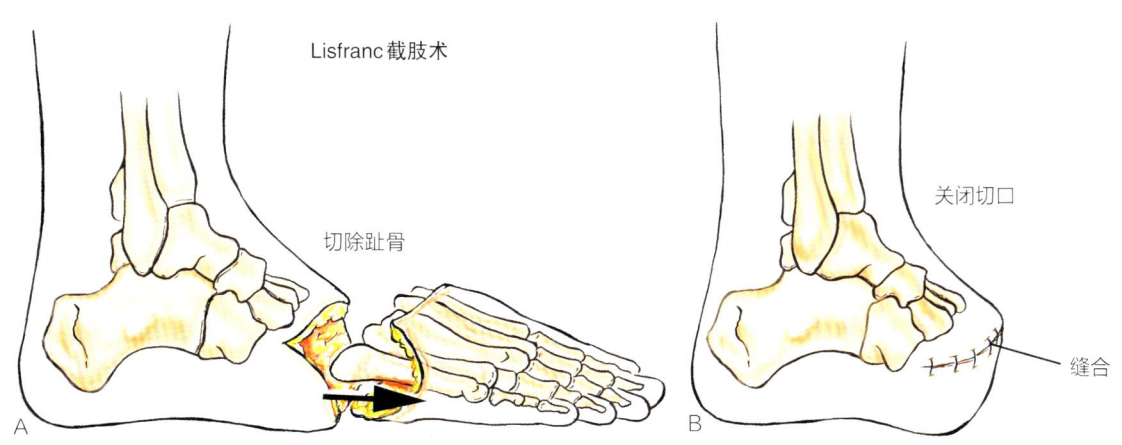

技术图3 Lisfranc截肢术技巧。A. 足背和足底的皮肤切口。足底皮瓣较长,切除跖骨。B. 缝合伤口。

Chopart 截肢术

- 通过位于距舟关节背侧或仅位于距舟关节远端的横向切口进行 Chopart 截肢（技术图 4A）。
- 识别足背动脉和伴随神经。将足背动脉结扎分离，将感觉神经牵拉并锐性切断，使其近端收缩。
- 环形分离距舟关节囊，同时游离胫骨后肌肌腱供以后使用。如上文所述，当肌腱穿过骨间膜，然后用缝合锚钉通过在距骨上钻的孔重新连接到距骨颈部。
- 另一种解决方案是将胫骨后肌肌腱与跟腱内侧部分穿过骨间膜。跟腱随后缝合固定在距骨颈，用于增强胫骨前或胫骨后肌肌腱。跟腱延长也是一种有用的技术，因为它可以减少胫骨前部的压力。由于缺乏前足，跟腱在正常行走中是不必要的。
- 首选长的跖部皮瓣，但如果肿瘤扩散至跖基底部和软组织，则用等长的跖背侧鱼嘴切口。
- 为防止马蹄挛缩，从跗舟骨分离胫骨前肌时，需保留软组织，最好是骨膜。从背外侧到跖内侧方向，在距骨的颈部和头部钻一个斜孔。然后，肌腱穿过骨隧道缝合到自身软组织上（技术图 4B）。在隧道背侧开口附近放置锚钉固定，可加强这种修复。
- 在这个修复过程中，足部残端应保持最大背屈。图 4C 显示了截肢后采用胫骨前路距骨重建后踝关节的体位。功能性 Chopart 截肢需要几个附加步骤。足背部伸肌肌腱转移并延长跟腱，对预防挛缩是至关重要的。
- 离断胫骨后肌肌腱和𧿹长屈肌肌腱和𧿹短屈肌肌腱；除胫骨后肌肌腱用于增强背屈，其余允许残余肌腱近侧收缩。
- 分离、结扎和离断胫后动脉的足底支。皮瓣保持足够的软组织，使其尽可能厚，以防止皮肤失活。
- 如果距骨的头部突出，可以使用摆锯，从与近端的足底远端呈 30° 角，以斜角的方式将该骨的一部分切除。跟骨关节通常是离断的，但如果部分骰骨可以保留，这是首选的。远端距骨和跟骨的外形修复可以减小残肢，有助于假体的安装。
- 足底软组织到背侧软组织的修复作用较差是因为背侧没有坚固的软组织来缝合足底皮瓣。因此，最好使用肌肉固定术，通过在距骨远端和残留骰骨上钻孔，并用 0 号不可吸收缝线将足底筋膜固定在背侧残余骨上。皮下组织用 3-0 可吸收缝线、皮肤用 4-0 尼龙缝线缝合。
- 残余足部必须尽可能保持背屈位。为了实现这一点，我们采用了一种坚固的包扎，将残足近侧到足背远端背侧方向绑定了足部残肢，并对残留的脚施加轻柔而坚固的压力。这种包扎的长度应当小于小腿的近端，保持残存的脚和脚踝处于最大背屈位置，以巩固修复。

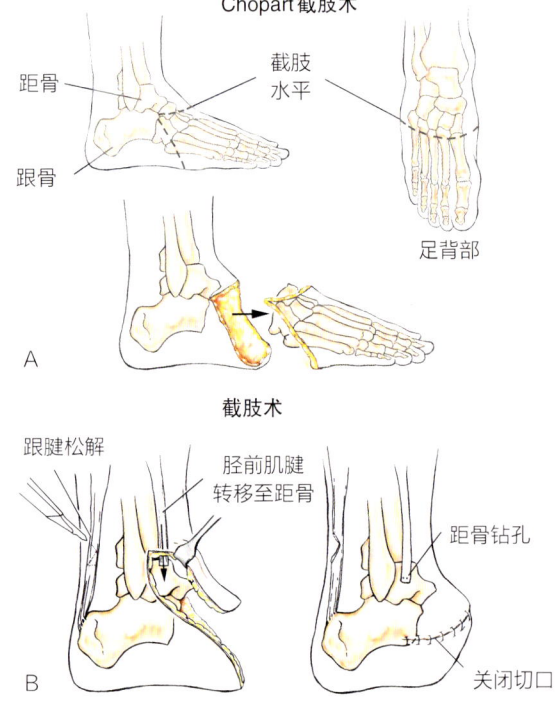

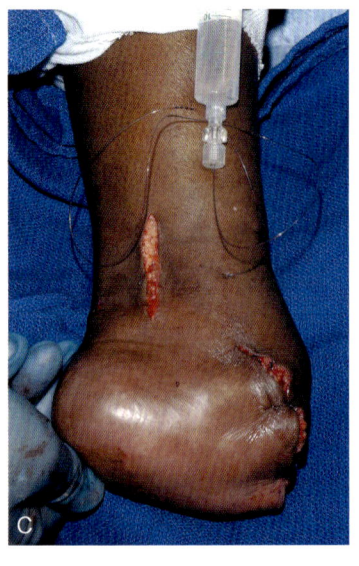

技术图 4 Chopart 截肢术技巧。A. 足背和足底皮瓣的皮肤切口。解剖和切除骨头。B. 通过钻孔将胫骨前肌肌腱连接到距骨颈部。缝合伤口。C. Chopart 截肢术因许多患者出现马蹄肌挛缩而效果不佳。胫骨前肌转移到距骨颈前，可以避免这个问题。该患者还放置了布比卡因导管，用于术后疼痛控制。

跟骨刮除术和低温冷冻手术

刮除术
- 用坐骨神经导管行术中和术后镇痛。手术采用全身麻醉。患者被置于侧卧位,患侧向上。大腿上部有止血带[1]。
- 消毒铺巾后,从腓骨后侧到跟腱前做L形切口。切口与腓骨平行,向远端延伸,并在跟骨外侧的距骨处和背侧皮肤的边缘下形成一条曲线。
- 最开始使用解剖刀切开皮肤,并延伸至皮下组织。切口和入路低于腓肌腱,仍高于背筋膜皮瓣保证其安全。腓肠神经在上方更远离手术区。暴露跟骨侧壁。
- 用钻头切开跟骨侧壁进行皮质开窗。暴露肿瘤,可以进行刮除。大刮匙用于清除明显的肿瘤物质。然后检查剩余的跟骨壁边缘并将其清理。
- 切除完成后,对腔进行冲洗,再次检查腔内是否有剩余肿瘤。

低温冷冻手术
- 止血带充气至350 mmHg。
- 明胶海绵包围伤口周围皮肤边缘和皮下组织。牵引器放在明胶海绵上,用于腔镜检查的海绵带放在皮肤周围覆盖皮肤。
- 将足放入温水盆中,保持足的温度,以防止冷冻手术中温度降低可能导致足的未受影响部分出现任何损伤。
- 将生理盐水冲洗肿瘤腔。
- 内置型冷冻手术探头准备在手术台上。做好冰球并连接到每个探针的尖端。冷冻手术用3.5 mm的探头。冷冻探针被放入肿瘤腔中并留在体内完成10分钟的循环。
- 需要监测皮肤是否坏死,用温热的生理盐水保持皮肤温暖和柔软。
- 瘤腔可以融化,止血带也可以放气。

重建
- 手术的重建部分包括来自同种异体骨松质块的移植,该骨块来自骨组织库被切割和塑形后,紧靠距下关节的软骨下表面。
- 两个小的Rush杆状骨条被切割、塑形,并放置在跟骨内,从距下关节延伸,邻接并固定同种异体移植物。
- PMMA与1 g万古霉素在后桌上混合,手工混合制备,将其置入肿瘤腔以填充,完成重建。轻柔地活动中足和前足,以确保这些关节的正常运动,并确保没有医源性骨水泥外溢,否则会影响这些关节的运动。
- 此外,对跟骨用手轻轻地轴向加压力,以确保重建的跟骨作为一个单独的活动单元。
- 放置引流管,伤口逐层闭合。使用石膏夹板固定。

Syme截肢术
- 切口从外踝前部延伸至内踝前部,一直延伸至足底皮肤。足底皮瓣的切口位于跟骰关节水平。包括肌腱在内的软组织被离断并使其近端回缩;分离结扎神经血管束。切除距骨和跟骨。
- 外科医生必须小心跟腱止点处因为该处皮肤薄且黏附,必须加以保护。
- 用摆锯除去踝部。用不可吸收的缝线将足底脂肪垫固定在胫骨和腓骨远端的钻孔中,固定到残端上。
- 放置引流管,伤口分层闭合;使用3-0尼龙缝合线修复皮肤。使用厚柔软敷料包扎。

要点与失误防范

适应证	• 必须详细询问病史,进行完整的体格检查。术前的研究对手术切除和重建的设计是必不可少的
手术切口	• 一个长的足底皮瓣可以创造一个更好的负重残端,应尽量保留跖骨的长度
伤口愈合并发症	• 通常进行局部伤口换药和口服抗生素即可
深部感染	• 治疗深部感染,肠外抗生素及清创手术可能是必要的,早期诊断和治疗可能有助于预后
挛缩	• 术后夹板有助于防止挛缩。一旦发生挛缩,如程度较轻,可采用拉伸治疗。也有可能需要使用序列性的石膏固定
残端痛	• 残端骨末端应该打磨成光滑的,用锉刀即可。足够的软组织覆盖,将有助于防止出现以上症状

术后处理

- 术后疼痛控制可使患者早期活动。无并发症的伤口愈合和防止挛缩,特别是马蹄挛缩是至关重要的[1]。
- 在跖骨切除术后,用衬垫良好的夹板固定患肢,建议在拆线之前一直使用拐杖。患者可以在能忍受的范围内进行适当关节活动和负重。
- 足趾截趾术的患者在术后即可穿术后鞋行走。缝线在术后2~3周拆除,并告知穿鞋子需要选择宽大、舒适的鞋。同时在可以耐受的范围逐渐进行活动。
- 对于Lifranc和经跖骨截肢,术后使用加压包扎。伤口用非黏性纱布包扎。用纱布卷住足部残肢。然后将棉垫从后脚到前脚从足底到背部成条状放置,以减少缝合线的张力。脚后跟用棉花垫好,然后用石膏固定。棉垫具有弹性,有内在的伸展性。石膏从近端跖侧到远端背侧来减少缝线的张力。石膏支具应牢固,但不应太紧。它应该以闭合脚趾的方式放置,并且应该延伸到小腿的近端,保持残足在中立的位置到稍微背屈。
  - 第一次换药在术后3~5天更换敷料,去除引流管。同样的石膏需要再使用2周。在石膏去除时同时拆线。告知患者如何使用鞋内填充物。
  - 2.5周后,患者继续穿带扣的楔形鞋3~4周。之后,鼓励患者穿鞋和逐步走动。
- 在Chopart截肢后,5天后取出支具,拔除引流管。第二次敷料和支具大约使用3周后移除,并拆线。第三套石膏支具维持6~8周。在最后一个石膏被移除后,患者开始功能锻炼,小范围活动,特别是残足的背屈和跖屈。并进行假体测量。

- 如果患者有美容需要,可以使用假趾,但并不具有功能。
- 跖列切除术的结果依赖于切除跖骨的数量以及是否包括第1跖列。第2、3、4、5跖列截肢后,不需要在鞋内放置塑形的鞋垫或填充物,可以穿普通店里买的宽大的带有足够缓冲的鞋。
- 因为缺失了绞盘机制,切除第1跖列影响残足的功能。重建第1跖列能够防止这个问题(图8)。
- 切除中间两个跖列将会导致足部变窄并带来穿鞋的问题。
- 跖列切除或者经跖骨截肢的患者比行Syme截肢患者功能结果更好[8]。
- 与Syme截肢患者相比,Lisfranc、经跖骨的或Chopart截肢患者具有良好的整体功能[1,13,16]。然而,Chopart截肢后马蹄挛缩患者的预后较差[8,10]。

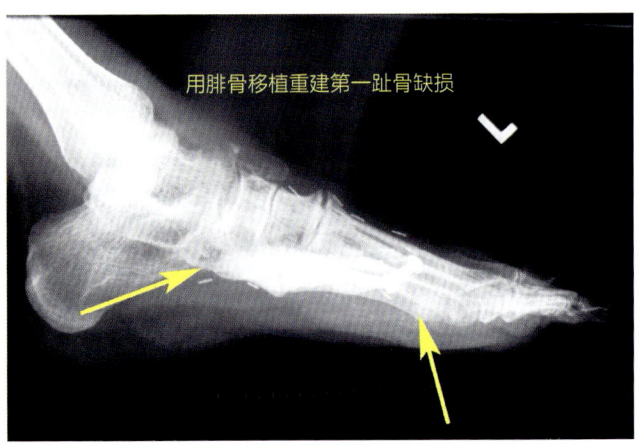

图8 该患者的第1跖骨有一个复发的巨细胞瘤,该肿瘤已通过腓骨移植成功治疗。侧位片显示术后7年植骨愈合。

预后

- 在跖趾关节进行截肢,术后可以完全恢复功能。

- 年轻患者的 Chopart 截肢在功能上不如 Syme 截肢，因为在 Chopart 截肢中，地板和足底之间的接触范围显著减少，从而缺乏了替代前足功能的能力。
- Chopart 手术对于活动有限的患者，提供了良好的截肢水平[1]。这种水平的主要优势是残余肢体远端和地板之间的空间丢失很小。这使得无需使用假肢即可轻松移动[15]。
- 对于需要在半夜短途上厕所的人来说，Chopart 术式是完美的。不幸的是，由于缺乏解剖结构，以及从足底表面到地面距离太小，使得 Chopart 截肢术对于活动较多的截肢者来说是一个糟糕的选择。
- 对于 Chopart 截肢残端来说，用脚垫片移动、翻盖式假肢具有良好的负重功能，可有效恢复足长[6]。
- 一般来说，患者在截肢 3 个月后可以使用简单的鞋型假体行走[16]。
- 步态分析表明，保留的残肢长度越长，地面反作用力的异常和不对称性越小[11]。

并发症

- 伤口愈合并发症可通过局部伤口护理、抬高患肢和不负重进行治疗。有时需要口服抗生素。如果皮瓣坏死，可能需要植皮修复[3]。
- 表面感染通常通过短期口服抗生素来解决。
- 深部感染可能需要立即手术清除失活组织。肠外抗生素对于治疗这种问题很重要。在清创时，应进行细菌培养，以帮助确定适当的抗生素。
- 马蹄足挛缩最容易通过预防来治疗。在治疗师指导下进行拉伸运动可能会有所帮助。一系列的固定支具可能会矫正畸形。

（宋飒 译，徐铮宇 杨庆诚 审校）

参考文献

[1] Berke GM. Lower limb prosthetics. In: Coughlin MJ, Mann RA, Saltzman CL, eds. Surgery of the Foot and Ankle, ed 8. Philadelphia: Mosby, 2007:1399-1422.

[2] Bugnone AN, Temple HT, Pitcher JD. Low-grade central osteosarcoma of the foot and ankle: radiographic and pathologic features in two patients: case report and literature review. Foot Ankle Int 2005;26:494-500.

[3] Chang BB, Bock DE, Jacobs RL, et al. Increased limb salvage by the use of unconventional foot amputations. J Vasc Surg 1994;19:341-349.

[4] Choong PF, Qureshi AA, Sim FH, et al. Osteosarcoma of the foot: a review of 52 patients at the Mayo Clinic. Acta Orthop Scand 1999;70:361-364.

[5] Chou LB, Malawer MM. Analysis of surgical treatment of 33 foot and ankle tumors. Foot Ankle Int 1994;15:175-181.

[6] Dillon MP, Barker TM. Can partial foot prostheses effectively restore foot length? Prosthet Orthot Int 2006;30:17-23.

[7] Garbalosa JC, Cavanagh PR, Wu G, et al. Foot function in diabetic patients after partial amputation. Foot Ankle Int 1996;17:43-48.

[8] Greene WB, Cary JM. Partial foot amputations in children: a comparison of the several types with the Syme amputation. J Bone Joint Surg Am 1982;64A:438-443.

[9] Hattrup SJ, Amadio PC, Sim FH, et al. Metastatic tumors of the foot and ankle. Foot Ankle 1988;8:243-247.

[10] Heim M. A new orthotic device for Chopart amputees. Orthop Rev 1994;23:249-252.

[11] Hirsch G, McBride ME, Murray DD, et al. Chopart prosthesis and semirigid foot orthosis in traumatic forefoot amputation: comparative gait analysis. Am J Phys Med Rehabil 1996;75:283-291.

[12] Kirby EJ, Shereff MJ, Lewis MM. Soft-tissue tumors and tumor-like lesions of the foot: an analysis of eighty-three cases. J Bone Joint Surg Am 1989;71A:621-626.

[13] Millstein SG, McCowan SA, Hunter GA. Traumatic partial foot amputations in adults: a long-term review. J Bone Joint Surg Br 1988;70B:251-254.

[14] Murari TM, Callaghan JJ, Berrey BH Jr, et al. Primary benign and malignant osseous neoplasms of the foot. Foot Ankle 1989;10:68-80.

[15] Philbin TM, Leyes M, Sferra JJ, et al. Orthotic and prosthetic devices in partial foot amputations. Foot Ankle Clin 2001;6:215-228.

[16] Roach JJ, Deutsch A, McFarlane DS. Resurrection of the amputations of Lisfranc and Chopart for diabetic gangrene. Arch Surg 1987;122:931-934.

[17] Seale KS, Lange TA, Monson D, et al. Soft tissue tumors of the foot and ankle. Foot Ankle 1988;9:19-27.

[18] Sundberg SB, Carlson WO, Johnson KA. Metastatic lesions of the foot and ankle. Foot Ankle 1982;3:167-169.

[19] Wetzel LH, Levine E. Soft-tissue tumors of the foot: value of MR imaging for specific diagnosis. AJR Am J Roentgenol 1990;155:1025-1030.

[20] Wu KK, Guise ER. Metastatic tumors of the foot. South Med J 1978;71:807-812.

第37章 膝上截肢术
Above-Knee Amputation

Daria Brooks Terrell

背景

- 尽管许多股骨和大腿的骨与软组织肉瘤可以通过保肢手术治疗，但是一些侵袭性肿瘤因累及神经血管或广泛的软组织侵袭而需要进行膝上截肢术（above-knee amputation, AKA）(图1)。
- AKA是经股骨的下肢截肢。通常按截肢水平分类：高位（略低于小转子）、标准或中位（经股骨干）和低位或股骨远端截肢（髁上）。
- 一般来说，经股骨截肢保留50%～70%的残余骨长度（从大转子到股骨外髁距离）是最佳的。然而，当因肿瘤进行截肢时，剩余股骨骨量取决于肿瘤的侵及范围。
- 一般来说，如果残端距离小转子仍有3～5 cm时，标准膝上截肢假体仍然适用。

解剖

- 外科医生必须熟悉大腿的主要神经血管结构，因为这些结构需要分离和结扎。股动脉是大腿部最主要的血管。其走行在整个股骨长度上发生变化，位置的确定取决于截肢的水平（图2）。

高位AKA

- 在股骨近端，股动脉位于缝匠肌下方、长收肌和股骨前方。股深动脉位于长收肌深面。在这个层面上，股动脉位于股静脉的外侧。坐骨神经位于大收肌后方、二头肌长头前。

中位AKA

- 在大腿中段水平，股动脉位于股骨内侧的股内侧肌和大收肌之间。在这个区域，股静脉在动脉的外侧。坐骨神经位于股二头肌短头和半膜肌之间。

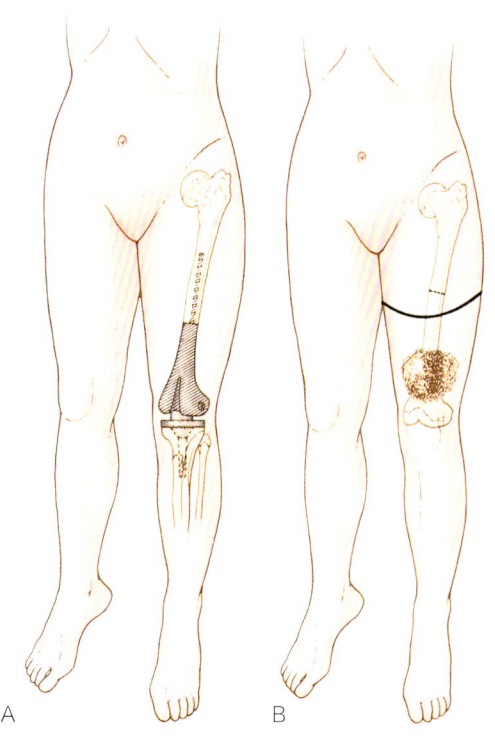
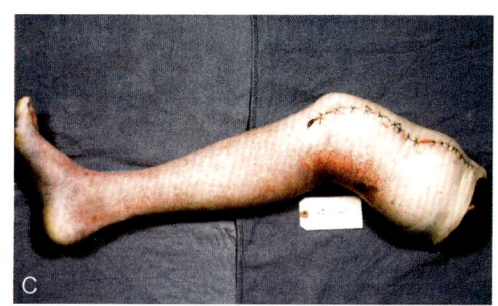

图1 股骨远端的原发性伴有骨外软组织肿块的骨肉瘤，可采用保肢手术治疗和假体重建（A）或截肢（B）。C. 在20世纪60年代早期为股骨远端骨肉瘤进行膝上截肢。由于当时缺乏精确的影像学检查方法，在手术中用大切口评估软组织成分的范围以及肿瘤与神经血管束的关系，直到那时才决定是否要进行截肢手术。

踝上 AKA

- 股动脉位于股骨正后方。经收肌管后,股动脉与坐骨神经相连进入腘窝。动脉位于深面且位于坐骨神经内侧。

适应证

- 恶性肿瘤的局部复发,保肢手术无法保存肢体功能或有效切除肿瘤(图3A)。
- 主要血管受到肿瘤侵犯,通常结果和预后不良(图3B)。
- 软组织污染,如病理性骨折后。
- 下肢远端肿瘤累及主要神经,如累及腘窝(图4A、B)。
- 计划和操作较差的活检,引起广泛的污染。
- 感染,尤其是在肿瘤溃烂的情况下。
- 骨骼未发育成熟,通常骨骼不成熟患者进行保肢手术时出现明显的肢体长度的差异。
- 广泛的肿瘤累及以至于没有足够的软组织覆盖假体(图4C~E)。

影像学和其他诊断性检查

X线片

- 通过X线片通常可以对截肢的必要性以及截肢水平进行初步的评估。
- 股骨、胫骨和腓骨的正侧位有助于显示肿瘤累及和骨质破坏的程度,尽管通常在X线检查结果出现明显征象之前,多达30%的骨质结构已被破坏(图5A)。

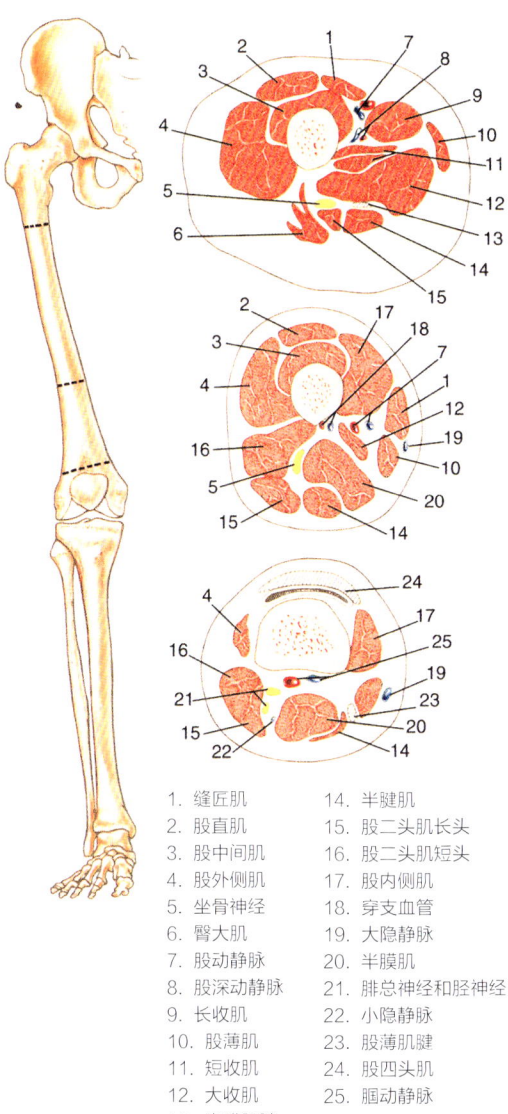

1. 缝匠肌
2. 股直肌
3. 股中间肌
4. 股外侧肌
5. 坐骨神经
6. 臀大肌
7. 股动静脉
8. 股深动静脉
9. 长收肌
10. 股薄肌
11. 短收肌
12. 大收肌
13. 半膜肌腱
14. 半腱肌
15. 股二头肌长头
16. 股二头肌短头
17. 股内侧肌
18. 穿支血管
19. 大隐静脉
20. 半膜肌
21. 腓总神经和胫神经
22. 小隐静脉
23. 股薄肌腱
24. 股四头肌
25. 腘动静脉

图2 踝上、骨干和膝上高位水平截肢的截骨和横截面解剖(版权:Martin M. Malawer)。

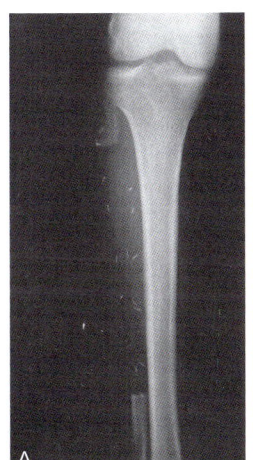
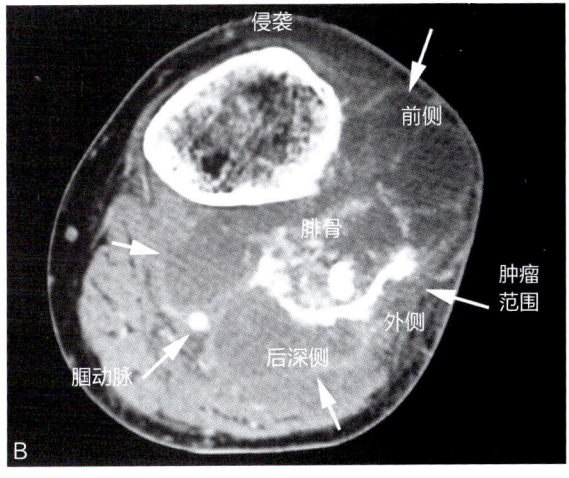

图3 A. 患者,45岁,原发的去分化高度恶性的腓骨骨肉瘤。经辅助化疗后,患者行腓骨中段切除术。术后约1年,患者肿瘤迅速扩大,广泛复发。B. MRI显示肿瘤广泛侵袭小腿后浅侧、后深侧及外侧筋膜室,肿瘤广泛切除术需要切除血管神经束和三个筋膜室,因此行膝上截肢术。

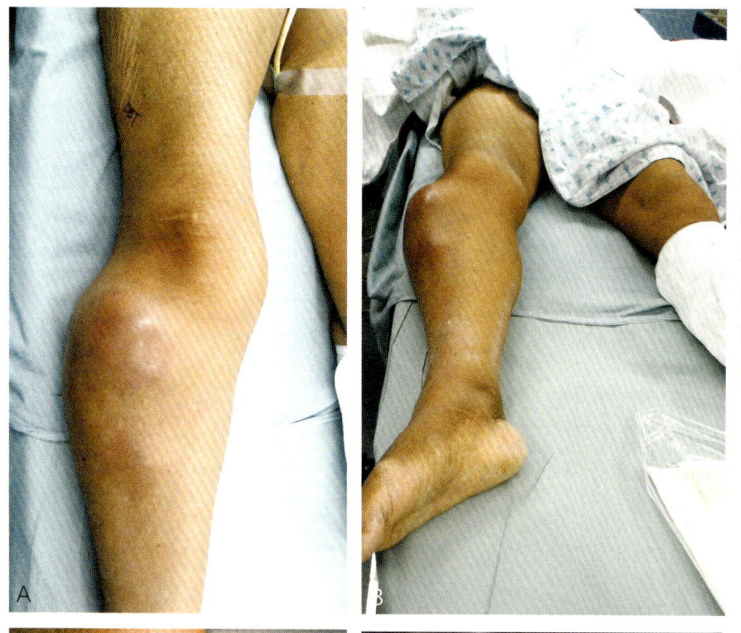
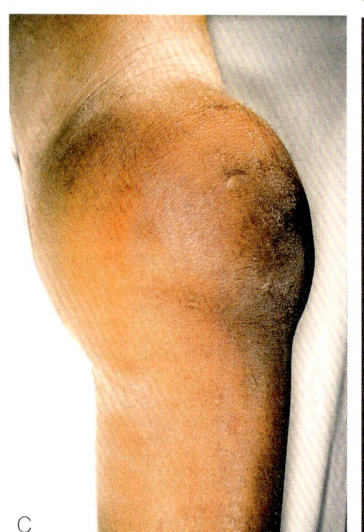
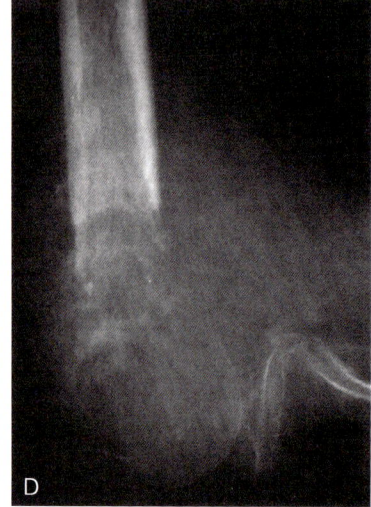
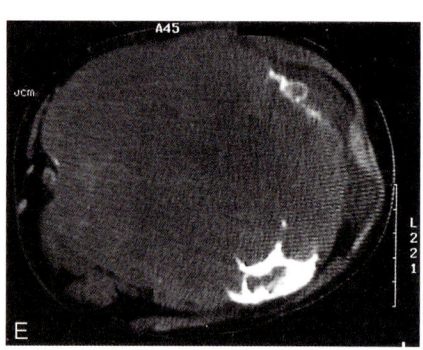

图4 A、B. 患者，77岁，软组织肉瘤，肿瘤侵袭腘窝并且破坏邻近区域及腓骨近中段区域，导致腓神经功能丧失。C. 患者，23岁，患有多年被忽视的良性股骨远端骨巨细胞瘤，伴有广泛的软组织受侵犯。D. X线片提示广泛的股骨远端骨质破坏。膝关节因为顽固性疼痛而屈曲挛缩。E. CT示仅有少量肌肉残留，因此无足够软组织覆盖假体，行膝上截肢术（版权：Martin M. Malawer）。

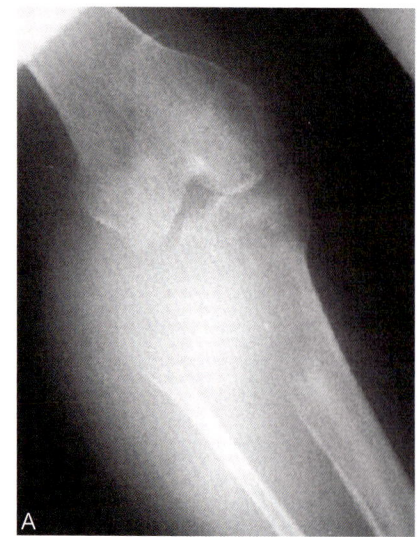
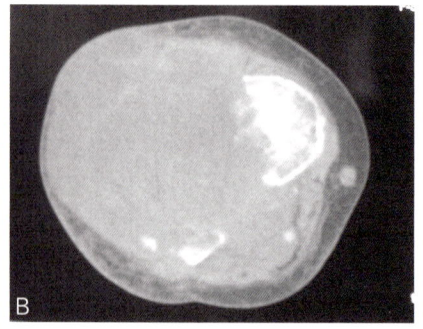

图5 A. 膝关节X线片示胫骨近端广泛骨质破坏。B. CT示巨大肿瘤从后方推移腘动脉，并侵犯腘动脉的远端分支。

CT和MRI

- CT和MRI再评估髓内肿瘤的范围和软组织受累的情况是最有效的，可以确定截肢的水平（图5B）。
- MRI也可以用来评估肿瘤累及神经血管的情况。在这种情况下，多数是需要截肢的。MRI也是最可靠的发现跳跃和转移灶的影像学手段，从而改变截肢水平。

骨扫描

- 骨扫描有助于评估肿瘤的骨骼累及范围，结果与MRI有较好的一致性。

血管造影和其他检查

- 血管造影有助于确定主要血管的情况，在老年人群中，股浅动脉往往受损。

活检

- 在确定截肢的最终水平之前，必须进行活检。一般来说，经手术切除股骨远端的骨肉瘤，尽管过去曾建议髋关节解脱术，现在往往使用经股骨干截肢术。股骨远端保肢手术失败后仍然可以用高位AKA治疗。

手术治疗

- 肿瘤患者行AKA时，肿瘤的范围最终决定截肢的水平。在此前提下，尽可能保留残肢以便于装假肢。皮瓣的类型取决于股骨远端肿瘤的范围，可以应用内外侧皮瓣来取代更加传统的鱼嘴型切口。皮瓣的质量、先前的放疗和陈旧的瘢痕都应该考虑到。一般情况下，不宜在术后过早装配假肢。
- 在确定截肢皮瓣类型时，手术医生需要考虑肿瘤侵犯软组织的范围、先前放疗的区域和前次的手术切口。

术前计划

- 与义肢专家和截肢患者沟通，能帮助患者树立信心，并回答有关日常活动及功能恢复的具体问题。

体位

- 患者仰卧位，患肢外展屈曲（图6）。

入路

- 大多数截肢术开始时采取股骨前侧入路，然后采取图4所示体位，进而屈曲内收下肢以方便后区的手术。

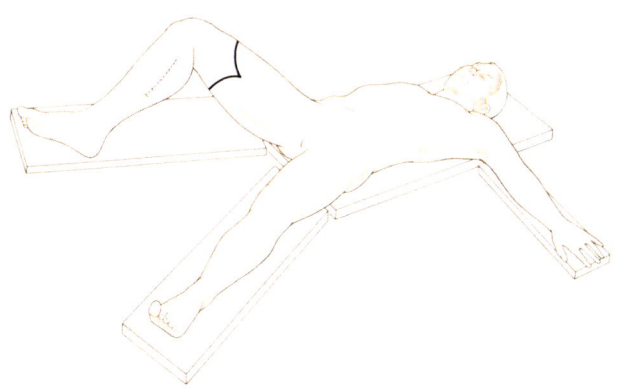

图6 患者取仰卧位，患肢外展屈曲（版权：Martin M. Malawer）。

切口和肌肉、神经血管和骨的横断

- 最常见的皮瓣类型为前后鱼嘴皮瓣，在术前应划好切口线，最初的切口垂直皮缘切开皮肤、浅筋膜以及皮下组织（技术图1A）。
- 主要的肌肉应该小心用电刀横断来减少出血，且有利于稍后的软组织重建。截肢的水平决定了需横断的肌肉，但是股四头肌、腘绳肌以及内收肌在所有水平面上都应切断（技术图1B）。
- 股深动静脉需要分离、离断并且缝扎。
- 神经需要轻轻拉出2 cm，用不可吸收线结扎并且用快刀横断。如果需要放置神经外导管，可用锋线标记股神经和坐骨神经以示区别。如果不需要放置神经外导管，则让神经回缩至肌肉内。
- 用摆锯或线锯切断股骨，在股骨后放置拉钩可防止后部的软组织和皮瓣的损伤。一旦股骨切断，近端截骨髓腔内组织应当送快速冰冻病理以确保没有肿瘤的残余。
- 残余骨切缘用锯片或者骨锉修整并打磨光滑，以使得与假体的接触面无突出部分（技术图1C、D）。

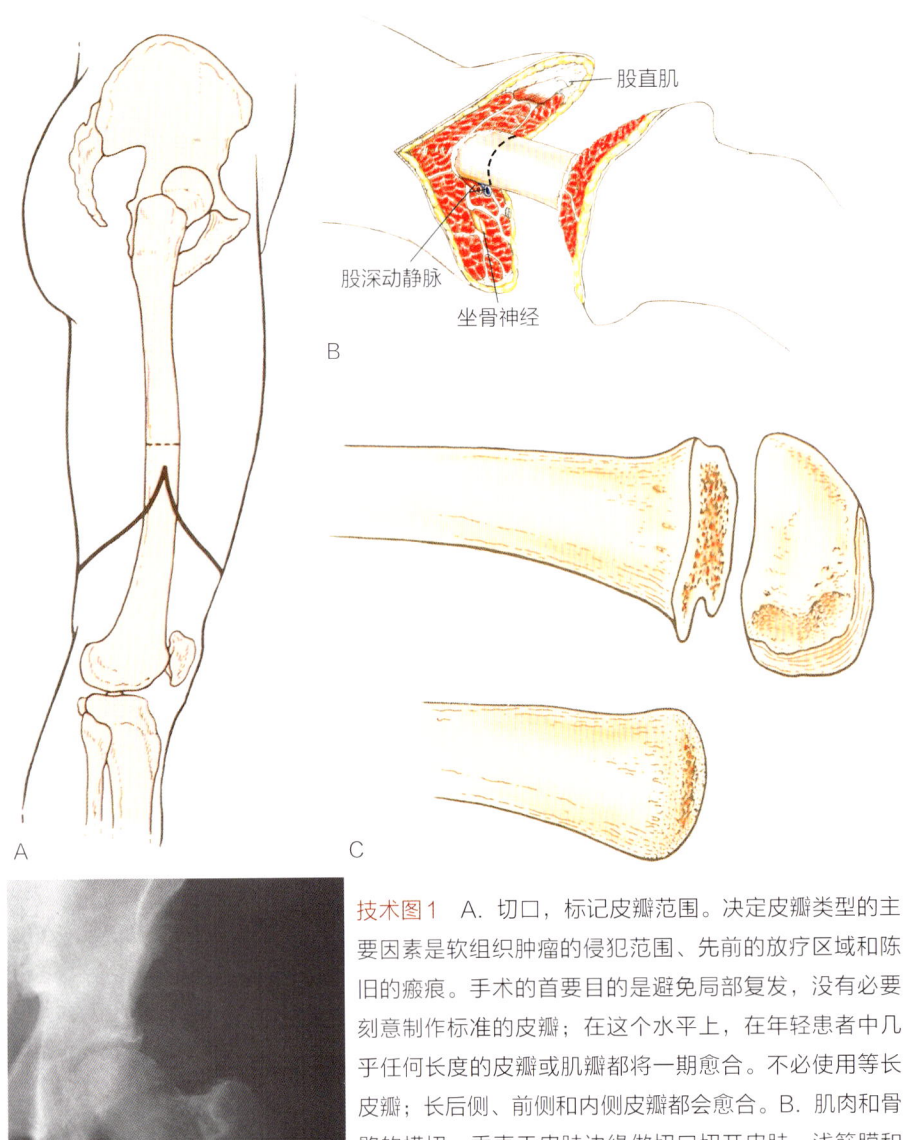

技术图1　A. 切口，标记皮瓣范围。决定皮瓣类型的主要因素是软组织肿瘤的侵犯范围、先前的放疗区域和陈旧的瘢痕。手术的首要目的是避免局部复发，没有必要刻意制作标准的皮瓣；在这个水平上，在年轻患者中几乎任何长度的皮瓣或肌瓣都将一期愈合。不必使用等长皮瓣；长后侧、前侧和内侧皮瓣都会愈合。B. 肌肉和骨骼的横切。垂直于皮肤边缘做切口切开皮肤、浅筋膜和皮下组织。使用电刀将肌肉斜切到骨头。分离大血管，离断、缝扎，以无血的方式切断。神经应轻轻地从肌肉上拉出约2 cm，用不可吸收的缝线结扎、切断，并回缩到肌肉中。用摆锯或线锯横断股骨，避免损伤软组织。C. 股骨边缘应为斜面并打磨光滑。D. 锋利的边缘可导致剧烈的疼痛，特别是承受佩戴假肢后的压力时（版权：Martin M. Malawer）。

神经外导管放置和肌肉固定

- 用15号小刀片在神经鞘上开一个小切口，取一个事先以0.25%布比卡因浸润过的神经外导管插入神经鞘内，并以近端向前进5～7 cm，然后用4-0铬缝线缝合神经鞘（技术图2A、B）。
- 在神经外导管的理想出口位置将一根16号导管插入皮肤。神经外导管穿过血管引流管，直到在皮肤外可见为止。将血管引流管包裹在外神经导管内，小心地穿过皮下组织，从皮肤处穿出（技术图2C）。
- 为了防止股骨残端屈曲和外展，可以使用标准钻头在股骨上钻孔，然后将用于标记内收肌组织的缝合线穿过股骨孔固定到股骨上。这也有助于重建部分肌力（技术图3A）。

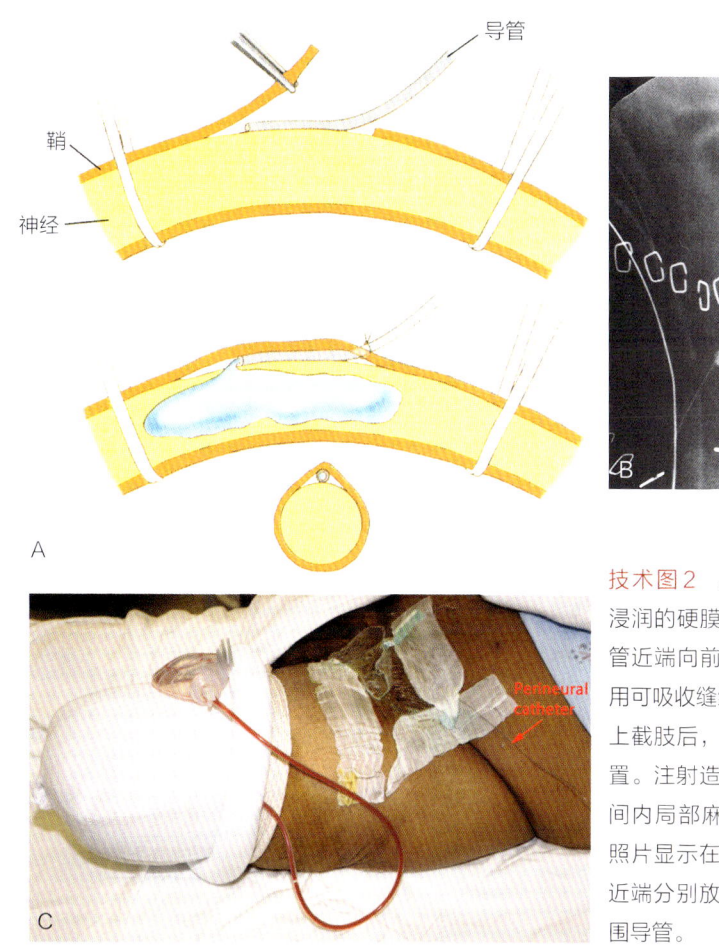

技术图2　A. 将0.25%布比卡因浸润的硬膜外导管引入神经鞘。导管近端向前推进5~7 cm，神经鞘用可吸收缝线缝合在导管上。B. 膝上截肢后，股神经中硬膜外导管放置。注射造影剂以显示神经末梢空间内局部麻醉剂的分布。C. 术中照片显示在膝上截肢残端的远端和近端分别放置手术引流管和神经周围导管。

- 笔者建议在肌肉固定术前切除一些内收肌，使残端形成一个圆锥形。必要时可从大腿外侧切除额外的肌肉。
- 在残肢远端髓腔内放置骨水泥(PMMA)或者明胶海绵填塞，以防止术后持续髓腔内出血形成的血肿。这在青壮年和儿童中更为常见。
- 股骨残端被股四头肌和腘绳肌相互重叠覆盖(技术图3B)。

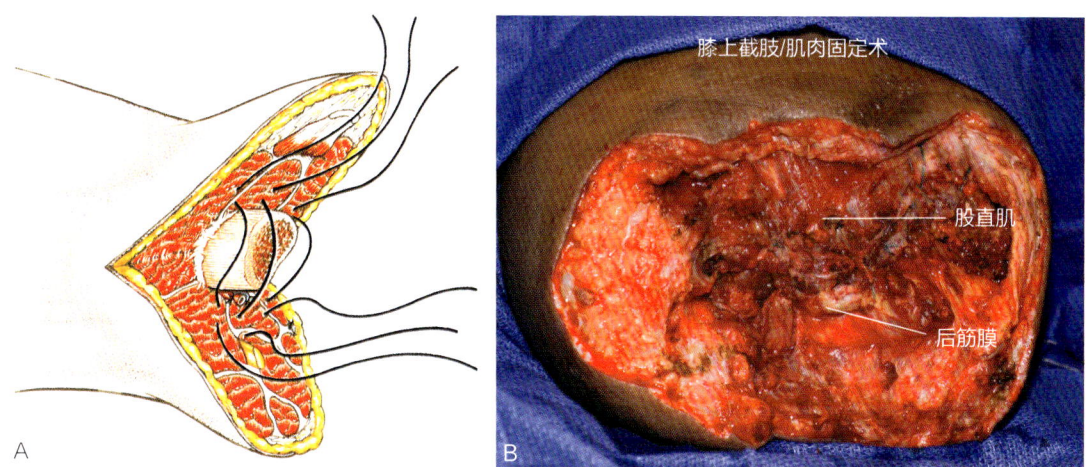

技术图3　A. 在股骨末端使用两层肌肉固定术。如果要保持肢体的力量，股骨的肌肉稳定是必不可少的。股四头肌和腘绳肌相互固定于股骨的末端，内收肌通过钻孔固定在这些肌肉和股骨残端。尤其重要的是如果股骨残端较短时，残端容易发生屈曲和外展。B. 将剩余的肌肉覆盖残端。

引流条的放置与拔除

- 闭式负压引流应放置在切口内侧和外侧的浅筋膜下（技术图4A、B）。
- 浅筋膜需紧密缝合，缝合皮肤时应该避免遗留多余组织或大片皮肤皱褶，这会在日后影响假肢的装配。
- 截肢术后应采取硬质包扎法，以减轻肿胀并防止屈曲挛缩发生（技术图4C）。

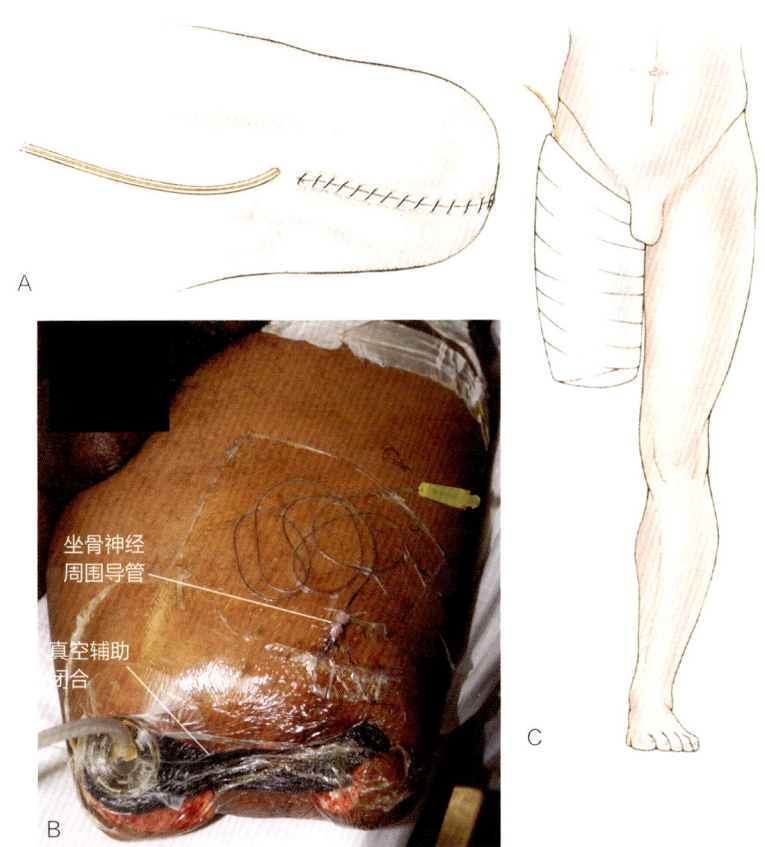

技术图4　A. 闭式负吸引流应放在切口的内侧和外侧。重要的是不要把这些导管缝合到皮肤上，因为它们会在加压包扎下被移除。B. 在伤口愈合有问题的情况下，可以使用真空辅助闭合（VAC）装置。C. 使用可靠加压包扎（版权：Martin M. Malawer）。

要点与失误防范

术后屈曲挛缩	在腹股沟水平使用石膏固定制动可防止屈曲挛缩，必要时可悬挂制动
内收肌固定术	在AKA术后，髂腰肌和髋外展肌会导致残肢弯曲和外展。内收肌群的固定可以防止这种畸形，并有助于防止髋内收无力，据估计，在没有行肌肉固定术的情况下，髋内收肌力减少了70%。肌肉固定术可促进肌肉收缩和功能。
肌肉平衡	通过肌肉成形术改善肌群失衡也可以改善截肢者的功能。因为髋屈肌比伸肌更强壮，所以腘绳肌应该比股四头肌切除更多，并且需彼此相缝合
神经瘤	神经应尽量靠近近端切断，并包埋于肌肉组织中，以防止神经瘤形成。

（续表）

幻肢痛	• 在股神经和坐骨神经使用神经外导管可有效减少幻肢痛的发生率,并可减轻幻肢痛的程度
骨边缘皮肤压力	• 股骨残端边缘应修整为斜面以防止骨端压力增加,特别是在佩戴假肢的时候

术后处理

- 在残肢部位使用弹力绷带可减少残肢的术后肿胀。
- 术后使用近端延伸的固定支具或者夹板、采用俯卧位和适当物理治疗有助于防止屈肌挛缩。
- 在伤口愈合和肿胀消退后很快就安置合适的初始的或临时假肢,这通常可增强假体的使用。
- 由于截肢者的能量需求约为非截肢患者所需能量要高出60%～100%,许多截肢患者需要使用辅助设备进行行走。
- 幻肢痛术后可自行减轻或消失。然而,当幻肢痛持续存在时,麻醉药和神经性止痛药如加巴喷丁可能会有所帮助。

预后

- 通过有效的多学科护理,大多数患者能够步行并恢复正常的日常活动,包括驾驶。有些人还可以参加体育活动。
- 将截肢患者与保肢患者进行对比后研究发现,与保肢患者相比,AKA截肢患者的活动性和社交能力更为受限,但他们报告的肌无力较少。通过多种心理测量进行评估,总的来说,与接受保肢手术的患者相比,AKA截肢者的总体生活质量大致相同(图7)。
- AKA截肢者同样被证实更有可能跛行。

并发症

- 伤口愈合问题可能会出现,但不像血管或缺血性问题引起的截肢术那样常见。因肿瘤截肢后的伤口问题最有可能是由于术前患者自身因素,如术前合并症和营养状况不良。因此,在条件允许时,应尽可能优化患者的术前状态。
- 虽然术前疼痛明显的患者往往更常抱怨术后疼痛,但幻肢痛或灼痛综合征的发生更难以预测。尝试预防性麻醉(如术前连续硬膜外麻醉)的结果好坏参半。更重要的是早期发现和诊断这些疼痛综合征,并积极治疗。

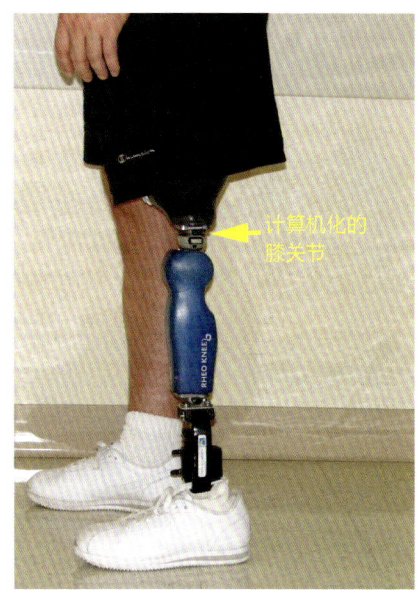

图7 许多患者在康复后选择高度复杂的膝上假肢。这种计算机化的膝关节部件允许患者更自然的步态,而上一代的假肢则要求患者顾虑他们每一步所走的运动。使用这种假肢的患者也可以更容易地改变行走速度。

(宋飒 译,徐铮宇 杨庆诚 审校)

参考文献

[1] Davis AM, Devlin M, Griffin AM, et al. Functional outcome in amputation versus limb sparing of patients with lower extremity sarcoma: a matched case-control study. Arch Phys Med Rehabil 1999;80:615-618.

[2] Ferrapie AL, Brunel P, Besse W, et al. Lower limb proximal amputation for a tumour: a retrospective study of 12 patients. Prosthet Orthot Int 2003;27:179-185.

[3] Paradasaney PK, Sullivan PE, Portney LG, et al. Advantage of limb salvage over amputation for proximal lower extremity tumors. Clin Orthop Relat Res 2006;444:201-208.

[4] Sugarbaker P, Malawer M. Hip disarticulation. In: Malawer MM, Sugarbaker PH. Musculoskeletal Cancer Surgery: Treatment of Sarcomas and Allied Diseases. Boston: Kluwer, 2001:351-362.

[5] van der Windt DA, Pieterson I, van der Eijken JW, et al. Energy expenditure during walking in subjects with tibial rotationplasty, above-knee amputation, or hip disarticulation. Arch Phys Med Rehabil 1992;73:1174-1180.

第38章 膝下截肢术
Below-Knee Amputation

Daria Brooks Terrell

背景

- 小腿远端、脚踝和足部的范围大的肿瘤通常需要外科手术治疗，主要的形式为膝下截肢（below-knee amputation, BKA）。由于这些部位肿瘤广泛地浸润，尝试保肢手术往往会使患者的肢体功能受限。相反，假体设计和工程的进步使得BKA截肢者在各种活动有较强的活动能力，通常会比患有类似肿瘤并进行保肢手术的患者活跃得多。
- 一般来说，我们建议对大多数高级别和许多低级别的足部肉瘤使用BKA，尤其是发生在足底的肉瘤。大约1%的骨肉瘤发生在脚部，通常用BKA治疗（图1）。

解剖

- BKA的主要解剖重点是对胫骨周围的神经血管结构的识别和结扎。
- 胫前动静脉和腓深神经位于胫骨前肌的深部与胫骨外侧。这些结构必须被识别清楚并逐一结扎。
- 随着解剖的进行，胫后动静脉和胫神经位于胫骨和胫骨后肌后方、比目鱼肌前方。
- 腓动静脉也位于胫骨后部和外侧。它们位于胫骨后肌和拇长屈肌之间。
- 腓浅神经位于小腿外侧筋膜室内，术中必须切断。它通常从距外踝顶端约12 cm处从小腿外侧筋膜穿出，应该被识别和切断。

适应证

- 胫骨远端、踝关节和足部肿瘤复发，不适合行保肢手术者（图2）。
- 下肢浸润性高级别软组织肉瘤或其他恶性肿瘤。
- 广泛浸润的下肢骨肉瘤。
- 姑息手术。
- 足背部和足底肿瘤放射治疗失败。

影像学和其他诊断性检查

X线片

- 尽管X线片在鉴别足部和踝关节软组织肿瘤方面较差，但对骨肿瘤如内生软骨瘤、巨细胞瘤和骨原发肉瘤的初步诊断仍有帮助（图3A）。

CT和MRI

- CT和MRI有助于确定肿瘤的髓内外的累及程度，进而确定截肢水平。MRI也可用于显示肿瘤累及的神经血管结构程度，这通常是截肢需要考虑的因素（图3B）。

骨扫描

- 如果肿瘤位于脚踝或脚踝以上，则需要进行骨扫描。骨扫描与MRI密切相关。一般来说，截肢水平位于骨扫描发现异常处向上4～7 cm处。

造影

- 血管造影有助于确定胫前动脉和胫后动脉的累及程度。肿瘤累及了哪个结构决定了应该使用的皮瓣类型。这对于减少伤口不愈合问题很重要。

活检

- 无论何种级别的截肢手术，在进行BKA前应进行活检以确认诊断。

手术治疗

- BKA的理想手术切除水平是在腓肠肌的肌皮连接处。这提供了更好的软组织填充，为后皮瓣提供更可靠的血液供应。
- 为实现最佳假肢装配，BKA残肢的长度应为12.5～17.5 cm。然而，肿瘤的范围和边界将最终决定残肢的长度。
- 小心选择皮瓣对于实现BKA残端的功能很重要。由于胫骨皮下位置和小腿前侧肌肉组织稀疏，使用长后侧皮瓣比鱼口皮瓣更可取。
- 使用引流管预防血肿和积液至关重要。这些并发症会延迟伤口愈合，在某些情况下会延迟辅助治疗，如化疗和放疗。

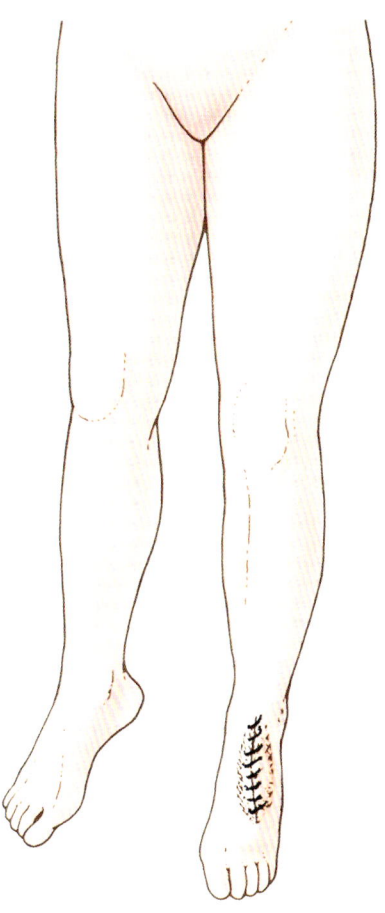

图1 小腿远端、脚踝和足的恶性肿瘤进行膝下截肢（版权：Martin M. Malawer）。

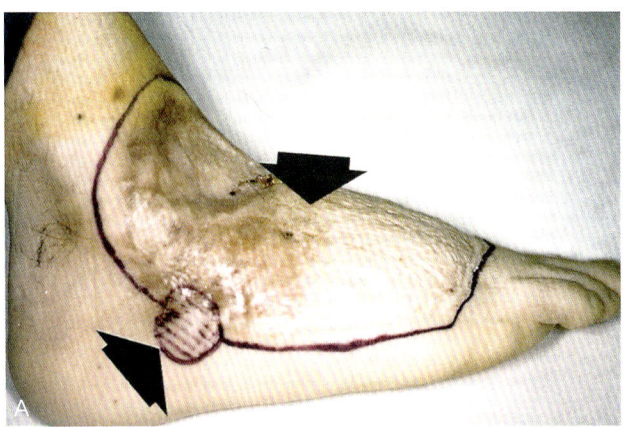
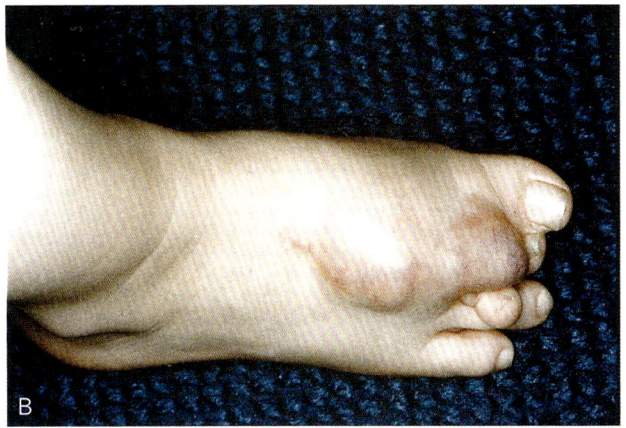

图2 A. 局部复发性足恶性肿瘤。患者的第五次局部复发，发生在前一次局部手术切除术后的几个月。B. 足背广泛的高度恶性的血管肉瘤（版权：Martin M. Malawer）。

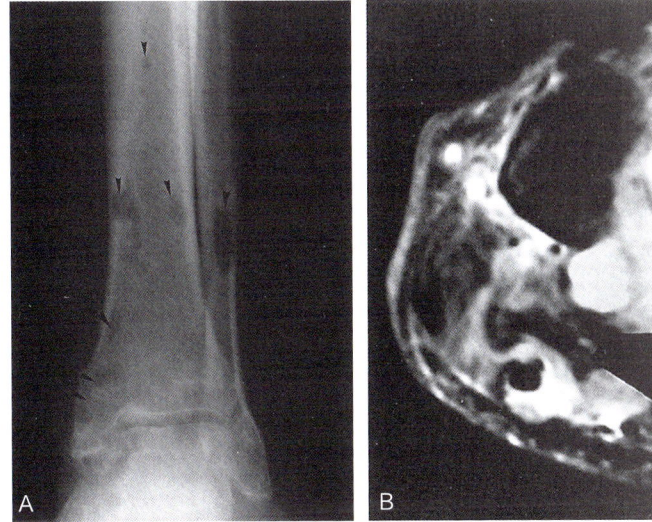

图3 A. 小腿和足的血管肉瘤形成。胫骨远端1/3、腓骨和距骨有多处溶骨性病灶。B. MRI T2加权图像，显示几乎整个足底被高度恶性纤维组织细胞瘤广泛侵犯，延伸到足背。

术前计划
- 术前转诊给心理医生和义肢医生通常有助于帮助患者为即将到来的生活调整做好准备。

体位
- 患者仰卧在手术台上,患肢略微抬高。

入路
- 在大多数情况下,采用前侧入路。然后膝关节可以屈膝、外展和内收,或者助手可以抬起腿,以便在后侧的手术中更好地暴露。

切口和皮瓣选择,软组织切断和骨截断

- 由于胫骨位于皮下、小腿前侧肌肉组织稀疏,长后侧皮瓣比传统的鱼口皮瓣更可取。在最初的切口中要垂直于皮肤表面,依次切开皮肤、浅筋膜和皮下组织(技术图1A)。
- 用电刀切断腿部前、外侧和深筋膜室的肌肉,以减少出血。
- 垂直于皮肤表面切割皮肤、浅筋膜和皮下组织。用电刀切断肌肉。分离并结扎血管,缝扎主要血管(技术图1B)。仔细分离神经,轻轻地将其从周围肌肉中拉出2 cm。神经组织用单丝不可吸收缝线双重结扎。大的肌肉群是锥形的,因而它们可以固定在骨头的切割端。如果对原发性骨肉瘤进行截肢,应将残端边缘的髓内成分送至冰冻病理,以确认其无肿瘤细胞。如果对软组织肉瘤进行截肢,手术边缘的软组织应以类似的方式进行评估。横断后,胫骨边缘呈斜面(技术图1C、D)。
- 胫骨采用摆锯或线锯进行截断。腓骨较胫骨截骨要多切除几厘米,以形成一个锥形的残端。使用锯片或骨锉将胫骨的切割面锉平,以使边缘光滑,并使骨骼轮廓更适合安装假肢(技术图1E)。
- 在胫骨残端髓腔内取样本送去冰冻切片分析,以证实残端无肿瘤细胞残留。
- 为了形成一个良好的圆锥形残端,笔者建议在胫骨截骨残端上方4~5 cm处切断腓骨,同时切除部分腓骨肌组织。这样利于残端萎缩和安装假肢(技术图F)。

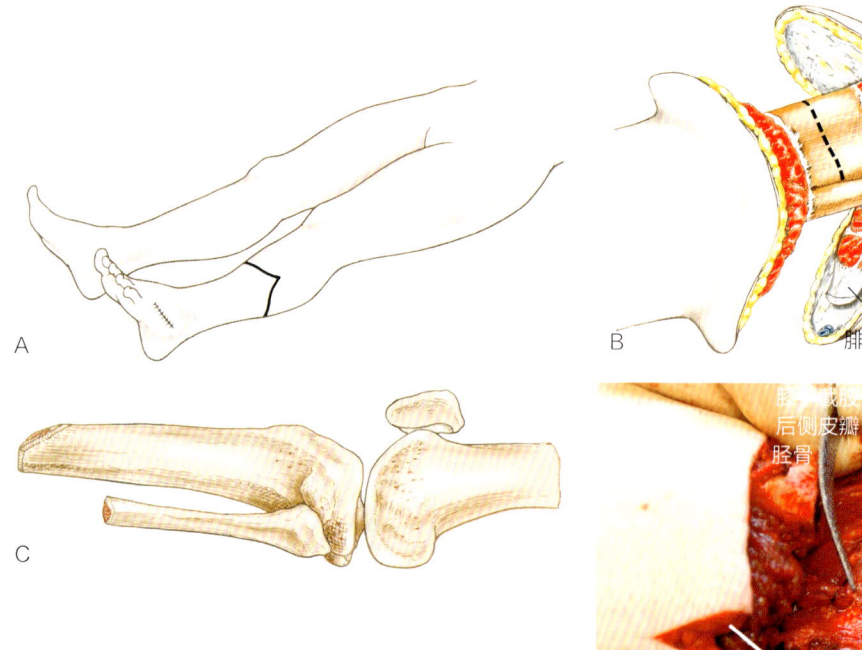

技术图1　A. 体位和切口。B. 软组织切断和骨的横断。C. 胫骨和腓骨截骨术。D. 术中切除后缺损的照片。

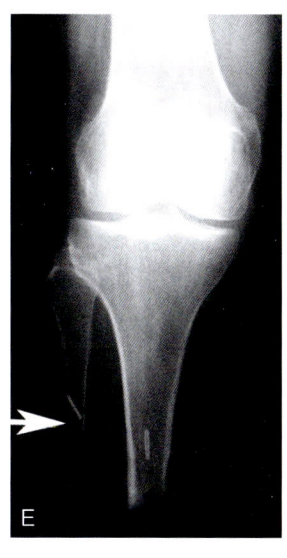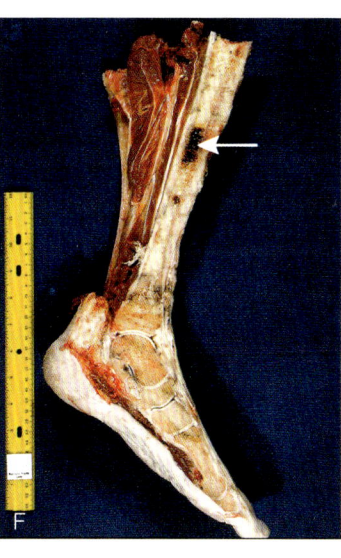

技术图1（续） E. 膝下截肢术后的影像学图片。F. 手术标本的矢状切面显示整个胫骨髓质被肿瘤所占据。突破胫骨前皮质并向软组织延伸侵犯（版权：Martin M. Malawer）。

硬膜外导管的放置与肌固定术

- 用15号小刀片在神经鞘上开一个小切口，取一个事先以0.25%布比卡因浸润过的神经外导管插入神经鞘内，并以近端向前进5～7 cm，然后用4-0铬缝线缝合神经鞘。
- 在神经外导管的理想出口位置将一根16号导管插入皮肤。神经外导管穿过血管引流管，直到在皮肤外可见为止。将血管引流管包裹在外神经导管内，小心地穿过皮下组织，从皮肤处穿出。
- 通过胫骨远端的钻孔，将主要肌肉群牢固缝合在胫骨上。其他肌肉组织应覆盖在骨骼断端（技术图2）。

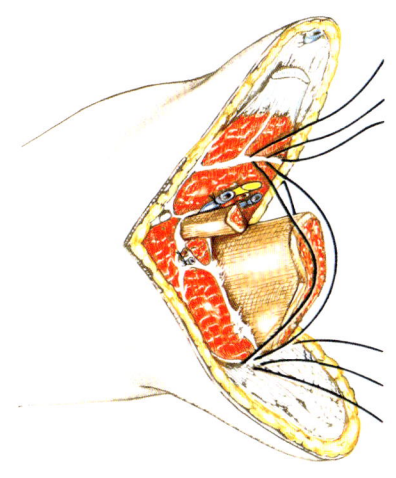

技术图2 胫骨远端肌肉固定术（版权：Martin M. Malawer）。

引流及皮肤缝合

- 闭式负压引流应放置在切口内侧和外侧的浅筋膜下（技术图3A）。
- 浅筋膜需紧密缝合，缝合皮肤时应该避免多余组织或大片皮肤皱褶，这会在日后影响假肢的装配。
- 外科医生在缝合皮肤时应当避免残留过多的组织和大块皮肤皱褶，会干扰与假肢的匹配。
- 在完成手术时，在膝关节伸展位时，使用加压敷料覆盖，以防止过度肿胀和屈肌挛缩。在去除最初的加压敷料后（通常在手术后10～14天），可以穿上残肢袜来减少肢体的肿胀（技术图3B）。

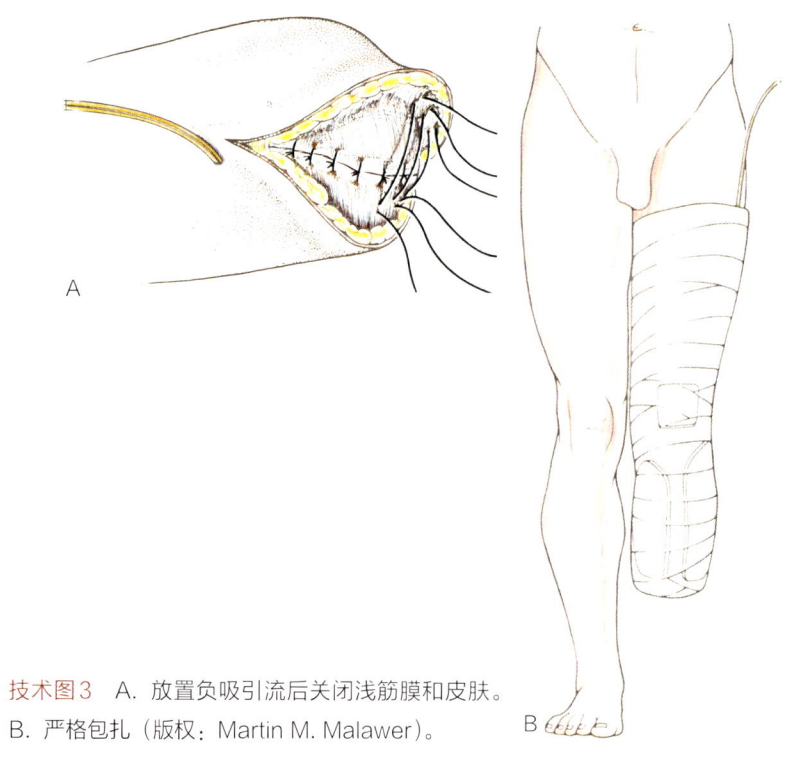

技术图3 A. 放置负吸引流后关闭浅筋膜和皮肤。
B. 严格包扎（版权：Martin M. Malawer）。

要点与失误防范

残肢轮廓	• 钝化胫骨残端的轮廓,腓骨比胫骨多切除几厘米,可以为假肢的使用提供便利
肌肉固定术	• 胫骨远端的主要肌肉群的肌肉固定术为残端提供良好的软组织覆盖,同时允许一定范围内运动
切口愈合	• 术前化疗会造成损害影响愈合。使用引流管和注意伤口闭合的细节有助于避免这些问题以及血肿的发展,从而不会延迟其他辅助治疗
术后屈曲挛缩	• 膝关节固定器或个体化夹板的使用可防止屈曲挛缩的发生
幻肢痛与灼痛	• 周围神经导管流速,应滴定剂量,通常为每小时4~8 mL 0.25%布比卡因,持续约72小时

术后处理

- 一旦术后初次打开无菌敷料,可以穿上一个收缩短袜以减少肿胀。
- 应建议患者过渡到假肢的使用将是缓慢和渐进的,3~6个月的过程。一旦装配了初始的假体,佩戴时间逐渐增加,以逐渐耐受(图4)。

预后

- 与其他下肢截肢手术相似,BKA已被证明对缓解癌症患者的症状和提高生活质量有效。

- 正如预期的那样,BKA后的患者报道受到的限制比AKA的患者要小,而且不太可能需要助行器或跛行。
- BKA截肢的假肢设计的巨大改进使患者可以获得极高的功能。他们几乎可以参加任何想要的社交活动。

并发症

- 血肿和皮下积液的出现可能导致严重的伤口愈合问题,有时需要额外手术。这对原发性骨或软组织肉瘤进行截肢,并需要辅助化疗的患者,是一个重大问题。这样的伤口问题会延迟这些非常重要的治疗,最终也会延迟假肢的安装。

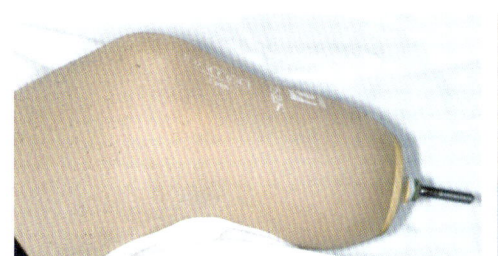
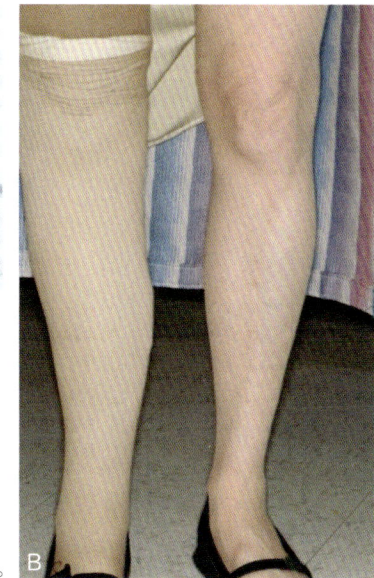

图4 膝下截肢术后假体的外观。

- 使用封闭式引流管可将此类并发症的风险降至最低。

(宋飒 译,徐铮宇 杨庆诚 审校)

参考文献

[1] Davis AM, Devlin M, Griffin AM, et al. Functional outcome inamputation versus limb sparing of patients with lower extremity sarcoma: a matched case-control study. Arch Phys Med Rehabil 1999;80:615-618.

[2] Paradasaney PK, Sullivan PE, Portney LG, et al. Advantage of limb salvage over amputation for proximal lower extremity tumors. Clin Orthop Relat Res 2006;444:201-208.

[3] Sugarbaker P, Malawer M. Hip disarticulation. In: Malawer MM, Sugarbaker PH. Musculoskeletal Cancer Surgery: Treatment of Sarcomas and Allied Diseases. Boston: Kluwer, 2001:363-369.

索引（按首字汉语拼音排序）
Index

首字非汉字

Tikhoff-Linberg 切除术 / 103

A

吖啶橙 / 78

B

半骨盆切除 / 238
半限制性 / 117
臂丛 / 138，96
病理 / 26
病理性骨折 / 58

C

残端痛 / 261
耻骨 / 223
穿刺 / 30

D

骶丛 / 179
骶骨 / 179
骶棘韧带 / 217
骶结节韧带 / 217
定制式假体 / 36

E

恶性肿瘤 / 1

F

腓肠肌内侧头转移 / 309
腓骨近端 / 321
腓骨切除术 / 321
腓总神经 / 323
分段彻底切除术 / 168
缝匠肌 / 343

G

肱二头肌 / 117
肱骨 / 127
肱骨近端 / 103，83
肱骨远端 / 117
肱肌 / 161
肱桡肌 / 122
姑息性手术 / 168
孤立骨转移 / 58
股骨近端 / 270
股骨远端切除 / 282
股内收肌 / 354
股浅动脉 / 250
股四头肌 / 343，354
股四头肌切除术 / 343
股外侧肌 / 343
股直肌 / 343
股中间肌 / 343
骨骺 / 48
骨盆 / 197
骨盆肿瘤 / 197
骨盆转移性肿瘤 / 223
骨水泥 / 63
骨水泥型假体 / 130
骨肿瘤 / 4，68
骨转移 / 168
骨转移癌 / 127
刮除术 / 168
关节僵硬 / 56
关节内 / 103
关节脱位 / 270
关节外 / 103
关节置换 / 36
光动力学 / 78
光敏剂 / 78
腘绳肌 / 343
腘绳肌群 / 360

腘窝 / 282，360
腘血管 / 282

H
后侧皮瓣半骨盆切除术 / 238，250
后侧缺损 / 250
滑动配件 / 49
幻肢痛 / 158，259
活检 / 10，26

J
即刻稳定 / 58
即刻稳定性 / 63
即时性细胞毒性 / 68
脊髓 / 174
脊索瘤 / 179
脊柱肿瘤 / 168
假体 / 36，48
假体置换术 / 107
肩胛带 / 147
肩胛带离断术 / 147
肩胛带切除术 / 83
肩胛骨 / 147，83，94
肩胛骨假体 / 95
肩胛骨切除 / 94
肩胛颈三角区 / 94
肩袖 / 127
交叉韧带 / 308
铰链式 / 117
节段性骨缺损 / 333
胫腓关节 / 308
胫骨近端 / 53
胫骨近端切除 / 308
巨细胞瘤 / 179

K
可延长式假体 / 48
髋关节 / 270
髋关节功能 / 259
髋关节离断 / 259

L
蓝光 / 78
冷冻消融术 / 68

良性肿瘤 / 1

N
囊内 / 68
内侧半骨盆切除 / 238
内侧肌 / 343
内收肌 / 263，343

P
盆腔肿瘤 / 239

Q
髂骨 / 223
髂肌 / 197，236
髂内血管 / 239
髂总动脉 / 197
前侧皮瓣 / 250
前侧皮瓣半骨盆切除 / 250
前锯肌 / 154
切开 / 31
青少年 / 48
屈肌成形术 / 117
屈曲 / 117
全股骨切除 / 270
全关节外切除 / 83
全脊椎切除术 / 168
全椎体切除术 / 174

R
人工假体置换 / 282，308
人工假体重建 / 270
肉瘤 / 1，4
软骨肉瘤 / 103，94
软组织保护 / 68
软组织肿瘤 / 1
软组织重建 / 273

S
三角肌粗隆 / 161
上肢肿瘤 / 161
伸膝装置 / 308
神经鞘瘤 / 179
失血 / 238
输尿管 / 197

髓内钉 / 240
锁骨外侧 / 147
锁骨下臂丛 / 147
锁骨下区 / 138
锁骨下血管 / 152

T
臀大肌 / 217,220
臀肌 / 236

W
外科治疗 / 127
外展肌 / 261
围髋臼区域 / 223
尾丛 / 179

X
膝关节 / 282,308
膝上假肢 / 259
细胞毒性 / 78
细胞坏死 / 68
氙气灯 / 78
限制性假体 / 48
消融术 / 78
胸壁 / 151

Y
氩气 / 73

腰大肌 / 197
液氮 / 76
腋动脉 / 138
腋神经 / 96
腋窝 / 138
腋血管 / 138,147
游离腓骨移植 / 333
原发性肉瘤 / 223

Z
占转移性骨肿瘤 / 58
肿瘤分期 / 1,4
肿瘤假体 / 117
肿瘤切除 / 36
重建 / 36
肘关节 / 117
肘关节前入路 / 126
肘关节上下截肢术 / 161
肘上 / 161
肘下 / 161
转移 / 27
转移性骨肿瘤 / 127
转移性腺癌 / 58
组配式假体 / 36,270
组织坏死 / 68
坐骨神经 / 197,217,360
坐骨直肠窝 / 217